윌리엄 오슬러 경

생애와 의학

Sir. William Osler : A life in medicine

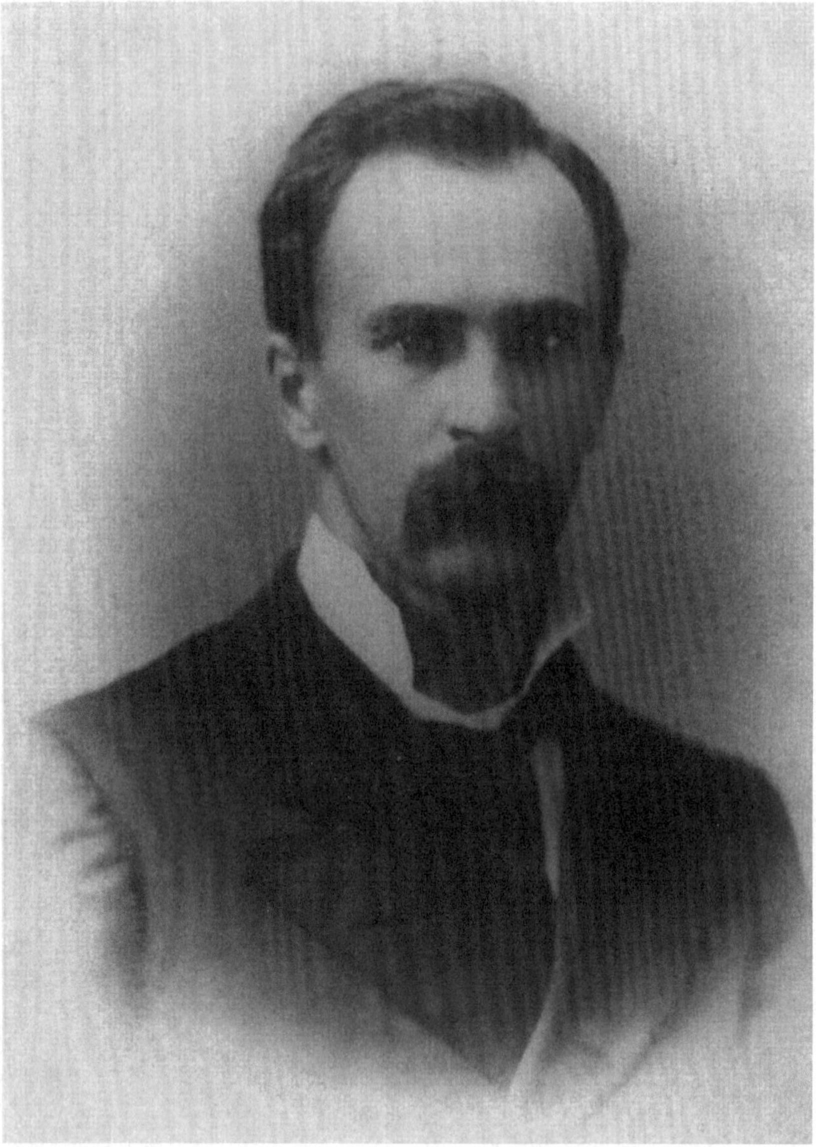

윌리엄 오슬러 경

윌리엄 오슬러 경

생애와 의학

Sir. William Osler : A life in medicine

Michael bliss 지음

박 인 서 옮김

MD 메디안북

윌리엄 오슬러 경 생애와 의학

Sir. William Osler : A life in medicine

인 쇄 : 2013년 12월 10일
발 행 : 2013년 12월 15일

지은이 : Michael Bliss
옮긴이 : 박 인 서
발행인 : 김 용 덕
발행처 : 메디안북
편 집 : 최 수 정
등 록 : 제 25100-2010-51호
주 소 : 서울시 마포구 도화동 삼창B/D 1101호
전 화 : 02-732-4981
팩 스 : 02-711-4981

ISBN : 978-89-93340-26-6 03800

정 가 : 35,000원

To the memory of

Quartus Bliss, MD, Physician and Surgeon, 1903-1956

James Quartus Bliss, BSc, MD, PhD, Physiologist, 1930-1969

머리말

오슬러를 부검하다.

윌리엄 오슬러는 세계 역사상 가장 위대한 의사였다고 할 수 있을까?

1919년에 영국 옥스퍼드에서 오슬러가 사망한 이후 이렇게 질문했던 사람들은 매우 진지하였다. 그것은 치열한 경쟁이 될 수 있다. 오슬러를 숭배한 사람들의 대부분은 그가 당시에 가장 유명했고, 사랑을 받았고, 가장 큰 영향력을 가진 의사였다고 주장하였다. 그러나 그것은 보통을 넘어선 찬사이기도 했다. 이 정도의 지명도, 인망, 영향력을 가졌고 모든 사람들에게 인정받았던 사람이 있었던 것일까?

캐나다 변경에서 태어난 오슬러는 70년의 생애에 몬트리올의 맥길 대학교, 필라델피아의 펜실베이니아 대학교, 볼티모어의 존스 홉킨스 대학교 의과대학에서 진료와 저술, 교육을 하였으며, 영국 옥스퍼드 대학교 의과대학의 흠정欽定교수Regius Professor; 영국 헨리 8세가 창설에 오른 후에도 정력적으로 활동을 계속하였다.

그는 뛰어난 머리를 가진 혁신적인 선생이었으며, 학생들, 특히 존스 홉킨스 대학교 학생들이 그를 매우 존경하였다. 그들은 존스 홉킨스에서 북미 각지로 퍼져나간 후에, 의학에 있어서 북미가 우위를 차지하게 되는 시대를 열어 가는 데 앞장섰다. 오슬러는 문자 그대로 자신이 흥미를 가진 대상에 관한 책을 썼다. 그는 1892년 『의학의 원리와 실천The Principles and Practice of Medicine』이라는 근대 의학 최초의 훌륭한 교과서를 발간하였다. 이 교과서는 시장을 독점하였으며, 베스트셀러가 되었고, 여러 번 개정판이 나왔다.

그리고 이 책은 단 한 사람의 저자가 모든 내장 질환을 설명하는 방식의 교과서로는 최후의 책이었다. 오슬러는 교과서 이외에도 수백 편의 연구 논문을 집필하였고, 장티푸스Typhoid fever와 매독Syphilis과 같은 중요한 질환으로부터 여러 가지 희귀한 상태에 이르기까지그 중의 일부에는 그의 이름 'Osler'가 붙어 있다. 놀라울 정도로 다양한 병, 증후군syndrome, 증례에 대해서 그 특징, 진단법과 치료법을 학계에 발표하였다.

오슬러는 구체적으로 무엇을 발견했을까? 실제로 그의 발견은 거의 없거나, 적다. 그러나 당시 의학 각 분야에 대해서 선구자들의 지도를 작성하면 오슬러가 선구자의 한 명으로서 그곳에 있는 것을 자주 알게 될 것이다. 오슬러가 무엇을 발견했는지를 묻는다는 것은 부적절 한 일이다. 그는 발견을 직무로 하는 실험과학자가 아니라, 질환의 자연경과에 대한 관찰자, 연구자, 교사이며 현장에서 일하는 의사였기 때문이다. 그는 의학이 과학에 입각하지 않으면 안 된다는 것을 이해하고 기초 의학 연구자의 획기적인 발견을 칭찬하고, 그 성과를 적극적으로 받아들였다. 임상의사로서 이러한 지견을 이용하며 환자를 치료하려 했고 교사로서는 학생들에게 과학과 치료법을 가르쳤다. 기초의학 연구자와 그 발견은 임상 의사를 보조하고, 도구를 제공할 수는 있지만 임상 의사를 대신할 수는 없다.

오슬러는 교사로서 미국에서 병원실습제도 즉, '의학생을 환자의 머리맡에서 일하게 함으로써 의사로서의 일을 배우게 하는 제도'를 가져오는 혁명도 일으켰다.

학생이나 동료가 병에 걸렸을 때, 그들을 진료하는 사람은 대체로 오슬러였다. 개인진료에서는 시인, 정치가, 왕실 사람들 외에 특별히 특이한 증상을 나타내는 일반인도 진료했다. 의사로서도 친구로서도 그는 카리스마적인 성격을 지닌 사람이었다. 친구는 셀 수 없을 정도로 많고, 그들이 그에게 보이는 찬사는 살아있을 때는 물론, 죽어서 몇 십 년이 지나도 끊기는 일이 없었다. 오슬러는 미국과 영국 양쪽에 최고의 환자와 친구를 가지고 자신이 캐나다 출신인 것을 절대로 잊지 않았다. 모든 사람이 오슬러를 알고 있고 거의 모두가 그를 사랑했다. 몇몇 제자들은 그야말로 그를 숭배했다.

오슬러는 단순한 의사가 아니라 문학에 능통하고 사람들에게 영감을 전달하는 과학의 휴머니스트였다. 의사의 삶이나 과거, 현재, 미래에 관한 그의 수필이나 강의는 널리 읽히고 높게 평가 되었다. 거기에는 과학과 문학의 지식과 이상주의와 경황없는 일상을 보내는 사람들을 위한 분별 있는 조언이 있다. 오슬러는 그 저작에 있어서도 사생활에 있어서도 더욱이 제 1차 세계 대전이라고하는 곤경을 치를 때 마저도 인간 삶의 표본이었다. 그의 '친구'중 한 명은 인생에 관해 진지하게 생각하는 사람이라면 누구든지 오슬러의 이야기에 흥미를 느낄 것이라고 했다. 오슬러의 동료로 같은 의학계 대가들 중 한 사람이었던 윌리엄 웰치William Welch는 오슬러의 경력은 그 성격과 상황의 훌륭한 일치이며 그는 "그 재능과 기질을 인생에 닥친 사건이나 상황에 거의 완벽하게 적응시켰다"고 말하고 있다.[1]

이 책의 마지막 장에서 보는 것처럼 오슬러의 생전에 그를 우상시 한 사람들은 그가 불멸의 롤 모델로서 후세 사람들에게 영감을 꾸준히 전달하도록 온갖 수단을 동원했다. 위대한 신경외과 의사인 하비 쿠싱Harvey Cushing은 1,400쪽으로 된 2권의 책으로 집필하였고 공식 전기 『윌리엄 오슬러 경의 생애The Life of Sir William Osler』를 오늘도 계속되는 오슬러의 신화화에 중심적인 역할을 했다. 이 전기는 1925년 출판에서 70년 이상 동안 권위 있는 교과서로서 존중되어 오슬러 자신의 훌륭한 역사적 에세이에 이어가는 중요성을 인정받아왔다. 『윌리엄 오슬러의 생애』 자체도 걸작이 되어 미국에서는 퓰리처 상Pulitzer Prize을 수상했다. 오슬러의 생애 가이드로서 쿠싱에게 있어서 대신하려는 사람들이 있을까? 그런 큰일에 도전하고 싶어 하는 자가 있을까?

후세의 신경외과 의사들은 쿠싱의 수술 수기를 점차 개량해 갔다. 쿠싱이 살아 있을 때마저 그가 쓴 전기는 쓸데없이 길고 반복이 많아 오슬러의 신봉자가 아닌 사람들에게는 시작부터 어렵고 마지막까지 읽는 것은 거의 불가능하다고 여겨졌다. 그것은 마치 전설 같아서 전기로서는 너무나도 무비판적이었다. 더욱이 오슬러의 생애와 당시의 의학계에 관해서 연구하는 역사가가 던지는 질문에는 대부분 대답하지 않아서 점점 뒤돌아보지 않게 되었다.

새로운 1차 자료의 발견으로 쿠싱의 책은 한 층 더 시대에 뒤떨어지게 되었다. 오슬러에 관한 새로운 문헌의 수도 늘었다. 그러한 문헌에는 높은 수준의 연구에 의거하는 객관적인 것도 있고, 소수의 저자는 의학계의 우상 수정에 나섰다.

의학에 있어서 윌리엄 오슬러의 접근법은 장기적으로 타당한 것이었을까? 그의 카리스마성은 사실이었을까, 아니면 허구였을까? 역사적 인물의 다수가 그랬듯이 그도 같은 시대의 사람들처럼 인종차별이나 성차별을 했던 것은 아니었을까? 그의 평판은 너무 과장된 것이 아닐까? 히포크라테스Hippocrates에 비유하는 것은 너무 치켜세우는 것이 아닐까? 그는 위선자로서 성인 같은 이미지와는 정반대의 사생활을 해 온 것은 아닐까? 1980년대가 되자 쿠싱이 쓴 전기를 읽으려고 하던 사람들은 오슬러에 관해 조사하려고 하는 사람은 모두 새로운 전기의 필요성을 느끼게 되었다.[2]

내가 오슬러의 생애에 흥미를 가진 것은 의학사에 진지하게 임하게 되고서 1982년에 『인슐린의 발견The Discovery of Insulin』을 1984년에 『밴팅 전기Banting: A Bibliography』를 출판한 시절의 일이었다. 캐나다 출신인 내가 인슐린과 밴팅에서 오슬러에 도달한다는 것은 당연하다고도 말할 수 있었다. 그러나 바로 오슬러의 생애가 업적에 있어서도, 활동범위에 있어서도, 그 복잡함에 있어서도, 그리고 아마도 바꿀 수 없는 중요성에 있어서도, 다른 모든 캐나다인을 훨씬 능가했다는 것이 밝혀졌다. 의사뿐만 아니라, 어떤 분야의 사람과 비교해도 그랬다. 오슬러에 대한 새로운 전기 집필이 몸과 마음을 소진시키는 큰 일이 되는 것도 분명했다. 자료의 양은 방대해서 3개국의 문서관에 분산되었다. 그리고 의사로서 오슬러의 일을 기술적으로 이해하는 것도 문맥 안에서 설명하는 것도 어렵다. 나는 의사가 아니기 때문에 그 곤란은 2배가 된다고 보아도 좋다. 오슬러를 다그치려고 하는 사람 앞에서 자질구레한 전기적인 사실들과 저자의 직접적인 지식이 빽빽하게 담긴 쿠싱의 전기가, 울창한 정글처럼 가로막고 있었다. 이 위험하고 성가신 정글을 헤치고 들어간 것도 모자라 오슬러의 세계가 의학의 밀림에 불과한 전문가와 그 조수이외의 사람들에게는 통하지 않는 것이 분명해졌다고 한다면 어떻게 할 것인가? 나는 출판사로부터 과학자의 전기에 흥미를 가진 사람은 적고, 의사의 전기에 흥미를 가지는 사람은 더 적을 것이라고 들었다. 나는 완전히 두려워져서 더욱 다루기 쉬울 것 같은 주제와 친근해지기 쉬운 영역으로 향했다.

그 후에 나는 3권의 책을 집필했다. 그 중 한 권은 오슬러 시대에 몬트리올에서 유행한 천연두에 관한 연구였다. 나는 다시 오슬러에 대한 것을 신중하게 생각하기 시작했다. 노트북의 멋진 성능 덕분에 그 시절의 나는 대량의 자료를 다루는 요령을 알고 있었다; 그리고 의학 관련 문서에 따른 문제 가운데 몇 가지도 이해할 수 있게 되었다. 나는 오슬러에 정통하게 되었고 그의 의사로서의 인생의 풍족함과 그의 영감에 흥분하고 있었다. 그의 인생과 일에 대해서 책을 쓰는 것은 인간이 처한 상태를 뒤돌아보고 삶과 죽음의 의미를 생각하고 구원을 요청하고, 불사의 형태를 생각하는 것이라고 보았다.

오슬러의 생애에 대한 새로운 이야기는 흥미 깊고, 이제까지 알려지지 않았던 측면을 밝히는 일이 될 것이다. 동시에 그가 어떤 인간으로 보이는가는 나에게 중요하지 않게 되었다. 내가 쓴 『프레데릭 밴팅Frederick Banting의 전기』도 인슐린의 공동 발견자로서 알려진 캐나다의 우상을 평범한 과학자, 광신적인 애국주의자로서 솔직하게 나타낸 것이다. 실제로 밴팅은 가끔 못난 사람으로밖에 생각할 수 없는 짓을 했었기 때문이다. 나를 무엇보다도 기쁘게 한 것은 밴팅을 사랑하는 사람들과 그를 경멸하는 사람들 모두 그 책이 공정하다고 칭찬해 준 것이었다. 역사학자는 항상 객관적일 수 있도록 유의하지 않으면 안 된다.

이 책은 내가 할 수 있는 모든 수단을 써서, 가능한 한 공정하고 객관적으로 쓴 오슬러의 초상화이다. 산더미 같은 자료에 묻혀 우상이 어느 정도 손상 될지도 모른다고 생각한 나는, 오슬러 이미지의 강고함에 깊이 압도당했다. 나는 처음부터 오슬러 숭배는 소수 사람들에 의한 표면적이고 이기적인 선전행위일 지도 모른다고 생각했지만, 조사를 진행하면서, 많은 사람들이 마음에서 그를 존경한다는 것을 알게 되었다. 오슬러는 동료와 비교할 때, 상대적으로 빛나고 있는 듯한 부분이 있다. 그러나 나는 그라면 어떤 집단 안에서도 눈에 띌 게 틀림없다고 확신했다. 실제로 그랬다. 예외는 그가 가끔 놀이 상대인 어린이들을 찾아서 집단에서 빠져나가 버렸다는 것이다. 오슬러의 아름다운 인품을 거론하는 몇몇의 에피소드 중에서 무엇보다도 설득력이 있었던 것은 그가 어린 아이들에게 건 마법이었다. 그것은 색다르고 애정이 넘치는 많은 메모나 그에 관한 많은 일화나 회상에서 한층 빛나서 여기서는 도저히 전부 거론할 수가 없다. 오슬러는 어린이 상대로 루이스 캐럴Lewis Carrol; 영국의 동화작가; 1832-1898적인 감수성을 가지고 있었던 것이다.

오슬러의 손에는 한 때 결핵균에 의한 작은 결절이 있었다. 이것은 "사체 사마귀"라고 불리는 것으로, 시체를 써서 연구를 하고 있을 때 생긴 것이었다. 그는 병리학자로서 시체를 해부하고, 그 사인을 조사함으로써 의사로서의 수완을 갈고 닦았다. 모든 전기에는, 조이스 캐럴 오츠Joice Carol Oates가 '병력 기록지'라고 강조한 측면이 없으면 안 된다. 그리고 역사학자를 병리학자에 비유, 문서관을 시체임시 안치소에 비유하는 것은 대개 타당하다. 놀랍게도 오슬러의 '부검'을 실행한 나는 특히 중요한 사마귀나 병적인 상태를 새롭게 발견해 낼 수가 없었다. 그의 생애는 너무 훌륭해서 현미경을 사용해서 비판적인 해부를 해도 주목할 만한 문제는 찾지 못했다. 전기 작자가 그 인물의 숨겨진 내장을 발견했다고 주장함으로써 명성을 얻는 이 시대에 이번 프로젝트는 더없이 이례적인 지적 부검, "전기 작가에게 있어서는 악몽이라고까지 말 할 수 있는 것"이 되었다.

나는 아무리 노력해도 오슬러의 평판에 상처를 줄 가능성이 있는 새로운 사실을 발견해내지 못했다. 그는 고귀하고 당당하고 의미 있는 성인 같은 인생을 보냈다. 기본적으로 나는 오슬러의 태도나 모습을 수정하는 개정을 하지 않았다. 소문의 형태로 전해져 온 자못 빅토리아 시대적인 섹스 스캔들도 날조였던 것 같다. 그렇다고는 해도 오슬러의 친구나 그가 소속되어 있던 조직이나 의학계에 관해서는 많은 점으로 보아 종래의 견해를 수정하는 새로운 견해를 제안할 수가 있었다. 오슬러에 관한 자료도 그의 생애도 내가 사전에 예상한 것 보다 훨씬 충실했기 때문이다. 이 책의 집필시기에 의학사 연구 자체가 폭발적으로 발전하고 경이적인 성과를 낸 것도 크게 영향을 미치고 있다. 나는 이 책을 의료 종사자에 제한하지 않고, 일반적인 지식이 있는 독자라면 모든 단편 기사를 이해 할 수 있도록 쓴 것이다. 고등학생에서 분자생물학자는 물론, 매일 일에 지친 개업 의사나 자서전 애호가도 읽어주었으면 한다.

쿠싱에 의한 전기는 2권으로 나눈 책이었지만 나는 처음부터 한 권의 책으로 오슬러의 생애를 이야기하려고 했다. 이제는 뇌 외과 수술조차 쿠싱의 시대만큼 시간이 걸리지 않기 때문이다. 윌리엄 오슬러의 생애는 그가 살아간 시대의 의학과 문화를 인상적으로 드러낸다. 나는 그것이 우리들의 시대마저 비칠 것을 기대하고 있다. 이 책은 근대의학의 시작, 의사의 교육, 의사와 환자와의 관계, 의학 사상에 있어서 국소 관과 전체 관, 롤 모델, 페미니즘, 휴머니즘, 자연과학과 인문과학, 빅토리아 시대의 도덕, 미국의 발흥, 북대서양을 둘러싼 영국, 캐나다, 미국의 문화, 제 1차 세계 대전, 기독교의 쇠퇴, 노화에 동반하는 심신 쇠약, 의료라고 하는 종교, 영국 국교회의 기질 및 그 외의 많은 문제를 거론한다. 그러나 어떤 전기도 그 인물의 생애를 재구성하는 것을 핵심으로 하지 않으면 안 된다. 그 시도는 지적 병리학이나 사회과학을 초월하는 것이다.

윌리엄 오슬러의 환자였던 미국의 시인 월트 휘트먼Walt Whitman은 "관에서 죽은 자를 꺼내서 다시 한 번 그 다리로 서게 한다…… 일어나서 나의 앞을 걸어라. 내가 당신을 느낄 수 있도록 이라고 말했다"고 썼다.[3] 나는 휘트먼을 흉내 내고 싶다. 오슬러도 이 이미지를 인정해 줄 것이다.

끝으로 647쪽에서 이 책을 집필하는데 신세를 진 사람들에게 감사의 말을 표한다.

1998년 9월, 프린스 에드워드 섬,

스프링필드(Springfield, Prince Edward Island)에서

옮긴이의 글

윌리엄 오슬러 박사에 대해서 관심을 가지게 된 것은 옮긴이가 내과 수련의 2년차 때였다. 1964년 필라델피아 대학교 의대 심장내과에서 오신 차홍도車弘道 교수님께서 빌려 주신 오슬러의 『Aphorism금언집』을 읽고 부터였다. 그 후에 오슬러가 쓴 세계 최초의 의학 교과서인 『The Principles and Practice of Medicine』 영문판이 내과 의국 한 쪽에 보관되어 있는 것을 우연히 보게 된 것도 비슷한 시기였다. 그에 대한 면모는 어렴풋하게 알고 있었지만 『미국의학협회지JAMA』, 『J. Archives of Internal Medicine』 에서 특집 기사 등을 본 것이 고작이었다. 그는 캐나다인으로 신학 전공 중에 내과 의사로 출발하여 맥길 대학교, 필라델피아 대학교, 존스 홉킨스 대학교에서 교수생활을 하였으며, 만년에는, 옥스퍼드 대학교의 흠정교수였고, 해부병리학부검의, 세균학에도 조예가 깊었다. 특히 오슬러 박사는 'Bed side Teaching'을 처음으로 임상교육에 이용하였다. 영국의 시드니 링거Sydney Ringer, 윌리엄 제너 경Sir. William Jenner 독일의 루돌프 피르호우Rudolf Virchow, 로베르트 코흐Robert Koch, 파리의 루이 파스퇴르Louis Pasteur에게 배웠고, 비엔나에서도 프로이트와 알게 되었으며, 찰스 다윈과도 만난 적이 있다. 의학 이외에 월트 휘트먼, 윌리엄 제임스, 헨리 제임스 형제, 막트웨인, 에디슨 등, 폭넓은 교우 관계는 물론이거니와 지독한 독서가이자, 서지학자이고, 고서 수집가 등 다방면에 다재다능한 의사, 예술가, 교육자였다. 이 또한 그의 생애에 '평정한 마음'이라는 주제로, 의사, 간호사, 의학생에게 강의한 내용은 한 묶음의 책으로 출판되기도 했다. 그는 웰치, 할스테드, 켈리와 함께 존스 홉킨스의 '4인의 거물급 의사—Big Four'로도 유명하다. 그는 특히 유명한 뇌신경외과의 하비 쿠싱 교수와는 돈독한 관계로 쿠싱은 후에 오슬러 전기를 두 권으로 저술하였다1925년.

이와 같이 위대한 의사, 완성된 의사가 되는데 필요한 요소인 삶의 방식. 진료,

교육, 저술, 동료와의 관계 등을 종합하여 볼 때 19세기의 히포크라테스라고 불리운다.

옮긴이는 최근에 저명한 역사, 전기작가인 마이클 블리스Michael Bliss의 『윌리엄 오슬러의 생애A Life in Medicine ; Oxford University Press, 2007년 판』를 보게 되었고, 번역도 하게 되었다. 이 책은 의대생, 의사, 간호사는 물론, 의학에 관심이 있는 일반인에게도 읽기를 권하고 싶은 마음이 간절하다.

원서에 나오는 인물시인, 소설가, 철학가, 사상가, 성경, 희랍신화에 나오는 사람에 대해서는 옮긴이가 여러 문헌들을 참고하여 주석을 문장안에 삽입하였다.

이 책을 출간하는 데 노고를 아끼지 않으신 메디안 북 김용덕 사장님과 최수정님께 고마운 마음을 전한다. 그리고 이 글을 쓰는 동안에 태어난 첫째 손녀 세연이와 거의 같은 때에 연세대 의대에 합격한 외손자 이우진군에게 이 책을 주고 싶다.

2013년 11월, 서울, 신촌에서
박인서(朴寅瑞) 씀

차 례

제 1 장

미국인처럼 정력적인 영국 신사

윌리엄 오슬러 박사는 1849년 7월 12일 캐나다의 변경에 있는 목사관사에서 태어났다. 그의 부모는 영국 국교회의 명을 받아 영국령 북아메리카의 세상에 알려지지 않은 변두리에 봉사할 목적을 가지고 캐나다에 왔다. 그들이 담당했던 곳은 작은 도시 토론토로부터 약 60km 북쪽에 있는 서부 캐나다의 본드 헤드Bond Head라고 하는 작은 마을의 한 교구였다. 오슬러가 태어날 당시에 본드 헤드는 아직 개척지와 미개척지와의 경계지방이었다. 대서양을 끼고 수천 km가 되는 그곳에는 빅토리아 시대의 영국이 국력, 위신, 문화적 세련미에 있어서 절정기를 맞이하려 하고 있었다.

오슬러는 주로 켈트족의 후손으로 그의 선조들은 대대로 남서부 영국의 콘월Cornwall지방에서 살았다. 오슬러Osler라는 이름은 여인숙의 '마부Ostler'라는 단어에서 왔으며 'host(주인)'나, 'hospitality(접대)'와 같은 뿌리를 가지고 있다. 캐나다의 오슬러 가족은 'O'를 'host'처럼 짧게 발음하지 않고 'lost'처럼('오우')길게 발음한다(따라서 Osler는 오우슬러가 맞는 발음이나 이 책에서는 한글식 발음 표기로 오슬러라고 하였다 – 옮긴이 주).

오슬러 가족 중에서 윌리엄 오슬러의 자질을 만드는데 중요하게 기여한 인물들은 4명이었다.[1] 잉글랜드의 팔머스Falmouth에 살고 있던 조부인 에드워드 오슬러Edward Osler, 잉글랜드와 웨일즈Wales에서 일했던 의사인 백부 에드워드 오슬러, 그리고 물론, 그의 아버지와 어머니 엘렌 프리 픽턴 오슬러Ellen Free Pickton Osler이다. 오슬러 집안의 이 4명이 품고 있던 고결한 의지와 모험심, 특히 부모의 예의 바른 잉글랜드로부터 북미의 개척지로 이주해 온 사실은 윌리엄의 사명감에 중요한 바탕이 되었다. 우리 모두가 그렇듯이 그도 성장함에 따라 그 유전자를 이어받은 사람들을 닮아 갔다.

윌리엄의 조부 에드워드 오슬러Edward William Osler는 1758년에 태어났다. 그는 가업인 선원 일에서 등을 돌리고 콘월의 남쪽 해안에 있는 오래된 항구도시인 팔머스에 소매점을 열어서 선주가 되었다. 그는 어느 정도 돈을 벌었고 9명의 자식들, 특히 4명의 아들들이 높은 지위에 오르기를 희망했다. 설사 그 희망이 이루어지지 않아도 적어도 자기처럼 쾌적하고 안정적인 가정을 가져야 한다는 것이 그의 신념이었다.

장남인 에드워드가 외과 의사가 되려고 결심한 것은 일단 출세의 계단을 오르는 것을 의미했다. 교육비가 많이 필요하였으나 아버지 에드워드는 기꺼이 부담하였다.

이 책은 의사를 양성하는 과정에 대해 많은 쪽page을 할애하게 된다. 1800년 초기에 잉글랜드 의사 중에서 옥스퍼드 대학교와 케임브리지 대학교 졸업생은 매우 적었고 그 대부분이 상류 계급 출신이었다. 내과 의사나 외과 의사가 되려는 영국의 젊은이들은 현지에 있는 의사들 밑에서 견습생으로 일을 한 후에 런던의 병원이나 사설 학원에서 공부하고 시험을 치른 후, 의사 면허를 취득하는 경우가 많았다. 오슬러의 미래의 숙부가 될 에드워드 오슬러도 그 과정을 택하였다. 그는 팔머스의 외과 의사 밑에서 견습생으로 일을 한 후에 남은 공부를 위해 아버지와 같이 런던으로 갔다.

학생들이 시체 관찰을 통해서 인체에 관한 지식을 탐구하게 될 시점에 당시 의학 교육은 현대적으로 되어 가고 있었다. 학생들은 시체를 해부하면서 해부학과 병리학을 배웠다. 해부용 시체는 사람의 것이 좋지만 필요한 경우에는 동물의 것도 사용되었다. 시체를 자르고 상세하게 조사하는 광경은 옛날이나 지금이나 대부분의 일반인에게 항상 소름끼치는 일이다. 그것은 의학에 뜻이 있는 학생들에게도 마찬가지였다. 그래도 병으로 고생하는 사람, 죽음을 앞둔 사람이나 죽은 사람의 몸을 겉으로는 초연한 모습으로, 또한 평정한 마음으로 조사 할 수 있는 능력은 의학 실습을 하는 데 필수 불가결한 것이다.

1816년 6월에 어느 날, 나폴레옹 전쟁이 끝난지 1년 후, 에드워드 오슬러 부자 –아버지와 18세가 된 아들– 는 조수아 부룩스Joshua Brookes가 운영하는 유명한 불렌하임 스트리트Bleheim street 해부학 학교를 방문했다. 그 학교는 여름에만 문을 여는 런던의 유일한 학원이었다. 다른 강사들은 더위에 부패하는 시체들을 꺼려했다. 부룩스가 오슬러 부자에게 그의 해부학 박물관을 보여 주었을때–브룩스의 동료 하나는 '그는 내가 이제껏 만난 가장 더러운 꼴을 한 교수였는데 온통 먼지를 뒤집어 쓰고 있었다'고 기술하였다. – 아버지 에드워드는 그 악취 때문에 공포로 움찔했다. 그는 냄새 자체만으로도 독이 될 수 있을 것이라고 생각했다. 이 경험이 그에게는 하데스Hades; 그리스 신화로 죽은 자의 혼이 있는 황천에 내려가는것과 마찬가지였다. 그의 아들은 의대학생으로서 표면상으로 평정함을 지니고 있었다. 그는 또한 활발하게 펜을 놀려 기록하고 팔머스에 돌아가 고향 사람들을 깜짝 놀라게 하고픈 설익은 욕망을 품었다. 아마도 속에서 일어나는 구역질을 승화시키면서, 부룩스에서 일하는것이 무엇인지를 다음과 같이 기술했다:

> 방문 두번째 날에, 나는 처음으로 해부실에 들어갔다. 내 시야에 처음 들어온 대상은 건물 정원의 덧문에 뻗어 있는 나이 많은 사람의 몸이었다. 뇌는 밖으로 밀려 나와 있었고 머리의 두피는 귀에 걸쳐 있었고 그의 백발머리칼은 피에 엉켜 있었다. 한 마리의 늑대가 으르렁거리고 있었다. 긴 쇠사슬로 늑대를 잡으려고 한껏 당겨져 있었다. 욕조에 차있는 사람의 살은 그 근처에 널려 있었다. 그 중에 몇 개를 내가 독수리에게 주니 게걸스럽게 먹었다. 방으로 들어가자 고약한 냄새가 가장 지겨웠다. 20여 명의 사내들이 부패물이 된 팔다리와 몸을 썰고 있었다. 부패된 살은 흑색, 녹색, 황색, 청색이었고 눈동자는 겉으로 패여 있었다. 고향의 독자들은 이에 넌덜머리가 났

을 것이다. 그들의 불쾌감에 주연을 베풀고, 마음껏 마셔대며 즐겼다.[2]

에드워드는 그의 편지에 좀 더 생생하게 자세한 부분까지 깊이 있게 기술해 주었다:

> 3주일 전에 우리는 레젠트Regent 물길에 빠졌던 한 여인의 시체를 가져왔다. 그는 내가 일찍이 본적이 없는 살이 찐 송장으로 학생들도 처음 보는 것이었다. 그 여자의 허벅지는 내 몸통보다 더 컸다. 3번 혹은 4번 수술을 받았고 그 비만한 어떤 부위에서는 4인치 정도로 깊었다. 실제로 그 여자는 기름덩어리일 뿐이었다. 그 여자의 몸은 해부실에 뉘어 있었는 데 입술, 엉덩이, 어깨, 유방을 제외하고 두피는 벗겨져 있었다. 그 여자의 시체는 악취를 뿜었고 햇빛이 들어서 뜨겁고 녹아내린 지방이 노란 작은 공 모양을 이루어서 금방 만든 버터처럼 마루위에 뉘어져 있었다. 오후에는 작은 사프란 케이크영국 콘월 지방의 전통적인 과자, 롤빵건포도를 넣은 달고 둥근 빵처럼 되었다. 나는 지난 월요일에 한 신사 를 해부실에 데리고 갔으나 그 사람은 단 1초도 서 있을 수 없었고 나는 다시 들어가도록 권하기도 했다.
>
> 나는 지금 여자 몸의 일부분을 해부하였다. 놀랍게도 28세인 그 여자의 처녀막은 완벽한 상태였다. 그는 상당한 미인이었다. 부룩스가 그 여자를 박물관에 희귀한 것들 중에 하나로 전시 하였다.[3]

에드워드는 부룩스 의학교와 가이 병원Guy's Hospital과 성 토마스 병원에서 강의 중이었고, 또한 몇몇 병원에서 환자를 진료했다. 그 병실에서 풍기는 냄새는 해부학 교실의 것보다 더 지독했다. 그는 외과 수술을 견학하는 데 흥미가 있었다. 우리들은 마취가 발명되기 수년 전의 세대였다:

> 트러버스Travers씨는 오늘 이른 정오에 성 토마스 병원에서 한 아일랜드인 양복재단

사의 거세수술음낭수종 피거술을 하였다. 시골사람이어서 소리를 질렀다. 아일랜드 인 특유의 끔찍한 소리를 예상하였으나 그렇지 않았다. 트라버스는 그에게 수술 받도록 설득하려고 하였다. 그러나 허무하게도 흥분한 몸짓으로 거부하면서 창백하고 떨리는, 머리가 빈 멍청한 재봉사의 얼굴 모습이었다. 계단수술 교실에서는 학생들의 웃음소리와 환자의 고함소리가 지속되었다. 그 후, 다른 환자를 데려와서 예상했던 것과는 달리 겁을 내지 않았고 수술이 되었다 …… 양복재단사는 병실이 있는 아래층 계단을 살금살금 내려갔다. 학생들이 웃는 가운데 병실의 문을 빠져나가는 그를 보려는 환자들의 야유하는 소리와 간호사와 수녀들의 꾸짖는 소리가 어울려져 있었다.[4]

영국의 의대 학생들에게는 해부할 시체가 없었다. 도굴꾼들이 전문가가 되었다. 그들은 최근에 죽은 사람을 시체안치소에서 끌어 올려 의학교에 팔았다. 직업적인 시체도둑무덤을 파서 해부실습용으로 파는, 일명, "부활사"라고 불렀다. 시체 공급의 요구가 매우 많았다. 그러나 시체를 훼손한다는 생각에는 저항감이 있었다.[5] – 인간에 대한 마지막 무서운 폭행으로 여겨 대부분이 무서워하였다. 유족들은 시체도둑들에게 들키지 않도록 죽은 사람을 매장하거나 도난을 방지할 수 있도록 관을 만들었다. 때로는 무장한 도난 예방관을 두기도 하였다. 이런 상태에서 영국 전체가 놀랄 만한 사건이 일어났다. 에든버러에서 윌리엄 버크William Burke와 윌리엄 헤어William Hare라고 하는 두 사람이 중간 상인을 거치지 않고 살아 있는 사람들을 목 졸라 죽여서 해부를 위한 시체를 제공한 것이다Burking; 해부용으로 쓸 수 있는 깨끗한 시체를 만들기 위해 목을 졸라 죽이는 것을 의미하는 행위를 윌리엄 버크에서 이름을 이용하여 버킹이라 하였음. 1832년, 의회는 프랑스에서 처럼 해부실습Anatomy Act용으로 빈곤층 사람들의 시체를 사용할 수 있게 되었다. 당시에 의학교 교재를 입수하는 법이 이렇게 규제된 나라는 없었다.

에드워드 오슬러는 수련을 마치고 의사면허가 있는 외과의사가 되었다. 그리고 웨일즈Wales에 몇 안 되는 스완지Swansea 병원의 외과 전문 수련의사라고 하는 앞길이 유망한 지위를 얻었다. 그는 아버지의 기대에 부응하여 영국의 계급사회에서 출세를 꿈꾸었다. 그는 "나는 조금은 위에 올라 갈 수 있다고 생각합니다. 살아 있다면 언제인가는 한 사람 몫을 하는 인물이 될 것 같다는 생각을 하고 있습니다"라고 아버지에게 편지를 썼다.[6] 그는 안과에 집중하였고 아주 초기에 독립된 전문 과목으로 안과 수술에 관심이 있었다.

에드워드는 결혼해서 가족이 늘기 시작했다. 그러나 젊은 아내는 건강이 나빠져서 스완지를 떠나지 않을 수 없었다스완지 마을도 쇠퇴일로에 있었음. 그는 병원 일을 그만 두고 배에서 일하는 선의船醫로 바다로 나가는 기회에 만족하였고, 또한 자연 역사를 공부하는 학생을 겸하기도 했다. 그의 부인은 에드워드가 돌아온 후에 곧 사망했고 그는 팔머스로 집을 옮겼다. 그는 그 곳에서 규모가 작게 개업을 했고 그 대신에 그의 대부분의 시간을 삼류작가로 보냈다. 그가 런던에서 의학을 공부할 때 존 키츠John Keats, 1795~1821라는 시인이 활동하고 있었다. 그의 외가 친척 중에는 "콘월의 형이상학자"라고 불린, 그 지방에서는 유명한 다작 저술가인 사무엘 드류Samuel Drew가 있었다. 그는 시를 쓰고 자연 역사와 신학에 관한 글을 쓰고 많은 찬송가를 작곡하였다.

에드워드의 두 어린 형제들은 팔머스 상인으로는 그렇게 성공하지 못했다. 그들 가운데 남동생인 샘Sam은 결국 가족의 말썽꾸러기로 술중독과 계집질을 하는 사람이 되었다. 1830년까지는 아버지 에드워드는 70대가 되어 담도계의 질환으로 고생하였다.

아들 에드워드는 규칙적으로 설사를 일으키는 하제下劑를 복용하도록 권유했으나 환자 자신이 많은 실험들을 통하여 자신의 상태를 위한 가장 좋은 약은 "소고기와 좋은 포도주"라고 결론을 지었다.[7] 아버지 에드워드는 자식들이 가문에 '지체 높은 지위와 품성'을 유지할 수 있을 지에 대하여 걱정을 했다. 또한 아들들이 장래를 쓸모없는 것으로 만들었다는 것에 골치 아파 했고, 젊은 에드워드가 고향 생활에 만족해 보이는 것도 좋게 생각하지 않았다: "애써 돈을 들여 교육을 받게 해 주었던 그 아들이, 인생에서 가장 충실해야 할 시기를 하는 일 없이 지내고 있다는 생각을 하면 나는 때때로 슬픔에 잠긴다. …… 그는 별난 아이여서 가족으로부터 독립할 수 없지 않을까 걱정이 된다." …… 사람다운 사람이 되었으면 한다는 말에서 당시 그의 심경을 알 수 있다.[8]

그 후에 아들 에드워드는 가족을 떠나 두 번째 결혼을 하였고, 마지막에는 세 번째 결혼을 하였다. 그는 콘월 주 트루로Truro에 가서 주로 작가, 편집자로 활동하였다. 종교와 정치에 있어서는 지극히 보수적이었다. 가난한 사람들을 위해서 조금만 진료를 하고, 환자에게 올리브 유 등의 기름을 바르는 적어도 성경이 쓰인 시대부터 알려진 치료법에 관심을 가졌다. 에드워드는 꿈이 많아서 실제적인 내용에는 부적합했다. 진료 보다는 운문, 시와 책에 열중하였다. 어느 때인가는 한 때 큰 저택에 사는 여인에게 진료요청을 받아 갔는데 환자를 기다리는 동안 홀연히 서재에 들어간 순간, 약속시간도 또한 방문의 목적도 깜빡 잊어버렸다고 한다.[9] 에드워드는 아버지의 기대에는 못 미쳤지만 결코 오슬러 가문의 수치가 되는 인물은 아니었다. 그의 형제들이 문제를 안고 있었던 것과 자매들이 그렇게 좋은 결혼을 하지 못했다는 것을 생각하면, 의사이며 많은 작품의 저술가였던 그는 오슬러 집안에 명예를 더 했다고 해도 좋았다. 에드워드가 만든 찬송가 중에 몇 곡은 현재까지도 영국 국교회에서 사용되고 있다. 그의 자손들은 여러 장면에서 조카인 윌리엄 오슬러의 생애에 관련을 가지게 된다.

아버지 에드워드 오슬러는 아들 중에서는 1805년 12월 14일에 태어 난 4남 페더스톤 레이크Featherstone Lake, 윌리엄의 아버지가 다른 형제들보다 더 나은 일을 하길 바랬다. 바다와 모험을 좋아했던 젊은 페드Fed, 그의 애칭는 15세 때에 친척의 스쿠너 선schooner; 2개 이상의 마스트를 가진 세로 돛 범선의 승무원으로 항해에 나섰다. 이 배에서 돛대가 꺾일 정도의 심한 폭풍을 만났으나, 페더스톤은 살아 돌아와서 사관후보생으로서 해군에 입대하였다. 페더스톤이 탑승하였던 함선의 함장이 그를 평가하면서 "용기 있는 젊은이로 내가 아는 어떤 사람보다 확실하게 이 가혹한 세상에서 이름을 높일 것이 가능할 것이다"라고 기술하였다.[10]

1820년대 후반에 젊은 페더스톤은 해군사관으로 난파와 황열병yellow fever을 이겨내고 사략선privateers, 전시에 적의 상선을 나포가 가능한, 허가된 민간 무장선이나 노예상인들과 싸웠다. 그는 후에 주로 넬슨Horatio Nelson장군이 탔던 빅토리아Victory호에서 몇 년간은 남아메리카를 순항하며 지냈고 이 세상의 많은 것을 보았다. 그의 아버지는 좋은 위치에서 사람들의 품성을 기르는 습관을 만들었고, 그 결과 가족들은 그가 승진하였을 때 페더스톤의 관심을 길러주는 해군의 업무에서 그 가족들에게 영향을 끼칠 수 있다는 것을 알게 되었다. 아버지 에드워드는 아들에게 최선을 다하도록 바랐다: "너는 나의 넷째 아들이고 너는 나의 명예가 되기를 바라며 아버지의 도움 없이 자신의 장점, 품행, 지위, 독립심을 보여 주기를 희망한다"라고 하였다.[11] 키가 약간 작고 얼굴이 둥근 20대의 한 남자로 이마의 머리털이 이미 벗어져 올라가고 있었다. 페더스톤은 조용한 언어 구사 능력을 가지고 일했으며 강력한 의무감-그리고, 형인 에드워드처럼 열심히 글쓰기를 하였다. 그가 쓴 일지와 편지들은 유쾌한 산문으로 형의 것보다 덜 난잡스러웠다. 그것을 통해 보여주는 것은 절도가 있고 경력지향적인 사관의 모습이었다. 그는 가끔 해군의 삼각 모자에, 칼을 차고 찬란한 군복을 입었다. 아르헨티나의 대 초원에서 말을 타고 질주하기도 하였다. 항구에서는 양가집 여자들과 어울리기를 즐기고, 그의 사관실에는 항상 신선한 꽃을 놓아두고 있었다. 유쾌한 친구로, 고민거리는 거의 없었고 인맥의 연줄이 행세를 하는 개혁 이전의 해군에서 가족의 친구나 후원자가 자신을 돌보아 준다는 것을 믿어 의심하지 않았다.[12] 페더스톤의 개인적인 철학은 쾌활한 운명론자였다. "모든 것은 될 대로 되는 것이고 모든 수단을 다 해도 그것을 막을 수 없는 것이다.…… 초조해 한다는 것은 어리석기 한이 없는 것"이라는 것을 알았다.[13] 그의 상관들은 그에게 전적으로 만족하였다. 어느 함장은 페더스톤에 관해서 "사관으로서, 남자로서, 바람직한 모든 자질을 구비하고 있다"라고 보고하였다.[14] 함선의 조난 사건과 전염병에도, 식인종이나 노예상인들에게도 지지 않았던 페더스톤은 1828년, 해군의 외과의사의 손에 걸려 죽을 지경에 이르렀었다. 그는 사고로 쇠지레에 머리를 맞고 며칠 후에 폐렴이라고 진단을 받았다. 의사들은 염증을 없애기 위해서 그의 정맥을 열어서 혈액을 뽑아내었는데 피의 배출량이 거의 3리터가 되었다. 심한 빈혈로 체력이 완전히 소진된 페더스톤은 해군병원으로 이송되어 죽음을 기다리게 되었다. 많은 해가 지난 후, 그의 회상에 의하면 "그 곳 간호사들은 내가 반드시 받아야 할 투약이 번거로워서 처방된 약을 모두 없애 버렸다. 그러나 병에 걸린지 1개월 후에 회복이 되어 다시 배에 오를 수 있었다"라고 하였다. 내게 다시 흉부에 병이 재발하였을 때에도 "적은 량의 식사, 충분한 운동과 물만 마신다면 어떤 의사들의 치료보다 낫다"라고 아버지에게 말했다.[15]

그의 의무적인 여정이 1831년에 끝났을 때, 페더스톤은 그의 앞날에 대하여 아버지에게 솔직하게 글을 썼다: "저는 페티코트Pettycoat진수대에서 큰 배에 탈 수 있습니다. 노테스크Northesk여인이 저를 위해서 손이 닿는 한 무엇이든지 도와주실 수 있을 것입니다. 그리고 좋은 친구인 레이크Lake씨를 통해서 그레이Lady Grey; Earl Grey의 처제여사에게 부탁할 수도 있습니다. 지금까지 저를 위해 배려하여 주신 것은 모두 제가 부탁한 것이 없을 때 도와주신 것입니다. 그래서 이번에는 제가 스스로 무엇을 원하고 있는지 알 때까지 아무것도 부탁하지 않겠습니다. 본거지에서 무슨 일이 생긴다고 해도 내가 제독의 관심을 끌 것은 확실하다고 생각합니다. 따라서 저의 전망은 전체적으로 별로 나쁘지 않고 이 상태라면 느긋해 할 것입니다."[16] 마침 그가 남부 미국으로부터 집으로 돌아 올려고 할 때, 곧 원거리 항해에 합류해주기를 전해 받았다. 그 배의 선의 겸 박물학자가 갑자기 배를 떠나게 되었기 때문에 젊은 페더스톤이 그 제안을 받아들였다. 페더스톤 오슬러가 후임 찰스 다윈Charles Darwin의 공동 작업자로서 비글Beagle호에 합류할 기회를 가지는 믿기 어려운 역사적인 일이 어쩌면 일어날 수 있었을 런지도 모른다.[17]

바다에 있는 동안 그의 대부God father인 페더스톤은 아버지인 에드워드 레이크Edward Lake; 신부님으로 이름을 사용했음로부터 많은 편지와 충고를 받았다. 레이크는 좋은 지위에 있는 성공회 신부로서 영국 교회의 저 교회Low Church파의 회원이었다. 독특하게 진실한 성품을 가진 페더스톤은 영국 성공회의 감독대리로서 임무를 수행했다. 그는 해군에서 그의 대자God son, 代子가 더욱 진전되게 하는 미래의 전망에 유익한 일도 했다. 같은 때에 페더스톤에게 좀 더 중요한 임무를 수행케 했는데 그의 불멸의 영혼이 갈 곳에 관해 숙고하도록 하였다. 레이크는 페더스톤에게 "가장 긴 인생도 영원함에 비해서는 짧은 것이다"라고 경고하였다.[18]

페더스톤은 바다에서 마지막 몇 달을 지내는 동안 스스로 가문에서 방랑자가 되지 않을까 하여 초조해 하였다. 그는 결혼을 염두에 두었고 지금까지 무관심 했던 종교에 관해 생각하기 시작했다. 그는 레이크를 "또 다른 아버지"로 생각해서 오늘 말로 하면 롤 모델role model 같은 존재로 보게 되었다. 그가 누이 중 한명에게 쓴 편지에 "레이크 씨와 서신왕래를 한 이후로 지금까지 내가 해온 행동이 잘못되었다고 생각하게 되었고 그 사람처럼 될 수 있다면 장래의 가능성을 모두 버려도 상관없다고 생각하게 되었다. 신앙을 갖게 된다면 적당히 해서는 안 된다. 라고 보기 때문이다"라고 하였다.[19]

페더스톤은 1832년에 앞으로 가야할 길을 정해야 했다. 그 해는 그의 조국과 삶에서 위기의 해였다. 영국은 경제적, 사회적인 혼란을 경험하였다. 즉, 정치적인 개혁이 왕국의 구조적 토대에 쇼크를 주었고 심각한 격동을 분출하게 하는 위협을 주었다. 그리고 같은 시기에 무시무시한 새로운 페스트병, 아시아 콜레라가 1만 여명의 희생자를 냈다. 대부 레이크는 이와 같이 일반 국민에게 일어난 큰 사건은 죄지은 자들에 대한 신의 저주로 일어난 것이라고 해석했다. "우리 불쌍한 조국은 최악의 비상상태에 있다.- 일반 대중의 청원은 개혁을 요구하는 것이며 실제로 과오인- 모든 사악함의 구제책이 될 수 있다는 잘못 짚은 견해이다.- 소요는 전국적으로 일어났다.- 그리고 흥분한 농민들은 그들의 불탄 재산과 함께 늘어났다.- 장사와 교역은 심각한 상태에 들어갔다. – 많은 노동자들은 기아 상태에 빠졌고–콜레라가 이 모든 것을 휩쓸어 갔다. – 신의 채찍이 들려져서 회개하는 사람들인 우리들을 구해주시고 주님의 자비심으로 하늘의 천벌을 멈추어 주시기를" 페더스톤은 기도회에 출석하게 되었다. 콜레라의 유행은 "신이 지상의 우리에게 내리신 심판"이라는 것을 곧 알게 되었다.[20]

페더스톤은 해군에서 승진 후에 그를 후원하던 인맥을 잃었을 때 마음 속 깊이 낙담하였다. 그에게는 충분한 공적도 있었고 종신사관의 자격을 얻기 위한 최종시험에도 합격했지만, 공교롭게도 그 시기에 휘그Whig 당; 자유당의 전신당이 정권을 잡았고 그의 지지 세력이었던 토리Tory 당원들이 권력을 잃고 말았던 것이다. 영국은 자격이 있는 해군사관에게는 암초에 걸려 파도에 시달린 상태와도 같았다. 페더스톤 오슬러를 포함한 그들은 배를 끌던 아니던 간에 보류, 혹은 해고상태에 있다는 것을 알았다. 그러면 지금 그는 생활을 위해서 무엇을 할 것인가?

1832년 후반에 페더스톤이 근본적인 문제를 가지고 씨름을 하는 중에 어떤 전환 경험을 하게 되었다. 그는 누이들 중 한 사람에게 글을 썼다:

> 너는 괴로운 심정을 알겠지. 때로는 희망을 느끼겠지만 또 다시 모든 것이 어둠에 잠기고, 네가 믿을 수 없는 위선자가 될 수밖에 없다는 것을 생각 할 수 있을 것이다. 위안을 받기 위하여 모든 곳을 찾아 다녔지만 위안 같은 것은 어느 곳에도 보이지 않는다. "작은 소리가 모두 끝날 때 죽음이 찾아온다." 너는 예수님을 찾으려하지만 너의 기도에 아무런 답이 없고 나에게는 희망이 없다는 말을 듣게 된다.–그런 마음이 든 적이 있냐? 나는 그랬다. …… 구원자를 찾아도 마귀나 자기 자신의 증오심은 방해물이 된다. …… 그래도 성령이 불로 받는 세례와 같이 영혼을 찾아 줄 때, 영혼은 그 고뇌를 느끼고 자신이 비참한 상태에 빠졌다는 것을 알게 된다.…… 그 때 마음속에서 느끼는 신음소리가 나오게 된다. "주여, 도와 주소서, 아니면 저는 망하게 됩니다."[21]

아버지가 죽어가고 있다는 사실이 페더스톤의 슬픈 고통을 더 했을지도 모른다. 그것은 확실히 죽음 후의 삶에 관한 그의 성찰에 기여했는데, 죽음 후에 나타나리라고 생각하였다. 죽음 이후의 삶은 언제나 그의 신앙의 핵심요소 였다. 에드워드 오슬러가 사망한 후에 페더스톤이 어머니에게 편지를 썼다:

> 이 슬픈 일 중에서 저에게 큰 위안이 된 것은 멀지 않은 앞날에 우리들은 이별 없는 세계로 갈 수 있다는 희망이었습니다. 저는 사랑하는 아버지께서 돌아가셨다는것을 생각할 수 없습니다. 우리가 슬퍼하는 동안 우리들의 상처 난 마음을 달래주는 것은 말 할 수 없이 행복합니다. 우리가 결손 되지 않은 가족을 천당에서 만나게 되는 희망을 갖게 하는 경애하는 성모님이 우리에게 얼마나 감사합니까? 우리 하느님 아버지가 지구위에서 우리에게 주는 것은 천국에서 맨 처음 우리를 환영해주시는 것입니다.- 우리들은 지구와 잇는 매듭을 가지고 있습니다.- 우리의 소명과 하느님이 주신 사명을 다하여 하느님께 선택된 사람이 되도록 확실하게 알려주는 중대한 교훈을 주셨습니다.[22]

결국 1833년에 결국 페더스톤은 영국 국교회의 목사가 되기로 결심했다. 그는 희랍어와 라틴어 공부에 독학으로 몰두하고 서품식 식전에 직위를 얻기 위하여 케임브리지에 있는 성 카타린 공회당St. Catharine' Hall에 등록했다. 성공회 성직자로서 그는 믿음생활 뿐 아니라 경력에서 긍지를 해결할 수 있었다. 여러 해 동안 세계의 바다를 방랑해 왔던 그는 지방 성직자로 전념하기 위하여 장래를 생각하였고 영국의 아름다운 변두리에서 조용하게 값있는 생활을 하였다: 가장 성공한 성공회의 교직자로 편안한 생활을 즐겼고 아마도 고상한 후원자의 진영에서 일했을 것이다. 그는 좋은 시설에서 신앙생활을 계속하였다: "나는 교구의 교회 내에 막강한 힘이 있는 친구를 가진 사람으로서 나의 발전 전망은 매우 좋았다."[23]

페더스톤은 강한 체질을 가졌고 힘든 일을 결코 두려워하지 않았다. 그는 세속을 떠난 세상에서 보아 온 20대 말에 케임브리지에 갔으며 세속을 떠난 삶을 선택하였다. 그의 미래가 확실하게 보장되어 있어서 그 자신의 장애를 극복하는 데 바치는 공부에 집중하였다.

장래에 엘렌 오슬러Ellen Osler가 되는 엘렌 프리 픽턴Ellen Free Pickton은 1806년 12월 14일 런던 근교에서 태어났다. 이 가문은 잉글랜드 남부에 있는 콘월 지방 출신의 상인 집안이었다. 그녀의 어머니는 건강이 좋지 않아서 지방으로 보내졌고 농장 소의 숨결을 맡으며 지내게 되었다. 그 치료법은 건강에 도움이 되지는 못하였다. 어린 엘렌은 체구가 작았고 오래 살았다. 피부가 가무잡잡하고 검은 머릿결과 검은 눈동자를 가지고 있어서 영국 사람이 아닌 것처럼 보였다후에 캐나다 사람들은 인디언의 피가 섞인 것이 아닐까 생각했다고 한다. 그 여자는 간호봉사자였고 팔머스 브리턴Falmouth Brittons가문에서 자녀가 없는 숙모와 삼촌의 양녀로 5살 때 까지 살았다. 페더스톤처럼 엘렌은 영국의 섭정시대의 아이였고 산업혁명의 충격 이전, 진보주의 교리의 전성기 이전까지 자랐다. 그녀는 쇠사슬에 묶여 있는 범죄자의 시체를 본 것도 기억하였다. 브리턴 선장이 큰 길에서 가난한 여인의 부탁으로 그 여자의 아이를 1기니1파운드보다 약간 많음로 사는 것을 본적이 있다고 했다그 여인은 그 날 밤에 마음을 바꾸어 아기를 되돌려 받으러 왔다. 워털루 전쟁 후에 팔머스에서 열린 축제기간에 엘렌은 금박으로 '평화와 풍요'라고 쓴 흰색 허리띠를 두르고 팔머스 축제에 참가했다. 2년 후인 1817년에는 학교의 모든 친구들과 함께 샬로트 공주Princess Charlotte의 죽음을 애도하는 검은 색 옷을 입었다. 남자들도 가난한 걸인까지도 왕실 가족의 서거를 애도하는 표시로 검은 상장으로 머리 다발을 묶었다.

브리턴 가문은 배를 소유한 집안으로 영국 국교회에 소속되어 있었고 그저 그런 정도의 재산을 가지고 있었다. '작은 피크Ellen Free Pickton'는 자연과 하늘을 좋아하는 소녀로 성장하여 젊은 숙녀를 위한 기숙사 학교에서 교육을 받았다. 또한 활발하고 예쁘고 어떤 때는 말이 빨라지는 소녀로 알려져 있었다. 그러나 신앙심이 깊었고 친구들에게는 의리가 있었다. 10대의 소녀시절 어느 늦은 밤에 팔머스의 평판이 좋지 않은 피시 힐Fish Hill에 간적이 있었다. 그것은 아들이 탄 배가 행방불명이 되었다는 것을 염려한 어머니에게 배가 무사히 돌아왔다는 것을 알리기 위해서였다. 한때는 무서운 피부병인 천포창에 걸린 친구를 간호하는 데 많은 날을 보내기도 하였다. 그 때 의사는 친구가 매일 호전되고 있다고 말했다. 엘렌은 "아, 선생님, 환자가 나으려면 며칠이나 걸리나요?"라고 물어보기도 하였으나 환자는 결국 목숨을 건지지 못하였다.

엘렌을 사모하는 젊은이가 많았고 그들은 여러 차례 브리턴 가에 찾아왔다. 오슬러 가문의 사람들도 그녀가 뱃사람인 페더스톤 집안에게 이상적인 상대라고 생각했다. 오슬러 가의 젊은 한사람이 엘렌에게 아주 성가시게 말하곤 했는데, "당신에게 부탁합니다. 다음 주에 돌아오는 나의 동생을 염두에 두었으면 합니다"라고 하였다. 그러나 페더스톤이 집에 왔을 때 그는 엘렌에게 매혹되어 그녀를 차지하는 데 성공하였다. 그 두 사람은 페더스톤이 마지막 항해를 하는 동안 서신 왕래를 하였고 1832년에 약혼을 하게 되었다. 결혼은 페더스톤이 목사 연수를 마친 다음에 이루어졌다.[24]

페더스톤은 항상 그의 후원자를 신임하였다. 그러나 해군의 인사에 영향력을 가진 사람들이 교체되는 것은 어쩔 수 없는 것이었다. 교회에 대한 그 친구들의 영향력은 보다 확실한 것처럼 보였고 그의 계획이 다시 바뀌는 일이 이 신학도에게 일어나지 않았다. 그는 자신의 후원자들이 복음을 전해서 사람들의 영혼을 구한다는 그리스도교의 사명을 어느 정도 진실하게 믿고 있는지를 알지 못하였다. 쉽게 가는 길을 방해하는 대신 영국 국교의 광교회Anglican Church, 廣敎會파는 대부분의 시간을 성공회 교회에 보내는 것 같았고 페더스톤의 친구들은 저 교회低敎會의 부흥을 따라 잡으려 하였다. 감리교파, 퀘이커도파, 침례교파와 성공회 반대파의 열렬함과 많은 교리들에 맞서 서로 경쟁하였다. 영국의 저 교회파 사람들은 "대단히 진지하였기 때문에, 그들이 자신의 의무를 다하지 않으면 안 된다. 또는 신의 소명을 따르지 않으면 안 된다"라고 굳게 믿어버린 후에는 세속적인 이유로 그것을 단념하지 않았으면 하였다.

어느 일요일, 그의 특수전문대학에서 긴 방학이 끝날 무렵에 페더스톤은 새로 생긴 상부 캐나다Upper Canada의 성공회 목사회로부터 편지를 받았다. 그곳은 귀족적인 저 교학파로 진출을 찾는 사람들을 위하여 창립된 것이다. 그들은 멀리 떨어진 캐나다에 새 천지로 가는 이주민을 위한 교역자가 모자라서 이에 부응하는 것이다. 협회는 세계여행을 많이 한 페더스톤을 선택하였다. 해외 봉사를 위하여 가장 적합한 인물이라고 생각하였고 성 바울St. Paul은 언제나 제약이 없는 저 교회주의자들을 좋아하였다. 마음이 착한 사람들은 페더스톤을 원하였다.

페더스톤은 캐나다에 간다는 전망에 대하여 소스라치게 놀라고 찔끔하였다. 해외로 가려는 생각은 엘렌이나 그 여자의 친구들도 마음에 들어 하지 않았다. 팔머스 사람들에게 영국령 북아메리카 식민지는 마음에 드는 곳이 아니었다. 북아메리카는 춥고 토지는 척박하였다. 그리고 그곳까지의 항해는 매우 위험하였기 때문이다. 실제로 그 위험이 커서, 가을에 팔머스에서 스코티어Nova Scotia로 보낸 소포는 대부분이 유실되어 결코 두 번 다시 볼 수 없었다. 따라서 "핼리팍스Halifax; 캐나다 노바 스코티어 주의 주요도시로 간다는 말은 죽음을 의미하는 속어"로 사용되었다.[25]

페더스톤은 훗날에 이렇게 회상하였다. "나는 그 편지를 어머니 손에 쥐어 전했다"페더스톤은 기억하였다. 눈물이 어머니의 뺨으로 흘러내리고 어머니는 돌아서서 말씀하셨다. "만일 그것이 신의 뜻이라면 가라, 그러면 신의 축복을 받는다.…… 나는 그것을 거절할 수 없었다. 내가 만일 여전히 해군이라면, 그는 엘렌에게 말할 수 있었다. 그리고 나는 왕에게 봉사하기 위하여 동서남북으로 가라고 명령하게 된다. 나는 가는 것을 거절할 수 없었고 내 하늘의 왕이신 하느님께 봉사하게 된 것이 아닐까?"[26]

페더스톤 오슬러와 엘렌 픽턴은 1837년 2월 6일에 결혼하였다. 영국 켄트 주의

도시로 영국국교 총 본산인 소재지의 최고 성직자 컨터베리 대주교the Archbishop of Canterbury는 3월, 페더스톤에게 특별한 교회성직자의 성직을 하품하였다. "황제 폐하의 외국 영지에 영혼을 치료하기 위하여" 신앙심이 굳은 종교적인 부부는 팔머스에서 캐나다까지 브라질리아Bragilia라는 이름이 붙은 세 대박이 돛배를 타고 4월 6일에 떠났다. "이별의 고통은 죽음과 같은 괴로움이라고 해도 될 정도로 그것에 대해 자세히 말한다는 것은 불가능하다"라고 페더스톤은 그의 친구에게 편지를 썼다.[27] 이 여행에서 엘렌은 자신이 임신했다는 것을 알게 되었다.

오슬러가 북대서양에서 신세계까지 7주일간에 걸린 항해로 1837년 봄에 도착한 것은 비교적 평온한 것이었다. 그러나 페더스톤은 상세한 항해일지를 간직하고 희극 작품인지 아닌지 모르는 긴 편지를 썼다: 그 당시의 기록에는 "본의 아니게 말하기를 다른 날을 위하여 모아 두어라." 그러나 확고한 결의문은 "지금 곧 시작하는 것이 아니다" 그 결의는 전문적 지식을 가지게 될 것이다.[28] 대서양의 기후는 절기에 맞지 않게 무덥고 비나 눈을 동반한 돌풍이 보통이고 폭풍과 한차례의 뱃멀미를 치르는 것이었다. 그러나 신혼부부는 괜찮았다. 그 부부는 오렌지를 포함한 신선하고 풍부한 음식을 받았다. 페더스톤은 임신한 새 색시에게 세심하고 상냥한 마음을 써서 엘렌은 오히려 게으른 버릇이 생기지 않을까 겁을 먹었다.

페더스톤은 자신들과 배에 같이 탄 사람들을 위하여 아침기도를 인도하였고 일요예배와 함선의 동료들에게 봉사하였으며 '마음의 곤궁함'을 참는다는 것을 생각할 수 없었다. 그리고 "죽어가는 사람들을 위하여 간절하게 기도하는 사람이었다"라고 기술하였다. 기독교인의 농담 한 가지를 빌면, 그랜드 뱅크스Grand Banks에서 강둑에 에워싸인 물고기에게 선박 브라질리아 호에서 얻은 소금을 친 돼지고기를 미끼로 줘도 먹지 않는다. 왜 그럴까? 답은 이렇다. 물고기인 대구가 모름지기 유대교도이기 때문에.[29]

그들이 처음 본 육지는 뉴 펀들랜드New Found-land의 눈이 쓸고 간 황폐한 해안이었다. 성 로렌스 강St. Lawrence River으로 진입하였을 때 배가 계란 섬Egg Island에 부딪치지 않도록 좁은 강을 피하면서 가야했다. 강물의 흐름을 역행하며 올라가는 동안 강 양쪽을 따라 길게 광대한 수풀이 전망을 이루고 있었다. 몇 개의 작은 주택들이 나타나기 시작하였고 가죽—모피상점과 곳곳에 화재로 나무가 타버린 빈 터가 보였다. 검게 그을린 소나무 그루터기는 모든 강가가 황폐해진 것을 슬퍼하고 있는 듯하였다.[30]

그 때 페더스톤은 햇살에 반짝이는 눈, 새들, 바다표범들, 흰 돌고래들과 농장집들과 커다란 강으로 경작된 전원을 주의 깊게 보고는 그의 기분도 바뀌었다. 그는 그 모든 자연 경관은 창조주의를 찬미한다고 결론을 내렸다. 퀘백 근처의 오를레앙 the lled Orleans섬에는 아름다운 전원풍경이 펼쳐져 있었고 지나가는 여행자들은 상부 캐나다에 여기저기 집들을 가리키며 자기들이 살 집의 본보기로 생각하면서 즐거워하였다. 레비 곶Point Levis을 돌면서 갑자기 퀘벡 시가 아름다운 모습을 나타내어 그들을 놀라게 하였다. 집들의 함석지붕이 높이 솟아올라 햇빛에 반짝이고 있었다. 오슬러 부부가 머물게 될 알비언 호텔의 방은 페더스톤이 생각했던 것보다 훨씬 좋았다. 모든 것이 가능한 한 영국식으로 만들어져 있었다. 식사도 맛이 있고, 웨이터들은 예의가 바르고 우리들에게는 개인 방이 제공되었다.[31]

남편이 퀘벡의 주교를 만나러 간 동안에 엘렌은 알비언 호텔의 객실을 조심스럽게 보고 있었다. 방은 좁고, 시트는 이전 손님이 사용한 그대로 있었다. 베개는 더러웠고 물주전자 손잡이를 조잡하게 고쳐 놓은 것도 시원치 않았다. 엘렌은 마루에 앉아서 의자 팔걸이에 머리를 베고 흐느껴 울었다. 얼마 후, 그 여자는 스스로에게 달랬다. "그래, 이럴 수는 없다"하고는 얼굴을 씻었다. 페더스톤이 돌아왔을 때 그 여자는 완전히 안정을 되찾았다. 다음 날 아침, 창문 밖을 내다 본 그녀는 베어진 나무가 숙소 마당에 널려 있는 것을 보고 다시 마음이 침울해졌다. 그녀는 여동생에게 편지를 썼다. "혼자서 숙소에 남아 있는 것은 정말 힘들지만 힘껏 참아내고 있어…… 지금부터 모든 것을 견딜 수 있는 사람이 되도록 하느님께 기도해다오. 사랑하는 리지Lizzy; Liza; 엘리자베스의 애칭”[32]

주교는 페더스톤을 사제로 승격시키고 전도자로 임명하였다. 그는 토론토 북쪽 근방에 있는 테컴세스Tecumseth와 웨스트 귈림버리Gwillimbury의 교구를 담당하게 되었다. 온타리오 호수 연안에 있는 토론토는 상부 캐나다의 주요 도시였다. 1763년에 끝난 7년 전쟁 동안 대영제국은 뉴 프랑스New France, 혹은 캐나다, 혹은 퀘벡Quebec이라고 알려진 국토를 점령하였다. 그다음 10년 동안 영국의 북방 소유–뉴펀들랜드, 노바 스코티아, 허드슨 만 회사의 광활한 모피 교역이 행해지는 곳–미국의 반란으로 합치지 못하였다. 따라서 영국의 북아메리카로, 제국으로 남아 있었다. 1791년 모국은 옛날 퀘벡이 상부와 하부 캐나다로 양분되었다오늘날의 온타리오의 캐나다 지역과 퀘벡에 해당됨.

하부 캐나다는 오랫동안 프랑스와 로마 가톨릭이 대부분을 이루고 있었다. 호수인 온타리오, 에리Erie와 휴런Huron으로 삼각형을 이룬 비옥하고 수풀인 수백만 에이커를 포함한 상부 캐나다는 정착상태에 있는 개척지였다. 1830년대에는 매년 수만 명의 이민자가 대영제국에서 북부 캐나다로 갔고 늘어난 인구는 처음부터 연합제국의 피란민과 땅에 굶주린 양키Yankee 개척자들의 씨앗이 되었다. 그들의 성 로렌스 증기기관선이 상부 캐나다에 도착하였을 때 오슬러 일행은 “우리 자신들의 나라가 되었다”라고 축하하였다. 그들은 온타리오 호수까지 유쾌한 봄 항해를 하였다.– 그들이 유일하게 고생했던 것은 숲에서 휴식이나 산책을 할 때에 영국 사람들의 신선한 피에 굶주린 모기에 물리는 것이었다.– 그들은 마침내 토론토에 상륙하였다.[33]

진흙투성이의 토론토에 상륙한 그 곳은 오직 수 마을에 불과하여 교회의 뾰족탑에서 자동차로 1시간이내 거리에 있었다. 그리고 어느 정도 품위 있는 사회가 토론토를 교구 소속의 한 개의 작은 구역을 형성하였다. 그곳에서 오슬러 부부가 정착하여 살면서 복음을 전도하였다. 1837년에 역마차와 짐마차4개의 바퀴로 2필 이상의 말이 끄는를 이용하여 2일간의 여행을 하였다. 그 길은 빽빽하게 원시림이 들어 찬 숲속을 뚫고 지나야 하였기에 여행자의 정신을 흐리게 하는 것이었다. 엘렌과 페더스톤은 1837년 6월 19일 아침에 캐나다 역으로 생각되는 곳에 도착하였다. 그 다음 날 런던에서는 하노버 왕가의 빅토리아Victoria Hanover가 18세의 나이로 대영제국의 여왕으로 등극하였다.

페더스톤이 개척지에 도착하자 변경국경의 주민들이 "우리들은 야만스러운 사람들입니다. 선생님,"이라고 말하였다. 그는 240평방 마일을 주재하는 2000명의 식민지 거류민을 총괄하는 사제였다. 나무꾼이 첫 나무를 베어낸 뒤로 20년 만에 상당히 많은 토지가 개척되어 소나무나 상목 비슷한 나무 숲속의 진흙 통로를 따라 크고 작은 마을이 생겼지만 학교와 교회를 발견하기 어려웠다. 여전히 황무지와 늪을 지나간 발자국이 모든 곳에 있어서 곰과 늑대들과 산고양이들이 섞여 살았다. 대부분의 지역구 이민자들은 북아일랜드에서 왔고 그들은 가난하였으나 긍지는 높았고 대부분이 신교도 신자였다. "이곳은 악마가 승리를 만끽하는 곳이라고 말할 수밖에 없다"라는 것이 페더스톤이 처음에 받은 인상이었다. '취태, 신성 모독, 여러 가지 부도덕한 행태'를 흔히 볼 수 있는 곳이었다.

그와 같은 이주민 가운데 신을 두려워하는 사람들이 있어서 순회목사의 격려를 받았고 서부 귈림베리와 테컴세스에서 10km 떨어진 성공회 교회에서 시작한 교단의 자극으로 관리되었다. 페더스톤이 처음으로 이사 온 사제였다. 그와 엘렌은 한때 국경 중간의 십자로에 자리 잡은 농장주와 비좁은 방을 썼다. "이 세상에서 가장 불쾌한 곳 중에 하나였다."[34] 페더스톤이 본 부도덕한 행위라는 것은 술을 마시는 것, 벌 받을 말투를 쓰는 것, 안식일에 스포츠나 사냥을 하는 것이었다. 개종자의 애처로운 울음으로 계층을 이루는 사람들이 있었는가? 오슬러가 이곳에 올 때까지 내가 죄인이라고 말한 사람은 없었다. 그 남자의 죄는 상부 캐나다에서 영국 국교회의 중요한 경쟁 상대였던 감리교 교파 순회 설교자의 가르침이 관여되었을 지도 모른다. 여기 감리교파는 내가 본국에서 교제한 사람들과는 다르다. "페더스톤은 다음과 같이 기록하였다. …… 그들은 아주 무식하고 정교한 감정을 가진 채 기독교에 개종하였다. 그들은 한 가지에 동의하였는데, 교회의 쓰디쓴 증오와 욕설, 가장 근거 없는 거짓, 교회봉사의 보급과 사제들에 대한 모독이다. 그러나 신은 자신의 정당성을 보일 것이다."[35]

페더스톤은 문맹과 죄악에 대한 무지에 대하여 낙담하였다. 1838년에 그의 교구민 중의 한사람이 불행한 일을 당했던 것이다. 말에 마법을 걸어 죽게 했다고 고발을 당했던 것이다. "그런 바보 같은 미신은 이미 과거의 것이라고 생각하고 있었다. 그러나 다시 잘 생각해보면 무지한 나의 교구민들의 대부분이 미신에 사로 잡혀 있다는 것을 알게 되었다." 또한, 사람들은 열십자로 된 부젓가락을 아기가 누워있는 요람에 올려놓는 것은 아기를 악마로부터 보호하는 것이라고 믿고 있었다. 페더스톤은 처음에 '신앙심을 기르기 위해' 도서관을 지으려 했지만 그 계획은 지속되지 못하였다. 엘렌은 농가의 생활을 개선하기 위하여 농부의 아내들에게 뜨개질과 읽고 쓰는 법을 가르쳤는데 그것은 성공하였다. 페더스톤은 그의 교회에 주일학교를 세웠다.[36]

그는 아침, 낮, 저녁에도, 집에서도, 축사에서도, 개 짖는 소리, 닭 우는 소리, 아이들이 우는 소리에도 굴하지 않고 설교를 하였다. 개척지의 명물이었던 감리교 순회설교자의 영국 국교회 회관이라도 되는 듯, 말을 타고 어디든지 가서 하느님의 말씀과 가톨릭 성찬, 세례, 예배와 설교를 배풀었다. "그들은 양치기를 기다리는 양들과도 같았다"라고 페더스톤은 술회하였다. 페더스톤에 대한 그들의 기쁨과 눈물은 말 잔등 위에서 겪는 뼈를 에이는 겨울추위, 여름 날 몸에 스며드는 땀과 모기떼, 밤중에 야수들에 대한 공포에도 보람을 느낄 수 있었다. "사랑하는 사람들이여, 당신들은 내가 이 길을 가는 모습을 자주 보지 못할 것입니다." 처음 이니스필 Innisfil을 방문하였을 때는 늑대가 출몰하는 어둠 침침한 습지에 통나무 길을 말이

인도하였다고 스스로 말하였다. …… 시민들은 나를 영광의 천사로 맞이하였고 영국 국교 목사의 방문에서 받은 기쁨과 감사를 어떻게 표현해야 할지를 몰라 하였다. …… 그들은 이전에 감리교회 목사들이 방문하여 왔었고 시민들로부터 충분한 돈을 얻을 수 없었기에 목사들은 그곳을 떠나갔다.[37]

캐나다에서 맞은 첫 해의 고난은 페더스톤의 기를 거의 꺾어 놓았다. 3개월간 농장가족들과 함께 2개의 작은 방에서 지내고 난 다음에…… 그들의 모든 가구는 헛간에 밀어 넣었고 그들이 영국에서 가져갔던 마지막 생강 빵은 농장에서 기르는 개들의 몫이었다.- 오슬러의 가족은 다시 떠나야만 하였다. 그 모든 것들은 산림 속에 있는 오래된 가축우리에서 발견되었다. 그것들은 가축용으로 보관되었다. 엘렌은 말이 창밖에서 집안을 들여다보는 모습이 "당신들은 왜 우리 집을 뺏은 거요?" 라고 하는 것 같았다고 회상했다. "페더스톤은 가축의 배설물을 신발에 묻히지 않고는 한발자국도 움직일 수 없었다고"라고 썼다. "이렇게 낙담한 적은 없었다. 나는 피로 같은 것은 개의치 않지만 모든 것을 방 한 칸에 처놓고, 글을 쓰거나 공부를 할 만한 장소도 없이 오물에 둘러싸여 생활하는 것은 정말 힘들다."[38]

엘렌은 출산에 대비하기 위하여 가까운 뉴마켓Newmarket 시내로 옮겨야 했다. 1837년 12월초 페더스톤이 그녀를 방문하였을 때, 믿을 수 없는 소식이 날아들었다. 폭동이었다. 영국의 식민지 지배로부터 북부 캐나다를 해방시키자는 기치를 들고 반란군이 토론토에서 행진하고 있다는 것이었다. "사람들은 모두 공포에 빠진 것 같았다"라고 페더스톤은 일기에 썼다. 영국 국교회는 무조건 본국을 지지하고 있었기 때문에 "사람들에게 지혜를 주고, 남자들의 사기를 올려주고, 여자들을 진정시키기 위해" 오슬러 목사는 밤늦게 까지 말을 달려 돌아다녔다 그는 반란군이 오두막집을 습격할 경우를 대비하여 귀중품을 오두막에 묻어두고, 뉴마켓으로 돌아와 친구 집에 숨어 있던 여인들, 아이들, 개들을 돌보기 위해 망을 보았다. 남쪽에서 전해온 소문에 의하면 토론토에 화재가 났다는 것이었다. 계속해서 소문이 들어왔다. 화공을 당한 곳은 반란군이 머무르던 숙소로 그들은 패주했다고 하였다.

이렇게 북부 캐나다의 봉기는 싱겁게 진압되었고, 그동안 뉴마켓에서는 단 한발의 총소리가 났는데 망을 보고 있던 사람이 자기의 그림자를 보고 놀라서 발포한 것이었다.[39]

숲속의 오두막집에서는 난로에서 1야드0.91m에 있던 우유도 얼었다. 눈은 땔나무의 틈새를 통해서 바람에 날려 쌓였다. 겨울동안에는 어떤 심부름꾼들도 지방에 머물려고 하지 않았고, 페더스톤은 외로움을 달래기 힘들었다. 1838년 봄에 오슬러의 가족은 아들이 태어나서 세 식구가 되었다. 그들은 소들을 길러야 했고 따라서 별채의 헛간으로 이사를 가게 되었다. 작은 마루방에 깔 널판지도 없는 집이었다. 아마도 엘렌은 그의 아기를 구유여물통에 뉘였을 것이다. 페더스톤의 말을 위한 단 하나의 마구간은 1km 거리에 놓을 수밖에 없었다. 순회 설교 1주일의 여행과 전도를 끝내고, 두 번의 일요예배를 위해 20km 이상 말을 탄 다음 그 말을 마구간에 갖다 두고, 걸어서 산림수풀을 지나 집으로 돌아오는 것은 보통 힘든 일이 아니었다. 때로는 너무 피로하여 쓰러질 것만 같았다. 그가 견딜 수 있는 이상의 것이었다.[40]

마침내 그는 집다운 집을 주지 않으면 교구를 떠날 수 밖에 없다고 교구민에게 압박을 가하여 목사관을 지어줄 것을 약속받았다. 실제로는 건설작업의 태반을 페더스톤 자신이 지휘하였지만 1838년 한여름에 교구중심에 가까운 새집으로 이사갈 수 있었다. 이전에 페더스톤을 낙담시켰던 교차로 주위의 마을은 상부 캐나다의 총독인 프랜시스 본드 헤드 경Sir Francis Bond Head으로 인하여 본드 헤드라는 이름이 붙었다. 본드 헤드의 권위주의적인 통치는 작년에 폭동의 방아쇠가 되었다고 하였으나, 이 이름을 제안한 것은 페더스톤인 것 같았다.

페더스톤은 이사 가는 것이 어느 정도 도움이 되었다고 판단했다:

> 저는 작년처럼 불안한 1년을 보낸 적이 없었습니다. 해군 복무시절의 경험이나 습관이 없었다면 이곳에 머무르는 것이 불가능했을 것입니다. 그 3개월 동안은 특히 힘들

었고, 저는 지나치게 많은 업무를 도맡았습니다. 일요일 아침 저는 참기 힘든 피로에도 다시 일어났지만 쉴 수는 없었습니다. 저를 대신하여 임무를 다 할 수 있는 사람이 없었기 때문입니다.…… 가엾은 제 말horse은 기진맥진해서 잠시 쉬게 해야만 했습니다. 다행이도 제 건강은 양호합니다.…… 다만 캐나다에 올 때까지는 피로라는 것을 몰랐다고 말할 수도 있겠습니다.[41]

본드 헤드에 있는 트리니티 새 교회에서 엘렌 오슬러는 그 지역에 있는 최고의 주일학교에서 유능한 교장이 되었다. 그녀는 완벽한 아내이자 동료였고 불평이 없는 매우 성실한 믿음과 신앙심의 기둥이었다. 그녀는 고향에 다음과 같은 편지를 보냈다. "낯선 땅에서 살며 익숙했던 사회로부터 동떨어져 있는 저를 하느님께서 분명히 도와주실 것으로 믿습니다. 하느님께서는 항상 제가 필요로 하는 모습으로 나타나시어 지혜를 주시고, '네가 사는 날을 따라 능력이 있으리로다.신명기 33:25'라는 감사한 약속을 지켜 주십니다." 페더스톤이 의기소침해 있을 때는 엘렌이 그를 지켜주었다. "우리들은 사랑하는 '페드'에게 내리는 갖가지 시련을 하느님께서 직접 내리신 것으로 이해하고 하느님이 우리들에게 필요하다고 생각하신 시련을 기쁜 마음으로 받아들여야 합니다."[42]

엘렌은 페더스톤보다 성경구절을 더 멋지게 인용하였다. 그런 그녀에게 감화되어 성경 구절을 욕심을 부리듯 암기하기 시작하자 페더스톤은 놀랐다. 소년들은 성경을 펼쳐서 호미로 고정시키고 밭을 갈면서 공부하고, 소녀들은 물레에 성경을 고정시키고 실을 짜면서 공부하였다. 1840년에는 주일학교에서 피크닉을 갔고 시상식도 있었다. 이 행사에는 약 700명의 아이들과 부모와 교사가 참가하여, 엘렌이 선두에 서서 준비한 루바브Rhubarb; 대황; 大黃이 들어 있는 향이 좋은 파이가 들어간 파이과자 300개를 시작으로 하여 아이들은 주일학교 출석 일수와 성경지식에 따라 상을 받았다. 이 모임은 캐나다에서 가장 이른 시기에 이루어 진 것 중의 하나였다.[43]

오슬러 부부는 마을의 지도자로서 설교자, 교사들의 임무 외에도 작은 종교서적 등을 주고 상품을 주는 임무를 수행했다. 페더스톤은 교구민들의 아이들에게 세례를 주었고, 젊은이들의 결혼식, 그리고 장례도 주관하였다. 또한 유언장도 작성하였고 돈을 저축해서 여러 차례에 걸쳐 무이자로 돈을 빌려주기도 하였다. 그는 어디까지나 영혼을 위하여 봉사할 생각이었지만 어느 날 정신을 차려보니 의사 흉내도 내고 있었다. 그 계기는 페더스톤이 목사가 되었을 때, 죽음이 임박했다는 사람에게 상점에서 구할 수 있는 약을 가지고 가서 참회를 하도록 한 일에서 비롯되었다. 불쌍한 그 사람이 설득에 응하여 참회를 하였기에 그 후에도 약을 가지고 가니 그 남자는 회복이 되어 있었다. 그것이 계기가 되어 페더스톤은 명의가 되었고 곧 다른 사람들도 그의 치유력에 의지하려고 목사관을 찾게 되었다:

> 가난한 부인이 앓고 있는 갓난 아기를 팔에 안고 내게 와서 진찰을 받고 약을 처방해 주기를 원했다.- 그 여인은 내 의견을 듣기 전에는 그것을 받아들이지 않으려고 하였다. 또 다른 환자는 다리가 아픈 사람이었고, 팔이 아픈 사람도 있었고, 두 부인은 이를 뽑으러 왔다. 내가 모른다고 해도 그들은 믿지 않았다. 그들은 머리를 저으면서, "아닙니다. 목사님은 아십니다"라고 말하였다. 그래서 나는 환자에게 주어도 약은 되지 않을지언정 해를 끼치지 않을 무엇인가 없을까 하고 생각을 해야만 하였다.

페더스톤은 스스로 치료사의 역할에 대하여 "몇 알의 간단한 약들이 가끔 놀라울 정도의 효과를 보였다"라고 기록했다. 내 착한 아내가 부인들과 아이들을 돌보고 있다.[44] 한번은 살을 에는 듯 추운 한밤 중에 빈사 상태의 사람을 진찰해 달라는 부탁을 받고 나간 적도 있었다:

> 소녀는 겉으로 보기에 매우 아파보였다. 소녀의 죽음을 예측한 많은 부인들이 수의를 만드는데 분주하였다. 내가 진찰해보니 죽음의 징조가 없었다. 그러나 그들은 소

녀에게 죽을 것이라고 하였으며 소녀도 그것을 믿었다. 나는 그들에게 수의 만드는 것을 멈추라고 명령을 내렸고, 눈앞에 닥친 위험은 없다고 부모를 타이른 후, 몇 알의 간단한 약을 주고 소녀에게 영양보충을 하도록 한 다음, 저녁에 다시 오겠다고 말하고 떠났다.…… 나는 소녀가 불가에 앉아 있는 것을 보았고, 그녀는 며칠 후에 완전히 회복되었다. 그리고 그 후, 그 지역에서는 오랫동안 "죽었다 살아난 소녀"로 알려졌다.[45]

존경할 만한 교구민이 페더스톤에게 와서 사혈이나 울혈로 겨울동안의 혼잡을 구하기 위하여 봄의 대청소와 같은 관습, 나는 그를 의사에게 의뢰하였다. 불쌍한 사람들을 위하여 나는 내 방식으로 기꺼이 도와주었다. 그러나 내게 찾아오는 모든 사람들을 무료로 진료한다면 말썽이 될 수도 있었다.[46] 나는 지방학교 건물을 지을 자금을 만들기 위하여 환자에게 잘 해주겠다는 생각으로 즐겼다. 진짜 의사가 지역사회에 왔을 때 페더스톤을 지지하는 많은 사람들은 의사들을 어디까지 믿을 수 있을런지 확신할 수 없었고, 그들이 의사의 지시를 따를지 교구 목사에게 조언을 구했다.

테커네스 지방의 북부와 서부 산림에 살면서 교회에 목마른 이주민들은 페더스톤에게 자기네들을 방문하고 봉사하여 주기를 간청하였다. 페더스톤은 그가 할 수 있는 최선의 책임을 다 하였고 계절마다 말을 타고 다니면서 설교하고, 교회를 짓고, 주일학교를 열었다. 그리고 아마도 신빙성이 있는 몇 가지 약들도 주었을 것이다. 그는 자주 지친 채 돌아왔고 자포자기상태에 빠지는 일도 있었다. 그는 토론토의 주교인 존 스트라찬John Strachan에게 변경에서 일 할 사람들을 파견해 달라고 탄원하였다. 스트라찬 주교는 어떤 도움도 줄 수 없었다.– 영국 국교 교회는 설립되지 않았고 북부 캐나다를 이끌어 갈 교단도 없었다.– 페더스톤은 자기의 사람들을 육성하기로 결심하였다. 그는 작은 간이 신학교– 도제徒弟 수습기간 학교 과정을 본드 헤드에 있는 테컴세스 교구 목사관에 만들었다.– 마침내 6명의 목사가 양성되었다. 한 사람은 영국에서 온 젊은 동생인 헨리Henry였고 선구자의 역할을 잘 수행하여 근처에 있는 로이드타운Lloidtown의 새 교회 목사가 되었다. 주민들이 반항 경향이 있는 지옥 같은 곳에서 지냈다. 페더스톤은 교회의 무한한 자랑이었고 그가 낳은 산물의 결과로 이룬 영국 국교의 성직자였다.

그는 신학교를 세울 시기라는 꿈을 꾸었다. 그의 케임브리지 학위와 목사관과 도서관에서 일한 그는 변경산림 기준에서 볼때 남달리 박식하였다. 그와 엘렌은 좋은 가문의 사람들은 교육과 예의범절을 몸에 익혀야 한다고 하여 이 두 가지를 특별히 중시하였다. 거칠고 난폭한 사람들이 가득한 곳을 방문할 때에도, 또한 북부의 황무지에 어려운 일을 하러 갈 때에도, 그 자세는 변하지 않았다. 그러나 페더스톤이 케임브리지에서 가장 자신이 있었던 과목은 수학이었고, 신학과 문학에 관해서는 그렇게 학자적인 것 같지 않았다. 존 스트라찬은 말을 탄 채로 그리스어로 복음을 전파하는 것이 가능할 정도로 세련된 목사를 이상으로 삼았지만 페더스톤은 육분의등근 圓의 1/6을 사용하여 숲속 개척지를 찾아가는 편이 능숙했다.[47] 스트라찬은 좀 더 안정된 교구에 있는 자신과 비슷한 타입의 목사들에게 미래의 목사를 훈련시킬 것을 권장하였다.

페더스톤 오슬러는 그의 교구 본당에 소속된 작은 구획에서 쉬운 영어로 저 교회파의 메시지를 전도, 설교하였다: 우리들은 죄인입니다. 우리가 만일 우리들의 구세주로서 그리스도를 영접하지 않는다면 영원히 저주를 받게 될 것입니다: 그리스도와 함께 우리들은 영원한 행복을 얻게 됩니다. 페더스톤은 대학에 다닐 때에 교회에서 시작한 의전을 중시하는 앵글로-가톨릭주의 운동으로부터 거리를 두고 있었다. 더욱이 캐나다에서는 스트라찬 주교나 많은 동료들이 고 교회High Church파적인 경향을 보이는 것에 강한 의문을 가지게 되었다. 그는 엘렌에게 영국 국교회의 옥스퍼드 운동은 "악마의 사역"일지도 모른다고 했다.[48]

한편 그는 신학적으로 가장 가까운 감리교파의 과도한 감정표현도 싫어했다. 그는 감리교도들이 야외에서 행하는 신앙부흥 전도 집회는 동물적 감각과 단순한 열정을 부채질하는 것에 지나지 않는다고 생각하였다. "감리교 설교자들에게 인도되는 사람들은 주목해주시오. 그들은 마음이 약하고 여성적이지 않습니까? 이는 교육 받은 태도가 아니지 않습니까? 그들은 예배절차의 불리함을 보고 있고, 그 절차들이 천주교처럼 지나치게 공들인 감정들의 결과임을 알고 있습니다.그것은 오로지 무지의 상태라고 할 수 있으며감리교나 천주교, 모두 이성보다는 감정에 호소하는 똑같은 원리에 따라 움직이는 것입니다."[49]

페더스톤은 영국 국교회파로서 완전한 중도적 노선을 가지고 있었다. '황야의 가엾은 양'[50]을 인도하는 일에 힘쓰고 불멸의 영혼을 구하는데 필요한 정열을 쏟았다. 참된 종교는 합리적이고, 합리적인 시민들이 그들의 열정을 다스리고 그들 자신의 격조를 높이는 것을 도와주었다. 진실한 종교는 가톨릭도 신교도 아닌 둘의 가장 좋은 점, 즉, 둘 사이를 잇는 다리에 있다고 생각했다. 다리를 놓는 것과 상식에 준하여 생각하는 것은 페더스톤이 의사가 된 아들에게 남긴 가장 중요한 유산 중에 하나였다.

페더스톤 오슬러는 선구자적인 교구 목사로 빛나는 성공을 이루었다. 스트라찬 주교는 콘월 사람들의 '병적으로 과민한 성질'에 대하여 때때로 의심을 품었다. 그러나 그 외에 다른 방법으로 그를 칭찬하였을 뿐이다. 그는 "오슬러는 다시없는 소중한 인물이며 일과 순회 설교에 지칠 줄 모를 뿐 아니라 그의 협정계획들에서 사리 분별이 있으며, 또한 그의 거동과 태도는 솔직하고 친절하며 타협적이었다"라고 보고하였다. 집으로 돌아온 후, 오슬러는 일찍이 캐나다에 갔다 온 사람들 가운데 가장 훌륭한 선교사로 불리었다. 그의 후원자들은 그의 처음 5년 임기 후에는 북부 캐나다에 더 머물러 주기를 열심히 촉구하였다. 그는 건강에 대한 우려와 열심히 일해야 한다는 감정 사이에서 마음이 괴로웠지만 다른 한편으로는 임무의 소명과 또한 교회의 신도에 대한 사랑 때문에 그곳에 머무르기로 동의했다.[51]

엘렌은 1840~1841년 사이의 겨울에 처음으로 집으로 돌아가는 여행을 하게 되었다. 그녀는 그 곳에서 세 번째 아이를 낳았고 페더스톤의 동료들과 오랫동안 머물렀다. 페더스톤은 만성 기침과 수 년간 말을 타서 생긴 엉덩이에 생긴 농양 때문에 휴식과 요양이 필요하게 되어 1843년 초에 귀국하게 되었다. 테컴세스와 서부 귀림베리 주민들은 그들의 목사가 떠나는 것을 보기 위하여 기마행진을 조직하였고 한, 두 필의 말이 끄는 4륜 마차와 말이 끄는 110대의 마차가 배웅하였고 그가 다시 돌아 올 때는 60대의 마차 행진으로 환영하였다. 본국에서는 교회의 지도자들과 귀족들이 그를 즐겁게 영접하였다. 그리고 케임브리지대학교는 문학석사Master of Art 학위를 수여하였으며, 아일랜드 각지에서 전도를 하여 캐나다에서 임무 수행에 필요한 모금을하였다.[52]

페더스톤은 한창 나이 때에 태만을 알지 못했다. 캐나다에 돌아와서는 본드 헤드에 있는 트리니티Trinity; 삼위일체 교회의 교인 수용능력을 2배로 늘렸다. 그것은 그의 기본 책임이었는데, 7명의 다른 성직자들은 페더스톤의 옛날 영지 가운데 변경에서 일하고 있는데 비하여 목사관은 넓어지고 집과 도로가 여기저기 뻗어 있는 전망이 좋은 언덕 중턱에 자리잡아 왔다. 또한, 정원이 넓고 경작에 쓰이는 동물 농장이 붙어 있었다. 식료품은 언제나 잘 저장되어 있었다. '나는 사람들이 먹을 수 있는 것들을 충분하게 공급하기를 원했고, 나를 계속해서 찾는 사람들과 가난한 신자들이 오면 언제나 친절하게 대접하기를 바랐다.' 오슬러는 언제나 방문자들을 환대하였다.[53]

페더스톤은 40세가 되는 1840년 중반까지는 일을 천천히 줄여가기 시작했다. 그는 편안하게 쉴 수도 있었고 말안장 대신 쿠션이 있는 사륜마차에 앉아서 고생 끝에 얻은 명예를 마음껏 즐겼다. 그에게 자신의 업적을 음미하는 것은 중요했다. 그의 일기나 회상록에는 자신의 불운했던 일에 대한 불만이 지겹게 기록되어 있다. 그는 본토 영국에서는 또 다른 경력을 가지고 있었다. 아마도 해군에서는 높은 지위로 승진하였을 것이고 목사가 되었다고 해도 캐나다에서 아무도 알아주지 않는 피로에 고통을 받을 일이 없었을 것이다. 그는 딸에게, 자신의 아들은 "사람들로부터 오해받고 보수도 적은 변경 지방의 목사" 따위로 키우고 싶지 않다고 말했다.

로이드 타운의 헨리 목사와는 다르게 페더스톤은 항상 영국으로 돌아가기를 간절히 원했다.

캐나다 숲속에서 자란 이 가문 사람들에게 고향은 언제나 영국이었다. 당연히 영국식 교육과 고상함을 몸에 익혀야만 했다; 아버지 에드워드 오슬러가 그의 아이들에게 가르쳐 준대로 출세하는 것이 매우 중요한 것이었다. 멀리 떨어진 캐나다로부터 의사인 동생 에드워드의 성공까지도 인상적으로 생각되었다. "신은 당신에게 타고난 재능과 지칠 줄 모르는 강인한 몸을 주셨다"라고 페더스톤은 한 때 그렇게 편지를 썼다. 페더스톤은 중년이 되자 아이들의 출세를 지원해 주는 것을 우선적인 것으로 삼게 되었다.[54]

엘렌은 서른 살이 된 후에 결혼을 하였기에 그녀도 페더스톤도 임신하지 못할 수도 있을 것이라고 생각했다. 그러나 1838년에 페더스톤아버지 이름의 철자가 Featherstone인데 반하여 아들의 이름은 철자 중 맨 뒤에 e가 없는 Featherston임이 태어난 것을 시작으로 1839년에 브리튼 배스Britton Bath가 1841년에는 영국에서 엘렌 메리Ellen Mary; 작은 영국 소녀가 태어났다. 셋째 아이가 태어난 이후 남편이 아내에게 보낸 편지에는 "내 소중한 엘렌의 배가 다시는 그렇게 불러지지 않았으면 좋겠는데"라고 썼다. 그들은 효과적인 피임방법을 알지 못했거나 혹은 그것을 믿지 않았다. 10년 후 페더스톤은 자신의 어머니에게 "엘렌이 그렇게 아이를 많이 낳는다는 것은 뜻밖"이라고 했다.[55] 엘렌은 1842년에는 에드워드Edward를, 1845년에는 에드먼드 보이드Edmund Boyd를, 그리고 41세가 된 1847년에는 쌍둥이인 샬럿Charllotte과 프랭크Frank를 낳았다. 그리고 1849년 7월 12일 43세의 그녀는 여덟째 아이를 낳았다. 남자 아이였다.

페더스톤은 고국의 후원자인 월터의 이름을 따서 그 남자 아이의 이름을 지으려고 하였다. 그러나 아일랜드 청교도 공동사회에는 7월 12일에 태어난 아이를 위한 이름이 윌리엄으로 정해져 있었다. 1690년 청교도인 윌리엄 왕 3세는 보인전쟁the Battle of the Boyne에서 스튜어트 가톨릭교Stuart Catholicism군대를 물리치고 아일랜드 신교도의 우세를 지속, 보장시켰다. 그 이후로 아일랜드의 청교도들은 '영광의 12일'로 이 기념일을 기리고 있다. 1849년의 그날 북부 캐나다의 목사관으로 행진해 온 아일랜드계 청교도들이 갓 태어난 페더스톤의 아들을 보고 새로운 오렌지 공new Prince of Orange, 새로운 윌리엄이 이 시대에 태어났다고 기뻐하였다윌리엄이라는 이름은 그 공동사회에서 흔하지 않았다: 페더스톤은 그 지방에서 아일랜드 청교도 농사꾼의 아들인 윌리엄 밴팅(William Banting)에게 세례를 주었고 같은 날 윌리엄 오슬러(William Osler)에게 기독교 세례명을 주었다.

"그들을 해치지 마시오. …… 말은 3살이 될 때까지는 길을 들여야 하는 것처럼 아이들도 그렇게 키워야 한다는 속담이 진리라고 나는 생각한다"라고 페더스톤은 기록하였다. 19세기 중반에 영국의 많은 부모처럼 페더스톤과 엘렌은 아이들을 응석받이로 키우면 안된다라고 생각했다. 그 중에도 남자아이들은 제멋대로 행동하는 동물과 같아서 그 성질을 억제해야 한다고 믿었다. 다만 채찍으로 때리는 등의 일은 없었다. 목사와 그의 아내는 애정이 넘치는 명랑한 부모였고, 가족의 기록 가운데 어디에도 부모의 권위가 남용되었다는 흔적이 없다. 아이들은 아버지를 영국 사립학교 식으로 '대주교', 혹은 '총독'이라고 부르곤 하였다. 아버지는 권위가 있었고 그 말은 절대적인 것이어서 이상하지는 않았지만 어머니처럼 엄하지는 않았던 것 같다. 후에, 통찰력이 뛰어난 조카딸 하나가 페더스톤의 아버지로서의 모습은 "아이들이 그를 타타르 사람처럼 무서워했다는 것은 크나 큰 잘못이었다"라고 썼다. "숙모는 숙부보다 훨씬 심하게 고삐를 죄었으나 정말 필요할 때를 제외하고는 아이들을 제지하는 일이 없었다"라고 하였다.[56]

엘렌은 종교에 준하여 아이들을 키웠으며 페더스톤과 같은 마음이었다. 그녀가 네 번째 임신을 하였을 때 쓴 편지에는 옛날의 나라면 한번에 4명의 아이들을 키운다는 등의 이야기를 들으면 놀라서 기겁을 했겠지요, 그러나 지금은 둘이나 열이나 똑같다고 생각해요. 굴뚝새가 "칫칫Twit, Twit하며 나는 새끼가 열 마리인데 신사로

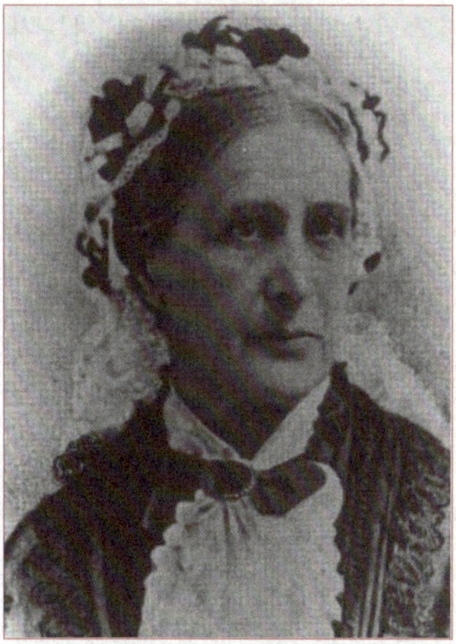

엘렌 픽턴 오슬러(1806-1906)
어머니

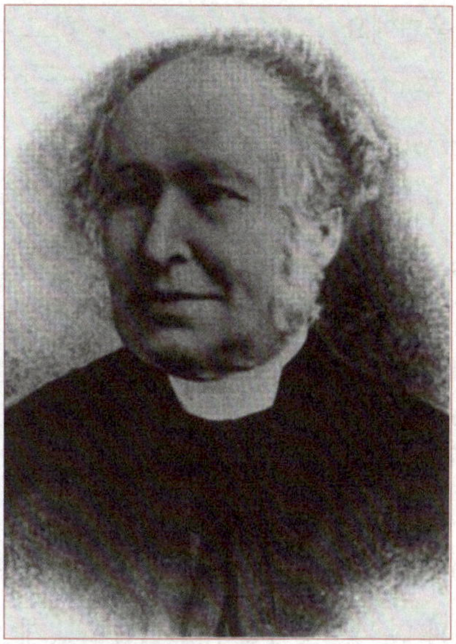

페더스톤 레이크 오슬러(1805-1895)
아버지

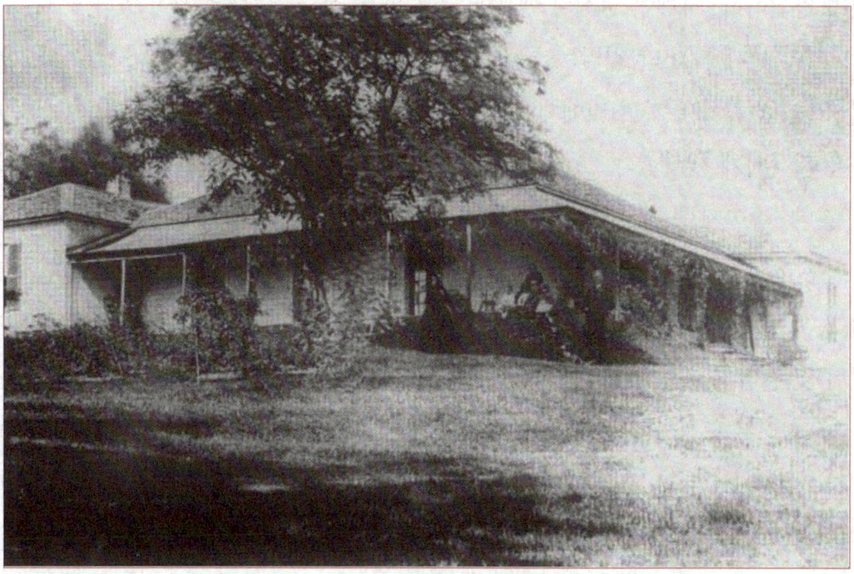

본드 헤드의 목사관; 윌리엄 오슬러가 태어난 집

키울거에요. 그리고 구구Coo, Coo하고 비둘기도 말합니다. 어떻게 해요? 나는 새끼가 두 마리인데" 나는 그들에게 교훈을 얻었습니다.[57]

여덟 번째 아기는 윌리Willie라고 불리게 되었는데, 오슬러 부부는 그 외에도 여러 별명을 붙였다. 그를 구약성서의 라헬Rachel과 야곱Jacob이 늙어서 얻은 아이의 이름을 따서 "벤야민Benjamin"이라고 불렀다. 아기는 엄마를 닮아서 흑발에, 눈동자도 검고, 피부색은 올리브색에 가까웠다. 아마도 켈트Celtic나 이베리아Iberian인 선조의 유전자가 강하게 나타난 모양이었다. 페더스톤은 그 검은 눈에 감동하여 "담요에 작게 뚫린 불에 탄 구멍"이라고 불렀다.

윌리가 어렸을 때의 기억은 적으며 모호하다. 그는 훗날 태어나서 9살 때까지 20가지 특이한 일들 만을 떠올릴 수 있었다. 그 중 대부분이 못된 장난과 벌을 받는 것과 연관된 것이었다. 그러나 그렇게 심한 것도 아니고 상처를 남길 만한 것도 아니었다: 아마도 그것은 나의 어린 시절이 행복하였기 때문에 기억에서 벗어난 것이다. …… 이전에 저명한 의사로부터 "오슬러 군, 자네는 행복한 어린 시절을 보낸 것이 확실하다. 자네는 언제나 행복한 것 같다"라는 말을 들은 적이 있다.[58]

여덟 번째 태어난 윌리는 특별하게 주목받는 일이 없이 컸다. 생일은 예외여서, 교구 주민 모두가 윌리에게 축하를 보낸 모양인데, 윌리는 기뻐했고 형제자매들은 서운하게 생각했다. 그에 의하면 어머니에 관한 맨 처음 확실한 기억은 다음과 같다. 송아지를 기르고 있던 목초지 근처의 마당에서 어머니가 자신을 나무에 매어두고, "이것을 먹고 있으렴"하며 우유가 들어있던 통을 옆에 놓아두었다는 것이다. 통에서 우유를 마시고 있다가 송아지에 머리를 받혀 우유 통에 머리를 처박혔던 것 같다.[59]

오슬러는 또한 딸기밭에서 곰을 만난 이야기도 하였는데 아무도 이를 뒷받침해 주지 않았다. 그런데 그는 과장되게 꾸며서 말하는 것으로 유명했다. 그는 5살 때인 어느날 샬롯Charlotte 누나의 손가락을 실제로 베어냈다. 이것은 사실이었다. 윌리가 손도끼를 가지고 놀고 있을 때 샬롯이 손을 들이밀었던 것이다. 샬롯의 손에

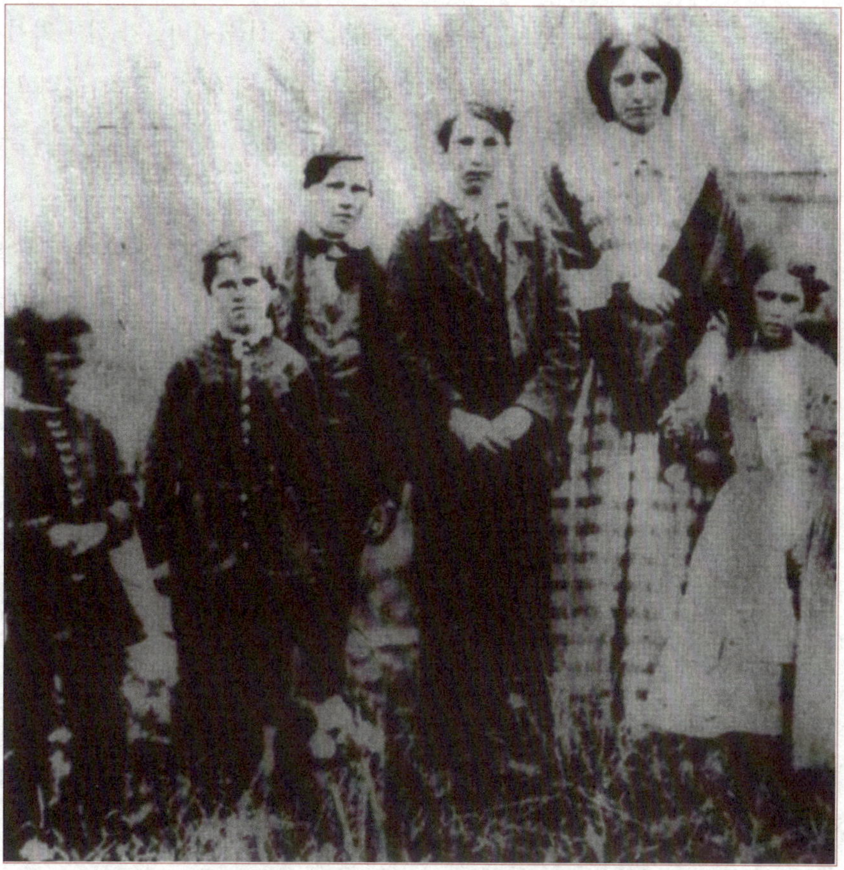

어머니 엘렌 오슬러와 형제 남매들, 왼쪽 끝에 윌리엄 오슬러

그때의 상처가 남아있고, 형들도 그 소동을 알고 있었다. 형들 중 한 명이 쓴 편지에는 "요전에 윌리엄이 샬롯의 손가락 끝을 싹뚝 끊어 버렸다. 그 상처는 예상외로 잘 낫고 있다"라고 썼다.[60]

윌리는 그때의 가족에게 일어난 비극을 어렴풋하게 기억하고 있다. 1853년에 아홉 번째의 마지막 오슬러의 아이인 두 살배기 엠마 헨리에타Emma Henrietta의 죽음이었다.

윌리의 혼란스러운 기억에는 수의로 싸인 엠마의 시신을 어머니가 집에 가져가서 마지막 작별을 하던 장면, 창백한 얼굴과 검은 난로의 대조적인 모습, 그리고 어머니와 함께 무덤으로 걸어가던 장면이 단편적으로 남아 있다. 수십 년 후, 죽음을 앞둔 엘렌 오슬러는 "이제 곧 나도 어린 엠마 곁으로 갈게"라고 말했다.[61]

벽지의 마을에 뜻을 두고 오는 목사는 항상 있었지만 이런 곳에 교사를 두고 나름의 수준을 갖춘 상설학교를 여는 것은 매우 힘든 일이었다. 캐나다 개척지의 공립학교 교육은 1840년대와 1850년대에 겨우 정비가 시작되었을 뿐이어서, 본드 헤드에서 페더스톤이 학교 운영을 궤도에 올리기 위해 노력을 거듭하였음에도 불구하고, 부정기적으로 문을 여는 것이 고작이었다. 오슬러 가문의 소년들은 초등교육을 마친 후, 근처 마을의 기숙사가 있는 학교에 진학했다. 본드 헤드로부터 북쪽으로 30km 정도에 있는 배리Barrie라는 큰 마을에 특히 좋은 중학교가 있어서 고전어와 고전문화 지식에 바탕을 둔 교육이 행해지고 있었다. 그러나 페더스톤에게는 아이들을 모두 그 학교에 보낼 정도의 경제적 여유는 없었다. 가장으로서 어린 자식들의 교육을 위해 그는 주교에게 교구를 바꾸어 달라고 요청했다.

오슬러 일가는 1857년 초에 본드 헤드를 떠나서 캐나다옛날 북 캐나다의 던다스Dundas에서 새로운 생활을 시작했다. 던다스는 온타리오 호수의 서쪽 끝에 있는 번화한 도시로 중요한 철도노선이 지나가고, 토론토부터 서쪽으로 60km 정도 떨어져 있었다. 페더스톤이 교구목사로서 거의 20년 동안 살아온 마을을 떠나는 것이 오슬러 가족에게 있어서도 교구민들에게 있어서도 매우 고통스러운 일이었으나, 문명이 발전한 곳으로 돌아갈 수 있다는 것은 다행이었다. 숲속에서 자란 오슬러 가문의 소년들에게 도시의 주민들은 '테컴서스의 촌뜨기'라는 별명을 붙였으나, 이들은 결코 야생에서 자란 아이들이 아니었다. 이 아이들은 모두 힘이 세고 건강하며, 다재다능하고 근면한 예의바른 신사였다. 총을 다루거나, 말을 타는 것과 나무를 베는 것도 가능했지만, 성경과 그리스어, 라틴어를 조금 인용할 줄 알았고, 밀과 베이컨의 가격도 알고 있었다. 던다스에는 더 좋은 집과 더 좋은 학교와 더 많은 기회가 있었다. 나이가 든 아들들에게는 젊은 여성들과 만날 기회도 거기에 포함되어 있다.

본드 헤드에서 살 때에 찍은 가족사진을 보면 주위에 풀이 무성하다. 어린 윌리는 기분이 별로 좋지 않았던 모양인데, 그와 그의 형제들이 모두 상의를 입고 있었다. 단추는 단정하게 붙어 있고, 머리는 빗으로 빗은 모습이다. 윌리는 버릇이 잘 들여 있어서 거친 행동을 하는 일이 없었지만, 총과 말을 다루는 법을 배워 야외 활동을 좋아하는 편이었다. 숲속에서 살던 시절에 대해 그가 가장 선명하게 기억하는 것은 봄에 메이플 시럽을 만들기 위해 숲속 깊숙한 곳까지 간 일이었다.[62]

빠르게 움직이는 던다스에서 생활이 시작되자 가족 모두가 어쩔 줄 몰라했다. 그들이 도착하기 직전에는 다리가 끊어져서 열차 사고가 났다. 그것은 19세기에 캐나다에서 일어난 최악의 열차 사고였다. 문명은 죽음과 이웃하고 있었다. 오슬러 가족은 사고가 났던 열차에 탈 예정이었으나 윌리가 목감기에 걸려서 열차에 타지 못했고, 그 때문에 목숨을 건졌다는 이야기가 그럴듯하게 전해져 오고 있다. 그러나 그것은 사실이 아니었다. 열차사고가 났을 때, 엘렌과 아이들은 토론토에 있었고, 테컴세스에서 장례식을 주관하고 있던 페더스톤이 오기를 기다리고 있었던 것이다.[63]

던다스는 항만과 넓은 습지의 머리 부분에 있는 언덕진 지방에 자리 잡고 있었다. 인구는 약 4천명이었고, 도로용 밤자갈을 깐 공법으로 포장된 거리와 판자를 깐 보도들, 가스등이 있고 학교와 교회들이 있었다. 성공회 목사를 위한 아주 멋진 모습의 숙박시설이 있었고 도회를 내려다보는 언덕위에 제멋대로 뻗어 있는 벽돌집들이 있었다. 장남 페더스톤펜; Fen; 애칭 소년은 이미 집에서 떠나와 살면서 바리Barrie에 있는 변호사 사무실에서 수습생으로서 법률을 배우고 있었다. 차남인 브리튼 배스Britton Bath; 애칭; 브릭, Brick, 혹은 B. B.는 무엇이든지 대충 아는 팔방미인이었고 형처럼 법률회사에 들어갔다. 장녀 엘렌 메리Ellen Mary, 애칭; 넬리, Nellie는 몸이 약했기 때문에 집에 머물러 있었고, 셋째 아들 에드워드는 게으른 습성 때문에 아버지에게는 큰 걱정거리가 되었지만 이사하기 전에 바리에 있는 학교에 입학했다. 나머지 아이들부모는 그들을 한데 모아 '꼬마', 혹은 '병아리'라고 불렀다은 본드 헤드에서 살 때부터 마을의 학교나 집에서 조금씩은 공부를 했지만, 던다스 현지의 학교에 다니게 되었다.

1850년대 말부터 1860년대 초에 걸쳐 캐넌 페더스톤 오슬러는 던다스와 안카스터Ancaster의 본당 교회를 맡게 되었다. 펜Fen과 브릭Brick은 법률가로서 일을 시작하였고, 그들은 후에 캐나다에서 명성이 높은 재판관과 변호사가 되었다. 에드워드는 악전고투하며 법률공부를 하였고, 에드먼드는 은행에서 일하게 되었다. 프랭크는 학교생활이 저조하였고, 이 시절 어린 윌리의 모습은 거의 알려져 있지 않다. 그는 여전히 행복하고 건강한 아이였던 것 같다. 특히 공부에 열심인 것도 아니었으며 특기할 만한 것도 없었다. 적어도 가족 중 아무도 그를 걱정하지 않았다고 남아있는 가족편지에 씌어 있다. 던다스는 당시 그 시대에 비해서는 우수한 초등교육을 하도록 하였으나, 교사들은 엄격하였고 교육과정은 구식이었다. 오슬러는 훗날에 더블린Dublin의 트리니티 대학에서 문학 석사학위를 받았다는 교사 존 킹John King이 "자작나무 회초리그는 이것을 타이; tie라고 하였음를 휘두르며 내게 얼마간 하찮은 라틴어와 그리스어를 조금 가르쳤다"라고 회상했다.[64]

그는 간접적인 전쟁을 맞게 되었다. 어린 시절에 성경에서 본 이스라엘 자손 천여명에게 대량학살을 한 것이다: 사람, 동물, 여자, 아이들을 가리지 않고 모두 죽였다는 대목에서는 전율을 느꼈다. 1860년대 초반에는 미국에서 일어난 남북전쟁의 열기를 경험하였다. 남자들이 미국 남부군 국기를 들고 "메릴랜드! 나의 메릴랜드여!"하고 노래하면서 던다스를 지나서 행진하였다. 노래 가사의 내용은 "애국자의 피에 대한 복수를 하자/볼티모어 시가지를 물들인 피를/옛 전쟁의 여왕의 모습을 되 찾아라/메릴랜드, 우리 메릴랜드여." 캐나다 사람들도 영국 사람처럼 위대하고 피를 흘린 투쟁에 동정적이었다. 던다스의 소년들이 북군과 싸우기 위해서 군사

훈련에 열중하게 된 것은 한 사람의 남군병사가 이 지역으로 도망쳐 왔기 때문이었다고 했다. 후에 오슬러 박사는 미국인 친구에게 캐나다에 살고 있던 13세 소년 시절에 남부 연합의 의용군으로 동원되어 훈련을 받았다고 이야기했다.[65]

윌리가 다시 주목을 받은 것은 1864년, 15세 생일 직전이었다. 한 교사에게 열쇠구멍으로 욕설을 퍼부어 던다스 중학교로부터 퇴학 처분을 받은 것이다. 오슬러 참사사제는 아들을 위해서 정정당당하게 나섰다. 그는 불명예스러운 판결을 한 학교 이사들을 호되게 꾸짖고, 그러한 결정을 내린 것은 그들이 감리교도들이기 때문이라고 생각했다. 생애 후반에 윌리엄은 당시에 했던 장난을 회상하며– 교실에 거위를 가득 채워 넣은 일, 옮기기 어려운 교실책상을 다락방밑에 숨겨 놓았던 것–을 말했다. 누나인 샬롯도 말을 타고 돌아온 윌리가 "채티, 나 잘렸어!"라고 외친 것을 기억하고 있었다. 사실, 던다스의 이사들은 오슬러에게 모범적인 태도를 가지도록 약속하면서 그를 복학시키는 데 의견을 같이 하였다.[66]

마침 그 지음에 오슬러는 그의 유명한 퍼포먼스 중의 하나를 보여 주었다. 교리에 있는 주일학교 상급반 학생으로 그는 봉사반에서 낭독하겠다고 요청했다. 그는 영국국교 기도서에 다 쓰여 있는 기도문에 대해서는 문제가 없었지만 익숙한 '주기도문 외우기'라고만 쓰인 곳에서 문제가 생겼다. 최선의 예의를 행할 의욕에 넘친 소년은 "하늘에 계신 하느님 아버지하고 그 뒷부분을 잊어버리고 그만 기타 등등"이라고 말해버린 것이었다.[67]

아버지 페더스톤은 1851년, 영국에 있는 자신의 어머니에게 편지를 써서 "아이들은 훌륭할 정도는 아니지만, 그렇다고 뒤떨어질 정도도 아닙니다"라고 하였다. 그는 아마 10년 후에도 그렇게 느꼈을 것이다. 그는 자식들이 근면하게 또한 충실하게 의무를 다하고, 스스로 인생을 개척해 나가기를 바랐다. 특히 나이가 있는 큰 아들에게 잘 타일렀다. 나는 힘이 닿는 데까지 너희들 각자가 최선의 출발을 하도록 도울 것이다.[68] 이후에 너희들의 성공 여부는 하느님의 인도로 어느 정도의 노력을 하였느냐에 달려 있는 것이다. 페더스톤은 나이가 들수록 기력이 떨어지고,

가정에서도 앞에 나서는 일이 적어지게 되었다. 캐나다로 이주한 이후, 처음 몇 년 동안 격무에 시달린 결과 몸과 마음이 모두 지친 탓인지도 모른다. 그는 인상이 좋고 온화한 시골 목사가 되어, 교구민들은 그를 "재채기꾼sneezer"이라고 별명을 지었다.

어머니 엘렌은 그 후에도 수 십년 간 생기있고 활발하게 일했다. 윌리는 봄, 가을마다 퀴닌Quinine을 복용하여 말라리아에 걸리지 않도록 주의하였는데 이는 아마도 어머니의 지시에 의한 것 같다. 그녀는 아이들의 도덕적인 면에도 신경을 써서 성경을 많이 읽히고 나이가 위인 아들들에게는 영혼의 불멸성에 관해서 생각하게 하고 세속의 유혹을 물리치도록 강력히 타일렀다.[69]

목사관에서 자랐기 때문에 성경에 익숙하였고 가족들은 매일 기도를 올렸으며 1주일에 1~3회를 교회에서 봉사하였다. 그러나 오슬러 집안의 남자 아이들 가운데 아무도 그들의 어머니나 아버지의 종교적인 열정에는 함께 하지 않았다. 그럼에도 불구하고 그들이 물려받은 장점이 있다면 그것은 계속하여 노력하는 능력이었다. 오슬러가 훗날에 다른 의사를 평가하며 "그가 그런 부모 밑에서 태어난 것은 행운이었다. …… 강인하며 성실한 정신, 머리도 가슴도 모자람이 없었다"라고 말한 것은 그 자신에게도 꼭 맞는 것이었다. 오슬러 가문의 자식들 가운데 최소한 4명은 대단히 부지런하고 야망이 있었으며 좋은 교육을 받아 큰 업적을 남겼다에드워드는 별로 특징이 없었고 프랭크는 오점을 남겼다. 영국의 숙모들은 캐나다에 있는 오슬러 형제에게 감명을 주었는데 "남자의 모범 …… 미국인처럼 정력적인 영국신사"라고 하였다.

오슬러 집안의 여자들은 경력이나 이력이 없었고 그리고 바라지도 않았다. 남자들은 목사의 아들로서 고정관념을 깨쳤다. 토론토에서 떠돌던 노래 중에 다음과 같은 것이 있다.

> 다른 지방 목사의 아들들은
> 반드시 불량배가 될지도 모르지

그러나 오슬러 가문을 안다면 인정하게 될 거야

목사 아들들처럼 모두가 고결하고 재치가 있다는 것을

페더스톤과 엘렌의 가족 중에 팔머스의 오슬러 집안은 최고로 성공하였다. 실제로 19세기에 캐나다에서 최고의 성공을 이룬 가족이었다.[70]

던다스 학교에서 체험을 한 후에, 윌리는 형들이 다녔던 배리Barrie 초급 중학교에 입학하였고, 교장인 체클리W.F.Checkley 목사가 관리하는 기숙사에 들어갔다. 교장은 더블린의 트리니티 대학에서 문학 학사를 받았다. 그의 가르침은 고전어와 고전문학의 암기를 중요하게 여겼고 전통적이고 기계적인 수업이었다. 어머니 엘렌이 보내온 편지에는 집에 있는 호러스Horace(호라티우스; 로마의 전설적인 영웅)의 책사본을 보내주겠다는 약속과 함께 "네가 책을 사랑하고 친구로 삼기를 바란다"라고 했다. 페더스톤 오슬러가 소장한 책들의 대부분은 신학에 관한 것이었다. 윌리는 젖먹이 때부터 성경을 접했지만 그 외의 책은 아버지의 여행 책이나 소설을 기웃거리는 정도였다. 또 일요일에 소설을 읽는 것은 금지되어 있었다. 윌리는 그리스어나 라틴어는 아니었다: 우리들은 크세노폰Xenophon, 그리스의 철학자, 역사가, 장군: 434?–355? B.C. 이 쓴 산문은 질색이다. 그리고 리비Livy; 로마의 역사가 Titus Livius의 영어 이름; 59 B.C.–A.D. 17와 키케로Cicero; 로마의 웅변가, 정치가, 철학자 106–43 B.C.등을 내세우는 호머Homeros, 기원전 10세기경의 그리스 시인는 싫었다. 더블린의 트리니티 대학과 옥스퍼드 대학교의 선생들에게 10년간 배운 그리스어와 라틴어에 대한 지식은 중국어보다도 더 이상 나에게 남겨준 것이 없었다.[71]

배리Barrie에서 동급생이었던 네드 밀번Ned Milburn에 의하면, 그와 찰리 로크Charley locke, 그리고 오슬러, 이 3명은 밤에 기숙사를 탈출하여 수영을 하거나, 스미스라고 하는 재판소 집행직원의 참외밭을 어지럽히는 등, 소년다운 장난을 자주 했기 때문에 "배리의 악동들"이라고 불렸다고 한다. 오슬러가 밀번에게 쓴 편지는 지금까지도 보존된 그의 편지 중에 가장 오래된 것이다. 그 내용에는 어느 정도 과장된 감이 있는 듯하나, 자신들이 어디까지 할 수 있는지 시험해보려는 16세 소년들의 모습이 드러나 있다. 1865년 여름 그는 던다스에서 크리켓을 했고, 야구라는 새로운 운동을 시도해본 것 같으나 마음에 차지 않았고, 오리사냥을 하였다. 그리고 언제나 즐겼던 승마와 보트놀이를 했다. 5일 간의 주일학교 소풍에서는 술에 취한 일이 있었고 여자 애들과 재미있는 일도 있었다. 그 해 가을에는 배리에서 매일 저녁에 요트로 항해를 하였고, 미킹 호텔Meeking Hotel의 특별 휴게실에서는 마음에 드는 취주악으로 시간을 보냈다. 그리고 스튜어트 씨는 피아노를 치고, 감옥에서나 부르는 저질 노래를 불렀다.⋯⋯ 우리들은 시니Shinny; 스케이트를 신지 않고 하는 하키와 비슷한 운동를 즐겼다. 찰리로크와 나는 마을로 가서 조 로크의 방에 눌러 앉아 담배를 피우거나 좋아하는 음식을 먹었다. 악행이라고 할 만한 것은 아무것도 없었다. 밀번에 의하면, 오슬러는 학교에서 가장 우수한 학생이었다고 하였다. 이 편지는 배리의 학생들이 "제법 조숙하고, 소년 같지 않고 어른들 사이에 들어가도 그렇게 차이가 나지 않았다"라고 하는 그 당시의 사람들의 좋은 평판에 어울린다.[72]

배리의 중학교에서 윌리가 실제로 행복하였었는지 알 수 없고, 알 수 있는 것은 페더스톤이 1866년 윌리를 전학시키는 계획에 본인도 선뜻 동의했다는 것이다. 학교에서 희망적인 교육과 노래와 춤을 배우는 것도 그렇게 나쁠 것은 없었다. 1월에는 영국의 이튼Eton이나 럭비Rugby에 걸맞는 캐나다에 있는 트리니티 대학에 다니기 시작하였다. 그의 처음 보고에는 "오래된 영국의 규칙과 모든 것이 같은 정규 영국식 학교"에 감격하였다고 하였다.[73]

1866년 후반에 영국에서 살던 윌리의 사촌 2명이 던다스에 왔다. 제넷Jennette 오슬러와 매리안 오슬러 배스Marian Osler Bath였다. 그들은 외과 의사이며 작가인 그의 삼촌의 딸들이었다. 2명 모두 20대 중반으로 1863년에 아버지가 돌아가신 후에 별로 하는 일이 없이 살고 있었다. 매리안은 젊어서 미망인이 되었다. 두 사람은 용기를 내어 매리안의 어린 아들을 데리고, 태어나서 계속해서 편지를 교환했던 북아메리카의 친척을 만나러 왔던 것이다. 본국인 영국의 변변치 않은 가족 몇 명보다 캐나다의 오슬러 가족 측의 가치관이 더 가깝다고 생각했기 때문이다.

몸이 작은 제넷과 포동포동한 매리안은 사람의 마음을 잘 헤아리고 주의가 깊으며 재치가 있었다. 대서양을 건너는 항해에서 제넷은 올리버 웬델 홈즈Oliver Wendell Holmes라고 하는 청년과 친해지게 되었다. 그의 아버지는 문필가 겸 의사이며 수필 『아침 식탁위의 독재자The Autocrat of the Breakfast Table』의 저자이다. 제넷의 말에 의하면 매리안은 그를 높이 평가하지 않고 "친하게 지내지 마, 너무 경솔해, 그냥 미국인일 뿐이야"라고 단호하게 말하며 나를 그에게서 떼어놓았다고 했다. 그 자매는 뉴욕과 보스턴을 경유하여 자기주장이 강한 미국 여성들이나 미국식 태도에 조금씩 충격을 받았다. 그러나 나이아가라 국경을 넘어서 서부 캐나다의 던다스에 이르러서는 갑작스럽게 낯익은 땅이라는 것을 느꼈다. "성직자 차림의 건장하고 친절한 신사처럼 보이는 사람이 다가와서 우리들에게 캐나다에 온 것을 환영합니다"라고 하였는데, 나는 그가 리지Lizzie숙모와 정말 닮았습니다. 목소리는 아빠와 같았고 억양은 영국식이었습니다. 우리들은 긴장이 풀렸고 마음이 놓였다.…… 위쪽 출입구에는 인상이 좋은 체격이 작은 여인이 있었다. 검은 머리에 작은 모자를 쓰고 모자의 끈을 턱밑에 묶었다. 엘렌 숙모였다. 두 사람은 우리를 따뜻하게 환영해 주었고 우리들은 곧 몇 년이나 알고 지낸 사이처럼 느꼈다. 정말로 상냥한 사람들이었다.[74]

영국에서 온 사촌들은 캐나다의 오슬러 집안에 새로운 자매처럼 자리를 잡았다. 두 사람은 던다스의 아이들을 귀여워했고, 또한 그 부모에 대한 존경심도 날이 갈수록 커져 갔다. "삼촌은 아주 멋지고 마음이 넓고, 자유롭고, 사려 깊은 사람이었으며 자기 본위가 아닌 정말 좋은 남자였다"라고 제넷은 편지를 썼다: 그를 알면 알수록 그에게서 배울 것이 많았다. 제넷은 엘렌 아주머니에 대해서 집에 편지를 썼다. "그 분은 이 세상에 축복을 받은 분 가운데 하나입니다. 사람들은 그 녀를 얼마나 존경하고 사랑하는지, 참으로 그녀는 좋은 일을 하기 위해 살고 있습니다."[75]

10월의 어느 날, 트리니티 학교의 경기에서 윌리엄이 노리는 가장 좋은 시합을 보러 웨스턴으로 갔다. 윌리는 그 가족 중에서 가장 잘 생겼고 에드먼드나 네드처럼 키가 크지는 않으나 우아한 그는 피부가 가무잡잡하고, 아주 멋진 소년 신사라고 제넷은 보았다.[76] 가을, 겨울 모두를 제넷과 매리안은 던다스와 로이드 마을 식구들과 지냈다.- 영국식의 신중함 등 몇 가지를 잃고 있었다. 춤을 배우고 교회에서 벌리는 바자회를 도와주고, 차를 대접하는 것과 크리스마스 축제와 연주회를 도왔다크리스마스에는 던다스 집의 저녁 식탁에 23명이 모여 앉아 노래를 부르고, 흉내 내기 놀이를 하였다. 두 사람은 오슬러 가족에게 완전히 동화되어 있었다. 윌리는 특히 제넷에게 감명을 받았는데, 그녀는 아버지를 닮아 박물학자와 같은 구석이 있어서, 뱀과 천체 관측에 흥미를 가지고 있었기 때문이다.

젊은 페더스톤 오슬러는 이제 막 결혼한 아내와 함께 토론토에 살고 있었다. 브릭과 그의 아내는 목사관에서 그리 멀지 않은 곳, 스테이플허스트Staplehurst에 던다스에 있는 좋은 집에서 살았다. 그들 가족들은 끊임없이 오고 갔으며, 또한 스테이플허스트에서 열리는 크로케 경기에 참가하는 젊은 남녀를 위해서 가장 좋은 모임 장소가 있었다. 1867년 5월 캐나다에 또 다시 봄이 왔다. 파티, 혹은 난동을 부리는 장난이 있었다. 12명의 젊은이들이 크로케 게임이 끝나면, 춤추고 노래하고 고급 차를 마신다. 그 후에, 몇 사람들은 춤추고, 노래하고, 밤 11시경에는 케이크와 포도주를 든다. 그 큰 광장에서 또 다른 2-3개의 노래를 부르고, 마지막에는 아이들이 "대영제국의 여왕 만세"라는 국가를 부른다.

> 조국에서 멀리 떠나 있는 우리,
> 여왕 폐하를 지키며;

씩씩하게 명령을 받들고,
도시에 있건, 숲속에 있건,
자유로운 영국인은 굴복하지 않으며,
참된 충성으로 노래하네,
여왕 폐하 만세

1867년 7월 1일 영국령 북아메리카의 3개 주요 주가 통합되어, 캐나다 자치령이 태어났다. 당시 오슬러 일가가 쓴 편지를 보면 새로운 국가의 탄생과 관련된 사건에 대하여 별로 관심을 기울이지 않았다. 그리고 아마도 대부분의 영국령 북아메리카 사람들에게 그 계절의 휴일은 5월 24일의 빅토리아 여왕의 탄생일이었다. 그때는 피크닉과 불 지르기, 꽃불놀이와 노래를 부르는 날이었다. 나이 든 영국인들은 파티를 하고 노래를 부르던 그 주말, 17세의 윌리는 캐나다의 전원 지대 여기저기를 거닐었다. 그의 눈앞에는 자연의 아름다움이 그윽한 새 세상이 다시 태어나는 것이었고, 그로 하여금 의학의 길로 인도하는 정열이 일어 나기 시작하였다.[77]

제 2 장

학생 시절
-보는 법을 익히다.-

1866년에 트리니티 대학에 기숙생으로 입학한 윌리엄 오슬러는 성격이 느긋한 16세의 소년이었다. 그는 사냥과 운동을 좋아했고, 통학생이나 마을 사람들과 싸우는 것도 좋아했다. 키가 작고그가 성인이 되었을 때의 키는 167cm로, 이때 이미 그 키에 도달해 있었는지도 모른다., 몸은 말랐지만, 체격이 다부지고 건강했다. 그는 운동에 소질이 있었는데, 공을 강하고 정확히 던지는 것으로 알려져 있었다. 지난 금요일, 길을 걷다가 70m정도 떨어진 곳에 로마 가톨릭 학교가 보였다. 나는 친구에게 여기서 돌을 던져 창문을 깰 수 있는지 내기하자고 했다. 친구가 돌을 던져 보았지만 그곳까지 닿지 않았다. 내가 던진 돌은 창문을 깨고 한 남학생의 머리에 맞아 큰 소동이 벌어졌다. 나는 늙은 사제를 찾아가서 문제를 해결하고 창문을 수리했다.[1]

신설 학교인 트리니티 대학에는 일정 권한을 지닌 반장이 있었고, 선생은 무슨 일이 있을 때마다 매질을 했다. 윌리는 이러한 영국식 규율이 마음에 들었다. 급우도 마음에 들었고, 교장인 배질리Badgely를 '최고의 인물'로 존경하고, 노래 연습이나 연극 수업도 "매우 재미있다"고 생각했다. 어머니 엘렌은 '연극'같은 것은 상스럽다 하여 못마땅해 했다.[2] 상스럽지 않은 이야기를 할 것 같으면, 윌리는 영국 국교회의 정식 신도로 인정받을 목적으로 지도를 받기 시작했다. 그 당시에 그는 호전적인 성격이 극에 달하여, 학교의 인기 없는 여직원과 학생들 간에 싸움이 벌어졌을 때 그 주모자 중 한 사람으로 대단히 심각한 문제를 일으키고야 말았다. 그 직원이 그만두기를 바라는 교사들이 묵인했기 때문에, 소년들은 그녀가 사는 곳 앞에 바리케이드를 쌓고, 유황과 당밀로 연기를 피운 다음 창문을 두드리고, 그녀에게 나뭇조각과 눈덩이를 던졌다. 그녀의 신고로 학생들은 체포되어 폭행죄로 기소되었다. 하루나 이틀 밤 구치소에 갇혀있었을지도 모른다. 지방재판소에서 학생들을 변호한 것은 윌리의 형인 페더스톤이었다. 치안판사는 학생들에게 각각 1달러의 벌금을 부과하고, 기소비용을 부담할 것을 명했다.[3]

그 봄에는 윌리보다 두 살 많은 형인 프랭크도 궁지에 몰려 있었다. 그는 학교를 그만두고 말았지만, 좀처럼 일을 찾지 못하여, 빚을 내고 말았던 것이다. 엘렌은 미덥지 못한 두 아들을 매우 걱정하였고, 윌리에게 직설적인 편지를 썼다:

> 너희가 이런 불명예스런 모습으로 세간의 주목을 받고 있다는 것이 유감스럽다. 나는 너희들이 나쁜 장난 이상의 의도는 없었다고 생각하지만, 이러한 오점은 먼 뒷날까지 남게 되는 경우가 많다. 사실 많은 사람들이 이번 일은 학교의 평판을 떨어뜨릴 것이라 생각을 하고 있다. ……
> 사랑하는 아들아. 네가 행동을 바로 하여 신성한 길을 걸어가는 것을 이 어미가 얼마나 바라고 있는지 알고 있니? 나 보다 훨씬 더 너를 사랑하시는 분이 계시다. 그 분은 너를 위해 십자가 위에서 목숨을 바치신 분이다 하느님께선 "길이요, 진리요, 생명"이시다. 진정한 평화와 행복은 하느님 속에서만 찾을 수 있단다.

몇 주 후, 젊은 시절의 아버지처럼 선원이 될 생각을 한 프랭크는 집을 떠나 바다로 향했다. 그 때문에 엘렌이 윌리에게 주는 부담은 한층 더 커졌다:

> 나는 항상 프랭크를 위해 기도하지 않을 수가 없다. 사랑하는 윌리야, 나는 항상 너희들 모두를 위해 기도하고 있단다. 하느님께서 네게 성령의 가르침을 허하시고, 네가 죄와 정의와 영원의 심판에 대해 확신할 수 있도록. 하느님께서는 우리를 사랑하시는 관대한 아버지같은 분이시니, 우리들은 하느님을 사랑하지 않으면 안 된다. 하

느님은 우리들의 주인이시니, 우리들은 하느님을 섬기지 않으면 안 된다. 사랑하는 아들아, 너 자신을 하느님께 바치면 이 세상에 있는 동안에도, 죽은 후에도, 하느님께서 보살펴 주실 거다.

양친이 그의 영혼에 대해 이토록 진지해진 것은 처음이었다. 윌리는 아마 청소년기의 죄의식에 괴로워했을 것이다. 그는 목사가 되겠다고 선언했다. 상황의 변화를 눈치 챈 현명한 엘렌은 이를 의심하는 태도에 대해 이렇게 대답했다:

> 나는 먼저, 하느님께서 나의 기도를 들어주시고, 내 여섯 아들 중 하나가 삶의 길로서 그러한 선택을 하게 만들어 주신 것에 감사를 드렸다. 그러나 다른 모든 직업과 마찬가지로, 이것은 급히 결정할 문제는 아니란다. 시간을 들여 생각하고, 무엇보다도 자신의 마음을 잘 살펴서, 그러한 결심을 하게 된 동기를 발견하도록 해라. 인간은 행동만 심판할 수 있지만, 하느님께서는 항상 그 동기를 심판하시기 때문이다. …… 네가 진정 열의를 가지고 교회에서 하느님을 섬길 것을 원한다면 네가 충분히 공부할 수 있도록 네 아버지는 전력을 다해 도와주실 거야. 네 아버지도 나도 너의 성공을 위해 기도하고 있다.[4]

윌리는 1866년 5월에 학교에서 열린 운동회에 나갔고, 거의 모든 종목에서 승리를 거두었다. 마지막 마무리로 고된 장애물 경주에서도 어렵게 승리를 따냈으나, 그 직후에 실신하고 말았다. 그가 의식을 되찾았을 때는 기쁘게도 여학생들이 그의 이마에 흐르는 땀을 닦아주면서 "불쌍한 오슬러"라고 입을 모아 소리치고 있었다. 당시 그의 편지를 보면, 그가 진지하게 공부를 시작했다는 것이 엿보이나, 편지 상으로는 별로 열정을 찾을 수 없었다. 그가 열심히 씨름한 것은 편지를 쓰는 것이었다. 그는 "편지를 쓰게 되면 나는 스스로 질릴 정도로 바보가 된다. …… 내 편지의 실수에 대해서 넬리가 여러 가지로 가르쳐주고 있다"라고 털어놓았고, 짧고 서튼 편지 밖에 쓰지 못하는 자신을 책망하고 있다. 가문으로부터 물려받은 편지 애호 유전자가 마침표인 구두점punctuation 결손까지 포함해서, 윌리에게 드러내기 시작하고 있었다.[5]

윌리는 1866년 여름에 치른 시험에서 최상위의 성적을 거두고, 주교 상을 받았지만, 이제 막 열일곱 살이 되었을 뿐이라 토론토의 트리니티 대학에 진학하기에는 너무 어렸다. 그러나 피니언 단체the Fenians, 영국에 의한 지배로부터 아일랜드를 해방시키는 것을 목적으로 한 비밀 결사조직으로, 본거지가 있는 미국으로부터 캐나다 각지를 습격하여 영국에 압력을 가하고자 했음의 습격으로부터 캐나다를 지키기 위한 민병대에 들어가는 데에는 충분한 나이였다. 남북전쟁의 퇴역 군인들도 가세한 피니언 단을 맞아 싸우기 위해, 캐나다에서는 힘깨나 쓴다는 남자들이 민병대를 조직하여 정기적으로 훈련을 했고, 그해 봄 윌리도 이 훈련에 참가했다. 결국 피니언 단의 봉기는 싱겁게 진압되었고, 윌리는 아무런 전투에도 나서지 못했다.

그는 그 해 여름에도 총을 들고 사냥을 하고, 스포츠를 하고, 여자들과 놀면서 보냈다그의 첫사랑 상대는 로이드타운에 살던 사촌 메리 오슬러였다. 누나 넬리는 목적을 이루기 위해서는 2, 3년 가만히 있는 것이 좋다고 조언했다. 여름이 끝날 무렵, 윌리는 수석 반장으로서 웨스턴에 있는 트리니티 대학에 돌아왔다. 그는 악질적인 장난을 치지는 않았지만, 압도적인 지성과 웅변 능력을 발휘했다는 증언도 없다. 그의 성적은 우수했다. 그러나 좋은 성적을 거둘 수 있었던 것은 남다른 재능이 있기 때문이 아니라, 착실하게 노력을 거듭한 결과였다. 기숙사의 예습시간에 모두가 산만해지는 일이 있어도 그는 귀에 손가락을 꼽은 채 문제와 씨름하고 있었고, 아주 신경을 꺼버린 일도 드물지는 않았다. 반장으로서 윌리는 하급생들을 잘 다루었다. 그들 사이에 의견차가 생기면 철저히 의논하도록 하여 해결했고, 웨스턴 마을의 폭력배와 싸움이 났을 때는 거기에 맞섰다. 그는 치고받는 싸움에 강했다. 한 급우는 이렇게 회상한다. "마을사람들과 럭비를 하고 있을 때였다. 한 거한이 불필요하게 오슬러에게 몸통박치기를 먹였다. 오슬러는 왜소했기 때문에 밀집 대형에 들어가도 들어가지 않아도 똑같은데, …… 그러자 오슬러가 밀집대형으로부터 뛰어나와서 그 거한의 턱에 한방 먹였다. 남자는 쓰러졌고 그 후 1주일간 몸져누웠다고 한다.” 가을의 경기대회에서, 그는 누구보다 빠르게 달리고, 높이 뛰고, 멀리 공을 던져 응원하러 달려온 자매들과 영국인 사촌들이 감탄했으나, 그 바로 뒤의 럭비시합에서 정강이를 걷어채어 큰 부상을 입고 몇 주 동안 누워 있어야 했다. 아마도 골수염에 걸렸던 것으로 생각된다.[6]

의사가 안정을 명한 1866년에서 67년 사이의 겨울, 윌리는 트리니티 대학의 설립자이자 학장인 윌리엄 아서 존슨William Arthur Johnson 목사와 자주 만나게 되었다. 존슨 목사는 윌리의 아버지 페더스톤과 비슷한 나이로 그 또한 대영제국 사람이었다. 인도에 근무하던 관리 집안에서 태어난 그는 의학을 조금 배우다가 짧은 기간이나마 군대에 들어간 후, 북부 캐나다에서 농사를 해 보고, 마침내 영국 국교회에서 영혼의 고향을 발견하여 성직자가 되었다. 웨스턴 교회의 목사가 된 존슨은 자신의 아들을 교육하기 위해 자택에서 학교를 열었다. 그리고 그 학교가 커져서 트리니티 대학과 예비학교로 인정을 받자, 정식 교육을 받은 교사들에게 교육을 맡겼다. 그러나 존슨은 교회의 권위나 의례를 중시하는 고 교회파High Church에 속했기 때문에엄밀히 말하면 고 교회파 중에서도 특히 가톨릭에 가까운 앵글로-가톨릭주의자 였음, 교구민이나 동료 성직자와의 문제가 끊이지 않았고, 윌리가 학교를 나가자마자, 학교는 그의 손에서 떠나 온타리오 호수의 포트호프Port Hope로 이전되어 오늘에 이르렀다.

이러한 사정은 윌리에게 그리 중요하지 않았다. 그에게 중요했던 것은 “존슨 아저씨” -소년들은 그를 이렇게 부르곤 했다-가 자연을 사랑하고, 관찰하기 위한 특수 장치를 가지고 있다는 것이었다. 현미경이다.

19세기 영국령 북아메리카에는 본국 영국과 마찬가지로 자연관찰특히 박물학이 큰 유행이었고, 사람들이 열중하는 모습은 열풍이라고 해도 지나치지 않을 정도였다. 영국인도 캐나다인도 미국인도 바깥을 나돌아 다니며 벌레, 나비, 화석을 채집하고, 식물이나 동물을 분류하였다. 표본이나 종種, species이었다. 학교의 역사학자

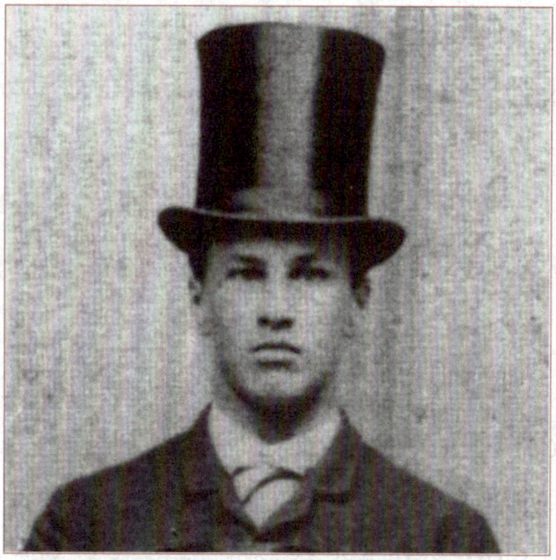

트리니티 대학의 상급생 반장인 윌리엄 오슬러, 1866년

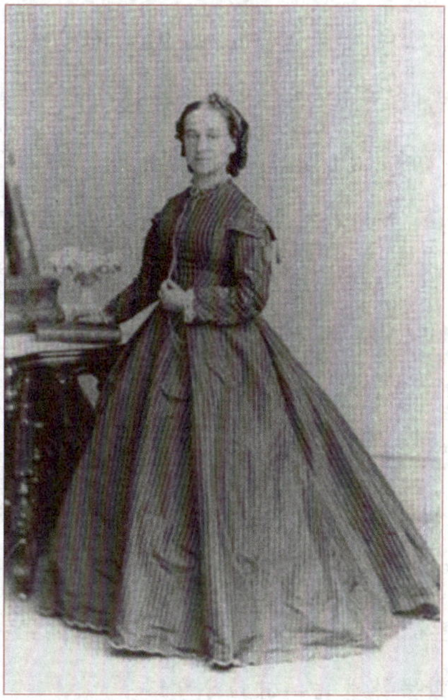

윌리와 가장 가까웠던 제넷 오슬러

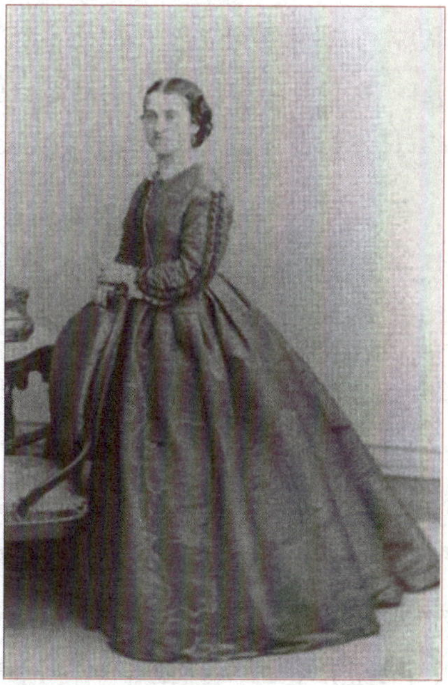

매리안 오슬러 프랜시스 : 거침이 없는 성격이나 결벽함. 남자를 좋아하지 않았음.

칼 버거Carl Berger는 "빅토리아 시대 자연과학에 정통하고 풍경에 예리한 감수성을 갖는 것이 교양인의 필수 소양이었다"라고 하였다. 과학을 연구하는 어떤 사람들에게는 취미였으며 다른 사람들에게는 생명과 그 기전을 밝히기 위한 불가결한 지적인 작업이었다.

박물학 애호가 가운데서도 특별히 열심인 소수의 사람들은 대단한 확대장치를 사용하여 자연이 가진 수수께끼의 깊이를 엿보고자 했다. 현미경은 17세기에 발명되었지만, 그 원시적인 렌즈가 보여 주는 신세계는 희미했기 때문에 무엇이 보이는지 잘 알 수가 없었다. 현미경이 연구에 쓸 만한 도구가 된 것은 19세기 후반으로, 여러 개의 렌즈를 짜 맞추어 색수 차spectrum를 보정한 현미경이 발명된 이후였다. 당시의 과학연구에 있어서 현미경의 중요성은 150년 후의 컴퓨터에 가까웠다. 애초에는 기계 만지기나 공상하기를 좋아하는 엘리트들의 물건이었던 현미경은 가격이 내려감에 따라 이용자가 늘어, 1850년대에는 진정한 과학 애호가들의 필수품이 되었다. 그러나 현미경은 결코 값이 싼 물건은 아니었고, 어디에나 있는 것도 아니었다. 서 캐나다 개척지 사회에서는 더욱 그랬다. 윌리 오슬러도 존슨 목사의 자연관찰을 도우기 시작할 때까지는 현미경을 본 적이 없었다는 것이 거의 확실하다.[7]

존슨 목사는 무엇이든 가지고 있는 박물학 애호가로 뭐든지 수집하고 메모하고, 스케치했다. 그는 식물의 뿌리, 새의 깃털, 꽃, 꿀벌의 가운데 혀꿀을 빨아들이는 데 사용하는 입의 구조, 토끼의 혀, 식물의 잎, 씨앗, 모래, 조개껍질, 암석, 화석, 알, 동물의 장기, 벼룩, 모기의 머리, 기생충, 해조류 등을 수집했다. 1866년에서 67년 사이의 겨울에는 이빨과 뼈를 관찰하는 데 열중하고 있었다. 그는 여러 차례, 친한 친구이면서 같은 현미경 애호가이며, 같은 생각을 가진 제임스 보벨 박사Dr James Bovell와 표본을 교환했다. 보벨 박사 역시 대영제국의 방랑자로서, 서인도 제도에서 태어나 영국에서 교육을 받은 후, 토론토의 트리니티 대학에서 교편을 잡고 진료도 행하고 있었다. 그 역시 호기심이 왕성하여 박물학에 몰두하고 있었다.

보벨은 트리니티 대학을 담당하는 의사였으므로 웨스턴에서 오슬러의 다리를 치료했다. 그가 웨스턴을 방문한 주된 이유는 존슨 목사를 만나 자신들의 현미경이 보여주는 것을 확인하기 위해서였다. 자유롭게 움직이지 못했던 오슬러는 그들이 연구에 사용하는 표본을 만드는 것을 돕고 싶었다. 맨 처음 했던 일은 악어의 비늘을 잘게 갈아 부시는 작업이었던 것같다. 토요일의 자연 관찰이 끝난 후에는, 존슨 목사의 서재에 있는 책상 위에 어지럽게 널린 표본과 얼룩을 윌리가 청소하기도 했다.[8]

긴 겨울이 끝나고 1867년의 봄이 되자 존슨 목사는 몇 명의 학생을 데리고 야외관찰을 나갔다. 장소는 웨스턴을 가로지르며 흐르는 험버 강을 따라 이어진 제방과 습지였다. 윌리의 형제자매들과 사촌들이 던더스에서 크로케 놀이나 티 파티나 춤을 즐기는 동안, 존슨 목사는 소년 윌리에게 신세계를 보여주고 있었다. 윌리가 그 활동에 관해서 이야기하고 싶었던 상대는 사촌 제넷이었다. 빅토리아 여왕의 생일 다음날에 그가 제넷에게 보낸 편지에는 왕뱀을 잡았으니 그녀를 위해 위스키 병에 넣어두었는데 더 찾아주겠다는 내용에 이어서, 그의 새로운 열정이 흘러넘치고 있다:

> 존슨 목사와 나는 여러 가지 표본을 찾아서 좋은 시간을 보내고 있어. 지난 금요일에는 습지에 갔는데, 너도 왔으면 좋겠다는 생각을 했어. 그곳에는 예쁜 꽃이 피어 있는데에 훌륭한 이끼도 있어. 이끼가 탄력이 있어서 그걸로 침대를 만들 수 있을 정도였어. 가장 작고 가장 드문 종류의 복 주머니꽃도 찾았는데, 정말 네게 보여주고 싶었다. 복주머니 꽃은 캐나다의 야생화 가운데 가장 예쁘고, 던더스 일대의 토양에서 가장 잘 성장한단 말이야.

그를 더 놀라게 한 것은 존슨 목사가 현미경으로 보여준 조류藻類의 모습이었다:

그리고 또 네게 조류도 보여 줄 수 있었다면 좋을 텐데. 연못이나 고인 물에 떠 있는 그 초록색 생물인데, 정말 아름답다. 그 안에는 무수히 많은 작은 생물이 있어서 몸을 움직이고 있어. 우리들이 채집한 건 이맘때쯤 강바닥 돌 위를 덮고 있는 더러운 갈색의 것이었는데, 바늘 끝만 한 공간마다 작은 동물들이 100마리나 있어. 1제곱센티미터, 1제곱미터에는 얼마나 있을까 생각해봐.

윌리는 문득 정신을 차리고, 이건 남녀 간에 주고받는 이야기도, 사촌 간에 주고받는 이야기도 아니라는 것을 깨달았다. "이런 이야기는 네게는 지루할지도 모르겠네. 여기서 멈추고, 좀 더 재밌는 이야기를 쓸게. 이번 학기 크리켓 시합이 아주 잘 되고 있어."[9]

크리켓이나 사격을 즐기며 호메로스Homeros나 리비우스Livius, 키케로Cicero의 작품을 암송하는 것을 지긋지긋하게 여겼던 소년은 새로운 청년으로 탈바꿈하고 있었다. 사람들로부터 "가톨릭 신부"라는 야유를 받았던 존슨 신부에게서 윌리는 진정한 교사의 모습을 발견했다. 오슬러의 인생을 통틀어 3명의 은사가 있었는데, 그 첫 번째가 존슨 목사였다. 그는 훗날 "원래 호기심이 강했던 소년이 그를 만났을 때 어느 정도 기뻐했을까 상상해 보길 바란다"고 말했다. 그는 말 같은 것은 신경을 쓰지 않았지만 뭐든지 알고 있었다. 별의 운행과 이름을 알고, 봄의 숲에서 기쁨을 느끼고, 개구리 알이나 물 여우날도래의 유충에 대해 이야기하고, 밤에는 길버트 화이트Gilbert White, 18세기 영국의 목사, 박물학자의 책이나 찰스 킹즐리Charles Kingsley, 19세기 영국의 목사, 소설가의 '글라우쿠스: 혹은 해변의 경이'를 우리에게 읽어 주었으며, 연못에서 채집한 한 방울의 더러운 물에 담긴 세계를 현미경으로 보여 주고, 토요일에는 강의 상류를 향해 걸어가면서 삼엽충이나 직각 패앵무조개의 친척으로 껍질은 소용돌이 꼴이 아닌 똑바른 연체동물에 대해서 이야기하고, 지각의 형성 과정에 대해서도 설명해 주었다.[10]

1867년 여름, 윌리는 또다시 병에 걸렸다. 제넷의 말에 의하면- 폐 울혈이 재발한 것이라고 하며, 대입시험을 연기해야만 했다. 아버지 페더스톤은 아마 결핵을 걱정한 모양인지, 신선한 공기를 마시게 하기 위하여 윌리를 배에 태워 여행을 보내는 것도 고려했으나, 그것은 실현되지 않았다. 넬리의 관찰에 의하면 존슨 목사가 던더스에 오게 되었을 때는 "윌리는 함께 살아 있는 것들을 잡으러 갈 수 있다는 생각에 매우 기뻐했다"고 한다. 자연을 사랑하는 두 사람은 마을 밑에 펼쳐진 쿠츠 파라다이스Cootes Paradise의 늪지를 돌아다녔다. 그 때 나무판으로 벽을 댄 운하의 옆면을 따라서, 수면으로부터 수십 cm 밑에 젤리 모양의 커다랗고 알 수 없는 덩어리가 몇 개나 있는 것을 발견했다. 그들은 그 일부를 채집해서, 존슨 목사의 현미경으로 관찰했다. 오슬러는 뒷날 "우리들이 짐작한 대로, 젤리 모양의 표면 전체가 대단히 작은 동물들의 집합체로 구성되어 있었다. 개개의 동물들은 매우 아름다워서, 관찰용 수조 안에서 초승달처럼 생긴 왕관 모양의 촉수를 우리 쪽으로 뻗고 있었다"라고 회상했다.[11]

존슨 목사가 소장한 과학서적으로는 이러한 집합체의 모양을 설명하는 것이 불가능했다. 그렇지만 간혹 '아메리칸 내츄럴리스트American Naturalist'에 게재된 새로운 논문들은 이 담수 이끼벌레에 관하여 상세한 기술을 담고 있었다. 담수 이끼벌레는 험버 강 제방에서 존슨 목사가 처음 보여준 조류와 더불어 윌리를 매료시켰고, 그 후 10년에 걸쳐 이어지게 되는 연구가 시작되었다. 젊은 박물학 애호가로서 윌리는 자세히 관찰하고, 신중하게 분류하고, 야외에서도 존슨 목사가 소개해 준 연구서적을 읽을 때에도 철저하게 조사했다. 현미경도 능숙하게 사용할 수 있게 되었다. 존슨 목사가 윌리를 몇 번이나 타이르고 있는 모습을 상상할 수 있겠는가? "오슬러야. 주의 깊게 관찰해라. 자, 잘 보아라. 뭐가 보이느냐? 정확히 뭐가 보이느냐?"

윌리는 폐병에서 회복되어 정규 교육과정을 밟을 수 있게 되었다. 그는 성직자를 지망하는 젊은이답게, 고전과 신학을 공부하기 위하여 1867년 가을 토론토의 트리니티 대학에 입학했다. 트리니티 대학은 '하느님을 믿지 않는' 토론토 대학을 대체하기 위해 1851년 스트래찬 주교가 설립한 영국 국교회 계열의 대학으로 그렇게 잘 나간다고 말하기는 어려웠다. 이곳을 방문한 제넷 오슬러는 대학이 작고 가난하며 전교생이 45명밖에 안 된다는 사실에 실망했다. 장학금을 받고 입학한 윌리를 포함하여, 그 해 신입생은 겨우 4명이었다. 대학 건물은 간소하고 빈약했으며, 학생들이 밤중에 빠져나가지 못하도록 1층 창문에는 철창이 설치되어 있었다. 윌리는 입학한 첫 해에 대수학, 유클리드 기하학, 그리스어, 교리문답, 삼각법, 라틴어 산문, 로마 역사, 고전 등을 배웠다.[12]

그는 원래부터 이러한 과목에 전혀 흥미가 없었다. 어느 교수도 그로 하여금 고전문학에 흥미를 가지도록 하지는 못했다. 그는 수학을 싫어했다. 교회에 대해서 관심은 가졌지만, 그것은 순수한 헌신이라기보다 편의에 따른 것이었다. 그는 트리니티 대학에 입학 후 부터 대단한 독서가가 되었지만, 읽은 것은 목사가 되기 위한 공부와는 관계가 없는 분야의 책 뿐이었다. 그는 박물학에 빠져 있었다: 나는 대학에 입학한 뒤 곧바로 길을 엇나가기 시작하여, 헌터, 라이엘, 헉슬리를 읽기 위하여 고전을 팽개치고, 피어슨, 브라운, 후커가 구현한 '신학'에 몰두했다. 여가 시간에 책을 읽지 않을 때면 보벨 박사의 집을 찾아가서, 현미경으로 관찰할 표본 슬라이드 제작을 도우거나, 습지에서 채집한 조류 등을 가져 오기도 했다.[13]

제임스 보벨 박사는 트리니티 대학과 토론토 의학교 양쪽에서 교편을 잡고 있었다. 토론토 의학교는 의사 단체가 소유, 운영하는 북아메리카의 전형적인 '사설' 의학교였다. 학교는 토론토 대학으로부터 임대한 건물에 있었고, 내과의사 혹은 외과의사 자격을 취득하기 하기 위해 필요한 과정을 이수하는 것이 가능했다. 교수들은 학생들로부터 사례금의 형태로 보수를 받았다. 토론토 대학도, 트리니티 대학도 독자적으로 의대를 가지지 못했다. 토론토에는 의학교가 하나 더 있었는데, 이쪽은 감리교 계열의 빅토리아 대학과 제휴관계를 맺고 있었다. 윌리의 학우 중 한 명으로 존슨 목사의 아들인 아서 쥬크 존슨Arthur Jukes Johnson은 토론토 의학교에 다니면서, 토요일에는 자주 윌리와 보벨 박사와 함께 박물학을 연구했다. 보벨 박사가 여러 차례 의학교에서 열리는 수업에 윌리를 불러 자신의 강의를 듣게 했으므로, 윌리는 마침내 매일 오후엔 반드시 의학교에 있게 되었다. 존슨 주니어Johnson Jr는 윌리에게 전공을 의학으로 바꿀 것을 고려해 보라고 권했다.[14]

크리스마스 휴가에 윌리는 찰스 라이엘의 『지질학 원론』을 읽었다. 친척 가운데 그의 새로운 흥미 대상에 관심을 기울여주는 이는 사촌 제넷 밖에 없었다. 그는 이전에 영국으로 돌아간 제넷에게, 자신의 백부, 에드워드가 쓴 연체동물에 관한 연구논문을 입수할 방법을 편지로 물었다. 누나 넬리도 제넷에게 보내는 편지에서 "그 아이는 지금까지와는 비교도 할 수 없을 정도로 자연과학에 열중하고 있어"라고 썼다.

1868년 봄까지, 윌리가 박물학과 『자연신학보벨이 트리니티 학교에서 가르치고 있던 과목』에 열중한 나머지 장학금과 목사가 되겠다는 목표까지 잃어버리지 않을까 넬리는 진심으로 걱정하고 있었다. 부모님도 매우 걱정하고 있었다고 전해지고 있으나, 사실 적어도 아버지 페더스톤 쪽에서는 그렇게 마음에 두지 않았던 것 같았다. 넬리는 제넷에게 "목사가 될지 여부는 그 애가 자유롭게 결정하면 되는 문제야. 아버지는 이 아이가 사람들로부터 오해받고 급여도 적은 변경지방의 목사만 되지 않으면, 그 외에 어떤 직업을 가지겠다고 해도 기쁘게 생각하시겠지"라고 설명하고 있다. 내가 비판하는 것은 그 애를 위해 권했고 또 그가 스스로 선택했을 공부를 게을리 하고, 장학금이나 성적을 위해 책을 읽는 것이 아니라 복잡한 신학 논쟁에 시간을 낭비하고 있다는 거야.[15]

그 '논쟁'이라는 것은 성경의 가르침에 있는 세계와 박물학이 밝혀낸 세계 사이의 관계를 둘러싼 19세기의 대 논쟁을 말하는 것이다. 수십 년 전부터 심화되어 온 문제가 한 번에 폭발하게 된 계기는 1859년 발간된 찰스 다윈의 『종의 기원』이었다. 윌리엄 오슬러에게 있어서 1860년대는 '정신이 격동하던 10년'이었다. 토머스 헉슬리를 시작으로 하여 기독교를 믿지 않는 사람들은 생물이 자연선택을 통해 진화했다는 사실은 성서에 나온 천지창조 등 기독교 신앙의 핵심 개념 대부분을 부정한다고 주장했다. 진화와 자연현상에 관한 사실을 믿으면서 동시에 성서의 진리를 믿는 것이 가능한 것일까? 과학적인 시선을 가지면서 기독교인으로 남을 수가 있는 것일까?

캐나다 자치령의 트리니티 대학에서도 격한 논쟁이 시작되었고, 윌리의 스승 보벨 박사는 논쟁의 한복판에 있었다. 윌리엄 페일리William Paley가 여러 시점을 통합해서 내놓은 고전적 저작물의 영향을 받은 보벨 박사는 계시 종교와 자연계에 존재하는 신의 창조물 사이에 모순이 없다는 것을 밝히기 위해 『자연 신학 개요』라고 하는 방대하고 지루한 책을 썼다. 뒷날 오슬러는 상급생들이 박물학이나 진화론이나 형이상학 전반에 대해 질문을 던져 보벨 박사를 곤란하게 만든 당시 상황을 밀턴John Milton의 『실락원paradise Lost』을 인용하여 다음과 같이 표현했다.

> 신의 섭리, 예지, 의지와 운명에 대해서
> 숙명과 자유의지와 절대적 예지에 대해서

윌리는 창세기와 지질학을 둘러싼 논쟁을 지켜볼 뿐이었다. 그는 다음과 같이 회상했다. "거의 믿기 어려울 수도 있지만, 나는 필립 헨리 고스의 옴팔로스Omphalos: 고대 그리스의 방패로 한복판에 돌기가 있음: 지질학 난제의 해결 시도"에 대한 기나긴 논쟁을 들었다. 나이가 많은 사제 카논 리드는 지층이나 화석은그리고 아담의 배꼽도 우리의 신앙심을 시험하기 위해 조물주께서 만들었다는 고스의Goss의 견해가 타당하다는 주장을 양보하지 않았던 것이다.[16]

학생이었던 오슬러는 의견을 말하거나 논쟁에 가담하지는 않고, 다만 다른 사람들의 의견을 듣거나 책을 읽었던 것 같다. 그는 당사자가 아닌 관찰자였다. 개인적인 '정신의 격동'을 경험하고 있었다면, 그는 당시에도 그 이후의 인생 대부분에 걸쳐서도 그것을 숨기고 있던 것이 된다. 독서를 시작한 지 얼마 안 되어, 그는 이러한 문제를 해결하는 것은 아니지만 적어도 이 같은 문제와 공존할 수 있게 해주는, 거의 완벽한 안내자를 만나게 된다. 1868년 겨울 존슨 목사의 영향으로, 토머스 브라운 경Sir Thomas Browne의 『의사의 신앙Religio Medici』을 구입한 것이다.

브라운 경은 17세기 영국의 노위치Norwich에서 활약한 박물학자로, 의사이기도 했다. 그는 젊었을 때 신앙이 자연의 이해와 어떤 관련이 있는지를 고찰한 개인적인 명상록을 집필했다. 1642년 『의사의 신앙』이라는 이름으로 출판되자 이 책은 순식간에 걸작의 반열에 오른다. 윌리가 처음으로 책장을 넘기기 시작할 때에, 이 책은 이미 몇 개 국어로 번역되어 수십 회나 재판이 되어 있었다. 윌리는 이 책의 유려한 문체, 지성적인 복잡성과 깊은 관용에 감명을 받았다. 또한 페일리와 보벨 등의 19세기 기독교 옹호론자들이 펼치던, 기독교 신앙과 인간의 이성이 조화를 이룰 수 있다는 주장의 선구가 되는 훌륭한 논증이라고 생각했다. 브라운은 자신이 계시 종교와 자연, 둘 모두의 신도라고 주장했다. "나는 2권의 책을 근거로 하여 신성神性에 관한 추론을 행하고 있다. 하나는 하느님의 말씀이 담긴 책이며, 또 다른 하나는 하느님의 종인 자연의 책, 즉 모든 사람의 눈앞에 펴져 널리 알려진 보편적인 사본이다.…… 나는 자연의 작용을 하느님의 조화라고 부르고, 자연은 하느님의 도구에 지나지 않는다고 생각한다." 브라운은 두 위대한 책 사이에 모순처럼 보이는 것은 모순의 존재를 부정하거나, 직시하지 않으려 하거나, 이해하는 것을 포기하거나 하면서 능숙하게 피해갔다. "철학 뿐 아니라 신학에도 이렇게 미묘한 논쟁이 필요한 문제가 산더미처럼 쌓여 있는데, 대단히 유능하다는 사람들이 그런 문제로 논쟁하고 있다. 그러나 그러한 것에는 남는 시간을 쓰는 것조차 아깝다. 이에 더하여 진지한 연구의 대상은 될 수 없다"라는 것이 그의 지론이었다.[17]

『의사의 신앙』은 격언체로 쓰여 있으며, 내용이 모호하여 몇 번이나 읽어야 하지만, 그럴 가치는 있는 책이다. 이 책은 오슬러의 생애에 걸쳐 성서를 대신하게 되었다. 그는 뒷날 『의사의 신앙』을 포함하여 브라운 박사가 쓴 저서에 대해, 자신의 부모님이 신약성서와 구약성서에 대해 아는 것만큼이나 정통하게 된다. 그러나 그가 1868년에 처음으로 산 책에는 필기한 것도 페이지를 넘기면서 생긴 손때도 별로 보이지 않는다. 짐작하건대 자신이 필요로 하는 답 모두가 브라운의 책에 들어 있다는 것을 알게 된 그는 이 문제에 대해 자신의 의견을 명확히 밝히거나 논쟁에 뛰어들기 위해 남은 시간을 쓰는 것은 쓸모가 없다고 판단해서, 현미경적 관찰을 위한 표본 수집에 시간을 쓴 것이 아닐까. 당시에 그는 브라운의 신봉자가 되기 위한 공부에 많은 시간을 투자할 여유가 없었던 것이다.

그 해 봄, 사람의 근육 절편을 관찰하고 있던 윌리는 일생에 처음으로 다른 생물의 체내에서 생활하는 생물을 보았다. 뉴욕 주에 살고 있던 그 남자를 죽게 한 것은 선모충Trichinella spiralis이라고 하는 기생충이었다. 기생충은 시체 해부를 할 때는 자주 보게 되는 생물이지만, 이것이 오슬러에게는 기생충과의 첫 만남이었다.

교수들은 아직 윌리가 성직자가 되는 것을 기대하고 있었다. 존슨 목사는 박물학자 겸 성직자였고, 보벨은 고 교화파 신자였는데 그 또한 성직자가 될 생각을 하고 있었다. 1868년 봄, 넬리 오슬러가 윌리의 친한 친구인 보벨을 찾아가서, 남동생의 장래에 대해 조언을 구했을 때, 보벨은 윌리가 성직에 임하려 하는 것을 막으면 안 된다고 강조했다. 넬리가 알린 바에 의하면, 보벨의 의견은 이러했다. "겉으로 보면 알기 어렵지만 그 아이는 감성이 깊고 성실합니다. 여러가지 재능이 있지만 한 가지 분야에서 탁월하다고 말할 정도는 아닌 것 같습니다." 그러나 그와는 다른 생각을 하여 윌리가 목사가 되지 않기를 바란 사람이 있었다. 사촌 제넷이었다.[18] 넬리는 그 후 곧바로 가족에게 인정을 받지 못한 남자와 사랑의 도피를 하여, 동생을 챙기는 언니의 역할을 방치하고 말았다이 결혼 상대는 요절했기 때문에, 넬리는 신앙심이 깊은 미망인이 되어 사람들을 도우며 살아가게 된다.

윌리는 트리니티 칼리지 대학에서 보낸 첫 1년 동안 높은 성적을 얻고 장학금을 또 받게 되었다. 그러나 경쟁이 그리 치열한 것은 아니었을지도 모른다. 2학년이 되자마자 그는 트리니티 학장으로부터 질책을 당했다. 그 원인은 윌리가 학교 공부에 그리 흥미를 보이지 않았기 때문일 수도 있고, 그가 토론토 의학교 해부실로부터 트리니티에 가지고 온 태아의 시체 몇 구가 장난에 사용되어 신학생들이 격노했기 때문일 수도 있다. 저명한 성직자의 아들들에게는 특히 품행이 단정해야한다는 것을 요구했던 교장은 윌리를 심하게 야단쳤다. 동급생의 기억에 의하면 그 마지막은 다음과 같은 상태였다고 한다. "오슬러 군. 자네의 품행은 정말이지 개선의 조짐이 없네. 그것이 자네의 본질이겠지. 자네라고 하는 존재는 자네 스스로에게도, 가족에게도, 이 학교에게도, 교회에게도 부끄러움이 될 것이네. 그러니…… 그러니까 …… 이제 학교를 떠나주었으면 하네." 윌리는 마침내 신학을 그만두고 의학 공부에 뛰어들기로 결심했다. 이것을 알게 된 제임스 보벨은 즉시 이를 지지했다. 오슬러의 기억에 의하면, 보벨은 이렇게 말했다고 한다. "그거 아주 잘되었군. 나와 함께 가도록 하세."[19]

윌리는 이렇게 의사가 되기로 결정했다. 의사라는 것은 의술을 실행하는 사람으로, 의술이라는 것은 자연에 관한 지식을 기초로 하여 치료를 행하는 기술이다. 의사라고 하는 직업은 세상에서 가장 오래된 직업 가운데 하나이다. 서양 의학의 전통은 고대 그리스까지 거슬러 올라가는데, 두 가지의 뿌리가 있다. 그 하나는 코스Cos 섬의 히포크라테스Hippocrates의 가르침이다. 히포크라테스는 오슬러를 포함하여 많은 젊은이들이 의학교의 졸업식에서 선서하는 '히포크라테스 선서'의 기초를 만든 사람으로 알려져 있다.

오슬러는 뒷날 히포크라테스 시대의 의술이 갈레노스Galenos와 아비체나Avicenna 등 수 많은 의사들에 의하여 전승되어 오던 중에 의학계에 새로운 거인들이 나타난 것은 르네상스 시대였다. 권위에 과감히 반항한 파라켈수스Paracelsus, 해부학의 아버지 베살리우스Vesalius, 혈액이 순환한다는 사실을 발견한 윌리엄 하비Wlliam Harvey 등은 근대 의학의 기초를 쌓았다고 알려져 있다. 그들은 "질병은 혈액, 점액, 흑 담즙, 황 담즙의 균형이 깨져서 생긴다"라고 하는 그리스 –로마시대의 4체액설을 비판했다. 토머스 시드넘Thomas Sydenham과 그 밖의 회의론자들은 질병을 신중히 관찰하여 분류해야 한다고 주장했다. 조바니 모르간니Giovanni Morgagni는 병으로 몸에 무슨 일이 일어났는가를 밝히기 위하여 부검을 강조했다. 존 헌터John Hunter는 의사가 자연을 연구하는데 관심을 가지고, 병에 걸렸을 때와 건강할 때의 신체 각 부분의 상태를 아는 것이 중요하다는 것을 설명하였다.

18세기 계몽주의 시대에 새로운 의학을 체계화하고자 한 사람들은 병과 건강을 설명하는 보편적 원리의 존재를 가정했다. 신체는 활동이 극단적으로 항진된 상태와 극단적으로 저하된 상태 사이에서 균형을 잡으려 하는 것이 아닐까? 활동을 과도하게 항진시키는 질환에 대해서는 그것을 억제하는 치료를 하고, 과도하게 저하된 질환에 대해서는 그것을 항진시키는 치료를 한다면, 건강을 되찾을 수 있지 않을까? 이것은 그리스 시대의 의학과 본질적으로 다르지 않은 치료적 접근이다. 자연치유의 과정을 관찰해 보면, 먹고 마시면서 힘을 얻고, 땀이나 피를 흘리고, 구토를 하고, 똥오줌 누면서 자극물질을 배출하는 것처럼 보인다. 그렇다면 의사가 자극물질의 배출을 촉진하고, 때로는 영양 섭취를 촉진하면서 자연이 평형상태를 회복하는 것을 도울 수 있을 것이다. 그래서 의사들은 피를 빼고, 땀을 흘리게 하고, 수포의 형성과 구토를 촉진하는 약을 처방하고, 식단을 바꾸게 하고, 필요에 따라 강장제 등의 자극제를 투여했다. 폐에 염증이 생겼다는 진단을 받은 젊은 시절의 페더스톤 오슬러가 혈액을 3리터나 잃었던 것도 혈액을 배출하여 염증이라는 항진상태를 진정시키는 것이 그 목적이었으며, 이것이 1820년대에는 일반적인 치료 방법이었다.

과학적 탐구의 시대가 열린 후, 병에 걸렸을 때 인체에 일어나는 변화를 밝히고자 한 열성으로 시체를 해부하여 조사하는 것부검의 중요성이 강조 되었다. 오슬러는 자주 19세기 초엽에 의학의 '대각성'이 일어났다고 말했으나, 그것을 촉진한 것은 시체안치소에서 시체를 열어젖히고 병리 해부학의 수수께끼를 찾으며 병과 죽음이 몸에 남긴 흔적을 해명하고자 한 병리학자들 덕분이었다. 임상 병리학자들, 특히 파리의 큰 병원들의 의사들은 시체의 기관과 조직 상태를 생전의 증상과 관련지어 개개의 질환 예를 들면 결핵, 발진티푸스, 장티푸스 등을 기술하기 시작했다. 가끔 특이한 병변이 밝혀지는 경우, 이 질환은 전신 기능에 막연한 장해를 일으키는 것이 아닌, 특정 부위에 피해를 끼친다는 것을 시사하는 것이었다. 질병은 선택적, 특이적으로 몸을 공격하는 것 같았다. 그렇다면 이 몸의 기관과 조직에 끼치는 영향을 기술하고, 각종 치료법이 그 영향을 치료할 수 있는지의 여부를 검증할 수도 있을 것이다.

의사들은 그들의 모든 감각을 동원하여 환자를 관찰하는 방법을 배워 왔다. 그들은 환자의 호소에 귀를 기울이는 것에 그치지 않고, 그 육체를 신중하게 관찰했다. 환자의 육체를 촉진觸診하여 환자의 징후를 찾게 되었다. 맥박도 짚었다. 환자의 가슴이나 등을 타진하여 진동을 느끼고, 체내의 반향에 귀를 기울였다. 출혈과 그 외의 징후를 발견하기 위해서 소변과 대변도 조사했다. 오줌의 맛이 달다는 사실은 당뇨병 진단을 뒷받침하는 것으로 생각되었다.

19세기 중반에는 기술의 힘이 의사들의 감각을 넓혀나가고 있었다. 옛날에는 환자의 가슴과 배에 귀를 대고 체내의 소리를 듣고자 하는 의사도 있었지만, 청진기가 사용되면서 심장이 혈액을 내뿜는 소리와 폐에 들어있는 공기의 소리, 그리고 혈액이 동맥을 흐르는 소리를 들을 수 있게 되었다. 온도계의 발명은 체온 측정을 가능케 했다. 렌즈와 거울을 사용한 각종 장치들의 도움으로, 눈 속이나 목구멍 안을 포함해 몸에 난 구멍들을 모두 조사하는 것이 가능해졌다. 환자들의 상태를 묻고 살피는 것이 전부였던 의사들은 이제 환자를 진찰하고 체외로부터의 관찰에 근거하여 체내에서 일어나는 일들을 추론할 수 있게 되었다.[20]

현미경은 자연과학 내의 다른 분야에 속한 과학자들에게도 그러했듯이, 의학 연구자들에게도 놀랄 만한 신세계를 열어주었다. 생물의 구조 그 자체가 발가벗겨진 것 같았다. 모든 생물이 서로 구분된 작은 방, 즉 세포로 구성되어 있다는 것이 알려졌다. 사람이 병에 걸렸을 때와 건강할 때 세포가 어떻게 기능하는지를 밝히기 위해서는 수 세대에 걸친 노력이 필요했다. 1858년다윈의 『종의 기원』이 출판되기 1년 전에 루돌프 피르호우Rudolf Virchow의 『세포병리학』이 출판된 것은 19세기의 과학적 의학에 있어서 획기적인 사건 중 하나였다. 사람들은 이 때 생명의 본질에 통하는 창문 하나가 확실히 열렸다는 것을 깨달았다. 다음 창문이 열린 것은 이때부터 100년 후에 DNA의 구조가 발견되었을 때였다.

인간의 세포와 조직을 현미경으로 관찰했던 초기의 조직학자들은 체내에서 질환을 일으키고 죽음까지 이르게 하는 것 같은 생물의 모습도 파악하기 시작했다. 미소한 생물극미동물은, 연못이나 나무판으로 벽을 댄 데자르뎅Dejardins 운하의 옆면에만 있는 것이 아니라, 동물의 몸속에도 서식하고 있었다. 이들 중 일부가 인간의 몸을 공격하여 질환을 일으키는 것일까? 오슬러가 의학에 입문한 것은 많은 질환이 작은 세균의 감염에 의해 일어난다는 옛날부터의 가설이 마침내 과학적으로 증명되었을 무렵이었다. 지금도 번창하는 미생물학이 과학의 최첨단에 등장한 것도 이때의 일이다. 프랑스의 루이 파스퇴르Louis Pasteur는 1850년대 후반부터 미생물의 발효와 부패에 미치는 영향에 관한 흥미로운 연구 성과를 발표하기 시작했다. 전술한 대로 오슬러는 트리니티 대학에 다닐 때에 가장 먼저 발견되기 시작한 극미동물의 하나인 선모충치명적인 선모충 증을 일으키는 기생충을 관찰하고 있었다.

이러한 의학과 과학의 진보는 사람들을 실망시키는 측면도 있었다. 당시의 의사들에게 장티푸스에 의한 발열과 발진티푸스에 의한 발열을 구별하는 것이 가능해졌고, 폐 속의 작은 결절형 병변이 생기면 폐결핵으로 발전할 것 같다고 생각했으며, 식품에 들어간 기생충이 소화기관에 이상이나 심한 근육통 등의 증후군을 일으킨다는 것도 알고 있었다. 한편 병리검사와 증례의 통계적 연구로부터, 전통적인 치료법들 중 다수가 이러한 질환에 어떤 효과도 가지지 않는다는 것 또한 밝혀지고 말았다. 그런 치료법은 인기를 잃고, 특히 환자를 소모시키는 사혈과 같은 치료법은 두드러지게 쇠퇴했다. 그러나 정말 효과가 있는 치료법은 좀처럼 발견되지 않았다. 거의 유일한 예외가 키나나무의 수피로부터 추출한 퀴닌으로, 정말로 말라리아에 듣는다는 것이 확인되었다. 다만 말라리아는 다른 열병과 구별하는 것이 아주 어려웠기 때문에, 오슬러 가족 등에서도 퀴닌을 일반적인 강장제로서 복용하고 있었다. 또한 많은 의사들이 퀴닌은 다른 종류의 열병에도 듣는다고 믿고 있었다.

의사들에게 병을 치료할 능력이 없다는 사실은 빅토리아 시대의 공공연한 비밀이었다. 그들의 무능함을 하나하나 따지는 것은 역사비평가로서 잘못을 저지르는 것이며 상상력이 모자란 것이다.

사람들을 질병의 고통으로부터 구하기 위해 할 수 있는 것은 질병을 고치는 것만이 아니다. 설령 병을 고칠 수 없다고 하더라도 아픔을 완화시켜 주거나, 더 쾌적한 생활이 가능하도록 조치를 취할 수 있다. 이 중에서도 특히 중요한 것이 예방이며, 19세기에는 많은 병을 예방하는 것이 가능해졌다. 예를 들면 1790년대 영국의 시골 의사였던 에드워드 제너Edward Jenner가 주의 깊은 관찰을 기반하여 개발한 종두법은, 가장 치명적이고 무서운 역병인 천연두로부터 사람들의 목숨을 지키는 것을 가능케 했다. 당시는 종두법이 효과를 발휘하는 기전은 알려져 있지 않았다. 또한 위생 상태의 개선으로 어떤 질환을 막을 수 있는지, 격리를 통해 어떤 질환을 저지할 수 있는지도 아는 사람이 없었다. 그러나 1860년대까지 콜레라, 발진티푸스, 디프테리아, 황열병의 유행을 저지하고 그 발생 건수를 줄이게 된 것은 인류에게 커다란 혜택을 가져왔다. 발견과 진보와 예방의 시대에 낡은 운명론에 굴하거나, 역병은 죄 많은 사람에게 내리는 하느님의 심판이라든지 하여 그 존재를 묵인하는 것은 용납되지 않았다. 아마 성병은 죄의 결과 중 하나였을 것이다. 그러나 후세의 에이즈처럼 무섭고, 훨씬 더 널리 퍼져 있었던 매독에 걸리지 않는 방법은 교회에 다니는 것이 아니라 순결을 지키든가 신중하게 행동하는 것이었다.

1867년윌리엄 오슬러가 의학의 길에 들어서기 1년 전에는 영국의 조세프 리스터Joseph Lister가 논문을 발표하여, 파스퇴르 등이 연구하고 있던 미생물이 수술 도중에 상처를 부패시키고 패혈증을 일으키는 것을 방지할 수 있는 살균법을 제안했다. 또 이그나츠 제멜바이스Ignatz Semmelweiss와 올리버 웬델 홈즈Oliver Wendell Holmes는 미생물의 존재가 알려지기 이전에, 분만에 종사하는 의사의 손이 더러우면 산모의 사망률이 높아진다는 것을 발견하고, 의사가 손을 잘 소독하는 것의 중요성을 설명했다. 이 실험은 수백만 명의 목숨을 구하게 되었다. 1840년대부터는 마취제의 사용으로 외과수술에 동반하는 극심한 고통을 경감시킬 수 있게 되었고, 마취제는 분만 때에도 쓰이게 되었다. 소독법과 무균법이 발달하면서, 손발의 골절을 고치거나, 표면 종양의 절제, 손발의 절단, 제왕 절개 등의 외과적 시술은 더 견디기 쉬운 것이 되었고 더욱 안전해졌다. 외과의사는 머지않아 환자의 몸을 헤치고 들어가 병과 싸우게 된다.

사람들은 아픔을 완화하기 위해 항상 의사를 찾아왔다. 1860년대에는 아편이나, 아편에 포함된 일종의 알칼로이드인 모르핀이 위험하지만 굉장히 효과가 좋은 진통제로서 사용하게 되었다. 물론 기분을 바꾸는 약물의 원조 격인 알코올은 그 모든 성능이 의료계에서 이용되어, 진통제, 자극제, 마약으로서 쓰여 왔다. 신체를 강건하게 만든다는 전통적인 강장제나 만능 약의 사용을 이론적으로 정당화하는 것은 불가능할지도 모르지만, 어느 것이나 알코올을 듬뿍 함유하고 있었으므로, 이런 것들을 마시면 기분이 좋아지는 것은 의심할 여지가 없다. 구토를 하게 만드는 구토제나, 배변을 촉진하는 사하제cathartics, 가슴에 바르는 겨자 연고는 병의 진정한 원인을 해결하지 못하더라도, 상쾌한 기분을 느끼게 할 수는 있었을 것이다. 의사를 깊이 신뢰하는 환자라면 빵이나 설탕 덩어리를 약이라고 주어도, "곧 좋아지실 겁니다"라는 말만 해 주어도 기분이 좋아졌을 것이다.

열이 있는 환자는 식사를 바꿔서 고칠 수 있었고, 폐병 환자는 주위환경을 바꿈으로서 쾌적한 생활을 되찾을 수 있었다. "안정을 취하십시오" 또는 "일어나서 몸을 움직이십시오"라는 의사의 지시는 환자의 회복을 촉진했을 것이다. 병에 걸려본 사람이라면 누구나 알고 있듯이 의사가 예후를 설명해 주면 설령 그 예후가 나쁘다고 할지라도, 많은 사람들은 기분이 나아졌을 것이며 그것을 기꺼이 받아들였을 것이다. 극빈층에게 잠잘 곳이나 식사를 제공하고, 구급의료와 완화의료를 시행하는 자선병원이 세워져 사람들의 고통을 줄여주었다. 물론 의사, 간호사, 자선병원의 이사들은 이런 병원을 더 청결하고 더 좋은 시설을 갖추도록 만들기 위해 궁리를 거듭했다. 의사들은 또한 노력 끝에 정신장해가 있는 환자에게 족쇄를 채우거나 감방에 가둬놓지 않고 치료하는 방법을 발견했다.

당신이 19세기 중반의 최첨단을 걷는 현명한 의사였다면, 의사는 함부로 치료를 행해서는 안 된다고 생각했을 것이다. 파리의 임상의사도, 병리학자도, 조직학자도, 실험실에서 일하던 온갖 사람들도, 그리고 분명 당신도 시간의 경과에 따라 많은 병이 자연적으로 안정되는 것을 목격했을 것이기 때문이다. 제이콥 비글로우Jacob Bigelow가 1835년 출판한 명저 『자기 한정적 질환에 대하여』에서 기술한 바와 같이 몸이 자연적으로 치유되는 것은 드문 일이 아니다. 전통적인 치료법의 대다수, 특히 피를 빼거나 수포를 형성하게 하고 수은 화합물을 바르는 등의 과격한 치료법은 효과가 없을 뿐 아니라 명백히 인체에 해를 끼쳤다. 진료를 행하는 의사는 좋은 약을 처방하거나, 약을 처방하지 않음으로써 환자의 고통을 경감시켜줄 수 있었다. 1860년대 초에는 보스턴에 살던 유명한 의사 겸 작가 올리버 웬델 홈즈제넷 오슬러가 배에서 만나 친해진 남자의 아버지가, "나는 현재 사용되는 약을 모두 바다에 가라앉히면 인류는 행복하게 될 것이고 물고기들은 불행하게 될 것이라 굳게 믿고 있다"라고 전통적 치료법을 강하게 비판했고 물의를 일으켰다. 홈스가 그 예외로 든 것은 와인, 아편, 그리고 퀴닌 등의 특효약이었다.[21]

의학지식은 점점 축적됨에 따라 다룰 수 있는 수준을 넘어가는 것처럼 보였다. 1840년대 제임스 잭슨James Jackson은 의학지식이 너무 많은 탓에 인간의 두뇌로는 다 파악할 수 없다고 말했다.[22] 시대에 뒤처지지 않으려는 양심적인 의사들은, 의사회를 결성하여 지식을 공유했고, 점점 많아지는 의학 학술지를 구독했다. 전보는 오늘날의 인터넷과 비슷한 역할을 하고 있었다. 루돌프 피르호우가 병리학의 최신 연구 성과를 독일에서 발표하면, 몇 주 이내에 캘리포니아의 의사들이 자기 지방의 학술지에서 그에 관한 기사를 읽을 수 있었다. 그리고 미국의 진보적인 의사들은 자신의 아들이 고향의 의학교에서 기초적인 수련을 마치면, 세계 최고의 의학과 의료기술을 견학시키기 위해 자금을 대어 유럽에 보냈다.

그러나, 그 당시 최고 수준의 과학이란 무엇인가, 과학의 본질은 무엇인가에 대해, 완전히 일치된 견해가 있던 것은 아니었다. 의학계도 아직 불안정한 상태였다. 예를 들면 영국에서는 의료에 관계된 직종이 옛날부터 내과의사, 외과의사, 약재상으로 뚜렷이 구분되어 있었고, 각자 독자적인 대학, 전통, 면허, 계급소속 의식을 가지고 있었다. 가장 높은 위치였던 내과의사는 신사였고, 외과의사는 기능인이었으며, 약재상은 상인이었다. 또 미국 사회의 혼란으로 말미암아 종교계 뿐 아니라 의학계에도 여러 학파와 광신자들의 집단이 생겨났다. 이 의사들은 자신이 믿는 '의학 체계'에 따라 온갖 약을 처방했다. 톰소나이트의 효력을 믿는 의사들은 오직 식물만을 치료에 사용했고, 동종요법을 믿는 의사들은 약을 거의 무한대로 희석하여 환자에게 주었으며, 물 치료사들은 물이 만능약이라고 주장했고, 절충주의를 믿는 의사들은 모든 것을 소량씩 처방했다. 의사면허에 관한 법률이 제정되어 있는 주가 거의 없었기 때문에, 남자는 면허가 없어도 의사가 될 수 있었으며, 여자라면 조산원 일을 하거나, 수상한 약을 만들거나, 때로는 주술을 거는 것도 가능했다 정식으로 의사가 된 여성도 있었다. 세계 최초의 여의사로 알려져 있는 엘리자베스 블랙웰(Elizabeth Blackwell)은 오슬러가 태어난 1849년 뉴욕에서 의사 학위를 취득했다. 성직자가 신앙 요법을 행하는 일도, 파트 타임 의사로 일하는 일도 있었다. 가난한 병자들은 자신들이 받을 수 있는 유사 의료로 만족해야만 했다. 거기엔 불충분한 의료라도 아무것도 하지 않는 것 보다는 나을 것이라는 생각이 자리 잡고 있었다. 값싼 의료행위에 대한 수요는 어디에나 있었고, 미국보다 규제가 심했던 유럽도 예외는 아니었다.

영국령 북아메리카의 보수적인 지역에서는 의사면허를 갖고 있는 의사가 많았지만, 윌리가 의학교에 입학한 1860년대 후반의 온타리오 주에는 '영국 국교회와 감리교파'가 존재할 수 있었던 것처럼 의사면허를 소지하면서 대체의료를 행하는 사람도 있었다. 그렇지만 윌리는 대체 의료의 길을 걷고자 생각지도 않았을 것이다. 오슬러 집안은 그 지역에서 직업적으로도 종교적으로도 훌륭한 가문이라고 평가받고 있었고, 부모는 자식교육에 열심이었다. 윌리 자신도 제임스 보벨 박사와 친하게 지내면서 과학 공부에 강한 흥미를 느끼고 있었다. 이러한 배경에서 그는 주류 의학의 길을 걷게 되었다.

의학의 길을 걷기를 결정한 오슬러가 처음 입학한 곳은 토론토 의학교였다. 그 전망은 완전히 기대할 정도는 아니었다. 1830년대부터 토론토에는 서로 경쟁하는 의과대학이 2개때로는 3개가 있었다. 이들은 모두 사립학교였으며, 토론토 대학, 트리니티 대학, 혹은 감리교 계열의 빅토리아 대학과 제휴관계를 맺은 학교도 있었다. 수업을 담당한 의사들은 거의 철마다 신념을 바꾸는 것 같았기 때문에 누구도 의학교육이 그것으로 충분하다고는 생각하지 않았다. 경쟁 관계에 있는 의학교들 가운데 학생들의 공부를 지원하기 위해 반드시 필요한 도서관, 병리학 박물관, 실험실 등의 시설을 갖추고 있는 곳은 하나도 없었다. 임대한 강의실과 지하에 있을법한 해부실이 의학교가 소유한 것의 전부였다. 학생들은 교수에게 직접 사례금을 지불했고, 강의를 듣는 것은 짧은 기간에 불과했으며, 몇 차례 해부를 하고, 토론토 종합병원에 생긴 환자를 몇 명 보았다.

몇 명 본다고는 하지만 학생이 환자를 볼 수 있게 된 것은 병원이 문을 열고 있을 때뿐이었다. 토론토 종합병원은 설립한지 50년이 되었고, 빚더미에 올라앉은 자선단체에 의해 운영되고 있었는데, 1867년 여름, 병원의 이사들이 주 정부와의 관계에 실망하여 병원을 폐쇄하고 말았던 것이다. 병원 문이 다시 열린 것은 오슬러가 토론토 의학교에서 공부를 시작한 1868년 여름이었다. 병원이 한 번에 받을 수 있는 가난한 환자들의 수는 25명으로 제한되었고, 라이벌 관계에 있는 의학교의 학생들은 자신의 교수가 담당하는 환자밖에 볼 수 없었다.[23]

오슬러의 동급생이었던 비티 클로저는 회상록에서 토론토 의학교를 매섭게 깎

아내렸다. 클로저에 의하면 교수들은 "열의도, 유머도, 인간적인 따뜻함도 없으며, 단상에 음침하게 서서 차가움과 어둠만을 던지고 있었다"고 한다. 강의는 증례도 표본도 없었고, 그 내용은 교과서의 텍스트와 권위적인 인용구를 섞어놓은 것뿐이었다. "입문을 위한 말도 없이 모든 것이 난잡하게 버려져 있었다. 우리들은 과도할 정도의 부를 앞에 둔 채 당혹스러웠으며, 어찌할 바를 몰랐고 굶주리고 있었다" 장학생들은 집에서 책을 읽는 것이 더 빠르다고 말하며 꼭 나가야되는 수업이 아니면 학교에 가지 않았고, 다른 학생들은 "무관심한 모습으로 여기저기 앉아 하품을 하면서 시간을 낭비하고 있었다"고 한다. 특히 저녁 강의 시간에는 계단교실의 가장 높은 책상에서 잠을 자거나 코를 골거나 했다. 어두침침한 교실 위의 문으로 누군가 들어왔다면, 전쟁터의 시체처럼 겹겹이 누워있는 우리들의 몸에 발이 걸려 넘어졌을지도 모를 일이었다.[24]

오슬러가 토론토 의학교에 다닐 때의 강의 노트에서 유일하게 판독이 가능한 것은 약물학materia medica 노트이다. 그 필적은 아버지 페더스톤의 필적을 닮아, 작고 읽기가 힘들었다. 약물학 수업을 담당했던 사람은 오그던E. A. Ogden이라는 토론토의 늙은 개업 의사였다. 오그던은 구식 의사로 변비약의 장점과 단점인 "아주까리기름과 감홍염화수은은 함께 투여해도 된다. 감홍은 간에, 아주까리기름은 장에 효과가 있기 때문에, 문맥계통에 들어간 독을 완전히 배출시킬 수 있다.…… 대황大黃; Rhubarb은 식후에 복부 팽만감을 경감시킨다. 대황은 장이 약해졌을 때 투여할 수 있는 가장 좋은 약 중 하나이다. 소량의 대황과 탄산수소나트륨중조은 황달에 아주 효과가 있다"라는 사실과 강장제의 장점과 단점인 "대구 간에서 나온 기름. 색깔이 거무스름할수록 좋지 않다.…… 결핵성 체질에 뚜렷한 효과가 있는 유일한 약이다." 그리고 마약의 성질에 대해 설명했다. 오슬러는 약물학을 좋아하지 않았지만, 강의 도중에 잠들지 않고 노트 필기를 할 수 있었다. 그는 천직을 발견했다는 것이 행복했기 때문에, 토론토 의학교에 대해서는 건물이 "믿을 수 없을 정도로 더럽다"라는 것 이외에는 불만을 표시하지 않았다.[25]

동급생들의 기억에 의하면 오슬러는 대부분의 강의에 출석했고그가 장학생이었다는 증거는 없다., 그 이외의 시간에는 해부실에 있거나해부학은 좋은 교수가 가르쳤기 때문에, 그는 이 분야를 좋아하게 되었다., 보벨 박사의 현미경을 들여다보고 있었다. 의학교 안팎에서 그는 자연계에 존재하는 '생물'을 관찰하는데 열중하고 있었다. 토론토의 강과 습지에서, 고향 던더스에서, 나이아가라에서, 배리에서, 런던에서, 온타리오에서, 오슬러는 규조류와 이끼를 채집했다. 그는 토론토 대학에서 박물학 수업을 청강하고, 그 교수인 윌리엄 헝크스William Hunks 목사에게 자주 표본을 제출했다. 험버 강의 하구 부근에서 가라앉은 배에 진귀한 이끼가 많이 끼어있는 것도 발견했다.

오늘날에도 캐나다의 건강한 젊은이들은 한겨울에 집 주변의 눈을 치우고 농구를 하는 경우가 있다. 윌리엄 오슬러도 한겨울에 어떤 생물을 찾을 수 있는지 조사하고자 1868년 크리스마스에 수집한 병과 막대기를 들고 집밖에 나가곤 했다. 그가 찾아간 시내는 얼어붙어 있었으나, 그 근처에서 절대로 얼지 않는 샘이 있다는 것을 기억해냈다. 샘 근처에는 누군가가 놓아둔 나무통이 있어서 박물학을 애호하는 젊은이는 크게 기뻐했다. 나무통의 옆면을 긁어낸 오슬러는 흥미로운 작은 생물을 많이 발견했다. 이 모험을 누군가에게 알릴 가치가 있다고 생각한 오슬러는, 영국의 박물학 애호가들에게 "이 나라의 과학 애호가가 무엇을 보고 있는지 알리기" 위하여, 『하드윅스 사이언스 가십Hardwickse's Science-Gossip』이라는 잡지에 투고했다. '크리스마스와 현미경'이라는 표제 아래, 라틴어 경구로 시작하는 이 기사는그렇게도 싫어했던 고전 공부가 이런 때에는 도움이 되었다오슬러가 생애 최초로 발표한 논문이었다.[26]

그 후 1년이 지나고, 해밀턴이란 이름의 일가족이 크리스마스를 축하하며 생햄을 먹다가 두 명이 사망했다. 청년 오슬러는 희생자에서 채취한 표본과 그들이 먹은 햄 양쪽에서 선모충이 피낭을 형성하고 있는 것을 발견했다. 그가 시체에서 선모충을 발견한 것은 이번이 두 번째였다. 캐나다에서는 선모충증이 드물었기 때문에, 그 몇 개월 후에도 병원에서 이송된 어느 독일인 잡역부의 시체를 해부하던 도중에 근육이 선모충의 포낭encyst 투성이라는 것을 발견했을 때는 분명히 놀랐을 것이다. 그는 아직 의학교 2년생이었지만, 그 기생충을 동물의 체내에서 증식시켜 연구하기로 했다. 연구의 첫 단계로 그는 감염자의 몸을 토끼, 고양이, 개에게 주어 보았으나, 이 동물들의 몸에서 증식시키는 것은 불가능했다. 그는 이후에 참고하기 위하여 노트를 보관하고, 이번에는 동물과 생선의 몸속에서 다른 종류의 기생충을 찾기 시작했다. 특히 흥미를 끈 것은 꼬치고기에 기생하는 조충tapeworm이었다.

그 해 봄, 오슬러는 산책하던 중에 관찰한 캐나다의 규조류 110종을 정리한 방대한 논문을 『캐나디안 내츄럴리스트Canadian Naturalist』라고 하는 잡지에 발표했다. 이즈음부터 그의 근면성이 동급생의 눈에 띄게 되었다. 오슬러는 보통 시간을 낭비하지 않기 위해 점심 식사를 해부실에서 했다.[27] 일부 의학생들은 인체를 잘게 해체하는 것에 혐오감 등의 감정을 품기도 했으나, 오슬러가 일생 동안 작성한 막대한 양의 문서 중에서 이러한 감정을 표명하고 있는 것은 하나도 없다. 그에게 있어서 시체는 어디까지나, 많은 것을 가르쳐주는 생명이 없는 물체였던 것 같다.

토론토 의학교에는 운동시설이 없었지만 학생들은 때때로 복싱을 즐겼다. 그들의 관심사는 학교 챔피언인 '키다리 존' 스탠디쉬에게 펀치를 먹일 수 있을지의 여부였다. 모두가 놀랍게도 오슬러는 적어도 몇 방을 명중시킬 수 있었다. 당시 의학생들은 누구나 난폭하기로 악명이 높았지만, 토론토 대학에 다닌 시절의 오슬러는 장난에 관한 일화를 남기지 않았다. 오슬러와 네드 밀번이 여장을 하고, 결혼상대를 구한다는 광고를 낸 미국 농부를 토론토로 유인하여 역으로 마중나간 일이 있었지만, 그것은 아마 트리니티 칼리지에 다닐 때의 이야기일 것이다. 농부는 흑발의 오슬러가 아닌 금발의 네드 밀번에게 구혼을 했지만, 다시는 찾아오지 않았다고 한다.[28]

오슬러는 아직 존슨 목사와 빈번히 만났고, 언제나 함께 표본으로 할 것을 찾아다녔다. 오슬러는 1868년과 1869년에는 던다스의 의사 홀퍼드 워커Holford Walker의 조수가 되어 일을 했다. 뒷날의 회상에 따르면, 그가 약병을 잘못 들고 왔기 때문에, 워커는 중요한 환자를 잃은 적이 있다고 한다. 워커는 오슬러에게 후두경과 검안경이라는 두 가지 기본적인 의료기구의 사용 방법을 가르쳐 주었을 뿐 아니라, 대단히 좋은 현미경도 갖고 있었다. 오슬러와 비슷한 생각을 가진 그리피스 에반스라고 하는 사람이 있었는데, 보벨 박사의 밑에서 오슬러와 함께 표본을 관찰했다. 에반스는 몬트리올의 맥길 대학교에서 의학 학위를 받고, 토론토 왕립포병대에 배속된 지 얼마 안 된 젊은 수의사였다. 현미경 애호가였던 그는 오슬러에게 "현미경은 여자처럼 정중하게 다뤄야 할 물건이다"라고 가르쳤다.[29]

그러나 토론토 의학교에 다닌 시절의 오슬러에게 압도적으로 큰 영향을 준 인물은 제임스 보벨James Bovell이었다. 오슬러는 1학년일 때는 항상 보벨 박사와 함께 작업을 했고, 2학년이 되자 그의 집에서 살게 되었다. 의학 공부를 시작한 오슬러에게 있어서 보벨 박사는 아버지 같은 존재가 되어 사실상의 견습생으로 의사가 되기 위한 훈련을 받았다. 오슬러는 그 후에도 자주 노트나 종이조각에 낙서로 보벨 박사의 이름을 적었다. 그는 항상 최초로 만난 은사는 존슨 목사였고, 그 다음으로 만난 은사는 보벨 박사였다고 말했다. 세 사람은 토요일 아침이 되면 자주 보벨 박사의 집에서 현미경을 들여다보는데 열중했고, 환자가 와서 작업이 중단되면 의사 겸 과학자였던 보벨은 '저주스런 돈'을 벌지 않으면 안 되는 처지를 한탄했다고 한다.[30]

제임스 보벨은 한 세대 이상에 걸쳐 토론토 의학계와 의학 교육계의 제 1인자였다. 그는 토론토에서 가장 교양이 있는 의사였을 것이며, 런던의 가이 병원Guy's Hospital에서 영국 의학계를 대표하는 저명한 의사들 아래서 수련을 받았다. 그 업적이 질환 명으로서 남아 있는 브라이트Bright, 호지킨Hodgkin, 애디슨Addison도 보벨을 지도했다. 오슬러의 회상에 따르면 학생들은 보벨로부터 '그의 위대한 은사들을 존경하는 것'을 배웠을 뿐만 아니라, 생리학적 과정과 병리학적 과정의 통일성에 대한 기본적인 신념도 물려받았다고 한다. 보벨은 여러 가지 의학서를 많이 소장하고 있었고, 이는 토론토 제일의 수장품이었다. 보벨 박사의 집에 살고 있는 동안, 오슬러는 이 책들을 자유롭게 읽을 수 있었다.

> 나는 그 해 겨울 많은 위대한 의사들의 저서를 직접 볼 수 있었다. 50년이 지난 지금도 모턴의 『미국의 두개골』, 상세한 도판이 담긴 앤슬리의 『인도의 질병』, 브라이트의 책 3권, 데이나가 쓴 2절판의 커다란 책, 애거시즈의 논문집 등 특별한 책들이 어디에 꽂혀 있었는지 선명하게 기억하고 있다. 보벨 박사는 박물학자로서도 활약한 위대한 의사들을 존경했고, 존 헌터를 언급하지 않고는 강의를 진행하기가 어려웠다. 그가 내게 준 양식은 너무 다양하고 많았으므로, 나의 다소 '단편적'이며 비논리적인 정신의 성장에 영향을 주었을 것이다.

추운 겨울밤, 오슬러는 곧잘 보벨 박사의 어질러진 서재에 들어가 무릎과 어깨에 담요를 하나씩 걸치고 난로 앞에 앉아서, 책을 읽고 생각에 빠졌다. "나는 그렇게 대단한 책을 쓸 수 있었던 사람들에 대한 경외심에 충격을 받았다. …… 그리고 이러한 위인들 중 누군가 만날 수 있는 사람이 없을까 생각했다."[31]

보벨은 오슬러에게 반면反面 교사이기도 했다. 이것은 대단히 슬픈 일이었다. 보벨은 정신을 집중하는 것이 불가능했다. 그는 온갖 것에 관해 이야기할 수 있었지만, 거의 아무것도 성취하지 못했다. 의사로서의 일처리는 건망증이 심하고 게을러서 악명이 높았다. 의학교에서 받은 수입은 얼마 되지 않아서 그것으로 생계를 꾸려갈 수가 없었기에 반드시 진료를 겸해야 했으나, 그는 왕진을 가는 환자의 집 주소를 잊어버리거나, 자신의 생활비로 써야 할 수입을 가난한 사람들에게 나눠주고 말았다. 오슬러는 그런 보벨 박사를 "사각형 같은 두뇌를 가지고 그걸 항상 팽이처럼 돌리던 사람"이라고 호의적으로 평가했다. 그는 보벨이 자기관리능력이 없었던 것은 어떤 부자유도 없이 살 수 있었던 계급에서 태어난 것이 원인이었으며, 밝은 미래가 기다리고 있었음에도 불구하고 거기에 훨씬 못 미치는 인생을 살게 된 것은 "계급의 전형적인 예시"라고 말할 수 있다고 생각했다. 보벨은 몽상하길 좋아

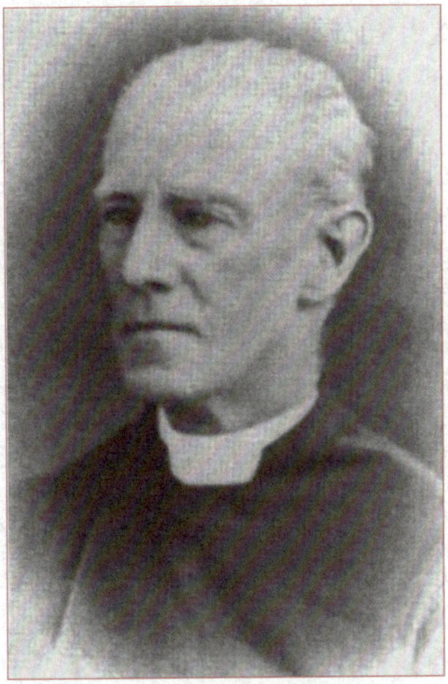
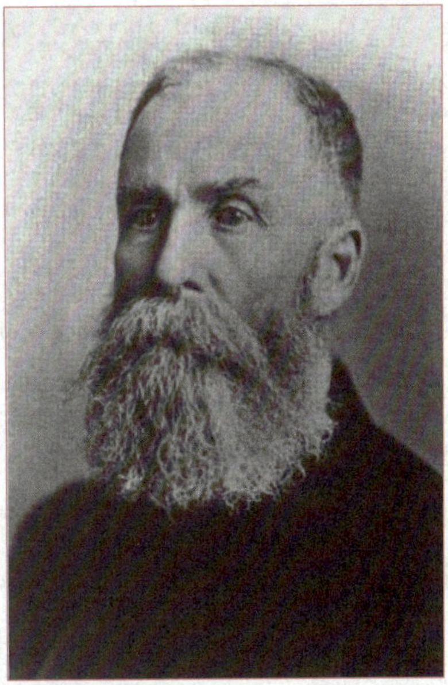
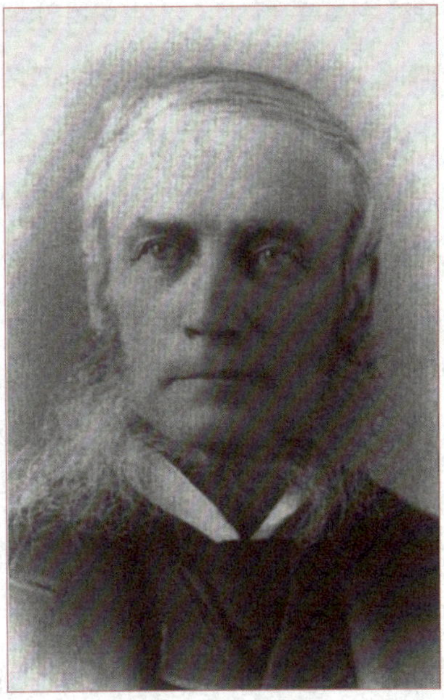

오슬러의 좋은 은사들
존슨 목사(좌측 상단), 제임스 보벨(우측 상단), 파머 하워드(가운데 하단)

하는 앵글로-가톨릭주의 자였으며, 이 사실이 의사를 그만두고 성직자가 되려는 선택으로 이끌었다. 캐나다 의학사에 있어서 보벨은 1840년대에 콜레라 환자의 동맥에 우유를 주입하는 실험현미경으로 관찰해 보고 우유가 백혈구고 변했다고 굳게 믿어버렸던 것을 한 것과 오슬러의 은사 중 한 사람이라는 점으로 기억되고 있다.[32]

보벨의 가족은 1869년 서 인도제도로 돌아갔다. 자금 부족으로 허덕이던 토론토 의학교에서는 거의 수입이 없었으므로, 보벨 자신도 1870년 여름 서 인도제도에 돌아가 그곳에 정착하기로 결정했다. 보벨은 아마 이전부터 오슬러에게 더 좋은 의학교로 옮길 것을 권했던 것 같다보벨은 영국의 식민지 중에서는 인도가 캐나다보다 훨씬 유망했다고 보았기 때문에, 오슬러는 인도 의료국에서 일할 것을 꿈꾸게 되었다. 같은 현미경 애호가였던 그리피스 에반스는 실제로 토론토로부터 인도로 건너갔다. 오슬러가 현미경 기사가 아닌 의사를 지망한다면 반드시 환자를 보아야 한다. 그러나 보벨 박사는 환자가 없었고, 진료에 흥미도 없었다. 그리고 토론토 종합병원에서는 젊은 날의 보벨이 런던의 가이 병원에서 본 것처럼 다양한 환자를 접하는 것이 어려웠다. 보벨은 오슬러에게 책을 읽는 것도 좋지만, 의학을 배우는 장소는 병동이라고 가르쳤다. 그는 오슬러를 위해 래담Latham의 『임상의학』의 한 구절에 표시를 했다. "네가 관찰하고, 배우고, 앞으로 나아가는 것은 너의 눈, 귀, 머리 …… 그리고 마음으로 이루어야 한다."[33]

보벨이 토론토에 돌아오지 않을 것이라는 것을 알게 된 오슬러는 "아버지와 친구를 잃었다"고 느꼈으나, 결국 언젠가는 헤어지게 될 운명이었다. 그는 당시 친아버지인 페더스톤 오슬러와도 다소간 멀어져 있었다. 그렇지만 현명한 아버지는 아들과의 거리를 두어야 할 시기를 이해하는 법이며, 윌리 자신과 마찬가지로 아버지도 아들이 걸어갈 길을 똑똑히 보고 있었다. 페더스톤은 1870년 10월 "윌리는 몬트리올의 맥길 대학교로 갔다. 토론토보다 큰 병원이 있어 유리했기 때문이다"고 썼다. 학비는 매우 비싸지만, 내 힘으로 할 수 있는 만큼은 해 주고 싶다.

제임스 보벨은 성직자가 되어, 서 인도제도의 네비스 섬에서 10년에 걸쳐 극심한 가난 속에서 하느님을 섬겼다. 그는 토론토를 떠날 때 오슬러에게 청진기를 주었지만, 현미경은 들고 가서 최후까지 자연과 그리고 "이 무자비한 단조로움을 누그러 뜨릴 수 있는 것이라면 무엇이든지 관찰했다." 그는 1880년에 63세의 나이로 사망했다.[34]

맥길 대학교는 캐나다 최고의 의학교육을 제공하고 있었다. 대학이 위치한 몬트리올의 인구는 약 15만명으로, 캐나다 최대의 도시일 뿐만 아니라 상업 중심지이기도 했다. 영국이 뉴프랑스를 정복한 이후로는 몬트리올에서도 영어를 쓰는 주민이 과반수를 차지하게 되었다. 스코틀랜드 출신인 이 도시의 유력자는 맥길 대학교를 설립할 때, 전성기 에든버러 대학교의 엄격한 지도 원리를 도입했다. 이 대학교의 의대에 입학하기 위해서는 북 아메리카의 다른 의학교보다 높은 학력이 필요했다 오슬러의 은사 중 한명의 아들이며, 다른 은사로부터 이름을 받은 제임스 보벨 존슨은 그 해 가을 이곳의 입학시험에 응시했으나 떨어졌다. 또한 교육 과정도 다른 의학교보다 길고, 다른 대학에서는 과목들을 무질서하게 이수하고 2, 3년 만에 졸업을 할 수 있었던 것에 비하여, 맥길 대학교 의대에서는 과목을 순서대로 이수해야 했으며 졸업하는데 4년이 걸렸다. 또한, 마지막 2년 중 적어도 12개월은 몬트리올 종합병원의 내과와 외과, 산부인과 병원의 산과에서 견학과 실습을 하는 것이 요구되었다. 의대에는 4,000여 권의 장서를 보유한 도서관 외에 해부학 박물관과 병리학 박물관도 있었으며, 해부가 중시되었다.

맥길 대학교는 북 아메리카 유수의 시설, 병원과 제휴하여 높은 교육 수준을 자랑하고 있었다. 의대 졸업생은 거의 문학사에 필적하는 정도의 교양이 있었다. 당시의 하버드 대학교 의대는 거의 미국 최고의 의학교가 되어 있었으나, '학위 공장과 별 차이가 없다'는 평가를 받았고, 졸업생들 중 다수는 읽고 쓰는 것도 의심스러운 수준이었다. 하버드 대학교의 학장은 1870년에 "미국 의과 대학의 평균적인 졸업생이 얼마나 무지하고 무능한 상태로 학위를 취득해서 사회로 나가고 있는지 생각만 해도 걱정스럽다"고 적었다. 맥길 대학교의 150~180명의 학생들 대다수가 퀘벡 주 이외 지방 출신으로, 그들 중 다수가 오슬러처럼 의학 교육 체제가 정비되지 않은 온타리오 주에서 왔다.[35]

후세의 기준으로 보면, 맥길 대학교의 의대도 아직 원시적인 수준으로, 그 수련 내용은 대단히 문제가 있었다. 의대의 실태는 맥길 대학교와 느슨하게 제휴하고 있었던 사립학교로 번화한 꼬떼Côté 거리의 왕립 극장에 이웃한 이층 벽돌 건물에 들어 있었다. 교수들은 지역의 개업 의사들로서 전문의 수련을 받은 사람은 한 사람도 없었다. 그들은 학생들에게 자신들이 현장에서 배운 것들과 교과서에서 습득한 지식을 가르쳤다. 학생들은 교수들에게 직접 사례금을 지불했다. 일반적인 수업료는 한 과목당 12달러였다원저자 주: 당시의 화폐가치를 현재의 화폐가치로 엄밀하게 환산하는 것은 불가능하다. 1870년대의 1달러로 할 수 있는 일은 상황에 따라 다르지만, 20세기 말에는 미국 달러 혹은 캐나다 달러로 20~40달러를 지불하게 된다. 그 때문에 여기서는 당시의 금액을 약 30배 한 숫자를 현재의 화폐가치 기준으로 하여 병기하고 있다. 현재의 미국 달러와 캐나다 달러의 환율 차이를 무시하면, 당시의 맥길 대학교 의대의 1과목 당 수업료는 약 360달러가 된다. 이후에는 당시의 금액을 그대로 표기하므로, 독자들은 당시의 화폐 가치에 대한 감을 잡길 바란다. 항상 수업에 늦는 '지각대장 펜윅Fenwick 박사'는 몬트리올 최고의 외과 의사로 알려져 있었으나, 1870년대 후반까지 소독법을 사용하지 않았다. '기초'의학 연구소의 교수인 윌리엄 프레이저William Fraser는 시대에 뒤처진 교과서를 들고 생리학을 가르치고 있었다. 그는 칠판 이외의 도구는 사용하지 않고, '커뮤니케이트communicate'라는 단어를 특이하게 발음했기 때문에, '커뮤니케이트 아저씨'라는 별명이 붙었다. 약물학을 가르친 윌리엄 라이트William Wright는 의사 겸 성직자로, 보벨과 마찬가지로 사소한 점을 물고 늘어져서 논지가 불명확했다. 보벨과는 다르게 맥길 대학교의 교수들은 누구 하나 강의에 현미경을 쓰는 사람이 없었다. 의대 건물에는 실험실이 없었다. 학생들은 매년 강의 노트를 베낀 것을 물려주었다. 그들에게 있어서 최고의 구경거리는 학교가 아니라 이웃 건물 극장에서 펼쳐지고 있었다.[36]

도체스터 거리에 있는 몬트리올 종합병원 건물에는 150명의 환자와 수많은 쥐가 있어서, 후자는 때때로 환자를 공격해서 식량을 뺏어갈 정도로 대담했다. 간호사들 가운데는 디킨스Dickens의 소설 '마틴 처즐위트Martin Chuzzlewit'에 나오는 간호사 사라 감프Sarah Gamp처럼 수상한 자도 있어서, 환자들에게 자극제로 처방한 알코올을 능숙하게 빼돌리고 있었다.[37] 펜윅 등의 외과 의사들은 페인트공이 작업복을 입듯이 피로 물든 낡은 프록코트를 입고, 피가 단단히 말라붙은 목제 수술대 위에서 수술을 했다. 손은 씻었지만, 그 외의 조치는 없었다. 오슬러의 회상에 의하면, 내과 환자와 외과 환자는 같은 병동에 뒤섞여 있었지만 이것이 큰 문제가 될 것은 아니었던 이유는 외과의사와 내과의사의 차이는 외과의사가 행한 내과 진료가 내과의사가 행한 외과 수술보다 낫다는 점 밖에 없었기 때문이다. 맥길대학교에서 오슬러와 같이 공부했고, 후에 동료가 되는 프랜시스 셰퍼드Francis Shepherd는 윌리엄 프레이저 박사가 내과 진료도 외과 수술도 행하지 않고 침대를 비운 방법을 기억하고 있었다:

> 시한Sheehan이라는 나이 많은 간호사가 프레이저 박사에게, 어떤 침대에 있는 선원이 꾀병을 부린다고 생각한다고 보고했다. 그래서 그는 두꺼운 종이를 가져오라 하여, 그것을 알코올에 적셨다. 그 다음 환자의 복부를 노출시켜 그 위에 종이를 대었다. 그리고 갑자기 주머니에서 성냥을 꺼내어 불을 붙이고, 성냥을 종이에 박았다. 2, 3초 만에 불길이 피어오르자 환자는 괴성을 지르며 일어나 침대에서 뛰쳐나왔고, 병동으로부터 줄행랑을 쳤다. 종이의 불이 침대에 옮겨 붙어 커다란 구멍을 냈다.[38]

오슬러는 맥길 대학교에서 가장 먼저 한 일은 규조류에 관한 연구를 종합한 논문을 몬트리올 자연사 협회에 투고하는 것이었다. 1870년과 1871년에 걸친 겨울에 그는 기생충 연구를 계속하여, 스라소니, 고양이, 쥐와 많은 물고기를 해부했다. 그는 파머 하워드Palmer Howard 박사가 담당한 과목인 '내과치료'에 대해서는 특히 강의 필기를 상세히 했다. 하워드 박사는 오슬러가 수업을 들었던 교수들 중 가장 학구적이며 과학적이었을 뿐 만 아니라, 최고의 교사이기도 했다. 하워드는 맥길 대학교 출신이었지만, 유럽에서 대학원을 나왔기 때문에, 열 분류방식의 변경, 세균 설을 둘러싼 논쟁, 자기 한정적self-limited질환, 과감한 개입이 필요한 질환그는 증례가 극단적일 경우에는 아직까지도 사혈을 지지했다 등, 의학계의 온갖 최신 지식을 가지고 있는 것 같았다. 하워드는 여러 번 교실에 병리학 표본을 가지고 왔다. 또한 정식으로는 임상 의학 교수가 아니었지만 그가 회진을 돌 때면 학생들이 그 뒤를 따르는 경우가 많았다. 오슬러는 곧바로 하워드와 친해지게 되었다. 몬트리올에 도착하고 2주 후, 그는 하워드에게 신장병의 현미경 슬라이드즐 제공하고, 하워드는 이것을 지역 내과, 외과 협회에서 발표를 위해 사용했다.[39]

오슬러는 병원에서 외과의사의 '수술조수'와 내과 의사의 '병원 실습생'으로 일했다. 학생에게 이러한 일을 시키는 것은 영국의 병원에서는 일반적인 일이었지만, 북 아메리카의 병원에서는 드문 것이었다. 당시 오슬러의 증례 노트를 보면, 그가 환자의 병력을 청취하고, 신체적 진찰의 방법을 배우고, 정기적으로 환자의 맥박과 체온을 확인했다는 것을 알 수 있다. 그는 다음과 같이 회상한다. "중증환자가 있을 때는 우리들은 여러 차례 야간 간호사를 배정받았다."[40]

오슬러는 온타리오 주에서 온 학생들과 같이 세인트 어베인 거리 48번지에서 살았지만, 집이라 부를 수 있는 장소가 또 하나 있었다. 캐나다로 이주한 영국인 사촌인 제넷과 매리언의 집이다. 그녀들은 매리언의 두 번째 남편 조지 프랜시스와, 점점 늘어가는 아이들과 함께 온타리오 주에서 살고 있었다. 제넷이 1871년 1월 윌리의 모친 엘렌에게 쓴 편지에는 "오늘 저녁 윌리가 우리 집에 얼굴을 비춰 주었습니다"라고 씌어있다. "명랑하고 매력적인 젊은이가 우리 집을 드나든다는 것이 얼마나 기쁜 일인지 말로 다 표현을 못하겠습니다. …… 누구든지 그를 칭찬하고 있습니다. 그 중에는 호의적인 평가를 잘 내리지 않는 분이나, 그러한 평가를 받는 것이 자랑이 될 만한 분도 있습니다. 숙모님의 벤자민은 대단히 믿음직스럽고, 진지할 뿐만 아니라 심지도 곧고, 학년에서 가장 유망한 학생 이라는 평판이 자자합니다. 박식하고, 좀처럼 학생을 칭찬하지 않는 교수도 대단한 젊은이! 라고 칭찬하고 있습니다. 우리들은 매우 자랑스럽습니다. 숙모님께서도 그렇게 느끼시죠? 하지만 윌리 스스로는 그런 것을 내색도 하지 않습니다. 어젯밤에는 저를 교회에 데려다 주었습니다."[41]

이상한 것은 1871년 봄, 오슬러는 맥길 대학교의 학생이 3학년을 마칠 때 응시해야 할 '예비'시험을 보지 않았다는 것이다. 그가 그 때 3학년이었다는 것은 틀림없으나, 그 스스로가 자신은 시험을 볼 수준에 도달하지 못했다고 느꼈거나, 또는 다른 사람들이 그를 그렇게 판단했거나, 둘 중의 하나일 것이다. 그는 자신이 천부적인 재능을 부여받았다고는 한 번도 생각한 적이 없었고, 뒷날에는 해부학의 기초를 배우기 시작할 때의 절망감에 대해 학생들에게 이야기했다. 어쩌면 예비 시험에 응시했다 불합격 했을지도 모른다. 그러나 저 오슬러에게 그런 과거가 있었다면, 젊은 시절의 기억을 이야기하거나 학생들에게 조언을 할 때 그 이야기를 짚고 넘어간 적이 한 번도 없다고는 생각하기 어렵다. 그는 그 해 4월, 토론토 트리니티 대학교에서 15년 만에 부활한 의대의 예비시험에 응시했다. 새롭게 부임한 교수들이 가장 먼저 한 일은 미래의 학생들을 선발하기 위한 시험이었다. 시험에 응시한 학생 중 많은 수는 이미 토론토 의학교 등지에서 의학 공부를 하고 있었다.[42]

오슬러가 트리니티 대학의 시험에 응시한 이유는 불명확하다. 어쩌면 토론토에 돌아갈 생각을 하고 있었는지도 모른다. 그는 1871년 여름은 몬트리올에 머물렀는데, 심하게 곤궁했고"저주받은 돈이여. 세상에 돈 같은 것이 없었으면 얼마나 좋을까", 그것이 하나의 이유였을 가능성이 있다. 또 그 자신의 회상에 의하면 당시는 맥길 대학교의 최종 시험과 졸업 후의 거취에 대해 불안하기 짝이 없었다고 한다. 또한 제임스 보벨이 서 인도제도로부터 토론토로 돌아올 가능성도 있었다. 트리니티 대학은 보벨이 새로운 의대의 병리학교수로 취임할 것이 예정되어있다고 발표했고, 그것이 오슬러의 계획에 영향을 끼쳤을 가능성이 있다. 오슬러가 강의에 도전해서 실패한 것도 이 시기였을 수 있다. 그의 회상록 초고 1절을 보면, 기독교청년회YMCA에서 생리학 강의를 한 시기가 있다는 것을 알 수 있기 때문이다. 이 강의에 대해서는 "잘 진행되지 않아서 그만 두었다"라는 말이 남아있을 뿐이다.[43]

결국 보벨은 토론토로 돌아오지는 않았고, 오슬러는 몬트리올에서 효과적인 여름을 보냈다. 그는 거의 모든 시간을 내과 병원 실습생으로 일하고 공부하는 데 투자했다. 몬트리올의 내과학 교육에는 병원에서 본 흥미 있는 증례를 실습생이 기록하고, 지역의 학술지에 발표하는 영국식 관습이 도입되어 있었다. 오슬러가 맥컬럼D. C. MacCallum교수 밑에서 경험한 5개 증례유방종양 절제, 항문 열상, 루드비히 앙기나(Ludwig's angina), 화농성 신염, 진전 섬망(Delirium tremens)을 동반한 흉막 폐렴에 의한 사망 증례에 대해 작성한 보고서는 1871년 9월『캐나다 의학저널』에 게재되어, 그가 생애 최초로 발표한 의학 논문이 되었다. 오슬러는 절제된 종양을 현미경으로 관찰하고, 섬망 발작이 일어날 때 묶어두어야만 했던 '주정뱅이 노인'을 완전히 부검했다. 전문적인 지식이 없는 사람이라도 이 보고서를 읽다 보면 오슬러가 이러한 인체조직에 보이는 낭포, 세포, 그리고 정체불명의 '덩어리'에 매료되었다는 것을 알 수 있을 것이다.[44]

부검에 깊은 흥미를 느꼈던 오슬러는 파머 하워드의 외래 진료소에 드나들며 실마리를 찾았다. 하워드는 당시 질환으로 결핵의 특이성을 둘러싼 논쟁에 흥미를 느끼게 되어, 병원에서 발견한 폐 병변을 모두 보려고 했다. 오슬러는 그를 위하여 표본을 가지고 갔다. 방문은 자주 밤늦은 시간에 이루어졌다. 몸이 작고, 까무잡잡한 학생이 장기를 넣은 가방을 가지고, 가스등이 켜진 어두침침한 거리를 남몰래 걸어와서 교수의 현관문을 노크하는 모습을 상상해 보라. 하워드의 정열은 오슬러에게 그대로 전염되어 그 정신을 격동하게 만들었다. 한밤중에 몇 시간이고 문헌조사를 하는 도중, 두 사람 사이에는 오슬러가 말한것 처럼 "거의 아버지와 아들 같은"관계가 되었다. 세 번째 은사로서 아버지 역할을 했던 하워드에 대한 오슬러의 존경과 사모는 한없이 훈훈했다. "그 후, 나는 많은 스승과 동료를 만났지만, 엄격한 의무감과 젊디젊은 정신이 그렇게 훌륭하게 조화된 사람을 만난 적이 없다." 오슬러는 후에, 하워드와 알고 지낸 것은 그 자체가 자유로운 교육이었다고 썼다. 그는 은사의 프로필에 '캐나다의 시드넘Sydenham'이라 쓰려고 생각한 적도 있었지만 실행에 옮기지는 않았다.[45]

오슬러는 그 해 여름, 지적 활동의 지침을 얻어 마침내 장래의 전망을 펼치는 것이 가능해졌다. 많은 젊은이들과 마찬가지로, 장래에 대한 불안감에 고민했던 그는 어느 날 밤 토머스 칼라일Thomas Carlyle; 영국의 평론가, 사상가, 역사가; 1795~1881의 "장대한 사업은 멀고 흐릿한 것을 응시하는 것이 아닌, 손에 잡히는 곳에 있는 일을 행하는 것이다"라는 경구를 본것이다. 그는 이 경구에 대해 여러날을 생각하다가, 날마다 하는 일에 최선을 다하자고 결심했다. 이 습관은 굉장한 성공을 거두었으며 차츰 오슬러 실천철학의 기초가 되었다. 그는 또한 맥길 대학교에 머무르며 병리 해부학에 관한 학위논문을 쓰기로 했다. 파머 하워드에게 이 결심을 밝히고 논문 집필을 위한 정보와 참고문헌을 간청하자, 어느 날 사무엘 윌크스Samuel Wilks의 "병리 해부학 강의를 받게 되었다. 그 때부터 모든 것이 잘 풀리기 시작했다"고 그는 말했다.[46]

맥길 대학교에서 마지막 해를 맞이한 오슬러는 사라졌다고 해도 좋을 만큼 눈에 띄지 않았다. 지금까지 남아 있는 편지는 단 1통으로, 이것에 의하면 그는 열심히 공부하며 세월을 보내는 한편, 정기적으로 운동도 했고, 일요일은 교회에 갔으며, 하워드 교수의 집에서 식사를 했고, 네덜란드 어를 배우려고 했다. 박물학 연구는 중지하고 있었다. 의학생들이 매년 가는 '친목의 만찬'에는 참가했던 것 같으나, 그 프로그램에 그의 이름은 보이지 않는다. 이 모임은 해부실에 자유 분방한 여성들을 초대하여 맥주를 마시는 행사로부터 거리의 레스토랑에서 정식 만찬회로 서서히 진화해 왔다. 1871년 10월 퀸스 찹 하우스Queen's Chop House에서 열린 만찬은, 공식적으로는 '엄격한 절제의 원리'에 따라 진행되었다고 알려졌다. 그러나 프랭크 셰퍼드의 기억에 의하면, 그렇게 너무 진지한 모임에서는 학생들이 항상 거칠어져서 브랜디 맛이 나는 진저에일에 취해 큰 소동을 벌였다고 한다. 오슬러는 후에 이 만찬을 바커스Bacchus 축제의 술잔치에 비유했다. 또 세인트 어베인 거리에 살던 그의 같은 방 친구들은 1주일 동안 수 갤런1갤런은 3.8리터의 위스키를 마셨다고 한다. 학생 시절부터 친구였으며, 총명함 덕분에 장래가 촉망받은 딕 치머만이 알코올 중독에 의해 경력을 소홀히 한 것은 오슬러에게 뒷날 교훈적인 이야기의 기초가 되었다.[47]

맥길 대학교의 동급생들은 오슬러를 거의 기억하지 못했다. 그에게는 원래부터 한 마리 늑대와 같은 점이 있었고, 당시에는 졸업 논문을 위해 해부와 장기연구에 바빴고, 시험공부에도 열중하고 있었기 때문이다. 그는 그 해 맥길 대학교에서 약물학을 이수했다. 이것은 4학년생으로서는 드문 일이었다그가 시험에 고생한 이유는 토론토 의학교에서 오그덴 교수로부터 받은 약물학 수업이 부족했기 때문이었을지도 모른다. 그는 임상 내과, 임상 외과와 법의학도 이수하여 하워드의 숨겨놓은 자식처럼 알려지게 되었다. 어느 동급생은 "그는 파머 하워드를 정말 좋아한 모양이어서, 매주 한 번 그가 수업에 들어올 때는 계단교실의 맨 앞줄 가운데를 차지하고 세세한 것들에 대하여 교수와 계속 의견을 주고받아 모두의 주목을 받았다"고 증언했다. 그리고 "강의에 출석하는 것은 불규칙적이었으며 성질이 움추리는 스타일이었다"고 한다. 다른 동급생의 형에 의하면 그는 한 부류의 학생들로부터는 "별로 존경받지 않았으나 미움을 받지도 않았다"고 한다. 또, "그는 현실적이지 않고, 색다른 에세이"를 써서 하워드 교수를 기쁘게 하지 않았다면 낙제했을지도 모를 일이라고 동급생으로부터 들은 적이 있다"고도 한다.[48]

『색다른 에세이freak essay』라는 것은 그의 학위 논문을 말하는 것이다. 당시의 맥길 대학교는 학위를 취득하기 위해서는 학위 논문을 써야만 한다는 규정은 있었던 것 같은데, 거의 중요시되지 않았다. 많은 학생들은 몬트리올의 나이든 의사들에게 25달러를 주고 논문을 대필시켰다. 오슬러는 스스로 논문을 썼다. 논문은 부검증례 20건에 대한 보고서로 33개의 현미경 슬라이드와 표본이 첨가되어 있었다.

그는 그것을 꼬떼 거리의 원형 극장에 전시했다. 뒷날의 회상에 따르면 따뜻한 날씨에 방부 처리마저 부족했기 때문에 그 전시는 "여러 가지 의미로 인상적"인 것이 되었다고 한다. 오슬러의 논문을 심사한 프레이저와 하워드는 "독창성과 연구의 진정성이라는 점에서 두드러졌다"라고 하며 이 논문에 특별상을 주고, 책으로 출판하기로 했다. 표본은 맥길 대학교의 의학 박물관에 기증되었다. 논문의 전문은 전해지지 않으나, 단편적으로 남겨진 머리말에서 오슬러는 병리학의 중요성에 대한 확신을 이야기하고 있다. "환자의 체내에서 일어난 변화가 그의 생존을 불가능하게 만든 후에 사인을 조사하여 장기의 상태를 신중하게 조사하는 것과 그리하여 얻은 지식을 질환의 예방과 치료에 적용하는 것은 의사에 있어서 최고의 목표 중 하나다."[49]

오슬러는 그 해 맥길 대학교에서 예비시험과 학위수여시험 양쪽에 모두 응시한 유일한 학생이 되었다. 그는 예비시험에서는 8위를 차지했고, 학위수여시험에서는 3위에 들어, 의학박사M. D.와 외과학 석사C. M.학위를 취득했다. 오슬러가 22세 때의 일이다. 졸업생들은 손을 들어 대학의 교무과장을 따라 '히포크라테스 선서'의 라틴어 판을 복창했다:

> 나는 의술의 신 아폴로Apollo, 아이스클라피우스Asclepius; 의술의 신, 아폴로의 아들, 히게이아Hygeia; 건강의 여신, 파나케아Panacea 및 모든 남신과 여신의 이름으로 스스로의 능력과 판단에 따라 이 계약을 지킬 것을 선서한다.
>
> 나는 의술을 가르쳐 준 사람을 부모처럼 공경하고, 자산을 그와 나누며, 필요하다면 그 곤궁함을 도울 것이다. 그 사람의 자손을 나의 형제로 여기어, 그들이 의술을 배우기를 원하면 보수와 계약 없이 의술을 가르칠 것이다. 나는 나의 아들과 스승의 아들, 의료법에 따른 계약과 선서에 의해 맺어진 제자들에게만 교범과 강의 및 그 외의 모든 지도법에 따라 의술의 지식을 전하고, 그 외 다른 사람들에게는 결코 전하지 않을 것이다.

> 나는 스스로의 능력과 판단에 따라 환자에게 유익하다고 생각되는 섭생법을 처방할 것이며, 해가 된다고 생각되는 것은 절대 하지 않을 것이다.
> 설령 요청을 받는다 할지라도 나는 생명을 뺏기 위한 약을 주지 않을 것이며, 그것을 암시하는 것도 하지 않을 것이다. 마찬가지로 여성에게 유산시키기 위한 약도 주지 않을 것이다. 나는 사욕을 추구하지 않고 경건한 신앙심으로 인생을 보내며 나의 의술을 행할 것이다. 설령 결석으로 고통을 받는 사람이 있어도 나는 칼을 사용하지 않을 것이며, 그것을 직업으로 하는 자에게 맡길 것이다.
> 내가 환자의 집을 방문할 때에는 환자를 위한 일만을 하고 의도적인 유해한 행위나 타락한 행동을 모두 멀리할 것이다. 나는 상대가 여성이든 남성이든 자유인이든 노예이든 성적 접촉을 하지 않을 것이다.
> 내 직업과 관련되었든 관련되지 않았든 간에 타인의 생활에 대해서 보고 들은 것은 비밀로 지키고 입 밖에 내지 않을 것이다.
> 내가 이 계약을 지켜나가는 동안 인생을 즐기고 의술을 행하는 것을 허락받고 모든 사람들로부터 영원한 존경을 받게 하시고, 내가 이 계약을 어기고 위증을 한다면 그 반대급부를 주소서.[50]

의대를 졸업한 것은 좋은데, 이제부터 어떻게 될 것인가? 존슨 목사는 중요한 학생이며 제자이기도 했던 윌리가 의학교에서 공부하고 있는 동안에도 윌리와 연락을 계속했다. 존슨은 윌리에게 긴 편지를 써서 교회와 박물학의 화제를 알려주고 책을 비평하고 기독교 신자의 생활에 대한 조언을 하는 한편, 성장하여 각지를 여행하게 된 윌리를 통해 자기 자신의 시야를 넓혔던 것 같다. 존슨 목사는 오슬러 일가를 잘 알고 있었다. 윌리의 부모 뿐 아니라 그 아들들 중 몇 명의 눈부신 성공과 그들 모두의 결점까지도 잘 알고 있었다. 윌리가 맥길 대학교를 졸업하고 몇 년 후, 의학교에 다니고 있던 아들이 드디어 맥길 대학교에 합격하자 존슨 목사는 아들에게 오슬러박사를 본보기로 해서는 안 된다고 경고했다:

그는 오슬러 가문의 사람이다. 내가 큰 착각을 하고 있지 않는 한, 그에게는 네가 절대로 칭찬해서는 안 될 부분이 있다. 오슬러 가문의 사람들의 특징에 대해 확실히 가르쳐주고 싶지만, 잘 적을 수가 없을 것 같구나. 네가 보고 배울 가치가 있는 점은 단 하나, 부지런한 것이라고 생각한다. 그들에게는 특별한 재능은 없어 보이며, 고상한 행동 윤리도 없고, 다만 매우 근면할 뿐이다. 그 동기는 아마 돈벌이인 것 같다.[51]

존슨 목사가 이렇게 나쁜 평을 내린 배경에는 오슬러 참사 사제에 대한 반감이 작용했을 수도 있다. 존슨은 당시 자신의 교구에서 가톨릭쪽의 지도를 행하고 있다는 의심을 받고 있었고, 그 의혹의 조사를 위해 주교가 설치한 위원회의 구성원에 오슬러 참사 사제가 들어있었기 때문이다. 존슨의 평가에 진실이 약간 포함되어있다 할지라도 그것은 윌리가 가족 구성원 대다수와 마찬가지로 생계를 유지하는 것의 중요성을 알고 있었다는 정도의 의미이다. 오슬러는 인생을 살아가는 동안 자신의 구좌를 주의 깊게 관리했고, 나중에는 유복한 생활을 누릴 수 있게 되었다. 그가 맥길 대학교에 다닐 수 있었던 것은 그의 아버지가 살림을 신중하게 관리한 덕분이었다. 또한 뒤에 기술하겠지만 맥길 대학교를 졸업한 그에게 그 다음 공부의 기회를 준 것은 돈벌이에 재능이 있었던 형 에드먼드 보이드애칭 E. B.였다. 은행을 그만두고 브로커 일이나 투자업무를 시작했던 에드먼드는 상당한 자산가가 되어 나중에는 '백만장자'가 되었다백만 달러가 문자 그대로 터무니없는 금액이었던 시대의 일이다.

맥길 대학교의 교수들은 오슬러가 학위논문에서 보인 장래성에 관심을 가지고, 그가 맥길 대학교에 머물 것을 바라고 있었다. 오슬러도 그곳에서 교수가 되고 싶다는 생각을 했지만, 의학교의 교수가 학생으로부터 받는 사례비만으로는 생계를 이을 수가 없고, 의사로서 개업을 해야만 한다는 것을 알고 있었다. 그러나 그가 가장 하고 싶었던 것은 개업을 하는 것이 아니었다. 그는 이 상황에 대해 파머 하워드와 이야기를 나누고, 전문의사가 된다면 최소한의 일만 하고도 최대한의 수입을 얻는 것이 가능하다는 결론을 냈다. 백부 에드워드가 처음에 흥미를 보인 안과는 새롭게 등장한 전문 과목으로서 성장일로에 있었고, 검안경이 도입된 이후로 기초가 확고해지고 있었다. 그리고 몬트리올에는 아직 안과 전문의사가 없었다.

캐나다에는 안과는 물론이거니와 어떠한 전문분야에 대해서도 졸업 후에 받을 수 있는 연수의 기회가 없었다. 미국에서도 그 기회가 없는 것은 마찬가지였다. 오슬러가 공부를 마무리하기 위해서는, 북 아메리카의 의학생 수천 명이 그랬던 것처럼, 유럽에 건너갈 필요가 있었다. 그 무렵 신체기능의 연구를 의미하는 '생리학'이라는 포괄적인 용어가 유행하고 있었으므로, 오슬러는 런던으로 가서 안과학 공부와 생리학 연구 양쪽을 해 보고 싶었다. 당시는 졸업 후 연구를 위한 장학금도, 연구 조성금도 대여 장학 제도도 없었지만, 형인 에드먼드가 구원의 손길을 뻗어 주었다. 그는 동생에게 해외에서의 생활 자금으로 천 달러지금의 화폐가치로 약 3만 달러라는 금액을 지원했다.

1872년 늦봄, 윌리는 용돈벌이를 위해 온타리오 주 해밀턴에 병원에서 입주 의사의 조수로 일했다. 그 때 천연두 환자가 이송되어 오는 이례적인 사태가 발생했다. 천연두는 전염성이 강하여 환자를 병동에 입원시키는 것이 불가능하고, 특별한 시설에 격리시켜야 했다. 그런데 어디에 격리시킨단 말인가? 이 때 오슬러는 환자를 해밀턴 시장의 집으로 옮겼다. 이것은 행정적 처리를 하기에는 효과적인 방법이었다. 마을에서 떨어진 주거지에 특별한 병실이 마련되었다. 오슬러는 하루에 두 번씩 이 환자를 방문했고, 환자가 사망하자 독일인 가정부의 도움을 받아 그곳에서 그 환자를 부검했다. 7월에 그는 에드먼드와 같이 대서양을 건너 아일랜드와 스코틀랜드를 잠시 관광한 후 각각의 목적지에 향했다. 런던에서 공부를 시작할 즈음 오슬러는 회계 장부에 자신을 위한 경고문을 썼다. "검소하게 살 것. 수입의 범위 안에서 생활해 갈 것."[52]

오슬러는 캐나다인 유학생 한 명과 함께 런던 대학교 근처의 가워 거리에 방을 빌려 실험생리학과 조직학을 담당한 교수 존 버든 샌더슨John Burdon Sanderson의 '실험 생리학' 과정에 등록했다. 그가 맨 처음 방문한 병원 중 하나는 유명한 가이 병원이었다. 가이 병원은 템즈 강의 남안에 자리한 종합병원으로 당시의 인상을 그는 다음과 같이 전하고 있다. "오후에는 병동과 박물관을 둘러보았다. 양쪽 모두 꽉 차 있었다. 중요한 차이점은, 병동에서는 표본그렇게 말해도 된다면들이 병상에 누워 있었고, 박물관에는 병 속에 들어가 있었던 점이었다." 냉담하며 사려 깊은 이 언급은 런던의 의학 교육에서 병리 표본이 광범위하게 사용되었다는 사실을 고려하여 관대하게 받아들여야 할 것이다. 영국의 임상 의사들은 박물관의 표본을 가까이했으며 그 개성을 존중했고, 병원에서 회진을 돌 때에도 마치 옆 침대의 환자에 대해서 이야기하듯이 표본을 예시로 들었을 지도 모른다. 런던에서 오슬러는 병이 있는 장기만 연구하는 '박물관 수업'에도 출석했다.[53]

그가 마음속에 그렸던 장래의 계획은 머지않아 무너지기 시작했다. 파머 하워드로부터 온 편지에 맥길 대학교 졸업생 2명과 영국인 안과전문의 1명이 몬트리올에서 안과의사로 개원할 계획을 가지고 있다는 것을 알게 된 것이다. 이러면 안과의사가 되어도 별 수가 없다. 그래서 하워드 박사는 "내과와 외과의 모든 분야를 수련할 것"을 조언했다. 이것이 한 사람의 능력으로는 불가능한 것이라는 것을 그는 생각지 못한 것 같다.

오슬러가 하워드에게 보낸 답장의 초고에는 "아마 상상하시는 대로 저는 안과 수술 의사로서의 장래가 막힌 것에 조금도 실망하지 않습니다. 도망칠 수 없는 것은 깨끗이 받아 드리겠습니다"라고 씌어있다. 다만 안과 의사로 생계를 이으면서 생리학을 가르친다는 계획을 변경한다면, 런던에서 공부할 내용도 바꿔야 한다고 생각했다. 그는 당시 대부분의 시간을 샌더슨 교수의 연구실에서 보내고 있었기 때문이다.

> …… 저는 지금 일반의사로 개업하는 것을 생각해야 합니다. 솔직하게 말하면 이것은 그렇게 기쁜 일은 아닙니다. …… 사정이 이러하기 때문에 저는 맥길 대학교와의 장래 관계를 명확하게 할 약속이 필요하여, 학장님께 그러한 취지의 편지를 썼습니

다. 저에게 있어서 이곳의 시간 절반 가까이를 생리학 공부에 쏟는 것은 이롭지 않습니다. 생리학은 앞으로 캐나다의 대학교에서도 인기 과목이 될지도 모릅니다. 그러나 제가 생리학을 배우기 위해 지불해야 할 금액과 그것을 위해 투자해야 하는 시간을 고려한다면, 학생들로부터 받는 사례비만으로는 충분하지 않다는 겁니다.

득실만을 따지는 사람처럼 이야기를 하는 것은 제 본의가 아니지만, 저의 오랜 친구인 보벨 박사가 생리학 연구와 개업의사로서의 일을 양립하려다가 양쪽 모두에 실패했다는 것이 기억에 너무나도 선명하여, 저로서는 다른 방법을 생각할 수가 없습니다. 저는 언젠가 맥길대학교와 연계된 좋은 연구실을 만들고 싶습니다. 그 목표에 부응하여 캠벨 학장님으로부터 바람직한 답변을 듣는다면, 저는 이 겨울이 끝난 이후에도 생리학 연구를 계속할 것입니다. 그렇지 않다면 일반의사로서 성공하기 위해 필요한 과목에 집중해야 할 것입니다.

아무쪼록 제가 이러한 상황을 학장님께 설명한 것을 뻔뻔한 짓이라고 생각하지는 말아주십시오. 저는 명확한 약속이 없다면 이 이상 나아갈 수가 없을 것 같습니다.[54]

맥길 대학교의 교수진은 오슬러가 요구한 것에 대하여 학장인 윌리엄 도슨 경Sir William Dawson과 상담했다. 저명한 박물학자인 도슨 경은 정력적인 인물로 규조류 연구를 통해 오슬러를 알고 있었다. 대학 측에서는 현재 도슨 경이 인문 대학과 의대 학생들을 대상으로 가르치고 있는 식물학 과정을 오슬러에게 넘긴다고 제의했다. '현미경을 사용하여' 반년짜리 병리학 과정도 담당할 수 있을지 모른다. 장래에는 의학 연구소의 교수가 가르치고 있는 과정으로부터 병리학이 독립할 가능성도 있다. 도슨 경은 오슬러에게 이를 위해서는 식물학에 '고도로 숙달'되는 것이 필요하므로, 가능하다면 독일에서 공부하고 오라고 알렸다.

도슨 경은 언젠가 오슬러에게 유급 강사직을 줄 수도 있다는 암시를 남겼지만, 캠벨 학장으로부터는 엄격하며 현실적인 편지가 도착했다:

> 우리 대학에 기부되는 재원은 없고, 교수들은 학생들로부터 받는 사례비만을 보수로 하고 있네. 그러니 자네도 우리들 모두가 그래왔던 것처럼 기회를 잡고, 주로 개인 진료로 생계를 꾸려가야만 하네.
>
> 우리들이 식물학 강좌를 제공할 만큼 자네의 학식과 인격을 높이 산다는 사실은, 몬트리올에 온지 얼마 되지 않은 자네가 개업을 하는데 대단히 유리하게 작용하겠지. …… 자네는 당연히 내과학과 외과학을 중요시해야만 하네. 젊은 신혼부부가 돈이 없더라도 사랑을 양식으로 살아가는 것처럼, 극히 실제적인 이 나라에서 의사는 과학을 양식으로 살아가야 할 것이네.

이례적인 제의에 대한 오슬러의 당혹감을 예상한 파머 하워드는 이를 맥길 대학교가 오슬러에 대해 기울이는 관심의 깊이를 표명이라 이해하도록 오슬러에게 충고하고, 그가 받고 있는 탁월한 과학적 훈련을 그대로 계속하도록 권했다. 하워드 박사는 오슬러의 장래를 놀랄 만큼 정확히 예측했다:

> 자네가 일반의로 일할 수 있는 역량을 키워야 한다는 것은 명백한 사실이네. 그러나 자네에게는 과학적 분야에 대한 적성이 있기 때문에 이미 이 분야에서 어느 정도의 일을 하고 있으니, 그것을 갈고 닦는 것이 옳다고 생각하네. 매일 2, 3시간을 생리학 연구실에서 보내야 한다고 해도 종합병원에서 철저히 공부하는 데에 지장이 있을 리는 없고, 병리 해부학 연구를 계속한다는 것도 불가능한 것은 아닐 것이네.
>
> 내가 자네라면 영국에서 공부를 끝낸 후에는 독일로 가서 베를린이나 본, 혹은 비엔나에서 위대한 조직학자, 예를 들면 피르호우, 혹은 린트플라이시Rindfleish의 문하에서 공부를 할 것이네.
>
> 이 정도의 과학적 수련을 받는다면 귀국해서 개업을 해도 장사가 잘 될 것이며, 이 나라 최고의 의학교 중 어딘가에서 교수직에 오를 수 있을 것이네. 나는 그것을 확신하고 있어. ……급속히 발전을 계속하는 이 나라의 활기차고 진취적인 의학교에서,

> 다른 사람보다 많은 과학적 훈련을 쌓은 의사는 강력한 인상을 줄 것이고, 높은 평가를 얻을 수 있을 것이네. 그 지식이 필요해질 때가 반드시 올 것이네.[55]

오슬러는 맥길 대학교로부터 받은 제의를 정중히 거절했다. 자신은 식물학에 대해서는 문외한이며, 좋은 수업을 할 수 있을 정도로 숙달된다는 것은 불가능하다고 생각한다는 것이 그 이유였다. "제가 식물학의 교수가 된다면 틀림없이 바보 같은 짓을 저지를 것입니다." 그렇지만 그 역시 이번 제의가 자신에 대한 경의의 표시라는 것은 알고 있었다. 맥길 대학교는 그 정도로 그의 능력을 높이 사 준 것이다. 그는 자신이 이번 제의를 거절했다는 사실을 아직 가족이 이해해 주지 않으리라는 것도 알고 있었다. 그가 속마음을 밝힐 수 있는 유일한 친척은 몬트리올에 있는 제넷이었다:

> 나는 바보짓을 할 뻔 했어. …… 그것은 나의 진심은 아니야. …… 다른 사람들과 마찬가지로, 아버지께서도 나라면 식물학을 가르칠 수 있을 것이라고 생각하실지도 몰라. 그래도 식물학 교수직을 승낙해 버렸다면 나는 스스로를 사기꾼처럼 느꼈겠지.
> 나는 아마 몬트리올로 돌아갈 것 같아. 그래도 그것은 개인병원을 개업할 목적으로 가는 거야. 다른 제의가 오지 않는다면, 맥길 대학교와는 관계가 없어지겠지. 내가 동기생들보다 성공할 거라는 기대는 하지 말아줘. 나는 뛰어난 재능이 없고, 무엇인가를 할 때마다 조기교육의 부족함과 치밀하지 못한 성격 때문에 앞길이 막힌다는 비참한 생각을 하게 되네. 그래서 일반의가 되기 위한 공부를 하기 위해, 명성을 얻을 수도 있는 연구로부터 시간을 빼내야 하는 거야.
> 그래도 한 가지 확실한 것이 있어. 수입을 얻기 위한 일을 희생하고 과학 연구에 틀어박히는 것은 본인에게 있어서도 그리고 가족이 있다면 가족에게 있어서도 부당하다는 거야.[56]

영국에는 인사차 들러야 할 친척과 가족의 오랜 친구들이 많이 있었다. 관광을 해야만 할 곳도 많았다. 오슬러는 그러한 바쁜 사교 스케줄 속에서도 일반의가 되기 위한 노력을 늘려가고자 했다. 샌더슨 교수와 그 밖의 지인들은 그를 유니버시티 칼리지 런던 병원에 소개했다. 오슬러는 이곳에서– 에라스무스 윌슨Erasmus Wilson, 틸버리 폭스Tilbury Fox, 찰튼 바스티안Charlton Bastian, 시드니 링거Sydney Ringer, 윌리엄 제너 경Sir William Jenner, 헨리 톰슨 경Sir Henry Thompson 등, 유명한 임상 의사와 외과 의사를 관찰했다. 또한 어느 외과 의사의 정식 강의 도중 "외과의 기술은 거의 한계에 다다랐다"라고 단언하는 것도 들었고, 성 토머스 병원의 찰스 머치슨Charles Murchison의 진료실에 갔으며, 비교 의학의 선구적 연구기관으로 알려져 있는 브라운 동물 치료 연구소Brown Animal Sanitory Institution에서 태생학 단기 과정을 이수하기도 했다. 그는 캐나다 출신 의사들이 신분 상승을 위해 영국에서 각종 면허를 취득하는 것에 위화감을 느꼈지만, 몬트리올에 돌아갔을 때 도움이 된다는 하워드의 조언에 따라 자신도 LRCPLicentitate of the Royal College of Physician; 영국 내과 의사 면허 소지자 칭호를 획득했다. 덧붙여서 맥Mac이나 맥Mc으로 시작하는 이름을 가진 스코틀랜드 계 캐나다인의 경우는 LRCPE에딘버러 내과 의사 면허 소지자라는 칭호가 효과를 가졌을 것이다.[57]

오슬러는 런던에서 보낸 시간의 태반을 샌더슨 교수의 연구실에서 보냈다. 처음에 그는 샌더슨 교수의 생리학, 병리학 과정을 이수한 후어떠한 세세한 점도 놓치지 않으려는 듯 그는 초심자의 마음으로 공부를 시작했다, 샌더슨 교수의 조언에 따라 일부 시약이 혈중의 백혈구에 미치는 영향에 대해 연구했다. 이 연구에서는 영국에 온 후 처음으로 연구 발표를 했다는 것 이상의 성과는 얻지 못했다. 그는 내과 현미경 학회에서 『많은 혈관 운동과 함께』라는 논문을 읽었다고 한다.[58]

현미경으로 혈액 관찰을 계속한 그는혈액 샘플은 그 자신의 것을 쓰는 경우가 많았다. 어느 날 백혈구도 적혈구도 아닌 색다른 무색의 과립 덩어리 를 발견했다. 30년 전 현미경의 렌즈가 선명하게 발전한 이후 많은 사람들이 이러한 알갱이를 보았지만, 참고 문헌이 별로 없었다. 그래서 오슬러는 이 알갱이를 상세히 조사했다. '혈장 속에 보이는 어떤 종류의 유기체에 대하여'라고 하는 논문은 그의 졸업 후 연구 과정의 중요한 성과가 되었고, 후에 '혈소판'이라고 불리게 된 입자의 성질에 관한 연구는 큰 진전을 보게 되었다. 오슬러와 동료 에드워드 셰퍼에 의해 기록된 예비 원고에는, 혈소판이 또 다른 신비한 유기체인 세균으로부터 형성되는 것인지, 혹은 반대로 혈소판이 세균을 형성하는 것인지에 대한 추측이 기술되어 있으나, 최종 원고에서는 이런 잘못된 추측이 삭제되었다. 파머 하워드는 이 논문을 "대단히 흥미로운 발견"이라고 칭찬했고, 오슬러가 이 연구에 전념하여 그 자신과 캐나다에 명예를 가져오는 것이 가능해지도록 생리학 · 병리조직학 교수직을 주도록 맥길 대학교의 친구에게 정식으로 의뢰했다. 사실 혈소판 연구에 이른 시기부터 관여했기 때문에 오슬러는 유리한 자리에 있었던 것이고, 그 논문의 내용은 그렇게까지 높은 평가를 받을 만한 것은 아니었다.[59]

오슬러가 던다스의 가족들에게 쓴 편지의 대부분은 후에 일어난 화재로 인해 소실되고 말았다. 그렇지만 그가 정기적으로 상세히 편지를 썼다는 것은 알려져 있다. 캐나다인 룸메이트이면서 후에 동료가 되는 아서 브라운Arthur Browne은 런던에서 행한 연구에 대한 기사를 캐나다의 의학전문지에 발표했고, 오슬러도 여기에 도전했으나 실패로 끝났다. 오슬러와 마찬가지로 영문학을 사랑한 그의 동료 아서 브라운은 오슬러의 셰익스피어에 대한 정열을 북돋기 위해 그에게 콜리지와 램Lamb, Charles; 영국의 수필가, 비평가; 1775~1834을 소개했다. 오슬러는 해외생활 중에 글을 읽고 쓰는 데 예사롭지 않은 열정을 쏟게 되었다. 그는 손으로 쓴 글과 인쇄된 문장을 섭렵했다. 엄밀하게는 "글이라면 뭐든지" 읽었다고 할 수 있다. 1872년 10월의 어느 날, 토트넘 코트 거리의 찻집에서 타임지에 게재된 존 러스킨John Ruskin; 영국의 미술평론가, 사상가; 1819~1900의 문장을 읽다가 "신문을 1년만 읽으면 어떤 명석한 두뇌도 흐려지게 된다"는 취지의 주장에 깜짝 놀랐던 일을 그는 항상 기억하고 있었다.[60]

오슬러는 더 높은 목표를 지니고 있었다. 그는 런던의 커다란 의학 도서관에 다녔고, 맥길 대학교에서 집필한 학위논문을 출판한 것을 계기로 서적 판매업에 종사하는 노크 형제와 알게 되었다. 노크 형제는 '따분하고 메마른 인간의 표본'과 같은 겉모습에 그들이 블룸스베리에 차린 가게는 말로 표현할 수 없을 정도로 어지러웠다. 룸메이트인 아서 브라운으로부터는 존 브라운 박사의 수필집 『여가Horae Subsecivae; Spare Hour』를 한권 얻었다. 오슬러는 뒷날 교양의 폭을 넓히기 위한 길잡이로서, 모든 의학생들에게 이 책을 추천했다. 브라운 박사는 유쾌하며, 내용를 종잡을 수 없고, 때때로 역사적이며 전기적인 이 명상록을 쓴 의도를 "시드넘Sydenham, 아버스노트Arbuthnot, 그레고리Gregory 같은 이들이 활약하던 평화로운 시절, 의사들이 자신이 가진 자질을 소중히 기르고 널리 뻗치고 자극했던 시대, 문학의 세계를 살며 고전을 숭배하고 존경하는 한편, 현실 세계에서 생활하며 의사도 환자도 괴로워할 필요가 없다고 믿으며 동년배들과 절차탁마하던 시대, 때로는 잡다한 사색과 독서에 열중할 여가가 있었던 시대의, 남성적인 지성과 교양으로 돌아가기를 호소하는 것"이라고 밝혔다.[61]

영국 실험 생리학과 병리학의 창성기에 군림한 버든 샌더슨이 오슬러에게 끼친 영향은 거의 알려져 있지 않다. 샌더슨에게는 약간 산만하고 잘 잊어버리는 구석이 있었지만 연구실에서 샌드위치를 먹으려다가 실험용 개구리를 깨물어버렸던 일화는 아무리 그라고 해도 잊기 어려웠다, 인맥은 넓었다. 오슬러는 샌더슨과 대학병원을 통해 영국 의학계에 들어갈 수 있게 되었고, 여러 유력자들과 가까워지게 되었다. 저녁에는 링거 박사의 집에서 식사를 했다. 하나부터 열까지 대단한 저택이었고, 만난 사람들은 모두 친절한 사람들뿐이었다. 링거 부인께서는 아이가 여럿인데도 많은 영국 귀부인들과 마찬가지로 매우 젊어보였다. 버드 박사는 과격한 공화주의자로, 나는 그와 캐나다와 미국에 대하여 기나긴 토론을 벌였다. 그 외에도 비슷한 사람 몇 명이 자리를 함께했다.[62]

토론토 의학교에서도 맥길 대학교에서도 한 마리 고독한 늑대와 같았던 윌리엄은, 이 '오슬러 같은 낯가림'을 극복하기 위해 노력을 거듭하여 대단히 사교적인 사람이 되었다. 그는 머지않아 캐나다, 미국 출신의 유학생들이나 영국의 젊은 이들, 베테랑 의사들과 친해지게 되었고, 만날 때는 누구에게도 정성을 다했다. 그는 특히 연장자들 명성을 쌓은 사람들과 만나는 것에 마음을 쏟았다. 런던에서 체류한 이 기간 동안, 그는 영국학사원의 밤 무도회 '대단한 모임'에 참석하여 찰스 다윈Charles Darwin과 만났다. 리젠트 파크 동물원을 방문했을 때 오슬러는 다윈을 떠올렸다. "가장 가까운 친척들을 건성으로 대접하고 싶지 않았기 때문에, 나는 그들에게 특별한 오후를 선물하기로 했다. 소문에 따르면 새롭게 동물원에 들여온 침팬지는 무서울 정도로 사람과 닮아서 많은 사람들이 다윈의 진화론으로 전향한 것 같다"고 하였다.[63]

오슬러는 1872년의 크리스마스를 아버지 페더스톤의 동창생이 가족과 함께 살고 있는 노퍽 주에서 보냈다. 그는 그곳에서 앤서니 트롤로프Anthony Trollope; 영국의 소설가; 현실에는 없는 주(州)Barsetshire를 설정하여 쓴 소설-Barsetshire Novel이 유명; 1815~1882의 소설처럼 살고 있었던 모양이다. 위튼 목사관의 중요한 특징은 책과 음악과 고양이다. 나는 책을 읽고, 음악을 듣고 이해하려고 노력하고, 고양이를 철저하게 희롱했다. 여자아이들은 음악의 명수였지만, 정작 중요한 용모가 좋지 않았다. 군청 소재지인 노르위치에서 그는 성스러운 유물이 아니라 토머스 브라운 경의 두개골을 견학했다. 몇 년 전에 관이 우연히 열려서 지역 병원에 그 두개골이 전시되고 있었던 것이다. 두개골에는 브라운 경의 책과 인용문이 딸려 있었다. "나쁜 놈들이 우리들의 시체를 무덤에서 도굴해서 두개골로 술잔을 만들고 뼈로 파이프를 만들어 적의 기분 전환용으로 주게 된다면, 이는 비극적이며 불쾌한 일이 될 것이다."[64]

1873년 10월, 오슬러는 영국을 뒤로 하고 북아메리카의 사람들이 의학의 중심지로 알고 있었던 독일과 오스트리아로 향했다. 19세기 후반에는 기초의학과 임상의학 모두 독일어를 사용하는 나라들이 선도하고 있었다. 이 두 나라에서는 대학과 병원이 고도로 조직화되었고, 연구가 중시되었으며, 걸출한 과학자들을 배출했다. 대학원은 많은 학생들을 받아들였고 학문에 전념하는 인생을 사는 것이 가능했다. 조국에서는 충분한 의학교육을 받을 수 없다는 것을 알게 된 북아메리카의 의사들은 파리가 아니라 오스트리아의 비엔나와 독일 각지의 의료 중심지에 유학하는 것을 희망하게 되었다. 그러므로 오슬러처럼 장기간 영국에서 지내는 것은 드문 일이었으나, 캐나다 자치령 출신자들은 그렇게 하는 경우가 많았을지도 모른다. 그러나 선진 의학의 제 1언어가 영어나 프랑스어가 아니라 독일어라는 사실은 오슬러가 대서양을 건너기 전부터 알고 있었던 것이다.

베를린에 도착한 오슬러는 곧바로 매일 열리는 독일어 수업에 등록했다. 그를 놀라게 한 것은 독일 제국의 수도에서 생활하기 위한 비용과 버젓이 들어내놓고 흘러가는 하수구의 악취였다. "소름이 끼친다고 밖에 표현할 도리가 없다. …… 이에 비하면 런던은 넋을 잃을 정도로 아름답다. 여기는 마치... 몬트리올 같다." 또한 그가 수련을 목표로 하고 온 강좌가 시작하는 시기는 생각보다 상당히 늦었다. 그리고 그가 소개장을 들고 찾아간 교수들 중, 한 명은 그 직전에 사망했고, 다른 한 명은 대학을 떠난 상태였다. 그렇지만 이 정도의 문제는 어떤 유학생이라도 마주치는 것이고 그는 곧 다른 유학생들을 알게 되어 침착하게 생활을 시작할 수 있었다. "샌더슨 박사가 추천장에서 나를 정말 좋게 써 주었기 때문에 피르호우 교수는 나를 환영해 주었고, 일이 생기면 언제나 자신을 찾아오라고 말했다."

이것들을 제외하면 오슬러는 극히 평범한 유학생이었다독일인들은 그를 미국인이 아니라 오히려 프랑스인이라고 착각하는 경우가 많았다. 그는 베를린의 거대한 샤리테 병원Charite Royal Hospital의 계단교실에서 교수가 자신이 담당하는 환자를 진찰하고 해설하는 것을 들으며 필기를 했다. 영국의 임상 의사들은 런던의 병원에서 수십 명의 환자를 담당했지만, 독일의 교수들은 샤리테 병원에서 훨씬 많은 수의 환자를 담당했다. 오슬러는 베를린으로부터 『캐나다 내과-외과 저널』에 2건의 기사를 투고했다. 당시 베를린에서 가장 유명한 임상 의사는 루트비히 트라우베Ludwig Traube와 폰 프레리히스F. T. von Frerichs, 이 두 사람이었다. 트라우베는 면밀하게 진찰을 하고, 임상교육에 반드시 필요한 매너와 유창함을 갖추고 있었지만, 유학생들은 프레리히스의 수업을 더 좋아했는데, 그 이유는 이 교수가 정말 느리게 말하기 때문에 유학생들도 내용 전체를 이해할 수 있었기 때문이었다. 오슬러에 따르면 그의 진찰은 성 토머스 병원에서 머치슨이 행하던 것처럼 엄밀하지는 않았다고 한다. 또한 프레리히스의 학생 조수 중 한 명은 그 무신경함 때문에 기억에 강하게 남아있다고 한다 이는 진부한 의대생들의 농담으로 정말 그런 사람이 있었는지는 의심스럽다.

"슈미트 선생, 자네의 환자는 오늘 아침 어떤 상태인가?"

"아주 좋습니다. 어제보다 훨씬 좋아졌습니다."

"아주 좋습니다. 오늘 아침 사망했으므로, 어디에 문제가 있었는지 곧바로 밝혀낼 수 있습니다."

루돌프 피르호우는 베를린 의학계의 슈퍼 스타였다. 정치가, 병리학자, 보건학자 등의 다방면에서 활약한 그는 19세기 독일 최고의 과학자 중 한 명이었다. 그의 전문 분야는 오슬러가 가장 관심을 가지고 있던 분야였다. "외국인 의학생을 베를린으로 끌어들이는 원동력은…… 피르호우 박사의 천재성과 대단한 병리학 연구소이다. 이 걸출한 인물은 아직 최전성기에 있다. …… 지성이 풍부하고 지칠 줄 모른다. …… 월요일 아침에는 직접 부검을 하는데, 세심하게 주의를 기울여 면밀하게 행하기 때문에, 3시간이고 4시간이고 걸리는 경우가 있다. 내가 처음 그의 수업에 출석한 날 아침에는 그는 머리 덮개 뼈에 걸쳐 장장 30분을 설명했다!" 젊은 캐나다인이 유럽에서 만난 교수 중에 피르호우만큼 커다란 영향력을 끼친 사람은 달리 없었다.[65]

오스트리아-헝가리 제국의 수도 비엔나에서는 다채로운 과정을 이수할 수 있었으며, 거대한 종합병원Allgemeine Krankenhaus은 흥미로운 증례로 넘쳐났기 때문에 북 아메리카 출신의 유학생은 이곳을 즐겨 방문했다. 1874년 초에 오슬러가 비엔나를 방문했을 때는 북아메리카 출신 유학생이 50~60명이나 몰려 있었다. 그는 4개월의 체재 기간 동안 여러 과정을 이수하고, 헤르만 비더호프Hermann Wiederhoff 밑에서 소아과학을, 페르디난트 헤브라Ferdinand Hebra; 바로 빈 학파의 강사, 하인리히 폰 밤버거Heinrich von Bamberger; 대단한 진단학 의사 밑에서 일반 내과학을, 아담 폴리처Adam Politzer의 밑에서 귀 질환에 대해서 배웠다 이들 과목의 전문의가 되고자 한 것이 아니라, 그들과 알게 되는 것이 가치 있는 일이라고 생각했기 때문이다.

북 아메리카에서 비엔나로 유학을 온 학생들 중 대부분이 그랬듯이 오슬러도 산과 증례를 보게 되어 기뻤다. 북 아메리카에서는 환자의 개인적인 심정을 배려한 탓에 그러한 수련은 생각할 수도 없는 것이었기 때문이다. 북 아메리카의 의사들은 분만 과정을 한 번도 보지 못한 상태로 조국의 의학교를 졸업하고, 산과학에서 상을 받는 일조차 있었다. 비엔나에서 학생들은 시체를 가지고 공부를 시작하여 거의 격일로 새로운 시체가 왔고, 갓난아기의 시체는 몇 구라도 손에 넣을 수 있었다, 그것이 끝나면 병동에서 수련을 받았다:

> 출산이 가까워졌는지를 확인하기 위하여, 여성들은 3일에 한 번씩 진찰을 받는다. 그녀들은 일렬로 늘어선 침대에 눕혀져 있고, 조수가 각 환자들에게 학생을 한 명씩 배당하여 학생들을 지도한다. 학생이 몇 명이 있더라도, 모든 학생이 진찰할 수 있다. 여성들에게 미안해하는 이도 있으나, 반들Bandl이 말하기를 그들은 별로 신경을 쓰지 않는다고 한다. 낮 시간대에 수술이 필요한 경우에는, 가능하다면 강의 시간까지 기다리고 수술실로 데려온다. 나는 다음 주부터 5일 혹은 6일에 한 번씩 당직을 서게 된다. 귀국할 때까지 겸자 분만을 서너 건 경험해 본다면 좋을 것 같다.

오슬러는 비엔나의 일반 내과학과 병리학 수준이 "베를린에 비하여 너무도 떨어진다"고 느꼈다. "피르호우의 부검을 본 이후로, 이곳의 부검에 참가하는 것은 크나큰 고통이다. 이곳의 부검은 대단히 건성으로 행해지고 있으며, 재료를 거의 활용하지 않는다." 비엔나의 병리학을 창시한 칼 로키탄스키Karl Rokitansky는 적은 인원의 선택받은 학생들만 가르쳤고, 오슬러는 명백히 그 안에 포함되지 못했다. 그러나 이 캐나다인 청년도 로키탄스키의 70회 생일을 축하하는 성대한 행사를 볼 수 있었다. 여기에는 많은 학생들이 횃불을 들고 퍼레이드를 했으며, 유럽 의학계는 비엔나 의학계의 중진에게 경의를 표했다.[66]

1874년 봄, 오슬러는 파리와 영국을 경유하여 귀국길에 올랐다. 그는 뒷날 유럽에서 머물 때는 주머니에 거미줄을 쳤기 때문에, 교과서 밖에 살 수 없었던 것이 유감이었다. 또한 외국어 실력도 그리 늘지 못했다. 베를린에서도 빈에서도 영어를 쓰는 학생들하고만 방을 쓰는 큰 실수를 저질렀기 때문이다. 장발에 놀라울 정도로 규율을 잘 지키고, 결투 상처가 있으며, 무리를 지어서 술을 마시는 독일 학생들은 오슬러에게는 불가사의한 존재였다. 일부 급진적 절대 금주주의자들이 말하듯이 담배와 맥주가 정신과 육체에 끼치는 손상작용이 있다면, 여기서 그 징후를 볼 수 있을 것이다.[67]

이러한 후회는 있었다 할지라도, 경험의 폭을 넓히길 원한 북아메리카 출신의 현명한 젊은이에게 2년간의 유럽 생활은 직업적으로도 개인적으로도, 문화적으로도 좋은 영향을 주었다. 그는 미술관을 구경했고, 콘서트를 보러 갔고, 공원과 운하를 따라 산책했으며, 셰익스피어와 조지 엘리엇George Eliot; 영국 여류 소설가; 1819~1880을 읽었고, 많은 친구를 사귀었고, 세계 최고 수준의 의사들을 관찰했다. 또 흡연자를 만난 탓에 그 자신도 담배를 피우게 되었지만, 오슬러가 유럽에서 담배를 피우기 시작했는지시드니 링거가 그에게 담배를 가르쳤다고 하는 사람도 있다, 그 이전에 조국에서 담배를 피우기 시작했는지는 알려져 있지 않다. 성경 지식과 기독교 문화에 젖어 있던 그는 어디를 가든지 교회에 계속 다녔지만, 신학에 특별한 관심은 없었다. 맥길 대학교와 교섭이 깨진 후, 그는 장래 계획에 대한 불안을 매일 그날의 일에 최선을 다하면 된다는 침착함으로 승화시켰던 것 같다. 그러나 그가 베를린에서 누나 채티에게 보낸 편지에는 불안을 토로하는 구절 하나가 슬며시 들어가 있다. "나는 이제 4반세기 가까이 살아왔는데 아직 자립하지도 못했어."[68]

조국에서 개업하기 위한 방법에 대해 오슬러가 했던 생각들은 어느 하나 현실화 된 것이 없다. 1874년 늦은 해, 귀국한 그가 지역 의사의 대리인으로서 던다스와 해밀턴을 분주히 돌아다닌 결과 얻은 것은 25달러와 부츠 한 켤레였다.

그때쯤 맥길 대학교에서는 이제 막 의학연구소의 교수직에 취임한 조세프 몰리 드레이크Joseph Morely Drake박사가 심장병을 앓게 되어, 일에 지장이 생겼기 때문에 교수직을 사임했다. 그 해 7월, 맥길 대학교 교수회는 오슬러 박사를 의학연구소의 강사로 초빙할 것을 결정했다. 파머 하워드는 오슬러에게 학장의 초빙의사를 담은 편지를 썼다. "빨리 답장하게, 캐나다에서 가장 역사가 깊은 의대가 자네의 가치를 인정한 것은 기쁜 일이네. 나의 축하를 자네 아버지에게 전해주길 바라네. 여기에 있는 자네 친구들 모두가 대단히 기뻐할 테지." 청년은 자립을 위한 발걸음을 내딛을 수 있을 커다란 기회를 만났다.[69]

제 3 장

애송이 교수

"여러분, 조용히 하십시오."

맥길 대학교의 교실로 들어간 교수가 맨 처음에 통상적으로 하는 말이었다. 하루 동안의 긴 수업 사이사이에 의대생들은 노래를 부르거나, 소리를 지르거나, 서로 맞잡고 싸움을 벌였다. 구레나룻을 기른 교수들은 학생들의 소란을 진정시키고 나서, 걸걸한 목소리로 진절머리가 나도록 지루한 수업을 시작하는 것이었다.

한편 겨우 구레나룻을 기른 '원론'을 담당한 교수인 오슬러는 아무것도 말하지 않고 교단에 가만히 서서, 소란이 저절로 멈출 것을 기다렸다. 아마도 처음에는 그것 말고 달리 할 것이 없었을 것이다. 그는 겨우 스물다섯으로 학생들 가운데에는 그보다 나이가 많은 사람도 있었다. 학생들은 그를 "애송이 교수"라고 불렀다. 오슬러는 교수가 천직은 아니었다. 사람들 앞에서 말하는 것이 서툴렀고, 가끔 그런 기회가 있더라도 실패로 끝나고는 했다. 목소리는 작고 대단히 신경질적이었다. 그런 그를 도와준 것이 사촌 제넷과 매리언이었다. 제넷은 강의 형식을 개선하기 위해 그 내용을 확인했다. 매리언은 소리를 내어 강의하는 연습을 도왔다. 오슬러는 뒷날 "처음 수업을 하려고 교실에 들어섰을 때 나는 불안하여 부들부들 떨었고 당혹감이 나를 짓눌렀다"라고 회상했다.

비록 의학생들이라 할지라도 초보 강사에게는 친절했다. 그들은 오슬러를 예의 바르게 맞이했다. 당시 학생으로서 그가 유창하게 강의했다고 기억하는 사람은 없다. 그는 때때로 말이 막혀 말을 더듬는 것처럼 보이는 경우도 있었다. -그래도 학생들은 곧 오슬러가 자신의 강의 주제를 잘 알고 있고, 그것을 믿고 있었으며, 그리고 이 주제를 알기 쉽게 설명해 주고 있다는 사실을 알게 되었다. 화술은 둘째치더라도 강의내용에는 아무런 문제가 없었기 때문에, 많은 학생들이 그의 강의에 출석했다. 어떤 경우에도 의대는 몬트리올 중심부로부터 산속의 맥길 대학교 캠퍼스로 이전했으므로, 강의를 빼고 극장에 가는 것은 불가능했다.

또 다른 문제는 복도의 소란이었는데, 이는 상급생들 중 다수가 그 일부는 오슬러의 동창생이었고, 그의 출세를 불쾌하게 여겼기 때문이다. 오슬러가 강의할 시간이 되면, 그들은 복도에 모여 큰소리로 떠들어 강의에 방해가 되었다. 어느 학생은 다음과 같이 기억했다. "그 다음날 아침의 강의시간은 평소보다 더 시끄러웠다. 오슬러 교수는 얼마간 참았지만, 결국 문을 열고 밖으로 나갔다. 그리고 프록코트를 벗고, 가장 강한 녀석은 앞으로 나와서 자신과 한판 붙자고 했다. 앞으로 나온 학생은 없었고, 그 후에는 조용히 수업을 받을 수 있게 되었다."[1]

주먹다짐을 하건 안하건 간에, 교사라면 누구나 첫 해에 겪은 시련을 안다. 오슬러는 매일 새롭게 강의를 준비해야 했고, 후에 모두 합하니 대략 100회 분이 되었다. 전임자 제이. 엠. 드레이크는 자신의 강의록을 빌려줄 테니, 그것을 학생들 앞에서 읽으면서 수업을 하라는 제안을 했다. -오슬러는 물론 이 제안을 거절했지만, 미리 준비한 10회 내지 12회 분의 강의가 끝나자 매일 밤늦게까지 다음날의 강의를 준비해야 할 처지가 되어 생각을 고쳤다: "나는 1월이 되자 완전히 탈진했다. 그때 구원의 손길이 찾아왔다. 어느 날 독일의 유명한 교수가 쓴 생리학 최신 교재가 우편으로 온 것이다. 덕분에 학기 후반에는 놀랄 정도로 일이 편해졌다. 강의 내용이 현격히 좋아진 것은 학생들에게 유익한 일이고, 나도 독일어를 능숙하게 번역할 수 있게 되었다." 또한 그의 회계장부를 보면 3월 드레이크에게 '도표 값'으로 64.5달러라는 상당한 금액을 지불했던 것을 알 수 있다.[2]

힘든 한 해의 마무리로서 오슬러의 동료들은 졸업생을 위한 고별연설이라는 중대한 일을 그에게 맡겼다. 그는 이후에 이러한 인사말의 형식을 완성하게 되지만, 그 첫 시도는 딱딱하고 젊은 의사들에게 보내는 진부한 조언으로 책을 끊임없이 읽을 것, 의식적으로 의학지식을 높일 것, 돈벌이를 최우선으로 하지 말 것, 동료의 험담을 하지 말 것, 금주를 검토할 것 등을 넘칠 정도로 많이 담고 있었다. 그의 인사말은 비교적 짧다는 장점도 있었고, 마지막으로 인용한 말도 적절했다. 오슬러는 맥길 대학교 졸업생들에게 셰익스피어의 희곡 '끝이 좋으면 다 좋다'에 나오는 전설적인 명의와 같은 의사가 되라는 격려를 보냈다.[3]

학기말 교수회의에서는 오슬러가 일을 잘하고 있다는 결론을 내렸다. 전임자 드레이크는 완전히 은퇴하기로 했고, 오슬러는 의대의 강사에서 교수로 승진했다. 몇 년이 지난 후, 맥길 대학교 박물관에 드레이크의 심장이 전시된 것을 본 오슬러는 이 심장이 약해진 것이 내 경력상의 열쇠였다고 말했다.[4]

1870년대 캐나다에서 전문직 남성은 1년에 2,000~5,000달러의 순 수익을 올린다면 쾌적한 생활을 영위할 수 있었다. 교수가 된 오슬러의 처음 1년 수입은 1,129달러로 이는 비교적 검소한 독신자에게도 충분한 금액이라고는 말하기 어려웠다. 맥길 대학교가 그를 고용한 것은 그가 기초의학 연구자로서 매우 유망했기 때문이다. 그럼에도 불구하고 누구든지 그가 먹고 살기 위해서는 개업을 할 필요가 있다는 것을 알고 있었다. 물론 오슬러 자신도 그것을 알고 있었다.

그런데 어디에서 환자가 오는 걸까? 그는 경험이 없는 젊은이로 몬트리올에서는 외지인이라고 해도 좋은 존재였다. 그리고 몬트리올에는 이미 150명 이상의 의사가 있었다. 단순히 계산하면 인구 1,000명당 한 사람 정도의 비율이지만, 대다수의 주민들은 가난해서 의사를 찾는 것이 불가능했기 때문에 의사 수는 과잉에 가까웠다. 기초의학 교수는 임상교육의 의무가 없었지만, 병원에 있는 환자와 접촉할 수도 없었다. 오슬러가 진찰 기회를 얻는 것은 먼저 개업한 동료들로부터 소개나 진찰의 형태로 환자를 받는 것이 전부였다. 일반적으로 진찰료가 50센트 내지 1달러 정도였던 시대에 수입을 얻기 위해서는 많은 환자를 진찰해야 했다.

1874년 8월 오슬러는 아버지로부터 돈을 빌려서 몬트리올에 세를 얻고, 사무실 가구와 명패를 구한 다음 진료를 시작했다. 환자는 좀처럼 오지 않았다. 처음 두 달 동안은 각막에 생긴 반점 제거, 사무실에서 대진업무 몇 건, 천연두 예방접종 몇 건, 그리고 'S. S. 발레타 선생의 환자'의 치료를 맡아서 총 9.75달러의 수입을 얻었다.[5]

10월 하순에 오슬러는 영국에서 온 오스틴 네빌이라는 동년배의 남성을 알게 되었다. 10월 24일 저녁 오슬러는 네빌에게 왕진 부탁을 받았다. 네빌은 고열, 그리고 가슴과 등의 극심한 통증을 호소했고, 끊임없이 구토를 했다. 네빌 자신은 담즙증이 재발한 것 같다고 생각했다. 네빌은 밤새 고통에 시달렸다. 오슬러가 다음날 아침 다시 방문하자 환자의 고통은 나아지지 않았고, 가슴에 발적이 있었다. 그는 환자의 고통을 완화하기 위해서 모르핀 0.5 Grain인30mg보다 약간 더 많음을 주사했다. 오슬러는 그 날 세 차례 더 네빌을 방문했다. 환자의 상태는 차도가 없었고, 가슴과 사타구니에 검푸른 발진이 나타나기 시작했다. 다음날 아침에는 이 발진이 커졌고 수도 늘어났다는 것을 확인한 오슬러는 파머 하워드 박사를 불러왔다. "내 짐작대로 두창천연두으로 진단되었다." 네빌의 몸에는 옛날에 예방 접종을 받은 흔적이 있었으나 그럼에도 불구하고 발병했던 것이다. 의사들은 그날 저녁 네빌을 몬트리올 종합병원 천연두 병동으로 이송했다. 토요일의 일이었다.

네빌은 '출혈성 두창', '전격성 두창' 혹은 '흑색 두창'이라 불리는 질환의 심각한 예시였다. 그것은 세계 최악의 질환 중 하나인 두창이 나타내는 최악의 형태였다. 네빌은 영국 국교회 목사를 불러달라고 했고, 목사는 그를 몇 차례 방문했다. 오슬러는 일요일 아침을 그와 함께 보냈고, 그의 부탁을 들어 성경을 읽어주었다. 환자는 구토하고, 혈뇨가 나왔으며, 장관으로부터 출혈이 있었고, 두서없는 말을 하게 되었다. 몸통은 보라색으로 변했고, 얼굴은 검붉은색이 되었고, 눈꺼풀은 검게 변색했다. 오슬러의 메모에는 "각막은 검붉게 패여 환자의 용모가 끔찍하게 변했다"고 씌어 있다.

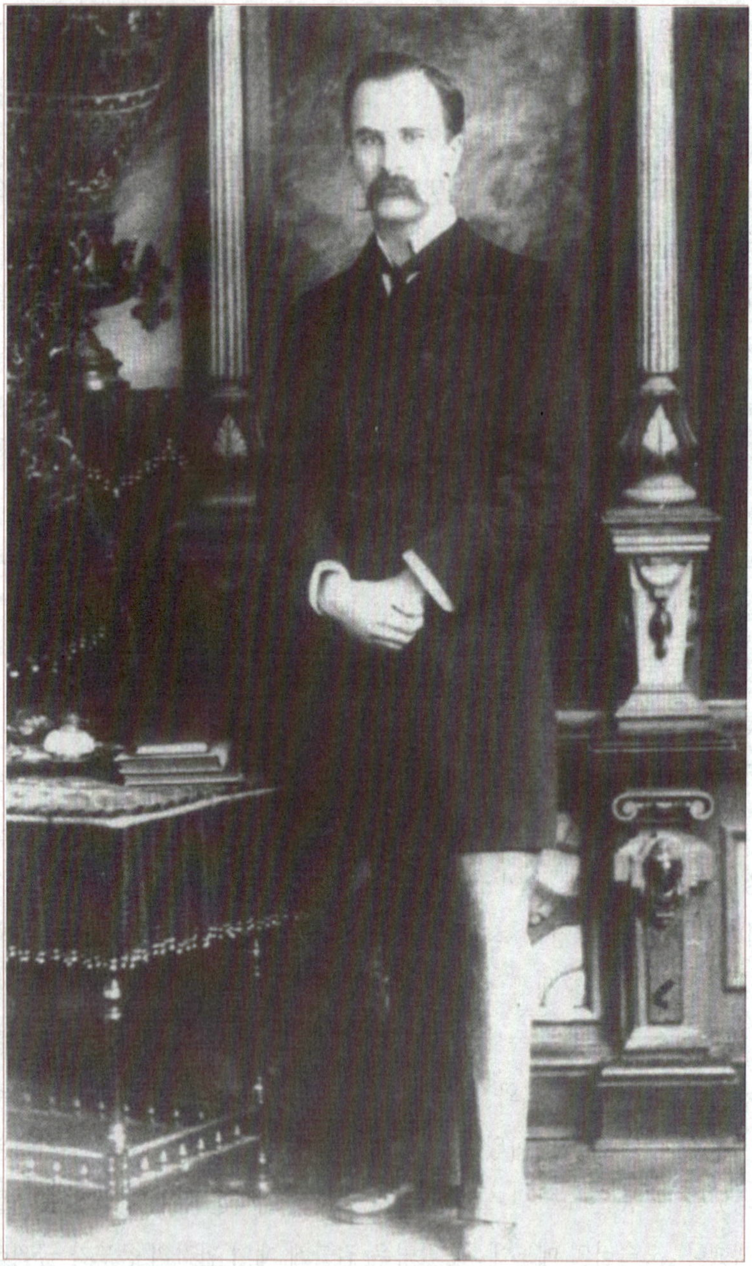

오슬러의 맥길 대학교 의학연구소 교수 시절
북대서양 의학계에서 떠오르는 별(rising star)이었음.

네빌은 오슬러에게 밤까지 함께 있어 달라고 부탁했다. 한밤중에 그는 기도를 중얼거리며 "손을 내밀었는데, 나는 그 손을 잡았다"고 오슬러는 기록했다. 그는 매우 평범하게 "아, 고맙습니다"라고 말했다. 이것이 불쌍한 남자가 한 최후의 한 마디였다. 환자는 1시간 후 사망했다. 오슬러는 네빌로부터 감사받을 만한 일을 한 것일까? 성직자의 아들로서, 그리고 외지인으로 타국에서 사는 것의 의미를 잘 알고 있는 사람으로서, 나는 기독교 신자로서 할 수 있는 마지막 사랑의 의무를 다했으며, 여행을 떠나는 이를 위해 기도서의 『임종의 기도』를 읽었다. 오슬러는 진료 기록의 상세한 부분을 제외한 다음, 네빌의 부모에게 아들의 죽음을 알리는 세심한 편지를 썼다. 3주 후, 11월 20일 그는 일지에 고故 오스틴 네빌로부터 24.5달러를 받았다고 기록했다. 몇 개월 후 강의 도중에 그는 의사의 수입에 관한 어려운 문제에 관해 성 토머스 브라운이 한 말을 인용했다. "나 자신의 곤궁함을 구하는 것보다 환자의 고통을 낫게 하고 싶다. 환자에게 도움이 되지 못할 경우, 실제로는 내 선의의 노력에 걸맞은 보수를 받는 것이라 말하지 않을 수 없어도, 나는 이를 정당한 수입이라고는 거의 말할 수 없다."[6]

제너의 경이로운 발명인 종두법에 의하여 천연두는 정말 극복되었을 것이다. 실제로 오슬러 시대에 서양에서는 급속히 사라지고 있었다. 그가 1872년에 해밀턴에서 만난 증례는 온타리오 주에서는 대단히 드문 것이었다. 그럼에도 불구하고 몬트리올에서는 종두법에 대한 뿌리 깊은 반감을 가진 프랑스계 캐나다인이 많이 있었다. 1870년대 몬트리올에서는 천연두가 사라졌다가 다시 유행하기를 반복하여, 매년 수백 명의 목숨을 빼앗았다. 천연두의 유행은 디프테리아나 장티푸스 등의 전염병과 함께 캐나다를 대표하는 도시가 역병과 죽음이 만연하는 땅이라는 오명을 쓰는 원인이 되었다. 희생자의 태반은 슬럼가의 프랑스계 아이들이었다. 불상한 네빌에게 생긴 드문 증례는 오슬러에게 정기적인 재접종을 행할 필요성이 있다는 것을 상기시켰다.

1874년 말 오슬러는 천연두 환자를 다수 치료한 경험을 인정받아 몬트리올 종합병원 천연두 병동의 의사가 되었다. 전염을 예방하기 위하여 이 병동은 본관과 분리되어 있었고, 입구도 따로 설치되어 있었다. 의사들은 일반 시민과 마찬가지로 천연두를 몹시 두려워하고 꺼려했다. 천연두 환자와 접촉한 사람들은 모두 많든 적든 간에 따돌림을 받았다. 이것은 한센병 환자가 격리시설에 수용되고 있던 시대나 에이즈가 세상에 막 알려지게 된 때의 환자의 수발을 든 사람들이 경험한 것과 같은 것이다. 당시 격리된 천연두 병동의 의사로서 일하는 것은 의사계급의 최하층에서 일하는 것을 의미했다. 그것은 북방의 황야에서 설교를 하는 기독교 전도사와 결코 다르지 않았다.

오슬러는 1875년의 거의 전부를 병원이나 시내의 빈민가나 사창가에서 천연두 환자를 돌보며, 인간으로서 가장 비참한 고통을 겪으며 지독한 악취를 내뿜는 사람들을 보며 지냈다. 그가 치료한 환자는 81명에 달했고, 그 중에는 14명의 출혈성 천연두 환자도 있었다. 부검도 몇 차례 했고, 출혈과 고름으로 거의 녹아버린 내장을 자세히 조사했다. 그는 현미경으로 표본을 관찰하듯이 주의 깊게 환자를 관찰했고, 천연두에 관한 문헌을 섭렵했으며, 천연두 환자가 최초로 나타내는 발진과 출혈성 천연두, 그리고 그 아형에 관하여 3건의 논문을 집필했다. 이 논문으로써 오슬러는 임상의학에 대해 처음으로 진정한 의미의 공헌을 할 수 있었다.

오슬러의 논문에는 후에 그의 중요한 특징이 되는 면밀한 구별과 묘사하는 재능이 잘 나타나있다. 그는 천연두를 치료하면서 많은 것을 배웠다. 이 "정말로 무서운 병"을 만나게 되면 의사가 할 수 있는 것은 그것에 대해 배우는 수 밖에 도리가 없다는 것도 그 중 한 가지였다. 출혈성 천연두에 대해서 그는 이렇게 썼다. "갈산, 맥각, 송지유, 초산연 등 보통 권고되는 약은 …… 모두 써 보았지만, 전혀 효과가 없었다. 대량의 퀴닌을 투여했고, 3명의 환자에게는 냉찜질도 해 보았다." 그는 환자의 겉모습이 천연두 상처로 인해 망쳐지는 것을 막기 위하여 '모든 치료법'을 시험해 보았으나, 병변에 효과가 있는 것은 하나도 없었다. 천연두 환자의 간호를 도운 사람들 중에는 그에게 평생 잊기 어려운 인상을 남긴 여자들도 있었다. 그 중 한

명은 찰스 디킨스의 소설에 나오는 것처럼 전통적인 간호사였는데, 오슬러는 이후에 이렇게 우수한 간호사를 본 일이 없었다. 또 한 사람은 고귀한 태생의 프랑스인 수녀였는데, 오슬러와 함께 다른 사람들이 접근하지 않는 병상에서 시중을 들었다. 마지막 한 사람은 성 테레사나St. Theresa, 혹은 드 퀸시De Quincey의 "어느 아편중독자의 고백"에 등장하는 앤을 연상케 하는 10대 매춘부였다.[7]

천연두 연구도 병리학에 쏟은 관심도 오슬러 개인에게 찾아오는 환자의 수를 늘리는 데에는 도움이 되지 않았다. 그는 오로지 죽어가는 사람들과 죽은 사람들만을 상대했다. 그는 고무장갑도 마스크도 수술복도 없었던 시대에 극히 전염성이 강한 병에 걸린 환자를 진찰하고, 병사한 사람들의 시체를 조사했다. 이런 일을 하고 난 후, 악취나 유해물질을 가지고 밖에 나간 적은 없었을까? 1875년 크리스마스 기간에 제넷이 쓴 편지에는 "윌리는 오늘 오후는 부검하러 갔습니다. 우리들은 함께 차를 마시기 전에, 그를 목욕시키고, 소독용 석탄산 비누로 몸을 씻겨야만 했습니다." 오슬러는 회복기에 접어든 천연두 환자퇴원이 임박하여 기다리고 있던 아홉 살 소녀가 치명적인 성홍열에 감염된 것이 자신의 탓이 아닐까 생각했다.[8]

1876년 초 시립 천연두 병원이 새롭게 문을 열고 일이 느슨해졌을 무렵, 오슬러 자신도 천연두 증세를 보여 입원하게 되었다. 아마 그의 예방접종 경력상 문제가 있었던 것 같다. 그는 편지에 "다행스럽게도 나의 천연두는 증상이 대단히 가볍고 농포도 전부 통틀어 16개가 생겼을 뿐이다. 그리고 그 중 단 두 개만이 얼굴에 생겼다. 그러니까 나의 "얼굴은 망쳐지지 않았다"라고 쓰고, "이 편지는 안전하다. 소독해서 보내는 것이므로"라고 덧붙였다. 결국 상처는 남지 않았다. 몇 년 후 그의 은사인 존슨Johnson W. A.이 누구도 접근하려 하지 않았던 흑색 천연두 환자의 시체를 처리할 때에 감염되었다고 생각되는 천연두로 웨스턴에서 사망했다.[9]

병원은 근무하는 오슬러에게 600달러를 지불했지만, 그는 그 태반을 가불하여 하트낙 사Hartnack 社에서 만든 학생용 현미경을 파리로부터 15대를 주문했다. 현미경은 그가 실시한 최초의 교육개혁에 불가결한 물건이었다. 이것들이 사용된 곳은 현미경 검사법과 조직학의 '실용 과정'이라는 선택 과목이었지만, 오슬러가 런던에서 버든 샌더슨 교수로부터 배운 것을 토대로 한 강의였다. 오슬러는 이 강의를 새로운 실용 의학의 시대에 뒤처지면 안 된다는 인상적인 선언으로 시작했다. "우리는 발전을 표본으로 하여 유럽의 의학 연구기관과 어깨를 나란히 하기 위하여 노력해야만 합니다. …… 저는 우리나라에서 처음으로 이러한 과정을 개설해 준 맥길 대학교에 축하의 말을 전하고 싶습니다." 오슬러는 현미경이 과학 발전에 중요한 역할을 해 왔다는 것을 알고 있었으나, 학생들에게는 일반의가 현미경을 사용하면 환자의 분비물, 혈액, 그리고 먹은 것을 스스로 검사할 수 있다는 점을 강조했다. 당시는 교수가 사재를 털어 교재를 준비하는 것은 드문 일이 아니었다. 오슬러 스스로도 "교수들 각자들이 학생들로부터 받은 사례비를 교재 구입에 사용하는 것은 규칙이 되어 있었다"라고 명기시켰다.[10]

맥길 대학교 의대는 1876년에 정식으로 여름 강좌를 열 것을 결정하고, 오슬러는 그 책임자로 지명되었다. 그는 의대 건물에서 조직학 강좌를 다시 열고, 친구인 하버드 대학교의 레이날드 피츠Reginald fitz의 제안을 받아들여 몬트리올 종합병원 해부실에서 새로 '실용 병리학 실습'이라는 강좌를 개설했다. 오슬러와 학생들은 피르호우의 기법을 모방하여 병원에서 하는 모든 부검에 자원했다그때까지는 무엇인가 걸리는 점이 있는 주치의가 부검을 진행했다. 오슬러의 주장에 의하면, 이러한 종류의 강좌를 북아메리카에서 처음 개설한 것은 그 자신이라고 했다. 그 해 겨울에는 토요일에 이 강좌가 열렸다. 병원 뒤편에 있는 난로로 난방을 하는 작은 건물에서 오슬러는 학생들과 함께 병리소견에 대해 서로 논의하고, 그 정보를 환자의 병력과 연관을 지었으며, 환자가 사망한 모든 증례에 대하여 부검은 결코 빠져서는 안 될 요소라는 금언을 재확인했다.[11]

오슬러는 해당 지역의 영어권 의사들이 참가하는 몬트리올 내과-외과학회에 임상 병리학을 도입했다. 1875년 여름, 그는 첫 발표에서 면밀하게 작성한 논문을 읽었을 뿐 아니라 표본도 전시했다. 그가 이 논문을 집필하게 된 계기는 노바 스코티안Nova Scotian 주에서 천연두로 사망한 36세의 광부를 부검한 일이었다. 오슬러는 이 남자의 폐가 석탄 분진으로 새까맣게 변한 것에 놀랐고, 즉시 대학의 박물관에서 발견한 다른 표본을 이용하여 광부들의 폐 병리학에 관해 선구적인 연구를 진행했다. 그는 곧 내과-외과학회의 비공식 병리학자가 되었고, 매독환자의 간, 장 천공, 동맥류, 종양 등의 여러 가지 종류의 이환된 장기를 보여주었다. 몇 년 지나지 않아 '병리표본' 전시는 내과-외과학회에서 인기있는 구경거리가 되었다. 많은 회원들은 자신들이 오랫동안 진단해 온 질환이 장기에 어떤 영향을 미치는가에 대해 실제로는 거의 알지 못했던 것이다. 이제 그들은 오슬러의 발표시간에 늦지 않기 위하여, 학회장에 시간을 맞춰 오게 되었다. 젊은 오슬러 교수는 사실상 몬트리올 의학계 전체를 담당하는 병리학자가 되어 있었다.[12]

이에 따라 동료들은 때때로 그에게 의견을 구했다. 가까운 한 친구의 기억에 의하면, 오슬러는 저명한 고참 외과의사로부터, 악성 종양으로 의심되어 손목 부위에서 절단된 청년의 손을 조사해 달라는 의뢰를 받았다고 한다. 오슬러는 그 진단이 틀렸다는 것을 알게 되었지만, 그 사람의 허물을 들추어 내지는 않았다. 그는 보고서를 제출하지 않고 해당 의뢰에 대한 비용도 받지 않았다. 몇 년이나 지난 후에 친구에게 그 증례에 관해서 이야기할 때 오슬러는 "그 불행한 사건에 대해서는 자네와 나 밖에 몰랐고, 우리 둘 다 그 일을 잊어버렸어"라고 말했다고 한다.[13]

이렇게 손쓸 도리가 없는 경우를 제외하고, 보통 그는 "너희의 빛을 사람들에게 비추어 너희들의 착한 행실이 그들에게 보이게 하라"[14]라는 성경의 말마태복음 6:16(16)에 따라 행동했고, 모든 의학 연구실에 이 말을 붙여둬야 한다고 말했다. 그는 열심히 학회에 참가했고, 많은 학술지를 구독했다. 그는 연구자로서 또한 발표자로서 일할 때 자신이 얻은 재료를 최대한으로 활용하는 요령을 알고 있었다. 흥미로운 증례와 표본이 있을 경우 처음에는 시체안치소에서, 다음에는 수업에서 교육목적으로 이용했다. 이어서 내과-외과학회에서 공개하고, 지역의 의학 학술지들 중 하나에 그 상세한 사항을 발표했다. 광부의 폐에 대한 연구와 같이 특히 주목할 만한 증례는 독립적인 논문으로 완성하여 학술지에 발표했고, 때로는 따로 인쇄하여 친구와 지인, 혹은 그 분야의 전문가들에게 보내는 경우도 있었다오슬러는 고참 의사들의 조언으로 항상 대량의 인쇄 여유분을 보유하고 있었다. 거의 모든 연구논문은 평생 배부해도 남을 만큼의 부수가 있었고, 그 사후에도 꽤 오랜 기간 동안 무료로 배포되었다. 몇 건의 증례를 종합하여 질환의 특징에 관한 강의나 논문에 사용하는 경우도 있었다. 물론 병리표본은 보존해서 라벨을 붙이고 의학박물관에 전시했다.

오슬러가 작성한 표본 중 몇 개는 이사 도중의 소실, 파손, 화재를 면하여 소실되지 않고 125년이 지난 현재에도 맥길 대학교에서 전시되고 있다. 그가 학생과 함께 수행한 1,000여건의 부검에 흥미가 있는 사람은 그 중 많은 수를 각종 학술지의 '병원보고서'부분에서 읽을 수 있다. 더 간편하게 읽으려면 오슬러가 1876년~1877년에 걸쳐 행한 부검을 종합한 보고서인 [Montreal General Hospital : Pathological Report, for the Year Ending May 1st, 1877몬트리올, 1878]을 참조하길 바란다. 그는 이 책을 '캐나다 소재 병원이 발표한 최초의 병리학 보고서'라고 자랑스럽게 묘사했고, 책의 속표지에 사무엘 윌크스Samual Wilks의 "참된 실용 의학 교육은 모두 병리학에 기초한다"라는 말을 인용했고 이를 제임스 보벨에 바쳤다. 그 2년 후에는 병원의 일부 임상 의사들이 진행한 증례연구를 자신이 행한 다수의 부검 보고서와 묶어서 출판했다.

이러한 모든 이유로 오슬러는 순식간에 맥길 대학교의 인기 있는 교수가 되었다. 딱딱한 강의방식은 더 부드럽게 바뀌었고, 교실에서는 그림을 사용하거나 표본을 보여주게 되었으며, 교과서를 읽는 대신 강의노트를 가지고 강의를 진행하게 되었다. 그럼에도 불구하고 현존하는 두 세트의 '원론'강의노트를 보면그 대부분은 생리학이었다, 그의 강의는 명쾌하며 잘 구성되었지만, 평범했고, 두드러지는 점은 없었다는 것을 알 수 있다. 학생을 빨아들이는 것은 오슬러의 병리학과 조직학의 특별수업이었다.

위대한 강의는 영상과 소리가 없으면 재현할 수 없다고 하지만, 여기서는 문자로 재현을 시도해 볼 수 밖에 없다. 오슬러의 강의 일부분은 본래의 형태 그대로 출판되어 있다. 시체안치소에서 의학생들이 오슬러를 둘러싸고 있는 모습을 상상해 보면, 그들은 추위에 벌벌 떨며 악취를 잊기 위해 담배를 피우고 있었을지도 모른다. 오슬러는 기다란 목제 탁상 위에 놓인 표본에 대해 설명하고 있다. 첫 순서는 대동맥류다:

자, 내막층Inner lining에 주목하시오. 전체가 선명한 빨간색을 띠고 있는데, 이 색깔을 보면 당장 활동성 염증과 관련지을 수가 있다. 내가 자네들에게 질문하면 세 명중 둘은 내막이 급성염증을 일으켰다고 대답하겠지: 아쉽지만 틀렸다. 이 색은 염증하고는 관계가 없다.-죽은 후에 생긴 얼룩이거나, 혈액 속 색소가 침윤된 것이다.

다음은 다른 증례의 골반 장기에 대한 것이다.

자네들 대부분은 이 부검을 견학한 경험이 있을 거다. 그때 넓은 범위로 퍼진 화농성 복막염을 확인했다. 약 50온스약 1.5Kg정도 되는 크림 같이 진한 고름이 골반을 뒤덮고 있었다. 그 안 깊숙한 곳에 꼬인 창자가 있고, 창자 사이에 고름주머니가 있었다. 이러한 상태가 발생한 원인을 찾으려고 소장에서 시작하여 대장을 향해 조사를 해 나갔지만, 천공이나 궤양을 발견하진 못했다. … 그렇지만 S상 대장 굴곡부 부근에서 구불창자와 허리근육 사이에 혹이 솟아난 것을 발견한 것이다. …… 사실 그건 왼쪽 자궁 넓은 인대에 생긴 농양이었던 것이다. …… 농양은 양쪽 자궁 넓은 인대에 있었다. …… 이런 농양의 경우 …… 결코 드문 것이 아니며 …… 구멍이 나서 복강 안으로 유출되면 자주 이러한 상태를 일으킨다. …… 물론 범발성 복막염이 일어나게 된다.

다음은 폐 질환으로 사망한 환자에서 폐 이외의 기관에 대한 설명이다.

> 이 증례에서 간은 지방간이었다. 폐결핵에서는 흔하기 때문에 특별히 설명할 필요는 없는데, 지금 나누어 주는 표본은 확실히 볼 필요가 있는 거다. 자주 발생하는 상태를 빨리 판별하는 것이 중요하다.
> 이 증례에서 흥미로운 것은 충수돌기의 상태다. 충수돌기에는 자주 이런 작고 딱딱한 대변이 보이는데, 이러한 대변덩어리糞石가 내벽을 자극해서 염증을 일으키고, 궤양이나 천공으로 이어질 가능성이 있다. 이 여자가 살아있다면 일 년 안에 이로 인한 복막염으로 사망했을 것이다.[15]

의사들은 몇 세대에 걸쳐 오슬러의 이러한 열성을 '전염성' 혹은 '감염성'이라는 형용사를 사용하여 표현해 왔다. 의학의 진리를 탐구하는 오슬러의 뒤를 따르는 것을 고통으로 느낀 사람은 거의 없었다. 이 무렵, 젊은 시절의 아서 코난 도일Arthur Conan Doyle이 에든버러 대학교의 위대한 조세프 벨Joseph Bell 교수에게 비슷한 것을 배우고 있었다. 벨 교수는 셜록 홈즈Sherlock Holmes의 모델이 된 인물로 알려져 있다. 맥길 대학교에서 오슬러의 수업을 받는 학생들은 젊은 시절의 왓슨Watson이었다. 그리고 몬트리올 내과-외과학회에서 그의 기초적인 발표를 귀담아 들은 의사들은 나이가 많은 왓슨이었다.

오슬러는 코난 도일과 만난 적이 없었고, 언급한 적도 없었다. 그래도 그와 홈스, 도일, 벨 세 사람은 공통의 뿌리를 가지고 있다. 그것은 볼테르Francois Marie Arouet Voltaire, 프랑스의 철학자-문학가; 1694~1778가 1747년에 발표한 중편소설 『자디그 또는 운명Zadig or Destiny』에 등장하는 '자디그의 방법'이다. 자디그는 자연을 사랑하는 이성적인 인물로, 보통 사람이라면 발견하기도 어려운 흔적을 가지고 자신이 본 적이 없는 동물의 특징을 정확하게 설명할 수 있었다.[16] 자디그의 방법은 날마다 의학교육의 기초가 된다는 것이 조세프 벨의 생각이었다. 또한 뒷날 이 방법을 진단에 활용한 오슬러는 학생들로 하여금 볼테르가 쓴 원문을 조사하게 했다. 물론 자디그인 체하며 자신감에 넘친 의사들의 이야기도 무수히 전해진다. 에든버러 대학교의 조세프 벨의 은사는 예전에 "아, 선생님. 저는 이 아이의 계모일 뿐이에요" 라고 큰 소리로 말하는 어머니를 관찰하여, 그 아이에 대해 알 수 있는 것을 학생에게 설명했다고 한다. 또 어느 때는 그가 학생들 앞에서 어느 환자에 대해 설명하고, "지금까지 설명한 것은 이 환자의 이를 보면 알 수 있다."라고 말하자 환자가 그에게 학생들께 하나씩 드려서 보여드려도 되나요?라고 말했다고 한다.

기록에 의하면 오슬러는 추리소설과 같은 살인사건의 부검에 관여한 적이 한 번 있었다고 한다. 1879년에 그는 썰매에 탄 채로 사망한 몬트리올의 유명인을 부검하는 동료의 보조를 섰다. 그들은 이 남자의 위장을 제외한 모든 장기가 정상이라고 보고했다. 그리고 신중하게 위장을 묶은 다음 마치 셜록 홈즈의 흉내라도 내는 듯, 아마도 사인은 여기서 발견될 수밖에 없다는 말을 달고 검시관에게 넘겼다. 분명히 위장에서는 대량의 모르핀이 발견되었으나, 검시를 맡은 배심원들은 자연사로 보고했다. 이는 오슬러와 그 동료의 실수가 원인일 가능성이 있다. 그들은 위장의 독이 전신에 퍼진 것이 실제의 사인이라는 것을 증명하지 않았던 것이다. 캐나다 내과-외과학술지는 부검을 행한 사람이 법의학에 정통했더라면 더 확실히 일을 할 수 있었음을 지적했다.[17]

1877년에 오슬러가 의대 교무과장에 임명되자, 학생들과의 관계는 더 가까워졌다. 수업료 징수원으로서, 상담사로서, 기타 모든 잡무를 떠맡는 일꾼으로서 그는 사람의 이름을 기억하는 능력으로써 학생들을 놀라게 했다. 학생을 딱 두 번 만나고서 이름을 기억하는 교무과장을 본 적이 없다. 실제로 맥길 대학교의 교무과장은 교직원의 이름도 모두 기억하지 못했다. 학생들을 더 놀라게 한 것은 학생 자신, 가족과 그 가족의 직업, 친구관계 등 학생의 중요사라고 생각되는 것에 오슬러 박사가 개인적인 관심을 갖고 있는 것처럼 보였다는 것이다 학교에 다니기 위해 고향을 떠난 경험이 있는 신입생이라면 이것이 얼마나 기쁜 일인지 알 것이다. 자신이 오슬러 교수로부터 특별한 관심을 받고 있는 줄 알았던 어느 학생은 반 학생 모두가 자신이야말로 오슬러 박사와 친하다고 생각하는 것을 알고서는 놀랐다고 한다. 그 학생은 다음과 같이 회상했다. "오슬러 선생님처럼 학생과 친해지는 능력을 가진 선생님은 달리 없었죠. 오슬러 선생님과 악수를 한 학생은 평생 친구를 사귀었다고 해도 과언이 아니었고, 선생님께서도 그걸 알고 계셨어요."[18]

오슬러는 의대를 개혁하고자 했다. 그는 자신의 수업을 쇄신하는 한편, 스스로 선두에 서서 졸업논문을 필수로 하는 제도를 폐지하고, 시험을 현대화시켰으며, 임상훈련을 확대 · 재편성하고 의대 학생회의 설립을 실현시켰다. 1877년의 학교소개 강의에서 그는 학생들에게 "지난 50년 간 의사 사회를 이끌어 가는 사람들이 의학교육의 문제에 대해 이렇게 깊이 고민한 적은 없었습니다"라고 말을 꺼냈다.[19] "그리고 그 대부분의 사람들이 많은 분야에서 개혁이 필요하다고 느끼고 있습니다." 사실은 오슬러가 취임한 몇 년 전부터 맥길 대학교에서는 교직원의 세대교체가 일어나기 시작했다. 먼저 당시 27세였던 조지 로스George Ross가 임상 내과학의 교수로 임명되었다. 또 1873학번인 프랭크 셰퍼드는 오슬러와 마찬가지로 유럽에 유학을 갔다 온 이후, 1875년에 해부학 실습 수업의 조수로 일하게 되었다. 같은 해 토머스 로딕Thomas Roddick이 29세의 나이로 임상 외과학의 교수가 되었다. 그는 스코틀랜드에서 훈련을 받은 이후 몬트리올에 외과 소독법을 전해준 것으로 알려져 있다.

젊은 캐나다인들은 하버드 대학교의 찰스 엘리엇Charles W. Eliot총장이 완강한 저항을 물리치고 단행한 의대 현대화의 성과를 보기 위해 남쪽으로 향하는 기차에 올라 미국 보스턴을 찾아갔다. 오슬러는 1876년에 하버드 대학교에서 1주일을 보냈고; 1877년에는 로스, 그리고 셰퍼드와 함께 같은 대학을 다시 방문했다. 보스턴 의학교는 하버드 대학교에 통합되었고, 연간 수업기간도 9개월 이상으로 늘어났다. 입학시험을 실시했으며, 각 과정은 정해진 순서에 따라 이수하게 한 점에서는 맥길 대학교를 따라오고 있었다. 그리고 필기시험의 채점은 학생의 이름을 가린 상태에서 행해지고 있었다. 오슬러는 미국의 의학교는 "자신들이 가르치고 있는 직업에 필요한 것과 그 존엄성에 눈뜨는 단계"라고 평했다. 그는 또그 교수가 위대한 올리버 웬델 홈즈라는 것을 배려한 점잖은 표현으로 하버드 대학교 실용해부학의 접근방식은 아직 영국이나 캐나다와 같은 수준에는 이르지 못했으나, 임상교육은 충분히 어깨를 나란히 하고 있다고 말했다. 그는 하버드 대학교의 시설에 매료되었다. 화학과 생리학 교수가 쓸 수 있는 실험실은 설비가 잘 갖추어져 있었고, 매사추세츠 종합병원의 해부실은 "세계 최고의 완벽한 수준"이라고 생각했다. 그는 이러한 관찰 결과를 맥길대학교에 적용하여, 스스로의 설계에 따라 강의실 중 하나를 개조해서 설비를 갖춘 생리학 실험실로 만드는 데 성공했다. 하버드 대학교나 펜실베이니아 대학교의 개혁이 심한 대립 속에서 세운 가운데 진행되었던 것과 대조적으로, 맥길 대학교의 개혁은 이렇다 할 논쟁도 없이 진행되었다.[20]

보스턴 방문의 또 한 가지 성과는 하버드 대학교의 교수 가운데 몇 명과 친해지게 된 것이었다. 그는 가는 목적지마다 나이든 중진 의사들을 예방하고, 젊은 실력자들을 알게 되었다. 이 두 가지 의미로 그는 보스턴의 보우디치Bowditch 가문의 사람들과 친해지게 되었다. 한 사람은 노령의 헨리 잉어솔 보우디치로 별책-Reprint를 마련하라는 조언을 준 사람이었다. 또 한 사람은 그 조카이며 하버드 대학교의 개혁을 이끈 사람 중 하나인 생리학자 헨리 피커링 보우디치였다. 오슬러는 하버드 대학교 의대와 새롭게 재편성된 보스턴 의학도서관에 소속된 사람들 거의 모두를 알게 되었다. 첫 방문에서 만나지 못한 사람들과도 다른 의학계의 모임이나, 1879년과 1883년 여름, 보스턴 사람들이 모이는 애디론댁스Adirondacks 산맥에서 열린 '캠프'에 보우디치 가문의 손님으로서 참가했을 때 만나게 되었다.[21]

오슬러는 몬트리올 수의 학교에서 두 번째 교수직을 맡게 되었다. 이 수의 학교는 에든버러에서 수련을 받은 수의사인 던컨 매키크란Duncan McEachran이 1866년에 설립했고, 자신이 교장으로 일하고 있는 사립학교였다. 매키크란은 자신의 학생들이 맥길 대학교의 '강좌'를 포함하여 기초과정 일부를 이수할 수 있도록 주선했다. 오슬러는 한 학기당 12달러의 수업료를 받고 몇 명의 수의학생 지도를 맡았으며, 수의학교의 교수로도 임명되었다. 그는 그곳에서 생리학교수, 생리학 · 병리학교수, 기생충학강사 등 여러 역할을 수행했다. 그리고 여러 해에 걸쳐 특별강의, 특별과정, 특별실습을 담당했고, 북아메리카의 수의학교에서는 최초로 본격적인 병리학 교육을 실시했다그러나 이것도 토론토의 수의학교에서 강의를 했던 제임스 보벨의 선례를 따른 것이었다. 어느 역사학자는 오슬러의 수의학교 활동에 대하여 병동에서 행하던 가르침을 마구간에 들여온 것이라고 평했으나, 실제로는 그는 아직 병원에서의 지위를 얻지 못했기 때문에 마구간이 그의 유일한 임상교육장이었다.[22]

오슬러에게 수의학교에서 일하는 것은 단순한 부업이 아니었다, 왜냐하면 그는 비교 해부학과 비교 병리학에 진지한 관심을 갖고 있었기 때문이다. 이 관심은 학생 시절에 기생충을 연구했을 때부터 시작되어 생체와 질병의 기본적인 통일성에 관한 피르호우의 사상에 대한 이해와 런던의 브라운 동물치료 연구소에서 버든 샌더슨과의 연구에 의해 보강되었다. 세균설이 퍼지고 동물실험이 인기를 끌자 비교 의학은 사람들의 주목을 받게 되었다.- 위대한 세균학자들과 생리학자들 모두, 그리고 병리학자들 대부분이 동물을 사용한 연구를 하고 있었다.[23] 농업이 북아메리카 최대의 산업이었던 시대, 수의학은 대단히 유망한 분야였다. 오슬러도 인간뿐 아니라 동물에 대해서도 특이한 증례를 연구했고, 내과-외과학회와 이제 막 발족한 몬트리올 수의학회 양쪽에서 동물표본을 전시했다. 그는 1879년-1880년에 걸쳐 몬트리올 수의학회의 회장직을 수행했다: 내과-외과학회의 회장이 된 적은 없다.

오슬러는 수의학 전문지에도 논문을 발표했다. 예를 들면, 1877년 몬트리올 애견가 협회에서 강아지가 연달아 죽자 매키크란은 오슬러에게 그 원인 규명을 의뢰했다. 그는 강아지의 기관지에서 새로운 기생충을 발견하고, 기생충 기관지염이라는 새로운 질환 명을 붙였다. 그 기생충은 드문 형태의 선충으로 처음에는

Filaroides osleri라고 불려졌으나 후에 Oslerus osleri라고 하였다.[24]

퀘벡 시 주변에서 '돼지 장티푸스'라고 알려진 병이 유행하는 동안 몇 개월 후에, 오슬러가 불려갔다. 그는 일련의 접종실험과 몇 번의 부검을 거쳐 그 병이 사람의 장티푸스와는 유사점이 없으며, 세균에 의해서 발생하지 않는다는 결론을 내었다. 그는 1878년 1월에 뉴욕 병리학회에서 소위 '돼지 장티푸스의 병리학에 대하여'라는 논문을 냈다. 이것은 그가 몬트리올 이외의 지방에서 행한 초기 발표 중 하나였다. 그는 그날 저녁 제넷에게 편지를 써서 '아주 충실한 모임'이었다고 알렸다. "일류 유명인사가 많았지만, 그 상황에서 내가 할 수 있는 것은 했어. 명확해진 것은 이 문제에 대해 우리들이 가장 잘 알고 있다는 거야. 그러니 상황은 우리들에게 유리한 거지. …… 표본과 스케치는 극찬을 받았어. 저녁에는 에드윈 부스Edwin Booth가 연기하는 햄릿Hamlet을 보러 갔어. 정말 재미있었지. 지금까지 본 어느 연극보다 재미있었어."[25]

어떠한 기준에 비추어 보아도 청년 오슬러는 대단히 바빴다. 이후에도 그의 바쁜 생활은 평생 동안 거의 줄어 들지 않았다. 매일 하는 일에 최선을 다하라는 칼라일의 격언을 실천한 그는 20대 시절부터 유별나게 규칙을 지키는 생활습관을 몸에 익혔다. 그는 맥길 대학교의 학생들에게 "일에서 성공하는 비결은 해야 하는 일의 계획을 질서정연하게 세우는 것이다"라고 가르쳤고, 공부시간과 오락시간을 엄격히 구별한 계획표를 만들기를 권장했다. "많은 양의 일을 처리하는 방법으로 이보다 더 좋은 방법을 나는 알지 못한다." 오슬러는 이윽고 다른 사람이 16시간에 하는 일을 4시간에 처리하고, 이를 매일 16시간씩 유지하는 대단히 생산적인 인물이 되었다. 그가 그 습관을 몸에 익힌 것은 몬트리올에서 가장 바쁜 개업의사인 파머 하워드의 영향일 가능성이 있다. 하워드는 한 환자의 집에서 다른 환자의 집까지 이동하는 마차 안에서 의학논문을 읽었기 때문이다. 오슬러도 뒷날 차 안에서는 오직 읽기만 하는 것으로 유명했다. 그는 자주 병원에서 맥길 대학교까지 800m의 험한 산길을 뛰어올라갔다.[26]

1870년대 후반에 오슬러의 집에서 살았던 학생인 에드워드 로저스는 오슬러를 "말로 할 수 없을 정도로 규칙적이며 계획적인 인물"이라고 회상했다. 실제로 그와 같은 집에 살면 자신의 시계를 맞출 필요가 거의 없었다. 아침 7시 30분에 기상해서 밤 11시에 불을 끌 때까지 그의 행동을 보면 정확한 시간을 알 수 있었다. …… 그는 항상 사전에 그 날 할 일에 대한 계획을 세웠다. 식사시간, 오락시간, 각종 해야 할 일에 대한 시간을 엄수했다. 그는 모든 활동을 항상 신중하게 했고, 서두르는 일도, 주저하는 일도 없었다. 로저스의 기억에 의하면, 오슬러는 오후 10시에 침실로 들어가서 그 후 1시간은 의학문헌 이외의 고전을 읽는데 썼다. 하루 한 시간의 독서는-오슬러의 전설적인 습관으로서 끊임없이 확장되는 문학지식의 기초가 되었다.[27]

그가 침대에서 책을 읽으며 담배를 피웠는지는 명확하지 않다. 그의 가계부에서 종이담배, 살담배에 지출된 금액을 계산하면 1개월에 150개비의 시가렛, 12온스340Gm보다 약간 많음의 담배, 3개비의 여송연을 구입했다는 것을 알 수 있다.[28] 그는 부검을 할 때에도 악취를 잊기 위해 담배를 피웠을 가능성이 있다. 옛날에는 시체에서 독기가 올라오지만 담배를 피우면 그것을 없애는 것이 가능하다고 믿었기 때문에 오슬러도 그런 의미에서 담배를 피웠을지도 모른다.

몬트리올에서 떠난 1년 후 오슬러는 해마다 교회로부터 멀어져갔다. 그의 가계부에 기록된 기부금액은 점점 줄어들었고, 마침내 사라졌다. 생전에 때때로 몬트리올을 방문한 '존슨 신부'는 잉글랜드의 영국 국교회가 분열된 것이 오슬러의 신앙심을 흔들어 놓았다고 생각했다. 그러나 그 사건이 오슬러에게 그렇게 깊은 개인적 영향력을 미쳤는지는 알 수 없다. 그의 유일한 전향은 박물학과 현미경과의 만남이었다. 학생 시절의 그는 고 교회파의 예배에 매력을 느꼈다. 영국 국교회의 신자로서 고 교회파의 신앙에 가까웠던 사람 중에는 로마가톨릭으로 방향을 바꾸는 사람도 있었으나, 그대로 신앙을 잃어버리는 사람도 있었다.

1870년대 후반의 캐나다는 심각한 불황이었고, 오슬러의 환자도, 수입도, 별로 늘지 않았다. 그의 연 수입은 2천 달러를 크게 밑돌고 있었다. 그가 병리학연구나 조직학 연구를 사랑했던 것은 의심할 여지가 없으나, 환자를 치료하는 기회를 얻기 위해 정기적으로 외출을 했던 것 같다. 제넷이 쓴 편지를 보면, 1875년 크리스마스 이브에는 케네스 캠벨 씨의 저택에서 열리는 파티에 초대 되었던 것 같다. "그가 초대를 거절하는 것을 매리언은 들은 적이 없는 것 같아요. 대단한 사람들과 만날 수 있고, 사람들과 어울리는 것은 일하는 데에도 유리했기 때문이죠.…… 윌리는 즐거운 저녁을 보내고, 섣달 그믐날에도 그 집에 초대받았어요."[29]

오슬러는 타두삭Tadoussac 해안의 호텔에서 1개월 간 의사로 근무했을 때에도 명사들을 만날 수 있었다. 타두삭은 세인트 로렌스 강 하류에 있는 몬트리올 사람들의 여름 휴양지로 알려진 장소이다. 오슬러가 고용된 이유는 여름동안 여기에 머무르는 캐나다 총독이 의사가 필요하게 될 경우, 즉시 대응이 가능하도록 하기 위해서였다. 그렇지만 결국 총독이 오슬러를 필요로 하는 상황은 일어나지 않았다. "나를 찾아온 환자는 가난한 프랑스인의 아이뿐이었다. 이 아이는 백일해에 걸린 후 폐에 염증이 생겨 있었다. 이 지방에서는 굉장히 흔한 병이다." 오슬러는 송어낚시를 하거나, 이디스 그리노라고 하는 매우 근사한 보스턴 여성과 약간의 로맨스를 즐기거나 할 여유가 있었다. 그녀의 일기에는 오슬러에 대해서 "그는 대단히 잘생겼고, 내가 지금까지 만난 사람들 중에서 가장 까맣다"라고 쓰여 있다. 여름의 로맨스에는 자주 생기는 일이지만, 두 사람은 그 몇 개월 간 편지를 교환하고, 서서히 멀어져 갔다. 오슬러는 그 이유를 "해가 갈수록 일에 묶이게 되어" 그녀를 만나러 갈 수가 없게 되었기 때문이라고 설명했다.[30]

그의 일지를 보면 정기적으로 진찰하는 환자가 몇 명 있었던 것 같다. 그 중에는 조지 워싱턴 스티븐스라고 하는 몬트리올의 유명한 상인의 가족도 있었는데, 여러 차례 가벼운 병에 걸렸다. 1878년, 파머 하워드가 오슬러 식으로 말하면 "잘 드러눕게"되자, 오슬러는 갑자기 바빠졌다. 그 해 봄, 그는 드레이크Joseph M. Drake가 심장병을 이유로 퇴직한 몬트리올 종합병원의 내과 의사 자리에 입후보 할 결심을 하고, 운동을 시작했다.

오슬러는 몬트리올 종합병원의 의사 중에서도 신참이었고, 병원 외 스태프 중에서는 드레이크의 후임 자리를 두고 오슬러보다 유리한 위치에 있는 의사가 몇 명 있었다. 후임을 결정하는 것은 병원의 이사회다. 영국과 마찬가지로 몬트리올에서도 병원 소속 내과의사가 된다면 지역 의사 사회에서 수입과 직결되는 명예를 얻을 수 있으므로, 이 자리를 두고서는 항상 치열한 경쟁이 펼쳐졌다. 오슬러는 자신의 자격과 주요 논문을 열거한 탄원서를 복사해서 배포하는 한편, 이사나 그 외의 사람들에게 개인적인 지지를 호소했다. 그는 또한 몬트리올의 저명인사 중 여러 명을 방문했다. 이는 대단히 불쾌한 시선을 받았지만 그 효과로 다른 세 사람의 후보를 큰 차이로 제치고 소망하던 직책을 얻을 수 있었다. 오슬러의 학생들은 이사진 앞에서 그를 지지하는 특별한 진정서를 낭독하고, 누군가 의도적으로 유포했다고 생각되는 학생들은 오슬러를 싫어한다, 라는 소문을 부정했다.[31]

몬트리올 종합병원 소속 내과의사로 선임된 날, 오슬러는 더욱 많은 훈련을 받아 왕립 내과 의사회 회원MRCP 자격을 얻기 위하여, 조지 로스George Ross와 함께 영국으로 향하는 배에 올랐다. 그는 그 해 여름의 거의 전부를 머치슨"모범적인 임상교수"; 사무엘 지Samuel J. Gee, "히포크라테스 정신과 시드넘의 슬기를 결합한 사람", 프레드 로버츠Fred Roberts, "신체소견에 기초한 진단을 가르치는 방법을 보여준 인물"; 바스티안; 링거; 안식일 아침 병동에서 '일요 학교'를 열었던 브랜드 서튼Brand Sutton; 그리고, 베들럼베들레헴 정신병원에서 정신병환자의 회진을 한 조지 새비지 경Sir George Savage 등, 런던의 선도적인 임상의사들 밑에서 보냈다. 그리고 정기적으로 새빌 클럽Savile Club에서 저녁식사를 하고, 과학과 문학에 관한 이야기를 하는데 참여했다. 식민지 출신의

30대 의사에게 있어서 이것은 더할 나위가 없는 도전이었다. 그는 런던에서 그리고 영국 의사회 연례 회의에서 새로운 친구를 만들고, MRCP 시험에도 합격했다. 이것들은 몬트리올 종합병원에서 진료를 시작하기 위해 필요한 준비과정이었다. 그때까지는 살아있는 사람을 치료하는 시간보다도 죽은 사람을 조사하는 데 시간을 더 많이 보냈기 때문이다.[32]

몇 개월 후, 오슬러가 일류 의사로서 인정받게 되는 사건이 생겼다. 몬트리올 종합병원의 이사장이며 몬트리올 주 의원이었던 피터 레드패스Peter Redpath가 오슬러 박사에게 요통 치료를 의뢰한 것이다. 오슬러는 몇 번 영국을 방문하던 차에 링거로부터 침으로 요통을 완화하는 방법에 대해 가르침을 받았다. 몇 년 전에 몬트리올 내과-외과학회 모임에서 도시의 고참 개업의 겸 시장이기도 했던 힝스턴Hingston W. S. 박사가 침의 효과를 인정했다. 그래서 오슬러 박사는 몬트리올 시장의 추천과 링거의 저서 치료학을 참고하여 레드패스의 배통치료를 했으나, 효과가 없었다. 오슬러와 같이 사는 사람들의 말에 따르면, 레드패스는 "욕설을 내뱉었다"고 한다1925년에 이 일화가 처음 공개되었을 때 레드패스의 자손들은 그는 도덕적인 인물이어서 그런 말을 했을 리가 없다고 격하게 반론했다. 오슬러는 1892년에 이 치료법은 "많은 경우 경이적이며 신속한 효과"를 발휘한다는 증언을 했다.[33] 링거도 오슬러도 그리고 아마 힝스턴도 침의 역사와 이론에는 거의 '관심'을 가지고 있지 않았다.

오슬러가 몬트리올에 살고 있었을 동안, 몬트리올 종합병원의 불결함과 과밀상태는 전혀 개선되지 않았다. 환자는 여전히 짚으로 만든 침대 위에 누웠고, 병동에는 여러 차례 빨래터에서 씻어온 아마포를 말리고 있었다. 병원 내부의 공기는 여러 악취가 뒤섞여 욕지기를 부채질했다. 악취의 주성분은 오줌의 지린내였다. 의학생이 검사하기 쉽도록 환자 침대옆에 오줌의 샘플을 올려놓았기 때문이다. 침상이 부족할 때면 환자를 되돌려 보내는 경우도 있었고, 여름에는 텐트에서 자게 하거나, 더러운 판대기 사이에서 자게 했다. 어느 결핵환자는 자주 옆 침대의 환자가 피우는 파이프담배 연기를 폐 가득 들이마셨다. 옆 침대의 환자는 대퇴골 골절로 입원한 건장한 남자였다. 이렇게 신랄한 병원을 비판한 미국인의 『간호사 교육을 담당하는 여성』이라는 책은 영국에서 건너온 훈련된 간호사들이 병원을 그만두고 귀국한 이후에야 등장했지만, 이 미국인 여인 역시 일을 그만두고 말았다. 캐나다 간호계를 개혁하려고 한 몬트리올 종합병원의 선구적인 움직임은 실패로 끝났다오슬러는 영국에서 건너온 간호사들 중 적어도 한 명은 전혀 재치가 없다고 느꼈다. 또 오줌 샘플에 관해서는 양질의 의료와 훈련을 제공하는 것과 양질의 간호와 위생을 제공하는 것, 둘 사이의 타협을 구해야 할 문제였다.[34]

한 때, 오슬러가 꿈꾸던 안과 전문 의사 지위에 있던 프랭크 불러Frank Buller를 제외하고, 몬트리올 종합병원의 소속 의사들은 아직 모두가 일반의였다. 그들은 계속 내과적 치료와 외과적 치료 양쪽을 시행했으며, 자신이 진찰하고 싶은 증례는 무엇이든 진찰했다. 오슬러는 몇 번이나 외과수술의 조수 역할을 했다. 아마 에테르를 듬뿍 적신 포를 환자의 입에 대어 마취를 행했을 것이다. 그는 해부용 메스를 쓰는 방법에는 숙련되어 있었으나, 외과수술 솜씨를 시험해 보았다는 증거는 없다. 병원에서는 열두 명의 소속의사 각각이 약 열두개 병상을 담당하고 있었다. 환자의 약 95%는 자선단체의 도움으로 수용된 사람들이며, 의사들은 이러한 환자들로부터는 진료비를 받을 수 없었고 그것을 기대도 하지 않았다. 다만 유료로 임상수업을 할 수 있는 특권이 부여되었다. 오슬러는 여름에 임상 강의를 시작하여, 환자의 침상에서 설명을 하거나, 병원의 계단교실에서 강의를 진행했다.

오슬러의 생활은 계속 힘들었고, 1879~1880년의 수입도 1,369달러에 머물렀다. 1878년 유럽을 여행하던 중에는 피르호우가 쓴 6파운드30달러짜리 책이 갖고 싶었지만 엄두를 내지 못했다. 바로 그때, 아버지 페더스톤이 생각도 하지 못한 10파운드를 보내주어 책을 살 수 있었다. "다정하고 소중한 아버지! 곤궁한 수입을 떼어 송금을 해 주시다니!" 의사 초기때, 오슬러는 자문의사로서 이름난 앤드류 클라크 경Sir Andrew Clark을 만났다. 클라크 경은 부유했지만, 의사가 되고 처음 10년은 빵을 위해 일하고, 그 다음 10년은 버터를 바른 빵을 위해 일하고, 그 다음 20년은 케이크와 에일 맥주를 위해 일했다고 말했다. 오슬러는 아직 빵을 위해 일하고 있었다.[35]

친구들은 오슬러의 곤궁함을 도와주기로 결심했다. 기록에 의하면 그가 불참한 1880년 4월 21일의 교수회의에서는 다음과 같은 말이 오갔다. "하워드 교수는 교수단의 구성원 중 몇 명이 생리학교수의 현재 임금을 올리는 것이 중요하다고 생각한다고 발언했다. 논의 결과 확실히 그럴 필요가 있다는 것에 전원의 의견이 일치하여, 의학 연구소 교수의 수업료를 16달러로 올리는 것과 교수단의 기금에서 그에게 매년 500달러를 지급하는 것에 합의했다."[36]

오슬러의 평판이 환자를 끌어 들이기 시작함과 동시에환자는 보통 단골 의사의 소개로 찾아왔다, 대학에서 받는 소득도 올라갔다. 그의 1880~1881년의 소득은 2,778달러, 그 다음 해에는 3,884달러가 되어 '버터를 바른 빵'의 단계까지 왔다고도 할 수 있으나, 1880~1881년에는 대학에 1,019달러를 재투자했다.[37] 하루에 2~3명의 환자를 개인적으로 진찰할 때도 있었으며, 진찰료는 30분에 5달러였다. 오슬러는 영국 자문의사의 진료방식과 요금체계를 도입한 것 같다. 자문의사란 일반의로서 진료하지 않고 다른 의사가 자문을 요청했을 경우 환자를 진찰하는 의사를 말한다. 1880~1881년의 겨울에는 파머 하워드로부터 캐나다의 가장 저명한 정치가 중 한 명인 찰스 터퍼 경Dr Sir Charles Tupper의 용태에 관해 상담을 받았다. 의사이기도 한 터퍼 경은 생명보험의 가입검사를 하던 도중 소변에서 알부민과 콩팥에서 나온 작고 둥근 막대기 모양의 찌꺼기가 검출되었다는 것에 충격을 받은 상태였다. 이것은 심각한 병적인 이상의 징후였기 때문이다. 오슬러는 터퍼 경의 오줌을 몇 번이나 조사했지만, 그를 안심시킬 방법은 없었다. 파란만장한 인생을 살아온 터퍼 경은 당시 아직 60세였지만, 그는 완전히 피폐해진 것처럼 보였다.[38]

오슬러 박사는 대학 근처에 하숙거리에서 살았다. 집주인은 자신과 비슷한 성격의 인물인 경우가 많았다. 셰익스피어 학자가 집주인인 경우도 있었다. 그는 훌륭한 서재를 소유하고 있었는데, 어느 날 청년 오슬러가 소중히 여기던 셰익스피어 전집을 실수로 자신의 수집물에 넣어 버리고 말았다. 오슬러는 능숙한 말솜씨로 그것을 돌려달라는 부탁을 할 수가 없었고, 결국 그곳에서 살기 어렵게 되고 말았다. 세인트 캐서린 거리 1351번지에 있는 안과의사 불러의 집에는 몇 년 전에 방을 얻어 들어갔다. 오슬러가 불러의 집 2층에 침실과 사무실을 마련하자마자 맥길 대학교의 학생인 에드워드 로저스와 헨리 바닝 오그던도 이 집에 들어왔다. 오슬러는 자신이 클럽에 가기를 좋아하는 사람이라고는 생각하지 않았다. 당구는 치지 않았고 술도 별로 마시지 않았으며, 의사 이외의 사람과 친해지는 것도 힘들었기 때문이다. 그래도 그는 생애를 통틀어서 레스토랑과 호텔의 클럽을 자주 이용했다. 몬트리올에는 메트로폴리탄 클럽에서 정기적으로 식사를 했고, 한 달에 한 번은 열두 명의 젊은 의사들이 사교를 목적으로 저녁식사를 하기 위해 모였다. 클럽의 공기는 담배연기와 떠드는 소리로 가득 찼을 것이며, 테이블에는 감이나 맥주가 잔뜩 올려져 있었을 것이다.

오슬러는 일을 하거나 모임에 나가지 않을 때에는 사촌 제넷과 매리언과 함께 지내는 경우가 많았다. 두 사람은 그를 마음에 드는 남동생처럼 귀여워했다. 특히 제넷은 처음 캐나다에 왔을 때부터 계속 그를 마치 자매처럼 친하게 대했다. 그녀는 대단히 지적인 여성이었지만, 19세기의 남녀불평등 사회 속에서는 기회를 잡지 못했고, 스스로 선택한 것인지 아니면 어느 틈에 그렇게 되어버린 것은 결혼을 하지 않고 매리언이 낳은 아이들과 다른 친척들의 '작은 이모'가 되어 인생의 대부분을 보냈다. 포동포동한 얼굴의 매리언은 성격이 좋은 여인으로 불만이 많아도 행복하게 살았다. 그녀의 남편인 조지 프랜시스는 끊임없이 여행을 했던 것 같은데, 매리언과 이중창을 몇 곡 부르거나 그녀를 임신시킬 정도의 시간만 몬트리올에서 보냈다. 그리고 술독에 빠진 듯 살고 있었다. 프랜시스 가족은 품위 있는 가난함 속에서 살았다. 아이들은 1870년에 태어난 조지, 71년생인 메이, 74년생 그윈, 76년생

브리트, 78년생 윌리엄, 79년생 그웬, 81년생 비, 83년생 지미까지 모두 여덟 명으로 누군가가 장티푸스나 성홍열이나 디프테리아 볼거리에 걸리면, 집안에는 돌림병이 소규모로 발생했다. 그런 일이 발생할 때면 마침 사촌형 빌/윌리 외삼촌/도시오Doccie O는 해외에 나가 있어서 도움을 받지 못했다.

프랜시스 집안의 아이들이 건강할 때에는 아버지를 만나는 횟수보다 몬트리올의 친척 남자들을 만나는 횟수가 많았다. 아이들은 오슬러의 동료나 학생들이 알지 못하는 그의 또 다른 면을 알고 있었다. 그것은 아이들과 놀러가는 것, 그리고 공상하기 좋아하는 면이다. 그는 삶을 살아가는 동안 이러한 면을 잃지 않았다는 점에서 루이스 캐롤과 대단히 비슷했다. "우리들은 언제나 강의실에서 돌아오는 그가 보이지 않을까 하고 길을 걸어가는 사람들을 내다보고 있었어요"라고 메이 프랜시스는 회상했다. "아저씨는 언제나 활기찬 걸음걸이로 씩씩하게 돌아오셨죠." 때로는 이웃집 소녀가 숨어서 기다리고 있다가, 망가진 인형을 고쳐달라고 길을 막은 적도 있었다. 그는 경쾌하게 휘파람을 불며 집에 들어왔어요. 아이들은 그 소리를 들으면 손뼉을 치면서 기뻐했어요.…… 그는 밝고 커다란 목소리로 "아이구, 우리 예쁜이들"이라 말하며, 손을 흔들었습니다. 그리고는 식탁에 손을 가볍게 갖다 대고는 그것을 훌쩍 뛰어넘는 것이었습니다. 우리들에게 있어서 그것은 굉장한 묘기였습니다. 그는 마치 요정왕자님 같았습니다.[39]

오슬러와 같은 이름을 가진 윌리 프랜시스는 아버지를 거의 알지 못했고, 특히 오슬러를 더 좋아했다. 윌리 F.가 세 살이었을 때, 멤프레마고그 호수의 여름 별장에 오슬러가 잠시 머문 적이 있었다. 그는 아이들에게 있어서 최고의 놀이상대였다. 제넷의 말에 따르면 W. O.윌리엄 오슬러가 돌아갈 때면 세 살 배기 윌리 F.는 대단히 슬퍼하여 베란다에서 훌쩍훌쩍 울고 했었어요. W. O.는 집안으로 뛰어 들어가 자신의 낡은 코트를 들고 와서 어린 윌리를 무릎에 앉히고 "이걸 너에게 줄게" 하고 말했습니다. 아이는 그때부터 매일 밤 그 코트를 안고 잠들었습니다. 상처받았을 때나 슬플 때에도 낡은 코트에 얼굴을 묻고 마음을 달랬습니다."

어린 비와 그웬은 오슬러에게 달려가서 무릎에 기어오르고는 그의 어깨에 머리를 얹고 했습니다. "모두가 그를 사랑했어요."라고 메이는 회상했다:

그래도 그를 가장 사랑한 것은 저였어요. 왜냐하면 나는 그와 결혼할 생각이었으니까요. 그래요, 내가 다섯 살 때 결혼약속을 했죠. 그는 나보다 나이가 좀 많았지만, 내가 클 때까지 기다려준다고 약속했어요. 그는 절대 약속을 어기지 않을 사람이었어요. 우리들은 대초원의 농장에서 말과 소와 닭, 고양이와 개, 그리고 새에 둘러싸여 그네나 회전목마를 타고 놀면서 살자고 말하곤 했어요. 먹고 싶은 것은 마음대로 먹고, 빵이나 버터나 라이스푸딩 같은 것은 안 먹을 생각이었죠. 여름에는 마음이 내키는 대로 수영을 하고, 겨울에는 쾌적한 통나무집에 사는 거에요. 마시멜로를 만들어 먹고, 스케이트를 타고, 썰매를 타고, 눈에서 신는 신발을 신고 걷고, 밤에는 옛날 이야기를 하고 늦게까지 깨어있는 거죠.[40]

윌리 아저씨는 누구와 결혼하게 될까? 프랜시스 가족들은 로저스와 오그던을 끌어들여붙임성이 있는 오그던은 프랜시스 가의 어린이들에게서 볼거리를 옮았고, 그것을 동급생들에게 옮겼다., 사사건건 적령기의 젊은 의사들과 그들의 연애에 관한 소문을 이야기했다. 10대 시절에 사촌 메리 오슬러에게 관심을 보이던 것, 앞서 말한 여름 휴양지인 타두삭에서 짧은 로맨스를 벌이던 것을 제외하면 윌리는 연애에 흥미가 없어 보였다. 20대였을 때는 결혼할 수 있을 정도의 수입이 되지 않았다고도 할 수 있지만, 1880년대 초반에는 제법 소득을 올릴 수 있게 되어 결혼이 불가능한 것은 아니었다. 그러나 일에 묶여서, 일에 투자하는 시간 전부를 사랑하는 남자의 뒷바라지를 하기에 걸 맞는 여자가 어디에 있다는 말인가?

결혼 상대를 잘못 찾으면 고생길이 열릴 위험이 있었다. 오슬러는 이 사실을 위대한 문학작품에서 알게 되었다. 예를 들면 조지 엘리엇이 1872년에 발표하자 순식간에 고전이 된 소설, 미들마치Middlemarch에 등장하는 타시어스 리드게이트 박사가 그런 사람인데, 리드게이트는 머리가 비고 유물적인 미녀와 결혼하고 나서 의사로서의 직무에 소홀하게 되었다. 오슬러는 의학과 과학, 그리고 현미경과 교육으로 가득 차 있었다. 아버지 페더스톤은 "윌리의 결혼상대는 스스로 찾지 않으면 안 될 것이다"라고 말하곤 했다.[41]

그러나, 프랭크 셰퍼드의 기억에 의하면 오슬러는 몬트리올의 여인들에게 인기가 있었다고 한다. 그는 의학에 관해 생각하고 있을 때에는 멋있고 유쾌하며 대단히 매력적인 남자였다. 때때로 바다코끼리처럼 보일 때도 있었던, 아래로 드리운 풍성한 콧수염은 당시 유행하던 스타일이었다. 소설가 러디어드 키플링Rudyard Kipling; 인도태생의 영국시인, 소설가, 노벨상 수상, 1865~1936에 의하면, 1880년대의 자유분방한 젊은 여자들은 콧수염이 없는 남자와 키스를 한다는 것은 소금도 뿌리지 않은 삶은 달걀을 먹는 것과 같다고 생각했다고 한다. 오슬러는 몬트리올의 부유한 맥주 양조업자의 딸인 제시 다우와 교제하여 결혼 직전까지 갔기 때문에그녀가 삶은 달걀을 소금에 찍어 먹는 것을 좋아했는지는 확실하지 않다., 프랜시스 집안사람들은 그녀의 성인 다우Dow를 써서 '열정을 준다dower', '지참금dowry이 온다'라고 하면서 마음껏 놀려댔다. 어떤 사람들은 다우가 이 교제에 종지부를 찍지 못한 것은 목사의 아들이며 의사로서 그렇게 수입이 많지도 않은 오슬러가 다우 가족에게 선물 '신부의 지참금'을 주지 않았기 때문이라고 생각했다.[42] 가난하고 신앙심도 깊지 않은 사위라니, 교회로부터의 선물이라고 하기엔 너무 심하지 않은가!

오슬러는 그래서 좀 더 자신과 가까운 셰퍼드의 여동생과 연애를 했다. 그러나 그녀는 다우 보다 훨씬 부유한 몬트리올의 양조업자의 아들인 윌리엄 몰슨 박사와 결혼하고 말았다40년 후, 오슬러의 이러한 실연이야기를 알게 된 몬트리올의 어느 유명인사는 이렇게 말했다. "이것도 도망칠 수 있으니 다행이지. 하느님께서 지금까지 창조하신 치명적이며 재미없고 유머감각도 없는 여인들 중에서 몰슨 부인이 최악이었다. 짜랑짜랑한 목소리에, 바보처럼 킥킥 웃어대며 그리고 구두쇠라니! 윌리엄 오슬러, 당신은 정말 행운이었소"[43]

형인 셰퍼드의 경우, 몬트리올 은행장의 딸과 결혼했지만, 이 두 사람은 대단히 잘 어울렸다. 지참금만 본다면, 가장 장가를 잘 간 쪽은 파머 하워드의 아들인 개러드 하워드였다. 아버지와 마찬가지로 의학의 길을 걸었던 그는 모피 상인이며 은행가이며 철도 왕이었던 도널드 스미스, 캐나다 판의 인물인 애스터John Jacob Astors; 독일태생의 미국 모피상인, 자본가, 1763~1848나 코넬리어스 밴더빌트Cornelius Vanderbilt; 해운 철도왕 1794~1877의 외동딸인 마거릿과 결혼했기 때문에, 금전적인 걱정으로부터 평생 해방될 수 있었다. 이 결혼은 재산을 노린 것이라고 생각된다. 그 업보인지 모르지만 하워드는 겨우 진입한 상류사회에서 아무것도 못하고 그저 멍청하게 생애를 보내게 되었다.

세인트 캐서린 거리 1351번지에서 오슬러가 자기 마음대로 보낸 독신생활은 이윽고 영원한 종말을 고했다. 그가 아니라 집주인인 프랭크 불러가 랑루아라고 하는 여자와 결혼했던 것이다. 하숙생들은 모두 이 결혼에 놀랐다. 그 아가씨와 안면이 있는 사람이 없었던지, 그녀는 금융가였던 "세인트 제임스 거리 에서 5년간 일을 했다"고 말했다. "아무 문제가 없었으면 좋겠는데"라고 오슬러는 편지에 썼다. "시끄러운 아가씨와 결혼하는 것은 바라지 않으니까 말이야" 불러와 랑루아 아가씨는 대단히 행복한 것 같았다. 오슬러는 랑루아 아가씨와 마주치는 것을 피하고, "더 확실한 투자"를 하라고 하는 불러의 조언을 계속 거절했다. 어느 하숙생은 "그는 부유한 여자와 결혼하면 된다. 그러면 돈이 많이 될 텐데"라고 썼다.[44]

오슬러는 성욕을 어떻게 처리했던 것일까? 빅토리아 시대의 사람들 대다수, 그리고 물론 성직자의 대다수는 그가 독신생활을 하는 동안 금욕을 했다는 말을 듣는다면 당연하다는 듯 납득했을 것이다. 그렇다고 해도 의학을 배우고 있었던 그는 섹스에 대해서도 그 상대를 얻는 방법에 대해서도 젊은 시절부터 여러 가지를 알고 있었을 것이다. 오슬러가 1917년에 기록한 꿈의 내용이 이 사실을 뒷받침하는 기묘한 증거이며, 청년시절부터 사창가에 드나들었다는 것을 가리키는 증거로 해석하는 사람도 있을 수 있다그 꿈의 내용이란 다음과 같다. 그는 자신을 부검하는 장면을 보고 있었는데, 매독에 걸린 흔적을 발견하면 학생시절에 아무생각 없이 걸렸을지도 모른다고 말하는 것이다. [45] 유럽에서 동정을 잃었다고도 생각할 수 있으나, 필자는 그 가능성을 낮게 보고 있다. 만일 그렇다고 해도 오슬러라면 병이 무서워서 신중이 대처했을 것이다.

더 가능성이 있는 것은 그가 1892년에 집필한 교과서에서 금욕에 관해 언급했을 당시 자신의 경험을 염두에 두었다는 사실이다: "청년이 모시는 신전은 비너스 신전 외에도 여러 가지가 있다. …… 그것은 육체적 · 정신적인 각고의 노력이다. 가만히 있는 것은 육체적 욕망의 어머니와도 같다. 청년은 일에 몰두하는 것이 정열을 소진하는 데에 큰 도움이 된다는 것을 느낄 것이다. 그러한 정열은 자연스러우며 타당한 것이나, 문명의 요청과 균형으로부터 자연스럽고 타당한 만족을 항상 얻을 수는 없기 때문이다."[46] 오슬러는 자위행위를 했을 가능성도 있으나, 그가 쓴 글을 보면 자위 행위에 대해 당시 일반인들이 품고 있던 것과 비슷한 혐오감이 보인다. 성적인 문제에 대해서는 그는 아마 빅토리아시대 특유의 엄격한 금욕주의를 실천했을 것이다. 20세기가 되고 나서는 오슬러가 몬트리올에서 사촌 매리언과 장기간에 걸친 관계를 가졌다는 소문도 돌았으나, 이 점에 대해서는 제 13장에서 검증할 것이다. 필자는 이것이 밑도 끝도 없는 소문이라고 믿고 있다. 의학이 오슬러의 여자 주인이었다. 그녀는 그를 단단히 속박했다.

오슬러는 이전부터 병리학 연구 이외에도 병동에서 정기적으로 일하고 있었으므로, 여러 가지 질환에 대해 풍부한 지식을 갖추게 되었다. 살아있는 몸과 죽은 몸 양쪽에서 많은 질환을 관찰하여, 환자의 치료를 돕고 질환의 원인을 찾는 기회를 가질 수 있었던 그는 30대 초반의 젊은 나이로 경험 많은 자문의사가 되어가고 있었다. 그가 걱정하는 환자의 가족들에게 지금까지 진료해 온 비슷한 질환의 증례에 대해 설명하고, 그러한 증례에서 폐와 간의 상태를 설명하고, 이번의 환자 상태는 그것과는 다르다는 점이 당혹스럽다는 것을 인정하면서, 상황을 전달하기 위해 노력하는 모습을 우리는 상상할 수 있다. 어쩌면 노력이 과했을지도 모른다. 언젠가 그가 환자의 친척에게 상황을 상세히 설명하는 것을 본 선배 의사에게 "젊은이, 자네는 말이 많아,"라는 말을 들었으니 말이다. "나는 40년 동안 고개만 끄덕이며 의사 일을 해 왔어."[47]

오슬러의 참고문헌 목록은 그가 학생이던 시절 발표한 병원 증례보고서와 그 자신의 임상강의가 추가되어 방대한 양이 되었다. 그는 이제 시체의 일부만이 아니라 살아있는 환자를 이용하여 수업할 수 있게 되었다. 그의 학생 회진은 매우 유익하다는 평을 받았으나 하워드, 로스, 셰퍼드, 로딕의 회진과 그렇게 다르지는 않았던 모양이다.[48] 우리들은 1882년 여름에 그가 계단교실에서 진행한 선천성 매독에 관한 임상강의의 모습을 직접적으로 알 수 있다:

> 여러분은 병원 바깥이나 병원의 외과병동에서 최근 후천성 매독을 보는 경우가 많을 것이다.…… 먼저 한 가지, 주의를 해 둘 것이 있다. 환자 앞에서 매독이라는 말을 써서는 안 된다. 이제 어머니와 아이가 들어올 텐데, 그런 경우에는 특히 주의해 주길 바란다. 가난한 여인의 대부분은 다행스럽게도 자신의 아이가 걸린 병이 어떤 성질의 것인지를 모른 채로 살고 있다. 의사가 경솔하게 지껄인 탓에 그녀가 병의 원인을 찾는다면 이 행복은 깨지는 것이며, 평온한 마음과는 영원한 작별 셰익스피어의 희곡 '오셀로'에 나오는 고뇌의 대사가 되고 만다. 따라서 여기서는 'lues매독'라는 옛말을 사용하도록 하자.……
>
> 자 여러분, 이 아이를 신중히 관찰해 보라. 이러한 증례는 병원에서 진료를 할 때만 보는 것이라고는 생각하지 않았으면 한다. 매독은 사람을 고르지 않는다. 그리고 인생에서 매독과 만나지 않는 시기는 없다.
>
> 유아기 매독은 특징적인 겉모습을 보일 경우가 있다. 입 주위에 발진이 생기고, 그것이 사라지면 입 꼬리부터 뺨을 향해 방사상으로 흉터가 남는다. 여기 있는 유아에서는 지금 있는 발진은 없는 상태지만, 앞으로 1년 사이에 때때로 피부발진 혹은 구강점막의 반점이 생길 가능성이 있다. 처음 1년을 넘긴다면 병은 보통 잠복기로 넘어

간다. 그러나 사춘기가 가까워지면 다시 겉으로 드러나게 된다. 다음에 나타날 증례가 바로 그것이다.

환자가 퇴실했으니 한 가지 질문을 하도록 하지. 이 병의 책임은 누구에게 있는 것일까? 아버지인가? 어머니인가? 우리가 볼 때 어머니는 건강해 보이고, 피부발진도, 인두 · 후두의 이상도 없어 보인다. 남편과는 헤어진 상태이다. 그녀는 남편이 건강하며, 자신이 아는 한, 병에 걸린 적은 없다고 하는데, 나는 남편이 실수를 저질렀다고 생각한다. 그러면 아내 쪽은 어떨까? 매독에 감염되어 있는 것일까? 거의 모든 문헌에는 매독에 감염된 아이를 낳은 여인은 명확한 징후가 없음에도 불구하고 다소간 매독에 감염되어 있다고 쓰여 있다. 이를 강하게 증명하는 것이 그녀에게 매독을 접종할 수가 없다는 사실이다. 입에 증상이 보이는 아이에게 건강한 유모가 젖을 준다면, 유모의 유두에는 하감이 발생할 것이다. 이것이 소위 말하는 콜스 법칙Colles's law다.

다음 증례에서는 흥미로운 후기 증상을 볼 수 있다. 증례 제 2번은 13세의 소녀인데, 인후에 심한 궤양이 보이고……

증례 제 3번은 23세의 여자이며, ……

여러분은 내가 이 두 명의 치아를 유심히 살펴보고 있다는 것을 눈치 챘을 것이다. 치아는 선천성 매독의 유력한 혹은 확실한 증거를 주기 때문이다. 이 사실을 최초로 발견한 사람은 조나단 허친슨Jonathan Hutchinson이었다. 이것을 설명하기 위하여 그가 그린 도판을 여기 들고 왔으니, 잘 보도록 해라. …… 작년 학회에서 그는 사람들이 자신의 문헌을 읽지도 않고 치아의 여러 가지 기형을 매독에 의한 것이라고 단정하고 있다면서 불만을 쏟아냈는데, 그 불만은 정당한 것이었다.[49]

오슬러는 매독환자에 대해서는 정기적으로 수은 연고를 바르는 표준적인 치료를 하였다. 거의 모든 경우 그는 표준적인 치료를 행했다고 생각된다. 그는 강력한 진정작용, 자극작용, 해열작용이 있으며 올리버 웬델 홈즈도 바다에 버릴 필요가 없다고 한 아편, 강심제, 퀴닌, 수은, 에테르를 적극적으로 사용했다. 필요에 따라서는 변비약이나 이뇨제를 처방하여 장과 콩팥의 기능을 촉진시켰고 해열효과도 보았다.[50] 그는 아직 낡은 개념으로부터 완전히 벗어나지는 못했고, 체외에서 부항을 뜨거나 습포제를 사용하면 내장의 울혈을 제거할 수 있다고 믿었으며-이런 방법들은 기껏해야 자극으로부터 주의를 돌리는 역할을 할 뿐이다, 요통을 호소하는 사람에게는 허리에 침을 놓으면 통증을 경감시켜줄 수 있다고 생각했다.

일부 환자에게 오슬러는 대량의 약물을 투여했다. 임산부가 신장염에 걸렸을 경우에 그는 학생들에게 "아편을 피하로 주사하거나 경구로 투여한다"고 가르쳤고, '클로랄 수화물chloral hydrate'은 높이 평가되는 약물이며, 맥 컬럼McCallum 박사는 이것을 치료에 사용하여 큰 성과를 얻었다. 때로는 사혈피를 뽑음을 하면 양호한 결과를 얻을 수 있다. 또한 콩팥의 증상에 대해서는 부항, 습포제, 이뇨제, 증기목욕 등의 특별한 치료법을 쓴다고 덧붙였다. 그가 1877년에 감기환자에게 써 준 처방전은 다음과 같다: '비스무트7Gm, 아카디아 분말1.5드램, 모르핀 1그레인약 65mg' 약은 코로 들이마실 것. 감기가 시작된 후 24시간에 이상의 약의 절반을 복용해야 하고, 그 때가 지나면 거의 나아 있을 것임.[51]

그러나 그의 의사 경력을 시작할 때부터 오슬러는 다음과 같은 치료법의 난제를 파고들었다. 어떤 치료법이 효과를 보았는가? 불필요했던 것은 무엇인가? 해를 끼쳤던 것은 무엇인가? 치료 효과는 어떻게 검증했는가? 증거는 무엇인가? 이러한 물음은 전혀 새로운 것이 아니며, 몇 세기에 걸쳐 의사들의 머리를 괴롭혔고, 오슬러가 의사가 되기 40년 전부터 근대의학의 시대가 열렸음에도 불구하고 이는 변하지 않았다. 전통적인 치료법에 대한 그의 회의감은 성직자인 아버지 페더스톤으로부터 물려받은 것인지도 모른다. 그가 토론토 의학교와 맥길 대학교에서 받은 약물학 수업은 어느정도 구식이었지만, 시드니 링거와 존 브라운의 문헌을 탐독했고 영국과 유럽 대륙에서도 수련을 받았으므로, 약물의 투여량은 최소한으로 하고 나머지는 자연에 맡긴다는 사고방식에 가까워졌을 것이다. 그의 병리학 연구도 그 신념의 기초가 되었을 것이다. 많은 증례의 부검 결과가 생전의 치료가 아무런 효과도 없었다는 것을 보여주고 있었기 때문이다. 1880년대 내과-외과학회에서 오슬러가 한 치료법에 대해 토론을 벌일 때의 모습을 그의 동료는 다음과 같이 회상했다. 토론 주제는 부인과로 한 세기 후의 여성에게 있어서 제법 중요한 문제가 되는 것이었다:

> 학회에서는 수술에 대해 열띤 토론이 벌어졌다.…… 최근 절제된 난소와 난관이 다수 전시되었다. 오슬러는 거의 정상으로 보이는 난소에 대해 저렇게 과감한 처치가 필요했는가에 대해 끊임없이 질문을 던져 과도한 열기를 진정시켰다. 그의 의문은 골반 통을 호소한 적이 없는 여자들의 부검에서, 난소와 난관으로 진행된 병리적 변화를 발견한 빈도가 높다는 점으로부터 비롯된 것이었다.[52]

1882년에 오슬러는 폐렴에 관한 중요한 임상강의록을 출판했고, 그 책에서 학생들에게 충분하게 발전된 치료원칙에 관해 설명했다:

> 첫 번째, 많은 질환들은 사용된 치료법의 종류와는 상관없이 자연적으로 회복하는 경향이 있다는 것이다. …… 그는 여기에서 제이콥 비글로우(Jacob Bigelow)의 자기-한정적 질환에 관한 1835년의 논문을 인용했다.
>
> 두 번째, 대부분의 증례에 있어서 환자는 자연의 힘에 의해 건강을 되찾는다는 것이다. 응용 치료술과 대비되는 자연 치료술은 애버딘의 하비 교수가(vis medicarix naturae 자연치유력)이라 부른 힘을 이용하는 방법으로, 질환 증례의 80%에서 효과를 보인다. 게블레르Guebler 교수의 말을 빌린다면 'Lorganisme se guerit lui meme'생물은 그 자신을 치유한다라고 할 수 있다. ... 여기서 여러분들에게 충고를 하겠다. 특정 치료법에 기대기 전에 먼저 자연에 기도하고, 셰익스피어의 『리어 왕』에 등장하는 에드먼드의 대사를 기억하도록 하라. "그대 자연은 나의 여신이니, 나는 그대의 법칙에 속

박되노라."

세 번째, 의사의 임무는 자연과 협력하고, 자연의 힘이 미치지 않는 곳에서는 이를 도우며, 무엇보다 치명적인 경향에 대비하는 것이다. …… 여기서 이 경향을 조기에 인식하고 닥쳐오는 위험을 경계하기 위하여, 온갖 질환의 자연적 경과에 대해 정확한 지식을 갖는 것이 중요하다.

오슬러는 이러한 원칙을 폐렴에 적용하여그리고 『리어 왕』에서 자연에 심취한 에드워드에게 닥친 비극은 무시하며, 많은 증례는 가만히 내버려두면 완전히 치유된다는 것을 학생들에게 깨우쳤다. "환자를 위해서, 또한 동료를 위해서는 위약플라시보을 주어야만 할 때도 있을 것이다. 그러나 치유는 너의 손이 아닌 자연의 손이 하는 것이다."[53] 그렇지만 고열이나 장기간에 걸친 발열은 치명적일 수도 있으므로, 이때는 열을 내려야만 한다. 오슬러는 독일에서 널리 사용되고 있었던 목욕 요법에 흥미를 가지기 시작했다. "여러분들 중에는 두 학기 전 강의에서 소아병동의 급성 신성부종에 걸린 여자아이의 증례를 기억하는 사람도 있을 것이다. 그 아이에 대해서는 약물투여를 하지 않고 공기목욕만 시켰는데, 대단히 효과가 있었다."[54] 캐나다에서는 냉수욕에 대한 저항감이 강했다. 파머 하워드는 학생들에게 자신의 옛 제자가서 캐나다에서 유력자의 가족을 상대로 목욕요법을 실시했는데, 그 환자가 죽어서 의사는 지역에서 쫓겨났다는 이야기를 들려주었다.[55] 오슬러는 퀴닌을 해열제로서 즐겨 사용했다. "퀴닌의 해열작용에 대해서는 많은 증거가 있다 기존에 시험된 치료법 중 하나를 택할 때에는 그것에 대해 마음속에서 확실히 고민하도록 하라"하지만 오슬러가 틀렸다. 분명히 퀴닌은 폐렴에 효과가 없었을 것이다.

폐렴 환자가 심부전을 일으키는 것 역시 위험했다. 오슬러는 그 경우 자극제를 투여하도록 조언했고, 자극제 가운데에서는 알코올이 가장 좋다고 했다. 환자의 맥박이 없을 때나 불규칙할 때, 혹은 갑자기 빨라지고 약해질 때에는 곧바로 자극제를 투여해야 한다. 주저해서는 안 된다. 하루에 몇 온스 정도라면 위스키를 투여

해도 아무런 문제가 없다. …… 폐렴에는 무엇보다도 알코올의 효능을 믿어라. 이러한 인용문으로부터 오슬러는 강의할 때 필기와 암기가 쉽도록 말을 요약해서 하거나 짧은 경구를 사용하게 되었다는 것을 알 수 있다. 그는 후에 이것을 "기억 속에 박히는 가시"라고 불렀다. 오슬러는 텔레비전이 발명되기도 전에 사운드바이트-T. V., 뉴스 등에서 발언의 취지를 인용하는 것-를 알고 있었던 것이다.[56] 그는 자신의 어머니를 포함한 고령자에게 자극제로 많은 양의 알코올을 처방했다. 조지 워싱턴 스티븐스의 가족에 의하면 그가 자주 처방한 것은 스트레이트 진이었다.[57]

폐렴환자에게 정맥 절개술을 행하는 것과 같은 구식 치료법은 의미가 있는 것일까? 오슬러는 일상적으로 사혈을 행하는 의사는 살릴 수 도 있는 환자를 잃게 될 것이라고 생각했다. 그러나 그가 행한 부검의 결과는 폐렴때문에 심장에 가해지는 부담이 사혈을 통해 경감될 수도 있다는 것을 시사했기 때문에 그 역시 사혈을 시도한 적이 있다:

> 여러분은 2년 전에 제시된 한 남성의 증례를 기억하고 있을지도 모르겠다. …… 나는 제때에 정맥 절개술을 시행했기 때문에 환자의 목숨을 살릴 수 있었다고 생각한다. …… 그 효과는 놀랄 만한 것이었다. 내 생각에, 사혈에 의해 좋은 효과를 얻을 수 있는 환자는 체격이 좋고 건장하며 체질상 문제가 없고 병의 초기단계에 있는 남성 환자뿐이다. 이러한 남성이라면 20온스약 560cc의 혈액을 뽑아도 문제가 없으며, 고통과 열도 경감시킬 수 있을 것이다. …… 강심제, 바꽃aconite, 베라트룸 비리드veratrum viride 등을 진정제로서 동맥에 투여해도 괜찮을까? 증세가 나타난 지 얼마 안 된 건강한 환자를 제외하면 이것들을 써서는 안 된다. 나는 절대로 안티몬antimony을 사용하지 않는다. 가슴의 국소적 치료에는 때때로 효과적이다. 이 병원에서 잘 사용하는 것은 습포인데, 환자의 고통을 완화하고 기분을 좋게 한다. 나는 차가운 습포는 쓰지 않지만, 독일의 병원에서 사용되어 좋은 결과를 얻은 것을 본 적이 있다.

오슬러는 학생들에게 자신은 회복에 시간이 걸리는 폐렴 환자를 몇명을 본 적이 있으므로, 병의 경과가 보통보다 길다고 하여 겁낼 것이 없다는 것을 보증하고 강의를 마쳤다. 그는 또한 병원에서 사망한 늙고 허약한 술주정뱅이의 병든 폐를 보여주고, 그 전의 임상강의에서 다른 환자를 대상으로 가르친 것을 학생들에게 상기시켰다. 오슬러의 병동에서 발악하다가 두 명의 간호사에게 제압되고, 상상 속의 인물과 이야기하던 그 청년의 진단명은 진전섬망이 아니라 폐렴이었다.[58]

오슬러는 에너지, 호기심, 축적된 임상경험으로 인해 여러 방향으로 나아갈 수 있었다. 종합병원 소속 내과의사가 되고 6년 만에 그는 악성빈혈, 브라이트병, 호지킨병, 몬트리올 궤양성 심내막염, 척수매독, 임신 중의 신염, 간 동맥류, 결핵성 수막염, 종양조직, 크룹, 근위축증, 섬유성 폐렴, 담석증, 농흉 등의 증례연구, 분석 결과, 강의록을 발표했다. 그는 또한 학생 시절에 행한 담수 이끼벌레의 연구 성과를 퀘벡 지방의 호수나 개천에서 산책을 하다가 얻은 새로운 재료로 살을 붙여 발표했다. 그리고 잡지인 캐나디안 내츄럴리스트 잡지에 『생물학 노트』를 기고하여, 멤프레마고그 호수의 조류나다행히도 나는 현미경을 가지고 다녔기 때문에, 그 의문을 바로 해결할 수 있었다. 그리고 퀘벡 지방의 이끼벌레에 대한 추가적인 발견에 대하여 해설했다. 1879년에는 미국과학진흥협회가 필라델피아에서 개최한 모임에서 의학적으로 흥미있는 논문은 거의 없었다고 실망하여 화학, 고생물학, 천문학 분야를 들으러 간 다음, 그 내용을 캐나다 내과-외과 저널에 보고했다. 그는 또한 토머스 에디슨Thomas A. Edison, '가스회사의 적'을 만났는데, 에디슨은 그에게 언젠가는 조그만 전구를 위에 삽입하여 체내를 밝힐 수 있을 것이라는 황당한 아이디어를 설명했다.[59]

오슬러는 클레멘트라는 우수한 수의학생과 협력하여, 몬트리올에서 유통되는 돼지고기의 기생충에 대해 대규모 연구를 조직하고, 돼지고기를 충분히 조리하는 것이 기생충에 의한 감염증을 예방하는 최선의 방법이라고 결론을 내렸다. 그는 또한 북아메리카에서는 처음으로 식용 송아지에 조충의 유충을 감염시키는 실험에 성공했다. 1882년 봄, 그는 캐나다와 미국의 의학박물관 10개소를 방문했는데, 그 주된 목적은 사람과 개가 기생충에 감염되어 발생하는 포충증이라는 드문 증례를 수집하기 위해서였던 것 같다. 그 해 9월 오슬러는 노바 스코티어 주 픽투Pictou 군에서 소에 발생하는 수수께끼의 질환을 조사해달라는 의뢰를 받았다. 그는 소들의 죽음이 금방망이국화과에 속하는 유독성 여러해살이풀를 먹은 것에 기인한 것이 아니라는 것은 밝혀냈으나, 원인을 발견하지는 못했다. 그와 두 명의 동료는 그 2년 전에도 퀘벡 교외에 있는 비숍 대학Bishop's College에서 유행한 '돼지 장티푸스'의 원인을 밝히려 했으나 실패했다. 그렇지만 그 때는 환기를 하고 하수시설의 정비를 통해 깨끗한 물을 공급한다면 문제는 해결될 것이라고 자신 있게 예측할 수 있었다.[60]

"1881~1882년 사이의 겨울, 조직학 실습수업에서 학생들로 하여금 개구리의 혈액을 조사하게 했을 때, 나는 1장의 슬라이드에서 편모를 가진 적충처럼 생긴 무언가를 발견했다"라고 오슬러는 기록했다. 그는 문헌을 찾고, 논문을 쓰고, 몬트리올 현미경학회에서 그것을 발표하고, 연구내용을 출판하고, 다른 연구자들의 관찰내용을 정정하고 나서야 겨우 만족했다. 물론 다른 연구자들이 자신이 이전에 관찰한 내용을 정정하는 바람에 낭패를 보는 경우도 있었다. 이 발표가 있고 나서, 오슬러가 1874년에 논문을 작성한 혈액속의 알갱이에 대해 토리노의 비초제로Bizzozero가 상세한 관찰결과를 발표하고, '혈소판Blutplättchen'이라는 훌륭한 이름을 붙였다. 오슬러는 이 논문에 대해 살짝 불쾌감을 드러낸 논평을 하고, 그 알갱이는 최초 발견자의 이름을 따서 "슐츠의 알갱이 덩어리Schultze's granule masses"라고 불러야 한다고 주장했다. 그는 학생을 위해 인상적인 표현을 하는 것은 능숙했으나, 학술용어를 만드는 것에는 언제까지나 서툴렀다.[61]

오슬러는 연구의 주제를 혈소판과 같은 한 종류에 한정하지 않고 점점 넓혀가 다가, 마침내 그때까지 주목하지 않고 지나간 위대한 기관에 다다랐다. 두뇌이다. 오슬러와 하워드는 영국에서 윌리엄 브로드벤트 경Sir William Broadbent이 행한 초기 신경학 연구에 대해 공부를 하고, 1878년에 영국을 방문했을 때에는 신경학의 선구자인 윌리엄 가워즈William Gowers와 빅터 호슬리Victor Horsely와 친해졌고 그들의 연구를 관찰했다. 또 프랑스의 저명한 임상의사 샤르코Charcot J. M.가 집필한 『뇌질환의 국재성에 관한 강의』는 오슬러의 뇌의 병리학에 대한 흥미를 자극했다.[62] 이윽고 오슬러는 쟈코미니가Giacomini가 고안한 방법을 사용하면 아름다운 석고 모형처럼 뇌를 통째로 보존할 수 있다는 사실과 댈턴Dalton의 슬라이스 장치를 이용하면 괜찮은 수평단면과 수직단면을 얻을 수 있다는 사실을 몬트리올의 동료들에게 소개하게 되었다. 1879년에 온타리오 주 런던에서 열린 캐나다의학회의 모임에서는 '뇌의 해부의학'이라는 특별 강의를 진행하고, 그림과 도표도 전시했다. 그 다음해, 캐나다의학회가 오타와의 국회의사당에서 모임을 가졌을 때 오슬러는 뇌질환의 표본 25종류를 전시했다. 의사들 중에는 노골적으로 조롱을 퍼붓는 사람들도 있었으리라. 뇌를 다루는 기술을 익힌 오슬러는 곧바로 희귀 뇌종양, 편측마비와 뇌출혈의 증례와 함께 캐나다에서는 최초로 다발성 경화증을 보고했다.[63]

인간의 뇌기능이 국소성을 띤다면, 즉 뇌기능이 물리적인 기관의 작용이라면, 인간의 행동은 뇌의 구조에 의해 결정되는 것인가? 이 가설은 범죄자의 뇌에서 물리적인 결함이나 장애를 찾는다면 검증될 수 있는가? 1879년 비엔나의 베네딕트Benedikt가 주장한 범죄자의 뇌는 특이하게 변형되어 있다라는 가설은 이러한 초기 가설 가운데 하나였다. 오슬러는 몬트리올 종합병원에 보존되어 있던 34개의 뇌 표본을 전부 조사하고, 베네딕트의 판정기준이것은 주로 대뇌 균열의 진행방향을 대상으로 판정하는 것이었다에 적용해 보았다. 그 결과 몬트리올 종합병원은 고도의 범죄 경향이 있는 사람들을 치료하기 위한 병원이거나, 혹은 베네딕트가 보통 사람들의 뇌를 조사하지 않았거나 둘 중 하나라는 결론에 도달했다. 오슬러는 캐나다인 살인범 두 명의 뇌를 입수하여 조사해 보았지만, 특별히 이상한 점은 보이지 않았다.

뇌에 관한 문제는 오슬러를 철학적으로 괴롭혔다. 베네딕트의 극단적인 결정론은 자유의지를 부정했고, 헉슬리의 말을 빌리면 범죄자를 "절도세포와 살인세포"의 산물이라고 보게 만들었다. 오슬러는 불량배들이 자신의 뇌의 장애를 범죄의 변명으로 사용하게 될 것이라는 생각이 들자 오싹해졌다. 『범죄자의 뇌에 대해서』라는 제목의 과학논문에서 오슬러는 셰익스피어의 『오셀로』에 등장하는 희대의 악인 이아고의: "사람의 몸뚱어리가 정원이라면, 의지는 정원사지, 쐐기풀을 심던지, 상추를 심던지, 우슬초를 심어서 백리 향을 빼내든지, 아무거나 한 종류만 심던지, 뭐든지 닥치는 대로 다 심던지, 게으름을 피워 불모지를 만들든지, 아니면 부지런히 거름을 주든지. 세상만사 모든 일을 하는 힘도 그것을 고치는 능력도 모두 우리들의 의지에서 나오는 것이라고"라는 유명한 대사를 인용하여 마음과 몸의 관계를 설명했다. 이 최초의 논문에서 그는 과학과 자유의지의 분열에 관해 논하고, 그 간극을 메우려고 시도했다.[64]

호기심이 왕성한 의사가 살인범의 뇌를 입수하기 위해서는 어떻게 해야 할까? 오슬러에 의하면 두 번 중 한 번은 형무소에서 행해지는 부검작업에 개인적으로 참가하여, 외과의사를 설득해서 뇌를 받아왔다고 한다. 다른 한 번은 헨리 오그던을 퀘벡 주의 리무스키로 보내어 같은 일을 시켰다고 한다. 그는 캐나다 법무장관에게 받은 편지를 오그던이 지참하도록 했으나– 프랑스어를 한 마디도 못하는– 오그던이 이해한 것에 따르면, 리무스키의 프랑스계 캐나다인들은 오타와로부터 지시를 받을 이유가 없다고 하여, 살인범의 뇌를 내어주려고 하지 않았다고 한다. 그래도 오그던은 교수형을 참관하고, 부검작업을 도운 다음, 의사의 묵인 하에 매장하기 전 시체를 정리하는 동안 뇌를 적출할 수가 있었다차가운 방에서 뇌를 적출해 보지 않은 사람은 이 어려움을 상상할 수 없을 것이다. 손의 감각이 사라져 메스도 제대로 쥘 수 없고, 뇌를 빼내기 위한 머리는 거의 몸통으로부터 떨어져 있는 상태인 것이다. 오그던은 이렇게 손에 넣은 뇌를 도구가방에 넣고 전차를 타고 나서 이것을 저온으로 보관해야 한다는 사실을 깨달았다. 열쇠로 잠글 수 있는 용기에 넣을 필요가 있었기 때문에, 그는 뇌를 자신의 여행 가방으로 옮기고, "안에 들꿩이 들어 있으니, 차가운 곳에 놓아주시오"라고 말하며 기차역의 짐꾼에게 말했다. 저는 꽤 좋은 상태로 몬트리올까지 뇌를 가지고 오는 데에 성공했습니다. 오슬러 박사께서는 아주 기뻐하셨지만, 저에게 여행 가방을 새로 주시지는 않았습니다.[65]

이러한 이야기들은 오슬러와 그 이후 시대 의사들에 관한 일화에 꼭 들어가는 요소였으며, 군데군데 사실 여부가 의심되는 곳이 있다. 이 시대 몬트리올의 의사들은 특히 이러한 일화가 많았다. 이는 수습할 사람이 없는 시체는 대학에 기부되는 것이 원칙이었던 퀘벡 주의 해부법이 아직 발효되지 않았기 때문이다. 오슬러가 맥길 대학교에서 근무했던 시기에 해부용 시체는 거의 전량이 불법으로 입수되었던 것이다. 해부학 교수가 된 프랭크 셰퍼드는 도굴한 시체를 산 위의 코트 데 네지 Côte-des-Neiges 공동묘지로부터 썰매로 끌고 내려온 이야기나, 희미하게 악취가 서린 여행용 트렁크에 담아 역에서 가지고 온 이야기나, 혹은 어느 겨울날 여자수도원에서 시체를 도둑맞았는데 추적해 보니 의대 근처의 눈더미에서 찾아냈다는 이야기 등의 믿기 어려울 만큼 터무니없는 일화를 털어놓고는 했다.

어느 프랑스계 캐나다인 학생은 해부학 실습실에서 셰퍼드 교수에게 다음과 같이 질문했다고 한다. "제 삼촌이 왜 여기에 있습니까?" 자신의 할머니를 해부대에서 발견한 학생도 있었다고 한다. 이러한 '걸작' 이야기들로 가득한 셰퍼드의 회상록을 읽은 만년의 오슬러가 "나는 고발당한 이유가 쓰리 리버스 시의 시장이나 주교의 시체가 도난당했기 때문이라고 생각했다"라고 덧붙이는 바람에 진상은 더 알기 어려운 것이 되었다. 셜록 홈즈의 사건 중 몇 건과 마찬가지로그리고 오슬러가 넌지시 이야기한 "증례 11번은 몇 주전에 우리의 흥미를 불러일으켰던 증례다. 사실 우리가 너무나 노골적으로 흥미를 보였기 때문에, 환자가 공포에 질려 병원에서 도망쳐버릴 정도였지"라는 말에 숨겨진 사실과도 마찬가지로, 쓰리 리버스 시의 시장과 주교에 관한 이야기의 진상이 밝혀지는 일은

결코 없으리라.[66]

상황이 가장 좋을 때에도 호기심이 왕성한 의사들이 부검이나 기관적출을 행하려고 하면 유족의 반대라는 문제를 만날 수밖에 없었다. 어떤 형태로든 사후세계가 존재할 경우, 사체를 훼손하면 나쁜 일이 생길지도 모른다. 이것은 너무 잔혹한 것 같다. 의사가 아무리 설득을 해 보아도, 때로는 금전으로 해결을 보려고 해도, 죽은 자를 염려하는 친족이나 미신을 잘 믿는 친족의 마음을 돌려놓는 것이 불가능한 경우가 종종 있었다. 프랑스계 캐나다인 알렉시스 상 마르탱Alexis St Martin이라는 선원은 위에 구멍이 난 채로 60년 가까이 살았고, 윌리엄 보몬트William Beaumont의 소화관에 관한 고전적 연구의 재료가 될 정도였다. 1880년에 그가 퀘벡 지방의 시골에서 사망하자, 역사적인 위를 손에 넣기 위하여 오슬러 교수가 학생을 보낼 것이라는 소문이 있었다. 그 지역의 의사는 그런 일이 일어난다면 사람들이 소동을 벌일 것이라고 경고했다. 상 마르탱의 유족들은 혹독한 더위 속에서 시신을 집안에서 보관했고, 결국 유체는 심하게 부패하여 의사들이 부검할 의지를 잃어버리게 되었다. 이에 더하여 성직자들도 장례를 치를 때 시신을 교회에 들이는 것을 허가하지 않았다고 한다. 유족들은 유체를 매장하기 위해 깊이가 2.5미터나 되는 무덤을 파고, 오슬러의 부활꾼들이 마지막 기회를 노려 시체를 도굴해가지 않도록 무장한 경비원을 배치했다.[67]

오슬러는 호지킨병에 흥미가 있었고, 온타리오 주 동부지방에 호지킨병에 걸린 소년이 있다는 것을 알고 있었다. 그 소년이 사망하자 소년의 주치의는 오슬러에게 부검을 해 보자는 제안을 했다. 저명한 교수의 일손을 돕기 위하여 해당 지역의 의사 6명이 모여들었다. 그러나 이 사실을 알게 된 소년의 아버지는 시신을 도굴하기 쉬운 공동묘지가 아니라 시골집 부엌 근처의 과수원에 묻어버렸다. 오슬러의 회상에 의하면 유족들은 슬픔에 잠긴 상태에서도 찾아온 의사들 모두에게 맛있는 아침식사를 마련해 주었다고 한다:

의사가 늙은 농부와 그 아들들을 구석으로 데리고 간 후 몇 분이 지나자 우리들은 문제가 해결되었다는 것을 알게 되었다. 소년의 시체는 파내어지게 되었다. 이는 대단히 불쾌한 상황이었으며, 나는 가난한 사람들에게 동정을 베풀지도 못하고 될 수 있으면 도망치고 싶었다. 시신은 헛간으로 옮겨지고, 근처에서 마구 모여든 사람들 앞에서 나는 부검을 했다. 우호적으로 보이는 사람은 아무도 없었다. 나는 이 질병이 얼마나 드문 것인지를 사람들에게 설명하여 그곳의 분위기를 누그러뜨리고, 여러 가지 장기를 보여줌으로써 그들의 흥미를 이끌어냈다. 우리들은 …… 유족들과 좋은 분위기에서 헤어질 수 있었다. 의사 셔먼과 헤어질 때 나는 그에게 물었다. "어떻게 그 노인을 설득하신 겁니까?"

그는 이렇게 대답했다. "아들의 시신을 넘겨주지 않는다면 담보로 잡은 농장을 압류할 것이라고 말했지요. 그렇게 해결을 보았습니다."[68]

헨리 오그던의 기억에 따르면, 오슬러의 요청에 의해서 학생들이 죽은 말에서 뇌와 척수를 적출한 적이 있었다고 한다. 반대한 사람은 아무도 없었지만, 그것은 매우 힘든 일이었다. 그런데 적출한 뇌와 척수를 어떻게 한단 말인가? 어떤 수가 없어서 학생들은 세인트 캐서린 거리 1351번지의 욕조에 그것을 놓아두었다. 우리들은 그곳에서 오슬러가 표본의 완전함과 아름다움을 한 눈에 보실 수 있도록 전시하자는 생각을 하게 되었습니다. 이것은 좋은 아이디어라고 생각했으므로, 당장 욕조 안에 표본을 정중하게 늘어놓기 시작했습니다. 부드러운 곡선을 그리는 욕조의 상단에 뇌를 놓아두고, 척수는 욕조의 중앙을 따라 놓아두니, 그 길이가 마침 욕조를 다 채울 정도가 되었습니다. 우리들은 그 양측에 척수신경을 가지런히 펼치고, 훌륭한 성과를 보면서 만족했습니다. 그런데 불행하게도 집주인 불러가 오슬러보다 먼저 귀가하고 말았다. 욕설의 홍수가 쏟아지자 오그던은 벽장에 숨었는데, 그때 오슬러가 집에 돌아와서 말했다. "오! 불러 군. 이것 좀 봐. 이렇게 대단한 것을 본 적이 있어? 척수신경이랑 그 밖에 다른 것 까지 전부 알 수 있겠네. 아름답지 않

아?" 오슬러와 오그던은 다음날 아침에 첫 번째와 두 번째로 욕조를 사용할 것을 약속했다.[69]

메이 프랜시스에 의하면, 오슬러는 사후에 장기를 제공받을 수 있도록 환자에게 예약을 받은 적이 있다고 한다. 알코올 의존증에 시달리는 걸인에게 돈과 자신의 코트를 주고 "당신은 술을 너무 많이 마셔서 죽을지도 모르겠지만... 그래도 당신이 얼어 죽는 것을 보고 지나칠 수는 없습니다", 간경변증에 걸린 간을 제공할 것을 약속케 한 것이다. 몇 주 지나지 않아 그는 걸인의 간을 손에 넣는 동시에 자신의 코트도 되찾을 수 있었다. 좋은 표본에 대한 오슬러의 집착에 대해서 어느 학생은 더 놀랄 만한 증언을 했다. 오슬러의 전기를 최초로 집필한 작가는 이건 너무나 심하다고 생각했는지, 아니면 출처가 불분명하다고 생각했는지 모르지만, 다음과 같은 일화는 추가하지 않았다:

> 오슬러 박사는 몬트리올 종합병원에서 애디슨병 환자를 담당한 적이 있었던 것 같다. 이 남자가 사망했을 때, 오슬러는 환자의 부신 표본을 얻기를 대단히 바랐지만, 부검을 허락해 달라고 유족을 설득하는 것은 불가능했다. 그래서 그는 유족이 다니는 교회의 사제에게 도움을 구했다. 사제는 개방적이며 과학적인 인물이었지만, 그 역시 유족을 설득하여 부검의 허락을 받아내지는 못했다. 장례식의 전날 밤, 오슬러 박사는 병원의 시체안치소로 가서 팔에 기름을 덕지덕지 바르고, 시신의 항문 괄약근을 확장시켜 장을 뚫고 원하던 표본을 손에 넣었다고 한다. 이보다 현명한 방법은 없을 것이다.
>
> 이 이야기에는 해학적인 이야기가 덧붙여져 있다. 다음날 아침 사제가 대단히 기뻐하며 오슬러를 찾아와서, 유족들이 자신사제이 동석하는 조건으로 부검을 허락했다고 말했던 것이다. 오슬러 박사는 흥미진진하게 지켜보는 사제를 옆에 두고, 전날 밤에 했던 흔적을 감추면서 부검을 실시하는 흔치 않은 경험을 했다. …… 해당 표본은 오랫동안 맥길 대학교의 의학박물관에 보관되었다.[70]

오슬러를 잘 아는 사람들은 모두 그를 낙천적이고 밝고 경쾌한 인물로 기억했다. 메이 프랜시스는 다음과 같이 회상했다. 그는 보통의 걸음걸이로 걷는 것이 어려웠죠. 마음이 너무나 들떠서 보통 사람들처럼 발 양쪽을 번갈아 지면에 붙이고 걸을 수가 없는 모양이었어요. 그는 곧잘 콧노래를 부르거나 휘파람을 불면서 춤을 추었지요. 몬트리올에서 생활이 안정되고 자신감이 붙자 오슬러에게 소년시절의 장난기가 다시 고개를 들었다. 이러한 성격은 처음에는 프랜시스 집안의 아이들에게, 그리고 몇 명의 동료들에게, 특히 젊은 윌리엄 몰슨William Molson 박사에게 발휘되었다. 메이 프랜시스가 열한 살이 되었을 무렵의 어느 날, 자신과 사이가 좋은 몰슨이 집 앞을 지나가자 그에게 눈덩이를 던져서 장난스런 싸움이 시작되었다고 한다. 몰슨이 프랜시스에게 "오슬러는 너랑 절대로 결혼하지 않을 걸"이라고 매정하게 말하자, 마침 오슬러가 다가왔다. 그는 두 사람을 정식으로 대면시켰다. "이쪽이 메이 프랜시스 양. 나의 아내가 될 여자다. 이쪽이 몰슨 박사. 태어나서 한 번도 진실을 말한 적이 없는 남자다." 며칠 후, 오슬러는 프랜시스 집안에 들러서 아이들 모두를 파티에 초대했다. 오슬러는 아이들의 손을 잡고 고리를 만들어, 빙글빙글 돌면서 노래를 불렀다:

우리는 케이크 같은걸 많이 먹을 거야
악마 왕에게서 빼앗아 오는 거야
그리고 노래하고 춤도 추면
그 녀석은 짜증이 나겠지

오슬러는 몰슨이 그날 파티를 열 예정이라는 것을 알고 있었다. 그래서 그는 프랜시스 가문의 아이들을 마차에 태워서, 몰슨의 집에서 케이크, 쿠키, 아이스크림을 몽땅 훔쳐 아이들을 화려하게 대접했던 것이다. 메이의 기억에 따르면, 하루는 오슬러가 던진 눈덩이가 몰슨의 값비싼 모자를 명중시켜 벗겨버린 일이 있었다고 한다. 이 폭행 건으로 인해 오슬러는 정식으로 고발되었고, 법정에서 치안판사가 오슬러에게 벌금형을 선고하자 주위는 폭소가 터졌다고 한다. 몰슨이 셰퍼드의 여동생과 결혼하여 게으름뱅이 인생을 살게 된 후로 처음 의사들의 저녁식사에 나왔을 때, 오슬러는 몰슨 부인에게 자신들이 다음에 또 몰슨이 집으로 실려 갈 때를 대비해서실제로 그런 일이 종종 있었다 현관 열쇠를 자신에게 주면 어떻겠냐는 제안을 했다.[71]

오슬러는 항상 글을 써야만 안정을 취할 수 있었고, 편지나 과학 논문을 쓰는 것만으로는 그 에너지를 소모하기에 역부족이었다. 어쩌면 1881년과 1882년에 마크 트웨인Mark Twain, 미국의 작가, Samuel Clemens의 필명, 1835~1910과 오스카 와일드Oscar Wilde 영국의 소설가, 작가, 탐미주의자 1854~1900가 몬트리올에 왔다. 그는 마크 퉤인과 저녁식사를 하였으며 와일드의 공연을 매리안과 같이 보았다. 체험이 풍부한 의사들은 자기들이 경험한 증례, 모험이나 일화를 발표하는 것을 좋아했다. 몰슨은 카나다 내과-외과학회지의 부 편집국장이 되었다. 미국 육군 외과의사인 에거턴 데이비스 박사가 『슬레이브 호수 연안에 살고 있는 인디언 부족에 관한 전문적인 기록』이라는 논문을 작성하여 투고해 왔다. 몰슨이 이 논문을 대강 읽어본 다음 그 발표를 허락했다. 이 논문은 여러 터무니없는 내용을 담고 있었는데, '원주민 사이에 장기간에 걸쳐 행해진 성행위의 결과'에 관한 것으로 인디언 남자의 성행위가 과하지 않도록 결혼 전에 음경을 지져버리는 풍습, 성행위의 '무릎가슴체위'에 관한 것, 자양강장을 위해 먹는 '태반구이', 임산부의 집단 내진오슬러가 비엔나에서 유학했을 당시 목격했던 것과 동일함 등의 비상식적인 이야기로 구성되어 있었다. 가공의 의사 데이비스가 쓴 가공의 논문을 인쇄하기 위한 활자판이 만들어지고, 간행 준비가 완료되었을 때 비로소 오슬러는 로스 편집장이 이 논문을 읽어보고 싶을지도 모른다는 조언을 했다. 해당 호는 급히 수정작업에 들어갔다.[72]

오슬러의 친필원고에는 '몰슨 괴롭히기'라고 갈겨쓴 부분이 있다. 당연히 몰슨은 반격을 준비했다. 오래 지나지 않아 오슬러는 필라델피아 『메디컬 뉴스』의 몬트리올 통신원을 맡게 되었고, 더 바쁘게 글을 쓰게 되었다. 그리고 에거턴 데이비스는 기묘한 증례에 대해 고찰하는 일을 그만두고 말았다. 안타깝게도 오슬러가 부검보고서를 완성하고 나서 시체안치소 주변에서 소란을 피울 때 무슨 일이 일어났는지 지금으로서는 알 길이 없다. 우리가 아는 것은 오직 분개한 조지 로스가 이런 모습을 하워드가 보았다면 어떻게 생각했을까? 하면서 노발대발했다는 것뿐이다. 오슬러의 관점에서 본다면 파머 하워드의 유일한 단점은 너무 진지하다는 것이었다.[73]

1881년 8월, 영국 런던에서 제 7회 국제의학회의가 개최되어, 의학계를 대표하는 사람들이 한자리에 모였다. 회의에 참가한 의사와 과학자는 3천 명을 넘었고, 추정에 따르면 세계에서 현역으로 일하는 의학연구자의 태반이 그곳에 참석했다고 한다. 오슬러와 하워드는 이 회의에 참가하기 위해서 짧은편도 일정만 해도 1주일이 걸리므로, 비교적 짧은 여행이라고 말하는 편이 정확할 것이다여행을 했다. 행운이었는지 의도적이었는지는 모르지만, 런던으로 가기 위해 탄 배에는 찰스 터퍼 경도 승선해 있었다. 그들은 터퍼 경이 영국에서 앤드류 클라크 경으로부터 특별히 진찰받을 수 있도록 준비를 해 보았지만, 그 결과는 지극히 비관적이었다. 이 시기 터퍼 경이 일시적으로 반쯤 은퇴한 상태가 된 것은 의사들이 그에게 몸을 쉬지 않으면 목숨을 부지할 수 없을 것이라 협박을 했기 때문이었다.[74]

오슬러는 의대생 시절부터 의사라고 하는 직업을 중요하게 생각했다. 그가 이 의회에 관해 『캐나다 내과-외과저널』에 올린 보고서에는 수천 명의 의사들이 "하나의 공통된 목적을 가지고 모여서 하나의 정신에 고무되어 있는 모습에 맥박이 빨라지고 열정이 솟아올랐다."라는 대목이나, 의장인 제임스 파제트 경Sir Paget의 인사

말에 대해 아름다운 사상과 선택된 어휘 …… 세련되고 재능이 넘치는 인물이다. 라는 등 과장 된 속마음이 보인다.

오슬러는 다시금 피르호우의 강연을 듣고, 아마도 헉슬리나 파스퇴르의 강연 외에도, 좌담회, 점심 연회, 저녁 연회, 원유회나 사저에서 열리는 파티에 상황이 허락하는 대로 참석했다. 이러한 사교의 기회는 언제나 정식 세션만큼이나 중요했고, 훨씬 재미있는 일이 많았다. 오슬러는 병리학, 생리학, 내과 모임에 나가서 심내막염에 관한 논문을 발표했다. 그가 가장 관심을 가졌던 것은 이번 대회를 위해 세계 각국의 수집품에서 끌어 모아 약 700점의 표본을 전시한 특별박물관이었다. 이 회의에 참석한 현역 연구자들에게, 이 박물관에서 보내는 시간은 다른 어떤 곳에서 보내는 시간에 뒤지지 않을 만큼 유익할 것이다.[75] 오슬러는 이전에 몬트리올 수의학회의 대표로서 영국 수의학회의에 참가한 적이 있었지만, 이 정도로 대규모 행사는 아니었다. 또한 오슬러는 자격을 획득한 바로 그 해인 1883년에 런던 왕립 내과의사회 특별회원으로 선출되었는데, 수의학계는 이것에 필적하는 명예를 오슬러에게 줄 수가 없었다. 캐나다의 의사 가운데 그 자격을 갖고 있던 사람은 오슬러 이외에 두 사람밖에 없었다. 오슬러는 물론 그 1년 전에 설립된 캐나다 왕립 학회의 창립회원이기도 하다.

북아메리카의 의학교 중에서 맥길 대학교는 정상급의 위치를 계속해서 자리 잡고 있었다. 1883년에는 그때까지 강의 일변도였던 의학교의 수업내용에 실험과 실습과정을 도입하여 학생들이 해부실에서 보내는 시간을 늘렸다. 의대 내 주요 직위의 태반은 오슬러와 비슷한 연배의 의사들이 이어받았다. 산과학, 부인과학, 소아질환 전문가들도 고용되었다. 도널드 스미스는 몬트리올 의학계에 자신의 딸을 들여보냈을 뿐만 아니라 재정적 지원도 제공했다. 그는 의대에 5만 달러라는 거액을 기부했고, 나중에 5만 달러를 더 지원했다. 이로 인하여 의대의 건물 넓이를 두 배로 확대하는 계획이 진척되었다.

교수들에게는 교육이 '끝없이 단조로운 고생'이라는 것을 오슬러는 알고 있었고, 이는 이후에도 교수들이 해결해 나가야만 하는 문제라고 생각했다. 그는 무기명으로 작성한 논문에서, 교수들과 그 조수들이 충분한 보수를 받고 의사 영업의 걱정과 고통으로부터 해방되어, 그 시간을 교육과 자신의 전문분야 연구에 쏟아 부울 수 있는 이상적인 의학교를 표현했다. 그러한 완벽한 의학교를 캐나다에서 키우려면, 볼티모어의 고故 존스 홉킨스와 같은 개인으로부터의 푸짐한 선물이나 정부로부터의 폭넓은 지원이 반드시 필요하다는 것이 그의 생각이었다. 1882년에 맥길 대학교 창립 50주년을 기념하는 저녁만찬에서 건배사를 올린 오슬러는 가능한 한 우수한 인재, 즉 "국내에서 가장 우수한 인재들뿐 아니라, 국적 불문하고 자금을 투여해서 얻을 수 있는 세계에서 가장 우수한 인재"를 고용할 필요성에 대해 역설했다.[76]

맥길 대학교의 옛 체제는 부드럽게 종언을 고하지는 않았다. 1882~1883년도 학기가 한창 진행되고 있을 때 의학박사 겸 목사인 윌리엄 라이트Rw. Willam Wrigtt교수의 무질서하며 시대에 뒤처진 약물학 수업에 대하여 1학년과 2학년 학생들이 반기를 든 것이다. 셰퍼드는 다음과 같이 회상했다. "치료법은 오래되면 오래될 수록 쓸모가 없어지게 된다. 제자리를 지키기 위해서는 더 많은 노력이 필요하다." 교무주임이었던 오슬러는 학생들을 수업에 돌려보내고, 라이트 교수를 회유하여 시대에 맞는 보강을 하도록 지시하는 어려운 타협을 이끌어내는데 중심적인 역할을 하였다. 동료가 자신을 지지하지 않는다는 것에 절망한 라이트 교수는 그 학기 말에 사직서를 냈다. 그는 서서히 의학으로부터 멀어져 갔고, 25년 후 고령의 은둔자가 된 라이트는 "신문에서 읽었네만, X선에서 10개의 선은 무엇을 뜻하는 것인가?"라고 셰퍼드에게 물었다고 한다.–X를 로마 숫자 10과 혼돈한 것 같다.[77]

라이트 교수 사건이 있었을 무렵, 학생들은 몬트리올 경찰에게도 야단을 맞았다. 오슬러 교수는 곤봉과 대퇴골을 들고 폭동을 일으키기 직전의 학생들 앞에서 연설을 하여 분노를 잠재우고, 맥길 대학교를 곤경에서 구했다. 그는 우리의 불만에 공감했으나, 결국 우리는 그의 유머에 웃음을 터뜨리게 되었다.[78]

오슬러는 맥길 대학교에서 대단히 생산적인 직업훈련을 받았다. 그가 젊은 나이로 대학에 임용된 것은 현미경 조작방법을 잘 알고, 연구에 애착을 가졌고, 파머 하워드의 조언에 따라 고도의 과학적 수련을 받았기 때문이었다. 그러나 의학과학, 특히 병리학은 의료에 공헌할 목적으로 존재한다는 오슬러의 신념은 단 한 차례도 흔들린 적이 없다. 생계를 유지할 필요도 있었지만, 오슬러는 처음에는 스스로를 개업의사로 간주했다. 그는 천연두 환자를 치료하면서 의학의 황야로 나아갔다. 그 후 몬트리올 종합병원의 소속 내과의사로서의 직위를 얻고 나서부터는 임상의사로서, 교수로서, 그리고 대단히 많은 작품을 써낸 저술가로서 세상에 알려지게 되었다.

자기관리 능력이 우수하고, 근면하며, 건강하고, 마음씨도 좋은 청년 오슬러를 만나는 거의 모든 사람들은 그 방대한 업적과 이상주의에 깊은 인상을 받았다. 그는 3 개국의 의학계에 많은 친구와 지인이 있었고, 어디를 가든 느긋해 보였다. 그는 여러 학술지나 회의에 등장할 뿐만 아니라, 손대는 연구는 거의 모두 우수한 결과를 내었다. 관찰력이 예리하고, 논리적이며 문학에 조예가 깊은 그는 기회가 있을 때마다 셰익스피어의 유명한 대사를 인용했다.

촌스러운 이방인으로 몬트리올에 들어온 오슬러는 이 지역 의학계의 엘리트가 되었고, 아마 사교계에서도 엘리트가 되었을 것이다. 그에게는 높은 지위에 있는 친구들이 많았다. 캐나다 태평양 철도회사를 창립하여 캐나다에서 가장 모험적인 사업이었던 대륙 횡단 철도망 구축사업을 이룩하고자 했던 도널드 스미스Donald Smith와 같은 거상들도 그의 친구들이었다. 오슬러의 형인 에드먼드는 이 철도회사 이사회의 구성원이었으며, 회의에 참석하기 위해 몬트리올을 방문하고 있었다. 스미스가 오슬러를 저녁식사에 초대하기 위해 "당신의 형님께서도 와 계시오. 7시에 봅시다"라고 남긴 메모가 지금까지도 보관되어 있다. 그 뒤에 스미스, 조지 스티븐, 앵거스, 던컨 맥킨타이어와 다른 사업가들은 철도회사의 재정위기를 타개하기에 바빴기 때문에 윌리엄은 거의 무시당하게 되었고, 자금은 뉴욕을 중심으로 조

달하기로 결정했다. 스미스가 여러 해 동안 의학계에 계속 기부를 한 것은 오슬러의 공이 크다.[79]

의사라고 하는 직업이 세를 불리고 있던 시대 오슬러는 의학계의 떠오르는 샛별이었다. 그는 얼마나 밝게 빛났던 것인가? 캐나다, 영국, 미국 의학계의 주요 인사들은 1881년의 국제 의학회의가 개막했을 때부터 대략 1883년에 오슬러가 왕립내과의사회 특별회원FRCP에 선출되었을 때는 거의 확실하게 그를 주목할 인물로 꼽고 있었다. 몬트리올의 동료들 중에는 맥길 대학교에서 오슬러가 떠나가 버리는 것은 시간문제라고 생각한 사람도 있었을 것이다.[80]

과학자로서 너무 여러 곳에 손을 댄 탓에 오슬러는 모든 것에 신경을 쓸 수가 없게 되었다. 그는 혈소판이나 광부들의 폐, 심내막염, 다발성 경화증에 관한 선구적인 연구논문을 발표하자마자 곧 다른 연구로 눈길을 돌렸고, 면밀하게 추적조사를 행하거나 그 분야에 집중하여 고심하는 일이 없었기 때문에, 특정 연구 분야에서 이름을 남길 수가 없었다. 예를 들면 그는 혈소판의 아버지가 될 뻔 했으나 그 기회를 잃었다. 또, 폐 세포가 탄소입자를 밖으로 배출하는 기전에 대해 고찰하고 추적조사를 행했다면, 그는 세포의 포식 작용을 연구하는 부문에서 위대한 선구자가 되었을 것이다. 이에 더하여 충수염을 상세히 묘사한 최초의 인물이 되었을 가능성도 있다. 오슬러는 1884년에 자신이 하고 있는 일이 너무 많다는 것을 인정하게 되었다.[81]

의학과학의 몇 개 분야에서 그는 이미 뒤처지고 있었다. 그가 가르치는 과목의 명칭은 『의학원론』에서 『생리학』으로 개칭되었지만, 그의 관심분야는 광범위한 동물연구를 통해 삶의 과정을 해명하는 새로운 과학 분야가 아닌 병리학을 연구하는 것이었다. 사실 그는 생리학 연구를 위해 적절한 기술이 없었다. 맥길 대학교는 그의 강력한 요구에 못 이겨 실험실에 대단한 생리학 실험 장치를 설치했지만, 오슬러는 그 장치들 중 몇 가지에 대해서는 결국 사용방법을 습득하지 못했다. 신입생들은 그가 이런 장치를 사용해서 밤을 새워 복잡한 연구를 하고 있다고 믿고 있었다. …… 그렇지만 그는 드럼이니 바늘이니 탬부어tambour; 얇은 금속 컵에 탄성 막을 붙여 내압의 움직임을 기록하기 위해 기록 침을 단것, 뇌파도 등에 이용같은 기구들을 제대로 사용할 줄 몰랐다.[82]

오슬러는 현미경을 능숙하게 사용하고, 병리학적 검사에도 탁월하며, 연구를 하고 열심히 공부를 했지만, 자신이 과학자라고는 생각하지 않았다. 그는 한 가지 연구 분야에 속박되지 않았고, 병리학에만 매여 있지도 않았다. 그가 흥미를 가진 분야는 크게 셋으로 나눌 수 있었는데, 질환의 자연과정을 알아가는 것, 질환에 관해 가르치는 것, 자신이 할 수 있는 진료를 행하는 것이었다. 25년 후에 맥길 대학교에서 강연을 할 때 오슬러는 이 시절에 대해 이야기했다. 나는 정말 제멋대로 아무것이나 겸직을 하는 사람이었다. 10년 후에는 내가 어느 분야의 전문가인지도 알지 못하게 되었다. 나는 플라톤의 '알키비아데스 Ⅱ'에 나오는 "많은 것을 알고 있지만, 잘 아는 것은 아무것도 없다."라는 시인의 말이 정확히 들어맞는 남자가 된 기분이 들었다.[83] 오슬러는 맥길 대학교 측을 설득하여 토론토 대학교에 다닐 때의 친구인 보벨 박사와 자주 논쟁을 벌였던 웨슬리 밀스T. Wesley Mills를 실습수업의 조교로 고용했고, 이로써 생리학 실험에 관한 문제를 해결했다. 옛날에 "존 스튜어트"라는 별명을 가진 밀스는 생리학연구에 사용할 기술은 있었지만, 교육 능력이나 인간관계 면에 있어서는 부족했기 때문에 학생들은 그를 싫어했다.

맥길 대학교 의대의 역사에서 이 시대는 "오슬러의 시대"라고 불린다. 그 말이 맞을지도 모르지만, 오슬러 교수의 수업이 주는 매력도 1884년 겨울의 몬트리올에서 열린 카니발의 유혹을 이길 수는 없었다. 학생들은 공립학교와 마찬가지로 카니발이 열리는 주에는 모든 수업을 휴강하기를 원했지만, 의대는 단 하루만 수업을 휴강한다고 밝혔다. 오슬러 교수는 카니발이 있는 주는 출석자가 단 한명이어도 강의를 진행하겠다고 선언했다. 그 주에는 출석자가 한 명인 날도 있었고, 세 명인 날도 있었다. 그 다음 주에 학생들이 교실로 돌아왔을 때 오슬러는 맨 먼저 이렇게 말했다. "여러분을 보게 되어 대단히 기쁘다. 그래도 나는 여러분들이 초등학생과 같은 취급을 받기를 원할 것이라고는 꿈에도 생각지 못했다." 그는 이 사건에 대해 두 번 다시 언급하지 않았고, 학생들이 빼먹은 내용에 대해서 시험을 보지도 않았다.[84]

학기의 마지막 수업이 끝나면 4개월 동안 유럽에서 지내겠다고 생각한 교수에게 학생과 조금 옥신각신한 것은 아무런 문제가 되지 않을 것이다. 1884년까지 의과학계는 폭발적으로 진보하고 있었다. 하비 쿠싱은 이 시대를 일컬어 "프라이팬에서 팝콘을 튀기듯이 새로운 발견이 잇달아 발표되었다"라고 묘사했다.[85] 오슬러는 다시 유럽이라는 원천에서 지식을 빨아들이고, 유럽 학회에 참가하기를 고대하고 있었다. 3월 26일 그는 독일을 향하는 배에 올랐다. 맥길 대학교에서 해야 하는 수업의 양은 늘어갔지만, 후세의 기준으로 보면 당시의 학기는 아직 대단히 짧았다.

제 4 장

최고의 인재 -필라델피아에서-

1914년부터 1918년까지 이어진 제 1차 세계대전이 일어날 때까지 오슬러는 '국경 없는 의사'였다. 철도와 증기선을 좋아하고, 초기 자동차의 열광적인 팬이기도 했던 그는 당시 의사로서는 이례적일 정도로 각지를 여행했다. 논문을 기재하는 연구 분야가 바뀌면 사는 곳도 따라서 바뀌었다. 오슬러에게 환자를 차별하지 않는 의사라는 직업의식은 국적이나 민족, 출신지보다도 중요했다. 1891년에 피르호우의 영예를 기리기 위해 열린 축하연에서 오슬러는 다음과 같이 말했다.[1] 의사가 의뢰를 받고 환자를 방문할 때는 그 환자가 유대인인지, 노예인지의 여부는 아무런 상관이 없어지게 됩니다. 사람들을 서로 멀어지게 하는 차이를 초월하는 존재는 의사뿐이라고 생각합니다. 사람들을 하나로 묶어주는 인종이라고 하는 공통의 약점을 의사들은 자주 잊어버리기도 합니다. 19세기 말에 이르러 그는 어렴풋이 앵글로 색슨이라는 자신의 인종적 정체성을 의식하게 되었고, 대영제국이라는 존재의 자부심을 느끼게 되었지만, 결코 반反 유대주의로 돌아서지는 않았다. 빅토리아시대 후기 앵글로 색슨인과 미국인들은 유대인에 대한 편견을 가지는 경우가 많았으나, 오슬러는 절대로 그렇지 않았다.

오슬러는 1884년 베를린을 방문했을 때 반유대주의를 목격하고 이를 다음과 같이 전했다. "몇 년전에 베를린에서 위세를 떨치던 유대인 타도의 기치는 아직까지 꺾이지 않았다. 유대인 문제를 전문적으로 다루는 신문을 읽어보건대, 셈족의 인구증가에 의한 맬서스Malthus적인 인구문제를 해결하기 위해서는 수천 년전에 나

일강 유역에서 사용된 계획을 부활시켜야한다는 주장이 기세 등등하게 목소리를 높이고 있다. 베를린을 방문한 모든 사람들은 의사 모임에서도, 대학에서도, 학생들의 모임에서도 히브리인들의 우수성을 깨닫게 될 수 밖에 없을 것"이라고 오슬러는 주장했다. "내가 아는 히브리인들은 근면함과 성실함으로 자신들의 지위를 얻었다. …… 존경받을 만하다!" 오슬러는 반유대주의의 영향으로 유대인들이 대학에서 지금보다 더 승진하는 것이 어렵다는 말을 듣고, 다음과 같은 미래를 상상했다:

> 현대에 모세가 나타나서 셈족에게 독일에서 탈출하자는 주장을 펴고, 그들이 이에 찬성하여 이 땅을 버리고 떠나간다면, 독일은 고대 이집트가 "금은보화"의 손실로 가난해진 것보다 훨씬 큰 어려움을 만나게 될 것이다. 물질적인 부귀는 말할 것도 없고, 그들에게는 터키와 팔레스타인 사이의 땅을 몇 번이나 사들일 재산이 있다, 여러 직종에서 가장 우수한 인재 대부분을 잃게 될 것이다. 그리고 가장 큰 타격을 입는 것은 우리가 속한 직업일 것이다.[2]

1874년 이후로 10년 만에 찾은 베를린은 독일 제국을 대표하는 도시였고, 오슬러는 그 현격한 물질적 풍요에 크게 놀랐다. 실험실, 병원, 대학교 시설 등, 공립 건축물에는 거액의 투자가 이루어졌고 거리의 모습도 현대적으로 바뀌었다. 지저분하고 하수시설도 없으며 악취가 코를 찌르던 2류 도시는 잘 정비된 하수시설을 갖춘 밝고 활기 찬 대도시로 변모해 있었다. 새로 지어진 산부인과 병원에는 외과 의사들이 철저히 소독된 환경에서 훌륭한 기구를 가지고 복강 내부를 처치하고 있었다. 기술 역시 최첨단이었다. 부족한 것이 아무것도 없어 보였다. 건물 전체가 에디슨이 개발한 전구로 빛나고 있었다. 그렇지만 예전에 에디슨이 말하던 '위장 내부에 삽입하여 체내를 밝히는 전구'는 아직 존재하지 않았다.[3]

오슬러의 여행 목적에는 학생 시절에 돌아다니던 추억의 장소를 다시 찾고, 피르호우Virchow에게 경의를 표하는 것도 있었다. 그는 피르호우의 강의를 다시 듣고

"위대한 스승의 강의를 다시 들을 수 있다는 것은 얼마나 커다란 특권인가"피르호우의 개인 집무실을 방문했다. 그는 그 때 선물로 북아메리카 원주민의 두개골 4점을 들고 갔다. 그는 옛 제자가 방문할 때면 으레 그렇듯 따뜻한 고마움의 말을 건네고 친절하게 인사를 해 주었지만, 그보다 더 나를 기쁘게 한 것은 내가 들고 간 두개골을 그가 즉석에서 알아보고 북아메리카 원주민 두개골의 특징을 척척 짚어준 것 이었다.[4]

나이든 프레리히스F. T. von Frerichs는 최근 당뇨병에 대한 연구서 『평정심』을 집필하여 의사 동료들을 놀라게 했다. 오슬러는 이 질환에 대해 말할 수 있는 것이 아직 아무것도 없었으며, 운동을 하고, 탄수화물 섭취량을 줄이면서 여러 가지 음식을 섭취하면 당뇨병을 치료할 수 있다는 프레리히스의 주장에 흥미를 느꼈다. 그는 또 샤리테 왕립병원Charite Royal Hospital의 종합 진료과, 신경정신과, 소아과 진료소에서 진료를 하고, 왕립 수의학 칼리지를 견학하는 한편, 도살장을 방문하여 식육검사를 시찰하면서 기생충 표본을 모았다. 그는 수의학 교수가 개인진료를 하지 않고 대학 내에 거주하는 환경을 부러움이 가득한 문장으로 기록했다. "이에 따라 영국이나 미국보다 훨씬 우수하며 과학적인 교육이 가능해졌다. 다만 학생 개개인의 수준은 우리 학생들의 평균에 미치지 못하는 것 같다."

오슬러가 처음 베를린을 방문한 1874년에 비해 가장 많이 바뀐 점은 병원체로서 미생물에 대한 관심이 폭발적으로 증가한 것이었다. 꼬리에 꼬리를 물고 일어나는 발견과 논쟁과 함께 세균학의 시대가 온 것이다. 병리학자들은 너나할 것 없이 각종 세균을 배양하고 여러 질환과의 관련성을 검증하기 위한 실험을 수행했다. 탄저균을 발견한 로베르트 코흐Robert Koch, 독일의 세균학자, 의사; 노벨생리의학상(1905); 1843~1910는 1882년 결핵을 일으키는 세균의 분리에 관한 비약적인 진전을 이루었다. 코흐는 그 다음 해 이집트와 인도에 부임하여 콜레라를 일으키는 '콤마쉼표 모양의 세균'을 발견하고 1884년 당당하게 독일로 돌아왔다. 세균학계에서 "놀라운 해annus mirabilis"라고 부르는 이 해에 오슬러는 독일의 의학 학회에 참가했는데, 여기서는 폐렴을 일으키는 폐렴구균을 발견했다고 주장하는 칼 프리틀란더Karl

Friedlander를 둘러싸고 소란스런 논쟁이 벌어지고 있었다. 그러면 디프테리아의 원인도 세균이란 말인가? 산욕열은? 여러 발열증세나 염증은 세균이 원인이란 말인가? 그렇다면 이는 무엇을 뜻하는 것인가?

1880년대 세균의 발견과 분류는 일반인들의 상상력을 강하게 자극했다. 이는 1990년대에 인간 게놈 프로젝트가 진행되고 있을 때의 상황과 비슷하다. 오슬러는 베를린에서 이렇게 썼다. "이러한 종류의 지식이 일반인들에게 퍼지는 속도에 놀랄 수밖에 없다. 각종 세균의 성질이 화제가 될 것이며, 터무니없는 이론과 유사-과학 pseudo-science이 자연스럽게 판을 치게 될 것이다."[5]

기생충 연구자였던 오슬러는 눈에 보이지 않는 생물이 질병을 일으킨다는 사고방식에 코웃음을 치는 보수적인 사람들과 확실하게 거리를 두었다. 그는 혈소판을 세균이라고 착각한 학생 시절의 실수를 다시는 반복하지 않았고, '자연발생설'을 옹호하거나, 세균에 의한 생물학적 작용을 화학적 작용이라고 왜곡하지도 않았다. 그는 결핵균에 관한 코흐의 발견이 캐나다에 완전하게 알려진 지 한 달도 지나지 않아 결핵환자의 폐에서 이 세균이 실제로 관찰된다는 것을 학생들의 눈앞에서 보여주었다.[6]

그러나 영국 국교회 파에 속한 의사였던 오슬러는 세균학을 복음삼아 열렬히 전파하지도 않았다. 동료 병리학자나 현미경 연구자들 대부분과 마찬가지로, 그 역시 살아있는 환자나 사망한 환자의 조직에 그렇게 다양한 세균이 관찰되는 것을 보고 그 성질과 작용을 즉석에서 확실하게 밝힐 수는 없었기 때문이다. 베를린에서 그가 쓴 편지를 보면 그는 항상 중도의 길을 걸었고, 증거와 권위를 신중히 저울질했다는 것을 알 수 있다. 많은 사람들이 우수한 기술과 고도로 논리적인 증명을 갖춘 코흐를 독일 과학계의 새로운 스타로 인정한다는 것을 오슬러는 알고 있었다. 코흐의 권위는 위대한 피르호우가 콜레라 문제에 대해 표명한 보수주의를 압도할 만한 힘이 있었다. 그러나 세균이 질환을 일으킨다는 것이 항상 명확한 것은 아니었다. 폐렴환자에서 발견된 미소한 세균 역시 입안이나 호흡기관에 정상적으로 서

식하는 매우 평범한 세균에 지나지 않을 가능성이 있었다. 디프테리아를 일으킨다고 추정된 미생물은 배양이 불가능했으나, 미생물이 배양가능하다는 조건은 이 미생물이 질환의 원인이라는 것을 증명하기 위해 코흐 자신이 주창한 필요조건 중 하나였다. 이외에도 오슬러가 신중을 기했던 이유가 있었다.

오슬러는 독일의 · 코흐 식의 '세균학적' 접근방식을 알게 되었지만, 루이 파스퇴르 학파의 특징이었던 구식이며 일반적이었던 '미생물학적' 접근방식을 계속 고수했다.[7] 정말 흥미로운 분야가 아닌가! 오슬러는 라이프치히로 옮기자 오전에는 세균학을 공략하고 율리우스 콘하임Julius Cohnheim의 연구실에서 칼 바이거Karl Weiger와 함께 두뇌의 절편을 만들면서 보냈고, 오후에는 진료소나 다른 연구실을 견학했다. 그는 파머 하워드에게 세균을 배양하기 위한 시설을 맥길 대학교에 급조해 줄 것을 주문했고, 여행 중에 겪는 고온에서도 세균이 버틸 수 있다면 세균을 가지고 돌아가겠다는 약속을 했다. 이것이 가능하다면 맥길 대학교는 병원성 미생물학 연구에서 독일에 뒤처지지 않을 수 있을 것이다.[8]

독일에서 일하고 생활하는 시간이 길어질수록 오슬러는 보수도 많고 연구소의 시설도 좋은 독일 과학자들을 부러워하게 되었다. 그는 자신과 웨슬리 밀스가 확장된 맥길 대학교의 의대 건물에 거주할 방법을 찾기 시작했다. 이런 생각을 할 때면 오슬러는 의료행위에 대한 관심을 끊은 듯이 보였지만, 곧 그는 의문을 가지게 되었다. 오슬러는 독일의 위대한 생리학자인 칼 루트비히Carl Ludwig가 "영국 생리학계가 쇠락한 것은 생리학을 배운 학생들 중 다수가 내과 의사나 외과 의사로 진로를 잡았기 때문이다"라고 말하는 것을 들었다. 오슬러는 이렇게 생각했다. "확실히 독일에서는 우수한 연구자들이 좋은 대접을 받는다. 하지만 독일에서 생리학을 공부하는 일반 학생들은 영국의 학생들만큼 충분하게 지도받지는 못한다."

독일식 접근방식에 회의를 품고 있던 중에 오슬러는 연구와 교육의 균형을 맞춘다는 어려운 문제에 봉착하게 되었고, 이후 평생을 이러한 고민을 품은 채 살아갔다. "하나의 대학이 두 가지 중요한 기능을 적절히 병립한다는 것은 대단히 어려운 문제이다. …… 연구에 집중하는 것은 과학을 발전시키고 대학과 소속 교수들에게 명성을 가져오므로 대단히 매력적이다. 독일에서는 연구기능이 중시되어 교수들은 연구에 거의 모든 시간을 보낸다. 그 결과 의학계는 여러 연구실에서 발표된 논문으로 넘치고 있다. 반면 '화려한 평판'에만 치중하다 보니 대학의 교육기능은 거의 무시되는 경향이 있다."[9]

오슬러는 또한 힘 있는 교수가 병원을 지배하고 많은 조수들이 그를 보조하는 독일식 제도의 장점과 단점을 알게 되었다. 조수들은 낮은 임금을 받으며 혹독한 일을 했다. 한편 병원은 질환의 과학적 연구와 치료를 위한 임상 연구실로 변해 있었고, 조수들은 교수의 지도를 받고 연구를 하며 학생의 교육을 돕는다. 독일이 의학계를 선도하고 독일의 의학교들이 교육의 장으로서 높은 평가를 받고 있는 것은 이러한 제도의 공이 크다.

그렇지만 당시의 오슬러에게 이는 오로지 학술적인 문제였으며, 그에게 더 중요한 것은 맥길 대학교 안에서 자신이 살 곳을 찾을 수 있는지의 여부였다. 1874년 독일을 처음 방문했을 때와 마찬가지로 그는 독일에서 중요한 공부를 할 수 있었으나, 그가 후에 사귄 친지들처럼 독일을 숭배하지는 않게 되었다. 베를린과 라이프치히에서 시간을 보낸 후 그는 도버 해협을 건너 런던으로 향했다. "런던이야말로 세계다. 여기서 산다는 것이 얼마나 멋진가!"[10]

오슬러가 이렇게 견문을 쌓고 있는 동안, 펜실베이니아 주 필라델피아 의학계의 명문가들 사이에서는 직업적 근친 교배의 한계에 관한 논쟁이 벌어지고 있었다.

대 도시 필라델피아와 이 도시 최고의 의학교는 수 세대에 걸쳐 미국 의료의 중심지, 혹은 최소한 그와 비슷한 역할을 하고 있었다. 1765년 이 도시에 세워진 펜실베이니아 대학교 의대는 미국에서 가장 오래된 의학교이며, 1751년에 설립된 펜실베이니아 병원은 미국에서 가장 오래된 병원이다. 미국 독립전쟁 당시 벤자민 프랭클린의 활동거점이었던 필라델피아는 전쟁이 끝난 후 미국의 정치적 · 문화적 중심지로서 번영했다. 미국 독립선언서의 서명인으로 유명한 벤자민 러쉬Benzamin Rush 교수는 철학자이면서 동시에 미국에서 가장 유명한 의사 중 한 명이었다. 펜실베이니아 대학교는 수십 년 동안 미국에서 가장 큰 대학교 중 하나였고, 매년 300명에서 500명의 학생들을 모집하며 다른 도시나 빠르게 성장하는 필라델피아 시내의 다른 라이벌 학교들과 격렬하게 경쟁했다.

옛날 퀘이커 도시, 한 때 미국의 아테네 등으로 불린 필라델피아는 1880년대 탄광도시, 철강도시, 철도도시, 공장도시, 항구도시 등의 면모를 갖춘 거대한 공업도시가 되어 있었다. 인구는 100만 명에 육박했지만, 새롭게 이주해 온 주민의 대다수는 최저 임금을 받고 가혹한 노동이라도 할 목적으로 최근에 몰려온 사람들이었다. 돌이켜 생각해 보면, 이 도시가 낳은 가장 걸출한 인물은 미국의 민주주의가 성숙하고, 활기찬 평등사회가 이루어질 날을 고대하던 시인 월트 휘트먼Walt Whitman 이었다.

직업적으로도 사회적으로도 필라델피아는 극히 보수적인 도시였다. 필라델피아에서 태어난 남자들은 아버지의 가업을 이어 법률가, 은행가, 도매상인, 혹은 의사가 되었고, 리튼하우스 광장의 대저택을 상속받았으며, 때로는 사실상 대학교수 지위까지 세습하는 상황이었다. 필라델피아 상류층에서 성공하기 위해서는 필라델피아에서 출생하고 성장하거나, 필라델피아 대학교에서 학위를 받고 필라델피아 토박이에 필적하는 인물임을 스스로 증명해야 했다.

19세기말 미국, 영국, 캐나다 도시들은 대부분 비슷하게 사회계층이 나뉘어져 있었다. 불확실한 세계에서는 잘 알지 못하는 먼 곳에서 온 사람들 보다는 비슷한 사람들과 같이 일하는 것이 이치에 맞았기 때문이다. 순수 필라델피아 토박이가 병원에서 "캔자스 출신의 의사에게 내 방광 검사를 맡길 수 없다!"고 외치며 인턴의 치료를 거절하는 경우도 있었다. 이러한 극단적인 배타주의에는 의학적 근거 비슷한 것이 있었다. 1870년대가 올 때까지 많은 의사들은 필라델피아인의 방광 기능은

이 지역의 환경특히 기후의 영향을 받을 가능성이 있다고 생각했기 때문이다. 캔자스 출신의 의사는 필라델피아라는 지방의 기후를 잘 알지 못하며, 그 주민의 신체 또한 잘 알지 못할 것이라는 논리는 이렇게 만들어진 것이다. 물론 캔자스 사람들도 필라델피아에서 수련 받은 의사들의 능력에 대해 비슷한 의심을 품었다. 오슬러도 미국에서는 말라리아와 혼동할 가능성이 있기 때문에, 몬트리올에서보다 필라델피아에서 결핵을 진단하는 것이 어렵다는 이야기를 한 적이 있다.[11]

미국 최고의 의학교 가운데 하나인 펜실베이니아 대학교 의대는 설립된 후 120년 동안 펜실베이니아 출신 혹은 펜실베이니아 대학교 출신이 아닌 교원을 둔 적이 한 번도 없었다. 대부분의 교수는 펜실베이니아 출신인 동시에 펜실베이니아 대학교 졸업장을 갖고 있었다. 유일한 예외였던 사람도 수련 과정 중 일부를 펜실베이니아 대학교에서 받았다. 대학 연혁에 관한 공식문헌에도 "교원의 근친교배가 이토록 심할 수가 없다"라는 문장이 있다.[12]

그러나 학교 교육의 질이 떨어진다고는 할 수 없었다. 필라델피아와 펜실베이니아는 19세기를 통틀어 걸출한 의사들을 배출했고, 그 대부분은 펜실베이니아 대학교 혹은 이 학교 최대의 라이벌인 제퍼슨 의과대학에서 진행한 연구로 전국적인 명성을 얻었다. 필라델피아에서는– 그로스Gross, 애그뉴Agnew, 페퍼Pepper, 스틸레Stille, 우드Wood, 헤이스Hays, 라이디Leidy, 타이슨Tyson, 킨Keen, 미첼Mitchell 등의– 가문에서 유명한 의사들을 배출하여 우수한 업적을 쌓았고 절대적인 신용을 얻고 있었다. 어느 우수한 졸업생은 족벌 인사를 가리켜 "모든 성공한 대학에서 볼 수 있는 아버지의 자랑거리"[13]라고 진지하게 평했다. 논란의 여지는 있으나 필라델피아는 그 상태 그대로도 미국의 의료 중심지로 남았을 가능성이 있다.

그러나 남북전쟁 이후 필라델피아 의학계의 엘리트들은 펜실베이니아 대학교가 선구적 위치를 차지하는 것이 중요하다는 것을 깨닫게 되었다. 1870년에는 쉬킬강 맞은편에 있는 서西 필라델피아의 드넓은 땅으로 학교를 이전하기로 결정되었다. 1874년에는 윌리엄 페퍼 2세 박사페퍼 가문은 4세대에 걸쳐 의사를 배출했으며, 이 가문에는 양조업자, 변호사 그리고 정치가가 된 사람도 드문드문 있었다의 주도 하에 미국 최초의 대학교 부속병원을 건립하기 위한 기금조성이 시작되었다. 페퍼William Pepper 박사와 호레이쇼 우드Horatio C. Wood, 9대째 대대로 펜실베이니아에서 살아온 사람으로서 치료-신경병학 교수는 보수파로부터 완강한 저항을 받아내며 펜실베이니아 대학교의 교육개혁을 주도했다. 그들은 하버드 대학교를 모방하여 학기를 늘리고, 각 과정의 이수 순서를 정하는 한편, 치열한 논쟁을 뚫고 3학년을 학제에 추가했다. 필라델피아가 보스턴을 뒤쫓는 상황은 용납할 수 없었다. 또한 근처 볼티모어에도 밀려서는 안 된다. 볼티모어의 우수 학생들은 대 부호인 존스 홉킨스Johns Hopkins로부터 700만 달러에 달하는 막대한 기부금을 받고 엄청난 규모의 대학교, 병원, 의과대학을 건립하려고 했다. 페퍼 박사는 1881년에 펜실베이니아 대학교의 학장에 취임하자마자 새로운 기금조성 연구실 건립과 학교 전체의 확대를 추진했다.

1884년 필라델피아 의학계의 중진 알프레드 스틸레Alfred Stillè는 내과학 이론 및 실습 담당교수의 자리에서 물러난 뒤 페퍼 학장의 후임을 맡게 되었다. 이에 따라 임상 의학 교수 자리가 비게 되었고, 이 지역에서 3명의 후보자가 물망에 올랐다. 후보자들은 모두 펜실베이니아 대학교 졸업생들이었지만, 결정적인 장점을 가지고 있는 사람이 없었기 때문에 교수들의 의견이 서로 달랐다.

당시 필라델피아에서는 수준 높은 전국적인 의학 주간지인 『메디컬 뉴스』가 발행되고 있었는데, 어느 날 편집회의가 끝나고 펜실베이니아 대학교의 이러한 상황이 화제에 올랐다. 이사 진의 의학위원회는 왜 더 넓은 지역에서 유능한 인재를 찾지 않는 것인가? 여기서 편집장 미니스 헤이스가 몬트리올 출신의 오슬러라는 사람을 언급하였을 것이다. 캐나다에서도 정보를 얻기 위해 헤이스는 오슬러를 몬트리올 통신원으로 두고 있었기 때문이다. 제퍼슨 의과대학 소속의 외과의사 사무엘 그로스는 1881년 런던에서 열린 국제의학회의에 참석했으므로, 거기서 오슬러를 만났거나, 아니면 오슬러의 발표가 성공적으로 끝났다는 이야기를 들었을 것이다. 이것이 그가 오슬러를 등용할 것을 지지한 이유였다. 펜실베이니아 대학교의 병리학교수로서 의대 학장을 맡고 있던 제임스 타이슨James Tyson"비뇨기과의 지미"–Urinay Jimmy 역시 오슬러를 알고 있었으나, 이 사진의 결정을 저지하기에는 이미 늦었을 지도 모르는 일이며 또한 오슬러가 유럽에 있다는 이유로 움직임에 소극적이었다. 그럼에도 불구하고 『메디컬 뉴스』의 편집부는 펜실베이니아 대학교는 최고의 인재를 등용해야 한다는 주장을 폈고, 타이슨에게 압력을 넣었다. 캐나다 출신의 의사가 필라델피아인의 방광도 진찰할 수 있다면 그렇게 하는 것이 맞다. 그리하여 마침내 타이슨은 이 문제에 관여하게 되었다.[14]

필라델피아에서 타이슨의 동료들 중 개혁에 적극적인 사람은 오직 호레이쇼 우드 한 사람이었다. 우드는 몬트리올로 가서 오슬러의 평판을 조사할 임무를 가지고 떠났다. 그는 먼저 프랑스어 지역병원 한 곳을 방문하여 오슬러에 관해 조사했고, 오슬러처럼 프랑스어를 할 줄 모르는 의사가 여기서 호의적인 평가를 받았다는 것에 높은 점수를 주었다. 다음으로 그는 몬트리올 종합병원에서 근무하는 의사로부터 이야기를 듣고 오슬러에 관해 확신을 가지게 되었다. 우드가 몬트리올 종합병원의 직원과 점심식사를 하는 것을 목격한 프랭크 셰퍼드Frank Shepherd는 이 사람이 스파이라고 생각하여 비난했다. "그는 이 사실을 인정했고, 오슬러라는 사람에 대해 알아보고 있다고 말했다. 나는 사실을 이야기했다. 그는 오슬러야말로 자신들이 찾고 있는 인물이라는 것을 확신하고 돌아갔다."[15]

필라델피아 대학교의 교수임용 후보로 등록하라는 제의를 담은 편지가 타이슨으로부터 도착했을 때, 오슬러는 라이프치히에서 일하고 있었다. 이 연락은 오슬러에게 있어서 생각지도 못한 것이었기 때문에, 처음에는 친구가 장난을 친 것이라고 생각했다. 그리고 그는 몬트리올에서 얻은 동료들과의 우정과 기회와 미국 대도시의 유서 깊은 의학교가 제안한 훨씬 큰 기회를 놓고 오랫동안 고심했다. 학생을 가르치면서 얻을 수 있는 수입은 몬트리올과 거의 비슷할 것이다. 그는 오그던Herry Vining Ogden에게 "병원 크기도 크고, 자문 의사로서 맡을 수 있는 일도 많을 것이라는 것이 매력적인 부분이다"라고 털어놓았다. 그리고 셰퍼드에게는 "10년 동안 나는 여기에 뿌리를 깊게 박았지만, 아직 옮겨 심을 수 없을 정도로 늙은 것은 아니라고 믿고 싶다"라고 편지를 썼다. 그는 뒷날 최종적으로는 동전 던지기로 결정을 했다고 이야기했다. 앞이 나오면 필라델피아로 가고, 뒤가 나오면 몬트리올에 남을 것이라고 결정하고 동전을 던지자, 앞이 나와서 그는 필라델피아로 가기로 결정했다고 한다. 오슬러는 재빨리 이 결정을 전달하기 위해 전보를 치러 갔으나, 그곳에서 가지고 있는 돈이 하나도 없다는 것을 깨달았다. 그는 수중에 있는 유일한 은화를 가지고 동전 던지기를 한 다음 그것을 호텔방의 책상 위에 놓아두고 온 것이다. "이것은 몬트리올에 남으라는 신의 계시라는 생각이 들었기 때문에 나는 동전 던지기의 결과를 따라야 되는지 갈피를 잡지 못했습니다. 그래도 운을 확률에 맡기고 동전 던지기를 했으니까 그 결과를 따라야 한다고 생각을 고쳐 잡고 호텔로 돌아와서 은화를 가지고 전보를 보냈습니다." 오슬러는 미국인들이 어떻게 결정을 해도 자신이 잃을 것은 아무것도 없을 것이라고 생각했을지도 모른다. 맥길 대학교가 그를 잡아두기 위해서 지금보다 더 좋은 조건을 제시할 가능성이 있었기 때문이다.[16]

필라델피아의 정황은 이 도시에서 그리고 미국 전체에서 가장 이름난 의사 가운데 하나인 사일러스 위어 미첼의 결정에 달려 있었다. 당시 60대 초반의 미첼은 나고 자란 곳이 필라델피아였고, 남북전쟁 당시 총상을 연구한 것을 계기로 시작한 선구적인 신경학 연구와 그리고 상류계급을 상대하는 의사로서 신경증을 치료하기 위해 발명한 '휴식요법'으로 인해 세계적으로 알려져 있었다. 그는 벤자민 프랭클린의 전통을 이어받아 르네상스 시대 혹은 계몽주의 시대의 인물상을 가지고 있었고, 소설과, 시인으로서도 성공을 거두었다. 독립전쟁 시기의 필라델피아를 배경으로 나중에 집필한 소설 『휴 윈Hugh Wynne』은 50만권 이상 팔리게 된다. 미첼은 부유했으며 사교적으로는 대단히 보수적이었고, 미식가였으며, 마데이라 와인과 궐련, 세련된 담화를 즐기는 펜실베이니아 대학교의 이사였다. 1884년 여름 유럽에 여행을 간 그는 타이슨과 우드로부터, 펜실베이니아 대학교의 교수직에 입후보한 오슬러의 면접을 보아달라는 부탁을 받았다. 오슬러가 가장 위대한 펜실베이니아

인에게 인정을 받는다면 외지인이거나 외국인이기 때문에 받는 우려는 줄어들 것이기 때문이었다.

미첼과 오슬러는 1884년 7월 6일 저녁에 런던에서 만났다. 미첼은 여행일기에 "오슬러 박사와 만났다. 마음에 들었다"라고만 썼고, 오슬러에 따르면 "좋다! 오슬러로 결정하라"라고 미국에 전보를 쳤다고 한다. 후에 크게 출세한 오슬러는 이 만남을 재미있게 과장하여 이야기했다:

> 미첼 박사와 부인께서는 나를 '조사'할 의뢰를 받은 상태였다. 특히 중요하게 본 것은 나의 개인사였다. 미첼 박사는 필라델피아 같은 도시에서 어떤 사람이 그 자리에 어울리는지, 예의범절을 갖추고 있는지, 시험하는 방법은 한 가지 밖에 없다고 말했다. 체리 파이를 주고 씨를 얼마나 잘 처리하는지 보는 것이다. 나는 예전에 노하우를 읽은 적이 있어서 씨를 우아하게 정리해서 숟가락에 올려놓았다. 그리고 그 자리를 잡게 되었다![17]

어떤 의미에서는 오슬러의 설명이 정곡을 찌르는 것이었지만, 실제로는 그렇게 단순한 것만은 아니었다. 그는 훗날 미첼과 만난 그날이 인생에서 가장 운이 좋았던 날이었다고 말했다. 그들은 자신들의 성격이 서로 닮았다는 것을 한눈에 알아챘다. 필라델피아 사람들은 외지인인 오슬러의 자격에 대해 다른 전문가의 의견을 구했다. 하버드 대학교의 피츠Fitz 역시 오슬러에게 접근하려고 했었다. 그는 조심스러운 입장에 있었다:

> 저는 그의 자질을 높이 평가하며, 그가 학교에서 가장 우수한 인물 가운데 하나라는 것, 그리고 그가 젊은 개업의사들 가운데 독보적인 위치에 있었다는 것을 알고있습니다. 그러나, 그와 학생과의 개인적인 관계는 잘 알지 못합니다. …… 불확실한 요소가 반드시 있을 것입니다. 가능하다면 귀교는 우수한 인재를 필라델피아 자체에

서 찾는 것이 나을 것입니다. …… 몬트리올 측에서는 그를 떠나보내는 것을 시간문제로 보고 있습니다. 과학의 발전을 위하여 그는 학회에서 훌륭한 역할을 수행하고 있습니다. 지나간 맥길 대학교의 축하연회에서는 훌륭한 연설을 하기도 했습니다.

그러자 오슬러의 이름 높은 지인들이 인상적인 추천서를 보내어 여기에 가세했다. 영국에서는 샌더슨 경Sir Gohn Burdon Sanderso, 찰튼 바스티안Chanlton Bastian, 윌리엄 가워즈William Gowers가, 뉴욕에서는 미첼과 마찬가지로 미국 의학계에서 탁월한 위치에 있던 고령의 오스틴 플린트Austin J. Flint가 오슬러를 지지한다는 뜻을 밝혔다. 플린트는 "뉴욕 병리학회 모임에서 한 연설로 미루어보거니와 그가 수업을 훌륭하게 진행한다는 것에는 한 치의 의심도 없습니다. 저는 귀교에서 임상의사의 직무를 그만큼 잘 수행할 사람을 알지 못합니다." 저명한 신경학자인 가워즈는 오슬러 또래의 영국 의사들 중에는 그보다 넓거나 높은 명성을 얻은 사람이 없다고 썼다. 미니스 헤이스Minis Hays는 오슬러가 가지고 있는 왕립내과의사회 특별회원FRCP이라는 칭호의 중요성을 미국인들에게 널리 알렸고, 오슬러가 캐나다인으로서는 처음으로 왕립내과학회의 굴스턴 강연Goulstonian Lectures에 연자로 서게 되자 이 명예를 재빨리 알렸다.[18]

마무리를 한 것은 미첼이었다. 그는 영국에서 오슬러에 대해 추가조사를 하고, 오슬러 본인과도 편지를 여러 차례 교환하고, 추천장을 읽어본 다음 8월 17일 스위스로부터 다른 이사들 앞으로 편지를 보내어 오슬러를 지지할 것을 강력히 주장했다:

> 추천서에는 …… 그의 비범한 자질에 관한 내용과 그가 영국 최고의 두뇌를 소유한 의사들로부터 독보적인 평가를 받고 있다는 사실이 드러나 있습니다. 캐나다에서 그는 두드러지는 평가를 받고 있습니다. 그는 캐나다에 거주하는 영국인 목사의 아들로 여러 언어에 능통하며, 쾌활한 성격에 대단히 흥미로운 이야기 상대이며, 야심

찬 여러 가지 계획을 가지고 있습니다. 학생을 몰입시키고 학생들에게 영향을 주는 능력 역시 우수하다는 평가를 받고 있습니다. …… 그는 의학에 대해 여러 가지 공헌을 했고 크게 존경받고 있습니다. 이상의 장점과 몬트리올과 영국에서 높이 평가받은 것에 대해서는 그가 제출한 서류를 보면 확실히 알 수 있을 것입니다. 보다 중요한 점은 저는 실제로 오슬러를 만난 사람으로서 그와 이야기를 나누어 보니 그가 친구들의 편지로 과대평가 된 사람이 아니라는 것을 납득할 수 있었다는 것입니다. …… 저는 이 문제를 아주 중요하게 생각하고 있으며, 이 편지의 모든 어휘를 신중하게 선택했습니다. 부디 이 편지가 여러분의 선택에 큰 영향을 미치기를 바랍니다.

미첼은 의대 소속 교수들 중 한 명을 제외한 전원이 오슬러를 지지한다는 점을 덧붙였다. 이들의 두 번째 선택은 쿠바 출신으로 필라델피아에서 수련을 받고 교원으로 활동하고 있는 후안 기테라스Juan Guiteras였다. 미첼의 결론은 이러했다. "두 사람 모두 외국인입니다. 그러나 저는 오슬러 박사가 미국인과 똑같은 관점을 가지고 행동한다는 것에 감명을 받았다는 것을 덧붙여야 하겠습니다."[19]

맥길 대학교는 오슬러가 남기를 원했다. 교수진은 그가 받을 수 있는 수업료를 인상하고, 고정급을 500달러에서 1,600달러로 올리고, 그를 위해 병리학, 비교병리학 교수직을 신설하겠다는 제안을 던졌다. 오슬러의 은사 파머 하워드Howard Palmer는 그가 미국으로 떠나갈 경우 모두가 느끼게 될 상실감을 절절히 호소하는 편지를 썼다:

자네를 잃게 될지도 모른다는 생각에 우리는 망연자실해 있네. 자네를 우리들 곁에 두기 위하여 우리들은 합리적인 사람들이 할 수 있는 모든 것을 할 것이네. 이는 단순히 교수로서의 능력, 연구자로서의 근면함과 열정, 그리고 신사로서, 동료로서, 친구로서 자네가 가진 장점 때문이 아니고, 맥길 대학교의 평판을 높일 독창적인 연구와 기초 의학 분야의 체계적인 교육 양면에서 유익한 일을 할 능력이 자네에게 있다는 것을 우리가 알고 있기 때문일세. 그리고 무엇보다도 우리들이 여러 해 동안 자네와 사귀어 오면서 활력이 생기는 것을 느꼈기 때문이야. 마치 강력한 발효소의 작용처럼 말이네.[20]

캐나다 의학회의 동료들은 그가 떠나갈지도 모른다고 생각했지만, 그래도 남아 주기를 기대하면서 그를 1885년도 회장으로 선출했다.

아직 결정되지 않은 사항들이 남아 있었고, 여러 곳으로부터 많은 압력이 들어왔기 때문에 펜실베이니아 대학교 이사진의 결정은 10월로 넘어갔다. 오슬러와 맥길 대학교 측은 한때 1년 동안 시험 삼아 써 보는 형태가 될 수도 있다고 생각했다. 1884년 10월 7일 펜실베이니아 대학교 이사회는 투표를 진행하여, 만장일치로 오슬러를 임상의학 교수로 선출했다. 어느 학생의 기억에 의하면, 오슬러는 맥길 대학교를 떠난다는 것의 아쉬움을 설명하기 위해 강단을 서성거리다가 마침내 이렇게 말했다고 한다. "여러분! 말로 표현하려 했으나 소용이 없을 것 같다. 내 자신의 야심을 따라 맥길 대학교를 떠나 더 넓은 곳을 향해 간다는 것을 인정할 수 밖에 없겠다." 오슬러에게 경의를 표하기 위해 열린 송별연에는 몬트리올의 의사 50명이 참석했고, 은사 파머 하워드는 그들 가운데 오직 하나뿐인 '순수 과학의 제자'와 '사회적인 선'을 본능으로서 가지고 있는 사람, 그리고 혈액에서 '오슬러의 알갱이'를 발견한 사람을 위하여 건배했다. 학생들은 그에게 금시계를 선물했고, 모두가 역까지 그를 배웅했다.[21]

뜻밖의 유력한 경쟁상대인 외국인이 페퍼의 후임으로 결정되었다는 사실은 펜실베이니아대학교 의대생들 대부분과 일부의 교직원들을 놀라게 했다. 어떻게 외지인이 필라델피아 출신 후보보다 뛰어날 수 있다는 것인가? 어떻게 미국인보다 외국인이 더 뛰어날 수 있다는 것인가? 오슬러의 말투는 기묘했고 더듬거렸으며 때때로 단어의 일부분을 생략하는 경우가 있었다. 새로운 환경에서 초조해졌기 때문에 이러한 특징이 더 악화되었을 수도 있다. 오슬러의 초기 강의는 전임자가 했던 유창하며 언변 좋은 강의와 크게 대조되었다. 어느 동료는 오슬러가 필라델피아에 들어온 지 얼마 안 되었을 때의 말투를 다음과 같이 기억했다. "모든 문장이 너무나도 영국인처럼 '아!'라는 소리로 시작되었습니다." 이는 학생들에게 좋은 인상을 주지 못했다. 오슬러가 고의적으로 이러한 영국 말투를 흉내 낸다는 소문도 돌았다. 사실 그는 미국인들에게 특징적으로 나타나는 음역대가 높고 콧소리가 많은 어투가 신경이 쓰였고, 캐나다인인 자신도 그런 식으로 말한다는 것을 깨달았기 때문에 스스로의 어투를 바꾸려고 했을 가능성이 있다. 아마 그는 국적이 돋보이지 않는 현대의 어휘로 표현하면 '대서양 영어 발음mid-Atlantic accent'을 사용하려고 했기 때문에 말투가 이상하게 되었을 것이다. 캐나다인에게 특징적으로 나타나는 대화 습관을 눈치 챈 사람도 있었다. 어떤 이의 기억에 의하면 오슬러는 환자에게 "몸 상태를 직접 묻기보다는 자신의 의견을 말하고 나서 질문을 의미하는 소리를 덧붙였다. 예를 들면 "오늘 몸 상태가 어떠십니까?"라고 묻는 대신 "오늘은 몸 상태가 괜찮아 보이는군요. 잉? 이라고 말했다"고 한다. 나는 많은 캐나다인들이 이렇게 유도 심문을 하는 장면을 많이 목격했다.[22]

1884년 10월 1일 오슬러가 펜실베이니아 대학교에서 처음으로 진행한 강의 내용은 학생들에게 수업을 소개하는 것이었는데, 대단히 무미건조하고 재미가 없었다. 오슬러는 이례적으로 이 강의록을 출판하지 않았으나, 사실 출판 할 가치가 있는 것도 아니었다. 학생들은 불평을 했으나, 이는 그가 몬트리올에서 처음 강의했을 때 받은 것만큼 심각하지는 않았으며, 곧 사라졌다. 미국인들은 오슬러가 학교에서 가장 말주변이 좋은 사람은 아니지만 자신의 전문 분야에 대해서는 잘 알고 있다고 생각하게 되었다. 당시 학생 중 한명은 다음과 같이 회상했다. 오슬러 교수님은 학생들이 쓰는 언어로 표현하면 "상위up"의 선생님이셨습니다. 이 말은 자신의 전문분야를 잘 알고 있는 동시에 지식을 학생에게 전달하는 능력도 우수하다는 의미입니다. 서로의 지식을 논쟁하는 경우 오슬로 교수님보다 뛰어난 사람은 없었습니다.[23] 다른 학생의 증언은 다음과 같다. 교수님께서 "에……"라는 소리를 내는 것은 무게를 잡기 위한 것이 아니라, 적절한 말을 찾고 있으신 겁니다. 교수님께서는 반드시 가장 적절한 어휘를 가지고 말씀하셨습니다. 오슬러와 함께 병원이나 해부실습을 돌았던 상급 학년 학생들은 그를 조세프 라이디Joseph Leidy에 필적하는 우수한 교수라고 생각하게 되었다. 라이디는 펜실베이니아 대학교가 자랑하는 미국의 위대한 박물학자이다.

> 첫 병실 수업은 그야말로 놀라웠습니다. 병동에 들어간 오슬러 교수님은 매우 들뜨셨고 잠깐 사이에 우리들 모두의 호기심에 불을 지폈습니다. 해부실에서 발견한 모든 새로운 표본들, 그리고 환자의 몸에 나타나는 흥미로운 증상들 모두가 그에게는 보물이었습니다. 라이디 교수님이 꽃, 돌, 뼈, 곤충, 근족충아메바등 가짜 발을 이용하여 움직이는 단세포 생물의 총칭 등에 숨어있는 아름다움을 찾아낸 것처럼 오슬러 교수님 역시, 다른 비유를 사용하여 표현하자면, 명랑한 소년이 데이지 꽃밭을 찾아내서 기쁜 나머지 소리를 지르자 다른 아이들도 관심을 가지고 함께 떠들어대는 분위기를 자아냈습니다.
>
> 오슬러 교수님은 질병이란 것이 의사라고 불리는 사람들이 생계를 유지하기 위해 배워야만 하는 끔찍한 것이 아니라, 적절한 수련을 받은 사람들이 기꺼이 즐기면서 행복하게 탐구해 나갈 만한 것이고, 이는 예술가나 음악가가 위대한 작품을 감상하는 것과 같다는 것을 당시 이 도시의 누구보다도 더 열심히 가르쳐 주셨습니다. 오슬러 교수님을 만나기 이전까지 학생들은 암을 암으로만 생각했지만, 이후에는 풀지 못한 많은 수수께끼를 품고 있는 세포들의 집합체로서 암을 탐구하게 되었습니다.[24]

펜실베이니아 대학교의 고참 동료교수들은 여러 차례 만찬회를 열어 오슬러를 환영했다. 헤이스 애그뉴Hayes Agnew 박사는 심지어 자신이 다니고 있는 교회의 신도 좌석을 제공했는데, 이는 필라델피아 사람이 외지인에게 베풀 수 있는 최고의 대우였다. 애그뉴 박사는 '오슬러 부인'도 교회에 나올 것이라고 굳게 믿고 있었는데, 오슬러가 홀로 나오자 부인이 임신 중인지 아니면 불교 신자인지를 질문한 일화는 유명하다. 이 일화가 임신과 불교신자의 두 가지 버전으로 나뉘는 것은 애그뉴 박사가 취한 제스처와 관계가 있을 것이다. 필라델피아 사람들은 이 외국인이 하는 짓을 잘 이해할 수 없었다. 이 사람의 이름을 도대체 어떻게 발음해야 할지도 알지 못했다. 사람들이 ["오"를 길게 발음해야 되나요? 짧게 발음해야 되나요?]라고 질문하자, 그는 마치 '이상한 나라의 앨리스'에서 튀어나온 사람처럼 답변했다. "어이!"라고 부르면 됩니다. 큰소리로 부를 거면 그냥 아무렇게나 불러도 됩니다. 오슬러는 필라델피아에 있는 다른 교회에도 다녔는데, 그 이유는 목사가 설교하는 목소리를 참고해서 자신의 목소리를 개선하기 위해서였다.[25]

오슬러는 필라델피아 사람들을 가리켜 "아주 친절하지만, 북쪽 사람들캐나다인 만큼은 아니다"라고 평했다.[26] 그렇지만 그는 모든 사람들을 따뜻하게 대했고, 자기보다 나이가 많거나 나이가 적은 몇몇 사람들과는 평생의 우정을 쌓게 된다. 위어 미첼은 의학계에서 오슬러의 아버지와 같은 존재가 되었다. 프랑스 파리의 피에르 루이Pierre Louis 문하에서 수학했고, 장티푸스와 발진티푸스의 구별에 관해 선구적인 업적을 쌓은 고령의 알프레드 스틸레Alfred Stille와 오슬러는 좋은 대화 상대가 되었다. 제임스 윌슨 박사의 아이들은 그를 "오슬러 아저씨"라 불렀고, 젊은 레지던트 조지 독은 오슬러를 스승으로 삼고 존경했다. 사무엘 그로스Samuel W. Gross 박사와 그의 부인은 미국 전역에 이름을 떨친 외과 의사였던 선친이 하던 대로 일요일마다 호화스럽게 향응을 베풀었는데, 오슬러는 이들에게 가장 환영받는 손님 중 한명이었다. 그로스 가문에서 보낸 오후의 티 타임은 재미있는 시간이었는데, 이는 폴 리비어Paul Revere; 미국의 은 세공인으로 독립전쟁 당시에 큰 역할을 하였음의 증손녀인 그로스 부인이 보스턴에서 자란 덕택이었다. 그로스 부인은 오슬러가 자신의 남편과 많이 닮았다는 점을 자주 깨달았을 것이다. – 두 사람 모두 얼굴이 야위었고 눈은 움푹 들어간 데다 점점 이마가 넓어지고 있었으며, 콧수염도 비슷한 모양으로 길렀기 때문이다. – 큰 차이점은 오슬러가 더 젊었다는 것이다.

필라델피아의 의료와 기초 의학을 이끌었던 윌리엄 페퍼William pepper는 오슬러에게 언제나 친절을 베풀었다. 필라델피아는 두 사람이 어깨를 나란히 하기에는 너무 좁아서 두 사람은 서로 적대관계 혹은 라이벌 관계를 형성했다고 하는 사람도 있으나, 이는 학자들이나 의사들 간에 자주 나오는 악의적인 잡음에 지나지 않았던 것 같다. 훗날 하비 쿠싱Harvey Cushing은 저서 『오슬러의 생애 Life of Osler』에서 이런 이야기들을 무례한 어조로 인용하여 필라델피아 사람들의 분노를 샀고, 결국 사과할 수밖에 없었다.[27] 쿠싱은 다음과 같이 결론을 내렸다. 실제로 라이벌 관계가 있었다고 해도 오슬러가 스스로 그것을 인정할 수는 없었고, 페퍼의 지위는 너무나 확고하였으므로 오슬러의 인기가 높아졌다고 해도 이를 질투하는 것은 가당치 않은 일이었다. 그는 또한 상세한 설명을 첨부하지 않은 채 "페퍼의 스캔들이 불거졌을 때 오슬러는 페퍼를 옹호했다"고 썼다. 여기서 페퍼의 스캔들에 관한 구체적 정보는 찾아볼 수 없으며, 오직 펜실베이니아 대학교의 학생들로부터 간접적으로 들어온 일화가 한 가지 있을 뿐이다. 오슬러가 강의를 완벽하고 학문적으로 진행하는 것에 비해, 페퍼 학장의 강의는 주먹구구식으로 진행되었으며 이에 학생들이 불만을 품었다는 것이다. 오슬러는 애매한 말로 페퍼의 결점을 요약했다. "그는 인간이었다. 그리고 인간이라는 결점 이외에 대학교의 학장이라는 결점 역시 안고 있었다."[28]

이 학교의 의대는 페퍼라고 하는 정력적인 인물과 그 밖에 몇 명의 활동적인 필라델피아사람들이 좌지우지하고 있었기 때문에 오슬러는 몬트리올에서 교무과장과 급진 개혁파로서 맡았던 지도자적인 역할을 수행하려고 하지는 않았다. 임상의학 교수였던 그는 전임자보다 지위가 낮았고, 강의를 중심으로 하는 종합적 교과 과정을 담당하지도 않았다. 그가 가르쳤던 것은 오직 임상이었으므로 임상 강의와 회진 그리고 부검 등을 담당했지만, 대학병원에서도 높은 지위를 차지한 페퍼

교수에게 우선권을 내어줄 수밖에 없었다. 오슬러가 학교로부터 받은 기본 급여는 1,000달러로 이는 상위 직급의 교수들이 받는 금액의 3분의 1에 불과했다. 그는 언제나 특별 과정을 가르치면서 수입을 두 배로 늘려야 했다.

오슬러는 필라델피아에서 교수로서의 직무를 충실히 수행했지만, 졸업논문 제도를 폐지할 목적의 위원회에 참가한 것 이외에는 개혁을 추진하기 위한 움직임에 참가하지 않았다. 이러한 개혁자의 역할은 시체안치소에서 실시하는 실습과 의학 교육에 대해 오슬러와 비슷한 견해를 가지고 있는 페퍼 학장이 열심히 수행했기 때문이다. 그러나 의대의 개혁에는 아직 시간이 더 필요했다. 1767년에는 라틴어 소양을 갖추어야 입학이 가능했지만, 학생 수가 줄어들 것을 염려하여, 1881년에는 영어 수필 1페이지를 제출하는 것과 기초 물리학 필기시험을 보는 것으로 전형 요건이 완화되었다. 아직 고등학교 졸업장이 입학의 필수조건이 된 것도 아니었고, 의학 교육과정에 4학년이 신설되었지만 이를 선택하는 학생은 거의 없었다.

펜실베이니아 대학교의 새로운 캠퍼스는 세련됨과는 거리가 멀었던 곳이었다. 의대 연구실은 이미 부적당해 보였고, 대학병원은 작고 아직 완성되지도 않았으며, 병원의 인사 조직이나 설비 역시 그렇게 좋지 않았다. 의대는 젊은이들과 기성세대, 개혁파와 보수파로 분열되어 있었고, 어느 직원은 이를 일컬어 "살기등등한 무기력"이라고 표현했다. 우드Wood H. C.는 이 대학의 수의학교 학생들이 의대 학생들보다 양질의 교육을 받고 있다고 생각했다. 오슬러는 펜실베이니아 대학교로 온 뒤 처음으로 행한 연설에서 의학 교육 현장에는 병원 실습생과 수술조수를 두는 편이 좋다고 역설했으나, 펜실베이니아 병원의 인사 조직에 큰 변화를 불러 일으키지는 못했다.

오슬러가 필라델피아에 온지 18개월 후, 하버드 대학교는 그에게 임상교수직을 제안했고, 오슬러의 마음은 흔들리게 되었다. 그는 하버드 대학교에 있는 보우디치Herry Pickering Bowditch에게 보내는 편지에서 속마음을 이렇게 털어놓았다. "가능하다면 보스턴에 살고 싶습니다. 펜실베이니아 대학교보다 하버드 대학교의 수준이 높으니 훨씬 쾌적한 생활이 가능하겠지요. 그러나 저는 어쩐지 이곳을 떠나면 안 될 것 같습니다. 이렇게 빨리 떠나서는 안 될 것 같습니다. 자문의사 일도 이제 본격적으로 시작했으니 이제부터 수입도 오를 겁니다. 그러나 가장 중요한 것은 여기서 최고 수준의 임상 의료를 경험할 수 있다는 것입니다. 병원의 인사 조직이 완성된다면, 이 도시에는 시립병원과 신경 질환을 전문으로 다루는 자선병원이 있으니 미국의 어느 의과대학보다도 다양한 연구 자료를 구할 수 있을 것 입니다. 저는 이곳에서 일하는데 만족하며 이 병원이 서서히 발전해 나가는 것을 기다릴 수 밖에 없습니다."[29]

오슬러의 임상 의학교육 자료는 펜실베이니아 대학병원의 환자들 이외에도 위어 미첼의 힘이 미치는 정형외과 병원과 신경질환 병원의 환자들, 그리고 더욱 중요한것은 필라델피아 병원의 환자들이었다. 필라델피아 병원은 빈민 구호소, 시립병원, 정신병원의 성격을 모두 띤 대규모의 시설로 서부 필라델피아의 신설 캠퍼스와 가까운 블로클리에 위치했다. 이 병원에 있는 2,000여명의 환자는 거의 모두가 자선기관의 도움으로 이곳에 수용되었으며, 오슬러는 이곳에서 베를린의 샤리테 왕립병원Charite Royal Hospital, 비엔나 종합병원, 온타리오 주 던다스의 쿠츠 파라다이스 Cootes Paradise병원과 비슷한 수준으로 다양한 표본을 모을 수 있었다.

몬트리올에 살던 때와 마찬가지로 오슬러는 임상병리학을 복음을 설교하듯이 열심히 전파했고, 살아있는 자와 죽은 자 모두 흥미를 가지고 연구했다. 그는 기꺼이 바쁜 페퍼 학장을 대신하여 부검을 하거나, 이 병원 최초의 연구실을 짓는데 사재를 털었다.[30] 필라델피아 병원의 시체안치소에서 오슬러는 절차를 무시하고 병원에서 지정한 2명의 병리학자의 도움 없이 자신이 흥미를 느낀 시체를 멋대로 부검했다. 오슬러가 부검할 뜻을 내보이면 블로클리의 레지던트들, 젊은 동료들과 학생들이 말 그대로 빠르게 달려왔다. 그 중 1명이 당시의 상황을 아주 생생하게 묘

사했다:

> 오슬러와 그가 담당한 레지던트들, 그리고 틈을 낼 수 있는 레지던트들은 오후 2시가 되면 해부실로 모인다. 작은 방에는 해부대가 서너 개 있는데, 조수가 각각의 해부대에 시체를 하나씩 올려놓는다. 한 구는 오슬러가, 다른 한 구는 그가 담당하는 레지던트가, 나머지 한, 두구는 다른 레지던트 한, 두명이 각각 담당한다. 가슴과 배를 갈라서 열면 먼저 오슬러가, 다음에는 레지던트가 그 상태 그대로 장기를 관찰한다. 그리고는 모두가 작업을 재개하고, 장기를 적출하여 커다란 쟁반에 담는다. 오슬러는 그 장기들을 하나씩 하나씩 관찰하고, 새로운 것이나 드문 것을 발견하면 이 기쁨은 그대로 방안 모든 이에게 전달된다. 지금도 그가 해부대에 고개를 구부린 채로 "야, 이거 참! 여러분, 빨리 와서 보라고"라고 외치는 모습이 눈에 선하다.

때로는 이 외침이 날카로워지거나 목소리에 후회가 서리는 때도 있었다. 학생들의 기억에 따르면, 오슬러는 절대로 잘못을 인정하기를 꺼려하지 않았다. 블로클리의 병동에서 고된 어느 하루가 끝나갈 무렵, 그는 폐렴으로 내원한 여성을 조금 서둘러서 진찰했는데, 왼쪽에서 약간 탁한 소리가 들리는 것을 확인한 후 그대로 상태를 지켜보기로 하고 넘어갔다. 환자는 다음날 갑자기 사망했다. 그의 표현을 빌리면 '치욕스럽게도', 환자의 폐에는 물이 가득 차 있었다. 오슬러는 적절한 시기에 흡인 처치를 시행했다면 환자를 구할 수 있었을 것이라 확신했다. 마찬가지로, 임상 강의 도중 여러 가지 폐렴 증상이 보인다고 설명한 아일랜드 남자를 대상으로, 10일 후에 가래검사를 시행하자 결핵균이 검출되었는데, 이때에도 오슬러는 당혹감을 느꼈을 것이다. 그래도 환자가 사망하기 전에 진단을 수정할 수 있었던 점에서는 발전한 것이었다.[31]

1887년 블로클리Blockley의 시체안치소에서 촬영된 훌륭한 사진에는 청년들과 함께 한 명의 여인이 찍혀 있다. 그들은 병원의 제복 '남북전쟁 당시의 유물이라고

함'을 입고 있으며, 몇 명은 앞치마를 착용하고 소매를 걷은 채 온갖 종류의 병원균에 손을 노출한 상태로 오슬러 주위에 모여 있다. 다른 한 장의 사진은 가까이서 찍은 것인데, 오슬러가 소매를 걷고 새로운 것 혹은 드문 것을 찾으며 시체를 연구하고 있다. 결핵에 면역이 된 사람이 부검할 때는 결핵균에 의한 작은 결절이 생기는 경우가 있다. 이는 '괴사성 사마귀Verruca necrogenica', '부검 사마귀', '시체 사마귀' 등으로 불리는데, 오슬러의 손에도 생겼지만 사진에는 찍혀 있지 않다. 오슬러는 이것에 대해서 논문을 쓸 때를 제외하고, 손에 사마귀가 생기면 곧바로 유산수은oleate mercury으로 치료해서 없애버렸다.[32]

블로클리의 해부실 '그린 룸green room' 혹은 '그린 하우스green house라는 별명이 붙어 있었다'는 1886년 지어진 2층 새 건물이었다. 사진 상으로는 오슬러가 해부를 할 때 견학하는 사람들이 많아서 때로는 위층으로 올라가 천장의 채광창을 통해 이를 지켜보았는지 알 수가 없다. 또한 해부 조수인 '시체담당 찰리'가 정신병자의 머리와 X자로 놓인 대퇴골로 낡은 해부실을 장식했는지 여부도 확실히 알 수는 없다.[33]

사망한 환자에게 연고가 없는 경우에는 즉시 부검을 진행할 수 있었다. 가족이나 친구가 있는 경우에는 이들의 동의가 필요했다. 오슬러 박사가 부검하기를 원하는 이유는 과학과 인류의 진보를 위해서라는 것이 명확했기 때문에, 조수들은 관계자의 동의를 얻기 위해 분주히 움직였다:

> 레지던트가 부검 동의를 받아내지 못한다는 것은 상당한 불명예로 취급받았다. 그럴 때에는 환자의 유족이 필라델피아의 어느 구석에 살고 있든지 간에 우리들은 고생을 마다하지 않고 찾아가서 부검을 허락해줄 것을 간청했다. …… 담당환자가 사망한 환자의 유족을 설득하지 못했을 경우, 나는 항상 룸메이트였던 캐스퍼 샤플리스 박사에게 설득을 부탁했다. 그는 다른 사람들이 설득에 실패한 유족에게서 동의를 얻어내는 희한한 재주가 있었다. 모든 노력은 오슬러를 위한 것이었다. 오슬러에게는

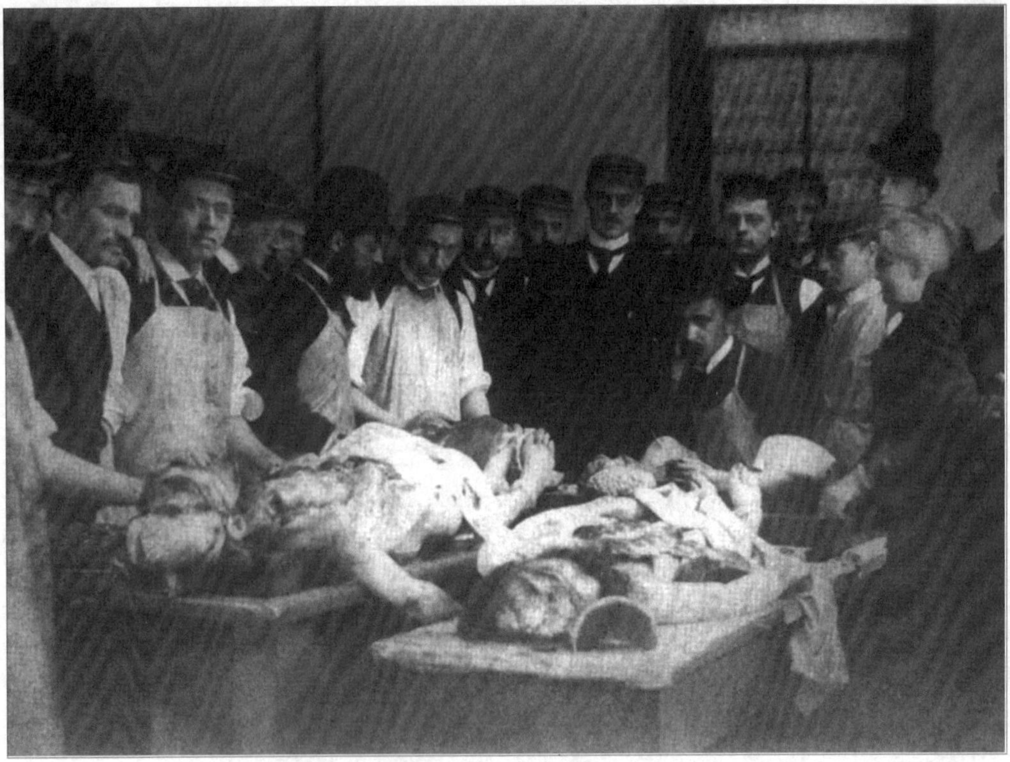

1866년 필라델피아 블로커리 시체안치소에서 강의하는 모습
견학자 들 중에 여자가 있음(우측부터 2번째)

환자가 자신이 담당하던 환자인지는 중요하지 않았다. 그는 그저 부검을 할 뿐이었다. 그가 부검을 하고자 하면 그것으로 충분했던 것이다.

다른 모든 이들이 설득에 실패한 경우에는 오슬러가 직접 환자의 유족을 찾아가서, 그 자리에서 부검을 허락해줄 것을 부탁했다. 부검 허락이 떨어지면, 그는 더 나아가 수업이나 전시를 위하여 중요한 장기를 대학에 넘겨달라는 부탁도 했다. 여기서 거절당하면 하다 못해 빌려주기만이라도 해 달라고 부탁했다.[34]

흥미가 있는 증례가 있으면 부검을 하려는 정열을 보인 것은 오슬러 뿐 만이 아니었다. 1846년에 선모충을 발견한 필라델피아의 위대한 자연과학자 조세프 라이디Joseph Leidy는 생물학 동호회에서 저녁식사로 테라핀북아메리카에 서식하는 식용 거북이이 나오자, 먹는 대신 해부를 해서 3종류의 새로운 장내 기생충을 발견했다고 한다. 이를 목격한 위어 미첼Silars weir Mitchell은 "라이디에게는 해부할 만한 것을 음식으로 건네면 안 되겠다. 어떻게 될지 자명하다."[35]

이윽고 오슬러의 부검 태도에 대한 불만의 목소리가 이 사진을 향해 몰려오기 시작했다. 이는 시민들, 그리고 오슬러와 오슬러의 추종자들에게 무시당하는 경우가 많았던 병리학자 양쪽으로부터의 불만이었다. 블로클리의 공식적인 병리학자는 중부 유럽 출신의 헨리 포마드Henry B. Formad 였다. 그는 오슬러가 오기 전까지 필라델피아에서 가장 유명한 병리학자였는데, 흥분을 잘 하는 성격에 사회성이 좋지 않고 기행을 일삼아서 악평이 자자했다. 더욱이 로베르트 코흐의 세균학에 의혹을 제기함으로써 과학적 판단력도 부족하다는 사실이 드러났다. 포마드가 자신의 일을 소홀히 했는지의 여부는 모른다고 하더라도, 이 일을 오슬러와 나누어 맡는다는 것에 그는 심기가 불편했다. 블로클리에서 부검을 하기 위한 절차는 점차 엄격해져서 레지던트들을 압박했는데, 이는 누가 보아도 포마드의 압력에 의한 것이었다. 그러나 이 제제는 결코 완전하지 않았다. 오슬러가 해부를 끝내고 사람들이 물러가면, 찰리는 황급히 오슬러와 의논하게 장기를 원래대로 돌려놓았다. 어느 날, 살인 혐의 때문에 부검이 끝난 시체를 다시 꺼내 조사하려고 하니 시체 내부에 간이 셋이나 들어있던 적도 있었다고 한다.[36] 그리고 레지던트들은 박물관에 소장하기 위해 적출한 표본들 대부분이 훼손되어버린 것은 환자가 보조를 하였거나 아니면 '시체담당 찰리'가 방부제를 마셔 버리고 대신 물을 담아두었기 때문이라고 생각했다.[37]

오슬러는 아직 진료를 해서 돈을 벌어야 했다. 사실 이것이 필라델피아에 온 목적 가운데 하나이기도 했다. 남부 15번가 131번지에 있는 그의 집에는 조그만 사무실과 환자 대기실이 있었다. 이곳은 체스트넛 거리의 바로 남쪽에 자리한 유행의 거리였다. 그는 자문의사로서만 환자를 보았고 미국인들을 놀라게 했다. 몬트리올에서 살 때와 마찬가지로 환자는 서서히 늘어났다. 많은 지인들은 오슬러가 정말 환자를 진료할 마음이 있는지 의심스러웠다. 그는 정신을 반쯤 블로클리의 시체안치소에 두고 온 것처럼 보였기 때문이다. 그럼에도 불구하고 오슬러는 자신이 보스턴의 친구들에게 말했던 것처럼, 1886년부터는 일이 본격적으로 성공을 거두게 된다. 그의 일기를 보면 1주일에 4~5일, 오전에 적어도 4명에서 6명 정도의 환자를 진료했다는 것과, 왕진을 갈 때마다 10달러 이상을 받았다는 것을 알 수 있다.

위어 미첼은 그에게 많은 환자를 맡겼다. 오슬러는 다른 의사들이나 의사의 친족들로부터도 자문을 의뢰받았고, '의사를 위한 의사'가 되어가고 있었다. 1886년 7월에는 미국을 대표하는 외과의사이면서 필라델피아 의학계의 중진인 윌리엄 윌리엄스 킨William Williams Keen이, 케이프 코드의 별장에서 아내의 상태가 급격히 악화되었으니 와서 도와달라는 내용의 다급한 전보를 오슬러에게 보냈다. 오슬러는 급히 달려갔으나, 내과적으로도 외과적으로도 이미 손쓸 수 있는 상황이 아니었다. 킨은 비탄에 잠겼다. 그로부터 30년 후, 킨이 오슬러에게 보낸 편지에는 "내가 속마음을 털어놓는 동안 그대는 밤늦게까지 나와 함께 있어 주었소. 그대의 존재가 내게 얼마나 위안이 되었는지 그대는 알지 못할 것이오"라고 씌어 있다.[38]

오슬러는 킨이나 그가 아는 다른 의사들에게 진료비를 청구하지 않았다. 이로 인한 손실은 그들이 보내주는 자문 의뢰비로 충분히 보상할 수 있었다. 그는 진료 이외에 『메디컬 뉴스』에 논설문도 쓰고 있었으므로, 필라델피아에서 연간 수입은 5,000달러로 늘어났고, 5년째인 1888~1889년에는 7,330달러를 벌어들였다.

오슬러의 회계장부를 보면, 형 에드워드 보이드E. B.에게 몇 회에 걸쳐 1,000달러를 송금했다. 이는 아마도 졸업 후 연수를 위해 형에게 빌린 돈을 갚은 돈일 것이다. 1886~1887년에는 사촌 매리언 프랜시스에게 1,000달러를 송금했다. 이것은 자녀 양육비를 지원하기 위한 것 이었을 수도 있고, 담보대출을 갚기 위해서 였을 수도 있다.

1885년 어느 날 아침, 오슬러는 캐나다인 친구인 리처드 모리스 버크Richard Maurice Bucke로부터 전보를 받았다. 버크는 맥길 대학교를 졸업했으며, 온타리오 주 런던에서 정신병원의 원장을 맡고 있었다. 전보의 내용은 "월트를 찾아가서 몸 상태가 어떤지 보라"라는 것이었고, 오슬러는 "월트는 누군가? 어디에 사는가?"라고 답장을 보냈다. 잠시 후 오슬러는 버크가 맥길 대학교의 저녁만찬에서 "미국의 위대한 시인 월트 휘트먼은 다윈, 부처, 마호메트와 동급의 위인이다"라고 월트를 찬양하여 주위사람들이 그의 정신 상태에 의문을 품게 만들었다는 것을 기억해냈다. 예상대로 버크가 그 다음으로 보내온 전보문에는 뉴저지 주 캠던 시에 소재한 휘트먼의 주소가 들어 있었다. 캠던은 필라델피아로부터 델라웨어 강의 맞은편에 자리한 도시로서 배를 타고 가야하는 곳이었다.

휘트먼은 당시 66세로 1873년 뇌졸중으로 몸이 부분적으로 마비되었기 때문에, 친척들이 사는 캠던으로 이주하여 살고 있었다. 오슬러는 휘트먼의 소박한 목조 가옥을 찾아내어 안내를 받고 실내로 들어가서, 믿을 수 없을 정도로 많은 책에 파묻혀 살고 있는 노인을 진찰했다. 그는 훗날 '대단한 백발의 시인'을 다음과 같이 묘사했다:

> 월트 휘트먼은 풍채가 좋은 남자로 곱게, 정확히 말하면 중후하게 나이든 인물이었다. 체격이 크고 균형 잡힌 두상에 백발이 위엄 있게 덮고 있었고, 이는 풍성하게 난 수염으로 이어졌다. 눈썹은 두껍고 흐트러져서, 마치 털 많은 우산을 쓰고 있는 듯했다. 회색 눈동자가 보내는 시선은 호의와 배려로 넘쳐났다. 피부는 젊고 깨끗했으며

주름진 곳은 이마 뿐이었다. 코가 크고 반듯했으며 입은 수염에 가려져 있었다. 목소리는 높지만 명료했으며 음악에 가까웠다. 말투는 느릿느릿했고 문장을 짧게 말했다. …… 그의 건강에 관해서는 얻을 수 있는 것이 별로 없었다. 그는 내가 온다는 이야기를 버크로부터 듣지 못했으므로 이 방문은 갑작스러운 것이었다. …… 전문적인 조언은 불필요했고, 우리들은 공통점이 별로 없었으므로, 곧 화제가 바닥나서 나는 약간 거북해졌다. 나는 대단한 노인을 만났다는 기쁨과 장엄하게 어질러진 방에 대한 부러움과 함께 그 집을 떠났다.

오슬러는 휘트먼에 대해 아무것도 몰랐다. 그날 저녁, 클럽에서 저녁식사를 한 후 그는 휘트먼의 시집 『풀잎Leaves of Grass』을 사서 읽었다. 자유시와 인습에 얽매이지 않은 사상에서 오슬러는 불쾌감을 느꼈다. 고기 맛이 너무 강한 것인지 아니면 요리법 때문인지 모르겠다. …… 플라톤, 셰익스피어, 셸리Shelly 및 키츠Keats에게 길들여진 내 입맛에는 맞지 않았다.[39]

오슬러는 휘트먼을 두 번째로 진찰했을 때 전문가로서 할 수 있는 일이 없다고 느꼈다는 것을 1919년에 쓴 편지에서 회상하고 있다. 그는 절제된 생활을 하고 있었고, 병의 원인은 생활습관이 아닌 고령으로 인한 것이었습니다. 그 해 10월, 휘트먼은 시력이 잃을 것을 염려하여 오슬러가 소개한 유명한 안과 의사를 찾아갔다. 휘트먼에 의하면 안과의사가 그가 실명하지는 않을 것이라고 말한 덕분에 마음이 놓였다고 한다. 그러나 오슬러가 오그던에게 쓴 편지를 보면 더 고질적인 문제가 드러난다. "월트의 눈 상태는 괜찮네. …… 다만 사시가 심하고 무릎반사가 소실된 것 같아. 자신이 아름다움을 노래하던 매춘부들과 꽤 친밀한 관계를 맺고 있는 것이겠지."[40]

몇 개월 후 버크Bucke R. M.가 휘트먼을 방문하기 위해 캐나다로부터 찾아오자, 오슬러는 휘트먼보다 버크가 흥미로운 관찰대상이라고 생각했다. 버크는 휘트먼의 머리와 수염, 복장을 그대로 따라하고 있었다. 그리고 리튼하우스 클럽에서 오슬러와 다른 동료들과 저녁식사를 하면서 휘트먼의 시 '풀잎'이 어떻게 자신을 새로운 영적 세계로 인도했는지를 광기에 가득 찬 눈으로 역설하여 같이 자리한 사람들을 난처하게 만들었다. 오슬러 역시 영웅을 숭배하는 사람이었으나, "그렇게 절대적으로 우상을 숭배하는 사람을 보다니... 새로운 경험이었다"라고 기록했다.[41]

때때로 오슬러는 동료 의사들이나 휘트먼을 숭배하는 사람들'위어 미첼은 휘트먼의 후원자였다.'과 같이 캠던을 방문했다. 그리고 이 시인이 1888년 6월에 가벼운 뇌졸중을 1, 2회 더 겪은 이후로는 몇 번이나 왕진에 나섰다. 오슬러는 변비를 치료하기 위해서는 와인과 코코아를 마시는 것이 좋다고 충고한 적은 있으나, 그 이후로는 그냥 말 상대를 했을 뿐이고 특별히 치료는 하지 않았다. 휘트먼은 성병에 걸린 것은 아니었고, 다만 늙어가고 있을 뿐이었다. 그리고 결핵도 건강에 악영향을 끼쳤을 것이며, 결국 그는 결핵으로 사망했다.

휘트먼은 짜증이 날 때면 오슬러의 태평한 낙관주의를 의심했으나, 전반적으로는 자신의 주치의에게 만족하고 있었다. 그는 대필을 맡은 조수에게 다음과 같이 구술했다. "괜찮은 사람이며, 현명해 보인다. 아니, 현명하다. 그에게는 사람을 안심시키는 무엇인가 있다. 문제를 떨쳐버리기 위해 태평함을 가장하는 방식은 마음에 들지 않지만, 이는 그가 확립한 치료방침의 일부분일지도 모른다. 그가 기운을 북돋으려는 것에 나는 반대하지 않는다. 이 방법이 사람의 본질을 꿰뚫고 있는지 아니면 그저 추측에 지나지 않는지는 모르겠으나, 어쨌든 오슬러는 이 방법을 밀고 나가고 있다."

휘트먼은 의사로서, 그리고 한 명의 인간으로서 오슬러를 좋아했고, 그의 외모와 성격을 세심하게 관찰했다. "오슬러는 잘생겼다. 진찰하고 있는 것을 보면 점점 호감을 갖게되며, 인간성을 느낄 수 있다. 이마가 아름답다. 그의 눈이 열심히 움직이는 것을 본 적이 있는가? 오슬러는 캐나다인이지만 남부 혹은 프랑스 출신처럼 보인다."[42] 오슬러가 휘트먼의 시를 좋아하게 된 것은 몇 년 후의 일이었다. 당시 그는 버크Bucke R. M.가 캠던의 시인에 대해 행했던 '절대적인 우상숭배'를 자신도 행하게 되리라고는 상상하지도 못했다.

오슬러의 뒤를 좇아 의사 한 사람이 더, 아무리 작더라도 그 영혼만은 필라델피아에 찾아왔다. 사건의 발단은, 1884년 11월에 『메디컬 뉴스』에 한 편의 논문이 게재된 것이었다. 그것은 보기 드문 타입의 '질 경련Vaginimus' 이를테면 질 근육의 경련에 관한, 두서가 없고 다소 외설스런 논설로, 오슬러의 지인인 미국인이 집필한 것이었다. 의학계에서는 질 경련에 의해 성교가 불가능하게 되었거나 질에서 음경이 빠지지 않게 되었거나 하는 사례에 대하여 보고하는 오랜 전통이 있었다. 이것은 간통이 일으키는 위험에 대하여 교회의 교훈을 만들어서 유래하는 전통이었다. 몬트리올 내과-외과 학회에서도, 그 수년 전에 어떠한 증례가 보고되어, 몇 명의 회원이 자신이 경험했던 증례에 대하여 말했던 적이 있었다.

의사들에 의한 이러한 의논에 성적인 분위기가 전혀 없었다고 상상하는 것은 곤란하다. 어떻든 간에 『메디컬 뉴스』의 논문은 오슬러의 분신인 퀘벡 주 카구나와가에 사는 원래는 미국 육군 외과 의사인 에거턴 데이비스Egertton Y. Davis를 눈뜨게 하여, 그가 영국에서 보았다는 증례를 보고하기 위하여 펜을 쥐게 끔 하였다. 데이비스에 의하면, 몸집이 크고 다부진 마부가 몸집 작은 하녀와 침대에 있는 현장을 잡았으나 그들을 갈라놓는 것은 불가능했다고 한다:

> 내가 도착했을 때에는 남자는 서서, 여자를 가슴에 안고 있었다. 그의 음경이 그녀의 질에 사로잡혀 있는 것은 분명하였고, 그것을 빼려고 하자 두 사람 모두 심하게 고통스러워 했다. 그것은 틀림없이 'De cohesion in coitu성교중의 합착'이었다. 나는 물을 부어보고, 다음으로 얼음을 대어 보았으나 효과는 없었다. 끝내는 클로로포름을 가지러 가게 하여 여자에게 약간 냄새를 맡게 하자, 그녀가 잠에 빠지면서 경련이 잦아들어 꽉 물렸던 음경을 풀어주었다. 음경은 부풀어 흙빛이 되어, 반 발기상태로 몇

시간 동안이나 그대로 였다. 그로 부터 며칠간 남자는 음경의 심한 통증에 고통스러워했다. 여자는 빠르게 회복하여 아주 괜찮아 보였다.

데이비스는 이것을 이아고가 오셀로와 데스데모나의 결혼을 넌지시 암시하며 말했던 '등이 2개인 괴수'의 멋진 실현이라는 지적을 하는 것으로, 셰익스피어에 대한 지식이 있다는 것을 슬쩍 보였다. 또, 엘르아살Eleazar의 아들 피느히스Phinheas가 이스라엘인 남자와 미디안 족인 여자를 한 번에 창으로 꿰뚫어 이스라엘을 액운으로부터 구할 수 있었다는 것도 두 사람이 그러한 사태에 당면했기 때문이었을지도 모른다고 추측하며 성서에 대한 지식이 있다는 것도 보여주었다.

데이비스의 논문은 분명히 몬트리올의 로스Ross와 몰슨Molson을 경유하여 『메디컬 뉴스』에 송부되어, 이번에는 교정쇄 단계에서 중지되는 일도 없이 1884년 12월 13일호로 발표되었으나, 별도로 의견을 내는 사람은 없었다. 데이비스 는 1886년 3월에도 『메디컬 뉴스』에 논문을 보냈지만 이것은 지금처럼 엉뚱한 데가 없는 것은 아니었다. 그것은 전기 치료법을 이용한 난관간 질부임신을 정상적인 자궁 내 임신으로 돌릴 수 있다고 하는 최근 보고의 불합리함을 지적하고, 전기는 기관차를 달리게 할 수는 있어도, 배에 수정란을 "Chemin de Fallopius주: 직역하자면 '팔로피우스의 길' 혹은 팔로피우스 관. 난관을 이르는 말. 기관차에서부터 연상하여 철도를 의미하는 프랑스어 'chemin de fer철도'를 사용한 언어유희"를 통하게 할 수 있다고는 생각지 못하겠다고 주장하는 것이었다.[43]

필라델피아 사람들은 오슬러E. Y. 데이비스가 아님를 지역의 학회와 저녁 만찬에 맞아들이고 오슬러는 두 사람 분의 회합에 출석하고, 발표했다. 그는 몬트리올 시대에 내과-외과학회에서 한 것처럼 필라델피아 병리학회의 버팀목이 되고, 거의 모든 회합에서 도움이 될 만한 발언 또는 발표를 했다. 오슬러는 필라델피아 내과의사회의 특별회원으로서 그 훌륭한 도서관에 특별한 애착을 가지게 되고, 사랑과 의무감에 기초하여 그 도서 수집에 일생을 거쳐 정열을 쏟아 붓는 것이 된다몬트리올 맥길 대학교 도서관장이었던 세퍼드의 회상에 의하면, 오슬러는 맥길 대학교를 떠날 때에 새로운 의학 전문지를 도서관에 대량으로 기증했지만 이 도서관에는 별로 관심이 없었다고 한다. 그는 필라델피아 신경학회에서 논문을 발표하고, 더욱 스스럼없이 생물학 클럽, 의학클럽, 마호가니 트리 클럽문학 애호가이며 성공한 사람들의 클럽 등을 좋아하며, 리튼 하우스나 대학 클럽에서 식사와 사교를 즐겼다. 캐나다에서 온 오슬러는 필라델피아의 보수적인 감각, 특히 교양 있는 의사에 대해 마을 전체가 바치는 경의에 강한 매력을 느꼈다. 필라델피아는 실제로 'Civitas Hippocratica히포크라테스의 도시'였다.[44]

오슬러는 펜실베이니아에 와서도 빈번하게 캐나다에 돌아가거나 하지 않고, 보다 넓은 세계에 나가서 의학계의 지식과 정치에 관한 새로운 문제들에 대하여 논했다. 그는 필라델피아에 와서는 반년도 되지 않은 1885년 초에 왕립내과의사회 고울스톤Goulston 강연을 하기 위해 런던을 향한 여행길에 올랐다. 이것은 중요한 강연인데 전통적으로 왕립내과의사회에서 "가장 젊은 4인의 내과의사 중 한 사람"이 행하는 것으로 되어 있었다. 오슬러는 악성 심내막염을 주제로 골라 몬트리올 종합병원의 200건의 증례기록에 근거하여 거의 알려지지 않은 진단도 곤란한 이 질환에 대해 명확하게 나와 있는 것에 한하여 사실들을 소개했다. 이 강연은, 아직 이해 할 수 없는 데가 많은 질환에 관한 병리학적, 임상적 상세를 소개한 것으로, 오슬러의 역량을 보라는 듯 내는 것이 되었다. 여기서는, 그가 1884년에 몰두하고 있던 세균학 연구가 도움이 되었다. 그는 구상 세균이 급성 심내막염에 관여하고 있을 가능성에 주의를 기울이고, 이 문제는 로베르트 코흐의 방법에 따라 배양과 접종 실험을 행하는 것에 의해서만 해결이 가능하다고 말하며 "우리들의 연구는 지금 막 시작했습니다"라는 말로 강연을 매듭지었다.[45]

1885년 9월에는 오슬러는 현역 병리의사로서가 아닌 캐나다 의학협회의 회장으로서, '의업의 발전'이라고 하는 연제로 정치적인 강연을 하였다. 그는 의학과 의학교육에 대하여 개론하고, 의학교간에 무제한적인 경쟁은 '자격의 자유 무역'으로 이어지는 것이라고 비난하고, "여기서 의미하는 자유 무역은 살인과 같은 의미이다"라고 덧붙였다. 전통적으로 주의 의학위원회를 통하여 주 나름의 의사 면허를 발행하고 있는 캐나다와는 다르게 규제가 완만한 미국에서는 거의 모든 '돌팔이 의사'가 의사자격을 가지고 있는 사태에 있었기 때문이다. 의업은 영국식의 조직화된 단체에 의해 유지되지 않으면 안 된다는 오슬러의 생각이었다. 의학위원회 등의 전문직 단체가, 책임을 지고 의사들의 수준을 유지하는 것이다. 의학교를 신용할 수는 없었다. 그들 사이에서는, 너무나 큰 이해 충돌이 있었기 때문이다. 오슬러는 의사들의 수준을 장래도 유지할 수 있을지 없을지는 다수의 약소 의학교를 포함하여, 의학교육의 경쟁을 제한해 나갈 수 있을지 없을지에 달려있다고 생각했다. 그는 모든 의학교의 교수는 전문직 단체의 회합학회에 출석하여 활동 할 의무를 계속해야 한다고 주장했다. 그것은, "동료와 만나 자신이 어떻게 책임을 다하고 있는지를 보고하며 자신의 일과 방식이 자신에게 향한 신뢰의 값을 한다는 것을 보여주기 위해서입니다. –왜냐하면 그들은 사회에서 위탁된 그 지위를 차지하고 있기 때문입니다."

캐나다의 의학 교육자는 새로운 시대가 필요로 하는 건물과 설비를 손에 넣기 위해 많은 액수의 자금을 조달하지 않으면 안 되었다. 오슬러는 '성직자로부터 그 방법을 배운다'는 것을 제안하고, 데카르트와 같이 의업이 인류의 고뇌의 많은 부분을 경감시킬 수 있다고 기대하고 유복한 후원자로부터 기부를 받으려고 호소하였다. 그것에는 도널드 스미스의 맥길 대학교에 기부, 펜실베이니아 대학교의 페퍼에 의한 자금조달, 존스 홉킨스의 볼티모어에 대한 시원스런 기부 물품 등이 모델일 것이다. 오슬러는 1881년이라는 빠른 시기부터 '오트노로트Otnorot: 토론토의 철자를 거꾸로 한 것'에 굉장한 '시범 병원'과 의학교가 생겨서 "세련되고, 문화적인 유럽에 가기보다도 오트노로트에 있는 편이 공부가 더 잘될 것 같이 된다는 꿈을 이야기했다."[46]

오슬러는 캐나다 의학협회에서 강연을 끝낸 뒤, 페퍼와 함께 맥길 대학교의 새로운 의대 건물의 낙성식에 출석하여 연설을 했다. 이것은 1885년 10월의 일로 몬트리올에서 천연두가 크게 유행하고 있던 시기였다. 천연두의 기세는 섬뜩하게 북미 도시에서의 유행이라고 하는 중에는 역사상 최악의 하나로 꼽힐 정도였다. 오슬러는 캐나다의 의사 면허법에 어떠한 장점이 있다 하더라도, 몬트리올의 프랑스계 캐나다 사람 수천 명의 아이들을 종두에 반대하는 엉터리 치료법과 가짜 의사와 무지가 가져오는 불필요한 죽음으로부터 살릴 수 없다는 것을 잘 알고 있었다.

1880년대에 의사들은 새로운 문제에 직면해 흔들리고 있었다. 교회에서는 아직 이 문제는 생겨나지 않았기 때문에, 성직자들의 대처법을 참고로 할 수는 없었다. 의학 교육을 받고 싶다는 여성들의 목소리가 높아지고, 각 학교가 여성의 입학을 인정할 것인가 그렇지 않을 것인가의 결정을 강요당하는 것처럼 되었기 때문이다. 맥길 대학교와 펜실베이니아 대학교를 포함하여 대부분의 의대와 학생 단체는 여성을 받아들이는 것을 거부하고 있었다. 경쟁과 수준에 관한 문제와는 별도로 남성의 과반수는 질 경련 등을 포함한 생식기의 장해에 대해 논하고 있는 곳에 여자가 있다면 거북스러움을 느낄 것이라고 생각되었기 때문이었다.

캐나다에서도 필라델피아에서도, 여성들만의 의학교를 별도로 설립하면 어떻겠냐는 의견이 나왔다. 오슬러는 캐나다에서 이러한 실험을 하는 것을 심하게 비판했다. 여성이 의학으로 생계를 꾸려 나갈 가망이 거의 없던 탓에, 그러한 학교를 졸업하려 하는 여자가 거의 없으리라는 것이 그 이유였다. "시장이 없는 상품을 제조하는 것은 무의미합니다. 캐나다 사람들은 여의사에 적합한 환경을 줄 수 있는 수준에 도달하지 않았습니다. 비교적 큰 도시에서도, 여의사는 1명 혹은 2명밖에 일하지 못합니다. 퀘벡과 몬트리올에도 여의사는 한 사람도 없습니다. 캐나다의 작은 시가지나 마을에 가면 일거리는 전혀 없을 것입니다."

그러나 오슬러는 여자가 의학교에 입학하는 것 자체에 대해서는, 어떠한 의미로도 반대하고 있다고는 생각하고 싶지 않다고 하며, "그것은 물론, 의사와 같은 곤란한 직업으로 어디까지 성공할 수 있는가 하는 문제에 몰두하려 하고 있는 그녀들에게, 진심으로 공감하고 있습니다"라고 덧붙이고 있다. 여성이 의학을 익히는 것에 대해서 오슬러의 사고방식은 당시 대부분의 의사에 비하면 꽤 진보적이었다. 그가 병원의 클리닉에서 펜실베이니아 여자 의과대학의 학생을 가르쳤다는 것은 거의 확실하며, 블로클리의 시체안치소의 사진에 찍혀있는 여자는 아멜리아 길먼이라고 확인되었다.[47]

오슬러는 또 다른 연설에서, 플로렌스 나이팅게일 시대부터 간호의 혁명을 일으키기 위해 헌신적으로 노력해 온 여자들을 칭찬했다. 그때까지 하층 계급 출신의 거칠고 천한 하녀들이 하고 있던 낮은 임금의 일을 전문적인 훈련을 받은 중산 계급 출신의 젊고 고상한 여자들이 낮은 임금에도 불구하고 도맡겠다고 하는 것이다. 오슬러는, 운동의 최전선에서 싸우는 이러한 여자들을 진심으로 칭송하였다. 이 운동이 블로클리에 도달한 것은 1880년대 중반 경의 일이었다. 영국인 간호사 앨리스 피셔는 지역 사람들의 불합리한 배타주의와 야비한 자들의 공격을 무찌르고 병원에 나이팅게일 원리를 일으켰지만 심장발작으로 급사해 버렸다. 오슬러는 여성이 의료에 종사하려 한다면 간호사가 되는 것이 자연스럽다고 생각하고 있었다. 틀림없이 간호사 자격과 직분에 대하여 그는 할 말이 많았을 것이다.

오슬러는 의사에게 간호사의 매력과 간호사에게 의사의 매력에 대하여 많은 농담을 던졌다. 그 자신이 필라델피아에서와 얼마되지 않았을 즈음에 짧은 기간이었으나 여자에게 마음을 빼앗겼었다. 그 여자의 이름은 밝혀지지 않았고, 한 명이 아닌 여럿이었을 가능성도 있다. 그러나 미국 여자들은 오슬러에게 매우 적극적이었던 것 같다. 오슬러는 필라델피아에 도착하여 곧, 몬트리올의 벗에게 편지를 써서, "나는 가까운 시일 내에 결혼할지도 모른다"고 털어놓았다. 미국 여자들은 남자에게 선택여지를 주지 않아 이쪽이 와주기를 바라는지 어떨는지는 상관없이 와버리지 그는 그에게 오지 않아도 되었던 모양이었다. 그의 사촌인 매리언은 제넷에게 "그는 한가할 때에만 여자를 따른다"고 말하고 있다. 오슬러는 머지않아 몹시 바쁘게 되어, 필라델피아에서도 독신 생활을 일관하게 되었다. 그는 아직 의학이라는 여주인에 속박된 신세였다.[48]

의사로서의 생활을 더욱 충실히 하기 위해서는 어떻게 해야 좋을 것인가? 오슬러는 단순히 필라델피아 사람이나 캐나다 사람이 아니라, 그 분야에서 최고인 사람들과 사귀고 싶다는 생각을 했다. 미국의 의학계에서도 이미 전문 분야별로 조직 설립이 시작되고 있었다. 1880년에는 일류 의사로 이루어진 친선 사회로써 미국외과협회American Surgical Association: ASA가 설립되었다. 그로부터 몇 개월 후, 오슬러는 제임스 타이슨에게, 내과의사도 그 비슷한 단체를 설립하지 않으면 안 되겠다는 제안을 했다. 토론토 대학교에 있는 교수들을 포함하여 다른 사람들도 같은 것을 생각하고 있었으나 어떠한 움직임도 일어나지 않았다. 상황이 바뀐 것은 1887년에 워싱턴에서 개최된 제 9회 국제의학대회 준비를 둘러싼 꼴사나운 정치적 투쟁이 발발했던 때였다.

미국의학협회American Medical Association: AMA는 약 40년에 걸쳐 정통파 개업의들의 대표로서 활동하고 있었다. 그 에너지는 가짜 의사와 독특한 의학 체계를 신봉하는 자들이를 테면 호메오파시(Homeopathie)동종 유사치료법과 의학 윤리규약에 따르기를 거부하는 그 외의 사람들과의 싸움에 낭비되었다. 1880년대 중반 경 AMA는 사실상 미국의 의업을 전담하는 단체가 되어가고 있었고, AMA회장은 그 힘을 가지고 워싱턴에 국제의학대회를 초치하였다. AMA는 저명한 의사들의 힘을 빌어 이 큰 행사를 준비하기 위한 특별위원회를 설치하였으나, 우연히 그 회원들이 뉴욕, 필라델피아, 보스턴, 볼티모어라는 동부의 대도시 의사들에 치우쳐 있었다. 여기에서 복잡기괴한 윤리논쟁이 일어나서 AMA 대표자들은 마치 스스로 선출한 뉴욕 사람들을 증오하는 것처럼 되어버렸다. 동시에 애향심도 그 고개를 바짝 쳐들었다. AMA본부는 시카고에 있었으나, 1885년에 뉴 올리언즈에서 개최된 대표자 회의에서 투표에 의하여 동부의 거물급 의사들이 다수를 차지한 특별위원회를 해산하고, 각 주에서 대표를 뽑는 새로운 특별위원회를 설치하였다. 이러한 정치적 책략의 배경에는 과격한 개인적 대립이 있었다. AMA 내부에는 해임된 특별위원회의 존 쇼 빌링스에 대한 불만이 있었기 때문이다. 일찍부터 군의 외과 조수로 워싱턴에서 일했고, 그 후에는 군 의학박물관과 도서관 관장을 지낸 빌링스였으나 그가 동부의 이익이 되게끔 국제 의학 대회를 운영하려 한다고 느꼈기 때문이다.

필라델피아의 거물급 의사들오슬러의 친구와 동료 대부분이 거기에 포함되어 있음은, AMA의 횡포와 빌링스의 특별위원회를 해산시키려 하는 그 '편협함'에 놀라움을 금치 못했다. 미니스 헤이즈와 페퍼는 선두에 서서 항의를 하고, 오슬러는 그 보조를 했다. 필라델피아 의사들에게는 미국 의학계에서 아직 보잘것없는 지역인 텍사스의 목장, 캔자스의 대 초원, 콜로라도의 광산, 북서부의 삼림과 작은 보리밭에서 국제 의학대회를 준비하기 위한 대표를 뽑으려 하는 그 이유를 전혀 이해할 수 없었다. 새로운 특별위원회를 반대하려는 그들의 결정은 동부와 캐나다의 다른 중요한 의사들도 지지하였다. 1년에 달하는 극심한 논쟁의 끝은 1885년 10월에 뉴욕 시에서 회의가 열려 필라델피아의 오슬러, 페퍼, 타이슨을 포함한 7명의 저명한 의사들이 새로운 조직을 설립하는 것으로 결정하였다.[49]

미국내과의사협회American Association of Physicians: AAP의 회원들은 내부 투표에 의해 선출된 100인으로 결정되었다. 그리고 협회의 목적은 의학지식의 향상에 있었다.

제 1회 회합에서 의장 대리에 선출된 프랜시스 델라필드Francis A. Delafield는 "우리들이 원하는 것은 정치적 사유 그리고 의학 윤리와도 상관없는 협회입니다"라고 선언했다. "누가 중역이고 누가 그렇지 않은가, 아무도 신경쓰지 않을 협회입니다. 거기에는 어느 주에서 왔는지 질문을 받는 일 없이 좋은 일을 해 왔는지 아닌지, 지금까지보다 더 좋은 일을 할 것인지 아닌지 만을 물을 수 있습니다. 경청할 수 있고 가치 있는 견해를 갖고 있는지 아닌지, 그것을 발표할 수 있을지 아닐지 만을 물을 수 있을 것입니다. 델라필드가 말하는 의학윤리와는 상관없다"고 하는 것은 고결한 인간은 타인이 정해 놓은 규약에 따를 필요 따위는 없다는 의미였다. 그는 여기서, 국경도 상관없다고 덧붙였을 뿐이었다. 미국내과의사협회는, 의학의 발전을 위하여 캐나다를 미국의 일부로 간주하고 있었고, 그 전통은 오늘날도 이어지고 있었기 때문이다.

AMA체제의 지지자들은 이번 '높으신 양반들'의 반란덕분에, 워싱턴의 국제 의학대회는 반짝하고 사라지지 않게 되어버렸음을 동부 의사들의 역겹기 그지없는 상류층인 것처럼 거드름을 피우는 모양새가 또 나왔다고 생각했다. 이것에 대하여, 필라델피아의 알프레드 스테일은 "비범한 재능과 학위와 실력이 있는 사람들이 예외적인 취급을 희망했던 것으로, 재능도 업적도 명성도 없는 사람들과 동등한 위치로 보이는 것을 거부했던 것이다"라고 단언하였다. 볼티모어에 신설된 존스 홉킨스 대학교의 윌리엄 웰치는 AAP의 제 1회 회의 준비를 혼자서 도맡아 하였으나, 그것은 "굉장히 유쾌한 일이었다. 왜냐하면, 내가 사귀고 싶다고 생각하고 있던 사람들만이 모여 있었기 때문이다"라고 쓰고 있다. 오슬러는 물론 창립 위원을 지냈지만, 훗날, 이 회합을 '미국 임상 의학의 성인식'으로 평하고 있다. 간단하게 말하자면, 한 사람의 엘리트가 새로운 클럽을 설립하였으나, AAP 학회지 편집자가 결론짓고 있는 것과 같이 그것은 '높은 목표를 세운 클럽'이었다. 초대 회장에 취임한 것은 웨어 미첼이었다. 오슬러는 때때로 익살스런 코멘트를 하였으나 이때에도 어김없이, "은퇴하신 고명한 델라필드 박사는 열광적인 야구 애호가였는데, 팀에 참가하여 플레이할 시간이 없어서 마을의 부랑아들을 모아 그들과 함께 공터에서 야구를 하기도 하셨다"고 기자에게 이야기했다.[50]

1886년 6월에 열린 미국내과의사협회 제 1회 회합에서 윌리엄 T. 카운슬먼의 논문에 대하여 의논을 하고 있던 때에, 오슬러는 큰 실수를 하였다. 그것은 임상 이외 분야에서의 과실로써는 그의 경력 속에서 최악의 것 중 하나가 되었다. 카운슬먼은 존스 홉킨스 대학교의 병리학자로 말라리아 환자의 혈액에 대해 발표를 했다. 말라리아 환자의 혈액을 관찰하고 있었던 그는 1880년의 알퐁스 라브랑Alphonse Laveran과 그 후 몇 명의 연구자들처럼, 혈액 속의 기생충 비슷한 것을 발견한 것이다. 카운슬먼은 자신의 발견에 확신을 가지지 못했으나, 오슬러는 더욱 믿지 않았다. 오슬러는 동료들에게 말라리아 환자의 혈액을 관찰했을 때에 무기물의 작은 입자가 보였던 적은 몇 번이나 있었지만, 그것 이외에 다른 것이 보인 적은 없었다고 말했다.

오슬러는 그 직전에 뉴욕 내-외과 회원 원로들에게, 영예롭게 카트라이트 강연Cartwright Lecture을 해오고 있었다. 강연 테마는 '혈구의 생리학에 있어 어떤 종의 문제에 대하여'라는 것으로 오슬러가 10년 이상에 걸쳐 관심을 가져 온 혈소판에 관한 연구의 집대성이라고도 부를 수 있을 법한 것 이었다그는 혈소판을 'platelet'이라 부르려 하지는 않고 'plaque'라는 프랑스어를 사용했음. 그는 혈액응고에 관하여 혈소판이 하는 역할과 골수가 적혈구를 만들고 있을 가능성에 주의를 기울였다. 오슬러는 혈액에 대해 잘 알고 있었다. 따라서 그가 미국내과의사협회 엘리트들에게 "말라리아 환자들의 혈액 속에서 생물을 발견할 수 없었다"고 이야기한다면, 그러한 것은 없을 것이라고 믿을 정도였다.

카운슬먼과 또 한 사람의 발표자는, 혈액을 관찰할 때에 표본을 염색해 보아야 한다고 오슬러에게 지적했다. 생각해보면, 오슬러가 관찰한 표본의 수는 많지는 않았고 말라리아를 확실하게 진단할 방법도 없었고 처음에 몬트리올에서는 말라리아가 별로 발견되지 않았다. 오슬러는 그해 여름에, 말라리아 환자의 혈액을 한 번 더 조사해보는 것으로 하고 블로클리의 말라리아가 의심되는 환자의 혈액을 현미경으로 살펴보는 데에 많은 시간을 소비했다. 그리고 9월에는, 자신의 잘못을 인정하는 글을 발표하였다. "우리들은 급성 말라리아 증례에 있어서, 여기 작은 물체를 아무런 조작 없이 발견할 수 있고 혈액 속에 소체가 이 상태로 존재하고 있다는 것을 손쉽게 증명할 수 있었다." 그는 말라리아 환자의 혈액 속의 기생충에 관한 뛰어난 보고들을 정리하고, 다른 연구자들이 관찰한 기생충의 몇 가지 형태를 완전하게 확인하여 이 기생충이 말라리아의 원인이라고 강하게 주장하였다. "2, 3년 전에 라브랑Laveran의 논문을 처음으로 읽었을 때에 나는 섬모 같은 소체에 관한 그의 설명을 매우 의심스럽게 생각했었다. 혈액 속에 그러한 생물이 있는 일 따위는, 전혀 있을 법하지도 않은 일이라고 생각하였고, 과거의 모든 경험과 반대였기 때문이다. 그러나 과거 6개월간의 연구는, 나에게 이론상의 개념에 근거한 회의론과 제한된 경험에서 이끌려 나온 선입견의 어리석음을 가르쳐주었다."[51]

당시 말라리아 연구는 요람기였고, 그 전파에 모기가 관여하고 있다는 것조차도 알려지지 않았다. 그러나 이곳에 와서 연구는 비약적으로 진전되었다. 어려운 증례도 혈액 검사에 의한 말라리아 진단을 하는 것이 가능하게 되었고, 그 대부분의 단계에 있어서 퀴닌이 특효약이 되었다. 오슬러는 2개의 증례로 남부에서 막 도착한 환자가, 사람들이 두려워하던 황열병이 아닌 말라리아라는 것을 증명하고 필라델피아 사람들을 안심시킬 수 있었다. 그의 말라리아에 대한 흥미는 이어져서 1880년 말에는 체세포와 침입자와의 싸움에 있어서 식세포 활동에 관한 중요한 논문의 기초로써 혈구에 관한 다른 연구와 함께 말라리아에 대해서도 논하였다. 오슬러는 아직 과거의 잘못을 후회하고 있어서, 바쁘게 관찰을 하고, 서둘러 결론을 낸 회의적인 것의 타당성에 대해 논평을 하였다.[52]

오슬러는 다른 연구 자료도 시간을 들여 수집해 왔기에 필라델피아에 온 첫해는 주로 몬트리올에서 행한 병리학 연구에 기초한 논문을 캐나다 잡지에 발표하였다. 그는 『폐렴의 병리 해부학에 대하여』와 『장티푸스의 병리 해부학에 대하여』라는 논문을 집필하고, 십이지장 궤양에 대하여 고찰하고, 대뇌 동맥류 연구를 한 것 이외에, 약간의 여유를 이용하여 흔치 않은 증례에 대해 다수의 보고들을 했다. 그는 한참 뒤에도 몬트리올에서 본 증례에 대해 말했고, 어떠한 증례도 결코 잊지 못하고 있는 것처럼 보였으나 전통적인 주제 가운데 몇 개에 대해서는 관심을 잃은 것 같아 보였다. 예를 들어, 폐렴에 관한 그의 논문은 점점 줄어들었고, 그 자신도 '병리학상의 공헌으로써는 극히 하찮은 가치밖에 없다'고 인정하고 있었다. 또, 필라델피아 시절의 동료는 오슬러의 부검하는 것을 뚜렷하게 기억하고 있으나, 실제로는 그가 행한 부검의 건수는 격감하였다. 몬트리올 종합병원에서는 약 1,000건이었던 것에 비해, 브로클리에서는 불과 162건이었다. 브로클리의 시체 안치소에서는 학생들이 대부분의 작업을 하는 일이 많았던 것 같다.

오슬러는 그때까지 병리학을 주시하고 있던 에너지를 임상 쪽으로 돌리기 시작했다. 그가 특히 관심을 가지고 있던 것은 신경학과 치료학에 관한 많은 문제들이다. 신경학 연구는 훌륭한 설비가 있는 신설 정형외과 병원, 신경 질환 진료소에서 할 수 있었다. 여기는 병상 수가 110개나 되었기에 신경 장애가 있는 환자를 몬트리올 시절보다 훨씬 많이 진찰할 수 있었다. 대부분의 신경 장애는, 그 기초에 있는 기질적 병변을 특정 짓는 것이 불가능했었기 때문에 병리학 쪽 연구자에 있어서 특별한 문제들을 제기하고 있었다. 오슬러는 1887년에 무도병chorea, 무도를 의미하는 그리스어「choreia」에서 유래함의 연구를 시작했다. 무도병은 제어 불능의 근육 수축, 경련, 연축 등에 의한 넓게 정의된 질환으로, 일찍부터 "성 비투스의 춤St. Vitus Dance"라고도 불리고 있었다. 이 질환은 기질적 기초가 특정될 수 없고, 질환 단위로써 생각해도 좋을지 아닐지 불분명하다. 그것은 소아의 '성장통'부터 파생되고 있는 것일지도 모르고, 신경증일지도 모른다. 어쩌면 습관성일지도 모르고, 그런 것은 존재하지 않을지도 모른다.

오슬러는 병리학의 관점에서 무도병을 가진 소아의 심장 잡음과 심내막염의 빈도에 착안하는 것으로 이 질환에 교묘하게 파고들었다. 그의 연구는 무도병을 독립된 질환으로써 이해하는 임상 상의 확립에 크게 공헌했다. 오슬러는 그 때 진찰소의 환자들에게 엽서를 보내 검사를 받으러 오도록 불러들여 자료들을 수집했다. 이것이 초기의 추적연구의 일례로 꼽힌다.[53] 그는 이어서 뇌성 소아마비 연구를 향해 갔다. 이것은 정의상 뇌의 병변을 동반하는 마비이다. 그 과제 중 하나는 손상의 기원을 더듬어 뇌의 운동계에 도달하는 것이었다. 오슬러에 의한 150개 증례의 분석은 뇌성 마비의 원인으로써 슬겸자 분만으로 인한 손상을 포함한 외상을 강조하는 경향이 있었다. 그는 논문에 붙인 각주의 하나로 로렌스 스턴Laurence Stern의 소설 "트리스트럼 섄디Tristram shandy의 생애와 의견"에서 슬롭Slop 박사가 썼던 겸자가 아기의 코를 찌그러뜨린 것에 주목하도록 독자를 재촉한다. 오슬러는 뇌성마비를 연구하던 중 이 문제에 대해 비엔나의 신경과 의사 지그문트 프로이트Sigmund Freud와 편지를 주고 받았다. 프로이트와 오슬러의 사이에서 교환되었던 서한들은 지금까지 발견되지 않았으나 프로이트가 1897년에 발표한 뇌성 소아마비에 관한 논문에는 오슬러에 관한 언급이 다수 있었고, 이 질환의 원인에 관한 그의 이해를 강하게 비판하고 있다.

오슬러는 대부분의 뇌성마비 증례의 예후가 심한 것을 완화시키기 위해 초기 일부 연구자들의 어리석은 보고가 가져왔던 낙관론들을 소개하며 "인내심 훈련과 극진한 간호로 이렇게 불운한 희생자들 다수를 무력한 정신박약 상태에서 구해내고, 어느 정도의 지성과 자립을 얻게할 수 있을지도 모른다"고 말하고 있다.[54] 그가 시체안치소가 아닌 병동에서 지내는 시간이 길어지자, 치료법 문제에 대하여 고찰하는 일이 많아졌다. '오슬러는 치료법에 대해서 허무주의자'라는 평판은, 필라델피아 시절부터 시작되었다. 그러나 이 말의 의미도, 오슬러가 가져온 변화도 그렇게 잘 이해되지 않는다. 그는 정신박약에 대해서는 자연치유를 기다리는 것 이외에 할 수 있는 것은 아무것도 없다고 하는 극단론을 달리는 일은 없었고 과격한 치료법, 강력한 치료법, 모험적인 치료법을 모두 회피하는 일도 없었다.

호레이쇼 우드가 치료학에 관한 유명한 저서에서 말했던 것처럼 뜻있는 임상경험으로 바람직하게 그 생리적 효과의 실증에 의한 유효성이 보이는 치료법이 있으면, 오슬러는 그것들을 처방했다. 그는 불치병을 가지고 있는 환자의 고통을 경감하거나 그 생명유지에 도움이 된다고 생각되는 경우에는 대부분 어떤 약이나 치료법이라도 지지하였다.

오슬러는 퀴닌이 말라리아 원충에 특이하게 작용하는 것은 대단한 일이라고 생각하고 있었다. 그는 또, 철분제iron supplement가 어떤 종류의 빈혈증, 특히 다른 의사들이 여러 차례 생활 습관의 개선밖에는 처방하지 않았던 '위황병빈혈증의 일종엽록소가 형성되지 않는 병-Green Sickness'을 완화시키는 것을 경험으로 확인하였다. 여기에는 새로운 혈구 측정 장치가 그 역할을 톡톡히 했다. 그는 약물 처방전에서 오랫동안 사용되어 온 비소화합물arsenicals에 대해 몇 번이고 실험을 하고 철제가 역할을 다하지 못했던 어떤 종류의 악성 빈혈에 대해서 파울러Fowler 용액이라는 비소 제를 쓰는 것을 지지하는 두 편의 논문을 발표했다.[55]

오슬러는 몬트리올에서 단독연쇄구균의 감염에 의해 일어나는 피부 옅은 부분의 화농성 염증환자에게 대량의 내복약을 처방했지만 필라델피아에서는 그것을 멈추고, 같은 정도의 양호한 결과를 얻었다. 백혈병에 효과가 있는 치료법이 아무것도 없어서 그 완화remission가 자연히 일어난다는 것은 이미 알고 있었다. 일부에서 논의되고 있던 것처럼, 간질 같은epileptic 경련의 원인이 동맥의 경련에 있는 것이라면 니트로글리세린이 역할을 할 가능성이 있었다. 실제로 웨어 미첼과 다른 동료들은 니트로글리세린을 사용하고 있었다. 하지만 오슬러는, 19개 증례를 관찰한 후에 『신경학 · 학술지』에 요약하자면, "나의 경험으로는 그 치료법을 별로 장려하지 않는다"라고 보고했다. 그는 한편, 안티-피브린anti-fibrin이라는 새로운 합성 해열제를 열렬하게 지지했다. 안티-피브린은 아스피린이 등장하기까지 넓게 사용되었던 콜타르coal-tar 유도체였다. 그는 29개 증례를 관찰하고, 1887년에 정기 간행물인 '치료 확보Therapeutic Gazette'에서 "안티-피브린은 즉효적인 강력한 해열제라고 생각할 수 있다. 복용하기 쉽고, 불쾌한 작용도 없다. 가격이 싸다는 장점도 있다"고 보고 하였다.[56]

오슬러의 병동에 있는 환자의 대부분은 감염증에 걸려 있었으나, 치료법은 아무것도 없었다. 폐렴, 장티푸스, 결핵은 우울해질 정도로 규칙성을 가지고 환자의 생명을 빼앗아가고 있었다. 오슬러는 1886년에 "폐렴 치료의 역사에 대해서 조사하고, 치료학의 미래에 대해 반은 절망할 것 같다"고 쓰고 있다. 장티푸스에 대한 각종 치료법은 아무리 더해도 10~15%의 증례에서 밖에 효과가 없는 듯했다. 결핵에 관해서는 "소모성 질환의 치료법에 대해서 사람들이 얼마나 절망하고 있는가는 새로운 치료법을 찾을 열성으로 보여진다"고 했다. 1887년에 필라델피아의 병원에서 유행했던 결핵 치료법은 버젼의 방법 Bergsonis method에 따라 직장 내에 가스를 주입하는 것이었다. 오슬러는, 어떤 때에는 이 치료법의 어처구니 없음을 비웃으며 "적이 정면 공격에 굴하지 않았다고 하여 전술을 바꿔서 배후에서 공격해 보면 어떻겠느냐"하는 꼴이다. 또 어떤 때에는 전문지식에 기초하지 않는 신문광고가 일으키는 '거짓된 희망에의 열광'을 읊조렸다.[57]

오슬러는, 감염증의 치료를 포함한 문제는 효과가 없는 방법과 해로운 방법을 일단락 시키는 것만으로 해결할 수 없다는 것을 깨달았다. 질환의 원인을 공격하는 방법을 찾지 않으면 안 되는 것이었다. 세균이 원인이라고 한다면, 세균을 죽이거나 그 증식을 저지하거나 하는 것에 대해서는 어떻게 하면 좋을 것인가? 유감스럽게도 그 방법은 아무것도 발견되지 않았다. 이런 종류의 질환에 대해서는 특효약을 찾는 온갖 노력에도 불구하고 그것이 발견될 기미도 없이……전망이 밝다고는 할 수 없다. ……특정 질환에 관련된 생물이 발견되는 것으로 치료법이 수정되는 것을 기대했으나 그것도 없었다.[58] 오슬러는 장기적인 전망에 대해서는 낙관적이었지만 항생 물질 혁명은 그가 살아있는 동안에는 일어나지 않았다. 폐렴, 장티푸스, 결핵에 대체 어떠한 특효약이 있다는 것인가? 없다. 절대로 없다. 그야말로 무無인 것이다. 이러한 의미에서, 과학적 지식이 있는 의사들은 모두 허무주의자가 될 수밖에 없었다. 또한, 앞서 나가자고 하던 오슬러와 그의 동료들 대부분은, 감염증의 대증 치료의 일부 유효성도 의심하기 시작했다. 효과가 있을 것처럼 보이는 치료법도 열외는 아니었다. "새로운 치료법은 새로운 사용인과 같이 항상 최초의 것은 잘 되어 가는 것처럼 보여 지는 법이다. 어느 쪽에 있어서도, 장점과 단점이 명백히 갈리는 데에는 시간이 걸린다." 그는 새로운 해열제에 대해서 지지를 표명하고, 곧 그 결과를 의심하기 시작했다. 통계조사를 신중하게 하자 통계는 몬트리올 시절의 은사 파머 하워드가 특히 중시하고 있던 것이었다. 그 약은 열을 내린다기보다는 발열의 양상을 바꾸는 것에 지나지 않는 것처럼 보였다.[59] 도대체 발열은 어떠한 역할을 도맡아 하고 있는 것인가? 1888년이라는 상당히 빠른 시기부터, 독일에서 행해지던 몇 가지 연구에 의해, 발열은 몸이 침입자와 싸우고 있는 것을 알리는 신호이고, 무조건 나쁜 것이라고는 할 수 없는 것은 아닌가 라고 생각하게 되었다. 그 해, 존스 홉킨스 대학교의 병리학자 윌리엄 웰치는 카트라이트 강연에서 발열이 심근과 그 외의 장기를 소모시킨다고 하는 종래의 견해에 대하여 몇 가지 이의를 제기하였다. 오슬러는 이것에 대해, "문제를 해결하기 위해 가장 중요한 것은 고열의 작용과 병원체의 작용을 각각 엄밀하게 그 본질을 규명하는 것이다"라고 평했다. 이것에 의해 젖은 해면수건으로 몸을 씻음-탕에 들어가지 않는 것sponge bath과 냉수욕이 더욱 강조되었다.[60]

오슬러는 심장에 부담을 줄이는 것을 바라며, 어떤 폐렴환자에게는 사혈을 행하고 있었다. 그러나 환자들은 잇달아 숨을 거두고, 그는 사혈로 심장의 부담을 경감하는 것은 불가능한 것은 아닌가 하고 의심하기 시작했다. 1888년 말에는 그는 이 모험적인 치료법이 주효한 것은 12건 중 1건 정도라는 것을 확인하고, 폐렴으로 심장에 부담을 주는 문제는 물리적인 것에 그치지 않는 것이 아닌가 물었다. 그럼에도 불구하고 그는 폐렴환자에 이 옛날 것이나마 모험적인 치료법을 쓰는 것은 정당화할 수 있다고 생각했다. 그것은 오슬러의 맹점이었다. 그는, 어떤 치료법이 유효하다는 환상을 강하게 믿는 사람들이 실제로는 효과가 없다는 사실을 좀처럼 받아들일 수 없게 되는 것을 잘 알고 있었으나, 사혈에 대해서 자신이 바로 그러한 상태에 빠져들고 있는 것은 알아차리지 못했다.[61] 오슬러 가의 사람들은 원래부터 지극히 보수적인 데가 있었다. 어떤 때에는 『메디컬 뉴스』가 필라델피아의 임상의사에게 폐렴과 장티푸스에 대해서 어떻게 어떠한 치료법을 쓰고 있는지 조사를 했다. 통상적으로 식사와 안정과 마음을 쓰는 것이 중요하고, 필요하다면 강하게 개입을 한다는 오슬러 박사의 회답은, 동료들과 기본적으로는 같았다. 그러나 장티푸스 초기에 보여 지는 두통 치료법에 있어서 거머리를 이용한 사혈을 추천하고 권장하는 것은 오슬러 박사뿐이었다.[62]

사혈과 거머리의 사용은 준雋 외과적 개입의 일종이었다. 수술에서 결단해야 하는 시기를 판단하는 것은 내과의사의 일이었다. 1870년대부터 외과수술의 기술 특히 복강 내 수술의 기술이 비약적으로 향상한 결과, 발열, 동통, 그리고 반드시 황달을 동반하는 질환에 대해서는 개복 수술이 행해지게 되었다. 병리학자인 오슬러는 충수의 감염증이 일으키는 피해의 크기를 잘 알고 있었다. 레지날드 피츠가 미국내과협회의 제 1차 회의에서 발표하고, 눈 깜빡이는 동안 고전이 된 논문은 충수염의 임상적 특징을 밝히고 충수절제술이 적응되기까지의 과정을 상세하게 해설하고 있다. 몇인가의 작은 유보는 있었으나 오슬러는 이 외과적 구명처치를 누구보다 빨리 지지했다 당연한 것이지만 충수가 절제된 환자들의 자손들도, 충수를 가지고 태어난다. 당시, 캐나다의 의사들의 회합에서 이 수술을 알고 있던 외과의사가 "막 태어난 아기의 충수를 전부 절제할 수 있다면, 머지않아 인간은 충수가 없이 태어나게 될 것이다"라는 의미의 발언을 했다고 한다. 이에 대해 오슬러는 "유대인은 그와 비슷한 관습이 이어져 내려왔다고 알려져 있으나, 유대인 아기에게는 그 이외 민족 아기와 같은 포피가 있다"고 논평하고 있다.[63]

오슬러는 이전부터 담석에 의한 총 담도관 폐색이 일어난 환자에게서 간헐열을 동반하는 황달이 생기는 것을 여러 차례 보아왔다. 1880년대 말까지 외과 의사들은 꽤 높은 확률로 담석을 제거할 수 있게 되었다. 오슬러는 1887년에 블로클리의 40세 여자 환자에게 그 수술을 확인했으나, 수술 당시에는 아무것도 발견하지 못하고 수술을 받은 환자가 3일 후에 복막염으로 사망해 버리자, 그는 곧 후회하게 되었다. 그는 그 후의 사건에 대하여 "친구들은 바로 유체를 젠킨타운에 옮겼으나 나는 다행스럽게 부검을 할 수 있었다"고 만 이야기하고, 그 배후에는 전통적인 이야기가 숨겨져 있는 것 같았다. 그는 이 부검에서 총 담도 관을 막고 있는 담석을 찾았지만, 그것은 외과수술로는 닿지 않는 곳에 있었다. 그는 장래의 참고로 하기 위해, 이 유체의 장기를 보존했다.[64]

기질적으로는 어떤 문제도 없는 것처럼 보이는 환자에 대해서는 어떠한가? 오슬러와 그 동료의 대다수는 병변도 그 외의 신체적 이상도 발견되지 않는 '기능성' 질환 범주의 존재를 알았다. 이러한 질환 중에는 전통적인 질환 윤리에 기초한 신경계의 과잉 긴장에 의한 쇠약에서 유래하고 있는 것처럼 생각되는 것도 있었다. 미국에서는 '웨어 미첼 만큼 많은 신경쇠약'의 치료경험을 가진 의사는 없었다. 그가 신경쇠약 환자에 처방한 '안정요법'은 절대안정과 식사와 관리로 의사가 환자에게 이 치료법에는 효과가 있다고 믿게끔 하는 것으로 이루어졌다. 미첼의 강한 개성은 많은 환자들 특히 여성들에게 지대한 효과를 미쳤다. 오슬러가 필라델피아의 켄싱턴 지구에 차리고 있던 진료소에서 신경성 식욕부진증 환자를 진찰했을 때, 미첼의 조언을 구했는지 아닌지는 모른다. 오슬러로부터 조언을 구했던 그 지역의 하워드 켈리는 재능이 있고 유망한 의사였으나, 그러한 질환에 대해서는 한 번도 들었던 적은 없었다. 오슬러는 켈리와 저녁식사를 함께 하며 그의 희귀 의학서적 수집을 칭찬하면서 그의 말horse에 기생충성 동맥류를 진단했다.[65]

오슬러가 필라델피아에서 신경증이라는 안개 낀 세계에 진출한 것은 심계항진과 그것에 관련된 불규칙적인 현상에 관한 고찰을 찾기 위해서였다. 남북전쟁 중에 병사들에게서 이 현상이 일어나는 것을 발견한 제퍼슨 의과대학의 제이콥 다코스타Jacob Dacosta는 이것을 '심장 과민증Irritable heart'이라고 명명했다. 오슬러는 시민생활 속에서 나타나는 심장 과민증에는 여러가지의 원인이 있다고 말한 적이 있다. 그 예로써는 담배나 커피 등의 유해한 자극물의 섭취, 과로, 과도한 성행위자위행위를 포함하는 혹은 신경쇠약 등을 생각할 수 있을 것이다. 그는 안정을 취하고, 식사를 조심하며 '원인을 제거하는' 것 같은 조언을 했다. 대학병원의 오슬러에게 왔던 환자는 별다르게 어떤 증상도 없으나, 심장 부근에 통증이 있다고 하여 3년 전부터 여기저기 의사들에게 치료받아 왔다. 오슬러는 그 중 28명째 의사였다. "치료는 정신적인 것입니다"라고 오슬러는 조언했다. "운동을 하고, 조금씩 일을 하세요. 의사의 진찰은 기다릴 수 있도록 하시고."[66]

오슬러는 부스럼이라는 작은 문제를 가지고 있는 것은 제쳐두고 건강상태는 거의 완벽했다. 흡연을 너무 많이 했을 때에는 맥이 빨라지거나 느려졌다. 때문에 그는, 의사에게 진찰받는 일은 거의 없었다. 어떤 동료가 오슬러에 대해 이러한 일화를 이야기하고 있다. "어느 날 아침, 내가 오슬러의 사무실에 들어가자 그는 스스로 위관을 삽입하려고 온갖 고생을 하고 있었습니다. 익숙하지 않은 사람에게 위관이 삽입되면 토기를 느끼며 우웩거리지만 그도 그 상태가 되었습니다. 대체 뭘 하고 있는 거에요?"라고 제가 묻자, 그는 "아아, 우리들은 항상 다른 사람들에게 이것을 넣고는 하지만 어떤 느낌인지, 직접 체험해야겠다는 생각이 들어서"라고 답한 것입니다. 그는 저에게도 그것을 시험해보도록 권했습니다만, 저는 그 자리에서 거절했습니다."[67]

오슬러는 젊었을 무렵, 환자를 병리표본처럼 보는 구석이 있었지만, 총명하고 감수성 깊었던 그는 얼마후에 그러한 자세에서 벗어났다. 필라델피아에 왔던 당시에, 그는 학생들에게 그들이 이제부터 배우는 것은 증례가 아니라 환자를 조사하는 방법이고, 질환이 아닌 인간을 보는 것이라고 말했다. 그로부터 5년간 웨어 미첼과의 친교나 신경질환 진료소에서의 경험은 그의 이러한 경향을 더욱 강하게 했다. 오슬러는 미첼의 책을 읽고, 안정요법에 대해 깊게 말을 나누고, 그의 성공 비결에 대해 생각했다. 그는 거기서 인간의 본질에 대한 깊은 지식과, 그 사람이 살아온 환경과 조건 전부에 대한 신중한 배려가 있다고 생각했다.[68] 이러한 코멘트는 오슬러의 임상 기술의 향상을 보여주는 것이다. 1888년 1월의 어느 날, 월트 휘트먼에게 왕진을 갔던 그가 나중에 기록한 메모도 같았다. 휘트먼은 남북전쟁 중 간호인으로써 많은 괴로움을 보아왔다. 오늘 월트 휘트먼이 "사람은 나이를 먹음에 따라 특이체질을 강조하게 된다"고 말했다. 그래서 사람에는 특이성이 있다. 때문에 우리들은 그 사람의 특이 체질을 고려하지 않으면 안 된다."[69]

오슬러가 필라델피아에서 발표한 저술들의 최상위 부분은 이미 소개를 했다. 그 이외의 저술로써는 페퍼의 『미국인 집필진에 의한 실천 의학 체계』에서 중요한 몇 개의 장章, 많은 독자를 가졌던 『메디컬 뉴스』에 수십 편의 논설, 『캐나다 내-외과 저널』의 『단신과 논평』이라는 칼럼, 서평, 증례보고그 중에서는 감압증, 제 3뇌실상 및 누두의 진주종, 척수원추와 말총 손상, 오른팔의 종창과 울혈, 맹장염, 충수염 등 등이 있고, 물론 이것만 하더라도 대부분의 문필가들과 학자들에게는 충분한 정도의 양이다. 오슬러의 친구이자 전기 작가인 하비 쿠싱은 일벌레로도 유명했지만 이 시기30대 후반의 오슬러의 높은 생산성은 그러한 쿠싱 조차도 놀라게 했다. 오슬러의 극히 규칙에 알 맞는 생활습관을 아는 사람들도 겨우 24시간 밖에 안 되는 하루 동안 어떻게 그렇게 많은 일을 할 수 있는지 고개를 갸웃거렸다. 그는 전화를 시시한 발명품이라고 생각하여 주는 것 없이 싫어하고, 마차도 가지고 있지 않았기 때문에 그 엄청난 효율은 한층 더 불가사의였다. 오슬러는 필라델피아 시절의 일솜씨를 아무것도 아닌 것처럼 이야기했다. "필라델피아 사람들은 문필에 대한 소양이 깊었다. 대학 동료는 모두 글쓰기를 하고 있었기 때문에 나도 펜과 머리를 많이 쓸 수 있었다."[70]

그 비결 중 하나는 쉬는 일 없이 읽거나 쓰거나 하는 것이었다. 그는 식사 중이나 몸치장을 할 때나, 기차나, 마차에 타고 있을 때 외에 휴일에도 조금이라도 틈이 있으면 읽기나 쓰기를 하고 있었다. 그는 바쁘게 일을 하는 것을 좋아했다. 그러나 의사로서, 문필가로서의 생활 대부분은 오슬러에게 있어서 '일'은 아니었다. 그에게 일이란 환자를 진찰하고 부검을 하고, 현미경을 들여다보고 학생과 비서에게 그 지견을 필기시키는 것이었다. 대부분의 글쓰기는 이러한 일들이 끝난 다음에 했다. 긴 시간 동안의 훈련과 마감을 지키는 습관으로부터 글쓰기는 척척 진행되었다. 굉장히 빨랐기 때문에 자주 'I'의 점이나 't'의 횡선을 잊어버릴 정도였다.[71] 필라델피아에서의 레지던트 중 한 명인 조지 독에 의하면 그들이 볼티모어에 있던 어느 더운 일요일 오후에 몬트리올 시절 동료의 부보가 날아들었다고 한다. 오슬러는 그로부터 2시간도 안 되는 동안, 셸리Shelley, P. B.; 영국의 낭판파의 시인; 1792~1822의 말을 인용한 500개 단어의 조문기사를 한 번에 모두 쓰고, 출판사에 보냈다고 한다.[72] 프로 문필가는 그러한 습관을 몸에 배게 하는 것이다. 오슬러는 의사로서만이 아닌 문장가로서도 프로가 되어 있었다.

그러나 그는 더욱 쓰는 것을 원했다. 『메디컬 뉴스』 등의 학술지를 출판하고 있던 필라델피아의 리 브라더스Lea Brothers라는 출판사로부터 진단에 관한 책을 써 주기를 바란다고 의뢰를 받았던 것이다. 그는 애매하게 약속을 하고, 몇 개chapter의 초고를 써 보았으나, "40세 정도까지 인간은 교과서를 쓰는 것보다도 유익한 것을 하지 않으면 안 된다"는 변명을 하며 그만두었다.[73]

오슬러를 가장 소모시킨 것은 어쩌면 일상적으로 여행을 했던 것이다. 그는 끊임없이 필라델피아를 떠나 학회에 참가하고, 논문을 발표하고, 도서관을 방문하고, 환자를 진찰하고, 부검을 행하고 친구나 가족과 만나기 위해 캐나다에 달려가고 유럽으로 건너갔다. 1886년에 그는 긴 휴가를 받아 형인 에드먼드와 함께 새롭게 막 완성한 캐나다 태평양 철도에 승차하여 수천 km를 여행했다.

그 여행 중에 일어난 어떤 사건은 오슬러의 주변에서는 전설이 되었다. 1888년에 그가 『캐나다 내과-외과 학회지』에 보고한 것에 의하면 매니토바를 달리고 있는 기차 안에서 설사를 하고 있던 여자가 화장실에 갔을 때, 아기가 태어나 변기 구멍에서 선로로 떨어져 버린 일이 있었다. 기차를 멈추고 선로 위를 수색했을 때, 약간의 상처는 있었으나 살아있는 여자 아기가 발견되었다고 한다. 오슬러의 이 보고를 읽은 사람들의 대부분은 다시금 데이비스Davis E. Y.의 허풍이겠거니 하며 곧이듣지 않았다. 그러나 오슬러는 그 후, 이 이야기가 거의 진실이라는 것을 증명하는 문서를 입수했다. 아기가 태어난 것은 오슬러들이 승차했던 며칠 전으로 오슬러는 그 모친과 아기를 만날 수도 있었다. 이 문서는 그 후 잃어버렸으나, 1950년대에 캘거리에 사는 의사가 '레일로드 위니Railroad Winnie'라는 별명이 붙은 여자를 발견했다. 자세히 알아보니 그녀가 바로 오슬러가 보고했던, 그 '선로 위의 아기'인 것이 밝혀졌다. 이 여자는 1960년대에 75세로 사망했다.[74]

오슬러의 어머니 엘렌은 아들의 행동을 잘 파악하고 있었다. 아버지 페더스톤은 1882년에 목사직을 그만두고, 엘렌과 함께 토론토의 작은 집에 옮겨가 살고 있었다. 그들은 거기에서 산책을 하거나 원예를 하거나 점점 더 커져가는 오슬러 일

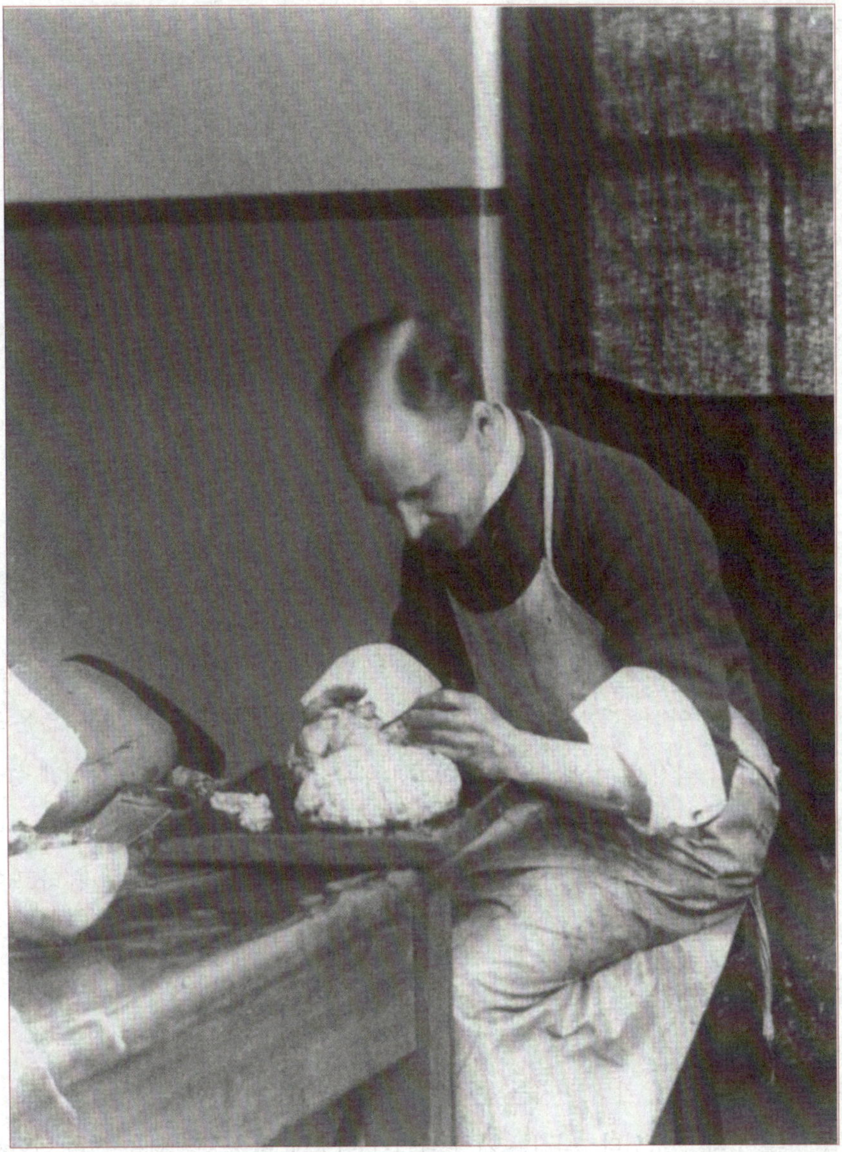

병리학자, 오슬러, 1888년

가간의 교류를 즐기거나 했다. 아들인 페더스톤, 브리튼과 에드먼드는 캐나다의 유명인이었다. 세 사람 모두 대가족을 만들고 토론토에 훌륭한 저택을 가지고 있었다. 수년간 무리했던 것이 화근이 되어 아버지 페더스톤은 심신이 모두가 약해져 있었다. 그러나 어머니 엘렌은 생애에 걸쳐 열심히 일하고, 바쁘게 일가를 꾸리는 것에 만족을 느꼈고, 모든 것에 흥미를 가지며 토론토 밖에서 생활하는 가족들에게는 재치가 흘러 넘치는 재미있는 편지를 썼다. 그녀의 편지에 의하면 "윌리의 토론토 방문은 부산스러운, 한 순간만 모습을 보이고 사라져버리는, 별똥별 같았다." 엘렌은 아들이 마르는 것을 걱정하고 자주 쉬도록 재촉하고, 옛부터 알려진 강장제를 권하였다. 좋은 비프 티Beef tea는 다른 병 기운에는 듣지만, 부스럼은 낫지를 않아 부스럼을 치료하는 데는 그것만을 위한 치료가 필요하다고 했다.[75]

엘렌은 딸 차티에게 윌리에게 정말로 필요한 것은 여자라고 이야기했다. "그 아이에게 가정적인 위안을 안겨 줄 좋은 아내가 있으면 좋겠는데 말이지." 그렇다고는 하나 그녀는 인생의 모든 것에 감사했다. 피로조차도 예외는 아니었다. 피곤할 일이 없다면, 안식을 즐기는 것도 할 수가 없겠지? 방랑자면서 술꾼인 가엾은 프랭크와 눈에 확 띄지 않는 에드워드를 빼고는 엘렌의 자식들은 모두 훌륭하게 성공했다. 에드먼드가 사업 일로 뉴욕을 방문할 때에는 필라델피아에 들러 윌리를 만나러 갔다. "그 아이들은 모든 방향에서 비상한 속도로 돌아다니고 있습니다"라고 어머니는 기록하고 있다. "신의 가호가 있기를" 윌리가 부모님에게 쓴 편지는그가 엽서 쓰기를 기억하고 있으면, 단지 몇 행이 되는 일도 여러 차례였다, 1914년의 화재로 잃어버렸다. 형들에게 편지를 쓰는 것은 좀처럼 없었으나 서로의 곁을 방문하여 즐거운 시간을 보냈다. 오슬러 가의 여자들 눈에는, 형제는 모두가 과묵하여 신음소리로 대화를 하는 것처럼 보였다. 윌리는 가장 나이가 비슷한 형 프랭크와는 전혀 만나지 않았으나 그와 에드먼드는 때때로 프랭크에게 송금을 했다.[76]

필라델피아에 있던 오슬러를 무엇보다도 외롭게 했던 것은 자기 자신의 아이들을 대신하고, 함께 노는 친구이기도 했던 몬트리올의 프랜시스 집안의 아이들과 만나지 못하는 것이었다. 그들은 토론토로 이사를 하여 항구가 있는 섬에서 여름을 보내고 있었다. 밤이 되면, 그는 자기 방이나 클럽에서 엽서나 편지를 써서 아이들과의 거리를 좁히려고 했다. 특히 많은 편지를 쓴 상대는 비, 그윈, 윌리 프랜시스, 이 3명이다.

어느 일요일에는 대학 클럽에서 비 프랜시스 앞으로 아래와 같은 편지를 쓴다. 비는 이 때 5살 전후였다.

귀여운 비에게,

짹짹–삐–삐–삐 주: 박새과 작은 새의 울음소리––––––짹짹–삐–삐–삐––––––

네가 노래하는 소리가 들리는구나. 지금은 일요일 밤 8시에요. 네가 작은 침대에서 자고 있는 것이 보인다. 귀를 기울이면, 네가 부르는 노래도 들리는구나. 어쩌면, 밖에서 울고 있는 작은 새 소리일는지도 모른다. 네가 보고 싶다. 곁에 있고 싶어서다. 나에게 날개가 있다면 일요일마다 밀튼 가 126번지로 날아가 하루 종일 함께 있을 수 있었을 텐데. 안녕, 귀여운 비–. 네가 좋아하는 윌리 아저씨에게 편지를 써 주렴.

다른 날, 비에게 보낸 편지:

…… 너에게 50번의 키스를 보낸다. 그윈 돌린에게도 50번의 키스를, 메이에게는 주먹을 두 번, 그랜트에게는 손바닥으로 가볍게 한 번. 너는 왼손 엄지손가락으로 그윈을 쿡 찌르고, 새끼발가락으로 잭을 한 번 차고, 왼쪽 눈 속눈썹으로 윌리에게 한 번 키스를 하고, 조슈아의 오른쪽 귀에 한 번 키스하고, 엄마 이마에 한 번 키스하고, 리지의 뜨개바늘로 이모를 한 번 콕 찌르고, 자! 배스에게는 무엇을 줄까 …… 아침에 나 대신에 발가락을 간질여주려무나.

또 다른 날, 비에게의 편지:

…… 너에 대한 나의 사랑의 무게는 일천 파운드란다. …… 지금 바로 너의 웃음소리를 들을 수 있다면, 콧수염을 절반이나 주어도 좋다 …… 나의 마음은 너를 생각하면 몸 세 군데서 피가 흐른다. …… 너는 내 왼쪽 눈에 넣어도 아프지 않을 정도로 귀엽단다. 그윈은 오른쪽 눈이고 …… 너에 대한 나의 사랑의 무게는 일조 파운드란다. …… 너는 이것을 잊으면 안 돼. 나는 왜 너의 곁을 떠났을까? 이번 주는 확실히 향수병에 젖어서 섬으로 날아 돌아가고 싶다고 몇 번이고 생각했단다. 나는 홀로 노래를 부른다. 누가 그 아이를 무릎에 앉힐까? 누가 내 해포석 파이프로 담배를 피울까? …… 네 몸 상태가 좋아져서 정말로 다행이다. 코는 좀 날카로워졌니? 나이프 대신 버터 바른 빵을 자를 정도로 날카로워졌니? 네가 아이스크림을 마음에 들어 해 다행이다. 잘 구워지긴 했나?

'프랜시스 양의 작은 고양이마마'에게 보낸 편지:

친애하는 작은 고양이마마!

어서 오세요. 그리고 저의 작은 친구들 곁으로 와 주셔서 정말 고맙습니다.

그녀들은 사랑 받아 마땅한 소녀들이야. 캐나다에서만 찾더라도 그녀들보다 상냥한 주인을 찾을 수는 없을 거야. 네 어머니께도 안부 전해주어. 당신들 눈은 아직 열려 있지 않지만 까슬까슬한 혀로 매일같이 핥아지면 곧 열리겠지. 생후 2주가 되면 토스트 위에 생쥐 없은 것을 먹어도 좋아. 멋지지! 섬에 갈 때에는, 하루걸러 큰 집쥐 스튜와 파리 비스킷을 먹어. 너무 큰 소리로 울지 않도록 해. 그윈 양과 비 양은 우리들 말을 아니까, 목을 울려 노래할 수 있게 되면 바로 들려주어.

친애하는

고양이의 왕- 캘아몽 으로부터

계속해 두통이 이어지고 있다는 10세의 윌리 프랜시스에게 쓴 편지:

정말로 필요할 때에는
그 때까지는
빵 부스러기를 3개 혹은 4개
머리 옆에 놓아보고
그것으로 낫지 않으면
'엄지손가락 thumb'이라는 단어의 스펠을 읊으면서
어머니 머리카락을 하나 뽑아
언니나 동생의 것이어도 좋아
그것을 아주 작게 잘라
와인에 넣어서 다 마시게 하고
이렇게 멋진 약에는
어떤 두통이라도 이길 수 없어
반짝하고
아픔은 스르륵 사라지지
내가 편지로 말할 때
요금은 끽해야
한 단어 당 1달러란다
의학박사 메일리엄 렐소오 Mailliw Relso, D.M.*

12세가 된 윌리 프랜시스에게 쓴 편지:

친애하는 윌리엄 어머니께서 네 생일 케이크를 준비해 주신다면 좋겠지만, 잊지 않도록 조심하지 않으면 안 된단다. …… 나쁜 아이에게는 동그란 빵이야. 태산만한 빵을 먹이겠다고 새가 된 소리를 지르는 내 목소리가 들리지 않아? 오늘부터 2주간, 나는 바다 위란다. 우웩, 웩! 이 선실에서 아마 전부를 토해내겠지. 아침도, 저녁도, 차도! 그러면, 건강하게 …… 편지를 다오.

글 속의 '동그란 빵' 부분은 루이스 캐럴Lewis Carroll의 소설 『실비와 브루노』에 나오는 익살스런 시를 비꼰 것이다. 또, "전부 토해내겠다"는 표현은 어느 날, 몬트리올의 교회에서 설교하던 목사가 신학적으로 "전부 토해내겠다"는 것처럼 다그친 것으로, 가족 전체가 마음에 들어 한 것이다. "여기는 너무 눈이 부셔서"라는 표현도 마음에 들었다. 이것은 윌리 소년이 식탁에서 놀림 받아 눈에 눈물을 띠우며 자리를 떴다고 했던 때에 말했던 것이었다. 오슬러는 아이들에게 자신의 기억을 그들에 게 이야기할 때, 자주 이 말을 인용했다.

비, 그윈, 메이 세 사람은 미국에 와서 그의 아내가 되기로 약속했다. 윌리도 미국에 와서, 그의 생도가 되기로 약속했다. 1세기 말이면 오슬러는 비행기로 날아다녔을 것이다. 그래서 프랜시스 가의 어린 친구들을 위해, 워너메이커 백화점필라델피아의 노점 백화점에서 선물을 잔뜩 사들여 기내반입 제한을 초과했을 것이다.[77]

캐나다에서 온 나는 새도 떨어뜨릴 기세의 이 남자는 필라델피아에 뿌리를 내릴 것인가? 미국에 와서 2년도 되지 않아 오슬러는 볼티모어를 방문하여, 존스 홉킨스 대학교의 새로운 캠퍼스를 견학했다. "십분 만족했다"고 그는 온타리오의 친구에게 이야기했다. "그것은 미래의 대학이야. 의대가 생긴다면, 이 나라 외의 대학 모두를 앞지르는 학교가 될 거야."[78] 필라델피아의 사람들도 그것을 알고 있어, 매우 걱정을 했다. 그들은 남과 북의 라이벌들 사이에 끼어 있었다. 우드와 타이슨은 대학의 이사들에게 연락 통신으로 상황을 설명했다:

북에서는 뉴욕 내 의과대학이 최근 100만 달러 이상의 기부를 받았다. 남에서는 존스 홉킨스 대학교가 병원이 딸린 의대를 개설하려고 하고 있고 그 기금은 100만 달러~200만 달러에 이른다. 건물에는 훨씬 많은 비용이 제공되고 있고 그 정평난 연구실에는 의학기구만이 아니라 훈련된 조수들도 여유롭게 배치되고 있다. …… 우리들은 미국에서 최고로 재능 있는 사람들을 끌어당길 매력적인 조건을 제시하지 않으면 안 된다. 장기적으로 보면 이것은 우리들에게 있어 절호의 기회일지도 모른다.[78]

그렇다고는 하나, 우드와 타이슨에게 특기할 만한 대책은 없었다. 1887년에는 오슬러가 존스 홉킨스 대학교에 갈지도 모른다는 소문이 프랜시스 가에서 퍼졌다. 이듬해 봄, 오슬러가 존 쇼 빌링스와 꽤 많은 시간을 함께 있는 것이 목격되었다. 빌링스는 존스 홉킨스 병원의 설계자이고, 그 평의회의 고문이었다. 샘 그로스의 아내는 윌리엄 페퍼가 집에 와서 남편에게 "우리들은 오슬러를 잃게 될 것 같다. 대체 어떡하면 좋겠는가?"라고 말한 날을 기억하고 있었다. "그렇군. 페퍼군"이라고 그로스는 대답했다. "그에게 존스 홉킨스에서의 지위가 제시된다면, 여기 필라델피아에서 그를 만류하는 일은 없을 걸세."[79]

볼티모어 자선단체의 지도자들에게 있어서는, 다음 장에서 자세하게 소개하겠지만, 그들은 존스 홉킨스에 세계에서 가장 우수한 의사들을 모으자고 결의하고 있었고, 그 지역에서의 의리나 배려 등에는 거의 관심이 없었다. 그래서 오슬러가 탐난다고 결정이 나자, 빌링스가 그를 방문하여 그 뜻을 전했다. 나는 한 치의 망설임 없이 "알겠습니다"라고 답했다.[80]

이 캐나다인은 미국인 의사에게는 볼 수 없는 기량이 있다고 생각된다. 1888년 9월에 존스 홉킨스에서 신청을 정식으로 수락하기 위해 볼티모어를 찾은 오슬러는 같은 병원의 이사장인 프랜시스 킹으로부터 몇 년에 걸쳐 의학적으로 문제를 안고 있는 딸 베티를 진찰해달라는 의뢰를 받았다. "그의 진단은 6년 전 런던의 고명한 소아과 박사가 내린 것과 같았다"고 킹은 빌링스에게 털어놓았다. 한편 루미스, 게딩스, 다코스타 등 몇 명의 볼티모어 의사들에게 진찰받았던 때, 전원이 제각각의 진단을 했던 것이다. …… 우리들은 모두 오슬러의 성실하고 솔직한 모습에 호감을

느꼈다. 킹은 곧 20달러의 요금을 오슬러에게 지불했다.[81]

오슬러가 필라델피아에 돌아와서 몇 개월 후, 사무엘 그로스 박사가 중병에 걸렸다. 그의 주치의였던 다코스타는 그로스 부인에게 로버트 바슬로우와 합동 진단을 의뢰하고 싶다고 말을 꺼냈다. 바슬로우는 그 지역에서는 치료학의 전문가로 유명했다. 그러나 그로스는 아내에게 오슬러에게 진찰받고 싶다고 말했다. 오슬러는, 폐렴으로 죽음의 병상에 있던 의사 파머 하워드에게 달려가 그 최후까지 간병하고 돌아온 길이었다. 그로스 부인은 다코스타에게 합동 진단이라면 오슬러가 좋겠다고 말했다. "그의 굉장히 필라델피아스럽고, 제퍼슨 의과 대학적인 응답은 익히 알고 있습니다"라고 그녀는 몇 년이나 지나 그렇게 말한다. "그러나, 바슬로우는 제퍼슨 의과대학 졸업생이에요"라고 했어요.

"저는 그렇게 겸손하지 못하게 답을 했습니다."[82]

거기에서 오슬러나 다른 의사들이 불렸으나, 그로스를 구할 수는 없었다. 그로스는 세균감염에 의한 고열로 섬망 상태로 1889년 4월에 사망했다. 52세라는 한창 일할 나이였다.

그 2주 후 오슬러는 필라델피아와도 펜실베이니아 대학교와 관계를 끊었다. 그의 마지막 일은 졸업생들에게 이별의 말을 선사하는 것이었다. 그 내용은 의사는 항상 냉정하지 않으면 안 되며, 마음속을 알아차리게끔 하는 일은 없도록 해야 한다는 것이었다. 그것은 로마 황제 안토니우스 피우스Antonius Pius가 죽을 때 'Aequanimitas마음의 평정'이라고 표현한 마음의 태도였다. 유감스럽게도 필라델피아 사람들에게 그 날의 주인공은 데이비드 헤이즈 애그뉴였다. 학생도 교직원도 은퇴하는 원로 외과 의사를 위해 정감 넘치는 말을 바쳤다. 그 날 주역이 되지 못한 것에 대해 오슬러가 약간은 억울하다 할지라도, 그가 그것을 내색한 일은 없었을 것이다. '마음의 평정'이라는 말은 순식간에 젊은 의사들에게 조언의 고전이 되었다. 시체안치소에 있는 모든 젊은 의학생, 모든 인턴과 레지던트, 병자나 빈사의 환자를 진찰하는 모든 개업의사, 그리고 압박 속에서 자기 자신과 싸우는 모든 사람들은 어떠한 자세로 임해야 하는지 알고 있다. 오슬러는 이 의학적인 냉정의 본질을 '마음의 평정'이라는 말로 표현한 것이다. 오슬러 자신은 아무것도 말하지 않았으나 아마도 그의 그 모델로서 마음에 그려진 의사의 모습은 웨어 미첼에 가까울 것이다.

5월 4일 윌리엄 페퍼는 필라델피아의 벨뷰 호텔에서 오슬러의 송별회를 열었다. 하버드의 보우디치Bowditch H. P.는 가족에 쓴 편지에서, 그 송별회는 '성대한 연회'였다고 기록하고 있다. '그가 필라델피아의 의사들에게 미친 영향은 놀라워할 만한 것이었다. 내가 아는 중에 그는 가장 인망이 높은 사람 중 하나다.'[83] 그리고 3일 후인 1889년 5월 7일 오슬러는 볼티모어에서 존스 홉킨스 병원의 개원식에 참석했다.

제 5 장

존스 홉킨스에서 앞장서다.

드디어 여기까지 왔다. 이것은 미국 역사상 가장 기다리고 기다렸던 병원의 개원이었다. 설립에는 아주 긴 시간이 걸렸다. 볼티모어의 백만장자이며 자본가인 존스 홉킨스Johns Hopkins가 병원의 트러스트trust를 설립한 것은 22년 전인 1867년의 일이었다. 그는 1873년에 사망하고, 병원의 건설 자금으로 350만 달러를 남겼다. 당시로서는 엄청난 금액이다. 그가 같은 시기에 같은 금액의 자금을 제공해 설립한 대학은 1876년에 개교했으나 병원 건설에는 영원히 시간이 걸릴 것처럼 보였다. 주된 이유는 이사들이 기본 재산에서 수입만을 사용하여 병원을 건설하려고 했던 것이었다. 홉킨스 자신과 같이 이사들의 대부분은 퀘이커 교도로 사명감에 불탔다.

그들은 일류라는 것에도 얽매어 있었다. 존스 홉킨스가 막대한 금액을 기부한 것은 최고의 대학과 병원을 건설하기 위해 힘을 빌리고 싶다고 간청했었기 때문이었다. 그는 1873년에 이사들에게 토지를 주고, 미국 국내와 유럽의 어떤 병원에도 지지 않을 건물과 조직을 가진 병원을 건설하도록 지시했다. 그 병원은 미국의 의학 교육에 큰 역할을 완수할 것으로 기대되었다. 왜냐하면 홉킨스는, “병원은 최종적으로 내가 충분한 자금을 제공한 의대의 일부로 한다”고 지시했기 때문이다. 병원과 대학의 이사회 멤버들은 부분적으로 겸직되어 있고, 양측에서 긴밀한 협력을 바탕으로 미국 전체에서 제일가는 조직을 목표로 한 경쟁에 뛰어 들었다.[1]

이 비전을 실현하기 위해 뜻을 같이 하는 사람들이 새로 고용되었다. 우선은 예일 대학교에서 공부한 교육 전문가인 대니얼 코이트 길먼Daniel Coit Gilman이 캘리포니아 대학교에서 스카우트되어 존스 홉킨스 대학교의 선견지명이 있는 초대 총장에 취임했다. 대학의 교수단은 처음에는 규모가 아주 작았으나, 그 국제적인 인맥의 크기와 연구, 출판, 대학원 수준의 의학자들 양성을 통하여 지식을 전파하는 것에 쏟는 열성은 남다른 것이 있었다. 길먼 아래에서 존스 홉킨스 대학교는 곧 미국을 대표하는 대학이 되었다.

이사들이 병원 세우기를 생각하기 시작했을 때, 길먼이 완수한 역할의 의학화化로서 워싱턴의 군인 관료인 존 쇼 빌링스John Shaw Billings의 이름이 올랐다. 빌링스에게는 남북전쟁 시대에 정부를 위해 병원을 설계한 경험이 있었다. 학구적으로 폭넓은 인맥을 가진 의사이고, 후에 미국 국립의학도서관의 창립자이고 의학문헌 색인집인 『인덱스 메디쿠스Index Medicus, 의학 색인집』의 창간자가 되는 그는, 1870년대에는 개혁파와 함께 의학 교육 제도의 재구축에 몰두했다. 빌링스는 이사들을 설득해 연구와 교육을 이 병원의 활동 중심으로 있을 수 있도록 납득시켰다. 병동은 최고의 교사가 최고의 학생에게 최고 수준의 의료를 보여주는 곳이 되는 것이다. 설계에 타협이 있으면 안 된다는 신념을 가지고 있었다. 빌링스는 미국다운 이상주의를 퍼뜨렸다. "이 병원은 질병의 원인, 증상, 병리 및 치료법에 관한 우리들의 지식을 발전시키는 것이 된다. 그 영향은 볼티모어 시의 밖으로 메릴랜드 주 밖으로 미쳐갈 것이다. 장래에 걸쳐 모든 나라에서 병으로 고통을 받는 사람들을 위해 질환에 관한 지식과 그것을 제어하는 힘을 공급해가는 것이다."[2] 빌링스는 이사회의 고문으로서 존스 홉킨스 병원의 건설과 그 스태프 고용에 중심적인 역할을 다하게 되었다.

문학가이자 의학박사인 윌리엄 웰치Wiilam H. Welch 만큼 존스 홉킨스에의 지위를 열망한 인물은 없었다. 그는 1850년에 코네티컷 주의 의사 가문에서 태어나, 1870년에 예일 대학교를 졸업했다. 그가 흥미를 가졌던 것은 고전 연구뿐으로 다른 것에는 특별한 흥미가 없었기 때문에 형편에 따라 가업을 잇게 되었다. 웰치는 피, 병, 시체를 혐오했으나, 그것을 그럭저럭 극복하고, 1875년에 뉴욕 내-외과 대학에서 의학박사를 취득했다. 현미경에 매료된 그는 가족으로부터 자금 후원을 받아

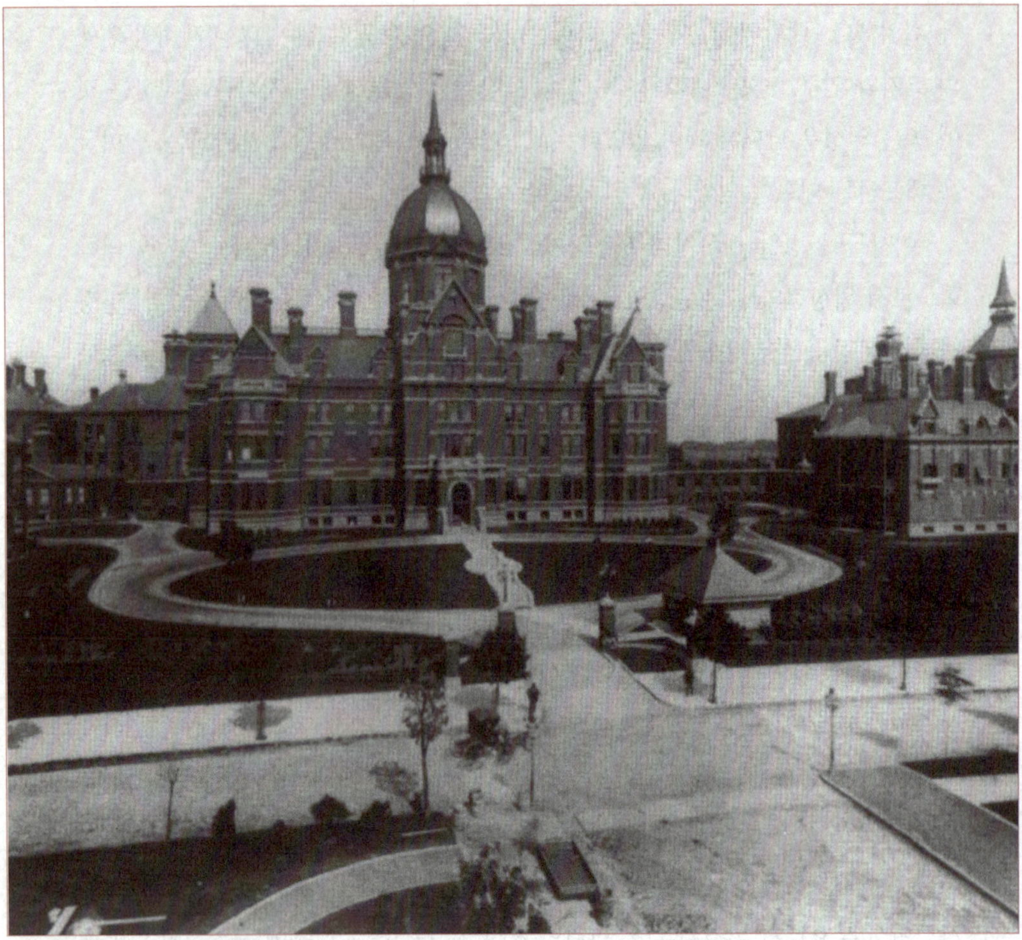

1892년 볼티모어의 존스 홉킨스 병원, 그 당시 세계 최고의 병원으로 설립했음.

서 1876년에 독일로 건너가 그 곳에서 주로 율리우스 콘하임Julius Cohnheim 밑에서 연구를 하여 병리 의사로서 실력을 길러서 평생 친독親獨파가 되었다. 유럽 대륙을 여행한 후의 오슬러에 있어서는 런던이야말로 '세계'였으나, 웰치에 있어서 런던은 "따분하고, 참담하며, 음울하고, 불결하고, 어두운……, 내가 지금까지 독일에서 살았던 적이 있는 곳 중에서, 가장 작고, 가장 하찮은 곳이 더 낫다"고 하였다. 그의 꿈은 독일의 위대한 연구자들처럼, 병리학 연구실에서 소수의 우수한 학생들과 연구를 하며 생활하는 것이었다.[3] 존스 홉킨스 병원은 미국에서 처음으로 그러한 기회를 가져다 줄 가능성이 있었다. 여기에서 일을 할 수 없다면, 뉴욕에서 성공을 거둔 의사 동료들을 위해 수업을 하거나 부검을 하거나, 표본 검사를 하거나 하며 생계를 유지할 수밖에 없었다.

병원의 완성이 목전에 다가선 1884년 존스 홉킨스 대학교는 의대 편성에 착수했다. 기초의학, 병리학, 생리학의 교수를 누구로 할지는 특히 중요했다. 이사들은 아일랜드 태생으로 헉슬리T. H. Huxley의 제자인 뉴웰 마틴H. Newell Martin을 생리학 교수로 꼽았다헉슬리는 불가지론의 입장에서 진화론을 열성적으로 지지한 인물이다. 그가 존스 홉킨스 대학교의 개교식에서 연설을 했던 것은 기도가 없었던 것과 더불어 이 대학이 종교를 배척하고 과학에 가세하려는 것의 표현으로써 강하게 비판되었다. 빌링스는 콘하임의 지지를 받아 웰치를 병리학 교수로서 조력하도록 길먼에게 진언했다. "그는 33세로 미혼이고, 느낌이 좋은 인물입니다. 겸허하고, 차분하고, 모든 의미에서 신사입니다. …… 그를 일하게 하는 것은 진정한 과학정신입니다. …… 그는 이후 더욱 더 성장할 것입니다."

뉴욕에 사는 웰치의 동료들에게 있어서, 존스 홉킨스에 가는 것은 지루한 지방 도시로 친구도 없이 제대로 된 보수를 얻을 수 있다는 가망도 없고, '결코 실현할 수 없는 이상'을 추구하는 것이었다. 그들은, 웰치를 그러한 경우에 파묻히게 할 수는 없다고, 철저하게 반대했다. 그러는 한편, 존스 홉킨스 대학교의 교수는 그에게 거기에서는 "문자 그대로 완전한 독립이 주어진다고"라고 했다. "당신이 원하는 것은 모두 …… 일생에 한번 있을지 없을지 모르는 기회입니다." 웰치는 우정과 돈벌이의 기회라는 두 개의 큰 희생을 지불하고, 볼티모어 행을 결정했다.[4]

1886년에는 웰치와 마틴의 연구실은 대학생을 뽑기 시작했다. 대학부지 내에 있던 웰치의 연구실은 곧 동 볼티모어의 병원 건설 예정지로 옮겨졌다. 거기에서는 머지않아 의대도 생기는 것으로 되어 있었다. 이미 건설된 해부실은, 병리학 연구실과 이름을 바꾸었다. 살아있는 환자를 위한 병동이 건설되는 것과 동시에 웰치와 그 학생들은 시체를 연구하기 시작했다. 웰치의 조수인 윌리엄. 카운실먼William T. Councilman은 최신식의 삼륜 자전거 핸들에 바구니를 달고, 그 지역의 병원에서 받아온 표본을 운반해 왔다.

이 병원에는 아직 환자가 없었지만, 과학자들은 충분한 자금을 받고 존중되고, 자유로운 입장으로 최선단에서 병리학 연구에 종사하고 있었다. 그 환경은 독일과 비슷했다. 마틴과 웰치의 연구실에는 순식간에 미국 전국에서 우수한 젊은이들이 모이기 시작했다. 존스 홉킨스의 연구 업적은 알기쉽게 사람들에게 강한 인상을 주었다. 그 중에서도 주목된 것은 체외로 끄집어낸 포유류의 심장을 관류하는 수법은 마틴이 개발한 것이었다. 초기 홉킨스 사람들의 사기는 상당히 높았다. 청년들은 과학적인 미국인의 꿈을 만들고 있었다.

의욕에 불탄 그들은 여러 가지 곤란을 극복하고 있었다. 예를 들어, 1880년대 후반에는 볼티모어 앤 오하이오 철도가 경영난에 빠져 주식 배당이 끊어졌기 때문에, 대학이 기본 재산으로 얻고 있던 수입이 격감했다. 병원은 점점 완성되어 가고 있었지만 대학에서는 의대 전 교직원들에게 급여를 지불할 만큼의 자금이 없었다. 이사들은 대학 설립 때의 비전에 따라 이 곤란한 상황을 빠져나갔다. 병원 이사회의 프랜시스 킹 이사장은 빌링스에게 편지를 써서, "나는 의대의 수준에 일체 타협을 하고 싶지 않습니다"라고 숨김없이 이야기했다. "국내에서 최고의 것으로 할 수 없다면 아무것도 하지 않고, 처음 계획대로 일을 추진시킬 수 있을 때까지 기다리고 싶습니다. 흔해 빠진 수준으로 만족하는 것은 우리들이 너무 많은 자금을 병원 건물에 써 버렸고, 미국 국내와 유럽에서 너무 많은 것을 말해 왔기 때문입니다–적어도 저는 그렇습니다. 제가 지금에서야 낮은 수준의 학교를 옹호하거나 하면, 친구들로 부터도 절교를 당할 것입니다."[5]

1888년, 길먼 학장은 병원장도 겸임하기로 의뢰를 받았다. 대학과는 다르게 병원 수입의 대부분은 은행 주식에 의한 것이었기에 감소하지는 않았다. 길먼과 킹은 병원의 조직성립과 개원 준비를 진행하는 것으로 하고, 의대에 대해서는 나중에 생각하는 것으로 했다. 문제는 누구를 내과 과장으로 할지에 대한 것이었다. 빌링스도 웰치도 오슬러와는 오랜 사이로 그 사람됨에 대해서도 일에 대해서도 잘 알고 있었다. 수년 전부터 빌링스가 염두에 있던 또 한 사람의 후보자는 로더 브런튼Lauder Brunton이었다. 브런튼은 오슬러보다 연장자로 런던에서 가장 저명한 자문의사이며 교수였다. 빌링스는 영국에 여행했을 때 브런튼과 만나 홉킨스에 초빙하려 하였으나, 가정 사정을 이유로 거절당했다.[6]

오슬러는 1888년 7월 초에 볼티모어를 방문하여 웰치, 빌링스, 킹들과 함께 점심식사를 했다. 이 방문이 결정적인 것이 되었다. 그는 홉킨스의 내과 과장에 오르고 싶어 하는 마음이 있는 것처럼 보였다. –실제로 그것은 일생에 한번뿐인 기회였다. 킹은 오슬러를 초빙하기 위해 움직이기로 결심했다. 7월 25일 킹은 빌링스에게 편지를 써서, 비공식적인 회합에서 이사들의 상황을 보고했다. "나는 오슬러의 이름을 올려 곧 행동하지 않으면 안 되는 이유를 설명했습니다. 화이트는 그러면 순서가 바뀌었고, 조직 계획의 입안과 승인이 먼저라고 말했습니다. 긴 시간에 걸친 의논 후에 투표를 했지만, 누구도 반대표를 던지지 않았습니다. 여기서 오슬러와 만날 수 있게 준비해주실 수 있습니까? 그에게 묻고 싶은 것이 있을지도 모르니까요."[7]

같은 해 9월 병원 이사회는 오슬러를 내과 과장으로 임명하는 것을 정식으로 승인했다. 연봉은 5,000달러였다. 대학 이사회는 그를 의학의 이론과 실천분야의 교수로 임명했다여기는 의대의 개교까지 무급이었다. 웰치가 누이에게 쓴 편지에서는 오슬러는 "이 나라에서 찾을 수 있는 최고의 인재로 그를 확보할 수 있던 것은 우리들에게 있어서 큰 수확입니다. 나는 그를 잘 알고 있지만, 과학자로서도 인간으로서도 굉장히 높이 평가되고 있습니다"라고 씌어 있다.[8]

임상 경험이 비교적 적은 병리학자라고 말해도 좋을 만한 인물을 내과 과장에 임명하는 것에 눈살을 찌푸리는 사람도 있었다고 전해지지만, 기록에는 그 이름이 남아있지 않다. 킹과 필라델피아 일부의 사람들이 증언하고 있는 것 처럼 그것은 아마 오슬러가 단순한 일류 임상 학자가 아니라는 것을 누구나 알고 있었기 때문일 것이다. 우리들이 아는 한 미국에 온 오슬러가 의사로서 가장 선망하는 지위를 얻은 것에 대해 경고 비슷한 말을 한 것은 그의 모친뿐이었다. "사다리를 또 한 단 올라서려 하는 너에게 축하의 말을 전한다. 사랑하는 윌리, 이 사다리를 척척 올라가는 사이에도 영원한 것을 잃지 않도록 세속적인 것을 넘어서 천국의 문에 다가설 수 있도록 마음의 준비를 해야 한다."[9]

존스 홉킨스 병원은 동 볼티모어의 언덕 위에 있고, 체서피크 만Chesapeake Bay을 안쪽에서 내려다 보고 있다. 설립 당시는 멀리서도 눈에 잘 띄고, 병 등으로 고통스러운 사람들에게 희망의 빛을 보내고 있었다. 병원 건물은 붉은 벽돌을 웨스트 버지니아 모래바위로 장식한 아름다운 것이었다. 브로드웨이를 마주보는 중앙 본부 빌딩은, 탑, 돔, 둥근 지붕 등, 앤 여왕Queen Ann 양식의 화려한 장식이 넘치도록 달려 있었다. 이 건물은 오늘날까지 남아있다. 얼핏 보면, 이 빅토리아 시대의 고풍스런 유물은 현재의 이 의학 교육 도시 속에서 압도되고 있는 듯이 생각될지도 모른다. 그러나 한 번 더 잘 보면 그 내외의 화려함이 19세기의 미국 이상주의와 야심을 오늘날에도 전하는 아름다운 증인인 것을 알 수 있다. 프랜시스 킹은 이 건물이 천년 후까지 남을 것을 바라고 있었다.

1870년대의 병원은 원내에서 병의 전염을 막는 것에 중점을 두고 설계되었다. 당시에는 병이 주로 공기를 통하여 전염된다고 믿고 있었기 때문에 자연 환기가 특히 중시되었다. 볼티모어의 언덕 위는 통풍이 좋은 건강한 장소였다. 병동은 단층집이나 이층으로 나뉘었다. 병동의 오염된 공기가 흘러들지 않도록 하기 위해–주방, 세탁장, 병리 검사실, 약국 등–은 독립된 건물에 들어갔다. 당시 존스 홉킨스 병원의 부지 면적은 14에이커로 그 곳에 16동의 건물과 1개의 수위실이 있었다. 병상 수는 272개로 그 중 212개가 큰 일반 병동에 있었다. 창문에는 철망이 쳐져 있었고, 베란다도 있었기 때문에 환자는 신선한 바깥공기를 쐴 수 있었다. 병원 내에서 나온 가스는 여러 개의 굴뚝으로 분산시켰다. 정원 손질에도 신경을 썼다. 그곳은 기분 좋은 건강한 장소로 병원의 열악한 환경이 환자의 심신에 주는 악영향을 의미하는 '병원 제도 hospitalism; 병원 설비, 관리상의 결함'라는 말과는 연관이 없는 곳이었다.[10]

1개 단위로 건설되어 개원한 존스 홉킨스 병원은, 겉모습은 아름다웠고, 그 나름대로 기능적이었다. 그러나 시대적 추세와 세균학의 출현으로 빌링스 설계의 일부가 1889년에는 이미 시대에 뒤떨어진 것이 되었다. 엘리베이터도 없고, 병동에 수도관도 없었다. 창문은 너무 커서 거의 간호사들 힘으로는 열 수도 없었다. 환기 시스템은 너무 복잡해서 좀처럼 쓸 수가 없었다. 볼티모어 시는 20세기까지 하수도를 만들지 않았기 때문에 홉킨스는 개인비용으로 정비하지 않으면 안 되었다. 병원 연구실과 외과 시설은 개원 당시부터 불충분 했고, 곧 시설 개선을 원하는 목소리가 높아지기 시작했다.

오슬러는 가장 초기에 취임한 교수들 중 한 명이었다. 일부 이사들의 지적대로 병원 조직은 아직 완성되지 않았었다. 1888~1889년에 걸쳐서 그는 홉킨스의 리더들과 함께 다른 중요한 직무를 정하고 있었다. 오슬러와 빌링스는 스코틀랜드 글래스고의 외과의사로 조세프 리스터 Joseph Lister의 후계자로 알려진 윌리엄 매시원 경 Sir William Macewen을 외과 과장으로 임용하려 하였으나, 거절당했다. 웰치는 더욱 가까운 곳에서 외과 과장 후보를 생각했다. 볼티모어에 살고, 그와 함께 일을 했던 윌리엄 스튜어트 할스테드 William Stewart Halsted였다. 할스테드는 흥미로운 인물이었으나 걱정스러운 점도 있었다. 1880년대 초에 뉴욕에서 대담한 외과 실험을 하던 그는 코카인을 국소 마취제로써 사용한 선구적인 시험을 하던 중, 스스로 코카인을 흡입하게 되어서 그의 조수 전원과 함께 코카인 상용자가 된 것이다. 그는 두 번에 걸쳐 몇 개월간 입원하고, 웰치의 도움을 빌려 의학 세계에 돌아온 것이었다. 홉킨스의 이사들은 할스테드를 고용하기는 하였으나, 처음에는 정규 외과 과장이 아닌 급료 2,000달러의 임시 외과 과장이라는 입장에 그쳤다.

오슬러는 필라델피아에서 함께 일을 하던 프레드 패커드를 볼티모어에 불러들여 수석 레지던트를 수행하도록 했다. 이에 대하여 킹은 "그 아버지는 자식이 필라델피아를 떠나는 것을 절대 허용치 않을 것입니다"라고 보고했다. 오슬러가 다음으로 고른 것은 몬트리올의 맥길 대학교 시절의 제자인 프랑스계 프로테스탄트인 앙리 라프뢰르Henri A. Lafleur였다. 후에 많은 캐나다인 의사가 존스 홉킨스로 와서 오슬러 밑에서 일하게 되지만, 라프뢰르는 그 제 1호였다. 간호학교 학장과 간호 감독은 캐나다에서 뉴욕과 시카고를 경유하여 온 이자벨 햄프턴Isabel Hampton으로 정해졌다. 그녀가 채용된 주된 이유는 그리스 신화의 여신과 같은 외모를 지녔기 때문이다. 오슬러의 회상에 의하면, 햄프턴 양의 모습이 너무나 훌륭하였기 때문에 고용 위원회의 피곤한 남자들은 한번에 떨어져나간 것이라고 한다. 오슬러는 펜실베이니아 병원의 퀘이커 교도인 여성 레이첼 버너를 홉킨스 관리인으로 추천했다. 버너 양의 아버지가 딸의 볼티모어 행에 반대했다는 기록은 없다.[11]

길먼Daniel Coit Gilman 병원장은 병원 조직 구조를 어떻게 해야 할지를 생각하고 있었다. 뉴욕의 몇 개의 병원을 시찰하고, 어느 곳도 그렇게 잘 관리되고 있지는 않다고 판단한 그는 병원보다도 새로운 조직을 자신들의 병원의 모델로 하기로 결정했다. 그것은 호텔이었다. 그는 오슬러와 웰치를 5번가 호텔에 데리고 갔다. "그 곳에서는 모든 것이 부문별로 나뉘어 있다"고 오슬러는 회상하고 있다. "각 부문을 관리하는 책임자가 있어서 그 위에 한 사람의 지배인이 있다" 길먼은 말했다. "이것은 틀림없이 병원이다. 우리들의 병원은 호텔을 모범으로 하기로 하자. 병원 임상과는 큰 호텔이나 백화점 일부분에 대응시키자" 길먼의 직관은 정확했다. 당시 미국이나 영국병원의 대부분은 명확한 지도자가 없이 권한은 분산되어 있었다. 이것에 비해 미국의 우량 기업은 조직을 부문화 시켜서 간부는 강한 지도력을 가지고 있었다. 홉킨스의 내과 과장인 오슬러는 내과에 관한 권한을 독점하게 되었다. 그 권한은 독일의 일부 병원 내과 과장과 동등한 것이었다. 그는 1890년 봄에 친구에게 쓴 편지에서 "나는 내가 바라던 것을 전부 받고 있으며, 과분한 대접을 받고 있다"고 쓰고 있다.[12]

오슬러는 독일에서 보아 온 조직을 참고로 하여 과장을 지지하는 강력한 중심핵 그룹을 만들었다. 그것은 고정급 없이 과장의 직무를 돕는 상급 레지던트다. 그가 1890년 초에 제출한 보고서에는 "독일의 대규모 병원에서, 미국의 동등한 병원보다도 유리한 점이 있다면 그것은 어쩌면, 수련이 끝나도 3년, 5년, 경우에 따라서는 8년도 병원에 남아 교수 밑에서 임상 관계의 직무를 담당하는 높은 기능을 가진 의사들의 존재일 것"이라고 씌어있다. 주니어 레지던트는 다른 병원에서처럼 진료 과의 로테이션을 하거나, 혹은 하지 않고 각 진료 과의 과장에 의해 개인적으로 선발되어, 그 아래에서 임기를 다하게 되었다. "여기는 인턴을 교육하기 위한 보통 병원이 아니기 때문이다." 오슬러는 블로클리에서의 괴로운 경험으로부터, 인턴의 소속은 시험 성적순이 아닌 과장의 개인적인 선택에 의해 결정되어야 한다고 주장했다. "우리들은 하루 종일 이 청년들과 함께 있지 않으면 안 된다. 따라서 우리들이 기분 좋게 같이 일할 수 있는 인물이라는 것이 굉장히 중요하다. 나는 시험 성적순으로 배정된 무능한 레지던트나 버릇없는 레지던트에 의해 몇 번이나 시달려 왔다. 그러므로 여기에서는 그러한 제도에는 단호하게 반대한다."[13]

존스 홉킨스 병원이 1889년 봄에 정식으로 개원했을 때, 아직 사무국장은 없었다. 이사회는 헨리 허드Henry M. Hurd 병원장으로서 임명했다. 그는 신사적이고 학자 얼굴의 의사로 미시간 주에서 정신병원을 경영하고 있었다. 내과와 외과에 더하여 부인과도 시작하게 되었다. 오슬러가 그를 위해 택한 것이 내과 의사겸 외과 의사이기도 한 하워드 켈리Howard A. Kelly다. 켈리는 필라델피아 켄싱턴 지구의 이웃으로 재기가 넘치는 젊은이였다. 오슬러는 그를 '켄싱턴 풋내기Kensington colt' 또는 '개복 술을 하는 애송이Boy Laparotomist'라고 별명을 붙여 친하게 지내고 있었다. 31세인 켈리가 볼티모어로 가버린 일로 필라델피아는 의학계를 인솔할 중요한 인재를 또 한 사람 잃었다.

1889년의 존스 홉킨스 병원에서 가장 큰 초조함의 씨앗이 되었던 것은 대학교가 의과대학을 쉽게 개설할 수가 없다는 것이었다. 병원에서는, 굉장히 우수하여 이례적으로 높은 급료를 받는 의사들이 모여, 50명 정도의 환자도 오게 되었으나 병상이 항상 만석인 것은 그 수년 후의 일이다, 교육을 위한 학생이 1명도 없었다. 의대의 미래는 볼티모어 앤 오하이오 철도의 부담에 달려 있었으나 당시는 어쩔 수 없는 상황으로 배당은 없었다. 일부 의사들로부터는, 후원자가 1명 더 필요한 것은 아닌가 하는 목소리가 높아지기 시작했다. 프랜시스 킹이 빌링스에게 보낸 편지에는 "우리들은 의대의 기금을 늘리지 않으면 안 된다. 어딘가의 부자를 찾아 의과대학에 기부를 의뢰하고, 그 명칭을 존스 홉킨스 대학교 의대로 하는 것을 받아들이도록 하는 것이다"라고 씌어있다. "길먼은 부자 친구가 많이 있으니 한 명 정도는 찾을 수 있을 것이라고 생각한다만"[14]

볼티모어에서 병원과 연관된 '부자친구'는 물론 그렇지 않은 친구들도 거의 없었다. 당시 볼티모어는 인구 약 42만 5,000명의 무질서하고 넓기만 한 마을이었다. 연립주택과 자갈돌이 빈틈없이 깔린 길로 만들어진 마을은 남부처럼 여름은 고온다습하여 살 수 없을 정도였다. 주민은 독일계 노동자와 흑인 하인들이 많았다. 필라델피아와는 다르게 의학에 있어서도 교육에 있어서도 자랑스러워하는 전통 없이 고故 존스 홉킨스와 같은 실업가를 배출하는 것도 아니었다. 실제로 여기에 대학과 병원을 만든 것은 볼티모어가 아닌 존스 홉킨스이고, 대학 이사회에서 중책을 맡은 것도 볼티모어 밖에서 온 사람들뿐이었다. 이 우수한 의사들은 여행 가방에 무엇을 넣어 왔는가? 메스다! 그들이 여기에 와서 맨 처음에 한 것은 병리학이었다. 언덕 아래에서는 홉킨스의 의사에게는 각각 1명의 흑인을 잘게 자르는 특권이 주어진다는 소문이 있었다. 어린 애들은 그곳에 가까이 가면 안된단다! 1880년대 초에는 1명의 '유색 인종' 여인이 살해되어, 15달러로 메릴랜드 대학교 의대에 팔아 치운 사건도 있었다. "놈들은 너를 낚아채 몸속의 내용물을 끄집어내어 제 각각 잘게 잘라서 텅빈 관에 담뱃재와 위스키 병을 넣는다." 젊은이 멘켄도 그 지역 대학의 시체 안치소에서 '스토브에 태우는 장작'과 같이 시체가 겹쳐 쌓여있다는 따위의 불길한 소문을 언뜻 들었다.[15]

언덕 위의 병원은 보통의 분위기와는 따로 떨어진 곳에 있고, 굉장히 바빴기 때문에 그곳에서 일하는 청년들은 큰 문제에 대해 크게 고민하는 일이 없었다. 레지던트는 모두가 독신으로그것이 병원에 들어와 살기 위한 조건이었다, 중앙 본부 빌딩의 가구가 모인 방에서 살고, 거리와 항구의 경치를 즐겼다. 오슬러도 한 시절 여기에 살았다. 그리고 하인에게 구두닦이를 시키기 위해 매일 밤 10시에 딱 맞추어 문 밖에 부츠를 내 놓았기 때문에 그 소리를 신호로 시계를 맞출 수 있었다고 전해진다. 그는 또 가정적으로 생활해 보자고 캐나다에서 조카딸인 조지아나 오슬러를 데리고 와서 집안 일을 맡겼다. 그 때문에 오슬러 박사의 집을 방문한 사람은 융숭한 대접을 받을 수 있었으나, 조지아나는 얼마 후에 홉킨스의 레지던트 한 명과 사랑에 빠져서 결혼하여 나가버렸다.

큰 병원을 완성시키기 위해 하지 않으면 안 되는 것은 아직 무수히 많았다. 다행스럽게 대학의 기본 재산으로부터 수입이 격감했던 것과는 대조적으로 병원의 기본 재산으로부터 수입은 높은 대로였다. 병원을 방문하는 환자는 제 1호부터 굉장히 흥미로웠다엄밀하게는 제 1호는 아니었다. 최초의 환자가 온 것은 병원이 개원하기 10년도 전인 1879년 일로 다리가 골절된 건설작업자가 임시 병동에서 2개월 입원했었다. 1889년의 개원 후, 최초에 입원한 것은 흉부 동맥류인 중증 환자로 그를 구할 수는 없었다. 웰치는 의사들의 진단이 정확하고 완벽했다는 것이 검시에 의해 확인된 것을 칭찬했으나, 환자나 볼티모어 시민들로서는, 입 발린 소리로라도 좋은 징조의 시작이라고는 생각할 수 없었을 것이다. 그리고 그들이 할스테드가 홉킨스에 와서 맨 처음 붙여진 별명이 '잭 리퍼Jack the Ripper; 찢어버리는 잭'이었다는 것을 안다면, 여기에 오는 것을 더욱 무서워했을 것이 틀림없다.[16]

병원 창립 멤버인 웰치, 오슬러, 할스테드, 라프뢰르, 켈리, 카운슬먼은 매일 함께 점심식사를 했다. 홉킨스에서의 전투와 진보 상황을 보러 온 유명인이 있을 때에는 그들도 점심을 함께 했다. 요리는 맛이 있었다. 주문배달 전문점의 에몰리는 간호사 여자들을 심하게 조롱하여, 카운슬먼의 회상에 의하면 "누구나 이 식사에 무엇인가를 가져오려고 했다. 일에 대한 이야기도 있고, 농담이나 웃음도 있었다"고 했다.[17] 어떤 때는 오슬러가 "오늘 사망자가 나왔으니 부검이 있겠지"라고 말한 것을 들은 '카운스Counce' 곧 카운슬먼은 자지 않고 시체가 도착하기를 기다렸으나, 시체는 결국 오지 않았다. 다음날, 오슬러에게 그것에 불만을 말하자, 자신은 등장 인물이 뇌졸중으로 사망한 장면이 있는 연극을 보고 왔다는 이야기를 하고 있었다는 것을 들었다. 또 어떤 때에는 젊은 외과의사 하워드 켈리가 "켈리가 수술을 시작하면 노인성 떨림이 딱 멈춘다"고 환자들에게 보증했다는 오슬러에게 이야기를 듣고는 놀랐다고 한다. 오슬러는 한층 더, 게crab는 암을, 거북이는 성적 불능을, 굴은 동맥경화를 일으킨다고 말하여, 주문 배달 전문점의 에몰리를 놀렸던 일도 있었다. '카운스'는 분명히 삼륜 자전거로 볼티모어 길을 달렸을 때, 6m나 되는 사람의 내장을 질질 끌었던 일이 있었다고 했다.[18] 그것을 목격한 통행자가 있었다면, 소시지 껍데기일 것이라고 생각하도록 기도할 수 밖에 없었다.

오슬러가 지휘하는 홉킨스 의사들은 초독회, 의학회, 역사 그룹을 설립하여, 의사 동료들을 불러들였다. 그들은 또 '존스 홉킨스 병원 개요'와 '존스 홉킨스 병원 보고서'를 통하여 자신들의 일을 세상에 알릴 준비를 했다. 간호학교의 리더들도 의학적인 출판을 통하여 선구적인 교과서나 논문을 차례로 발표했다. 오슬러는 외래환자와 그 지역 의사들를 위한 시료원을 개설하고, 임상 연구실을 발족시키는 일 외에 병원에서도 교육이 계속될 수 있도록 하기 위해 졸업 후 연수과정의 조직에도 관여하였다.

당시의 활기가 넘치는 분위기는 모든 사람들에게 소중한 추억이 되었다. 거기에서는 연대감, 창조의 현장에서 능력을 발휘한다는 감각, 그리고, 과거에 방해받는 일 없이 새로운 스타트를 끊는다는 극히 미국적인 스릴이 있었다. 라프뢰르는

"전통이나 기득권이나 의학의 '고목'에 얽매이지 않고, 전혀 새로운 길을 개척할 수 있는 것. 무엇보다도, 과학적인 의견에 대하여 이사회가 일관하여 경의를 나타내고, 예산이 넉넉하게 있다는 것. 이 이상, 무엇을 바랄 일이 있겠는가?"라고 회상하고 있다. 카운슬먼은 "우리들은 생명과 의료와 내일 이루어야 할 것만을 생각하고 있으면 좋고, 그 장애가 되는 외적 사정으로 방해되는 일은 일체 없었다"고 기록하고 있다. 하버드 대학교의 피츠Fitz R. H가 홉킨스에서 며칠을 보내는 중에 그곳은 수도원과 닮았고, '수도사'들은 이상할 정도로 장래에 대해 번민하는 일이 없었다고 했다. 실제로 의사들은 하루 일한 후에 자주 'The Church교회'에 갔다. 그것은 울프 거리와 몬트리올 거리가 만나는 곳에 있는 한셀만 레스토랑으로 맥주와 프레즐짭짤한 비스켓으로 맥주 안주이 명물이었다.[19] 오슬러는 수년 전부터 장기 휴가를 가지 않았다. 볼티모어에 와서 첫 여름인 1889년은 계속해서 병원 근처에 있었고, 캐나다에서 짧은 여행을 한 것뿐이었다. 여행의 주된 목적은, 뉴 브런즈윅 주 트라캐디의 한센병 환자 수용소를 방문하는 것이었다. 그는 11세의 빌리 프랜시스를 함께 데리고 가 필라델피아의 그레이스 리비어 그로스와 그 친구를 만났다. 돌아오는 열차에서는 프랜시스와 위쪽침대에서 함께 자지 않으면 안 되었다. 아래쪽 침대에서는 살찐 카톨릭 주교가 코를 심하게 골고 있었다.[20] 1890년 늦은 봄에는 병원은 모두가 순조로웠다. 임시 외과과장인 할스테드는 정식으로 외과과장에 임명해도 '전혀 문제가 없다'는 식이 되었다. 오슬러는 몇 개월간 유럽의 의료 현장의 시찰로 나가도 문제가 없겠다고 판단했다.

그와 토론토 대학교의 친구인 램지 라이트는 바이에른 지방의 의학교와 병원을 어수선하게 구경하고 다니며, 스위스에서는 의학강의를 듣는 여자들을 보고, 스트라스버그에서는 강의와 진료소를 주의 깊게 관찰하고, 낭시에서는 말라리아 연구로 이름 높은 라베랑을 방문하였고, 파리에서는 샤코와 파스퇴르를 시작으로 하는 많은 의학교수들과 그 수업에 출석하는 여자들과 만났다. 그리고 나서 영국으로 건너가 친구들과 컨트리 하우스에서 '특별하게 아무것도 하지 않고' 한가롭게 주말을 보냈다. 에드워드 셰퍼는 사보이 오페라 주: 영국 극작가 길버트와 작곡가 설리번에 의한 희극를 잘 외우고 있어서 대단히 잘 연기했다. 오슬러는 자신의 레지던트들에게 독일에서의 시찰내용에 대해 길게 편지를 써서 강의실 장식부터, 비둘기의 현미경적 수술 방법, 오버아마루가우 Oberammerugau passion play에서 본 유명한 그리스도 수난극, 거기에서 촉발된 그리스도의 사망 원인에 관한 고찰, 뮌헨의 맥주공장 노동자에게서 보여 진 위 확장, 프라이버그에서 장티푸스 환자에게 냉수욕이 유효했다는 발견까지, 모든 것에 대해 논평을 하였다. 프랑스에서의 경험에 대하여는 거의 아무것도 씌어있지 않다. 잡지에 게재된 편지는 독일인의 업적에 대한 열렬한 찬사로 끝난다:

> 독일의 과학적 생활에 있어 가장 큰 특징은 지식 그것을 무엇보다도 존중하고 있는 것이다. 최고의 두뇌를 가진 자의 대부분이 무엇인가를 철저하게 이해하고 인류의 지식 증대에 공헌하는 것을 목표로 하고 있는 것처럼 생각된다. 모든 의료센터에서 과학연구에 전념하는 사람들이 있다는 것이 의사에게 절대적으로 새로운 목표를 주고 있다. 우리들에게는 그리고 영국에서도 청년들이 인생을 과학에 바치고 싶어 한다는 높은 뜻을 가지고 있으나, 머지않아 매일 매일의 진료에 쫓기게 되고, 40세가 될 즈음에는 모든 일에 가격표를 붙이게 된다. 청년시절의 높은 뜻과 그 뜻을 다하기 위해 지불한 희생은 개인적으로는 좋은 영향을 미치는 것이다. 그러나 우리들은 패자이고, 유감스럽게도 독일 의사들이 과학으로부터 받고 있는 것과 같은 감화를 받을 수가 없다.…… 독일 대학은 절정기이다.[21]

독일의 영광은 8월 초에 베를린에서 개최된 제 10회 국제의학대회에서 더욱 빛났다. 이 대회는 50개국에서 9,000명의 대표자가 모여 약 600편의 논문이 발표되는 대규모의 것이었다. 1890년 8월 4일에는 결핵균의 발견자로서 이름 높은 로베르트 코흐가 연구실에서 모르모트의 결핵을 치료한 방법을 발견했다고 발표하여, 전 세계를 경악시켰다. 코흐는 말했다. "몸에 해를 끼치는 일 없이 체내의 병원균을 해가 없도록 하는 것이 가능 합니다." 오슬러는 의학 대회를 위해 베를린에 있었으나, 코흐의 강연을 들었는지 아닌지는 불명하다. 웰치가 이것을 듣고 있던 것은 확실하며, 자신의 아버지에게 이 치료법이 사람에게도 효과가 있다면 "의학사상 최대의 발견이 될 것입니다"라고 편지를 쓰고 있다. 코흐의 발표는 오늘날로 말하면, 노벨상 수상자가 암 치료법을 발견했다고 발표한 것과 같은 것이다. 존스 홉킨스 대학교는 이 놀랄 만한 뉴스의 상세한 내용이 밝혀지는 즉시 사람에게 응용하는 것을 목표로 움직이기로 했다.[22]

오슬러는 홉킨스에 온 처음 몇 개월간은 주로 기생충에 흥미를 가지고, 말라리아 원충의 매력적인 생활 고리의 연구를 계속했다. 그러한 1889년의 여름에 한 노인이 병원에서 사망했다. 보기에는 일사병에서 폐렴이 된 것처럼 생각되었으나, 검사할 때 혈액과 비장을 검사해 보니, 말라리아열이었다는 것이 확실해져 나는 놀라고, 후회되었다. 혈액검사를 철저하게 하고, 퀴닌을 충분히 투여했다면 그의 목숨은 구했을지도 모르는 것이다. 그 후, 홉킨스에서는 반드시 철저한 혈액검사가 행해지게 되고, 일이 늘어난 인턴들의 불평이 줄을 이었다.[23]

적리환자의 기생충을 미국에서 최초로 관찰한 것도 볼티모어의 연구자들이었다. 오슬러는 이 현미경적 소견에 대해 "이것들은 상당히 변했다. 충격적인 생물이다. 백혈구의 10~20배나 되는 거대한 아메바가 고름 속에서 기어 다니는 것을 처음으로 본 사람은 숨을 삼켰을 것이다"라고 기록하고 있다.[24] 홉킨스의 레지던트는, 임상, 검사, 부검의 일을 거의 담당하는 데에 연구의 선두에 서서, 논문을 집필하고 있었다. 병원은 말라리아와 아메바성 적리 연구의 중심지였다. 카운슬먼과 라프리르가 참여하고, 신뢰를 얻어가는 한편으로 오슬러는 다음 연구 주제로 옮겼다.

오슬러가 부재중, 아래 사람들에게는 완전한 권한과 독립이 인정되었다. 당시, 유럽에서는 장티푸스 환자의 열을 내리기 위해서 냉수욕이 사용되었으나, 미국에서는 그러한 전통이 없고, 오슬러는 수년 전부터 이 치료법에 관심을 가지고 있었다. 1880년대 말에 독일에서 일련의 양호한 결과가 보고되자 그는, 홉킨스에서도 냉수욕을 이용하기로 결의했다. 홉킨스는 전통에 얽매여 있지는 않았으나, 냉수욕은 많은 일손을 필요로 하기 때문에 간호사들은 불평하고, 환자들도 추위와 괴로움을 싫어했다. 그 때문에 시행이 결정된 첫 해에는 냉수욕은 한 번도 실시되지 않았다. 그러나 1890년 여름에 오슬러가 유럽에서 행한 냉수욕을 강하게 권하는 편지를 써 왔기 때문에 라프뢰르는 마침내 결정했다. 그는 필라델피아에 있는 독일계 병원을 방문하여, 그곳에서 시행하고 있는 냉수욕의 수순을 공부했기에 홉킨스에서 냉수 치료법을 시작했다. 오슬러가 귀국할 즈음에는, 장티푸스 환자의 고열을 내리는 데는 냉수욕이 제일이라는 사고방식이 완전히 정착해 있었다.

그는 물론 코흐의 결핵 연구의 대 발견에 강한 관심을 기울였다. 홉킨스는 이 발견에 대해 조사시키기 위해 베를린에 수석 스탭을 파견했다. 대략 같은 시기 코흐로부터 미국의 존 쇼 빌링스에게 소량의 액체머지않아 "투베르쿨린(tuberculin)"이라고 명명되었다가 전달되어 와서 빌링스는 홉킨스에게 이것을 주었다. 의학의 신 시대가 시작되는 것인가? 1890년 12월 12일 금요일 역사가 만들어지는 순간을 끝까지 보면, 병원의 상급 스태프, 병동 의사, 초대된 그 지역의 의사 그룹이 계단교실에 모였다. 그리고 오슬러와 웰치가 역사적인 시점에서 해설을 하는 중에 라프뢰르가 중증의 폐병환자에게 짙은 쪽 빛의 신비한 액체를 주사했다. 라프뢰르의 기억에 의하면, 출석한 사람들은 서로를 축복하며, 집회는 열렸다고 한다.

이 환자 외에 10명의 환자의 치료도 시작되었다. 그 다음주 월요일 밤에 열린 의학 학회에서는, 오슬러는 매우 그다운 신중한 말솜씨로 보고를 한다:

> 이 정도의 중요성이 추정되는 발견에 대해서는, 비판 없이 믿는 것도 불합리하게 의심하는 것도 용서할 수 없다. 발견자인 로베르트 코흐는 비판이 없는 완전함을 자랑스러워하는 모범적인 연구자이고, 그 방식을 관철하는 끈질긴 연구자이고, 다른 전문가들이 전폭적으로 신뢰할 만한 병리학자이다. 코흐의 발표가 일으킨 이상한 열기는 그의 이러한 좋은 성품에 대한 정당한 찬사이다. 그의 이번 주장이 어디까지 정

당화될지를 끝까지 밝힐 수 있는 것은 시간이라는 차가운 심판뿐이다. 한편, 사람의 의학에 관해서는 이 문제는 실험실에서 병동으로 장소를 바꾸고 있고, 이후 몇 개월 간의 신중한 관찰에 의한 자료를 모아 그것에 기초하여 최종적인 판단을 하지 않으면 안 된다.

그러나 오슬러는 그 주 수요일에 주사를 맞은 환자 1명이 "눈이 번쩍 뜨일 만한 반응을 보이고 있다"고 빌링스에게 말했다. 이것은 매우 성급한 평가였다. 얼마 지나지 않아 이 환자는 결핵이 아니었던 것이 밝혀지고, 림프샘 암에 의해 사망한 것이 판명 되었다.[25]

1890~1891년에 걸친 겨울, 오슬러는 매일 병동에 왔지만 라프뢰르와 보조 레지던트인 윌리엄 S. 데이어가 일상의 일 모든 것을 떠맡고 있었다. 오슬러의 시간 대부분은 그의 '잉크병 커리어'로 가장 중요한 에피소드인 교과서 편집에 쓰이고 있었다. 그 교과서는 그의 생애의 큰 업적 중 하나가 되고, 의학 교육과 의학서 출판의 역사적 명작의 하나로 꼽히게 된다.

오슬러에게 있어서도, 출판사에 있어서도 교과서를 집필한다는 생각은 새로운 것은 아니었다. 문장력과 풍부한 지식을 갖춘 오슬러는 대작을 집필하는 것에는 안성맞춤이었다. 그러나 그는 40세까지는 책을 쓰기보다도 더 유익한 것을 하고 싶다고 말하며 도망치고 있었다. 지금 그는 40세를 넘겼다. 또한 의대가 개교한 목적은 전혀 세워지지 않고, 그가 말하는 '신에게 버려진 마을[26]'에서는 자문 의사로서의 일도 거의 없었기에 시간도 있었다. 그렇지만, 교과서 집필은 정규 마라톤보다 긴 거리를 달리는 울트라 마라톤에 도전하는 것과도 같은 것이다. 그는 처음에 자신에게는 그러한 큰일을 할 기운도 지속할 힘도 없다고 생각했다. 그러나 1890년 유럽 여행에서 기분 전환을 한 그는 하여 진료에 관한 책을 집필하기 시작했다. 가장 처음 쓴 것은 장티푸스에 관한 장이었다.

그 해 겨울 애플턴 앤 컴퍼니D. Appleton & Co.라는 뉴욕의 큰 출판사가 오슬러에게 그의 원고를 의학 교과서로 출판하고 싶다는 이야기를 꺼냈다. 애플턴 출판사는 의학 관계의 서류를 다수 출판하고 있고, 큰 판매망을 가지고 있었기 때문에 많은 매상을 기대할 수 있다고 주장했다. 얼마간의 흥정 뒤에 10%의 인지세5,000부 이후는 12.5%로 업와, 1,000부의 보증 인지세와, 1,500달러의 현금 선불이 결정되었다. 1891년 2월 오슬러는 나중에 그 자신의 말을 빌리자면 '악마에 머리를 파는 계약'에 사인을 했다.[27]

그 때까지 집필은 좀처럼 진행되지 않았다. 1891년에 그는 본격적으로 일을 시작했다.

> 매주 아침에 3일 나는 오전 8시부터 오후 1시까지 구술을 했다. 그 이외의 날은 하루걸러 아침부터 병원에 나가서, 11시 반 즈음부터 구술을 했다. 오후의 빈 시간에는 퇴고와 참고 문헌을 확인했다. 5월 초순에는 …… 병원내의 내 방으로 옮겼다. 담당 환자와 일선 병동의 특수한 환자의 진찰을 하고, 그 후는 퇴고 등을 하며 보낸다. 오후 5시 이후는 왕진을 나가 6시 반 경에 클럽에서 저녁식사를 하고, 9시 반 즈음까지 쉬고, 10시에 취침, 다음날 아침은 7시에 기상한다. 8월의 처음 2주간은 토론토에서 보내고, 돌아와서부터 또 같은 일과를 해치우고, 10월 15일경에 원고를 거의 끝마쳤다. …… 1891년 말의 3개월은 교정쇄를 읽고, 이듬해 1월에 색인을 작성했다. 제일 뼈가 잘려나가는 작업은 참고 문헌을 일일이 확인하는 것이었다. …… 집필 기간 중 오후에 몸이 안 좋아져서 일을 할 수 없던 일이 한 번 있었는데, 밤에 쉬었던 일은 한 번도 없었다. 1890년 9월부터 1892년 1월까지 중에 8파운드3.6kg가까이 체중이 늘었다.

그가 책 쓰는 일을 할 때에는, 와이셔츠 차림으로 휘트먼 풍의 유서 깊은 책들에 둘러싸여 속기사 험프턴Miss B. O. Humpton양에게 구술필기를 시켰다. 병원에서는, 레지던트인 헌터 롭의 거처를 차지했다. "나는 반년을 통틀어 그 방을 쓸 수가 없었다"고 롭은 회상하고 있다. 그는 자주 구술을 중단하며 다른 방에 있는 내쪽으로 뛰어 들어와서는 4분의 1마일 경주를 하자고 권하거나, 허풍을 떨거나 했다. 그것은 나에게 있어서 무엇보다도 기쁜 일이었다. 내 방에서 쓰레기통을 차서 돌리며 영감을 얻으려 하는 것 이외에는, 나는 그의 방문을 진심으로 환영했다. 롭은 쓰레기통에 벽돌을 쌓는 것으로 쓰레기통을 지켰다. 책이 완성되자, 오슬러는 롭에게 1권을 증정했다. 책에는 친필로 헌사가 있고, 저자가 그럴 듯하게 '로빈'을 멋진 보금자리에서 내쫓은 것뿐만 아니라, 그 오렌지, 초콜릿, 진저에일, '올드 톰Old Tom'의 동반자로 맡아두었던 것을 'E. Y. D에거튼 데이비스'가 저자를 대신하여 사과한다고 씌어 있었다.[28]

의학박사 윌리엄 오슬러가 개업의와 의학생을 위하여 새로 쓴 『의학의 원칙과 실천The Principles and Practice of Medicine』은 1892년 3월에 애플턴Appleton사에서 출판되었다. 오슬러는 이 책을 지금은 고인이 된 3명의 은사 존슨, 보벨, 하워드에게 바쳤다. 그리고 자신의 레지던트들과 햄프턴 외에 홉킨스의 사학과 대학원생으로 원고를 모두 읽고 문장을 수정한 파웰L. P. Powell에게 감사의 말을 바쳤다파웰은 후에 자신은 거의 고친 것이 없다고 털어놓았다.[29] 오슬러는 서문에서 히포크라테스의 말 "경험은 의심스러우며 판단은 어렵다"와 플라톤의 있어서는, "의술을 행할때는 환자의 체질을 고려한 기술art이 행해진다. 그 기술art의 하나하나에 행동원리와 근거가 있다"를 인용했지만, 그 유래와 의도를 설명하는 일은 없이 의학의 원칙과 실천에 관한 개론도 덧붙이지 않았다. 이것은 오슬러 본인, 혹은 애플턴사가 이 책을 가능한 한 간결한 것으로 하려고 생각했던 탓인지도 모르고, 오슬러가 이른바 '지옥 심문집'의 '글을 파는 일'을 지겨워한 탓인지도 모른다.[30] 어쩌면, 그가 구혼하던 여자에게 "우선은 책 마무리부터"라는 말을 들어서 급하게 했던 탓인지도 모른다.

『의학의 원칙과 실천』은 틀림없이 환자와 그 치료법에 관한 책이었다. 오슬러는 전부 1,050쪽이 되는 이 책을 감염증에 관한 부문부터 시작했다. 이 섹션에서는 장티푸스부터 한센병까지 30종류의 감염증을 취하고, 쪽 수는 270에 이르렀다. 그리고는 체질 병, 소화기 질환, 호흡기 질환, 순환기 질환, 혈액 및 내분비 질환, 신장병, 신경 질환, 근 질환에 관한 섹션으로 이어갔다. 이에 더하여, 중독, 일사병, 비만증에 관한 포괄적인 부문도 있고, 마지막은 동물 기생충이 일으키는 질환에 관한 부문으로 끝났다. 대부분의 질환에 대해 정의, 병인, 병리해부, 증상, 진단, 예후, 치료에 관한 정보가 제공되었다. 역사적인 기술이 포함되어 있는 것도 있었다. 색인은 완벽했으나, 참고 문헌은 붙어있지 않았다. 오슬러가 준비한 저자 색인은 출판사의 판단으로 삭제된 것이다.

오슬러는 의학 문헌의 엄밀한 인용은 극히 소수에 그치는 대신, 유럽, 영국, 미국의 논문 저자 이름을 많이 올렸다. 또, 몬트리올 종합병원에서 행한 1,000건의 부검에서의 경험과 필라델피아의 시체 안치소와 병동에서의 경험을 여기저기에서 인용했다. 더욱이, 1874년에 유럽에서 유학했을 때에 본 증례와 몬트리올에서 하워드와 본 증례, 필라델피아에서 미첼과 본 증례, 전날 웰치와 할스테드와 이야기를 나누었던 증례, 뮌헨에서 본 맥주공장 노동자의 증례, 의학 박물관에서 표본이 남겨져 있는 증례 등도 인용했다. 그가 언급한 인물은 히포크라테스, 므비보Mephibosheth –주: 구약성서에 나오는 인물, 토머스 브라운 경Sir Thomas Browne과 같은 역사상의 인물들부터, 몽테뉴Montaigne, 올리버 웬델 홈즈Oliver Wendell Holmes, 콜리지Coleridge, 스위프트Swift까지 다양하게 걸쳐져 있었다. 생식기 질환과 눈병에 대한 장은 없었다. 오슬러는 질 경련에 대해 농담을 하는 일도 없고, 에거튼 데이비스의 문헌을 인용하는 일은 없었으나, 외부성 히스테리에 대해서는 철도사고의 증례인 경우, 소송이 계류 중으로 환자에게 변호사가 붙어있는 동안은 증상을 유지하는 것이 보통이다. 소송이 해결된 시점부터는 신속한 회복이 시작되고, 완치에 이르는 경우가 많다고 하는 다소 경솔한 기술이 보인다. 오슬러는 웰치로부터 루마니아에서는 맥각 중독의 발생률이 높다는 자료를 받았으나 그것은 완전한 날조였다. 웰치는 장난하기를 좋아

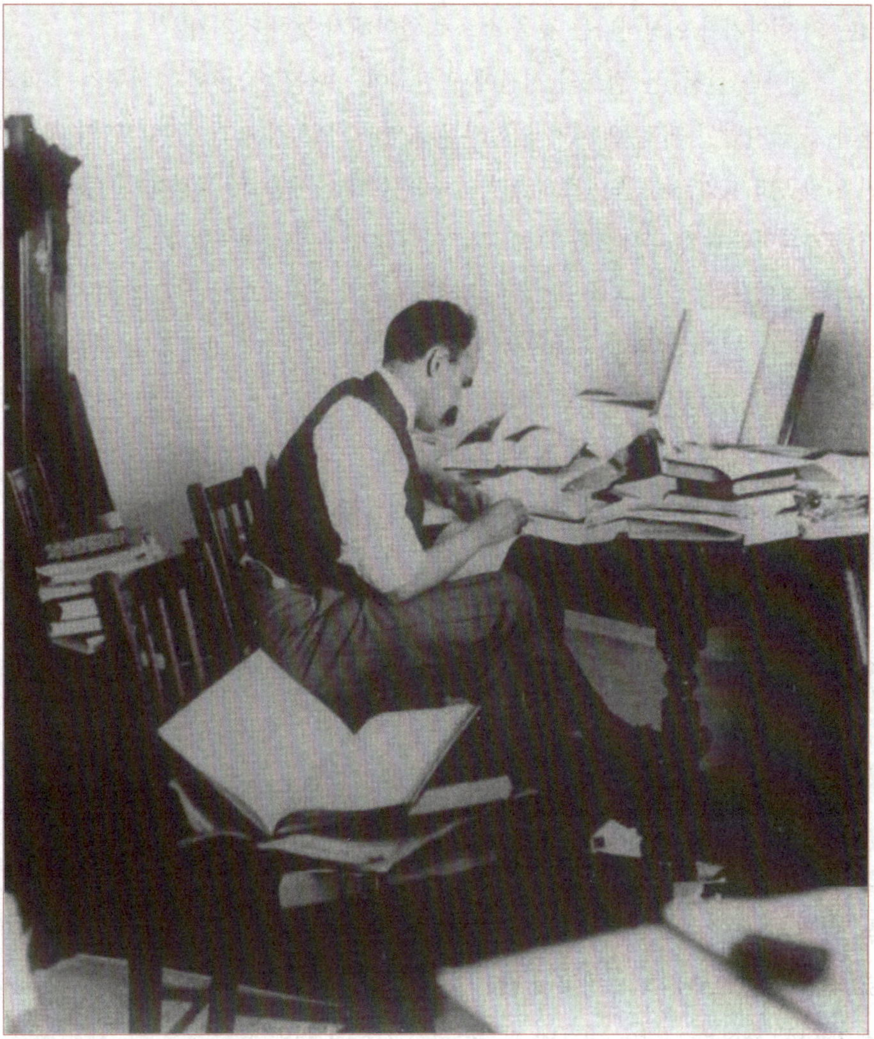

교과서『의학의 원리와 실천(The Principles and Practice of Medicine)』 집필하는 모습

하는 오슬러에게 장난칠 생각으로 지은 이야기를 한 것인데, 오슬러는 자신이 속는 것은 좋아하지 않았다. 웰치는 사실 판명이 나오기 전에 이것을 고백했으나, 오슬

러는 이 이야기가 이상하다는 것을 스스로 알아채지 못한 것인가?[31]

『원칙과 실천』은 절호의 시간에 출판되어, 순식간에 19세기 과학적 의학의 성과 그 금자탑이 되고, 20세기 의학의 시초였다. 오슬러는 과거 70년간의 정통적인 임상 병리학의 전통을 마스터했다. 1880년대에는 세균학이 감염증의 병인을 둘러싼 기본적인 문제를 해결했으나, 그는 이러한 연구에도 정통했다. 소수의 예외가 있기는 하였으나, 질환의 자연경과에 관한 그의 기술은 오늘날에도 통용하는 것으로 그 몇 가지인가는 최고 수준의 것으로 평가되고 있다. 1892년 당시, 내분비계는 아직 해명되지 않고 있었고, 면역계는 수수께끼여서 바이러스를 특정 하는 것은 불가능하고, 영양학과 유전학의 원칙도 대부분 알려져 있지 않았다. X선, 심전도, 그 외 각종 진단용 장비도 아직 개발되어 있지 않았다. 그렇다고는 하나, 공중 측량이 가능해지는 훨씬 전부터 실지 답사에 의한 그 나름대로의 지도는 만들어져 있었고, 자동차 애호가는 최신식 재규어를 타고 있어도 T형 포드를 소중하게 하는 법이다. 현대의 개업의사가 1892년의 『원칙과 실천』을 읽는다면, 현재는 항생물질과 그 외의 치료법이틀림없이 당면할멋지게 제압하는 질환의 당시의 병인에 대한 사고방식과 굉장히 바뀐 증례에 대하여, 많은 것을 배울 것이다.[32]

오슬러의 『원칙과 실천』이 출판된 것은 세균학의 등장과 집필자의 죽음에 의해 라이벌이 될 의학 교과서의 대부분이 시대에 뒤처지게 되었을 때였다. 영국에서는 1843년에 『의술의 원칙과 실천』을 출판한 토머스 와트슨 경이 1882년에 90세로 사망했다. 오슬러를 포함하여 많은 북미 의사들이 지금에서야 '신세계'가 독자적인 의학 문헌을 세상에 내보낼 시기라고 생각하고 있었다. 뉴욕의 오스틴 플린트 Austin Flint는 이 모험적인 기획에서 선두에 나선 소수의 미국인들 중에서 특히 우수한 인물 중 하나였으나, 그도 1886년에 사망했다. 같은 해, 플린트의 『의학의 원칙과 실천에 관한 논문』의 최종판이 출판되었으나, 그것을 가능하게 한 것은 그의 조수였던 윌리엄 웰치의 힘이었다. 그러나 오슬러와 홉킨스의 모두가 곧 알게 되었듯, 다망한 웰치는 편지의 답신을 쓰는 것이 고작이어서 장기에 걸쳐 학술문헌을 집필할 기운이 없었다.

1890년대, 윌리엄 오슬러는 좋은 위치에 자리 잡고 있었고, 인맥도 있었기 때문에 그가 혼자서 집필한 교과서는 대성공을 거둘 수 있겠다는 전망이 있었다. 미국에서 최고의 병원 내과과장이고 영국에서 공부하였으며 영국계 캐나다인인 그는 북 대서양을 둘러싼 3개국의 의학을 대표하는 존재였다. 미국인, 캐나다인, 영국인 각각이 오슬러의 책을 사는 것으로 자국의 출판 산업을 응원하는 것을 느낄 수 있었다고는 하나오슬러는 의식적으로 미국의 문헌을 많이 인용했고, 자신이 장티푸스 장을 최초로 한 것의 상징적인 의미도 이해하고 있었을 것이다. 장티푸스는 유럽에서 연구가 시작되고 미국인에 의해 해명된 질환인 것이다. 보다 중요한 것은 오슬러의 『원칙과 실천』을 구입해 읽은 사람들이, 자신은 최고 의학 교과서에 투자했다고 생각할 수 있던 것이었다. 오슬러에 있어서는 '글을 파는 일'이었을지도 모르지만, 그것은 좋은 책이었던 것이다.

오슬러의 『원칙과 실천』에는 내용이 새롭다는 것 이외에 훌륭한 명쾌함, 솔직한 스타일, 그리고 의학은 단순히 결론이 나는 것이 아니라는 그의 신념이 잘 전달되는 장점이 있었다. 이 책의 명쾌함과 스타일은, 구술의 영향이 크다. 오슬러는 증례의 보고와 부검의 소견을 구술할 때와 같은 식으로, 이 책을 받아쓰게 한 것이다. 길고 긴 복잡한 문체로 씌어 진 플린트의 교과서로 공부해 온 사람들은 오슬러의 간결한 문체를 신선한 공기와 같이 느꼈다. 그 문장은 오슬러가 문학적 전통에 따르며 쓴 문장과는 좋은 대조를 이루었다.[33] 그가 문장을 구술할 때와 이야기를 할 때에는, 굉장히 간결한 말투를 쓰는 것이 보통이었다. 그러나 그는 과도하게 단순화하거나 정말로 단축하거나, 독자를 적당히 어르거나 하는 일은 없었다. '원칙과 실천'과 같은 해에 새롭게 출판된 2종류의 교과서의 저자들은 역사적 기술과 논쟁에 대해서는 의도적으로 생략하고 있었다. 이것에 대해 오슬러는 의학적 개념의 진보를 공들여 헤매고, 논쟁에 대해 해설하고, 자신의 경험에 기초하여 의견을 말하고 그는 수백 번이나 "나"라는 말을 쓰고 있다, 확신할 수 없는 점은 솔직하게 인정했다. 교과서 집필자들과 권위로 불리는 사람들은 모든 것을 알고 있었고, 모든 질문에 대답할 수 있을 것 같은 얼굴을 하고 있었으나, 오슬러는 그러한 기색을 보이지 않았다. 그는 의학적 지식의 한계를 알고, 진단의 미묘함과 부정확함을 자각하고, 인간이 얼마나 틀리기 쉬우며, 환자를 치유시키는 것이 얼마나 어려운가를 알고 있었다. 의학은 그 창시자가 "경험은 의심스러우며 판단은 어렵다"고 고백한대로 애매하고, 끊임없이 진화하는 자극적인 학문 분야이다. 오슬러의 『원칙과 실천』은 의학의 현상보고와 자리매김할 수 있는 것이었다.

오슬러는 어떤 때는 역행하는 기분으로, 또 어떤 때에는 전진하는 기분으로 이 교과서를 집필했던 것 같다. 언제 끝날지도 모르는 고통스러운 일을 하던 중에 기분이 크게 변하게 되었는지도 모른다. 혹은, 글을 파는 일이기 때문에 수준을 낮추는 것이 좋지 않을까 하는 유혹에 빠졌을지도 모른다. 그렇지 않다면, "금발인 사람은 흑발인 사람에 비해 신경성 위장병을 일으키기 어려우나, 위황병萎黃病, chlorosis; 빈혈증의 일종에 걸리기 쉽다"는 등의 단정을 어떻게 이해하면 좋겠는가? 또, 자위행위가 간질의 원인으로써 "어쩌면 과대평가 되고 있다"고 이해하면서도 왜, 그것이 히스테리의 '중대한 원인'이라는 견해를 다시 생각해보지 않은 것인가? 마스터베이션은 기능성 장해를 악화시키지만, 기질성 장해에는 영향을 미치지 않는다고 생각했던 것인지도 모른다. 또 한번, 무해한 상태와 자연치유가 가능한 질환의 예를 몇 가지 들어 판단력을 보여주는 한편, 입으로 숨을 쉬는 아이들을 멍청하게 하고, 말더듬이의 원인도 된다고 주장하며, 편도선 비대인 아이들을 가진 부모들을 겁먹게 한 일도 이해하기 어렵다.[34]

폐렴과 브라이트병Bright's disease에 관한 기술의 일부는 신新체액설의 그늘 내지는 전통적인 권위에 과도한 경의로써 이해되고 있다.[35] 그의 혼란의 대부분은 치료법에 대한 조언으로 보여 진다. 오슬러는 약물의 투여에 회의적이었으나 아편은 가볍게 처방하고 있었던 모양으로, 감기에 걸리기 시작한 "염증에 의한 심한 기침으로 잠들지도 못하는 환자의 치료법으로써는 이것을 대신할 것은 없다"라고 하고 있다. 또, 코피를 멈추기 위해서 콧구멍에 거미집을 쑤셔 넣는다는 '옛부터 때때로 성공하기도 했던 치료법'에 해가 될 것은 없겠지만, 비염을 가볍게 하기 위해 4%의 코카인용액을 쓴다는 치료법은 어떨 것인가? 이는 셜록 홈즈가주: 셜록 홈즈는 코카인을 항상 쓰고 있었음 변비로 고민하던 클럽 회원에게는 '가장 해로운 습관인 약물 복용'을 그만두게 하고, "아침식사 후에 파이프나 엽궐련을 하나 피우는 것은 많은 남자들에게 확실한 치료법이다"[36] 라는 귀여운 조언도 했다. 또한 헛된 기대도 있었다: 의사들은 1830년대부터 외과용 나이프와 거머리를 썼던 사혈의 효과를 의심하기 시작했으나, 오슬러는 1892년에 '금세기 전반은 울혈의 횟수가 너무 많고, 후반은 너무 적다'고 쓰고 있다. 그리고 폐렴, 폐기종, 뇌졸중, 뇌막염단, 모르핀의 피하주사 쪽이 효과적이다., 심외막염, 복막염, 기관지염, 섬망, 유행성 볼거리의 특정증례에 대하여 사혈을 권했다. 그는 또, 요통, 좌골 신경통, 신경통에는 침을 권하며, 좌골 신경통과 신경통에는 증류수의 피하주사도 권하였다.[37]

대부분의 경우 오슬러의 처방에는 일관성이 있었다. 맥길 대학교의 학생들에게 가르쳤던 대로 의사는 환자의 고통을 동반하는 증상과 생명을 위협하는 상태를 경감시키는데 힘쓰지 않으면 안 된다. 환자가 고통의 경감을 바란다면 의사는 그것을 하지 않으면 안 된다. 약을 맹신해서는 안 되는 것으로 오슬러의 주장은 거의 일치했다. 당시는 많은 종류의 성분을 하나로 한 약이 유행하기 시작했으나,[38] 그 외의 많은 질환에는 특효약이 없다는 주장에 따라 그는 솔직하고 타협이 없었다.

> 성홍열의 특효약이라고 하는 약은 많으나, 무엇 하나도 효과가 없다. …… 류마티즘열의 지속기간과 경과를 약으로 바꾸는 것은 거의 불가능하다. …… 자반증을 확실하게 고치는 약은 아직 없다. …… 폐렴은 자연치유가 가능한 질환이고, 그 경과는 약에서는 전혀 영향을 받지 않는다. 우리들이 아는 어떠한 방법에 의해서도 그것을 중단하는 것은 불가능하고, 단축하는 것도 불가능하다. …… 심한 두통에 고통을 받고 있는 수막염 환자에게 연고를 처방하는 것은 불필요한 고통을 늘리는 일 밖에 되지 않는다. …… 파킨슨병에 대해서는 어떠한 의미에 있어서도 만족 가능한 치료법

으로써 추천할 수 있는 것은 없다. 비소제, 아편, 히오시아민동공 확산제, 진정제을 시험해도 좋으나 환자의 친구에게는 이것은 불치병이고 환자의 몸이 약이 되도록 보살펴 주는 것밖에는 불가능하다고 솔직하게 말해두어야 한다.[39]

오슬러는 이 교과서를 집필하고 있을 때, 일반 사람들을 대상으로 하는 강연 중에 약의 투여에 관한 지론을 밝히고 있다. 의사에게 있어 환자가 자연치유 할 가능성이 있는 것을 이해한 것은 큰 진보였다. 문제는 일반 사람들이 이것을 받아들이지 않는 것 이었다:

> 약을 먹고 싶다는 욕구는 사람을 동물과 구별하는 커다란 특징이라고 말할 수 있을지도 모르겠다. 이 욕구가 왜 생겼으며 어째서 이만큼 강해졌고 최종적으로는 어디까지 갈 것인가는 심리학적 문제로써 매우 흥미롭다. 이 욕구에 관하여, 나는 불만을 들을 수밖에 없다. 우리들 의사는 무슨 일이 있을 때마다 구토를 일으킬 법한 물약을 환자에게 처방해 왔으나, 점차 이 악습으로부터 벗어나고 있다. 오늘은 당당하게 "조금 더 운동하고, 식사량을 줄이고, 담배와 알코올을 줄이면, 증상은 좋아지는 겁니다"라고 말할 수 있다. 그러나 그래서는 환자는 만족하지 않는 것이다. 그들은 우리들 성직자가 바알Baal 신주: 고대 셈족 사람들이 믿었던 신을 섬기는 것을 그만두고, 숲과 언덕 위의 신전을 버리고, 과학이라는 실질적인 신에게 충성을 맹세한 것이 마음에 들지 않는 것이다. 그들은, 모든 종류의 우상에 유혹되고, 특허 약을 좋아하며, 돌팔이 의사의 선전에 이끌린다. 당분간은 그러한 상황이 계속될지도 모른다. 세계는 아직 유년기이고, 이상한 것에 속아 넘어가는 것은 인류의 가장 매력적인 특징일지도 모른다.[40]

오슬러는 약의 힘을 믿고 있지 않았던 것과는 대조적으로, 외과수술의 힘은 믿었다. 실제로 그가 의사가 되었을 때부터 외과적 개입은 점점 안전해지고, 잘 되어

갔다. 그가 병원에서 진료를 했던 때에는 항상 외과 의사와 긴밀한 협력을 하고 있었다. 오슬러가 1891~1892년에 했던 강연에서는, 외과 수술을 '새로운 의술'로 부르고, '난소 절개를 하는 외과 의사를 '정육점 주인'이라든가 '배를 찢는 자'등으로 비웃는 보수주의'를 공격했다. 내과의로서 그의 특징은 다른 내과 의사보다도 빠른 단계로 외과의사의 도움을 받는 것이었다. 임상과 병리를 대립시키는 단순한 이원론 시대는 끝났다. 임상 내과의사는 이전엔 자만심이 강했고, 부검실에서 자신들의 긍지가 파헤쳐지는 굴욕만을 두려워했다. 오늘날에는 자신들의 판단이 헤매는 증례를 외과 의사가 빠르고 안전하게 끝까지 보아주게 된 덕분에 겸허해졌다.[41] 오슬러는, 정맥절개사혈에 관련한 작은 수술은 경험적으로 정당화된다고 생각하고 있었다. 그가 1890년대 초, 복막염에는 반드시 외과 의사를 대기시킬 것, 부종성 후두염으로는 빠르게 기관 절개를 행할 것, 담석으로는 외과적 치료를 진지하게 고려할 것 등의 추천을 하고 있던 것은 선견지명이 있었다고 말할 수 있다. 그는 더욱이, 뇌 농양일 가능성이 있는 경우에는 진단을 위한 뇌수술조차도 추천했다.[42]

1890년대 전반까지 오슬러는 고열 환자에 대해 입욕, 스폰지-물, 냉, 온포 등의 수hydro치료법에 힘을 불어 넣었다. 일찍이 새로운 합성해열제를 열렬하게 지지했던 그는 지금이야말로 시장에 나와 있는 해열제를 싫어하여, 고열에는 냉수욕 쪽이 효과가 있고, 장티푸스 환자의 사망률을 낮춘다는 등의 효과가 있다고 확신하고 있었다. 『원칙과 실천』에서는 발열, 두통, 신경쇠약, 불면증에 대하여, 냉수욕, 미온 욕, 스폰지-물, 냉온포를 쓰기를 추천했다. 치료에 관하여 오슬러는 허무주의자라기보다는 오히려 진보적인 보수파였다. 그가 판단의 기준으로 한 것은 그 치료법이 환자의 고통을 어느 정도 완화가 가능한가 하는 것이었다. 오슬러의 교과서 기술에는 장티푸스 환자에게 냉수욕 요법에 관한 그것까지 그가 자문자답하고, 홉킨스의 병동에서 라프뢰르와 그 외의 급진적인 개혁파와 의논해 온 내용이 반영되어 있다:

그렇기는 하지만, 이 엄격한 치료법에는 심각한 결점이 없지는 않다. 나는 개인적으로 이 치료법을 '절대로 야만적인 방법'이라고 하는 사람들에게 공감한다. 어쨌든 따뜻한 침대에서 자던 환자를 20℃의 욕조에 넣어 그가 애원하더라도 20분 이상을 그대로 둔다는 냉정한 치료법인 것이다. 냉수욕을 끝내고, 시퍼런 얼굴로 바들바들 떨고 있는 환자의 모습은 비참하다. 우리들의 환자 대부분이 이 치료법에 대해 강한 불만을 호소한다. 개인 진료소에서는 도저히 실천할 수 없을 것이다.

이 책에는 홉킨스에서 채용한 또 하나의 새로운 치료법에 대한 큰 실망에 대해서도 씌여 있다. 배양한 결핵균에서 글리세린을 추출한 코흐의 투베르쿨린은 처음에 기대되었던 바와 같이 효과를 주지 못하고 있었다.

> 존스 홉킨스 병원에서는 이것을 23명의 환자에게 썼으나, 효과가 보였던 것은 3명 뿐으로, 그 외의 환자에 대해서는, 효과가 없거나, 해를 주었다. ……대부분의 경우 전신 증상과 국소 증상을 악화시키는 것 같았다.
>
> 모든 결핵 병변에 현저한 효과가 있는 치료법을 마침내 손에 넣었다고 날아오르던 우리들은 지금 그 반동을 받고 있다. 이 치료법의 진짜 자리매김에 대해 의논할 수 있게 되는 데에는, 어쩌면 몇 년의 시간이 필요할 것이다. 우리들이 알고 있는 것은 단지, 이것을 사용할 때에는 최대한 주의를 기울일 필요가 있다는 것뿐이다.[43]

냉수욕, 투베르쿨린 및 그 외의 치료법을 평가하는 것에 필요한 자료는 곧 모일 것이다. 병원과 문헌에서 더욱 흥미 깊은 증례와 만날 수 있을 것이다. 보다 많은 발견이 가능할 것이다. 교과서의 집필자가 되는 것, 그 이점은 다음 판을 증정하거나 의견을 바꾸거나 새로운 재료를 추가하는 것이 가능하다는 것이다. 그러나 이를 위해서는 다음 판이 크게 기대될 만큼 성공을 거둘 필요가 있고, 이것은 많은 집필자에게 부담이 되고 있다. 오슬러의 『원칙과 실천』은 순식간에 성공을 거두어, 친구와 동료들과 비평가들과 의학생들에게 열광적으로 받아 들여졌다. 이 책의 초판은 3,000부였으나, 발매한지 2개월 후에는 품절되었다. 최초 2년간 1만 4,000부가 팔린 이 책은 오슬러에게 1만 달러의 인지세를 가져다 주었다. 영어권에서 압도적인 지위를 차지하게 된 교과서가 다음 판이 기대되는 것은 당연하다. 이 이후, 오슬러가 사망할 때까지 『원칙과 실천』은 그의 중요한 수입원이 된다. 그는 애플턴 출판사로부터 인지세가 들어오는 구좌를 '불특정 이득 구좌'라고 불렀다.[44]

오슬러는, 『원칙과 실천』의 초판을 자신은 가지고 있지 않았다. 그는 그것을 필라델피아에 가져가서, 집필이 끝날 때까지는 결혼해주지 않았던 여자에게 선물로 했기 때문이었다. 전해지는 것에 의하면, 그는 이 책을 그녀의 무릎 위에 툭 올리고, "화가 치미는 책을 잘도 받아주는군" 혹은 "자, 더러운 일을 정리 했어"라고 말했다고 한다. 어쩌면, "그럼, 나와 무엇을 해 준다고 했지?"라고 덧붙였을지도 모른다.[45]

그 여자의 이름은 그레이스 린지 리비어 그로스Grace Linzee Revere Gross, 새뮤얼 W. 그로스 박사의 미망인이다. 1892년 당시, 그녀는 37세로 아이도 없이 상당한 미인으로, 금발이고, 피부색은 밝고, 빛나는 푸른 눈동자를 가지고 자세가 좋았다. 단지, 얼굴은 약간 네모지고, 몸에는 살이 찌기 시작하고 있었다. 전형적인 보스턴 미인으로, 성장 환경이 좋고, 훌륭한 교육을 받았다. 생가는 은기 판매를 하고 있었기에 빈곤을 맛본 적은 없었다. 1876년에 그녀는 굉장히 핸섬한 그로스 박사와 깊게 연애했다. 그로부터 12년간, 그녀는 필라델피아에서 처음으로 의사 일가의 여주인으로서, 젊은 그로스 뿐만 아니라 그 부친인 미국의 외과 의사의 황제라고 했던 새뮤얼Samuel. D을 위해 일했다. 이미 언급한 것처럼, 오슬러는 그로스 가를 자주 방문했고, 이때에 알게 되었다. 그레이스는 사교술이 좋고, 배려심이 있으며, 매력적으로, 자신이 넘치고, 적당한 자기의 주장이 있었다. 그녀의 기질을 잘 표현하는, 이런 일화가 있다. 어느 때인가, 파리에서 혼자 쇼핑을 하고 있던 그녀는 체구가 작은 프랑스인 남자가 따라오는 것을 눈치 챘다. 그녀는 걸음을 느리게 하여, 남자가 자신에게 가까워져 왔을 때 휙 뒤를 돌아 손에 들고 있던 우산으로 찌를 것처럼 하고는 "워이, 워이!"라고 말한 것이다. 남자는 쏜살같이 도망쳤다고 한다. 그레이스 리비어 그로스는, 탄생, 성장, 거주, 결혼 모든 것에 있어 미국 명문가의 여인이었다. 뉴 잉글랜드 태생의 그녀는, 미국 독립전쟁의 양쪽 군대의 후손이었다. 미국사람인 세공사 폴 리비어는 1775년 4월에 애국자들에게 영국군의 움직임을 가르쳐주고, 영국인의 영국 해군대위 존 린지는 1775년 6월의 벙커힐 전투에서 보스턴을 포격했다.[46]

당시의 일이라지만 그레이스는 훗날, 첫 남편에 대해서 절대로 이야기하지 않았다. 일가와 친한 친구 한 명은, 그로스 부부는 굉장히 행복한 결혼생활을 보냈다고 생각하고 있었다. 그러나 그녀의 형제 중 한 명은, 그레이스보다 20세 연장자였던 그로스를 "저속한 늙은 주정뱅이"라고 평하고 있다. 동료가 본 그로스Gross S. W.는 우수하고, 자기주장을 굽히지 않으며, 독재적이고, 불경스러우며 다소 보통을 벗어난 인물이었으나, 가족에 대한 애정은 깊다고 생각하고 있었다. 그는 유방암과 남성의 성교 불능증에 관한 책을 출판하고, 그레이스와의 사이에는 1명뿐인 아이가 태어났으나, 생후에 곧 죽었다.

오슬러는 그로스를 친해지기 쉬운 동료로 생각하고, 같은 타입의 의학 저술가라고 생각하고 있었다. 그는 확실히 그로스 가의 손님이라는 것을 즐기고 있었다. 해밀턴에서 온 의사 동료인 아치 말록은 오슬러의 권유로 그로스 가에 저녁을 하러 가서, 그 후 "내가 결혼하고 싶다고 생각한 일이 있는 여성은 그로스뿐이다"라고 털어놓았다고 회상하고 있다. 그러나 기억은 장난질을 하는 법이다. 어쩌면 오슬러는 "내가 결혼을 한다면 그로스 부인과 같은 여자밖에 생각할 수가 없다"고 말했을 것이다. 다른 사람은, 오슬러가 당시 "내가 결혼하고 싶다고 생각한 일이 있는 여성은 첫사랑 상대인 사촌 메어리 오슬러뿐이다"라고 말했다고 기억하고 있다.[47]

그레이스가 오슬러에게 처음으로 만났을 때에는 자신의 남편과 굉장히 닮아있다는 인상을 받았음에 틀림없다. 단, 오슬러 쪽이 보다 젊고, 어쩌면 성격도 좋았을 것이다. 그로스가 죽은 후 4년간 두 사람의 관계에 대해서는, 한센병 환자 수용소로 가는 여행 때에 일화 이외에는 어느 것도 밝혀지지 않았다. 윌리가 완성시킨 교과서를 그레이스에게 선물하고, "자신에게 무엇을 해 주겠는가?"라고 물었을 때, 그녀는 그와 결혼하는 것으로 답했다. "그녀는 그를 어떻게 평가하고 있었는가?" 성격은 매우 좋으며, 무한한 가능성이 있는 남자라는 정도는 알고 있었을지도 모른다. 어쩌면, 전 남편과 같은 정도로 근면하고 핸섬한 전 남편보다 훨씬 젊고, 성공한 인생을 보내고 있는 의사로 밖에 생각하지 않았을지도 모른다. 윌리엄 오슬러라는 매력적인 남편을 얻은 것으로 그레이스 리비어에게는 커다란 금박이 씌었다.

그들의 결혼은 공공연한 비밀이었다. 그 해 봄, 대학의 학기말에 여느 때처럼 연설과 의식을 끝낸 오슬러는 병원의 소년들에게 자신이 이제부터 필라델피아에서 결혼하고 올 것이라고 말했으나, 누구도 그것을 믿지 않았다. 그레이스의 주치 의사인 윌슨Wilson J. C.은 윌리와 그레이스의 관계를 알고 있었고, 5월 7일 토요일에 두 사람과 함께 점심식사를 했다. 그들은 뉴 브런즈윅의 휴가와 캐나다 의사들에 대해 수다를 떨고, 윌슨이 일 때문에 자리를 떴을 때, 두 사람의 결혼식에는 반드시 초대해 달라고 부탁했다고 한다. 그는 그 후, 뉴욕에서 다음날 일자가 적힌 짧은 편지를 받았다.

> 친애하는 윌슨,
>
> 사실은 그대가 어제 출석했던 것이 결혼 피로연이었다네! 우리들은 2시 30분에 모퉁이를 돌아 목사가 있는 곳으로 가서 조용하게, 현명한 방법으로 문제를 정리하고 왔네.
>
> 오슬러 부인이 그대에게 안부를 전하라고 하네.

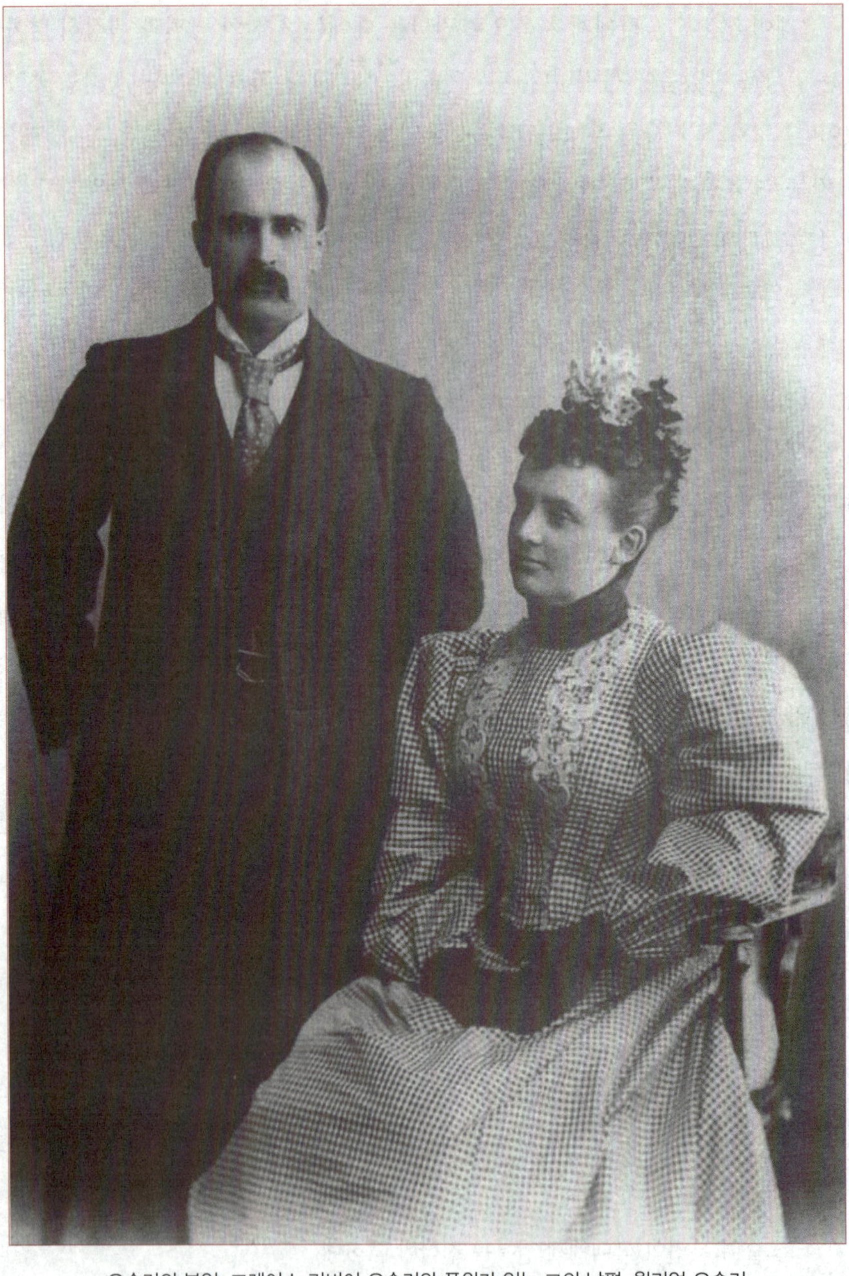

오슬러의 부인, 그레이스 리비어 오슬러와 품위가 있는 그의 남편, 윌리엄 오슬러

그들을 교회에 데려가기 위해 문 앞에서 길거리 마차를 기다리는 이유를 알았던 그레이스의 하인은 "어찌 된 일이에요, 부인! 길거리 마차라니요! 제가 마차를 빌려 오겠어요!"라고 소리쳤다고 한다. 신혼부부는 세인트 제임스 교회에서 역까지 걸어갔다.[48]

두 사람은 토론토에 사는 윌리의 친척과 몬트리올의 오랜 친구들, 보스턴에 사는 그레이스의 친척 등을 방문했다. 그리고 윌리가 워싱턴에서 미국내과의사협회에 논문을 제출하고, 두 사람이 배에 올라 영국으로 건너가 콘월을 여행하고, 영국의학협회 회의에 출석했다. 윌리는 자신의 어머니 엘렌에게 이 계획을 말하고, 결혼 수일 전에 엘렌은 딸 챠티의 편지 속에서 자신의 의견을 말하고 있다:

> 윌리가 반려가 될 여자를 얻고, 새로운 생활을 시작하려 한다는 것을 너도 들어 알고 있겠지. 그 아이는 이전부터 나와 아버지에게는 비밀을 숨김없이 털어놓곤 했지만, 너희들에게는 말하지 말아달라고 부탁받았던 것이란다. 젊은 사람들은 모두 자신들의 연애를 바깥세상으로부터 숨기지 않으면 안 된다고 생각하는 것이지. 확실하게 보여 지는 일이 많은데도. 이번에도 그랬던 것일는지도 모른단다. 그래도 나는 윌리가 사랑하는 여인을 얻어 신변의 보살핌을 받을 수 있게 된 것을 누구나 진심으로 기뻐해줄 거라고 생각한다. 네가 그레이스와 만날 때에는, 의리로 맺은 언니로서 환영해 주렴. 나는 그녀를 수양 딸이라고 맞아들인 것을 정말로 기쁘게 생각하고 있어. 아버지도 윌리가 좋은 반려를 얻은 것을 기뻐하고 계신다. 이 일은 우리 집에 큰 활기를 주는구나.

결혼 후, 오슬러는 라프뢰르에게 자신은 그레이스를 좋아한다고 말했다. "그녀는 이전부터 친구였고, 함께 있으면 아주 안심할 수 있다." 그는 어쩌면 계산적이고 야심 많고, 제멋대로에 신용할 수 없는 여자들의 책략으로부터 도망칠 수 있다는 의미에서 "안심"이라고 말했을 것이다. 그레이스와 같은 여인과 결혼을 한다면,

그는 조지 엘리엇의 소설 『미들마치Middlemarch』의 리드게이트 박사처럼 비참한 운명을 더듬지 않고 살 것이다. 윌리엄 웰치는 누님에게 보낸 편지에서 "그녀는 총명하고 멋진 여자입니다"라고 쓰고 있다. 어디를 보더라도 좋은 연분이었다고 말할 수 있을 겁니다.[49]

독일 연구실에서 약리학 연구에 희망에 불탄 젊은 미국인 교수 존 아벨Abel J. John은 1892년 6월에 유럽을 향한 선박 여행 도중, 승객 명부에 오슬러의 이름이 있는 것을 알았다. 몇 년 전부터 오슬러의 평판을 들어온 그는 얼마간 주저한 후에 친해지게 되어 그 일에 대해 아내에게 보고했다:

> 부인은 보스턴 출신으로, 위엄 있는 고상한 여인이나, 높은 정신성과 날카로운 지성은 느끼게 하지 않고, 내 취향은 아니다. 오슬러는 알고 지낼 가치가 있는 인물이다. 내가 미국에서 만난 의사들 중 유일하게, 많은 지식욕을 가지고 있다. 의학 공부는 18세에 시작했다고 한다. 정말 부러운 것은, 공부를 위해 이미 8번이나 서구로 건너갔었다고 한다. 1,000달러에서 1,200달러 정도의 자금이 생길 때에 유럽에 날아가겠다고 한다. 그는 훌륭한 훈련을 받고 있다. 그 범위는 넓고, 철저하다. 그의 가계는 초라한 스코틀랜드인이 아닌, 리자드 곶의 등대 뒤, 웨일즈나 콘월 출신이다. 그는 뛰어난 인물이나, 인간은 40세를 넘기면 끝이라고 생각하고 있다. 그것이 진짜라면, 가여운 나는 어떻게 되는 것일까?주: 아벨은 당시 35세였음 그와의 대화는 좋은 자극이 되었다.[50]

여기에 조금 더 생각을 해 보았으면 한다. 의사로서 미국에서 최고의 지위에 있고, 교과서를 막 출판해 냈고, 신혼이고, 더할 나위 없이 건강하고, 성생활도 충실한 43세의 윌리엄 오슬러가 "인간은 40세를 넘기면 끝이다"라고 젊은 친구에게 말했다는 것이다. 이것은 두서없이 말한 것이 아니라, 그의 지론이었다. 1890년에 유럽을 방문했을 때에는 "지적인 소화능력은 보통 40세의 위기부터 쓰러지기 시작해서, 새로운 방법을 몸에 익히는 것은 곤란해진다"고 했고, 집에 쓴 편지에도 항상 생각하고 있는 것인데, "인간이 생산적으로 살아갈 수 있는 것은 20대와 30대인 것은 아닌가"라고 씌어 있다. 1892년의 연설에서는 '40세의 위기la crise de quarante ans'에 대하여, 신체적인 유연성이 떨어지고 목장의 울타리를 뛰어넘을 수 없어지고, 문으로 들어가게 된다는 것과 동시에, 정신적인 유연성도 떨어져서 융통성이 없어지고, 새로운 진실을 좀처럼 받아들일 수 없게 되는것도 설명하고 있다.[51]

오슬러는 후일 나이가 들어가는 영향을 포함하여 강박적이고 비관적인 견해를 가진 것으로 알려지게 되었다. 제 8장에서는 60세가 된 사람의 처우에 관한 그의 연설이 일으킨 소동을 보러 가게 된다. 오슬러는 주로 병리학 연구에 기초하여 나이듬의 과정을 이해하는, 당시 의학의 영향을 받고 있었다. 19세기 병리학자들은 고령자의 신체 쇠퇴를 상세하게 기술하고 있다. 그들은 연령이 더해가는 것을 신체적 허약과 쇠퇴를 동일시하는 경향이 있고, 원래는 '고령의 사람'이라는 의미밖에 없었던 'senile'이라는 말을 '노쇠한 사람'이라는 의미로 쓰게 되었다. 그들의 이러한 관점은 구빈원이나 자선병원에 수용되었다, 희망이 없고, 병으로 고통 받는 노인들의 연구에 의해 보강되어 갔다.[52]

오슬러는 나이가 들어가는 과정에 대해 자신은 거의 연구하지 않고, 기존의 의학적 지식을 그대로 받아들이고 있었다. 그가 샤르코의 '고령자의 질환에 관한 임상 강의'를 읽었던 것은 확실하다. 오슬러는 『원칙과 실천』에 있어서, 동맥 경화가 늙음의 병리학적 징후의 하나인 것을 세상에 알렸으나, 거기에는 정신 능력의 저하와 둔화에 대한 암시가 있었다. 고령자의 신체와 뇌가 실제로 쇠퇴해 가는 것이라면고령자의 뇌는 가볍다, 고령자가 수년에 걸쳐 축적해 온 지혜와 경험을 존중하는 것은 틀렸을지도 모른다. 젊은이 쪽이 학습능력이 높고, 힘든 일을 소화할 수 있는 것에 대해, 의문을 품을 여지는 거의 없다. 인간의 능력은 젊었을 때 정상에 도달하고, 그로부터 길고 완만하게 떨어져 가는 것일지도 모른다. 40세를 넘긴 오슬러는, 독서를 통해 자신과 같은 연령의 사람들이 신체 능력과 정신 능력의 양면에서 전환점을 경험하는 것을 알고 있었다. '40세의 위기'라는 개념이 오슬러의 인생에 일어난 사건을 설명할 수 있을지 없을지, 그의 변화를 촉진시켰을지 아닐지. 처음으로 그가 '40세의 위기'를 경험했는지 아닌지는 모른다. 알고 있는 것은 단지, 그가 확실히 이 나이에서 큰 전환점을 맞이했다는 것뿐이다.

오슬러는 40세에 펜실베이니아에서 홉킨스로 옮기고, 내과 과장으로서 젊은 스태프들을 통솔하게 되었다. 시체 안치소에서 계속 열었던 워크숍도 40대 전반에 그만두고, 홉킨스에서 부검을 하고 있던 것은 웰치와 그 조수들이었다. 오슬러는 42세에 자신의 의학지식의 집대성으로써 『의학의 원칙과 실천』을 집필했다. 그리고 일에 전념할 수 있는 독신 생활을 버리고, 책임감 있는 결혼생활에 들어갔다. 그는 일찍부터 인간은 나이가 들어감에 따라 "두뇌가 명석해지고, 기억이 길게 이어지게 되는 일이 많으나, 그 반면 수용력은 떨어지고, 지적 환경의 변화에 순응할 수 없게 된다"고 보았다. 오슬러가 자신의 능력 저하를 걱정했을지 어떨지는 모르나, 그의 습관과 문체는 이 시기에 크게 변화했다. 42세 생일에 그는 젊은 조수들에게 이렇게 말한다. "나이를 세면 안 된다. 그 만큼 빨리 나이를 먹어 버릴 테니까."[53]

40대 전반의 오슬러는 홉킨스에 옮겨 온 당시부터 독서와 사색과 연설의 폭을 넓혀갔다. 그는 과도할 정도로 자의식을 가지고, 시간의 흐름에 생각을 흘릴 수 있게 되었다. 사망한 환자의 부검을 그만두고서는 과거의 기록, 이를테면 역사를 통해 세상의 일을 이해하는 것에 흥미를 가지게 되었다. 문학에 관한 조예는 점차 더 깊어갔다. 저술에 있어서는 보다 현학적인 스타일을 가지게 되었으나, 이것은 반드시 좋은 효과를 낳지는 않았다. 오슬러는 생애에 걸쳐 인용과 직유와 은유를 좋아한 탓에 그의 회상 일부는 의미가 불명료하게 되고, 독자와 청중을 혼란시켰다. 그는 스스로를 의학계의 장로라고 간주하게 되었다. 의사를 성직자에 비유해 온 그의 습관에 따르자면, 대 사제와 주교를 스스로 임하고 있다고 말하면 좋을 것이다. 그는 의사의 현상과 과학의 진보와 역사의 걸음에 따라 설교를 하고, 예방 의학과 공중위생에 깊은 관심을 가졌다. 늙음에 대해 언급하거나, 죽음과 인생의 의미에 대해 고찰하거나 하는 일도 늘었으나, 그의 모친 엘렌은 영원한 영혼에 대해 더욱 생각하지 않으면 안 된다고 아들을 타일렀다.

오슬러는 1891년에 교과서 집필을 중단하고, 존스 홉킨스 대학교 설립 15주년을 기념하여 『근대 의학의 진보』라는 논고를 발표했다. 이때의 그는 대단히 낙관적으로 위생학, 세균학, 치료학의 혁명이 다음에 올 훌륭한 진보의 초석을 깔았다고 주장하고 있다. "인류에 있어서 가장 밝은 희망의 몇 가지는 의학 분야에 있다. 미래를 약속하는 것은 법학과 신학이 아닌 의학이다. 인류가 병에서 해방되는 일은 없을지 모르나, '유행병'이 존재하지 않게 되는 날은 올지도 모른다. 이 때, 장티푸스는 발진티푸스로 결핵은 한센병과 같은 정도로 희귀한 질환이 될 것이다. …… 지금까지 성취해 온 것은 지금부터 이루워 나갈 것의 예고편에 불과하다." 그러나 우울하고 외롭게 지낸 몇 개월 후, 존스 홉킨스 병원 간호학교의 제 1기 졸업생들에 대해 오슬러는 매우 음울한 연설을 했다. 그것에 의하면 의사와 간호사의 사명은 인류가 "격세유전의 사슬 …… 약한 의지와 강한 희망, 피와 뇌의 추악함 또는, 위대한 모울라크Moloch; (성서)에서 페네키아인이 아이를 제물로 바친 신-테위기 XVIII:21: 비유적으로 큰 희생이 따른다는 뜻; 주: 친자를 인신공양으로 바치는 것을 요구하는 셈 족의 신로서의 자연"이 이룰 '인간의 피라고 하는 무서운 요구'로부터 스스로의 몸을 지키는 것을 돕는 것이라고 한다. 그는 젊은 여자들과 그 부모들을 향하여 말하기 시작했다. 인간은 기본적으로 순수하고, 어리석은 아이와 같은 존재로 자신이 어떤 상태에 있는지를 모르고 있다. 우리들은 망각의 사원의 작은 탑이 아무렇게나 걸쳐진 그림자 속에서 소년들처럼 놀고 있다. …… 우리들 앞에 고통과 아픔이 가로막고 있다고 하더라도 살아있다는 것은 굉장히 즐겁다. 컨디션이 좋을 때에는 춤추면서 나아가는 것이 이 세상의 모토가 된다. …… 어쩌면, 우리들은 현명한 것일지도 모른다. 진실을 아는 것은 신神뿐이다. 다행스런 일인데, 우리들은 인생의 비극을 눈앞에서 보아도 그것을 인식하는 법이 없다. 너무나 가까이에 있기 때문에 우리들은 그 큰 것을 느낄 수가 없는 것이다. 오슬러는 생애에서 가장 화려한 날을 맞이한 간호사들에게 그녀들은 인생에 있어서, 마음 편한 엑스트라 …… 무대의 작은 도구 밖에 되지 않을 수도 있다고 설명했다. 우리들은 모두 그 정도의 존재인 것이다. 그렇다 하더라도 잘 근무한다면, 생애가 끝날 때에 축복을 받을지도 모른다. 오슬러는 졸업생들 한 사람 한 사람에게 장미 꽃다발을 증정하며, 그녀들을 기쁘게 하였다. 비위 맞추기는 이걸로 충분치 않은가? 졸업식 송사란 성실하게 듣는 사람이 별로 없기 때문에 아무것도 덧붙이지 않아도 상관없지 않나?[54]

이듬해, 『원칙과 실천』의 집필을 끝낸 오슬러는 미네소타 대학교의 졸업생들에 대하여, '학생과 선생'이라는 주제로 강연을 했다. 그는 이 연설에서, 존 헨리 뉴먼John Henry Newman; 영국 가톨릭 신학자, 문인, 추기경, 1801~1890, 매튜 아놀드Matthew Arnold; 영국의 시인, 문예평론가 1822~1888, 토머스 브라운 경, 윌리엄 하비, 제임스 파제트 경, 단테, 나폴레옹, 다윈, 플라톤, 시라Sirach의 아들 예수주: 성서외전의 하나 『집회서』의 저자, 생트뵈브Sainte-Beuve; 프랑스의 비평가, 작가 1804~1869, 랍비 벤 에스라Rabbi Ben Ezra; 12세기의 유대인 학자, 유대의 예언자: 구약성서의 에스라서, 소크라테스, 세인트 버나드St. Bernad; 프랑스의 성직자, 신비사상가; 1090~1153: 알프스 산맥의 골짜기에 조난자 구조소를 건설한 인물들의 이름을 올려 보통 일로부터 초연하고 있다는 것과, 질서 바르게 일을 정리하는 것과 세상 일에 철저하게 대처하는 것과 겸손의 미덕에 대하여 이야기했다. 그 수주 후에는 미국소아과학회의 제 4회 연차 총회에서 전문 의사를 목표로 한 청중들에 대하여, 전문화에 반대한다는 연설을 했다. 그는 아리스토파네스Aristophanes; 아테네의 희극작가 450?~388? B.C.가 '직장直腸 전문 의사'를 비웃던 것을 그 예로 들어, 미국의 의학계는 위험할 정도로 적은 수의 개업 의사를 만들려고 하고 있다고 지적했다. 그리고 필요한 것은 환부가 아닌 환자를 치료하는 것이다. 라고 소크라테스의 말을 인용하여, 이 개념은 "전문가가 따라야 하는 법이고 진리이다"라고 했다. 오슬러는 독서와 담소 중에 다음과 같은 우화를 준비했다. 어떤 때에, 스코틀랜드인 교사가 구두닦이 노인에게 "당신은 인생에 가장 중대한 문제에 대해 생각하는 일은 없는 것입니까?"라고 말을 걸자, 구두닦이는 교사에게 "당신은 가죽에 대한 것을 알고 있는 거요?"라고 대답했다고 한다.[55]

몇 년에 걸쳐 눈 검사를 하거나, 난소를 촉진palpation, 노도관을 뚫거나 하면서 바쁘게 일하던 의사는 자신의 기술이 얼마나 넓은 영향을 미치는 것인지 생각해보거나 하지 않아도 틀림없이 점점, 그러나 확실하게 이 노인과 같은 심경에 도달할 수 있는 것은 아닐까?

영국에 신혼여행 때, 링컨 대 성당에서 성가대의 노래를 듣고 있던 오슬러는 아주 약간 번쩍하는 순간을 경험했다. 장엄한 노래는, 그에게 인류의 부단한 노력, 이를테면 '이상적인 국가', '이상적인 생활', '이상적인 교회'의 심연에 대해 생각하게 했다. 인간의 마음에는 그러한 꿈이 항상 떠오르는 것이다. 그 기대가 인류를 향상시켜 가는 것을 의심할 여지가 없다. 윌리가 43세가 되는 생일에 그레이스는 조엣이 번역한 플라톤의 작품 전집 5권을 선물했다. 그 해 겨울, 홉킨스의 의학사 연구 그룹은 그리스 의학의 특별 연구를 행했다. 오슬러는 『플라톤의 저작에 의한 의술과 의사』라는 장대한 논문 집필에 착수하고, 유럽 학자의 그리스 후원에 감화되어 시간과 존재의 모두를 고찰하고자 하는 고전 철학의 자세에 마음이 끌렸다.[56]

새 신부 그레이스는 어떠하였는가? 오슬러의 생활 변화에 있어서, 그녀는 어떠한 자리매김을 하고 있었는가? 그녀가 그를 좀 더 변화시켰는가?

그 가능성은 낮다. 그레이스 오슬러는 수년의 경험으로 의사의 부인이 된다는 것은 곧 협력자가 되는 것이라는 것을 잘 알고 있었다. 그리고 오슬러는 그녀가 그것을 잘 알아준다는 것 자체를 알고 있었다. 왜냐하면 그는 자주 의사 동료들에게, "최고의 아내가 된다는 것은 세상일을 잘 알고 있는 미망인이야"라고 말했었기 때문이다. 의사와 결혼하는 것의 의미를 그레이스가 잊어버리고 있었다 하더라도 영국에서 신혼여행 도중에 노팅엄에서 오슬러가 영국의사회 회의에 참석하였을 때,

그것을 깊이 깨닫게 했을 것이다. 그가 친구들과 나돌아 다니는 동안 그레이스는 음울한 지방 도시에서 외톨이로 남겨져 있었기 때문이다. 현명한 그녀는 두 번 다시 그러한 처지에 처하지 않도록 조심했다.

그렇다고는 하나 그들의 결혼은 중년 남녀에게 자주 있는 편의만을 원했던 결혼은 아니었다. 그레이스는 곧 임신하여, 결혼식으로부터 약 9개월 후에 남자 아이를 출산하였다. 자신의 아이를 가지고, 함께 놀며 사랑하는 것이 가능하다는 생각은 윌리를 틀림없이 기뻐게 할 일이었을 것이다. 오슬러 부부는 볼티모어의 서 프랭클린 거리 1번지에 훌륭한 저택을 차렸다. 이 주변은 녹음이 우거진 세련된 주택지였다. 분만에는 하워드 켈리가 참관하고, 흔치 않은 정도의 순산이었으나, 오슬러에 의하면 신생아는 약간의 질식을 일으키고 있었다. 짐작하건대, 미미한 골막출혈이 있고, 그것에 이어서 정맥 또는 정맥 동에서 혈액응고가 일어났을 것이다. 아이는 생후 5일인가 6일째에 돌연 혼수상태가 되고, 사망했다. 오슬러는 "인생에 있어서는, 모든 일을 있는 그대로 받아들이는 수 밖에는 없다"고 기록하고 있다.[57]

윌리엄과 그레이스는 결혼 전에 각각 미국의 의학사 속에서도 특히 주목할 만한 페미니스트 개혁운동의 하나에 기부를 하고 있었다. 1888년 말, 다니엘 코이트 길먼은 존스 홉킨스 대학교 의대를 개교하기 위한 자금 원조를 요청하여, 널리 호소를 하였다. "큰 자산과 큰 전망을 가진 인물「man」만이 이 상황을 이해해줄 것이다"라고 길먼은 기록하고 있다. "그러한 인물이 우리들의 계획을 상세하게 검토할 마음만 들어준다면, 그가 인류 전체에 공헌할 다시없는 기회를 손에 넣었다는 것을 증명해 보여주는 것은 쉽다." 그러나, 그러한 남성「man」은 나타나지 않고, 그 대신에 큰 전망을 가진 여성들 그룹이 필요한 자금을 모으기 위한 운동을 조직했다. 그녀들은 자금 제공의 조건으로써, 새로운 의대가 남성과 같이 여성도 받아줄 것을 요구했다.[58]

이 운동을 이끌었던 것은 메어리 가렛, 캐리 토머스, 메어리 그윈, 엘리자베스 킹 4명으로 모두 홉킨스의 이사를 아버지로 두고 있었다. 그녀들은 생애에 걸친 친구이고, 전원이 미혼으로 여성의 지위 향상에 강한 관심을 기울이고 있었다. 베스 킹은 몸이 약하여 자주 오슬러의 진찰을 받았었다. 가렛은 아버지가 볼티모어 앤 오하이오 철도의 사장으로서 축적한 거액 재산의 일부를 상속받았기 때문에 굉장히 유복했다. 여성이라는 것을 이유로 존스 홉킨스 대학교의 학위 취득이 거부되었고, 취리히 대학교에서 박사 학위를 받은 토머스는 퀘이커 교도가 필라델피아 교외에 설립한 브린머 대학Bryn Mawr College의 학장이었다. 그녀와 그 친구들은 대학 입학을 목표로 한 젊은 여자들을 위해 브린머 사립 예비학교Preparatory School도 설립하였다.

4인의 여성들 중 의학에 뜻을 두었던 사람은 한 사람도 없었다그윈의 회상에 의하면, 그 중의 세 사람은 수업에서 죽은 쥐를 해부했던 적이 있었으나, "쥐의 냄새가 손가락에 배어 언제까지고 없어질 것 같지 않은 기분이 든다"고 했다.[59] 그러나 그녀들은 모두 여자에게도 남자와 같은 기회가 주어지지 않으면 안 된다는 신념을 가지고 있었다. 미국에서도 1880년대에는 상당수의 의학교특히, 학생이 교사에게 직접 수업료를 내는 제도로 되어 있는 의학교들이 여자를 받지 않도록 되어 있었다. 여성만을 받는 의학교 몇 개가 설립되어 있었고, 볼티모어에도 1개 학교가 있었다. 즉 여성이라도 그저 그런 수준의 의학 교육이라면 받을 수 있었던 것이다. 그러나 그녀들은 하버드 대학교, 펜실베이니아 대학교, 맥길 대학교, 미시간 대학교 등, 북미를 대표하는 대학교의 의대로부터는 배척당하고 있었다. 존스 홉킨스 대학교 의대는 그 정점에 서서 유럽과 동등, 또는 그 이상의 교육을 받을 수 있는 곳이 될 것이었다. 이 대학교의 이미 개교한 의대는 여자 학생과 대학원생을 받지 않고 있었다. 모든 직업에 대해 여자가 남자와 같은 수준의 교육을 받을 수 있도록 되어 있는 것을 목표로 볼티모어의 페미니스트들은 선수를 쳐서 재정 면으로 압력을 가하는 것이 의학 교육의 분야에서 목적을 달성하기 위해 효과가 있는 수단이라고 생각한 것이다.

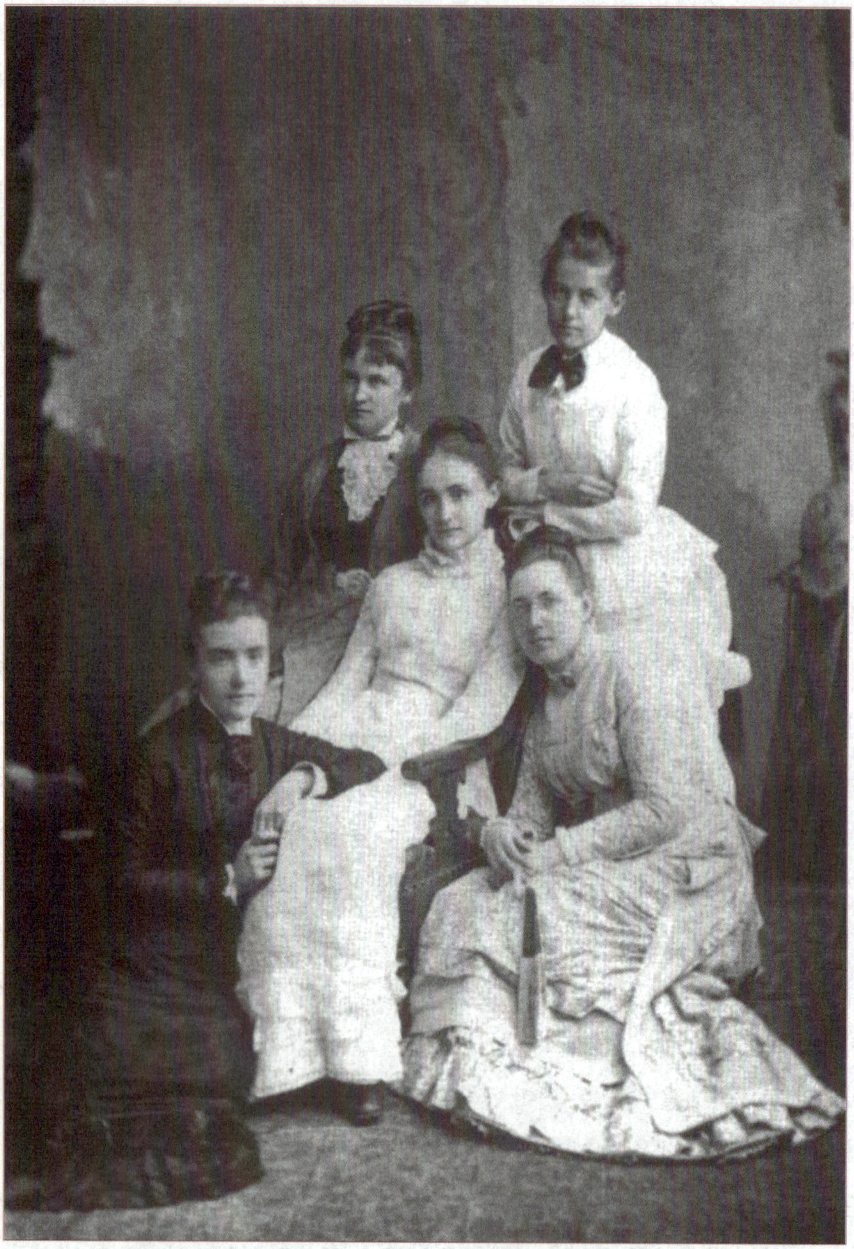

존스 홉킨스 대학교 의대 개교에 기부모금을 낸
여성 자금 조달위원회에서 메어리 가렛(가운데)

그녀들은 1890년 초에 존스 홉킨스 대학교 의대를 열기 위해 기부금을 모으는 부인 자금조달 위원회를 조직했다고 발표했다. 기부금 목표액은 10만 달러였다. 필라델피아, 뉴욕, 보스턴, 워싱턴에 지원 위원회가 설치되어, 아득히 먼 캘리포니아에서도 기부가 있었다. 사교계에서 유명한 여자들과 쟁쟁한 직업 부인들의 대부분이 기부를 했다. 퍼스트 레이디인 벤자민 해리슨 부인은 기부를 한 것뿐만 아니라, 워싱턴의 지원 위원회의 리더에도 임하였다. 그레이스 리비어 그로스는 필라델피아의 캠페인에 10달러를 기부했다. 보스턴에는 많은 무명의 여자들로부터 소액 기부가 모여 예를 들면 브리짓 오브라이언은 50센트, 사라 바졸은 25센트를 기부했다. 메어리 가렛은 4만 8,000달러를 기부했다. 그녀들은 1890년 가을에는 목표액을 모았다. 그리고 의대가 여자를 받아들이도록 한다면, 존스 홉킨스 대학교에 이것을 기부하겠다고 이사들을 독촉했다.

존스 홉킨스의 남자들은 당혹스러웠다. 그들의 눈앞에는 뇌물이 내어져 있고, 세상의 모두가 그것을 알고 있었던 것이다. 여자들은 이전에도 같은 방법으로 일류 대학교의 의대에 진출하려고 했었다. 하버드 대학교는 10년 전에 여자들로부터 1만 달러의 기부 제의를 거절했다 기부금의 액수가 너무 적었다고 말하는 사람도 있으나, 여자들이 5만 달러까지 끌어 올렸다 하더라도, 남자들은 그것을 거절하였다…… 간신히. 또, 1887년에는 메어리 가렛이 존스 홉킨스 대학교에 남녀 공학 의대를 설립한다면 3만 5,000달러를 기부한다는 제의를 했으나, 그것도 거부되었다. 이번, 기부금은 더욱 끌어 올렸다. 1890년 여름에 유럽을 방문한 오슬러의 생각에는 홉킨스에 여자를 받아들여야 할 것인 지 하는 문제가 있었다. 그는 교실과 진료소에 있는 여자 의학도들을 관찰하고, 그것을 동료에게 클래스에 여자가 있는 것에 대해 어떻게 생각할 것인가를 찾아 헤매었다.

오슬러, 켈리와 허드 병원장은 대학 이사들에게 10만 달러를 받아 취하도록 요청하는 편지에 서명했다. 남녀 공학을 신용하지 않았던 웰치는 이 편지에 서명하는 것을 거부했다. 그는—병리학의 노골적인 부분을 여자에게 가르치는 것은 쑥스럽다고 느끼고 있던 것 같다. 1890년 10월, 대학 이사회는 10만 달러의 기부금과 남녀 공학의 조건을 받아들이겠으나, 기부금의 총액이 50만 달러에 달하기까지는 의대를 개교하지 않겠다고 말하였다. 웰치는 그 몇 개월 후에 "길먼 학장과 이사들 일부는확실히 말하지는 못하겠지만 여자들이 성공하는 것을 정말 바라지 않는 것이다"라고 기록하고 있다. "그들은 남녀 공학에서 의학 교육이라는 생각을 좋아하지 않는다. 나 자신도 대 환영은 아니지만,"[60]

남은 40만 달러를 어디에서 조달할 생각인지는 확실하지 않다. 이것도 그녀들이 모으는 것인가? 어딘가의 남자들이 50만 달러를 맞추어 준비해 기부를 하면, 어떻게 되는 것인가? 역시 여자 학생은 받아들이지 않는 것으로 하여, 부인 자금조달 위원회로부터의 10만 달러는 반환하는 것일까? 홉킨스의 교육자들은 여자로부터 증정품을 받아드는 것으로, 자기 자신의 신념과 중요한 원칙을 꺾은 것인가? 대부분의 남자들이 그렇게 생각했다. 이사회의 이러한 결정은 『센추리』지 1891년 2월호에서 몇 명의 기고자로부터 강하게 비판되었다. 기고자들은 캐리 토머스, 미국의 가톨릭교회의 제임스 홉킨스 추기경 그는 교회의 가르침은 여자들이 의학을 배우는 것을 금지하지 않고 있다고 생각하고 있었다, 존스 홉킨스 병원의 스태프의 한 사람인 윌리엄 오슬러 박사의 이름을 늘어놓았다.

오슬러는 여자들이 의학의 길에 나아가는 것이 현명한가, 아닌가에 대해서는 '다양한' 답이 있다고 쓰고 있다. 그 일은 굉장히 불결하고, 항상 힘들다. 그러나 의대가 여자를 받아들여야 하는 것인가, 아닌가에 대해서는 답은 명백했다. 의대는 여자를 받아들여야만 한다. 의업이야말로 자신의 천직이라고 느끼는 여성이 있다면, 그녀가 최고의 교육을 받으려고 하는 뜻을 꺾는 것은 용서되지 않는다. 그래서 그녀가 개업 의사로서 공정한 스타트를 끊을 수 있도록 모든 편의를 주지 않으면 안 된다. 오슬러가 유럽에서 가졌던 시찰은 의대 남녀 공학이 완전하게 가능하다는 것을 보여주고 있다. 스위스의 베른에서는 어떤 저명한 교수로부터 "자신은 남녀 공학을 지지하지 않았었으나, 연구실에서는 어떤 문제도 느낄 수 없었다"는 고백을 들었다. 여자들에게 '극히 큰 자유'가 주어져 있는 파리에서는, "수업을 보거나 듣거나 하는 자가 성별에 관여하지 않고 단지 '학생'으로서 취급받는 것이 매일 느껴진다"고 했다. 오슬러는 홉킨스가 학생의 성별을 전혀 신경 쓰지 않는 파리를 모범으로 할 것을 권했다. 많은 교사가 여자가 있는 클래스에서는 노골적인 이야기를 할 수 없고, 수업을 하기가 어렵다고 불평을 하고 있다. 이것은 진실이다. 그러나 교사가 경험을 쌓는 것으로, 남녀 혼성 클래스에서도 극히 세밀한 주제에 대해서도 과학적인 관점으로부터, 얼마든지 자유롭게 의논할 수 있게 될지도 모른다. 오슬러는 이 논문에 지불된 100달러의 원고료를 부인 자금 조달 위원회에 기부했다.

그로부터 2년 가까이 사태는 전혀 진전되지 않았다. 존스 홉킨스 대학교가 의대를 개교할 수 없는 것은 사회에 당혹감을 크게 주었고, 병원에서도 절실한 염원이 되어 있었다. 최고의 의대를 설립한다는 장대한 비전이 무너져 내릴 가능성이 현실화되어 가고 있었다. 헨리 허드 병원장은 존스 홉킨스를 유지하는 것에 필요한 자금을 대학이 언제까지 시간이 흘러도 찾지 못하고 있다는 것에 놀랐다. 필라델피아에서는 웨어 미첼이 자신들이 오슬러를 되돌려 웰치에게 보복하는 것은 시간 문제라고 떠벌리기 시작했다. 허드는 1890년 8월이라는 빠른 시기에 "우리들 스태프를 장기간에 걸쳐 유지하는 것은 곤란하게 될 것이다"라고 기록하고 있다.

존스 홉킨스 병원의 이사들은 병원의 자산을 활용하여, 대학 측에 압박을 가하기 위하여 병원 스태프들이 졸업 후 연수과정의 수업을 시작하는 것을 허가했다. 이것은 대학 측이 언제까지 의대를 개설하지 않는다면, 런던의 큰 병원을 본받아 병원이 독자적인 의학교를 설립할 생각이라고 협박하고, 대학 측도 그 뜻을 잘 이해하고 있었다. 그러나 이 졸업 후 연수과정은 제대로 되지 않았다. 볼티모어의 의사들이 홉킨스에 배우러 가는 것에 관심이 없었던 탓인지도 모르고, 홉킨스의 과학자들 일부가 학생을 받아들이는 것에 관심이 없었던 탓인지도 모른다. 1891년 3월의 허드 병원장으로부터 병원 이사들에게 보낸 내밀한 메모에는 교육 프로그램의 완전한 재편성이 필요하다고 씌어 있다. "오슬러 박사의 임상 연구실에서는 2년간의 연구가 가능하다고 알려져 있으나, 체계적으로 행해진 연구는 하나도 없이, 대부분이 아무런 성과도 내지 않고 있다. 결손을 시정하거나, 발표를 철회해야만 한다. 똑같은 일은 외과 교육의 안내에 대해서도 말할 수 있다. 그것은 전혀 철저하지 않고, 질서도 없다." 그 2개월 후, 허드는 웰치의 병리학 연구실의 교육법을 "체계를 갖추지 않고, 쓸데없는 것이 많다"고 비판했다. 카운슬먼의 회상에 의하면, 웰치의 연구실에서는 의도적으로 학생을 돌려보냈다고도 한다.

존스 홉킨스 병원의 자산에는 한계가 있고, 학생이 없는 교수진에는 급료를 지불할 수가 없었다. 또, 허드가 보니 교수진 측도 교육의 의무를 짊어지는 것을 명확하게 정하고, 뽑힌 학생이 자극을 받을 만큼 체계적인 일은 하고 있지 않았다. 현재 시행하고 있는 졸업 후 연수 과정이 나라의 기대에 응하지 못하고 있으며, 이 대학이 최고 수준의 의학 교육을 시작하기 위한 훌륭한 기회를 명백히 등지고 있는 것은 확실하다.[61]

홉킨스의 그룹은 여의사가 졸업 후 연수 과정을 이수하거나 자신들의 연구실에서 연구를 하거나 하는 것에는 반대하지 않았다. 거기에서, 베스 킹이 이끄는 부인 자금조달 위원회는 한층 더 기부금 모으기에 분주해지고, 여자들을 레지던트로서 채용하도록 병원에 압력을 가했다. 오슬러와 켈리는 이것에 동의하고, 메어리 셔우드 Mary Sherwood와 앨리스 홀 Alice Hall이 홉킨스에서 최초의 여의사가 되는 것을 결정하였다. 그러나 이 계획이 실현하기 직전에 앨리스 홀이 돌연 결혼해 버렸다. 병원은 이때까지 결혼한 남자를 인턴으로서 받지 않고, 1명의 여자를 위하여 이 규칙을 파기하는 것을 거절했다. 낙담한 메어리 셔우드를 위해 켈리는 자신의 부인과 병원에서 일하도록 하였다.[62]

그러는 동안 시간에 여유가 있던 오슬러는 자신의 교과서를 집필할 뿐만 아니라, 페퍼가 편집하는 여러 권 묶음의 새로운 교과서의 수정도 떠맡을 수 있게 되었고, 병원 스태프들 모두 자신의 연구에 몰아 넣을 수 있었다. 1891년 봄, 오슬러는 하버드 대학교와 필라델피아의 제퍼슨 의과대학의 교수직 제안을 거절했다. 맥길 대학교는 거의 습관적으로 오슬러에게 돌아왔으면 좋겠다는 말을 해 왔다. 1892년 신문에서는 어떤 자선가가 오슬러가 몬트리올에 돌아와 준다면 맥길 대학교에 100만 달러를 기부하겠다고 보도되었으나, 이것은 분명히 과장일 것이다. 오슬러는 이러한 소문에 대하여, '이곳은 굉장히 쾌적'하기에 현재 상황을 바꾸는 것을 생각할 수 없다고 말했다. 이곳에서 이후 20년간은 일을 하고, 그 후에 몬트리올에 돌아가 몇 년간만은 젊은이들을 괴롭히고 싶다. 그의 수석 레지던트인 앙리 라프뢰르는 맥길 대학교와 몬트리올 종합병원에 돌아가 얼마후에 의대 교수가 되었다. 그 외에도 몇 명의 젊은 스태프들이 홉킨스에서 다른 기관으로 옮겨가 좋은 일을 얻었다. 하버드 대학교는 웰치에게 병리학 교수직 제안을 하여 거절되었고, 카운슬먼에게 제안을 하여 받아들여졌다. 오슬러 자신도 유력자에 연고가 있는 홉킨스 사람들에게 자신은 '알맹이 없는' 졸업 후 연수 과정이 좋지는 않고, 진정한 의학도가 있는 곳으로 옮겨가지 않으면 안 되겠다고 말했던 것 같다.[63]

의대 설립이 좀처럼 진행되지 않는 것과는 대조적으로, 병원 쪽은 순조롭게 운영되고 있었다. 일반 병동은 시료환자로 많이 메워져 가고, 개인 부담 환자가 지불하는 요금이 병원의 기본재산에 수입을 보충했다. 병원은 백인 환자와 유색 인종 환자를 나누어 치료하게 되어있고, 이것으로 이사회가 병동에 있어서 "서로의 불결함"이라고 부르고 있던 중요한 원인이 해소되었다. 존스 홉킨스 병원의 건설을 위해 누구보다도 진력을 퍼붓던 프랜시스 킹 이사에게 이것은 큰 패배였다. 그는 빌링스에게 "나는 인종의 분란을 회피하기 위해 최선을 다했다"고 편지를 썼다. 그 외에 인종 분리를 회피하려고 했던 사람이 있었을지 아닐지는 자료로는 알 수 없다. 킹은 또 의대의 개교에 노를 저어 갈 수 있다면, 그것만으로 행복하다고 덧붙였다. 자신의 이름을 불멸의 것으로 하려고 하는 인물이 곧 나타나 주었으면 좋겠습니다만 킹은 1892년 바라던 바를 이루지 못한 채 사망했다.[64]

이 해 말에 메어리 가렛이 의대에 내는 기부금 총액을 50만 달러로 하는 것에 필요한 금액 모두를 자신이 기부하겠다고 제안했다. 이것으로 자금 조달의 막다른 곳은 마침내 타개된 것처럼 생각되었다. 그러나 가렛은 기부 조건으로써, 의대 입학자 선정기준을 처음 계획처럼 높은 수준에 고정할 것을 요구했다. 그것은 학생에게 대학 졸업 또는 그것과 동등한 학력을 요청하는 것으로 홉킨스의 의사들이 수년 전에 스스로 제안했던 것이었다. 그러나 자신들의 고매한 비전이 현실화 하는 단계가 되면, 그들은 엉거주춤하게 된다. 당시 미국에서는, 대부분의 의학교들이 고등학교를 졸업하는 것조차 요구하지 않았기 때문이다. 선정 기준을 이렇게 엄격하게 하면, 홉킨스에 올 학생들이 없어지지 않을 것인가? 학생이 모이지 않는 경우, 그 기준을 완화하거나 엄폐할 필요가 있는 것은 뻔하다. 그러나 가렛이 내세운 조건에 매여 있다면, 유연하게 대응하는 것은 불가능하다. 선정 기준을 자유롭게 정하지 못하게 되는 것인가를 생각하면, 비록 오슬러 라고 할지라도 망설여졌다. 그는 라프뢰르에게 보낸 편지에서 "입학에 필요한 예비 교육에 붙은 가렛 양이 요구한 것과 같은 제안을 다한다면, 학생 수는 상당히 줄어들겠지……"라고 씌여 있다. "웰치는 전날, 우리들이 교수로서 여기에 오게 된 것은 실로 행운이었다고 이야기 했어. 학생이었다면 절대로 입학할 수 없었을 테니까."[65]

그들은 회의를 거듭하고, 성명을 내고, 설명을 하고, 재 성명을 내었으나, 그 동안 가렛은 거의 양보하지 않았다. 남성 측은 마침내 위험하더라도 기부를 받아들이기로 결정했다. 메어리 가렛은 의대의 기본재산이 될 50만 달러의 기부금 중 35만 4,764달러 50센트를 부담했다. 이것으로 그녀가 의대에 자신의 이름을 올릴 수 있게 요구한다면 소란스러워질 때였으나, 그녀는 그러한 주장은 하지 않았고, 남성 측의 단 한 명도 그런 제안을 하지 않았다. 존스 홉킨스 대학교는 1893년 10월에 의대 개교를 승인했다.

여인들이 소위 '돈의 힘의 위력을 발휘하여'[66] 남녀평등을 쟁취하고, 엘리트 주의를 강화한 경위의 전모는 이후에도 명백히 드러나지 않을 가능성이 있다. 거기에는 많은 뒤얽힌 사정들이 있고, 아버지와 딸의 관계, 여성 그룹 안에 있던 짙고 동성애적인 우정과 라이벌 관계, 학자들 사이의 극히 미묘한 역학 관계 외에 분명히 만성 질환을 끌어안은 일류의 진료를 받는 것을 원하면서, 남자 의사에게 진찰받는 것을 부끄럽게 느끼는 여인들의 기분도 걸려 있었다. 메어리 가렛과 베시 킹은 허약하고, 가렛은 뉴욕과 해외에서 숙련된 여의사에게 치료를 받고 있었다. 부인 자금조달 위원회의 목표는 여성 교육을 충실히 시켜 여의사에 의한 치료를 희망하거나 필요로 하는 여자환자들에게 충분한 치료를 행하도록 하는 것에 있었다. 캐리 토머스는 홉킨스의 의대 개교까지의 소동을 "말로는 다하지 못할 증오, 악의, 얽혀있는 험담들"이라고 표현했다. 그것이 추상적인 인권을 옹호하기 위한 고귀한 싸움보다도 복잡한 성격의 것이었던 것은 토머스가 같은 시기에 브린머 사립 예비학교가 유대인의 입학을 제한하려고 했던 것으로 시사된다.[67]

오슬러가 일관되게 요구하고 있던 것은 의대 개교에 착수하는 것이었다. 그가 가능하다면 여성의 문제에 관여고 싶지 않다고 생각했던 것은 확실하다. 그러나 한 번 이 문제에 직면하자, 검토를 위해 유럽에 시찰을 가서 귀국 후에는 웰치와 다른 입장을 취했다. 오슬러는 돈에 눈이 멀었던 것일까? 그는 그 몇 년 후, 존스 홉킨스 대학의 제 2대 학장인 아이러 렘슨에게 보낸 편지에서 "우리들 모두가 판매용입니다"라고 쓰고 있다. "당신도 나도 훨씬 전부터 판매대에 내어져 있어서, 머리 속과 책을 사고 파는 것을 즐기고 있습니다. 우리들은 그렇게 살아 온 겁니다. 대학도 똑같습니다. 대가를 취하기 위해 본질을 희생하는 것이 아닌 한 팔리는 것은 항상 즐겁지요. 여성 교육 협회가 사 주었던 때처럼."[68]

웰치는 존스 홉킨스 대학교 의대 학장에 임명되었다. 대학 측은 그와 오슬러와 할스테드와 켈리의 급료 3분의 1을 부담했다. 해부학 교수로 프랭클린 몰이 들어왔다. 그는 웰치의 연구실에서 3년간 연구원을 한 뒤, 클라크 대학을 거쳐 시카고 대학으로 갔었다. 그도 열렬한 독신가로 연구실에 틀어박혀 연구에 아침, 저녁으로 매달렸다. 웰치는 그런 몰에게 홉킨스에 올 학생들은 상당히 적을 것 같다고 말하며 나섰다.

오슬러는 신혼여행 때에 선상에서 알게 된 약리학자인 존 아벨Abel J. John을 미시간 대학교에서 꾀어내기 위해 교섭을 받아들였다. 그는 이전에도 아벨에게 홉킨스라는 '미개한 지역으로 와서 약제사들에게 포교'하기를 원한다고 부탁했었다. "유감스럽지만, 여기에서는 치료학은 무시되고 있습니다. 나는 오직 그들이 과도한 약물 투여를 하지 않도록 붙잡는 소극적인 역할을 맡고 있습니다. 더욱이 이번은 홉킨스의 분위기가 굉장히 좋고, 새로운 스타일의 의대를 만든다는 생각은…… 상당히 매력적입니다.…… 당신은 여기에서 새로운 동료를 찾아내는 것이지요. 내분 따위는 없습니다.…… 아내 분께는 쇼핑은 편하게 할 수 있다고 전해 주십시오"라고 덧붙였다.[69]

몰보다 한층 심하게 독일 같은 연구 생활을 좋아하고 있던 아벨은 1894년 1월 1일까지 독일에서 연구하기를 희망했다. 몰도 1월 1일 이후에 독일에 가고 싶다고 희망했다. 그 해는 젊은 레지던트 중 4명이 해외에 가려고 했었다. 이사들은 그 전원을 국내에 묶었다. 웰치는 몰에게 "내년 수업의 대부분을 담당하는 새로운 교수들은 한 해에 걸쳐 여기에 묶어두지 않으면 안 되지만, 이 일에 대해 반감은 굉장히 강하고, 병적으로 느껴질 수도 있다"고 말하고 있다.

존스 홉킨스의 선구자적인 생리학 교수 뉴웰 마틴은 재적하고 있기는 하였으나, 별로 일을 하지 않았다. 회복의 가망이 없는 알코올 의존증이 되었기 때문이다. 그는 1893년 4월에 일선에서 물러났다. 주치 의사는 오슬러였다. 웰치는 이렇게 기록하고 있다:

> 오슬러가 그와 서로 이야기하고, 이렇게 하는 것 외에 방법은 없다는 것을 납득시켰다. 전성기의 마틴은 이 대학과, 이 나라의 생리학을 위해 훌륭한 업적들을 세웠다. …… 그는 완전히 알코올에 굴복되어 이제는 그 유혹에 저항하기 위해서 미약한 노

> 력도 할 수가 없다. 어젯밤, 그는 간호사인 아담의 간호를 받으며, 오슬러의 친구 의사가 경영하고 있는 캐나다의 병원을 향하여 출발했다. 그는 거기에서 반년인가 1년을 체류한다. 병원은 반드시 그를 재기시키기 위한 모든 노력을 해 줄 것이다. 다행스럽게 표면화된 스캔들은 되지 않았다.

스캔들은 없었으나, 효과적인 치료법도 없었다. 마틴은 그 후, 캐나다에서 영국으로 돌아와 1896년, 그 곳 거기에서 사망했다. 후임으로는, 그가 홉킨스에서 지도한 윌리엄 하우웰William H. Howell로 대체되었다.[70]

그들은 이렇게 훌륭한 병원과 의대의 기본 재산이 되는 기부금과 동료인 스태프들을 얻었다. 존스 홉킨스 대학교 의대는 마침내 개교하게 되었다. 존스 홉킨스 대학교는 항상 교묘하게 선언을 해 왔으나, 이 일에 대해서는 모든 힘을 다해 이목을 끌지 않도록 결정했다. 1893년 10월 개교 때에도 의식은 계획되지 않았다. 엄격하기 그지없는 선정 기준 탓에 학생이 모여들지 않을 것이 걱정스러웠기 때문이다. 의대의 개교 행사에 학생이 없다면, 우습지 않을까?

제 6 장

우리들 모두가 그를 숭배한다.

존스 홉킨스 대학교 의대의 첫해에 해당하는 1893~1894년도에 등록한 학생은 18명으로, 그 중 3명이 여자였다. 어떤 남자 학생의 모친은 오슬러 박사에게 "여기는 상당히 좋은 학교가 될 테니까요"라고 틀림없을 것이라 보장하며 처음으로 아들의 입학을 허가했다고 한다. 그것은 대담한 약속이었다.[1] 의대는 행운의 스타트를 끊었다고 단언했고, 많은 의미에서 혼란스러웠다. 또, 교수의 태반이 교육자로서는 미숙하고, 수업과 학생에 대해서 거의 관심이 없는 것처럼 보였다. 더욱이 교수도 남자 학생도 여자 학생을 환영하지 않고, 다만 미래의 신부 후보로 밖에는 보지 않았다. 또한, 교사로서의 경험이 가장 풍부한 오슬러는 이 학생들이 3학년이 되는 1895년 가을까지 그들과 접촉할 기회가 거의 없었다.

그러나, 드디어 그 때가 오자 홉킨스를 떠나는 날까지 오슬러는 거의 모든 학생들로 부터 존경을 받게 되었다. 오슬러와 비교하자면, 홉킨스의 동료들 모두가 못나 보였다. 그 중 제일은 그의 카리스마는 누구나 인정하는 것이었고, 어느 대학에서도 학생들의 인기를 휩쓸었을 것이다. 의학 교육의 조직화로써 개혁의 전권을 받았던 오슬러는 미국에서는 놀랄 만큼 새롭고 중요한 교육법 이를테면, 병원 실습제도를 도입했다. 그는 존스 홉킨스 대학교 의대를 탁월한 존재로 만들기 위하여 다른 누구보다도 많은 공헌을 하였다.

의대는 교육 과정의 예정과 일정을 발표하지 않았다. 이것에는 학생이 3명 정도밖에 오지 않을 가능성이 있던 것과 학생에게 무엇을 가르칠 것인가, 교수진이 잘 알고 있지 못했던 것 등이 관계되어 있었다. 보통은 해부학부터 시작하는 것이지만,

프랭클린 몰 교수는 해부용 시체를 얻는 데 고생하고 있었고, 방부처리 방법과 보존 방법을 모색하고 있었다. 모든 문제를 해결하고 해부를 시작할 수 있게 되는 데에는 기온이 내려가는 것과 개dog시체를 사용한 일련의 실험에 의해 방부처리 방법이 확립되는 것 외에 분명히 사람의 시체를 돌려받기 위해 뇌물을 쓸 필요도 있었다. 해부학 대신에 임시로 시행 되었던 골학骨學, bone과 조직학 수업은 심했다. 학생들은 수업의 질이 낮아서 '언어도단'이라고 하며, 의대 학장인 웰치에게 불평을 하였다. 웰치는 그들에게 참아주기를 바랐다.

해부 실습은 11월 15일에 시작할 예정이었으나, 당일이 되어도 해부용 시체는 도착하지 않았다. "우리들은 작업을 16일로 연기하고, 더하여 17일로 연기했다"고 몰은 회상하고 있다. 그날 밤 늦게 해부용 시체가 1구가 지하실에 도착했다. 다음 날에는 주 당국으로부터 1구, 며칠 뒤에 또 1구가 들어왔다 …… 크리스마스가 가까워지자 …… 시체는 더욱 늘어났다. 우리들은 보내온 시체는 모두 받고, 석탄산주: 페놀의 옛 호칭으로 충분히 방부 처리를 하고, 그때까지 만들어 두었던 큰 아이스박스 안에 넣었다. 아이스박스는 5구의 시체를 넣을 수 있도록 만들어져 있었으나, 봄에는 20구의 시체가 들어 있었다.[2]

가까스로 해부학 실습을 시작하자 신입생들은 몰이 그들에게 무엇인가를 가르치려고 생각하고 있지 않다는 것을 알고, 더욱 놀랐다. 몰은 어떤 강의도 하지 않고, 단지 "해부를 시작하라"고 말했던 것이다. 문제가 있어도 학생들은 자신들이 문헌을 조사하여 답을 찾지 않으면 안 되었다. 몰은 때때로 실내를 어슬렁거리며, 학생들에게 해부와는 관계가 없는 질문을 하는것 이외에는 거의 아무것도 말하지 않았다. 이 클래스는 물론, 그 이후의 대부분의 클래스 학생들이 자주 곤혹스러워 하였고, 불평이 줄을 이었다. 몰의 말에 의하면, 학생들이 스스로의 힘으로 배울 수 있도록 하게 만드는 것이 그의 교육 철학이었다. 소수의 학생들은 열심히 이것에 몰두하였다. 대부분의 학생들은 무엇인가를 해내었으나 많은 학생들이 교수를 싫어하게 되었다. 그런 가운데 다음과 같은 에피소드가 그럴 듯하게 떠돌고 있었다.

어느 날, 아내가 아기를 목욕시키고 있는 것을 본 몰이 "이 아이를 욕탕에 던져 넣고, 스스로 목욕하는 법을 생각하게 하시오"라고 말했다는 것이다.[3] 또, 몰의 연구실 학생들이 스스로는 할 일이 아무것도 없다고 푸념을 하자, 몰이 빗자루를 건네주었다는 에피소드도 있다. 후일, 존스 홉킨스 대학교 의대가 성공을 거두고, 그 교수의 태반이 학생들에게 존경을 받게 되어서도, 음침하고 신랄한 몰은 "어쩔 수 없는 게으름뱅이"라는 평판이었다. 오슬러조차 몰이 학생들에게 해부학 총론을 가르치지 않았다고 하여 그를 나무랐던 일이 있다. 그러나 몰은 단호하게 환자에게 정제 약pill을 처방하는 것밖에는 능력이 없는 의사를 위해 구두닦이 같은 해부학을 가르치는 것을 거부했다.[4]

몰의 마음에 드는 학생들은 3명의 여학생들 중 한 명이었다. 그들이 함께 해부실습을 할 때에는 아래로 늘어뜨린 그녀의 머리카락이 그의 얼굴을 어루만졌다. 그녀는 결국 몰과 결혼하기 위해 입학한 해에 퇴학하여, 그 후 계속 행복하게 살았다. 오슬러는 하버드 대학교의 강연에서 "존스 홉킨스 대학교 의대의 남녀 공학은 실패로 끝났다. 초 년도에 입학한 여학생들은 실로 33.3%이지만, 결혼을 위해 퇴학해 버렸기 때문이다. 이러한 상태로는 4년째에 끝나는 것은 어떻게 되는 것인가?"라는 농담을 했다.

윌리엄 웰치가 여학생은 물론 대부분의 남학생들에게도 어떠한 흥미도 가지고 있지 않았던 것은 거의 확실하였다. 웰치는 오슬러를 포함한 홉킨스의 동료들로부터는 상당히 사랑을 받고 있었다. 항상 붙임성 좋고 매력적이며 독서가로 세련된 '팝시popsy' 웰치는 전형적인 미식가이자 독신 귀족이었다. 그가 1895년에 썼던 것에 의하면, 그에게 있어서 최대 명예는 예일 대학교의 엘리트 집단 '스컬 앤 본즈Skull and Bones; 두개골과 뼈'의 회원으로 선정되었던 것이라고 한다. 볼티모어에서는 오직 메릴랜드 클럽Maryland Club에서 느긋하게 보내고 술과, 체서피크 만 바다의 해산물과 고급 여송연과 다른 독신 귀족들과의 교류를 즐겼다. 의대 학장과 병리학 주임교수로서의 일은 별로 곤란한 것은 아니었고, 빈틈없이 해치우고 있었으나, 기한을 지키는 법은 거의 없었다. 그의 느슨함은 악명이 높았고, 특히 글쓰기를 싫어하여 보통, "글쓰기를 싫어한다"고 불리는 것은 받은 편지에 좀처럼 답신을 안 하는 사람이나, 웰치의 경우는 받은 편지를 개봉도 하지 않는다고 전해진다, 편집자로써 그와 사귀는 것은 불가능하였다. 받은 편지를 몇 개월이나 방치하고, 원고를 반환하지도 않고, 결정도 하지 않는 그는 자주 동료를 미친 자로 취급을 했다. 그 대단한 오슬러도 '게으른 귀신 웰치 lazy devil Welch'라고 싫증이 난 일도 있었다.[5]

홉킨스의 학생들 다수는 웰치를 좀처럼 볼 수 없었고, 그와 만나는 것은 월요일뿐이었다. 웰치의 연구실에서 일하는 연구자들조차 좀처럼 그와 만나지 못했다. 그는 완전한 무간섭 주의의 지도자였다. 1890년에 학생으로서 웰치의 연구실에 들어와 부교수를 거쳐서, 마침내는 그의 전기까지 집필하게 된 사이먼 플렉스너 Simon Flexner는 "그는 나에게 한 번 일을 시키면, 그 이후는 절대 주의를 기울이지 않았다"고 쓰고 있다. "웰치는 나의 존재를 거의 눈치 채지 않는 것처럼 보였다.……수업 시간 외에 나에게 말을 거는 일은 결코 없었다. …… 그는 나에게 책을 읽으라는 말조차 하지 않았다." 1890년대 전반부터 웰치는 스스로는 거의 연구를 하지 않게 되고, 연구 성과를 발표하는 기회는 더욱 적어졌다.

웰치의 강의는 훌륭했으나, 그는 자주 수업 시작 시간에 늦었고, 교실에 나타나지 않는 일도 가끔 있었다. 그런 때에는 플렉스너가 대신 수업을 했다. 플렉스너가 우수한 연구자인 것을 알게 되자, 웰치는 그를 높히 평가하게 되었다. 당시 학생 한 명은 자신들의 수업은 "플렉스너가 너무 많고, 웰치가 너무 적다고 생각했었다"고 회상하고 있다. 웰치는 학생들에 대해서 냉담하다기 보다는 그들과 거리를 두고, 많은 것을 이야기하지 않았다. 그는 청년들의 고백 이야기를 듣는 것을 좋아하지 않았고, 학생들도 스스로 사교적인 모임에 그를 초대하려는 것 따위는 생각하지도 않았다. 오슬러는 조잡하다고 알려져 있는 존스 홉킨스 대학교 의대의 친목집단 피토트미스트 모임 Pithotomists; 나무로 된 맥주 통을 여는 사람이라는 만든 말인 학생들의 모임에는 반드시 초대되고, 대부분의 경우 참가했었다. 한편, 웰치는 사회적 지위가 높은 전문가들 모임에는 즐겨서 참석하고, 어디든지 나타났다. 또, 저명한 손님을 대접하기 위해 미식 향응을 시킨다면, 그보다 더 나은 이가 없었다. 그러나 그는 홉킨스의 일반 사람들에게 있어서는 언제까지나 수수께끼 같은 존재였다.

팝시가 어디서 식사를 하고,
팝시가 어디서 자고,
팝시가 누구와 교제하고 있는지,
팝시 이외의 누구도 모른다.[6]

그의 가족과 소수의 친구들은 '팝시popsy'가 맛있는 과자나 해안의 요양지에서 숙박하는 것을 좋아하고, 해수욕과 유원지에서 스트레스를 발산하는 것을 알고 있었다. 그에게는 상당히 친밀한 몇 명의 남자 친구들이 있어서, 오랜 세월에 걸친 우정을 키우고 있었다.

할스테드William Stewart Halsted는 그 중 한 명이었다. 오늘날에는 극히 자연스러운 이러한 일화를 가진 웰치는 동성연애자였던 것은 아닌가 하는 생각이 떠오르나, 이 점에 대해서는 확실한 증거가 없다.

윌리엄 스튜어트 할스테드의 빈번한 부재의 이유는 이미 명백했다. 오슬러는 할스테드가 정식으로 외과 과장에 임명된 반년 후에 그에게 분명히 이상한 데가 있다는 것을 눈치 챘다. 할스테드가 심한 오한에 괴로워하는 것을 보고, 약물 문제를 의심하기 시작했던 것이다. 오슬러는 머지않아 할스테드의 신뢰를 얻어 그가 이전 코카인 중독을 치료하기 위해 썼던 모르핀을 지금도 쓰고 있다는 것을 알았다. 존스 홉킨스 대학교 의대 외과교수는 1890년대를 통틀어 모르핀을 탐닉하여, 통상 투여양의 9~20배에 상당하는 하루에 3그레인약 200mg이 되는 모르핀을 복용하고 있었다.

이 사실을 알게 된 것은 오슬러와 아마도 웰치 뿐이었을 것이다. 오슬러는 이

사실을 "홉킨스 병원의 말할 수 없는 역사"라는 문서 속에서 밝혔으나, 그는 이 문서를 자신의 사후 50년간은 공개하면 안 된다고 명했었기 때문에, 1969년이 되어서야 간신히 발표되었다.[7]

오슬러는 왜 침묵을 지켰던 것인가? 그것은 그가 의사 동료의 결점은 관대하게 보지 않으면 안 된다고 하는 신념을 가지고 있던 것 뿐 만 아니라, 할스테드가 굉장히 총명하고 영향력이 있는 외과의사라는 것을 알고 있었기 때문이다. 할스테드는 소독으로 패혈증을 예방할 수 있다는 그 중요성을 최초로 이해했던, 미국 역사상 가장 중요한 외과 의사다. 외과의들이 살아있던 조직을 배려하고, 그 치유력을 존중하며, 세심하게 주의를 기울이고, 긴 시간에 걸쳐 체강 내에서 작업을 하는 것을 가능하게 했던 것은 소독 기술이었다. 마취법도 소독법도 모르는 할스테드 이전의 외과의사들은 환자의 고통과 감염증과 쇼크를 최소한으로 줄이기 위해서, 한결같이 급속으로 수술을 하는 것에 마음을 썼다. 할스테드는 이러한 '째고, 자르는데'는 최고의 위치에 있었다. 그는 충분하게 시간을 들여 외상에 의한 출혈을 가능하면 적어지도록 주의하면서, 부상한 조직을 철저하게 예방 또는 절제하고, 신중하게 봉합하여, 몸을 치유시키는 것을 동료에게 가르쳤다. 일찍이 윌리엄 메이오William Mayo 박사는 할스테드가 시간을 들여 수술하는 것을 보고, "할스테드의 수술이 끝날 즈음에는, 대부분의 환자는 확실히 좋아져 있었다"고 말할 정도였다. 외과의는 육식 동물인가, 초식 동물인가 하는 말을 듣는 일이 자주 있으나, 할스테드는 미국 외과 수술에 초식 동물적인 전통을 확립한 인물이라고 전해진다.[8]

그는 외과 수술의 철학자이고, 웰치의 연구실과 긴밀하게 협력하는 실험가이기도 했다. 그는 동물을 이용하여 자신의 기술을 완성하고, 손끝이 쓸만한 편은 아니었음에도 불구하고, 혈관수술, 유방 절제술, 헤르니아탈장 치료, 갑상샘종 절제의 선구자가 되었다. 1889~1890년의 겨울, 홉킨스의 할스테드 수술실에서 간호사들에게 독특한 고무장갑이 지급되었다. 그것은 웰치의 해부용 장갑과 비슷하게 만들어진 것으로 그녀들의 섬세한 손을 강한 약품으로부터 보호하기 위한 것이었다. 그 이듬해, 1명의 조수가 장갑을 착용하기 시작했다. 그것으로 할스테드의 레지던트인 조 브래드굿은 '피투성이', 또는 '피 덩어리'이라는 별명으로 불리고 있었다. 이 무겁고 딱딱할 것 같은 장갑을 낀 채로 수술이 가능하다는 것을 발견했다. 얼마 후에 이 수술실의 무균 법은 크게 진보하였고, 세계가 그것에 따르게 되었다. 수술 시에 평상복을 입는 것을 금하고, 면으로 만든 흰옷을 입게 된 시기도 빨랐다.[9]

윌리엄 시드니 데이어William Sydney Thayer는 라프뢰르를 대신하는 오슬러의 수석 레지던트로써, 1890년에 하버드에서 홉킨스로 옮긴 후에 그의 충실한 부하가 되었다. 그러나 테이어에게 최초로 가장 강한 인상을 주었던 것은 오슬러가 아닌 할스테드였다. 오래 된 목제 테이블이 있는 할스테드의 작은 수술실에는 완벽한 소독 기술이 있었고, 전혀 불안감이 없었다. 나는 내 자신의 눈을 믿을 수가 없었다. 그것은 새로운 세계에 발을 들여 놓는 것과 같은 경험이었다. 당시의 할스테드의 기술은, 달리 어디에서도 없었던 것이었다. 그 당시 나에게 있어서, 그가 내 놓은 결과의 확실함과 완벽함은 …… 기적과 같이 느껴졌다. 할스테드의 연구가 외과에 가져다 준 공헌은 오슬러의 연구가 내과에 준 공헌보다도 컸다.[10]

할스테드의 동료들은 그 정도의 중요 인물이 아니었다면 벌써 목이 잘렸을 법한 행동을 관대하게 보아주지 않으면 안 되었다. '교수' 그는 댄스선생 같은 느낌이 들었다고 하며, 이렇게 불리는 것을 싫어했다는 여러 번 병원에 지각하거나, 결근하거나 했다. 그 이유조차 밝히지 않는 것도 드물지는 않았다. 1시간 반 늦게 수술실에 들어와서, 손을 씻고 기다리고 있던 스태프들에게, "부부끼리 지하실의 쥐들을 퇴치하고 집을 나서는 것이 늦어졌다"고 변명했던 것은 유명하였다. "담배를 너무 많이 피어서 빈맥이 되었다"고 말하며 수술 도중에 그만두고, 브래드굿에게 뒤를 맡기는 일도 있었다. 스태프들과의 관계에 있어서, 할스테드는 성격이 메말라 있었고, 말이 없었으며, 쌀쌀맞은 것이 어쩌면 내성적이었다. 냉소적으로 말하거나, 심술궂게 하는 일도 있었다. 그리고 좋은 인간관계를 갖는 것에는 정말 어울리지 않는 성격이었다. 몇 년을 할스테드와 함께 일을 하던 피니Finny J. M. T.는 우수한 외과의사로 관용할 줄 아는 그리스도 교도였으나, 할스테드가 자신에게 칭찬의 말을 건네주었던 것은 33년동안 한 번뿐으로 다른 사람을 극찬하는 것은 들어본 적도 없다고 회상하고 있다. 1891년에는 헨리 허드가 이사회에서 하디 피펜이라는 외과 레지던트가 정식 신고서를 제출하지 않은 채, 지위를 내던지고, 병원을 떠났다고 보고하고 있다. 그가 그렇게 당돌하고 비상식적인 행동으로 내달린 원인은 할스테드 박사의 불쾌한 태도에 있었다. 그는 나와 이야기 도중에 여기에 묶여 있어서는 자존심을 지킬 수가 없고, 사직하는 것 밖에는 방법이 없는 것이라고 호소했다. 그는 진면목이 있었고, 의지가 되고, 유능했다. 더욱 양호한 환경에 놓여 있었다면, 훌륭한 일을 했었을 것이 틀림없었다. 할스테드는 또 "치질 수술은 간단하니, 자네는 치질 전문의가 되면 좋겠군"이라고 말하여, 다른 의사를 화나게 했던 일도 있다. 기분을 망친 그 외과의는 "놈의 말을 취소하게 해 주지"라며 호기롭게 말했다.[11]

할스테드의 비아냥은 통렬하게 사람을 위축시키는 것으로는 존스 홉킨스에서 따를 자가 없다고 전해지고, 주변 사람들은 그 탓에 원활하게 일 하기가 힘들었다. 피니에 의하면 그의 조소와 괴롭힘이 멋지게 반영되었던 것은 한 번뿐이었다고 한다. 어느 날, 할스테드가 병동의 환자들이 더럽힌 포대를 말고 있던 때에, 포대 끝에서 몇 가닥의 실이 떨어져 나와 헝클어져 있는 것을 눈치챘다. 그는 그 포대를 높이 들어올려, "외과의로서의 나를 키워준 뉴욕에서는 의사에게 건네진 포대가 이런 상태였다면, 간호사는 부끄러워 얼굴이 새빨개졌을 거야"라고 말했다. 그에게 포대를 건넸던 붉은 머리에 납작코인 작은 체구의 간호사는 금방 대꾸했다. "아아, 그래요, 저희들은 뻔뻔하니까요!"

할스테드의 뒤에 서 있던 피니는 그의 머리 꼭대기에 벗겨진 데까지 피가 올라 그러고 나서 새파랗게 되는 것을 보았다. 할스테드는 포대 말기를 끝내자, 남은 회진을 내던지고, 한 마디도 없이 병동에서 나갔다고 한다. 또 다른 장에는, 간호감독이 고른 수술실 간호부장을 할스테드가 거부하여, 간호 감독도 양보하지 않았던 사건도 있었다. 레지던트들은 의과 대학생을 '간호부장'으로서 맞아들이는 것으로 궁지를 벗어났지만, 이 학생은 남자였기 때문에 많은 농담들을 주고 받은 것이 틀림이 없다. 할스테드는 첫 수술실 간호사였던 캐롤라인 햄프턴Caroline Hampton과 사랑을 하여 결혼했기 때문이다. 덧붙여 말하자면, 고무장갑을 받았던 것은 그녀였다. 또, 그녀의 외견에는 남성적인 부분도 있었다. 할스테드 부부에게 아이도 없고, 집 안에서는 각각 다른 방에서 살았다고 한다.[12]

할스테드는 의대생들의 수업 준비를 하지 않았다. 그는 2학년들에게 외과적 측면으로 본 창상치유에 관한 수업을 하겠다고 예고했었으나, 그 수업은 한 번도 행해지지 않았다. 1895년 여름, 3학년 외과학 수업을 준비하지 않으면 안 되었을 시기에 할스테드는 장기간 병원을 무단 결근하여 심각한 혼란을 일으키고, 많은 환자들을 잃었다. 그 해 겨울, 이사회는 그를 엄하게 비난했다. 병원장으로부터 다짐을 받았음에도 불구하고, 그가 올해 여름, 장기에 걸쳐 병원을 결근했던 것은 병원의 규율을 흐트러트리고, 그 이익을 해하는 행위라고 이사회는 판단하였다. 이 사회는 '엄격한 관찰'을 기본으로 출근을 관리하지 않으면 안 된다고 했다. 그 동안 3학년은 외과수업을 받지 않고 있었다. 1896년 1월 11일 웰치는 몰에게 다음과 같은 편지를 썼다:

> 우리들은 도와줄 가치가 있는 존재들임에도 불구하고 버려두었던 고아들, 다름 아닌 제 3학년 학생들에게, 구원의 손길을 내밀지 않으면 안 된다. 그들은 무엇이라도 하여 외과 병리학을 배우겠다고 하지만, 여기저기 돌려지던 끝에 이제는 있을 곳마저 잃어버렸다. 그들은 단체로 내 밑으로 와서 현미경으로 표본을 관찰하거나, 종양 절단을 조사하거나 하기 위한 방을 찾아 달라고 호소했다. 그들은 외과의로부터도, 그 이외의 자들로부터도, 어떠한 도움도 받지 못하는 것 같다. …… 우리들은 정말로 무엇인가 하지 않으면 안 된다 …… 나는 학생들에게 방을 찾아 준다면, 그들이 외과 병리학의 체계적인 지도를 받을 수 있도록 책임을 지고 있는 할스테드에게 강하게 항의할 생각이다. 외과학은 현시점에서 유일하게, 충분한 지도가 되지 않는 과

목인 것 같다.[13]

학생들은 그 후, 할스테드의 조수 감시 밑에서 외과 환자와 접촉할 수 있게 되었고, 어떤 학생들은 이것을 할스테드의 '원격 지도'라고 불렀다. 그들은 조수의 수업은 그렇게 좋지 않다고 생각하여 힘들게 느끼고 있었다. 그러나 할스테드에 대해서는 더욱 거북함을 느끼고 있었다약물중독이 되기 전의 그는 학생들에게 훌륭한 교사였다. 할스테드가 홉킨스에서 수업을 할 때에는 클래스의 태반이 그 내용을 이해할 수 없었고, 모두가 그를 무서워했다. 학생들은 그의 회진을 「shifting dullness이동 둔탁음 혹은 이동탁음. 본래의 의미는 체위 변환징후로 복수가 차 있는 환자의 복부를 타진하면서 체위를 바꾸면, 액체가 고여 있는 부분을 반영하는 탁음의 영역이 이동하는 현상을 가리킴」라고 불렀다. 할스테드의 레지던트와 인턴 일부는 열광적인 제자가 되었으나, 많은 교수들과의 사이에서 동료 의식을 가지고 있지 않았다. 그들은, 오슬러 밑에서 일하는 사람들의 사이에 있는 동료 의식과 공통된 목적과 쾌활함을 시샘했다.[14]

부인과 교수인 하워드 켈리Howard Kelly는 웰치, 오슬러, 할스테드와 나란히 홉킨스의 "빅 4Big Four"로 불렸다. 켈리는 홉킨스의 외과의 중에서도 가장 높은 기술을 가지고 있었고, 누구나 그것을 선망하고 있었으나, 본인은 레지던트에게 부인과 수술을 가르치는 것이 자신의 사명이라고 생각하고 있었다. 그가 마음씨가 곱고, 오슬러에게조차 성가시다고 보일 정도로 정력적으로 살고 있었다. 어느 레지던트가 1898년에 켈리는 "X선 관管과 같이 빛이 난다"고 기록하고 있다. "그는 정말 인광燐光을 발하고 있는 것 같다". 그러나 켈리가 학생들과 지내는 일은 거의 없었다. 그는 홉킨스에서도, 볼티모어에 있는 자신의 개인 병원에서도, 환자들의 자택에서도 수술을 했다오슬러는, 미국에서 가장 수입이 많은 외과의사는 켈리라고 생각하고 있었다. 수술을 하지 않을 때는 거리에 나가 매춘부를 구해주거나, 무뢰한들로부터 투표용지 기입소를 지키거나 하는 외에 자신의 서재에서 버섯이나 뱀을 취급하는 법과 부인과학에 관한 전문 서적을 집필하거나, 캐나다에서 카누놀이를 만끽하거나, 소년들을 위해 여름 캠프를 설립하거나그것은 미국에서도 가장 초기의 것이었다, 동료들과 학생들에게 예수 그리스도의 가르침에 대해 말했던 일이 있었는가 하고 묻거나 했다. 어떤 학생의 회상에 의하면, "그가 학생들에게 보여준 유일한 관심은 그들이 구원되었는가, 아닌가 하는 것 이었다"고 한다. 병원 스태프들의 태반은 켈리 박사의 전도 활동을 불쾌하게 생각하여, 그 대부분이 종교 아니면 흔들리는 연인 사이로 그를 피했다.[15] 그는 때때로 자신의 환자가 마취되기 직전에 꿇어 앉아 기도를 올렸으나, 이 습관은 마취과 의사부터 환자까지 모든 사람들을 당황시켰던 탓에 그만두지 않으면 안 되었다그는 어쩌면 목소리를 내지 않고 기도했을 것이다. 오늘날도 전혀 종교적이지 않은 외과 의사더라도 그러한 습관을 가진 사람이 적지 않다. 그것은 전형적인 원리주의자가 될 적지 않은 타협의 하나였다. 어떤 때에는 "성서 클래스 준비를 하고 싶으니, 오늘은 일을 이만 끝내고 싶다"고 조수에게 부탁한 일도 있었다. 하비 쿠싱이 소설가인 싱클레어 루이스Sinclair Lewis; 미국의 작가; 1930년 노벨 문학상; 1885~1951에게 신앙심을 잃지 않는 과학자의 예로 켈리의 이름을 거론하자 "하비군, 산과 의사는 처녀 출산Virgin Birth에 대해 어떻게 생각하고 있는가?"라고 물어왔다고 한다.[16]

켈리의 흥미는 그 전문인 부인과 수술에 치우쳐 있던 탓에 학생들에게 산과학을 가르치기 위하여 위트리지 윌리엄스J. Whitridge Williams가 채용되었다. 무뚝뚝한 거한인 윌리엄스는 학생들로부터 '황소'라는 별명을 얻어 면밀히 준비한 강의에 라블레Rabelaisian; 익살맞은풍의 호색 유머를 섞어서 남학생들을 기쁘게 하고, 여학생들을 불쾌하게 했다. 당시 여학생 중 한 명은 "그는 여학생을 전혀 필요로 하지 않고, 남자와 여자의 더블 스탠더드를 가려 쓰고, 그 이외의 윤리, 도덕을 이해하는 것이 불가능 했습니다"라고 증언하고 있다. 일부 학생들은 윌리엄스는 반反 유대주의적이기도 했다고 회상하고 있다. 그렇다고는 하나, 1901년에 졸업한 클래스의 거트루드 스타인이라는 여학생은 윌리엄스뿐 만이 아닌 모두가 싫어했던 탓에 그 원인이 인종과 종교에 있다고는 생각하기 힘들었다.[17]

약리학 교수 존 아벨Abel John J.은 우수한 화학자로 아드레날린 발견자 중의 한

명이 되려고 하였다. 그는 또 미국의 모두로부터 약리학material medica을 대신하는 새로운 학문의 아버지이기도 했다. 아벨은 연구에 이상한 정열을 불태우는 과학자를 풍자만화로 만든 것 같은 인물이었다. 그는 몰과 같이 교육을 싫어하고, 수업을 하면 어떻게도 할 수가 없는 바보짓을 연발했다. 과학자로서의 아벨을 존경하던 학생들도 "우리들은 그를 농담 삼아 보고 있었다"고 회상하고 있다:

> 그의 강의는 재미가 없고, 교실에서 실습은 대부분 항상 실패했다. 강의와 실습 후는 어깨에 타월을 걸치고, 미안한 듯 멍하니 서 있었다. 어째서 잘 하질 못하는 것인지 완전히 모르겠다는 모습이었다. 교실에서 실습 중에 완벽하게 되었던 것이 하나뿐이었다. 그것은 중력 실습으로, 테이블 위에 놓아 둔 상자를 그가 무심코 떨어뜨리면, 안에 들어 있던 코르크 따위의 자잘한 것들이 바닥에 쏟아졌을 때의 일이었다. 아포모르핀의구토제와 거담제로 사용되었음 실습은 또 한 걸음, 개를 구토시키는 것에는 성공하였으나, 그것을 세면기에 받는 것에만 실패했다.

아벨이 조수들에게 주었던 유일한 조언은 노력하는 것은 연구만으로 하고, 다른 것들은 그 흐름대로 맡기라는 것이었다.[18]

당시 교수진의 멤버들은 위대한 의대를 만들어 내겠다는 사명을 짊어지겠다는 것으로써는 약간 바뀌어 있었다. 이 교수진으로는 제대로 할 수 없을 가능성도 있었다. 몰에 의하면, 1897년에는 하버드에서 홉킨스로 옮기려고 하는 학생들을 단념시키기 위해 "우리들은 강의를 하지 않는다. 우리들은 조직화되어 있지 않다. 우리들은 의사를 키우지 않는다."[19]고 하는 그들의 말이 인용되었다고 한다. 그러나 몇 가지의 요인이 그들의 성공을 뒷받침했다. 그 첫 번째, 존스 홉킨스 병원도 대학도 기부 금액이 막대했기 때문에 교육의 질은 예외라고 하더라도, 일과 공부를 위한 장소로서는 훌륭했다. 한 클래스의 학생 수가 적고, 상당히 좋은 기재가 모여 있고, 어느 곳보다 연구실과 가까운 홉킨스 의대는 세계에서 선망의 대상이었다. 두 번째, 선발된 학생 밖에 받아들이지 않는 북미에서 가장 엄격한 선발기준이 자기 충족적인 예언으로 기능하고 있었다. 존스 홉킨스 대학교는 우수한 학생만을 모아 두었으므로, 대단한 의대가 될 것이 틀림없었다. 당시 의학교들은, 오늘날의 고등 학생 수준의 학력이 있다면 입학할 수 있었고, 오늘날의 학력 수준이 요구되는 의학교는 소수밖에 없었다. 이에 대하여 홉킨스는, 대학원생 수준의 뛰어나게 우수한 학생만을 모으고 있었다. 그 태반은 자력으로 공부할 수 있었고, 어떤 지도 강사 밑에서도 공부할 수 있었다. 어느 것도 가르칠 필요가 없는 학생도 몇 명 있었다. 세 번째, 교사로서 아무리 적합하지 않고 무관심했다 하더라도 몰, 웰치, 할스테드, 아벨 들은 연구자로서 발군의 명성을 얻고 있었다. 제각각의 전문 분야의 정점에 선 그들이 학생들에게 있어서 극히 매력적인 존재라는 것은 명백하고, 몰이 충분히 자각하고 있던 것처럼, 교수들은 연구와 실험에 몰두하는 자신의 모습을 보여주는 것으로 학생들의 모범이 된다면 그것으로 족했다. 교육학의 관점으로는 수업을 받고, 그것을 기억하고, 쌓아가는 학습법에 대하여, 그들의 실천에 의한 학습에는 가지각색의 이점이 있다고 주장할 수 있었을 것이다 이러한 교육법은 후에 존 듀이(John Dewey)를 시작으로 하는 교육 이론가에 의해 옹호되었다.

홉킨스를 성공으로 이끌었던 그 네 번째, 가장 중요한 요인은 의학의 가르침을 받을 필요가 있었던 학생들이 윌리엄 오슬러의 지도를 받을 수 있었다는 점이었다.

"나는 어제 어떤 증례의 진단을 하기 위해 오슬러 박사의 클리닉에 불려갔다. 그것은 이전의 충수염을 치유하기 시작한 것으로, 어떤 문제도 볼 수 없었다. 오슬러 박사의 클리닉은 우리들이 불려갈 장소 중에서는 가장 기분 좋은 곳이었다. 오슬러 박사는 테이블 위에 걸터앉아 발을 흔들흔들 하면서, 우리들이 이때까지 한 번도 받았던 적이 없을 법한 질문을 해 왔다."[20]

2학년은 오슬러의 상급 레지던트인 데이어가 담당하는 진단학의 단기 과정을 통하여, 진짜 의학에 약간 스칠 수 있었다. 3학년에게는 데이어W. S. Thayer가 조금 더 깊이 파고드는 진단학 수업을 하고, 다른 레지던트가 혈액과 가래, 소변 그리고 그 외의 분비물의 임상 검사를 체계적으로 충분히 가르쳤다. 그리고 몰의 수업 준비를 보충하기 위해 임상 해부학의 특별 과정도 있었다. 3년 차의 중요한 부분은 오슬러가 외래환자 시료원에서 1주에 3회 행하고 있는 낮 클리닉의 '관찰' 수업이었다:

> 학생들에게는 우선 관찰하는 것을 가르치지 않으면 안 된다라고, 오슬러는 쓰고 있다. 그것에는 외래환자의 병을 아는 것부터 시작하는 것이 가장 좋다. 입원해 있는 장티푸스 환자는 더러운 것을 없애고, 청결하게 하는 것으로, 비틀거리며 시료원에 들어온 불쌍한 남자와는 전혀 다르게 보이기 때문이다……그 시간에는 학생들이 3~4명의 환자를 순서대로 진찰한다. 학생은 질문을 하고, 대답을 반복하며 진찰을 한다. 학생들에게는, 자신의 감각을, 단순하면서도 순서를 잘 세우는 것을 가르친다. 시진을 하는 눈과 촉진을 하는 손가락은 오랜 시간의 훈련에 의해 얻게 되는 것이다. 주로 이 시간에 배우는 것은 무엇을, 어떻게 볼 것인가, 무엇을, 어떻게 만질 것인가 하는 것이다 …… 반드시 진찰을 하거나, 치유에 대하여 논하는 것이라고는 할 수 없다.[21]

오슬러는 그 환자가 무슨 병인지, 자신이 학생들에게 무엇을 가르치게 될 것인지, 미리 알고 있던 것은 아니었다. 환자는 등나무로 만든 긴 의자에 누워있고, 그 옆에 오슬러가 서고, 학생들은 주변의 등나무 의자에 앉아 있다. 몇 명의 학생이 보고를 하고, 코멘트를 하면, 오슬러는 훌륭하게 말을 주고받는 것을 통하여 '병아리 의사'들에게 병을 조사하여 알아내게 했다. 그는 마치 셜록 홈즈와 같았다. 맥컬럼W. G. MacCallum은 "오슬러 박사는 모든 증례를 교과서로 만드는 것이 가능했습니다. 그는 이 교과서에 기초하여, 생생한 해설을 전개한 것입니다"라고 회상하고 있다. 1896~1897년에 어떤 학생이 클리닉 수업에서 썼던 노트에서 몇 가지 예를 보면:

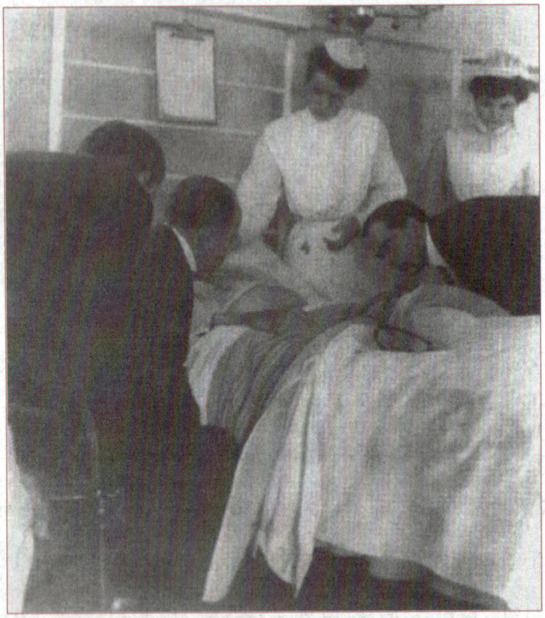

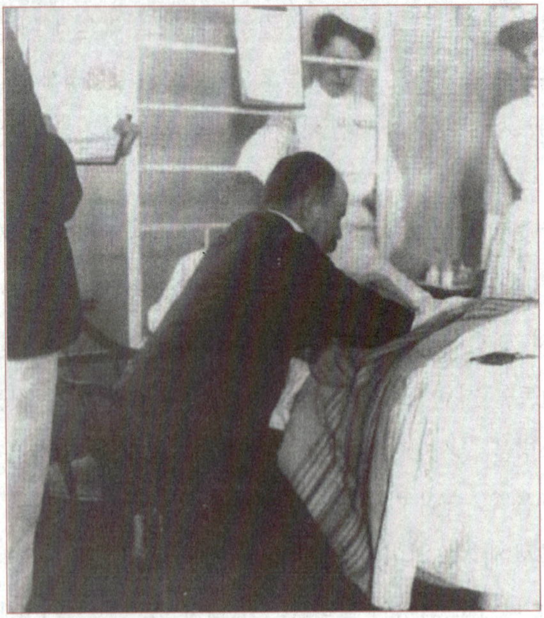

상단: 병상에서 시진(視診, inspection)
하단: 촉진(觸診, palpation)

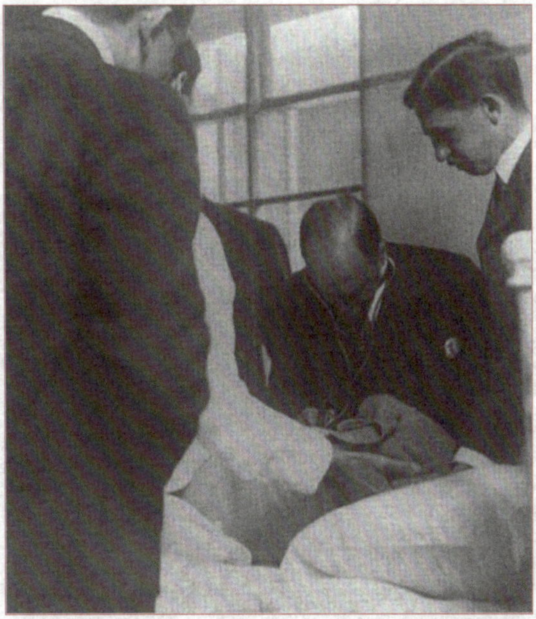

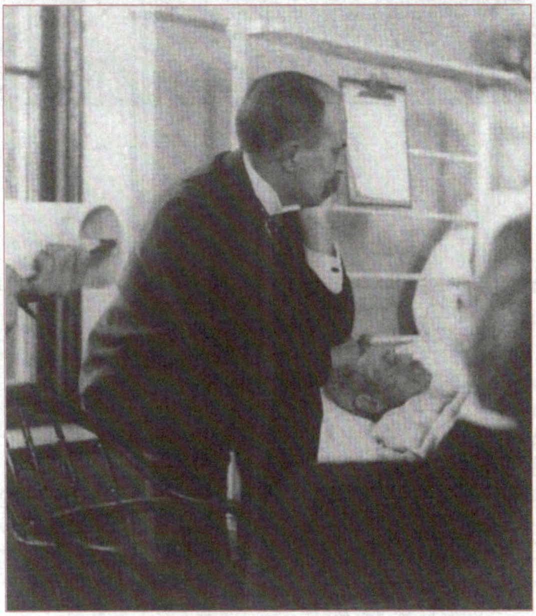

상단: 청진(聽診, auscultation)
하단: 숙고(熟考, contemplation)

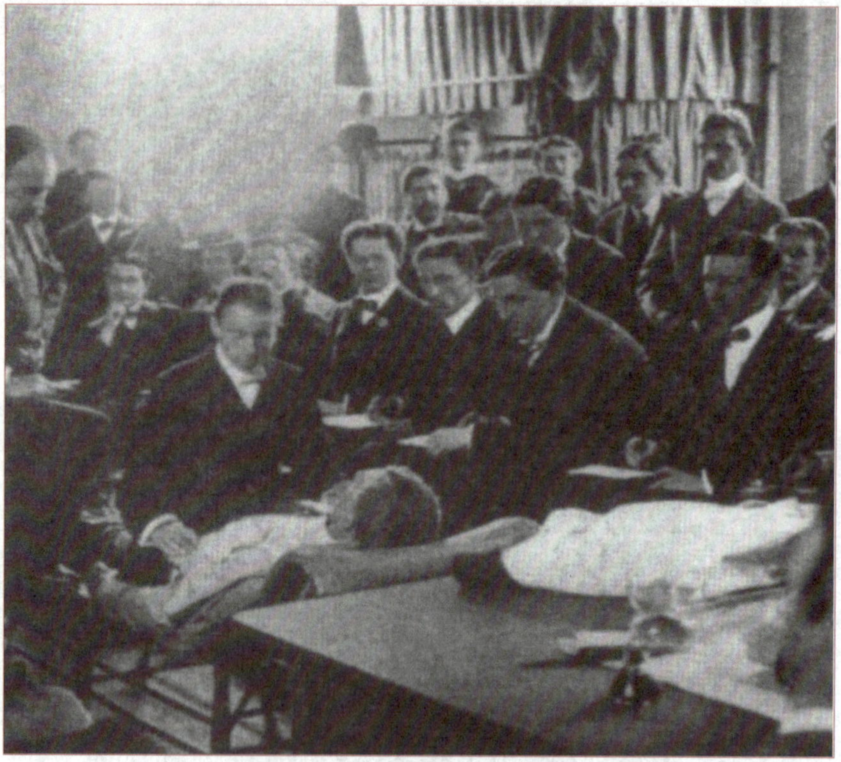

존스 홉킨스에서 견학생 학급에서 가르치고 있음.

환자의 호소에 귀를 기울인다. 환자 자신의 말하는 그 호소를 기록한다. 다음으로 병력을 쓴다 …… 모든 환자는 "저는 류머티즘입니다"라고 말한다. 보다 상세하게 질문한다 …… 가장 중요하고, 가장 어려운 것은, 매독의 병력을 읽는 것…… "하루에 몇 번 술을 드셨습니까?"라고 묻는 것은 좋은 방법. 대체로, 아침 식사 전에 음주하는 사람은 폭주가 메이슨 딕슨 선線Mason and Dixon's line: 펜실베이니아 주와 메릴랜드 주의 경계선. 남북전쟁에서는 북부와 남부의 경계선이 되었음보다 남쪽에 사는 사람들은 아침 식사 전 외에는 음주하지 않는 일도 있다.

E. G. 12세. 발열과 혀가 부은 것을 호소한다. 목소리는 점차 우물거려 가고, 코에 걸려 있다. 안색이 좋지 않고, 몸 상태가 좋지 않게 보인다. 겉으로 보면 한 왼쪽 아래턱 끝이 약간 부어있는 것 이외에 외부 샘external gland의 부기는 없다. 코에서 점액이 조금 나오고 있다. 입을 크게 벌릴 수가 없다. 혀가 약간 부어 있고, 설태가 보이고, 이로부터 2cm밖에 앞으로 나오지 않는다. 혀 중앙부가 딱딱해 있다. 인후에 변색 부분은 보이지 않으나 많은 점액이 있다. 잇몸은 한결 같이 희고, 약간 부어 있으며, 씻어서 뗄 수 있는 하얀 물질로 덮여 있다. 특별한 악취는 없다. 구내염인 듯하다. 5 그레인의 칼리수송나물와 약간의 아코니트 바꽃 뿌리를 말린 것. 해열제, 진통제임를 처방, 염소산 칼리움은 흥미로운 약이다. 이것은 약으로서 투여하는 양이더라도 극히 독성이 강하여 신장염을 일으킨다. 이전에는 과도하게 투여되었다. 환자는 침이 많이 나온다고 한다. 옛날은 감홍의 대량 투여로 수은에 의한 침분비증이 자주 보였으나, 오늘날에는 소량 투여에 의한 것이 많다. 수은 구내염과 같이 보이나, 그는 어떤 약도 복용하지 않는다고 한다.

촉진 전에 반드시 시진을 하지 않으면 안 된다. 환자는 소화불량과 체중 감소를 호소하고 있다. 몸은 말랐다. 피부는 건조하나, 혈색은 좋다. 복부는 배꼽위와 심와부가 움푹 패여 있다. 요부에 현저히 부풀어 오른 곳이 있다. 우선은 호흡성 이동이 보이는지 아닌지 주목한다. 다음으로, 장골의 틈과 옆구리 복부 선에 주목한다. 건강한 사람의 복부에서는 호흡성 이동과 복부 대동맥의 박동만이 보인다. 상당히 마른 사람의 복부에서는 위와 간장 외에 복부 대동맥의 분지 윤곽까지 보이고, 위나 대장의 운동도 보인다.

이 남자에서는 위의 윤곽과 일치하는 현저한 종창이 보인다. 파동이 보인다. 파동은 보통, 왼쪽에서 오른쪽으로 움직인다. 파동이 달릴 때, 위는 상당히 딱딱해진다. 이러한 윤곽의 변화는 '복부 종창 패턴'으로 불리고, 이것에 기초한 진단이 자주 내려진다. 이 종창의 형태로 진단이 붙는다. 위의 대만부와 소만부가 보인다. 본 것만으로, 진단위암은 명백하다.

A. H. 웨이터-머리 전체가 욱신욱신 아프고, 목에도 통증이 있다. 오른쪽 요골동맥에는-관tube안에 물의 흐름을 갑자기 막았을 때의 충격으로 생기는 것 같은 물을 망치로 치는 것 같은water-hammer pulse 맥박이 있으나, 왼쪽에서는 거의 느껴지지 않는다. 흉부 전체가 박동하고 있다. 이것은 대동맥 판 폐쇄부전증이다. 대출혈을 일으키는 경우를 제외하고, 이러한 피스톨 같은 소리를 내는 일은 달리 없다. 진단은 극히 쉽다. 청색증을 일으키는 입술 색으로 진단은 거의 명백하다.

복부의 피부 아래에서 일어나는 일에 대하여, 절대적인 확신을 가지고 무엇인가를 말할 수 있는 경우는 상당히 적다. 이것은 그 몇 안 되는 예 중 하나로, 만성 말라리아에 특징적인 거대 비장이다.

이것은 정맥염 …… 혈전성 정맥염의 최종 결과이다. 이후, 일어날 수 있는 일 (1) 정맥내의 혈전이 화농. 이것은 최악의 결과이다. 보통, 피고름 때문에 환자는 죽음에 이른다. 그러나 그렇게 되는 일은 드물다. (2) 정맥염이 지속. 이 경우에는 무엇인가를 하더라도 다리의 부기는 빠지지 않는다. 몇 년도 계속된다. 이 남자는 1, 2개월로 좋아지지만, 2, 3개월에 다시 돌아올 것이다. 완치에 대한 예상을 알리는 것은 신중히. 에드윈 클렙스Edwin Klebs 교수가 클리닉에 왔을 때에 자신의 다리를 가리키며, 몇 년 전에 장티푸스에 걸렸을 때부터 계속 다리가 부어 있다고 말했던 것을 제군들도 기억하고 있을 것이다어떤 학생이 자신들은 클렙스 교수와 만난 일이 없다고 했다. 그렇다. 클렙스 교수와 만난 것은 작년 클래스였다. 이것은 실례. 몇 번도 이야기하던 중에 정말로 그와 만난 것처럼 생각되어 온다…… (3) 치유.[22]

어떤 종류의 질환 환자가 있는 경우에는 오슬러는 학생들이 그 병에 관하여 고

전에서 기술된 것을 알도록 요구했다. 예를 들어, 무도병 chorea에 대하여는 시드넘 Sydenham, 안면신경 마비에 관하여는 벨 Bell, 부신 기능감퇴와 악성 빈혈에 대하여는 애디슨 Tomas Addison의 기술과 같은 방식이다. 그는 학생들에게 관련된 질환을 조사 시키고, 논의하도록 했다. 블로 Blaud알 약–프랑스 의사인 블로가 빈혈 치료제로써 발견한 철제로 탄산철을 주성분으로 함–을 처방하는 것이 적절하다고 생각되는 경우에는 오슬러는 학생들에게 블로가 어떤 인물인지를 묻고, 조사시켰다. 파울러 Fowler박사 용액(solution)의 파울러란? 도버의 분말 Dover's powder의 도버란? 아노 Hanot의 간경변증 환자는 그 후에 어떻게 되었는가? "오슬러 박사는 나에게 그 환자의 상태를 물었습니다"라고 헨리 크리스챤은 회상하고 있다. 나는 "평상시대로라고 생각합니다. 2주쯤 전에 그가 있는 곳에 다녀왔습니다"라고 대답했습니다. 그 순간에 오슬러 박사는 커다란 간 liver과 다른 장기가 놓인 트레이를 가지고 와서 나를 당황하게 하였습니다. 그리고 그는 이렇게 말한 것입니다. "크리스챤, 그의 상태는 그후부터 나빠졌을 것이다. 맥컬럼 박사가 오늘 아침 그의 부검을 했네."

또 다른 경우에는 이전의 클리닉에서 대동맥 판 폐쇄부전과 협심증이 있다고 지적된 고령의 남자의 경과 관찰을 담당하고 있던 학생이 환자의 집에 왕진을 가서 고온욕을 하도록 권하고 왔다고 보고했다. 그것을 들은 오슬러는 의심스런 표정을 띄우며, 처량한 목소리로 "자네 …… 대동맥판 폐쇄부전과 협심증이 있는 환자에게 고온욕을 지시하다니, 위험하지 않겠는가?"라고 말했다. 학생은 최악의 결과를 상상하여 무서워져 바삐 클리닉을 나가 환자의 집에 달려갔다. 그는 노인이 문 앞의 계단에 걸터앉아있는 것을 보고 안심했으나, 노인은 금지된 파이프 담배를 피우고 있었다고 한다.[23]

홉킨스의 4학년생들은 영국과 캐나다 의대 학생이 몇 세대 전부터 해 왔으나, 미국 의대 학생들이 한 번도 한 일이 없는 것을 경험했다. 병원 실습이다. 오슬러는 마침내, 자신이 맥길 대학교에서 경험한 필라델피아에 이식할 수 없었던 제도를 볼티모어에 전하는 것에 성공했다. 4학년생은 모두 존스 홉킨스 병원의 내과, 외과,

부인과, 산과의 병동에서 2개월씩 병원 실습생으로서 공부할 수 있게 되었다. 그들은 환자의 병력을 보고, 혈액 검사와 소변 검사를 하고, 상처 치료를 하고, 진료 기록카드를 작성했다. 그리고 자신의 입장을 영국식 발음으로 '클라크'라고 말하지 않으면 안 되었다.[24]

학생들은 이 때 처음으로 의사와 같이 행동실제로 그들은 의사로 착각되었음하고 환자에 대하여 책임을 지는 것을 경험하였다. 의대생에게 그러한 경험을 시키는 곳은 미국 국내에는 달리 없었다.

병동 실습생은 각각 6개 병상을 담당했다. 오슬러는 1주일에 3회, 오전 중에 회진을 했다. 그것은 홉킨스에 있어서 잊을 수 없는 어려운 의식이 되었다. 오슬러는 반드시 9시 몇 분전에 나타났다그의 행동을 보면, 시계 알람을 맞출 수가 있었음. 보통은 재색의 모닝코트를 입고, 실크 모자를 쓰고 있었다. 버튼 홀에는 꽃을 꽂고, 때로는 지팡이나 우산을 손에 쥐고, 긴 복도를 경쾌하게 걸어간다. 앞에서 걷고 있는 조수나 학생들을 쫓아가 그 팔을 잡으며 함께 바쁘게 비어있는 손으로 간호사나 친구의 손을 잡았다. 병동의 문 앞에서, 그를 기다리며 준비하고 있던 레지던트, 인턴, 방문객, 병원 실습생들이 주변에 와 하고 모여든다. 때로는 연이나 혜성처럼 사람들이 그의 뒤에 열을 맞추어 쫓아가는 일도 있었다. 오슬러의 회진하는 모습은 후에 다음과 같은 운문시가 되었다:

윌리엄 오슬러가 회진을 할 때에는
서둘러! 서둘러! 이 친구들, 병원 실습생들! 아침은 간단히 해치우고,
너희들의 우두머리이자 수석 레지던트 뒤에 붙어:
하얀 종이와 펜을 들고,
한 마디라도 쓰지 않으면 안돼,
윌리엄 오슬러 KCB, FRS, FRCP가
회진을 할 때에는

보아라, 양쪽이 열리는 문이 크게 열리고
그가 한 무리의 사람들을 거느리고 들어온다!
북에서, 남에서, 서에서, 동에서,
모이를 먹으러 모여드는 독수리처럼 모여든다.
윌리엄 오슬러 KCB, FRS, FRCP가
회진을 할 때에는
그 무리에는 모든 사람들이 있지

도시의 멋진 사람부터 시골의 신문기자까지
빈틈을 발견하여 돼지처럼 모여든다.
병원 실습생과 인턴을 밀어 제치고
윌리엄 오슬러 KCB, FRS, FRCP가
회진 할 때에는
모이를 먹으러 모여드는 독수리처럼 모여든다.[25]

오슬러에게는 미소와 세련된 말과 발가락을 쥐는 것으로 환자를 마음 편하게 하는 불가사의한 능력이 있었다. 그는 아이들에게, "자! 오늘은 멋지게 굴러다닐 기분인가?"라고 말을 걸었다말끝에는 캐나다 식으로 "응?"을 붙이는 습관은 없어져버린 것 같다. 병원 실습생들이 환자의 병력을 읽어주면, 오슬러는 설명을 하거나 검사를 하거나 했다:

오슬러는 자주 환자의 머리맡에 서서, 길쭉한 손가락과 아름다운 모양의 작고 거뭇한 손을 유려하게 움직여서, 자신의 말을 강조했다. 그는 환자들에게 이후 어떠한 일이 일어날 수 있는지 확률이 높은 것부터 첫 번째, 두 번째, 세 번째로 예를 들어가며, 그 최후에 절대 가르쳐줄 수 없을 법한 문제 외의 가능성을 말하는 것을 좋아했다. 진찰을 할 때에는 환자의 침대 옆에 앉아 환자의 흉부와 복부의 움직임을 관찰하고, 여러 빛 밑에서 움직이는 그림자가 보이는지 아닌지 정성을 들여 조사했다. 그는 이 수순을 항상 중시하고 있었다. 그래서 환자의 흉벽에 동맥류의 박동이 있는 것을 알아내고, 그 체위를 바꾸어 국소적인 박동이 빛 아래에서 쉽게 보이도록 하여 의사에게 보여주며, 이것에 놀랐다고 하는 간호사 이야기를 했다. 오슬러는 흉부와 복부의 촉진에도 긴 시간을 들였다. 그는 그 때에 양손을 사용하여, 그렇게 하는 것의 이점을 설명했다.

긴 병동을 걸어가는 동안 오슬러는 가끔 멈춰 서서 환자의 발가락을 쥐었다. 그런 다음에 입원 환자의 발가락을 만져 대동맥 판 폐쇄부전증의 진단을 하고, 학생들을 놀라게 한 오폴처의 일화를 소개했다. 이것은 우리들에게 대동맥 판 폐쇄부전증의 징후로써 'water-hammer 맥박'이 얼마나 중요한지에 대한 인상을 주었다.

오슬러의 회진에 대해서는, 같은 일화가 몇 개도 남아있다. 이후 하버드 대학교 의대 학장이 되는 헨리 크리스찬Henry Christian의 증언은 오슬러가 주었던 인상적이고 절묘한 밸런스를 잘 전하고 있다:

오슬러 박사가 회진을 하는 모습은 소탈하면서도 위엄이 있었다. 긴장한 학생들과 환자들은 순식간에 편안한 기분이 되었다. 그의 설명에는 형식을 차린 데가 없이 점점 되어가는 대로 하는 것조차 있었다. 그런데도 해설을 듣는 학생들의 머리에는 환자와 그 질환에 대하여, 놀랄 만큼 완전한 기술이 들어오는 것이다. 오슬러 박사의 회진은 그의 인품을 잘 보여주고 있다. 교양이 있고, 항상 플록 코트를 입고 있는 그의 겉모습은 전형적인 자문의사의 그것이었고, 그와 가까워진 사람들 모두 그에게 경의를 표했다. 그럼에도 불구하고, 그에게는 잘난 체하는 데가 전혀 없었다. 그의 반짝반짝 하는 눈과 경쾌한 발걸음과 재치 있는 말과 붙임성 있는 태도와 열중하여 떠들면서 조수나 학생이나 친구의 어깨에 손을 올리는 습관은 그의 클리닉과 회진을 허물없는 분위기로 만들었다. 학생들과 그 일하는 모양에 대하여, 날카롭게, 잊을 수 없을 만큼 비판을 하는 일도 있었으나, 모질게 대하거나, 심술궂게 하거나 하는 일은 없었다. 그의 질책은 상대방에게 존경과 애정을 불러일으키는 것이었고, 공포를 느끼게 하는 것은 아니었다.

토요일 후에 수요일로 바뀌었다 낮에는 오슬러는 병원의 계단교실에서 종합 클리닉을 열었다. 이것은 주로 3학년과 4학년을 위한 것이었으나, 누구라도 청강할 수 있었다. 클리닉에서는 그 주변에 병원에서 일어난 사건에 대하여 토론하고, 특히 흥미로운 증례가 몇 가지 병원 실습생에 의해 소개되고, 사망자 수와 오진에 관한 보고가 있었다. 칠판에는 폐렴 환자와 장티푸스 환자의 치료에 관한 상세한 표가 만들어져 있고, 클리닉 때에 바뀌었다. 오슬러는 1901년에 "나는 다른 모든 질환을 합친 것보다도 폐렴과 장티푸스로부터 의학을 가르치고 싶다고 생각하고 있다"고 쓰고 있다. "이 2개의 질환은 오늘날에도 여전히 대표적인 급성 감염증으로써 맹위를 떨치고 있기 때문이다." 그는 자주 학생들에게 1개의 질환 '1개의 질환' 대신에 '매독'이라고 쓰는 일도 있었다을 숙지하는 것으로 의학의 대부분의 분야를 아는 것이 가능하다고 이야기 말했다.[26]

클리닉은 상당히 스스럼없는 분위기로 짐짓 있는 체하는 데가 전혀 없었기 때문에 견학자들 사이에서는 오슬러가 높은 평판을 받고 있는 이유를 이해하지 못하는 사람도 있었다. 그러나 매주일 청강하고 있는 사람들은 점차 영향을 받고 있었다. 홉킨스 최초의 여자 인턴 한 명은 어느 날의 클리닉에서의 일을 이렇게 회상하고 있다. 그녀는 그 때 죽음이 가까운 환자들을 밤을 새우며 간호하고 있던 때로 기진맥진 지쳐 있었다. 오슬러는 늦게 입실한 그녀를 기쁘게 맞이했다. "아! 리드 선생께서 오셨군요. 흑인 병동은 어땠는지 보고를 들어 봅시다."

"남자 병동에서는 폐렴으로 인해 6명이 사망했습니다. 선생님."

이 여자는 어떤 실수를 저지른 것인가 하고, 교실 안의 사람들은 와르르 웃었다.

"저는 견뎌낼 수 없는 기분으로 가득합니다"하고 리드가 말했다. 불과 몇 시간 동안 6명이나 되는 청년들의 죽음을 보는 것은 제게는 웃을 일은 아니었습니다. 오슬러 선생님은 곧 저의 고통을 보시고, 청중을 조용하게 하여 주셨습니다. 그리고 유색인종은 보통 매독과 알코올 의존증, 둘 다 가지고 있는 탓에 폐병의 위험성이 굉장히 높고, 우리들은 놀랄 정도로 많은 환자의 생명을 구하고 있는 것이라고 해설해 주셨습니다. 그리고 저의 일을 칭찬해 주신 겁니다.

때로는, 특별한 공연도 볼 수 있었다:

> 어느 날, 모두를 흥분시킨 사건이 있었다. 오슬러 선생이 스스로 담당하고 있던 환자의 부검을 한 것이다. 환자는 죽기 전에 선천성 양측성 낭포성 콩팥으로 진단되었다. 당시는 이 질환이 생전에 거의 알 수 없었던 탓에 오슬러 선생은 웰치 선생에게, 자신이 부검을 하고 싶다고 부탁했던 것이다. 이러한 일은 좀처럼 없기에 해부대가 내려다보이는 계단교실의 좌석에는 병원 스태프들과 학생들이 빽빽이 들어앉아 있었다. 오슬러 선생은 큰 에이프런을 두르고, 소매를 걷어 올리고, 전문가답게 해부를 진행했다. 클라이맥스는 그가 복부에서 2개의 거대한 콩팥을 꺼내 그것들이 낭포로 가득한 것이 확인되었을 때였다.[27]

분명히 교실에는 박수갈채가 회오리 쳤을 것이다.

1897년 4월 14일과 1898년 2월 2일 오슬러는 클리닉의 대부분의 시간을 써서 메어리의 증례를 소개했다. 시료원에 온 당시 그녀의 병은 스태프를 당황케 했다. 피부과 전문의들은 그녀의 피부 병변이 결핵성의 것인지 매독성의 것인지를 둘러싸고 대립하고 있었다. 거기에 학생들을 데리고 오슬러가 와서 그녀를 세심하게 진찰하고, 한센병 환자와 만났던 것은 캐나다의 뉴브런즈윅 주를 방문한 때 이래, 다시 본다고 말한 것이다. 1명의 간호사가 메어리를 돌보기를 거부하자, 병원은 대소동이 일어났다그 간호사는 결국 해고되었다. 볼티모어에 있는 다른 병원은 어느 곳에서도 메어리를 받아들이려고 하지 않았다. 오슬러는 메어리의 증상을 상세하게 설명하고, 한센병에 관한 미니 강의를 행하고, 캐나다의 한센병 환자 수용소를 방문했을 때의 일과 이 병에 접촉 감염성이 없는 것과 실론Ceylon에서는 이 100년간 한센병이 발병한 간호사나 의사가 없다는 것 등을 설명했다. "본 병원에서 그녀를 돌보는 것이 가능하고, 쾌적하게 보낼 수 있는 것은 의사로서도 간호사로서도 무척 기쁜 일이라고 덧붙여도 되겠지요." 메어리는 존스 홉킨스에서 10개월간 입원한 후에 표면상은 자유의 몸이 되어 실제로는 고독한 방랑자로서 퇴원했다.[28]

유쾌한 기분 전환과 속기 쉬운 겉모습의 실례를 보여주기 위해 '임산부'의 증례가 소개된 일도 있었다:

> 스트레처에 눕혀진 1명의 환자가 교실 내로 딸려 들어왔다. 환자의 전신은 시트로 덮여 있었다. 그 상태로 알 수 있는 유일한 임상 소견은 배가 크게 부풀어 있는 것이었다. 청강자들은 '치프'가 왜 임산부를 데리고 온 것일까를 생각하고, 서로 얼굴을 맞대며 히죽댔다. 그러나 그 환자에 대해서는 어떤 설명도 없이 그대로 교실에서 데리고 나가게 했다. 계속하여 2명인가 3명의 환자가 딸려 들어와 그 임상 상태에 대하여 해설이 행해졌다. 그 후, 재차 처음의 환자가 들어왔다. 이번은 시트를 덮지 않은 채였다. 환자는 임산부가 아닌 나이가 든 남자였다. 그 곁에는 커다란 병이 있고, 안에는 약 1.9리터의 오줌이 들어 있었다.[29]

토요일 밤에는 오슬러는 서 프랭클린 거리 1번지의 자택에서 병원 실습생들을 대접했다. 2명의 학생들은 저녁을, 그 이외의 학생들은 '맥주와 담배'와 초콜릿 케이크를 대접받았다. 그들은 거실의 테이블을 둘러싸고, 담배를 피우고, 술을 마시고, 요리를 먹고, 의학에 대하여 이야기하고, 보통은 오슬러가 훌륭한 장서들 중 몇 권을 보여주며, 역사상의 위대한 의사들에 대해 이야기했다. 모임은 항상 10시 경에 열리게 되었다. 그것이 오슬러의 취침 시각이었기 때문이다. 그것은, 잊기 어려운 시간이었다. 엘리트 모임인 존스 홉킨스 대학교에서는 교수와 학생들이 이러한 저녁을 보내는 것이 드물지는 않았다. 그러나 오슬러는 의대에서 최초로 그리고 한참동안은 학생들을 대접하는 유일한 교수였다. 학생들이 전문가인 교사를 두려워하는 마음은 스스로를 자택에 초대하여 잘 알고 싶어 하는 교수에 대한 마음에서 애정으로 바뀌어 갔다.[30]

누구나 '치프'-오슬러를 사랑했다. 그는 활기가 넘치고, 친해지기 쉽고, 즐거우며, 매력적이고, 익살스러웠다. 그 자신이 극히 흥미로운 인물인 것뿐만 아니라, 흥미를 가지는 대상도 넓었다. 그 명랑하고 긍정적인 성격은 환자들로부터 연장자인 동료들까지 모든 사람들을 매료시켰다. 현대의 전기 작가는 저작의 신빙성을 높이기 위해서 그 인물의 의외의 결점을 찾아내는 법이다. 그러나 오슬러에 대해서는 누구나 입을 모아 칭송하던 탓에 전기 작가를 당혹스럽게 한다. 나중에 기술하는 것처럼 동료 중에서는 오슬러의 방식을 시대의 흐름에 맞지 않다고 생각하는 사람도 몇 명 이 있는 외에 여러 가지 것에 손을 너무 뻗어 하나하나가 얕아진다고 생각하는 사람들과 너무 미국인처럼 되었다고 생각하는 사람들도 있었다. 그러나 오슬러를 싫어하는 사람은 없었고, 그를 나쁘게 말하는 사람도 없었다. 1890년대의 오슬러는 존스 홉킨스 대학교 의대의 한 교수에 지나지 않았음에도 불구하고, 당대 최고로 사랑 받는 의사 중의 한명이 되었다.

존스 홉킨스의 학생들은 최초 2년간 괴로운 기초 과학 과정을 견디면, 다음 2년간의 임상 과정에서는 오슬러 밑에서 훌륭한 경험을 할 수 있었다. 내과 인턴이 될 수 있다면 더 그랬다. 오슬러는 스태프들이 논문을 발표하거나 출판하거나 하는 것을 장려하고, 경력과 개인적인 문제에 대하여 조언했다. 특히 좋아했던 것은 연애 상담이었다 결혼을 생각하고 있는 젊은 의사들과는 자주 "무엇을 하든 후회하는 법이지"라고 조언했다. 오슬러의 병동과 스태프들은 병원 내에서 특히 활기가 있고, 효율이 좋으며, 교육에 정열이 있다고 말했다. 오슬러가 보여준 모범은 조수들 모두에게 좋은 영향을 미치고 있었으나, 물론, 그가 그 곳에 있을 때에는 모두 좋아졌다. 오슬러가 존스 홉킨스를 떠난 이듬해 1906년에는 의대 어떤 1학년생이 위인의 귀환에 대하여, 약혼자에게 다음과 같이 말하고 있다. "일전에 오슬러 선생님이 해부실에 오셨어. 그는 해부를 하고 있는 내 옆의 학생 몸에 팔을 휘두르면서, 우리들의 해부에 대하여 몇 개의 코멘트를 해 주셨어. 위대한 인물에게 기대져서, 우리들이 어떻게 느꼈는지, 쉽게 상상할 수 있겠지. 그의 방문에 1학년생은 모두 소란이 일어났어 …… 그가 가 버리는 것을 누구든 정말로 유감스럽게 생각했지. 그를 아는 사람들은 모두 마음으로부터 그를 사랑하고 있어. 그것은 단순하게 그가 위대한 의사이기 때문만은 아니지. 그의 인품 때문이야."[31]

실제로 오슬러가 방에 들어오자 실내의 분위기가 순간적으로 변했다. 프랭크 셰퍼드는 "그와 같이 확실하게 사람을 사로잡는 '오오라aura' – 주위를 감싸고 있는 독특한 느낌aura이 있는 사람을 저는 달리 알지 못하고 있습니다"라고 기록하고 있다. 그것은 보는 것도 느끼는 것도 가능한 '무엇인가'였다.…… '자석처럼 사람을 잡아끄는 매력'이라는 진부한 표현이 정말 의미로 맞아 떨어지는 사람이 있다고 한다면, 그것은 그였다.[32] 오슬러가 사람과 만날 때에는 상대에 대하여 깊은 경의와 흥미를 나타내는 것이 보통이었다. 이것은 성공한 정치가에게서 흔히 볼 수 있는 습관이다라고는 하나, 그는 정치가를 경멸하고 있었다. 그는 조수의 팔을 잡고, 열심히 그 이야기를 들으며, 자신들이 몇 년 전에 만났던 때의 이야기를 하거나, 두 사람을 묶는 공통점에 대해 이야기하거나 했다. 이것으로 조수들은 지금 이 순간, 윌리엄 오슬러에게 있어서 세계에서 가장 중요한 인간은 자신이라는 것을 확신하는 것이다 …… 그리고 그는 떠나간다. 그를 독점하려고 하더라도 스르르 빠져나가 버린다. 그러나 다음에 만날 때에는 그는 당신과 만났던 것을 기억하고 있다. 그래서 학생, 환자, 의사의 대부분은 오슬러와 접점을 갖고 있는 것을 절대로 잊지 않는다.

학생들에게 오슬러는 지도자 이상의 존재, 존경할 만한 위인 이상의 존재였다.

당시는 '롤 모델'이라는 말은 쓰지 않았고, 어쩌면 그것에 가까운 말은 '이상ideal' 이었다. 홉킨스의 학생들 대부분에게 있어 오슬러는 바로 '롤 모델' 또는 '이상'이었다. 그는 진단 의사로서, 교사로서, 저술가로서 뿐만 아니라, 그 언동, 복장, 습관, 좋은 책들을 대하는 애정, 토요일 밤에 보여준 사교성, 의사로서의 생활방식에 대한 신앙에 가까운 사명감이라는 점에서, 의사로서 '가져야 할 모습' 바로 그 자체였다. 여자 의사의 개척자 중 1명인 앨리스 해밀턴Alice Hamilton은 홉킨스에서 대학원 과정을 이수하고 있었을 때에, 오슬러의 조수와 학생이 모두 그의 걸음걸이, 몸짓, 표정, 액센트를 흉내 내는 것을 눈치챘다고 한다. "저는 여러 차례 준semi 오슬러나 반semi-demi 오슬러 무리를 보았습니다." 어떤 때에는 오슬러의 여자를 대하는 허물없는 태도를 흉내 냈다고 생각하는 1명의 학생이 50세 정도의 올드 미스의 몸에 팔을 두르고, "남편분과 병아리들은 안녕하신가요?"라고 말하는 것을 눈 앞에서 보았던 일도 있었다고 한다.[33]

시험기간에는 오슬러는 자신이 지도하는 학생 전원의 평가를 하지 않으면 안 되었다. 홉킨스의 교수들은 모두 정기 시험을 싫어했다. 학생 평가는 장기적인 공부에 대하여 해야 한다고 생각하고 있었기 때문이다. 교수들은 시험을 할 수 있는 한 약식으로 간편하게, 형식적인 것으로 넘기려 했다. 때로는 필사적으로 준비해 온 학생들을 바보처럼 여기는 시험도 있었다. 내과에서도 외과에서도 자주 사용되었던 수법은 건강한 것을 알 수 있는 환자를 진찰시키는 것이었다학생 측은 신경이 닳아 줄어들 법한 생각을 했을 것이다. 오슬러는 필라델피아 시절에 환자에서 채취된 염증에 양탄자 먼지를 더하여, 인턴들을 고민하도록 한 일도 있었다이 장난은 시험성적으로 인턴을 고르지 않으면 안 된다는 것에 대한 항의의 일환이었던 것 같다. 구두 시험과 약식 시험이라도, 시험 보는 측에 협력할 기미가 없으면, 학생들의 신경을 긁는 것이 된다. 오슬러 선생에게는 냉소적이고 엄격한 데도 있었으나, 학생들에게 그러한 면을 보여주지는 않았다. 그는 우리들이 안에서부터 지식을 끄집어낼 수 있도록, 상당히 교묘한 질문을 했다. 공부가 부족한 학생들은 편한 기분이 되었고, 우수한 학생들은 보통 이상의 힘을 발휘할 수 있었다. …… 오슬러 선생은 항상 우리들에게 한숨을 돌리게 해 주고, 변변찮은 지식밖에 없는 학생에게도 그렇게 나쁘지는 않았다고 생각하게 해 주었다. 한편, 할스테드 박사는 변했다. 뒤틀린 성격의 소유자로 이해하는 것은 곤란해 했다. 그는 학생들을 죽을 만큼 두렵게 하고, 자신이 너무나 어리석다고 느끼게 했다. 그는 학생을 유도하여 해답을 끌어내거나 하지 않고, 위축된 학생들은 실력을 발휘하는 것이 불가능했다. 존스 홉킨스의 서고에 보관되어 있는 시험기록을 보면, 오슬러는 동료들에 비해서 꽤 시원스럽게 점수를 주었으나, 크게 일탈하면 안 되었던 것을 알 수 있다. 몰은 성적이 나쁜 학생들을 화난 김에 "멍청한 것"들이라고 불렀으나, 오슬러는 가능한 한 "약한 친구"라고 평하는 정도였다.[34]

학생들에 대해서도 개업의에 대해서도 오슬러가 의학의 "약한 친구들"에 대하여 나쁜 말을 하는 일은 좀처럼 없었다. 나쁜 의미의 뒷이야기에 대하여 그의 혐오는 현저했다. 오슬러가 있는 곳에서 다른 사람의 욕을 하기 시작하는 사람이 있으면, 그는 당장에 화제를 바꾸었다. 그것은 그 만큼 성인聖人이 아닌 아내의 취향에 맞지 않는 일도 있었다. 물론, 오슬러에게도 아주 싫은 사람들은 있었다. 그는 의사들의 회합에서 적게는 두 번, 이류 의사들이 일류의 지위를 받은 것을 공공연하게 비판했다. 그는 개인적으로는 세간에서도 의사 동료들에게도 많은 어쩔 도리 없는 멍청한 것들이 있다는 것을 알고 있었다. 그러나 표면적으로는 세상에 있는 최악인 사람들은 "베리얼Belial; 반 그리스도인 악마의 아들"인 것으로 생각했다. 오슬러는 사람의 험담을 하는 것은 전문가로서도 개인으로서도 윤리적이지 않다고 생각했었기 때문이다.

오슬러가 특정 집단을 싫어하는 일이 있었는가? 그는 한 번, "라틴 아메리카인은 싫다"고 부주의한 발언을 한 일은 있으나, 그가 라틴 아메리카인과 접촉할 기회는 그만큼 많았을 리가 없었다. 또, 볼티모어의 흑인에 특정 질환이 많이 보인다고 학생들에게 가르친 것이 알려졌으나, 어쩌면 그것은 경험적인 사실일 것이다. 1914년에는 "캐나다인에게는 백인 우위 사회를 유지할 권리가 있다"고 씌어 있다.[35] 이러한 견해는 당시로서는 특별히 이상한 것은 아니고, 예를 들어, "연배가 있는 병사와 문신을 한 남성, 특히, 문신을 한 연배 있는 병사는 매독을 가지고 있을 가능성이 높다"는 엉성한 일반화와 같은 종류의 것이다. 오슬러는 반 유대주의의 영향을 전혀 받지 않았다. 존스 홉킨스의 의대 학생들의 생활을 그린 오거스터 터커Augusta Tucker의 소설 '수지 슬레이글Miss Susie Slagle'에서는 오슬러를 모델로 한 인물과 가장 깊게 연관되어 있는 그 '영적인 손자'를 잇는 것은 총명한 유대인 학생이었다. 오슬러는 미국과 볼티모어에서 넓게 행해졌던 인종 분리에 대해서도 특별한 의견을 가지고 있지 않았다. 존스 홉킨스가 1893~1894년에 유색인종 병동의 확장과 어쩌면 흑인 간호사의 임용을 생각하고 있었을 때, 오슬러는 흑인 레지던트가 필요하다고 발언했다고 전해지지만, 이 발언이 어떠한 문맥으로 이루어진 것인지는 불명하다. 그의 증례 보고에는 인종에 대해서 기재는 있으나, 대부분의 경우 의미는 없었다. 또, 당시는 방언과 인종에 기초한 농담이 유행했으나, 그가 그 유행을 받아들인 모습은 없다.[36]

오슬러의 의사로서의 인생에서 진정한 의미의 '타인'은 낯선 여자였다. 그는 사실상 남자밖에 없는 의학계에서 자라 왔으나, 1880년대의 간호 혁명에 의해 그가 근무하는 병원생활이 바뀌기 시작했다. 지금은 홉킨스에서 그의 클래스에 여자가 있다. 의학상의 이야기도, 교육도, 이제는 '남자들만의 이야기'는 아니게 되었다. 남자와 여자는 매일, 교실과 클리닉에서 대화를 나눌 필요가 있고, 많은 남자들에게, 이런 것에 익숙해지는 것이 쉽지는 않았다. 그들은 탈의실에 여자 저널리스트가 들어오는 것을 본 스포츠 선수처럼, 불안했고, 화가나고, 초조하고, 그녀들은 대체 무엇을 원하고 있는 것인지를 의심하게 되었다. 카운슬먼Councilman W. T.이 말한 것처럼, 적어도 그들은 싱크대에 소변을 볼 수는 없었다.

오슬러는, 여자들이 존스 홉킨스 대학교 의대에 입학할 권리를 옹호하고, 1891년에는 메어리 새우드를 인턴으로 받아들이려고 하였다. 그러나 그는 여자가 의학의 길을 걷는 것은 곤란하고, 의학에서 거리를 두는 쪽이 좋을 것이라는 신념을 숨기려고는 하지 않았다. 그는 남녀는 기본적으로 세상에서 다른 역할을 맡아야 한다고 믿고 있었다. 여자에게 가장 소중한 일은 결혼과 출산이고, 밖에서 돈을버는 것은 남자의 일이라는 이유에서다. 그는 또 당시의 대부분의 사람들과 같이, 여성은 결혼과 의학의 어느 쪽인지를 선택하지 않으면 안 된다고 생각하고 있었다.[37] 그는 자신의 딸이 의학의 길을 걷는다고 한다면, 그것을 후원할 일은 없었을 것이다. 그렇다고는 하나, 그의 영국 은사 중 1명인 윌리엄 제너 경Sir William Jenner처럼 "내 딸이 여의사가 되는 것을 볼 정도라면, 죽는 자리를 찾는 쪽이 낫다"라고 단언할 정도는 아니었을 것이다.

1896년 도로시 리드Dorothy Reed는 존스 홉킨스 대학교 행의 노면 전차에 타고 있었다. 그녀는 스미스 칼리지를 막 졸업하고, 존스 홉킨스 대학교 의대에 입학하려고 하고 있었다. 노면 전차의 승객은 그녀 외에는 한 사람도 없었다:

> 그것은 재색의 옥스퍼드 모닝코트, 스트라이프의 바지에 실크 모자를 쓴 이목을 끄는 멋있는 신사였다. …… 그가 계속 바라보아서 나는 당혹스러웠다. …… 그는 나의 머리 꼭대기에서 발끝까지 찬찬히 관찰하고 있었다. 마치, 나의 특징을 자세히 열거하여, 이후 참고로 하려고 하는 것처럼. 나는 이 남자의 피부색과 나의 매력을 하나하나 열거하면서, 잡아당긴 가늘고 긴 콧수염의 모양으로 그는 동양인에 틀림없다고 결론을 내렸다.

낯선 신사는 "그녀에게 의대에 입학할 생각이십니까?"라고 물었고, 그녀는 그렇다고 대답했다.

그러자 그는 "그만 두시지요"라고 말하며, "집으로 돌아가세요"라고 하였다. 그리고 그녀의 앞을 지나 병원에 들어갔다. 수일 후, 입시 위원 앞에 선 리드는 그 중 한 명이 그녀에게 입학하는 것을 그만 두도록 말한 거무스름한 피부를 한 작은 체구의 남자인 것을 알아차렸다. 리드의 증명서에 문제는 없었고, 그녀는 학교에 받아들여졌다. 그녀는 위대하고 이해할 수 없는 교수진그것은 의학계의 왕족이라고 불려도 좋을 멤버였다의 면전에 있는 것에 당황하고, 뒷걸음질 치며 방을 나갔다.[38]

간호사는 여성의 직업 중에서 가장 유서가 깊은 정당한 것 중 하나라고 생각하고 있던 오슬러는 정식 훈련을 받은 간호사들을 새로 이따금씩, 남자 환자는 간호사에게 생활을 관리 받는 것을 좋아하지 않는다는 취지의 농담을 했다입욕, 스폰지-물요법, 식사, 체온검사를 하는 동안 환자가 욥(Job)처럼 "이제 그만 끝내 주십시오. 저를 피해 주십시오"라고 소리쳐도 간호사를 멈출 수는 없다. 오슬러는 또, 간호사는 절대로 의사보다도 하위 존재이지 않으면 안 된다고 굳게 믿고 있었다. 간호사는 비판을 해서는 안 되고, 뒷이야기를 해서도 안 되며, 경솔해서도 안 된다. 홉킨스의 간호사들에게는 자잘하게 엄격한 규칙이 있었으나이를테면, 의사가 방에 들어왔을 때에는 간호사는 반드시 서 있지 않으면 안 된다는 등의, 그것들은 때로는 불필요하게 생각되었다. 그러나 맨손의 넉살 좋은 간호사가 할스테드를 격노시켰던 장면에서는, 그는 웃지 않았음에 틀림없다.[39]

홉킨스의 남자들 대부분은 학생도 교직원도 '여의사'가 되기 위해 공부하고 있는 '여자 의대생'이 좋지는 않았다. 자신의 성별에 어울리는 역할을 포기한 여성들은 여성을 버린 것인가? 남자도 여자도 아닌, 이상한 성이 되어 버린 것인가? 성적 흥미가 너무 강한 것인가? 1906년에 어느 학생이 그 약혼자에게 쓴 편지에는 우리들 '여자 의대생'중 1명이 머지않아 결혼 한다는군 이라고 기록하고 있다. 현명한 선택이다. 우리들 클래스의 여자 의대생 중 약 4명즉 전원이 그녀와 같은 불운이 찾아올 것이라고 말하는데, "여자는 의대에 들어올 곳이 아니지, 여성임을 버리지 않는 한 의대에 들어오면 안 돼" 페미니스트에 의해 자주 인용되어 온 "인류는 3개의 종족으로 나뉜다. 남자, 여자, 그리고 여 의사다"라는 오슬러의 경구는 의대에 있던 이러한 분위기를 요약한 것이었을까? 또, 오슬러 박사가 1901년에 4학년생 거트루드 스타인Miss Gertrude Stein양에게 학위를 인정하지 않는다는 전례 없는 판단을 한 것은 강한 여성혐오증의 측면이 나와 버렸기 때문인 것일까? 존스 홉킨스를 떠난 스타인이 그 후 저명한 작가, 모더니스트, 레즈비언 문화의 우상이 된 것은 잘 알려져 있다.[40]

오슬러가 홉킨스에서 가르친 어느 수업에서도 띄엄띄엄 여학생이 들어와 있었다. 그 비율은 항상 전국 평균보다도 높고, 어떤 해에는 25%에 달했다. 일부 여자 학생은 때로는 위트리지 윌리엄스J. Whitridge Willams의 산과학 강의의 격의 없는 성차별과 의학회에서 하는 외설적인 발표에 격노했다. 도로지 리드의 회상에 의하면, 어느 날 회합에서 '흥분해서 붉어진 짐승처럼 천한' 발표자가 코 조직과 음경 조직의 면밀한 비교를 행했을 때에는 집에 돌아갈 때까지 계속 히스테릭하게 시달렸다고 한다. 그 때 그녀와 함께 있던 마가렛 롱은 전혀 동요하지 않았다. 그녀는 그것을 남성의 자연스런 수성獸性이라고 간주하고, 완전하게 무시했기 때문이다 남자의 특성에 무관심한 롱은 리드의 말을 빌리면, 남자와 다르지 않았다. 롱은 자기 방에 육연발 총을 놓고 있었다. 이것은 어쩌면, 누군가의 짐승 같은 성질을 제어할 수 없을 때에 자신의 몸을 지키기 위한 것이었다.[41]

남학생들은 가끔씩 여학생들에게 장난을 했으나 마가렛 롱은 열외였을지도 모른다, 그럴법한 것은 하지않고, 그들 자신도 그것을 재미없는 일로 생각했다. 가장 싫어했던 것은 래드클리프 대학Radcliffe 졸업생인 거만한 거트루드 스타인이었다. 남자 같은 외모와 남자처럼 흡연하는 습관을 가지고 있던 그녀에게는 '배틀 액스Battle Ax; 전투용 돌도끼'라는 별명이 붙어있었다. 다른 여자 학생들의 별명은 '버팔로 빌(Buffalo Bill)', '스트로베리 블론드Strawberry Blonde', '캐리오키네시스Karyokinesis; 핵 분열', 스타인은 남자 학생 뿐 만 아니라 여자 학생들도 위압하고, 초조하게 했다. 그런 그녀도 학생들이 실험실에서 자기 자신의 소변을 써서 검사법을 공부하고 있을 때에 시험 체에 포도당이 넣어져 곤혹스러웠던 일이 있었다. 또, 도로시 리드는 병원 실습생 시절에 호색한 인턴에게 오늘날 이야기하는 성희롱을 당해 다음과 같은 대화를 했다.

"피쳐 박사님, 팔을 치워 주시지요."

"리드 양, 당신은 인턴과 이야기하고 있는 것을 잊어버리고 있군요."

"저는 신사와 이야기하고 있다고 생각하고 있었는데요."[42]

1900년에 클래스에서 높은 성적을 얻은 도로시 리드와 플로렌스 새빈이 홉킨스의 여자 졸업생으로서 처음으로 인턴으로 채용되어 가장 인기 있는 연구생, 즉 오슬러가 있는 곳을 골랐을 때에는 무대 뒤에서 중대한 마찰이 생겼다. 일부 남자 학생들은 자신들이야말로 높은 평가를 받아야 한다고 생각하고 있었던 것이다. 허드 병원장은 특히 놀라 리드를 향하여 "여의사가 남자 병동을 담당한다는 것은 성적 호기심을 만족하기 위한 것인지, 누구나 생각할 것임에 틀림없다"고 말했다. 실제로 백인 간호사는 유색인종 남자 병동에서는 항상 위험에 처해 있다. 환자의 말이나 행동에 의해 그녀들이 무엇인가 피해를 입는다면 내가 책임을 지지않으면 안 되는 것이다. 이것에 대하여 리드는 "존스 홉킨스에서 4년간 제가 받은 유일하게 심각한 모욕은 바로 지금 병원, 병원장으로부터 받은 것입니다"라고 항변했다. 나는 허드 박사의 빈정대는 것에 대하여, 오슬러 선생님에게 털어 놓았다. 그는 평상시처럼 냉정하게 '허드는 심술이 고약하군'이라고 말할 뿐 이었다. …… 그러나, 내 일을 칭찬하고 자신을 회복시켜 주고, 무엇인가 문제가 생기면 자신이나 레지던트인 피쳐 선생에게 말한다면 힘이 되겠다고 말해주었다."

개운하게 인턴이 된 리드와 새빈은 병원 내의 의사용 라운지를 사용하는 것에 주눅이 들었기에 간호사용 숙소에서 지내고 있었다. 남자 인턴들은 한여름의 밤중에 소화용 호스와 도자기를 무기로 전쟁놀이를 했으나, 그러한 난폭한 기분 전환에 그녀들을 말리게 하는 일은 없었다. 여의사들은 토머스 맥크레이라는 레지던트로부터 직무상의 괴롭힘을 당하고 있었으나, 그는 누구에게 있어서도 불유쾌한 인물로, 대부분의 사람들이 싫어했다. 유색인종 병동의 남자 환자들은 통상, '백인인 작은 레이디 선생님'께 존경을 표하고 있었기에 리드는 여성으로서는 사귀기 쉽다고 느끼고 있었다.

어느 날, 수술을 기다리는 흑인 남자 환자 그룹이 건강을 회복하고 있는 내과 환자와 심한 싸움을 시작했을 때에는 모두가 놀랐다 맥크레이의 평가에 의하면, 그 해의 외과 병동의 운영 상태는 특히 심했다. 비상사태를 알리는 경보가 울리고, 리드가 불려 나갔다. 내 병동의 전체가 싸우는 남자들로 바다처럼 되어 있었다. 침대에 누워 있는 환자들은 소리를 지르거나, 성원을 보내거나 하고 있었다. 나는 바닥에 떨어져 있던 목발을 주워 올려서, 난투 속으로 날아들었다. 나는 누구도 가까이 올 수 없도록 목발을 휘두르면서, "자기 병동으로 돌아가세요"라고 소리쳤다. …… 10명 이상의 남자들이 나를 피해 자기병동으로 돌아갔다. 그 태반이 피를 흘리고 있었다. …… 그들은 발을 질질 끌고, 옷은 갈기갈기 찢겨져 있었다.

리드는 병동의 린넨 수납실에 서서 틀어박혀 있던 간호사들을 불러들여 외과병동을 담당하는 레지던트와 처벌에 대하여 교섭하고, 자기 병동의 부상자들에게 붕대를 감고, '흑인 병동의 난투'에 대하여 식당에서 크게 조롱했다.

도로시 리드는 자서전에서 "전체적으로, 존스 홉킨스에서의 우리들 여자의 대우는 상당히 좋았다"라고 결론짓고 있다. 그리고 이전에 자신에게 집에 돌아가도록 말했던 남자에 대하여 최상급의 찬사를 퍼붓고 있다. "윌리엄 오슬러는 내가 아는 중에는 물론, 만났던 적이 있을 뿐인 인물을 생각에 넣더라도 가장 선명하고 강렬한 개성과 훌륭한 마음씨와 대단한 인품의 소유자였다. 나는 그 정도로 위대한 교사를 모른다. 그는 학생과 동료에 영감을 주고, 최상의 신사이고, 의사 동료들에 대하여는 큰 영향력을 가지고 있던 …… 어느 책을 읽어도 그의 매력적인 성격과 그와 접할 기회가 주어졌던 환자와 간호사들 학생과 의사들에 주었던 영향의 깊음을 충분히 전하고 있는 것은 없다. 우리들 모두에게 있어 그는 변함없는 지도자였다."[43]

볼티모어의 외과의사 중에 오슬러를 비판하는 자는 한 사람도 없었다. 인류의 3개 종족에 관한 오슬러의 경구중 유일하게 출전된 회상록을 집필했던 릴리안 웰쉬 Lillian Welsh박사는 자신과 메어리 셔우드 Mary Sherwood가 거리에서 경험했던 사회적 현실을 정확하게 표현한 익살스런 코멘트로써, 이 경구를 소개하고 있다. 그녀는 셔우드에 있어서도 자신에 있어서도 오슬러와의 우정은 "인생이 가져다 준 가장 귀중한 특권의 하나였다"라고 하고, "우리들에게는 남자 동료로부터 받은 취급에 대하여 불평을 말할 이유는 조금도 없었다"고 덧붙이고 있다. 앨리스 해밀턴은 "그가 멋지게 클리닉을 이끌고 있는 것을 확인하는 재미를 위해서만," 여러 차례 오슬러의 클리닉에 들렀다고 한다. "그는 내가 아는 다른 어떤 위대한 인물보다도, 자기를 내세우는 데가 없는 사람이었다."

오슬러는 여자 학생들에게 있어서도 '롤 모델'에 가까운 존재였다. 볼티모어를 대표하는 의사 중 한 사람으로 페미니스트이고, 저명한 미술 수집가이기도 한 클라리벨 콘Claribel Cone은 홉킨스에서 졸업 후 연수과정을 마치고, 오슬러야말로 이상적인 의사이며 교사라고 확신했다. "그 이상으로 그는 예술가였다. 그는 그 거장의 필치로 각양 각색의 증례를 그려 보였다. 언어는 비할 바 없이 아름답게, 그 표현은 깊은 의미를 배고, 그 언동은 때로는 해학이고, 헤아리는 마음을 섬세하게 보여주는 모습은 참으로 신의 업적이었다. 그는 각각의 증례의 본질적인 사실을 짜 맞추는 풍부한 암시를 보면, 지오토Giotto, 렘브란트Rembrandt, 죠르지오네Giorgione의 작품에 필적하는 보편적인 매력을 나타내는 걸작을 만들어 냈다." 미적 감각이 주관적인 것과 같이 학생들은 오슬러에 대해 극히 주관적인 판단을 하고 있었다. 존스 홉킨스 대학교 의대에 최초로 입학했던 3명의 여자 학생 중 1명인 코넬리아 처치는 의대에 떨어져서, 크리스찬 사이언스Christian Science; 기도에 의한 치유를 강조하는 미국 그리스도교의 일파의 세계에 들어갔다. 그녀에 의하면, 분명 본질적으로 크리스챤 사이언티스트인 오슬러에 감화된 것이 그 계기가 되었다고 한다.[44]

홉킨스 의대 여자들은 가끔씩 온화하게 자기주장을 했다. 어느 때에는 오슬러가 당뇨병에 관한 논의를 계획하자, 여자들은 그날 교실에 스위트 피 꽃을 장식했다주: 스위트 피(Sweet pea)는 단 소변(Sweet pee)과 발음이 같기 때문임 거기에 홀쩍 들어온 할스테드가 "이 꽃은 뭐냐?"고 말하자, 왁 하고 웃음이 일었다고 한다. 이 일화에는 몇 가지 종류의 해석이 있고, 스위트 피는 교실에 장식한 것이 아니라 몸에 달았다고 하는 것도 있다. 또 다른 날에는 계단교실 수업에서 1명의 남자 환자가 레이디들 앞에서 셔츠를 벗는 것을 주저하고 있자, 오슬러의 레지던트가 "그녀들은 레이디가 아닙니다. 의대생입니다"라고 보증했다고 한다. 이때에는, 여자들도 웃음을 더했음에 틀림없다.[45]

클라리벨 콘의 학생 시절 친구였던 거트루드 스타인은 3년 이후와 4년 이후의 임상 과정이 시작되기까지는 홉킨스에서 아무런 문제도 없이 지내고 있었다. 그러나 그 이후, 그녀는 자신이 의료에 전혀 흥미가 없고, 몇 가지 점에서 큰 반감을 안고 있는 것을 알아버렸다. 또, 4학년 때에는 메이 북스테이버와 사랑에 빠져 공부 따위는 없어져 버렸다. 그녀의 직무상 질은 저하했다. 오슬러는 그녀에게 빠듯한 합격점을 주었다그녀 쪽에서는 오슬러를 할스테드와 나란히 홉킨스의 '빅 맨'으로 평가하고 있었다. 산과학, 후두과학, 비과학, 안과학, 이과학, 피부과학은 불합격이었다. 이런 성적의 학생에게 학위를 수여하거나 한다면, 너무나 무책임하다. 교수진은 그녀가 홉킨스에 머무는 것을 허락하고, 모어와 루웰리스 버커와 함께 뇌 연구에 종사할 수 있도록 편의를 보아 주었으나, 그들도 곧 그녀의 일하는 품을 불만스럽게 생각하게 되었다. 거트루드 스타인이 홉킨스에서 보냈던 시간은 그녀 자신의 "다름이, 다름이기 위해서는, 다르게 하지 않으면 안 된다"하는 경구의 실례였을지도 모른다. 그녀는 홉킨스에서 사라져갔다.[46]

간호사들은 오슬러가 가까이 있을 때에는 조심하지 않으면 안 되었다. 구설에 오르는 것을 두려워했던 것은 아니다. 그가 놀리거나 간호사들을 희롱하거나 하기 위해, 어떤 말을 하고 무엇을 하는지 전혀 몰랐기 때문이다. 오슬러는 단 한 마디로 그녀들의 위엄을 무시해버릴 수 있었다. 또, 진지한 체하는 너팅 양이 저편에서 걸어오는 것을 발견하면, 옆에 서 있는 하인이 들고 있던 바구니 속에서 그레이프 후르츠를 한 개 쥐고는 그녀를 향해 굴렸던 일도 있었다. 그러한 장난을 하는 것은 오슬러뿐이었다. "여하튼 오슬러 선생님이니까. 그 선생님이 하는 것은 예측할 수가 없어."[47]

때로는 장난이 너무 지나쳤던 적도 있었다. 필라델피아의 새로운 신경질환 진료소의 기숙사 사감은 건물 안 구석구석이 청결하게 유지되는 것을 자랑스럽게 여기고 있었다. 그녀도 또 오슬러를 숭배하다시피 했으나, 어느 날, 지하실 모퉁이에서 발견했다는 거미줄이 얽힌 꼬챙이를 오슬러가 보여주며, 자신의 일하는 모양을 의심했다. 오슬러는 심각한 얼굴을 하고 있어서, 그녀는 서서 울어버렸다. 다른 의사들은 반 미친 것 같은 그녀를 그것은 오슬러의 장난이었던 것이라며 달래고 어르지 않을 수가 없었다. 또, 홉킨스의 어느 간호사는 자신이 제대로 늘어놓았던 저녁 약들을 오슬러가 전부 섞어 버렸던 것을 결코 용서할 수 없었다고 한다. 다른 간호사는 수프가 들어있는 수프 볼에 냅킨을 걸쳐 가져가던 중에 오슬러가 느닷없이 냅킨을 손가락으로 눌러 수프 안으로 들어가 버렸던 것으로 그에게 덤벼들었던 일도 있다. "당신이 대체 뭐 하는 사람인지는 모르겠으나, 제가 지금까지 만났던 중에는 가장 심술궂은 사람이에요" 이 이야기를 들은 그레이스 오슬러는 병원까지 나가, 그의 무신경함을 사과했다.[48]

남성이건 여성이건 '장난꾸러기'가 되어 있을 때의 오슬러의 조종법을 알고 있는 사람은 없었다. 그가 할스테드의 수술실에 돌연 들어와서, 1개 멸균장치에 모자를, 2개째에는 스테이크를, 3개째에는 장갑을 넣고는 "어떤 상태일까?"하고 궁금한 얼굴로 묻자, 화가 난 외과 의사들은 "오슬러, 자네는 조금 더 어른이 될 수 없는가?"하고 말할 수밖에 없었다.[49] 하워드 켈리는 싱긋 웃으며 그의 턱 밑을 가볍게 치는 것으로 그의 장난을 내버려둘 수 있었다. 홉킨스의 의대 도서관을 조직하기 위해 편입해 온 엘리자베스 티에즈 Elizabeth Thies라는 그 지역의 젊은 여자는 켈리의 대처법을 이용하는 일 없이 당돌하고 유혹적인 짓을 하는 이 인물에게 제법 잘 대처할 수가 있었다. 오슬러는 실크 모자를 결코 벗지 않는 것으로 알려져 있었으나, 그녀는 어느 날, 그의 얼굴이 아닌 모자를 응시하는 것만으로 그것을 벗기는 것에 성공했다. 또 어떤 때에는, 그로부터 전문서적을 요청받았으나, 그 서명을 이해할 수가 없었기에 그에게 명하여 그 서명을 종이에 쓰게 했다. 더욱이 다른 때에는 오슬러가 있는 앞에서 사다리에 올라 책을 꺼내는 것을 발끈하며 거부하고는 그에게 사다리에 오르게 했다.

오슬러로부터 「미스 크라이스Miss Kreis」라고 불렸을 때에는, 엘리자베스는 쇼크를 받았다. 독일어 「크라이스Kreis」라는 말에는, "말이 많고 수다스럽다"는 의미가 있다. 그러나 그가 진지하게 "당신은 고상한 여자니까"라고 설명하자, 완전히 매료되어 버렸다. 그러나 오슬러의 전부를 흉내 내는 것이라고 공언하는 학생들로부터 미스 크라이스라고 불리면, 그녀는 격노했다. 오슬러는 엘리자베스에게, 홉킨스에서 어떤 남자로부터 거리를 두어야 할 것인지에 대해 좋은 충고를 주었다. 그리고 어느 날, 그녀와 노면 전차를 기다릴 때에 우연히 가까이 수컷 새가 지나치자, "당신 모자에 장식된 깃털을 잡아 던지자"말하며, 이것에 덤벼들었다. 그때부터 두 사람은 친구가 되었다. 몇 년도 더 지나서, 엘리자베스가 오슬러에게 "처음 만났을 즈음에, 왜 나를 곤란하게 만드는 말만 했던 거에요?"라고 묻자, 그는 "당신 얼굴이 붉어지는 것을 보고 싶었으니까"라고 대답했다고 한다. 그는 엘리자베스의 동생인 프리더 티에스에게는 '미스 테시스'라는 별명을 붙였고, 그녀도 그것을 기뻐했다. '테시스Thesis'란 논문을 말함. 그녀의 성 'Theis'의 철자와 비슷하다. 언니와 같은 볼티모어 처녀였으나, 사교계에 데뷔한 지 얼마 안 되어 오슬러의 재능 있는 인턴 중 1명과 결혼할 생각이었던 프리더는 남자의 두뇌를 의지하여 살아가야 하는가를 둘러싸고 오슬러와 의논했다. "나는 그에게 남자들은 재능이 솟아오르는 여자들을 무서워하는 법이라고 납득시키려고 했습니다. 실제로, 1900년대 초반에는 그것은 사실에서 그리 멀지 않았던 것입니다. 그 의논 이후, 그는 저를 항상 바실라Bacilla라고 부르게 되었습니다. 저는 그 별명을 기쁘게 받아들였고, 상당히 귀엽다고 생각하고 있었습니다. 그런데 몇 년 후, 저는 바실라가 세균bacillius에서 온 말이라는 것을 알게 된 것입니다. 그래도 우리들은 항상 좋은 친구였습니다."[50]

의사들 중에는 여자에게 심술궂은 사람과 냉담하고 무관심한 사람과 우호적인 사람과 구애해 오는 사람이 있다면, 오슬러와 같이 보호자처럼 접촉해 온다고 생각하면 가지각색의 장난으로 상대를 즐겁게 하거나 화나게 하거나 하는 사람도 있었다. 메이벨 사우사드의 회상에 의하면, 오슬러가 복도에서 그녀와 도로시 리드와 만나면, 각자에게 상냥하게 손을 내밀고, 마음이 담긴 어조로, "이런 곳에서 만난다는 것은 진정 유감!"이라고 말했다. 그것은 우리들이 의학을 배우고 있다는 것에 항의를 표명하는, 그 일류의 친절한 표현이었다고 한다. 존스 홉킨스의 초대 기숙사 사감인 레이첼 보너Rachel Bonner는 하비 쿠싱에게 오슬러의 이해와 지원이 그녀의 홉킨스에서의 생활을 "밝게 하고, 가능하게 했다"고 이야기하고 있다. 그 위대하고 착한 인물에게 나의 애정과 경의를 적절하게 표현하는 말을 나는 찾을 수가 없었습니다. 티에스 자매는 그를 깊이 사랑하게 되고, 그의 모든 태도와 휘파람에 신경 썼다. 엘리자베스는 유대인 남자 인턴 1명의 오슬러 평을 듣고, 처음에는 시시하게 생각했으나, 머지않아 지지하게 되었다. "우리들은 모두 그를 숭배하고 있습니다. 내 위를 걷는 것이 오슬러 선생님을 즐겁게 한다면, 나는 지면에 가로누워 그가 걸을 수 있도록 할것입니다."[51]

존스 홉킨스 대학교 의대 입학자는 꾸준히 늘어 1900년에는 전 미국과 캐나다 대학을 졸업한 50~60명이 입학하게 되었다. 젊은 남녀들은 의학을 공부한다면 홉킨스가 최고의 장소라고 생각하고 여기에 모여 들고 있었다. 그들의 이러한 생각이 홉킨스를 그것에 어울리는 장소로 만드는 힘이 되었다. 오슬러도 그것을 도왔다. 웰치, 할스테드, 모어, 켈리, 아벨, 하우웰은 제각기 성격 면과 교육면에서 결점은 있었으나, 그들이 빚어내는 분위기는 대학을 유례없는 것으로 하는 데에 도움을 주었다. 그들은 모두 연구와 진료의 양면에서 전미 제일, 세계 제일이 되는 것을 목표로 하고 있었다. 19세기의 의학이 놀랄 만한 성과와 미국의 경제 성장에 지탱되었던 그들의 이상주의는 20세기의 아찔한 가능성을 확실하게 확인한 상당히 독특한 것이었다. 그들의 지적 생산성의 높이는 그 과학 연구, 임상 연구, 혁신적인 치료법과 가끔씩 발견되는 그 결점을 상세하게 기술하는 논문 수의 양으로 나타났다. 홉킨스의 상급 스태프들은 그 젊은 제자들을 매우 자랑스럽게 생각하게 되고, 그들이 미국 국내의 다른 대학과 병원의 톱Top의 지위에 오르도록, 기쁘게 힘을 빌려주었다.

오슬러는 학생들의 연구를 좋아하여 인용했다. 그의 동료들 대다수의 교수법이 아무렇게나, 거의 닥치는 대로 했던 것에 비하여, 오슬러의 교수법은 신중하게 생각해냈던 것이었다. 존스 홉킨스에서의 수업은 그가 의학의 '자연스러운 교수법'이라고 부르고 있던 것을 미국에 가져 올 절호의 기회였다. 그는 학생들을 강당과 계단교실에서 병동으로 끌어냈다. 학생들은 그곳에서는 단지 관찰자일 뿐만 아니라, 환자의 치료를 통하여 의학을 공부하는 노동자였다. 그것은 '실천에 의한 학습'의 임상 판이었다. 오슬러는 이것을 다음과 같이 설명하고 있다:

> 학생들의 공부는 환자에서 시작하고, 환자와 함께 이어져 가고, 환자에서 끝난다. 교과서나 강의는 목표를 달성하기 위한 도구에 지나지 않는다. 학생들은 '이론의 실천자'로서, 좋지 않은 기계를 관찰하는 것부터 시작한다. 그들은 그 기계의 구조와 질서정연한 기능에 대하여는 상당히 잘 알고 있다. 그들에게 관찰하는 방법을 가르치고, 관찰해야 할 사실을 가득 주면, 사실 그것에서 교훈을 얻을 수 있다. 내과와 외과의 하급생들을 교육할 때에는, 항상 환자를 교과서로 하는 것이 좋다. 최고의 교육은 환자 자신으로부터 받는 것이다.

오슬러의 교수법은 미국에서는 극히 혁신적이었다. 그 자신은 캐나다, 영국, 유럽의 일부 의대에서 오랫동안 실천되어 온 교수법을 미국에 도입하려고 한 것 뿐이라는 것을 강하게 의식하고 있었다. 여러 가지 의미에서 그것은 도제 제도에의 역행이었다. 그러나 오슬러에게 있어서는 이것이야말로 '진정한 교수법'이었다. "왜냐하면 그것은 자연스러운 방법이고, 의사가 되어서도 임상의 앎 속에서 성장할 수 있는 유일한 방법이기 때문이다. 그 이외의 방법은 모두 유사한 대용품이다."[52]

대부분의 학생들은 자신의 인생을 살아가는 것에 바빠서 자신들이 받고 있는 교육이 어떠한 근거에 기반을 두고 있는지를 생각할 여유가 없었다. 그들은 볼티모어 옛날 시가지의 주변 하숙에 살고 있었다. 소설이 된 수지 슬레이글이 운영하고 있던 것은, 그러한 하숙 중 하나였다. 학생들은 쉬는 날에는 렉싱턴 마켓의 떠들썩함과 정취를 즐기고, 위커스의 요리를 먹고, 사르사파리라sarsaparilla : 사르사 뿌리의 엑기스로 맛을 낸 청량음료를 마시고, 야구장에서 볼티모어 오리올스에 성원을 보냈다. 특별 관람석에는 웰치팝시(popsy)가 있고, 궐련을 피우면서, 이닝 도중에 『실험 의학 저널Jouranl of Experimental Medicine』의 교정쇄를 읽고 있었다. 노면 전차에서 종점까지 가면서 신선한 공기를 마시고, 시골길을 산책하고, 체서피크 만에서 나오는 굴에 겨자를 듬뿍 바른 것을 20개 이상도 맥주로 씻어 내린 적도 있었다. 오늘날의 볼티모어를 대표하는 관광지인 이너 하버Inner Harbor는, 당시에는 백 베이슨Back basin이라고 불리며, 볼티모어의 하수물의 대부분이 모이는 장소였다. 썩은 시체 같은 냄새가 나는 이 장소에 학생들이 가까이 갈 일은 없었다. 간호사들은, 특별한 경우를 빼고, 의대생들과 가까이 해서는 안 된다고 엄명을 받았다. 특별한 1번 간호 학생은 졸업식으로, 대규모 댄스파티에 참석하였다. 어떤 남자 학생들에 의하면 "옷깃이 흐물흐물해지고, 어쩔 수 없는 상태가 될 때까지 춤을 추었다"고 한다.[53]

학생들은 때때로 몸 상태를 악화시켰다. 과로와 마음이 지쳐서 '신경쇠약'이 되는 자가 있으면, 병동에서의 감염과 볼티모어 생수가 원인으로 결핵, 말라리아, 장티푸스에 걸리는 사람도 있었다. 그런 때에는 오슬러가 주치의가 되었다. 물론, 대부분의 학생들이 한밤중까지 공부와 하숙의 요리나 벽장 안의 진짜 골격과 한셀만 가게의 맛있는 독일 맥주로 자라고 있었다. 어느 졸업생은 "그들은 모두가 인간과 그 병에 대하여 알고 있는 것 모두를 습득하고 싶다고 소원하며 움직여지고 있는 것 같았습니다"라고 회상하고 있다. 교수진이 학생들에게 공부를 강요할 필요는 거의 없었습니다. 그들이 보여주는 실례가 충분한 자극이 되었기 때문입니다. 그것은 이상적인 모습이었습니다.

일찍이 잭슨 플레이스에 면하여, 많은 하숙이 있었다. 기분 좋은 저녁에는 일몰과 함께 홉킨스의 학생들이 분수 주변으로 모여들어, 세상 돌아가는 이야기를 하거나, 농담을 하며 한 때를 보냈다. 학생들이 광장을 떠나 하숙방의 불빛이 1개, 또 1개가 불이 켜지면, 그들이 의사가 되기 위한 공부에 매달리는 것을 알았다.[54]

페더스톤 오슬러 참사회원은 동맥 경화성 질환으로 1895년 2월 6일에 토론토에서 영면했다. 90세였다. 그 아내 엘렌이 기록한 것에 의하면, 상당히 편안한 임종이었다고 한다. 그는 편하게 한숨을 쉬었습니다. 잠들어 있는 아이와 같은 한숨이었습니다. 그리고 다시 한 번 한숨을 쉬고, 정말 한치의 고통도 보이지 않고, 그의 영혼은 '그것을 내려주셨던 신'의 곁으로 돌아갔습니다. 나의 소중한 사람은 예수의 곁에서 잠이 들었습니다. 이윽고 고통도 없이, 피로도 없이, '영원의 주님과 함께' 있는 것입니다. 본인의 생전 희망대로 하얀 정장용 법의를 입히고, 검소한 검은 관에 눕혀진 페더스톤의 유체에 가족과 친구들이 마지막 이별을 고했다. 엘렌은 이렇게 기록하고 있다. "그는 생전 만나는 사람 모두에게 신의 길을 설교했습니다. 신의 의지에 진심으로 복종하고 있었습니다. 사랑하는 손자들에게 그가 주었던 인상은 언제까지나 남아있겠지요. 아들들과 같이 손자들도 모두 그를 사랑하고 있었습니다." 엘렌은 89세로 언제까지나 '요르단 강의 건너편'으로 건너가 주님과 함께 있는 남편과의 재회를 맞이하고 싶다고 생각하고 있었다. 그 한편, 윌리의 처방에 따라 1일 2회, 2스푼의 위스키를 마시는 등 하면서, 상당히 건강했다.[55]

1895년 12월 28일 볼티모어에서, 그레이스 리비어 오슬러가 엘렌의 손자에 해당하는 남자아이를 낳았다. 완전히 흥분한 아버지 오슬러는 "튼튼하고 오래 갈 표본이 될 것 같다"고 기록하고 있다. 이 아기는 살아났다. 정식 간호사들은 어린 '오슬러 선생'을 위하여 멋진 장미를 한 상자를 주었다. 양친은 그에게 파머 하워드 오슬러라는 이름을 짓는 것도 생각했으나, 결국은 에드워드와 리비어라는 양가에서 좋아하여 써 왔던 이름을 택했다. 당시는 요르단 강에서 운반해 온 물로 아기에게 세례를 하는 것이 유행하고 있었다. 그러나 그레이스가 위생상의 이유로 먼저 열탕 소독을 하도록 지시하자, 성수는 몇 알의 축축한 모래가 되어 버렸다. 오슬러 부부는 나이가 들어서 얻은 아들 리비어를 몹시 사랑하였다. 윌리는 구약 성서의 유대인의 시조 아브라함과 사라가 노년이 되어서 얻은 아들, 이삭으로 말미암아, 아들을 "아이작(Isaac)" 또는 "아이크(Ike)"라는 애칭으로 불렀다. 그러나 아기의 일상을 돌보아 주었던 것은 흑인 유모였다. 그녀는 주인들의 세례 의식에 죄악감을 느끼고, 아이 방에서 스스로 컵의 물로 세례를 주었다.[56]

옛 부터 빌 프랜시스의 아버지 대리였던 윌리는 평상시에 소년이 크게 되어 의학을 배우고 싶다고 생각하면, 자신한테 와서 살면 좋겠다고 말했었다. 1895년 가을 빌은 홉킨스에서 미술 공부를 시작하게 되고, 서 프랭클린 거리 1번지인 오슬러 일가의 일원이 되었다. 사람들의 이야기로는 그들은 행복하게 생활하고 있었고, 친척들과 의사 동료들과 오랜 친구들을 언제나 맞아주었다고 한다. 홉킨스 출신의 어느 캐나다인은, "일요일 오후에 몽테뉴와 라에넥Laennec이 와서 새로운 친구로 그에게 인사를 하는 것을 보았다 하더라도, 이상하다고 느끼지 않았을 것이다"라고 회상하고 있다. 오슬러 가는 풍족하게 생활하고 있었으나, 부자라고 할 정도는 아니었다. 오슬러 박사는 자가용 사륜마차를 가지고 있지 않았고, 항상 노면 전차로 홉킨스에 통근했다. 또, 자택 전화를 놓는 것을 허가하려 하지 않았다 오슬러에게 전화를 걸 수 없다는 것에 대해 사람들이 불평을 하고 있다는 말을 전화 회사로부터 들었던 그는 전화를 놓는 것으로 자신이 받을 번거로울 만큼을 전화회사가 자신에게 돈으로 지불한다면 전화를 놓아도 좋다고 대답했다고 전해지고 있다.[57]

그레이스는 1895년에 "나는 오슬러 선생의 친구 누구도 그가 결혼 때문에 변했다고 생각하게 하고 싶지 않습니다"고 털어 놓았다. 오슬러는 이전에 의대 대학원생들 앞에서 결혼에 대하여 이러한 편지를 썼다. "의사에게는 집에서 일을 하고, 아이를 키워 줄 여자, 가정을 지키는 마르다Martha; 성서에 나오는 라자루스의 누이로서 접대에 마음을 쓰는 여성; 누가복음 X: 38-42, 요한복음 XI: 1-44가 필요하다. 그녀가 너희들 파트너로서, 자신이 맡은 일에 대해서는 전권을 쥐고 있다고 느껴지도록 해 주어라. 2명의 일을 나누어라. 집과 아이들에 대하여는 그녀에게 상담하고, 그 조언을 들어라. 그러나 바깥의 일에 관하여는 될 수 있는 한 자신의 마음에 그치게 하라." 오슬러의 가정은 이 원칙에 준하여 움직이고 있었다. 그레이스는 자신의 담당 구역에서는 최고의 권위를 인정받고, 자신만만하고, 유능했다.[58] 그녀는 가구나 복장에 취미가 있고, 매년 약 5,000달러의 독립된 수입이 있고, 하인의 관리법도 잘 알고 있어서그녀는 필라델피아에서 자신의 집사와 가정부를 데리고 왔었다, 스스로 '쇼핑'하는 것을 좋아했다.

오슬러의 가정 안에 마찰이 있었던 증거는 없다. 유일한 예외는 오슬러가 때때로 너무 솔직한 말투를 쓰거나, 심한 장난을 하거나 했을 때에 그레이스가 화난 일이 있었으나 확실히 '글로슬러 미망인'으로 소개되거나 해서는, 참지 못했을 것이다. 일부 친구들은 그녀가 윌리의 우악스러운 데를 부드럽게 했다고 느끼고 있었다. 그 자신도 데이비스E. Y. D.는 라쉰느 운하에서 사랑에 빠진 것은 아닌가 하고 1884년에 말했었다데이비스가 논문을 투고하는 일은 없었으나, 오슬러를 대신하여 호텔에서 숙박계에 기입하거나 하는 것은 아직 있었다. 그레이스는 윌리엄의 콧수염을 '오슬러의 풀죽은 콧수염'이라고 부르고 있었으나, 빌 프랜시스에 의하면, 그를 설득하여 그 콧수염을 약간 자르게 했던 것도 그녀의 공이라고 한다. 그레이스는 의사의 부인으로서 의학에 관심을 가지고 있었고, 때로는 '높은 곳에 있는 보스턴 여자'라는 인상을 주는 일도 있었으나, 홉킨스에서는 여자 자문 위원회의 일을 하고, 간호 활동을 위한 자금 조달을 돕기도 했다. 그녀는 의사가 그 직업과 사회에 대하여 짊어진 의무는 신체에 대해 지는 의무보다도 무겁다는 남편의 지론을 지지하고 있었다. 오슬러 서재의 난로 위에는 리너커Linacre, 시드넘Sydenham, 하비Harvey의 3연작 초상화가 걸려 있었다. 이것은 부부가 1894년에 옥스퍼드 대학교 의대의 흠정교수인 헨리 아크랜드 경Sir Henry Acland을 방문했을 때, 그 방에 있던 초상화의 복제로 오슬러

가 그것을 칭찬한 다음부터 그레이스가 그를 위하여 복제를 의뢰하고, 생일 선물로 한 것이었다.[59]

오슬러 가에는 항상 손님이 있는 것 같았다. 부부는 다른 곳에서 온 의사들을 맞이하고, 홉킨스의 동료들을 다과회에 초대하고, 토요일 밤에는 학생들을 대접했다. '치프 부인'의 대접은 완벽하여, 청년들과 그 여자 친구들의 생활에 강한 흥미를 가지고 있었다. 특히 새로운 친구에 의하면, 오슬러 부인에게는 "사람의 어리석음과 한심함에 자만할 수 없을법한 데"가 있었다고 한다. 그녀는 진보적인 여성과 정도가 지나치게 지적인 여성도 경멸하고 있었습니다. 그러나 그 당시에는 그것이 진보적인 여성에 대한 세간의 일반적인 태도였고, 그녀가 독자적인 신념을 가지고 있었다는 말은 아닌 겁니다. 그녀는 이러한 여자들을 역시 유혹적인 존재라고 생각하고 있었습니다만, 단지 그것 뿐 이었습니다.[60] 오슬러 가의 다과회는 대화와 웃음이 끊이지 않는 멋진 시간이었다. 그녀는 자택을 남편의 친구들을 위해 쾌적한 클럽 같은 장소로 만들었습니다. 그 자신에게 있어서 그곳은 밖에서 방해하는 일 없이 평온과 고요함으로 가득한 장소였습니다.

오슬러는 파티 때에는 그 장소에 있는 모든 사람들과 조금씩 돌아가며 이야기하는 것을 잘했다. 다과회에 초대된 볼티모어의 동료들은 그를 아는 다른 모든 사람들과 같이 손님들 사이를 가볍게 스쳐 지나가는 그의 이 특기에 감탄했다. 오슬러는 항상 자신의 시간을 완전하게 컨트롤하고 있었다. 그가 증기선이나 기차, 길거리 마차나 노면 전차로 이동하는 때에는 항상 읽기나 쓰기를 하고 있어서, 그와 동행하는 사람들은 그것을 잘 알고 있었다. 그가 밤에 목욕할 때에는 빌 프랜시스가 호메로스로 시작으로 하는 몇 명의 저명한 작가들의 글을 10분씩 낭독하여 들려주었다. 사람들이 그 때 무언가를 할 생각이라는 이야기하는 것을 들으면, '맥베스Macbeth'의 말을 인용하여 "마음속에서 아무리 추구를 하더라도, 행위가 따르지 않으면, 지나가버릴 뿐이다." '맥베스', 물론, 맥베스가 여기에서 말하고 있는 "행위"란 살인을 말하는 것이지만, 또, 사람들로부터 방해받고 싶지 않을 때에는 포프Pope의 '아버스노트 박사에의 편지'의 서두인 "열어라, 문을 열어라. 존, 나는 정력이 바닥났다. 문을 두드리는 자를 묶어 두어라. 나는 고질병으로 그저 죽었다고 말하는 것이다."

결혼도, 의대의 성장도, 질환의 연구자로서 오슬러의 생산성을 떨어뜨리는 일은 없었다. 그가 출판하는 임상 강의나 증례보고의 수가 늘어남에 따라 원래부터 경이적으로 많았던 지적 생산물은 더욱 늘어나서 1895~1898년에는 교과서의 개정판도 발간했다. 오슬러는 일부 사람들 사이에서 붐을 일으키던 때의 내과 '전문의'였다. 그는 1897년의 '직업으로 본 내과'라는 강연에서 "나는 처음으로 내과의 연구자가 전문의사일 리가 없다는 사실을 강조하고 싶었다"고 말하고 있다.[61] 그는 어떠한 것이라도, 1개의 질환을 철저하게 연구해 간다면 의학 전 분야에 연결되어 간다고 설명했다. 그 뿐만은 아니다. 산부인과나 안과 질환과 정신 장해를 각각의 전문의에게 맡겼다 하더라도, 병자는 놀랄 만큼 광범위한 문제를 떠안고 있다. 뒤이어 전문 분야로써 인정받게 된 분야소아과 등는 당시는 가까스로 인식되게끔 되었을 참이었다. 많은 소아과 환자들을 진찰하고 있고, 가지각색의 소아 질환에 흥미를 가지고 있던 오슬러는 소아과 의사로도 보여 지고 있었고, 1892년에는 생긴 지 얼마 안 된 미국 소아과학회의 회장에 선출되었을 정도였다.

1890년대의 중반부터 말기에 걸쳐 오슬러의 연구 대상에는 무도병, 복부의 혹 진단, 헤노흐 자반증Henoch's purpura, 레이노Raynaud병, 틱tic; 안면 근육 불수의 경련 등의 분류, 협심증후술하는 것처럼, 협심증은 그의 중요한 관심 분야가 되었다, 티푸스 성 척추염, 이상 감각성 대퇴통증, 한센병, 심장비대의 1증례, 총수담관의 구상-판 담석ball-valve gallstones 등이 포함되게 되었다. 심장비대 환자는 3년 반의 생애 대부분을 병원에서 보낸 소녀로 121회에 걸쳐 복막강에서 몇 리터나 되는 분비물이 제거되었다. 오슬러의 담석 연구는 필라델피아 시절의 1887년에 환자의 총수담관에 쌓인 담석을 외과의사가 발견하는 것이 불가능하여 환자를 죽게 한 때부터 시작되었다. 그 환자의 위와 십이지장과 간은 잘 보존되어 있었다. 1897년 오슬러는 임상 강의에서 그것들을 보여주며, 자신은 그 후 같은 증례를 충분히 축적하는 것이 가능했기 때문에 총수담관의 구상-판 담석을 의미하는 증상을 상세하게 묘사 가능하게 되었다고 말했다. 문제를 아는 것으로, 수술이 성공할 확률은 비약적으로 높아졌다.[62]

1890년대의 의학에 있어 최대의 성공은 갑상샘 추출물에 의한 갑상샘 기능 저하증점액수종의 치료였다. 1893년 오슬러는 미국의 의사로서는 가장 빠른 시기에 이 치료법을 사용했다. 그는 이 질환을 특별하게 연구하고, 전 미국 의사들에게 연락을 취하여, 그 유병율을 추정하려고 했다. 그가 1895년에 교과서를 개정한 때에는, 갑상샘 추출물의 투여 효과를 '모든 치유법 중에서도 유례가 없을 정도'라고 하여 환영하고, "인간을 어설프게 모방한 개구리와 같이 애처롭고 바보스러운 존재가 6시간도 안되는 시간에 그 정신과 육체의 건강을 되돌릴 가능성이 있다"고 설명하고 있다. 1897년에는 워싱턴 내과-외과학술 대회에서 "미국에 있어서 산발성인 갑상샘 기능 저하증에 대하여"라는 중요한 논문을 발표하고, 슬라이드를 사용하여 치유 전후의 '놀랄 만한 변화'와 '뜻밖의 변용'을 보였다. 그리고 이 질환에 관한 모든 의학 문헌을 인용한 것에 더하여, 밀튼과 셰익스피어에 의한 묘사 외에 '히포크라테스의 딸의 용감한 입맞춤'이라는 일례를 보였다.[63]

갑상샘 추출물 투여에 의한 점액수종을 치료할 수 있다는 것으로 점액수종 외에도 샘에서의 필수 분비물의 부족으로 일어나고, 같은 보충요법에 의한 치료가 가능한 질환이 있기 때문은 아닌가 하고 생각하게끔 되었다. 당시는 정확히 도관이 없는 샘에서 '내분비'의 개념이 이해되기 시작하던 무렵이었다. 많은 연구자와 임상 의사들이 당뇨병 치료를 위해 췌장 추출물을 투여하는 실험을 하고 있었다. 오슬러가 골랐던 것은 애디슨병 환자에게 부신의 골질 추출물을 투여한다는 치료법이었다. 애디슨병은 부신의 드문 질환이지만, 점액수종과 매우 닮아 있기 때문이다. 병원에 있는 환자들은 1895년의 대부분에 걸쳐 이 치료에 잘 반응하는 것으로 보여 또, 1개 커다란 의학적 진전이 있는 것은 아닌가 하는 기대를 하게 했다. 그러한 기대는 오슬러의 몇 회의 임상 강의와 그의 『원칙과 실천』의 1895년판에 나타나 있다. 그러나 1898년의 개정 때에는 이 환자는 사망하고, 오슬러가 담당하던 다른 3명의 환자에서도 개선은 볼 수 없었다. 최근 몇 년 사이 오슬러가 치료에 쓰고 있던 추출물이 재현되었으나, 그 물질에는 효과는 없었을 것이라고 보여지고 있다.[64]

홉킨스의 병동에는 아직 항상 말라리아 환자와 장티푸스 환자가 있었다. 오슬러는 그 교육, 저술, 및 미국인의 건강 보호자로서의 사회적 역할에 있어서, 이 2개의 질환을 전문으로 하고 있었다. 그는 1896년에 애틀랜타에서 개최된 미국의학협회AMA에서 연설로, "인류의 적은 3개 밖에 없다"고 선언했다. "그것은 열병과 기근과 전쟁이다. 이 중에, 가장 큰 피해를 일으키는 가장 무서운 것은 열병이다." 다행스럽게도 인류는 점차 열병을 무찌르기 시작했다. 황열병은 미국에서는 거의 보여지지 않게 되었다. 천연두의 유행은 없고, 홀로 생길 뿐이었다. 발진 장티푸스와 콜레라는 좀처럼 보이지 않았다. 특히 북부에서는 말라리아까지 격감하고 있었다. "미국에서 오늘날 "열병"이라고 말한다면, 장티푸스를 말해도 좋을 정도입니다."[65]

진단의사로서 오슬러는 다른 의사들이 각종 열병을 구별할 수 없는 것 특히, 말라리아와 그 외의 열병과의 구별이 불가능하다는 것에 안절부절이었다. 홉킨스에는 말라리아 원충의 검사가 일상적으로 행해질 수 있게 되어 있어서 그 결과는, 말라리아가 급격하게 감소해간다는 것을 시사하고 있었다. 그러나 많은아마도 대부분의사들은 아직 오한을 동반하는 열병은 모두 말라리아라고 굳게 믿고 있거나, '장티푸스 성 말라리아 열'이라는 질환의 존재를 믿고 있거나, 1개의 열병이 지역마다 다른 열병으로써 나타난다고 믿고 있거나 했다. 오슬러는 논문을 집필할 때에 무책임한 말라리아 진단이 가져오는 결과를 경고했다. "작년, 말라리아에 의한 것이라고 생각되는 단속적인 발열 발작이 있다고 하여 나에게 개인적으로 진료를 의뢰하러 오거나, 병동으로 온 환자가 많으나, 그 후, 말라리아가 아니라고 판명되었다. 그들의 확실한 질환은 간장의 농양, 결핵, 인플루엔자, 임질, 심내막염, 중이염, 담석에 의한 발열, 분만 후 빈혈증, 장티푸스, 패혈증이었다."[66]

실제로 말라리아를 제외하고, 여러 가지 질환 원인의 해명이 진행된 것에 비하면, 질병의 치료는 크게 뒤떨어져 있었다. 질환의 치료에 관한 오슬러의 견해에 가장 큰 영향을 미쳤던 것은 홉킨스에서 했던 장티푸스 치료의 효과에 대한 분석이었다. 이미 알려져 있는 약들 중에서 장티푸스에 효과가 있는 것이 없다고 한다면, 환자를 위해서 할 수 있는 일은 무엇인가? 환자의 용태를 악화시키는 약의 투여를 그만두는 것은 개선을 향한 제 1보였다. 식사 배려와 일류 간호에는 궁여지책과 시간 벌기 이상의 의미가 있었다. 양질의 간호는 세세한 점에서 환자를 쾌적하게 하는 것뿐만 아니라, 사망 예에 제법 많은 비율을 차지하고 있는 합병증과 사고 발생률을 대폭으로 줄여준다. 짐작하건대, 훈련을 받은 간호사가 병원에 배치되는 것으로, 사망률에 크게 변화가 생긴 것이다. 분명히, 환자에 대한 간호사의 비율이 가장 높은 병원에서는, 사망률이 가장 낮아질 것이다.

오슬러는 장티푸스 환자의 75%는 어떤 치료를 받더라도 회복한다고 추정했다. 그리하여, 홉킨스에서의 경험으로 양질의 간호, 식사, 무의미한 투약 중지로서, 15%가 더 되는 생명을 구하는 것이 가능했다고 생각했다. 그리고 그가 일찍이 도입을 둘러싸고 생각하고 고민했던 물 치료법이었다. 1894년 홉킨스의 장티푸스 환자 사망률이 감소되어가는 것을 본 그는 물 치료법이 더욱이 3~4%의 환자의 생명을 구했다고 확신했다. 이듬해에는 6~8%로 다시 추정하고, 자신의 교과서에서, 냉수욕이 야만스럽다는 비판을 제거했다. 오슬러 박사가 헤매던 것을 버리고, 그의 레지던트들도 열심히 물 치료법에 몰두하게 되고, 어느 임상 강의에서는 이 치료를 실연했다. 그 섹션은 진지한 얼굴을 하고, 익살스러운 짓을 하는 밥 뉴하트 Bob Newhart의 코미디 1인극이 될 법한 분위기로, 학생들은 물론, 어쩌면 오슬러 자신도, 입 언저리에 미소가 떠오르는 것을 참고 있었을 것이다. 물론, 환자 본인들은 웃을 때가 아니었다:

보시는 것처럼, 욕조는 종이 세공으로 가볍기 때문에 물을 가득 받더라도 큰 차에 올려 쉽게 옮길 수가 있습니다. 물의 온도는 화씨 68도섭씨 20도입니다. …… 환자에게 소량의 위스키를 마시게 합니다. 2명의 잡역부들이 그를 들어 올려 욕조에 넣습니다. …… 머리에는 냉수에 담갔다가 짜낸 천을 올립니다. 그와 같이 냉수에 담갔던 작은 스펀지로 항상 머리와 얼굴을 적십니다. 이 환자는 순종하며, 특별히 불평을 하지 않고 냉수욕을 했었습니다만, 여러분도 들으셨던 바와 같이 가능하다면 온수 쪽이 좋다고 합니다. 지금은 전신 피부를 마찰하고 있는 때입니다. 마찰에는 손이나, 천이나, 천연 고무를 사용합니다. 천이나 고무를 사용하는 경우에는 굵은 선 끝을 대면하기가 쉽겠지요. 마찰은 이 치료에 있어 상당히 중요한 요소입니다. 그러나 그는 이것을 싫어하여, 피해달라고 말합니다. 기묘한 일인데, 히포크라테스는 정말로 이 점을 강조하고 있습니다.……

아! 다행이네요. 환자를 욕조에서 건져낼 때에 약간의 사고가 일어난 것을 볼 수 있었네요. 보신 것처럼, 그는 체격이 좋고, 체중도 있기 때문에 잡역부들이 그를 욕조에서 침대로 옮기는 것은 힘이 듭니다. 여기에서 환자가 한 손으로 욕조의 끝을 잡고 떨어지지 않았던 탓에 옮기는 데 애를 썼습니다. …… 이처럼, 세심한 주의를 기울여 간호하더라도, 작은 사고는 일어나는 법인 것입니다.

환자는 지금젖은 시트에 푹 싸여 있습니다. 시트는 팔과 다리 아래로 질러 넣어져 있고, 목까지 끌어당겨져 있습니다. …… 얼굴색이 좋다는 것을 알 수 있습니다. 손과 발은 차가워져 있습니다만, 흙빛은 아닙니다. 지금, 추워서 떨고 있군요. 환자는 욕조 속에서 떨리기 시작하는 일이 많습니다만, 이것은 정말 다행스러운 것으로 이 치료법의 가장 불쾌한 특징 중 하나입니다. …… 자, 환자를 태운 큰 차가 운반되어 나가기 전에 소량의 위스키를 넣은 우유를 2온스약 60cc 마시도록 합시다.[67]

홉킨스에서의 물 치료법이 성공하고, 전통적인 치료법의 일부이를 테면, 비소를 포함한 파울러 박사 용액의 투여 등이 해롭게 할 가능성이 보여 졌던 것으로, 오슬러는 점점 더 약물의 과잉 투여에 비판을 강하게 하게 되었다. 그는 또, 새로운 '치료법'과 함께 싸우지 않으면 안 되었다. 무균 수술의 성공을 눈앞에 두었던 사람들의 일부가 체외 세균을 죽이기 위한 화합물의 처방을 바꾼다면, 체내용의 소독약으로써 사용할 수 있는 것은 아닌가를 생각하게 되었던 것이다. 1890년대에는 미국의학협회지가 이것을 지지하는 보고서를 게재했기 때문에 소독약 사용이 열심히 모색되었다. 오슬러는 1896년에 미국의학협회에서 열병에 관한 강연을 했을 때에 이러한 논문을 "의사가 지켜 온 좋은 전통에 전혀 어울리지 않는다, 잡다한 지식의 오합지졸"이라고 하며, "의대 1학년생들의 지능을 우롱하는 명청한 주장"을 심하게 비판했다.[68]

미국의학협회의 회원 대부분은 홉킨스를 기준으로 하면, 충분한 수련을 받고 있다고는 말하기 어려웠다. 오슬러가 여기에서 연설을 한다는 것은 평소에 상대하고 있는 엘리트 집단과는 전혀 다른 사람들에게 이야기를 하고 있다는 것을 의미하고 있었다. 1890년대 후반, 그의 활동 범위는 한 번 더 크게 넓어졌다. 세속을 초월한 의학의 언덕 위에 있던 그는 곤경에 빠진 의사들, 불결한 거리와 덮개가 없는 하수구, 무책임한 신문, 태만한 정치가로 가득한 속세에 자주 오르게 되었다. 그는 진단과 치료에 관한 자신의 견해가 모든 의사들에게 퍼져가기를 원했다. 그리고 공중위생에 관한 자신의 의견이 전 미국에 확산되기를 바라고 있던 것이다.

오슬러는 선모충과 '돼지 장티푸스'를 연구하던 시절부터, 전통적인 공중 연구자로서 질병 예방에 흥미를 가지고 있었다. 그는 이제야말로 세균학 혁명 후의 새로운 공중 위생학의 연구자로서, 공중위생에 관심, 제 2의 큰 물결이 올 것을 예언했다우리들이 이 나라 사람들에게 요구하고 있는 것은 단지, 헤브라이의 예언자인 엘리샤(Elisha)가 시리아 사람인 나아만(Namaan)에게 명했던 대로 하는 것이다. 그것은 다름 아닌 "몸을 씻고, 깨끗하게 하는 것"이다. 장티푸스와 결핵을 치료하는 것은 불가능하다 하더라도, 예방하는 것은 가능할 것이다. 비교 통계학 연구는 어느 도시에서는 가능하고, 다른 도시특히 볼티모어에서는 힘들다는 것을 밝히고 있다:

볼티모어는 감염증이라는 미노타우로스의 젊은이들을 산 제물로 계속하여 바치고 있는 도시의 대표 격이다. 이것은 슬퍼할 만한 일로 볼티모어가 매해 수천 명의 사망자들을 내는 것은 그들이 무지하기 때문은 아니다. 의회와 지자체는 …… 50년도 전부터 예방의학의 복음을 들려주고 있다. 깨끗한 물, 하수 시설의 정비, 병자들의 적절한 격리라는 3개의 대책이 효율 좋게 계획되어, 효과적으로 실시될 때, 감염증의 발병률을 최대한 낮추는 것이 가능했던 것이다. 근대 도시가 반드시 준비하지 않으면 안 될 위생 시설 중에 볼티모어에는, 잘 정비된 급수 시설이 있다. …… 그 이외의 것은 아무것도 없다. 하수 시설도, 병자를 격리하기 위한 시스템도, 감염증 치료를 행할 병원도, 장티푸스 따위의 질환의 보고 의무도, 소독을 받고 있는 시설도, 도로에 물을 살포할 장치도, 우유 가공소의 검사도, 식용 육류의 검사도 없다. 도로는 그냥 보기에 깨끗하게 청소되어 있으나, 그 방법은 극히 아무렇게나 되어 있어, 시민들은 연간 대부분에 걸쳐 말馬의 대변이나 모든 종류의 오물이 섞여있는 공기를 호흡하고 있다.[69]

그의 고장에서 전도 활동에는 볼티모어를 본거지로 하는 주의 의사회인 메릴랜드 내-외과 학회의 활동도 포함되어 있었다. 그는 여기에서 몇 회 연설을 하고, 도서관 위원회의 멤버로서 열심히 활동하며, 1896~1897년에는 회장을 하였다. 그는 회장으로서 연설에서, 나날이 하는 진료가 의사를 '극단적인 이기주의자'로 만들어 버린다고 지적하며, 그것을 교정하기 위해서 의사 동지들이 친목을 다질 필요가 있다고 강조했다. "의사로서 10년도 순조롭게 일하고 있으면, 신경질적이고 독단적으로, 사람으로부터 잘못을 지적 받아도 이것을 받아들일 수가 없는 실로 유쾌하지 못한 자기 중심적인 인간이 될 경향이 있기 때문이다."

오슬러는 공중위생 문제에 대해서 자주 발언했었으나, 정치나 정치가와는 될 수 있는 한 관계되지 않도록 하고 있었다1895년의 지방 선거 때에도, 투표소에서 난동을 부리는 반동 주의자에게 덤벼든 것은, 볼티모어 개혁동맹의 하워드 켈리에게 맡겨두었다. 데이비스(Davis E.

Y.)는 이 소동을 풍자하는 어설픈 운문을 띄우고 있다. 웰치는 의학계 내부의 정치 쪽이 특기로 영향력을 행사하는 것을 아주 좋아했다. 오슬러도 1890년대 후반에 생체 해부 반대론자가 제안했던 법안에 저항하기 위해 웰치의 리드 아래 국회의원에 몇 번인가 손을 쓰고 했었다. 그는 점액수종에 대한 갑상샘 요법이라는 '너무나 귀중한 은혜'는 '생체 해부의 직접적인 승리'이고, 수백 마리의 개와 토끼의 희생을 쉽게 정당화한다고 말했다.[70]

오슬러는 지금이야말로 저술가로서 생애를 건 의무를 짊어지고 있었다. 그것은 3년마다 교과서를 개정하여 최신 내용으로 한다는 '글을 파는 일'이다. 『의학의 원칙과 실천』은 그의 중요한 수입원이 되어 있었고, 초판과 제 2판은 합쳐서 약 4만 2,000부나 팔렸었다. 제 3판을 위한 1898년 개정은 특히 광범위에 걸쳐 있었다. 오슬러는 점액 수종 환자에게 갑상샘 추출물의 투여 등 중요한 치료법에 관한 정보를 갱신하는 한편, 돌연 옛날부터 내려오는 치료법을 빌리는 일도 있었다. 그 일례가 관절염에 효과가 있다는 '첼시 펜셔너Chelsea Pensioner'로 이것은, 데운 와인에 유황, 주석영와인을 발효시킨 통 안쪽에 침전한 주석을 재결정시킨 것에 대황과 꿀을 섞은 것이었다. 오슬러의 일반적인 치료 방침은 투약을 부정하는 것이었다. 그의 교과서에는 새로운 치료법이 추가되는 것보다도 빠르게, 흥미로운 문학적인 표현–예를 들어, 바이런Byron이 비만을 '지방 부종'이라고 불렀던 것과 아리스토파네스의 딸꾹질을 멈추게 하기 위해 에릭시마쿠스Eryximachus가 주었던 조언과 스트라보Strabo 통풍의 전조를 통풍의 말더듬이–the lisping of the gout–라고 불렀다는 플루타르크Plutarch의 기록 등이 늘어가고 있었다.[71]

오슬러는 한가한 시간에는 의학사 논문을 집필했다. 존스 홉킨스 의학사 클럽은 그의 흥미를 자극하는 동시에 그로부터 이익을 받고 있었다. 1890년대의 중반 경에 오슬러는 『플라톤의 저술에 있어서 의술과 의사』와 『약방의 시인 존 키츠John Keats, the Apothecary Poet』 이외에, 도버의 정제 약 발명자에 관한 『토머스 도버, 의사이자 사기꾼Thomas Dover, Physician and Buccaneer』 등의 논문을 집필하고 출판했다.

그리고 말라리아에 관한 문헌을 조사하던 때에 앨라배마의 무명 개업의 존 버셋John Y. Bassett의 저술과 그 미발표 서한들을 보고, 그 노력과 헌신의 생애를 그의 가장 유명한 에세이 『앨라배마의 학도An Alabama Student』에서 불멸의 것으로 만들었다. 오슬러는 메릴랜드 내-외과 학회의 회장으로서 연설에서 말했던 대로 과거의 위대한 의사들의 명예를 기리는 '효행孝行-filial piety-'에 의해 서로 다른 세대의 의사 동지들을 연결시킬 필요가 있다고 믿고 있었다. 버셋의 프로필에서 지적한 것처럼, 그렇지 않다면 우리들은 잠에서 태어나 얼마 안 되는 시간만 형상을 유지하고, 흔적도 없이 사라져 버리는 거품과 같은 존재가 되어 버리기 때문이다. 그는 내-외과 학회에서 의학사 클럽을 만들고, 같은 학회에서 일류 의학 도서관을 설립하기 위하여 정력적으로 활동했다.

19세기가 끝을 향함에 따라 존스 홉킨스의 오슬러 박사는, 불결한 도시와 어리석은 정치가에의 비판을 의학의 진보에 대한 전체적인 낙관론에 의해 누그러뜨렸다. 인간의 결점과 죄가 이 세계의 부담이 된다고 하더라도, 마취와 무균 수술과 예방 접종의 승리를 누가 부정할 수 있는가? "국가의 수는 늘었으나, 사람들의 기쁨은 늘지 않는다"고 하는 "예언자 이사야Isaiah의 비통한 외침은 아직 우리들의 귀에 울리고 있다. 인간이 슬픔과 문제를 떠안고 있는 것은 진정으로 그것들을 큰 폭으로 줄이는 것은 불가능할지도 모른다. 그러나 몸의 아픔과 고통은 완전하게 없애는 것은 불가능하더라도, 이제껏 없을 정도로 작아져 있다.…… 우리들 의사들이 돌보아주는 몸의 아픔과 고통은 경이적인 속도로 줄어가고 있고, 어떤 의미로는 희망적인 예상을 할 수가 있다."

오슬러는 의사라는 직업 집단은 다른 어떤 집단보다도 인류의 고통을 완화해 왔다고 자부하고 있었다. 그는 미국의학협회에서 "우리들 의사들은 금세기에, 유달리 큰 명예를 얻었다"고 말하고 있다. 그가 정치적인 의논을 한 적은 거의 없었으나, 이때는 용솟음치는 낙관론에 의지하여 보다 큰 진보의 가능성에 대하여 이야기했다. "평소에 병으로 고통을 받는 사람들과 만나고 있는 우리 의사들 사이에서는,

하나도 변하지 않는 감각이 있다. 인류 사이에서 이와 비슷한 형제애의 감정이 자라서, 어느 나라의 사람들과도 같은 피가 흐르고 있는 것이 의식된다면, 그것을 성취할 수가 있을 것이다. 사회주의의 발달은 애국심을 확대시켜 국가주의의 경계를 초월시키는 것이고, 이 점에서 민족의 욕망으로부터 인간을 해방시킬 가능성이 있다. 그러나 악은 인간의 정열 깊은 곳에 뿌리를 박고 있고, 전쟁과 그에 따르는 비참한 사건들은 이후에도 긴 시간에 걸쳐 대지의 짐이 될 것이다."[72]

당시 볼티모어 철도의 짐꾼이나 길거리 마차의 마부들 사이에서는 "모피 모자와 사각 모자는 오슬러 박사에게"라고 이야기되고 있었다. 사각 모자는 그레이스의 보스턴 친척들과 윌리의 하버드 친구들이 즐겨 쓰던 꼭대기가 평평한 중절모이고, 모피 모자는 오슬러의 뒤를 이어 존스 홉킨스를 목표로 하는 캐나다인 청년들이 쓰고 있던 것이었다.[73]

다른 비유를 들자면, 오슬러는 최고의 의학 교육을 받고 싶다고 바라는 총명한 캐나다인들을 끌어당기는 자석이었다. 몬트리올도 토론토도 눈부신 성공을 거둔 토지의 아들로써, 그를 자랑스럽게 생각하고 있었다. 오슬러와 함께 일을 하기 위해 미국의 홉킨스에 갈 수 있다는 것은 무엇이라 할 수 없을 감동, 형용할 수 없는 특권이었을 것이다! 맥길 대학교와 토론토 대학교에서 높은 지위에 앉아있던 그의 친구들은, 홉킨스 이외의 교수와도 연결점이 있는 사람들도 포함하여, 오슬러를 위해 우수한 인재들을 스카우트하고, 그의 곁으로 보내 주었다. 오슬러는 의학 관계의 관혼상제가 있을 때에 부지런히 귀국했었기 때문에 그 연락망은 항상 살아 있었다. 그가 떠난 뒤의 맥길 대학교 의대는 아직은 일류라고 불릴 수준에는 있었으나, 자금이 풍족한 미국의 의대에 비하면, 약간 늦어 있었다. 오슬러가 온타리오 주에서 떠난 뒤, 트리니티 대학과 토론토 대학교의 의학 교육은 굉장히 좋아져서, 특히 기초 과학이 강해져 있었다. 뜻을 함께 하는 토론토의 친구들, 특히 생물학자인 램지 라이트는 오슬러가 홉킨스에 부임하기 전부터 진행하던 수련을 받게 하기 위해 홉킨스에 학생을 보냈다. 풍족하고, 사회적으로 보수적이고, 우수한 인재들이 넘쳐나는 온타리오 주의 전원 지대는 비즈니스로의 성공이라는 전형적인 아메리칸 드림이 아닌 전문가로서의 길에 깊이 다가서고 싶다는 젊은 날의 윌리와 같은 바람을 가지고 있는 청년들을 키우는 데에 안성맞춤인 토지였다.

존스 홉킨스의 과학적 정신은 독일과의 관계가 깊었으나, 기초 의학 연구자들은 캐나다의 액센트로 말하는 사람이 많았다. 오슬러는, 처음의 레지던트로서 앙리 라프뢰르를 데리고 왔다. 1890년대에는 톰 컬렌, 루웰스 버커, 톰 맥크레이, 잭 맥크레이, 맥컬럼W. G. McCullum, 존 맥컬럼, 톰 피쳐, 헬렌 맥머치부터 오슬러의 2명 조카 빌 프랜시스와 놀먼 그윈 누님 챠티의 아들까지 꽤 되는 숫자의 캐나다인들이 레지던트, 인턴, 학생으로서 홉킨스에 왔다. 그 중의 몇 명은 후에 캐나다에 귀국하였으나 대부분은 미국에 머물렀다. 보스턴 출신의 데이어는 예외로, 오슬러의 수석 레지던트의 태반이 캐나다와의 연결점이 있었다. 그러나 국경의 북에서 온 사람들 모두가 오슬러 밑에서 일했던 것은 아니고, 후일 홉킨스의 '빅 4Big Four' 중에 –켈리, – 웰치, –오슬러 3명이 캐나다에서 태어나, 캐나다에서 교육을 받은 기초 의학 연구자를 후계자로 지명하게 되었다.

캐나다 여성은 미국 여성에 비해 다소 자기주장이 약하고, 의사가 되는 훈련을 받기 위해 홉킨스에 오려고 하는 사람은 없었다. 그 대신 오슬러와는 거의 관계가 없는 인구 이동의 일환으로써, 간호 스태프를 차지하는 캐나다인 비율은 이상하게 높아 초기에는 20%를 넘을 정도였다. 또, 간호학교의 초대 2명 간호감독은 캐나다인이었다. 오슬러는 한 번, 캐나다에서 젊은 여성을 수출할 때에는 100달러의 관세를 들여야 한다고 제안한 적이 있었다.[74]

홉킨스 미국인들의 '캐나다계'에 대한 목소리는 소탈한 놀림들이 많았으나, 때로는, 연고가 있는 채용과 불공평 따위를 말하는 불온한 불평이 섞이는 경우도 있었다1893년에는 간호학교에서 어떤 사건이 일어나, 그 상세한 내용은 전해지지 않고 있으나, 남에서 온 수련생들이 손 편지로 "무엇인가 손을 쓰지 않으면, 우리들은 캐나다 사람들에게 제압당해 버릴거야"라고 절규하고 있었다. 오슬러는 산드라 맥크레이가 "홉킨스의 캐나다 클럽"이라고 불렀던 것을 만든 것일까? 그는 일찍이 윙크를 하면서, 자신은 뉴욕의 훨씬 북쪽 출신이라고 말하며, 그 입장을 변명했던 적이 있었다. 후일에는 홉킨스의 미국인들이 "캐나다적인 성격을 상당히 잘 그리고 친절하게" 받아 주었다고 코멘트하며, 그것은 길먼과 웰치의 인내 덕분이라고 하고 있다.[75] 그러나 19세기 후반에는, 그들은 물론 많은 캐나다 사람들과 미국인들이 국경을 그렇게 심각하게 생각하고 있지 않았다. 의학적 관점으로는, 국경의 의미는 더욱 작았다그러한 경향은 1960년대에 양국의 건강 보험 제도의 방향성이 달라질 때까지 이어졌다. 20세기 대부분의 기간을 통틀어 캐나다는 미국에 우수한 의사와 간호사들을 수출해 간 것이 된다. "미합중국 헌법은 왜 그 대통령의 자격에 미국에서 태어났다고 하는 것을 요구하고 있는 것인가?" 캐나다 사람들은 이렇게 말하며 야유했다. "그렇게 하지 않으면, 캐나다 사람이 미국 대통령이 되어 버렸기 때문이다. 이미, 미국 의학의 정점에는 윌리엄 오슬러가 서 있지 않은가!"[76]

엘렌 오슬러는 남으로 간 친척에 대하여 "모든 것에 질서를 내려 주신 신께 국경은 없습니다"라고 말하고 있다.[77] 윌리엄 오슬러는 세기가 바뀔 무렵의 많은 영국계 북미 사람들과 같이 피는 국적보다도 중요하다, 혹은 중요하지 않으면 안 된다고 생각하고 있어, 미국의 반란에 의해 영국권의 조화가 어지럽혀지는 것을 유감스럽게 생각하고 있었다. 1897년에 영국의학협회가 몬트리올에서 회합을 열었을 때, 오슬러는 '영연방에 있어서 영국 의학'이라는 긴 역사적인 연설을 했다. 그러나 이 연설에 주의 깊게 귀를 기울였던 사람들조차, 오슬러가 미국을 영국의 '미국령'에 포함시켰는지 아닌지 확신을 가지지 않았음에 틀림없다.

실은 오슬러는 미국을 자기 집이라고 생각하는 것이 불가능했다. 그는 미국의 시민권을 얻지 않고, 항상 은퇴한다면 영국 땅으로 돌아가고 싶다고 생각하고 있었다. 1895년에 미국과 영국 사이에서 전쟁이 날 것이라고 하는 소문이 생기자, 일시적이기는 하지만, 미국과 적대할 각오 조차도 보였다. 그는 자신을 '골수까지 영국인'이라고 생각하고 있었기 때문이다. 그는 이렇게 쓰고 있다. "화가 치미는 정치가들이다. 그들이 전쟁을 일으킨다면 …… 나는 귀국하여, 청년들의 아군이 되지 않으면 안 된다" 물론, 맥길 대학교는 전쟁이 난다고 하든, 평화가 계속된다고 하든, 그가 돌아오기를 바라고 있었다. 이 해에는 오슬러가 맥길 대학교 학장에 취임할 전망이라는 신문 보도도 나서, 그의 미국 친구들을 크게 놀라게 했다. 그는 즉시 이 소문을 부인했으나, 정식적으로 이의를 제기하지는 않았다 하더라도, 무엇인가 접촉은 있었던 모양이다. 그는 언젠가는 캐나다에 돌아가고 싶다고 그레이스와 이야기 했다. 중요한 것은 리비어의 장래였다. "나는 물론 오슬러 부인도, 리비어에게 미국인으로서 자라길 바라지 않습니다." 1899년, 오슬러 부부는 리비어의 유모 대신 영국인 아이 돌보미를 데리고 왔다. 그들이 영국에서 보낸 휴가는 길어지고, 보다 빈번해졌다. 1894년에 옥스퍼드의 의학 협회에 참석한 오슬러는 "나는 옥스퍼드에 마음을 빼앗겨 버렸다"고 쓰고 있다.[78]

1896년 10월, 거의 캐나다라고 불러도 좋을 오하이오 주 클리블랜드에서 또 한사람의 북쪽 나라 청년이 홉킨스에 왔다. 하비 윌리엄스 쿠싱Harvey Williams Cushing이다. 그는 아버지도 조부도 증조부도 의사인 가계에서 태어나 1891년에 예일 대학교에서 문학학사를 1895년에는 하버드 대학교 의대에서 의학박사 자격을 받았다. 그 후, 매사추세츠 종합병원에서 1년간 일반 외과를 하고, 캐나다에서 휴가를 보내고는 할스테드 밑에서 일하기 위해 홉킨스에 왔다. 그는 그 전에 오슬러 밑에서 일할 수 없는지, 데이어를 통해 슬쩍 떠 보았으나, 그것은 실현되지 않았다. 확실하게 쿠싱은 그 때는 외과에 뜻이 있었고, 그 분야에서 할스테드가 거물이었다. 할스테드는 쿠싱에게 유럽에 건너가 가능한 한 길게 거기에서 머물도록 조언했다. 그러나 일찍이 홉킨스에 있던 적이 있는 사람들은 할스테드 밑에서 보내는 1년은 해외에서

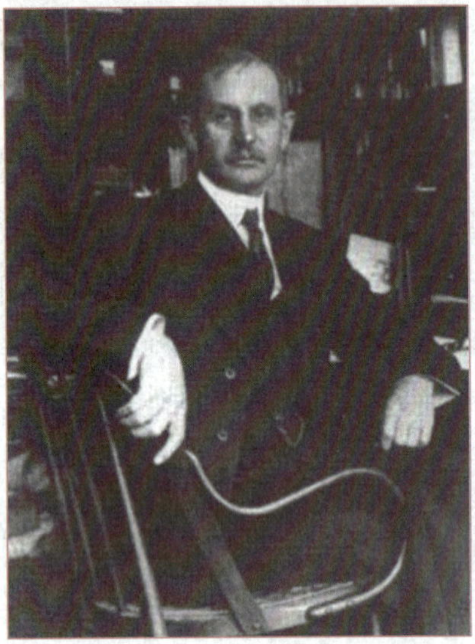

프랜클린 몰: 오슬러의 숙적이었음.

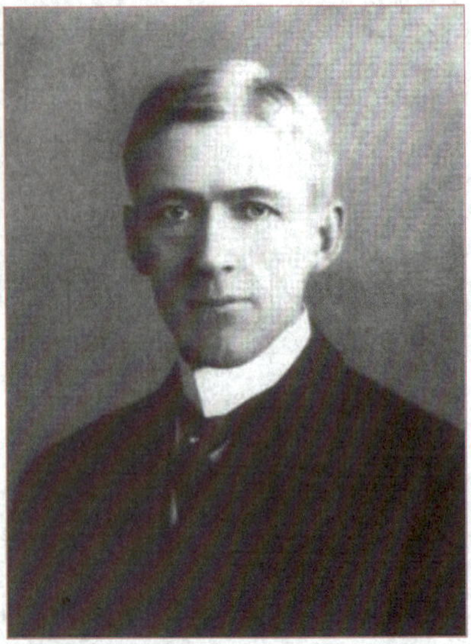

르웰리스 바커: 오슬러의 후계자임.
'저돌적인 캐나다인'이라고 하였음.

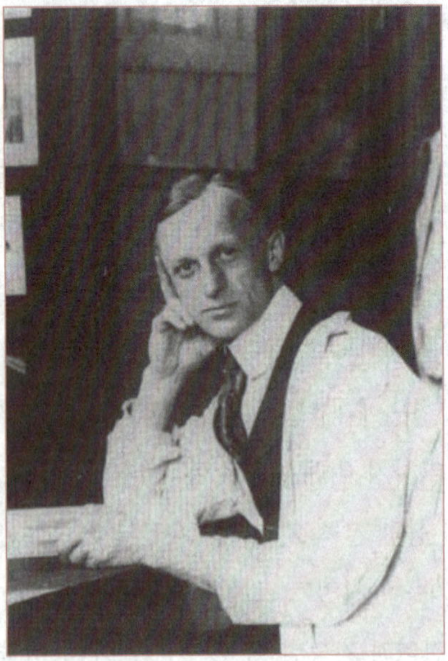

하비 쿠싱: 재능이 있고,
창조적인 외과의사로 오슬러의 전기를 썼음.

의 5년에 해당한다고 그에게 가르쳐 주었다.

쿠싱은 날렵하지만 강인한 몸을 가진 27세 청년으로 야심이 있고, 노력파로 저돌적인 면도 있었다. 1896년의 가을에 홉킨스에 도착했을 때, 그 첫 인상은 별로 알려져 있지 않았던 같다. 외과에 덧붙여 말하자면, "병원은 상당히 깔끔하지 못한 곳으로, 그곳에서의 일은 체계라고 하는 것이 없습니다.[79] 할스테드 박사는 이번 달은 1번 밖에 수술을 하지 않고, 좀처럼 모습을 보이지 않습니다.[80] 이 상황이 어떻게든 되지 않으면, 저는 견뎌낼 수 있을 것 같지가 않습니다." 상황이 좀처럼 호전되지 않았으나, 그는 어떻게는 참아냈다. "볼티모어에서 첫 해 외과 수술실은 서커스였습니다." 할스테드는 가끔 누가 자신의 외과 스태프인지 몰랐던 적도 있었다. 그는 직접 만나는 일도 하지 않았고, 결투의 상흔이 있는 독일인 외과 의사를 수석 레지던트로 삼고 있었다. 머지않아 이 인물은 전혀 쓸모가 없다는 사실이 판명되었으나, 그는 병원을 떠나기 전에, 외과 간호부장아직 남자였다에게 결투를 신청했다.

쿠싱은 홉킨스에 온 해에 여기에서 최초로 X선 사진을 촬영했다. 이듬해에는, 브래드굿 대신에 할스테드의 수석 레지던트가 되었다. 쿠싱은 할스테드를 포함한 전원에게 외과를 잘 하기 위해 무엇이 필요한지를 이야기했다. 사람들 앞에서 빈번하게 질책했던 인턴으로부터 결투를 신청받아 사죄한 적도 있다미국인도, 독일인에게 지지 않고 못 배기는 호전적인 데가 있었던 듯하다. 그는 후일 자신은 볼티모어에서 처음으로 병리학과 세균학을 배우고, 홉킨스의 '고무장갑을 낀 미적이지 않는 수술'이 보스턴에서 행해지고 있던 어떤 방법보다도 훨씬 좋은 결과를 낳는다는 것을 마지못해 인정했다.[81]

할스테드의 약물 중독을 몰랐던 쿠싱에게 있어서, 그는 성미가 까다롭고, 수수께끼 같은 인물이었다. 할스테드는 활기가 없고, 우유부단하고, 만사에 있어서도 의지가 되지 못했다. 여기서는 제가 그 젊음으로, 학생 시절의 동급생이라면 몇 년 전까지 받았던 격의 없는 수술을 하고 있습니다. 때때로 무서워 질 때가 있습니다. 선생님은 좀처럼 수술을 하지 않습니다. 제가 오늘 수술한 환자는 모두 그가 개인적으로 받아들인 환자들이었습니다. 그러나 1897년 가을에는 할스테드가 쿠싱의 구급 수술을 하지 않으면 안 되었다. 그것은 충수 절제술이었으나, 당시는 아직 위험한 수술로 쿠싱은 친구들에게 자신이 죽었을 경우를 대비하여 지시를 남겨 두었을 정도였다. 그는 쉽게 이 수술을 헤쳐 나갔으나, 감염증에 걸린 탓에, 회복에는 긴 시간을 필요로 했다. 그 해 여름, 홉킨스의 외과에서는 수술 후 감염증을 일으키는 일 없이 200건의 수술을 처리하고 있었으나물론, 그 대부분은 쿠싱이 집도했었다, 연속 기록은 여기에서 멈추었다. 쿠싱은 그의 생애에 할스테드에 의해 은선 봉합silver-wire suture의 흔적을 복부에 남겨 두었다.[82]

사교적이고, 문학을 좋아하고, 전문 분야의 선배들과 친교를 깊게 하는 것을 열망하고 있던 쿠싱이었으나, 유토 플레이스 1201번지의 할스테드의 자택에 초대받는 일은 좀처럼 없었다. 극히 드물게 방문을 하면, 그 집은 그에게 디킨스의 '황폐한 집'을 생각나게 했다. 집의 천장은 높고, '돌처럼 차고', 감각이 뛰어난 골동품들이 흩어져 있었다. 할스테드는 1층에서 생활하고, 그의 부인인 캐롤라인과 키우는 개 닥스훈트는 2층에서 생활하고 있었다. 할스테드의 집은 '아담스 패밀리'와 닮아 있었던 듯하다. 쿠싱은 캐롤라인에 대하여 "그녀는 별나고 검소한 여자로, 검은 옷을 입고 있었다. 그 옷은 남성스러운 극히 수수한 것이었다"고 쓰고 있다. 발뒤꿈치가 낮은 남자의 것 같은 구두를 신고, 뻣뻣한 머리카락을 뒤로 둥글게 말아 올리고 있었다. 할스테드는 상당히 잔소리가 심했으나, 셔츠를 드라이 클리닝하기 위해 파리인지 런던인지에 보냈다고 하는 유명한 일화는 그가 변덕스럽게 말했던 것을 누군가가 진지하게 받아 들였던 뿐 일 것이다. 그러한 할스테드 집이었으나, 그들이 정식으로 손님을 대접할 때에는쿠싱이 홉킨스에 있던 15년간 2번인가 3번 뿐 이었다, 메뉴부터 식기까지, 더욱이 난로를 지피는 땔나무까지도 모든 것이 교수의 음미함에 따라 완벽하게 준비되어 있었다. 식탁에서 대화도 충실하며 유쾌했다. 그러나 평소에는 수술을 위해 선생을 부르러 온 수석 레지던트는, 대문간에서 길게 기다려진 데에 문을 아주 약간만 연 하인으로부터, "지금은 아무도 없습니다"라는 말을 들어야 했던 것이다. 한 번 쿠싱이 교수의 서재 불빛이 켜져 있는 것이 보였다고 우기며 하인을 물고 늘어졌을 때에는, 실내복에 슬리퍼 차림의 할스테드가 나와서 골동품에 대하여 두 사람과 담소했다고 한다.[83]

할스테드는, 1890년대 말에는 홉킨스에서의 수술과 외과 교육 직무의 대부분을 쿠싱에게 맡겨두고 있었다. 오슬러는 1899년 2월에 "할스테드를 시작으로 한 우리들은 모두가 그에게 무한의 신뢰를 기울이고 있습니다"라고 쓰고 있다. "그는 5년 이내에 국내에서 최고인, 그리고 가장 성공한 외과의사 중 1인으로 명성을 확립하게 되겠지요." 쿠싱은 자신의 독립을 자랑스러워했던 반면, 할스테드에 대한 마음은 진정으로 칭찬에서 반감과 증오까지, 크게 흔들리며 움직이고 있었다. 그는 1899년에는 홉킨스를 떠나는 것을 생각했으나, 오슬러가 톰 맥크레이를 통하여, 홉킨스에 머무는 것을 강력하게 권했다. 1990년 3월에는 쿠싱은 심한 곤경에 빠져있었다. 할스테드로 부터, 오래 된 깃펜으로 쓴 메모가 몇 통이나 보내져 왔기 때문이다. 메모에는 판독하기 힘든 글자로 "수술은 할 수가 없다"고 씌어 있었다. "어제 그 환자가 죽지 않았으면 좋았을 텐데, 내가 오늘 집도할 예정이었던 환자들이 월요일까지 기다리겠다고 말한다면, 수술해 주게. 부탁하네." 쿠싱과 그 조수들이 하루에 6건의 수술을 하고 있었던 것에 비해 할스테드는 약 1개월 사이에 2건만의 수술을 하고, 노스캐롤라이나 주의 요양소에 다시 반 년간 여름휴가를 받겠다고 하고 있었다. "자네가 쓰러질 것 같다고 말을 한다면"이라고, 그는 쿠싱에게 쓰고 있다. "나는 그 한 달도 못 넘기고 묘지에 들어갔을 것이네."[84]

1900년 여름 쿠싱은 마침내 해외를 '편력'할 수 있었다. 그는 홉킨스에 온 당시부터 오슬러와 알게 되고, 다과회에 초대받거나, 그의 집에 잠시 들러 리비어와 놀거나 했었으나, 그 해 여름은 영국에서 평소보다 빈번하게 그와 만났었다. 쿠싱은 약혼자에게, 오슬러는 '친절 그 자체'라고 털어 놓으며, 그의 소개에 의해 영국의 의학계의 문이 점점 열리고 있는 것을 경탄했다.[85] 그리고, 오슬러와 꼭 닮은 콧수염을 길러 보았다. 해외에서는 할스테드가 자신에게 돌아와 주기를 바라는 것이 어떤지 알 수 없었다. 맥크레이로 부터 쿠싱에게 보낸 편지에는 "최근 치프오슬러로 부터, 자네는 무엇을 할 생각인지를 질문을 받았다"고 씌어 있었다. "아직 정해지지 않았겠지 않느냐고 대답해 두었네. 그리고 할스테드 박사께서 무엇을 생각하고 있는지 잘 모르겠다고 말해 두었어"그렇겠지"라고 '치프'는 말했네. "그것은 누구라도 모를 거야" 그는 자네가 외과에 있어서 얼마나 중요한 인물인지를 이야기하고, 자네를 외과에서 가장 재미있고, 활기찬 사내라고 말했네." 귀국한 쿠싱은 할스테드가 지금까지도 애매한 태도를 취하는 것에 불만을 품고, 몇 번인가의 말다툼을 한 후에 웰치와 오슬러가 중재에 끼어들자 간신히 홉킨스에 머무는 것에 동의했다.

쿠싱은 우연히, 오슬러 가의 이웃인 서 프랭클린 거리 3번지에 이사를 와서, 헨리 버튼 제이콥과 마스 풋쳐와 공동생활을 시작했다. 청년 의사들이 이사 온 날, 와인 한 병과 몇 갑의 궐련이 도착했다. 보내온 사람의 이름은 '홉킨스 교수'로 되어 있었으나, 그 글씨체는 오슬러의 것이었다. 오슬러와 청년 의사들과의 사귐은 그 뒤에도 이어졌다. 저녁때에 오시겠습니까? 점심때에 오시겠습니까? 차를 드시겠습니까? 그레이스가 학생들의 담소에서 도망쳐 갈 정도로 토요일 밤에 젊은 여자친구들과 함께 뜨개질을 하러가도 되겠습니까? 필요할 때에는 언제라도 서재를 사용할 수 있도록, 서 프랭클린 거리 1번지의 여벌 열쇠를 가져가지 않겠습니까? 2칸 사이의 펜스에 구멍을 내어서, 왔다 갔다 하기 쉽게하면 어떻겠습니까? 쿠싱은 아버지에게 "이런 사람들의 이웃에 살 수 있다는 것이 볼티모어의 생활을 더욱 가치 있는 것으로 만들고 있습니다"라고 말했다.[86]

존스 홉킨스 병원과 의대의 설립을 가능하게 했던 것은 위대한 재산가인 홉킨스가 축적한 거대한 부와 메어리 가렛이 상속받은 철도회사의 재산이었다. 이것들 중 두 쪽 모두 19세기 중반 경의 미국 경제 성장의 산물이다. 1890년대, 오슬러와 그 동료들이 이전 세대로부터 받았던 선뜻 내 놓은 기증한 물건들을 국내 유수의 병원과 의대로 변신시키는 동안에도 미국은 모든 방향에서 눈이 번쩍 뜨일 만한 성장을 계속하고 있었다. 철강, 석유, 담배는 대부분 상상도 할 수 없을 만큼 거대한 부를 새롭게 낳고 있었다. 1890년대까지는, 유복한 자선가는 교회나 신학교에 기부를 하는 일이 많았다. 그들은 지금에서야 교육과 건강에 눈을 뜨기 시작했다. 보스턴, 뉴욕, 시카고, 미시간 주, 캘리포니아 주를 시작으로 하는 수십 개의 도시들과 주의 의학교와 대학과 병원들이 신흥 자선가들과 유복한 주 정부로부터 기부를 받았다. 홉킨스의 의대에서 수련을 받은 젊은이들은 연구자와 교사가 된 사람들뿐 만 아니라, 개업의사가 되는 길을 택한 사람들도 미국 전 국토에서 톱Top의 지위를 쉽게 손에 넣을 수 있었다. 여성들도 기회는 훨씬 적었으나, 건투하고 있었다.

1898~1899년에 미국과 스페인 사이에서 소규모 전쟁미국-스페인 전쟁. 스페인 령 쿠바 섬의 독립 전쟁에 미국이 개입하여 스페인을 도발하고, 스페인이 카리브 해와 태평양에 가지고 있던 식민지들을 빼앗겼다. 이 일어나자, 미국의 에너지는 해외로도 향할 수 있게 되었다. 미국이 해외에 힘을 미치기 시작하자, 홉킨스의 의사들에게 더욱 더 많은 기회가 주어졌다. 그들은 말라리아와 황열병 연구의 최선단을 달리고 있었고, 각각의 병원체를 매입할 힘에 주목하고 있었다. 아바나에서 맹위를 떨치고 있던 황열병에서 미국 병사들을 구하기 위한 연구 팀을 이끌었던 의사 월터 리드Walter Reed와 제시 러지어Jessie Lazear는 함께 홉킨스에서 재적했던 일이 있었다. 러지어는 그 연구 중에 황열병으로 사망하고, 홉킨스에서 최초의 순직자가 되었다. 홉킨스의 특별 사절단으로 필리핀을 향하여 갔던 루웰리스 바커Lewellys Barker와 사이먼 플렉스너Simon Flexner는 무사히 귀국했다. 이 임무는 보기 드문 미생물이 있는 각 나라들에의 모험 여행과 같은 것이었으나, "미국인들은 열대 의학이라는 새로운 분야에서 영국인, 독일인, 이탈리아인들과 어깨를 나란히 할 수 있다"는 말을 널리 했다. 이러한 연구에 대하여는 오슬러는 치어리더와 같은 역할밖에 하지 않았다. 그는 한 번도 열대를 방문하지 않고, 백인과 현지인의 양방을 위하여, 세계를 보다 안전하고 건강한 장소로 만든 동료의 노력을 명예롭게 칭송할 뿐이었다. 파나마 지협에 운하를 건설

할 최초의 시도가 진행되고 있던 1888년에 말라리아와 적리로 몸을 망친 건설 작업 원 들을 만재한 배가 필라델피아에 도착한 일이 있었으나, 그 때의 광경은, 오슬러가 인생에서 눈으로 본 가장 비참한 것 중 하나가 되었다.[87] 과학적 의학, 공중위생의 사고방식 그리고, 미국의 에너지와 기술자들이 이러한 것 모두를 변화시키려고 하고 있었다.

마지막으로 하나 더. 1897년 여름, 미국에서 침례교 파의 프레드릭 게이츠Reverend Frederick Gates 목사가 의학 공부를 해 보려는 생각이 떠올랐다. 의대 학생의 권유에 따라 그가 여름휴가에 읽기로 한 것은 오슬러의 『원칙과 실천』이었다. 오슬러의 스타일에 매료된 그는 의학 사전을 펼쳐가며 열심히 읽어 나가 마침내 끝까지 읽었을 때, 이때까지 읽었던 책 중에서 가장 흥미로운 것 중 하나였다고 확신했다. 오슬러가 해설하는 의학의 현상 중에서 특히 게이트의 인상에 남았던 것은 유효한 치료법이 있는 질환이 얼마나 적은가 하는 것이었다. 과학은 질환의 원인이 되는 세균을 분리한다고 하는 놀랄 만한 성과를 올렸으나, 아직 특이 요법을 내놓지는 않았다. 의학 연구에 더욱 많은 예산이 주어지게 된다면 어떻게 될 것인가? 그 몇 년 후, 게이트는 오슬러에게 펜으로 편지를 써서, 이렇게 말하고 있다. "다음 세대 혹은, 그 다음 세대 즈음에는 …… 의학을 정밀과학과 비슷한 것으로 하는 것이 가능할지도 모르겠습니다. 그렇게 된다면, 물리학과 화학을 응용하여 얻을 수 있는 것에 필적할 만큼 혁명적으로, 광범위에 영향을 미치고, 인류의 복지에 역할을 할 만한 성과가 일어날지도 모르겠습니다. …… 이 분야의 자선 사업은 우리나라에서는 현재, 거의 행해지지 않습니다만, 모든 분야의 자선사업 중에서 가장 필요로 하고, 가장 유망한 것이라고 말할 수 있겠습니다."[88]

게이트는 자신의 의견을 실행에 옮길 수 있는 유일한 입장에 있었다. 왜냐하면 그는 이미 목사로서의 활동은 하고 있지 않고, 침례교파의 석유 왕 존 록펠러의 자선 사업의 상담역을 맡고 있었기 때문이다. 게이트의 중요한 일의 하나는 자금 원조를 행할 가치가 있는 사업을 록펠러에게 추천하는 것이었다. 록펠러는 처음에는 오로지, 침례교 교회가 후원하는 사업을 지원하고 있었다. 오슬러의 교과서를 읽고 깊히 생각하게 된 게이트는 록펠러에게 긴 보고서를 써서, 파스퇴르나 코흐 등의 연구자들의 위대한 업적을 예로 들어가면서 미국에서는 홉킨스 이외의 장소에서는 그러한 업적이 거의 없다는 것을 지적하고, 유럽의 연구소의 미국 판을 설립하는 것을 바란다고 설명하고 있었다. 록펠러와 그 아들은 이 조언을 받아들여, 후일 록펠러 의학 연구소Rockefeller Institute of Medical Research의 계획을 세우기 시작했다. 그때 즈음의 오슬러는 젊은이들이 말할 법한 '연구'는 거의 하지 않았고, 자신이 쓴 책이 게이트에게 주었던 영향에 대하여도 아무것도 모르고, 새로운 조직과는 관계가 없었다. 이에 대해 웰치는 그 설립 준비 위원회의 최초 위원장이 되고, 원래 그의 학생이었던 사이먼 플렉스너를 초대 소장에 추천했다. 존스 홉킨스 대학교는 국내외의 여러 인연을 통하여, 미국의 의학과 건강을 존중하는 정신을 20세기에 이끌고 나가게 되었다.

제 7 장

위대한 미국 의사

오슬러가 볼티모어에서 시작했던 개인 진료소의 첫 환자는 나이가 지긋한 지역 유지로 홉킨스의 이사였다. 촉진 결과 골반에 종양이 있다고 생각했던 오슬러는 수술이 불가능한 내측 육종肉腫, sarcoma이라고 진단하고 가능한 한 부드러운 말투로 부인에게 진단결과를 알리며 외과의사에게 치료를 받으라고 조언했다. 다음날 외과의사가 찾아와서 환자의 팽창된 방광에 도관을 삽입해 오줌을 배출시키고 오슬러가 종양이라고 생각했던 것을 없애버렸다. 오슬러는 교단에서 그때의 당혹감을 일례로 설명하고는 했다.[1]

그 이외에는 오슬러의 개인 진료소는 매우 순조롭게 운영되었다. 볼티모어에서 자문의사로서 일은 꾸준히 늘어나 1890년대 중반에는 그가 개인 진료소에서 돌보는 환자 수가 한계에 이르러 진찰을 할 수 없는 경우가 많아졌다그 중 1명은 오슬러에게 진료를 거절당한 후 다시 되돌아와 대문에 서서 히포크라테스 선서를 외웠다고 한다.[2] 그는 현재 그 수가 크게 늘어난 오슬러 일족, 캐나다에 두고 온 오랜 벗, 홉킨스의 학생들, 간호사, 의사와 그의 가족들, 볼티모어의 엘리트들, 국회의원이나 백악관 주인들의 자문의사를 역임하는 것 이외에 자신이 흥미를 가진 증례를 살피고 있었다. 그 범위는 동해안 전역부터 위스콘신 주, 아이오와 주에 이르렀다.

당시는 모든 의사들이 그랬지만, 오슬러는 종종 환자의 자택이나 호텔로 왕진을 갔다. 그는 볼티모어 시내뿐만이 아니라 워싱턴, 필라델피아, 몬트리올, 토론토 등 철도와 마차로 갈 수 있는 곳이라면 어디든지 갔다. 오슬러의 왕진비는 비쌌지만 그의 평판에 어울리는 금액이었고 외과의사 진료비에 비하면 훨씬 적었다. 1890년대에는 이 위대한 의사에게 진찰을 받는 것이 일종의 유행처럼 여겨졌다. 사람들은 볼티모어에서 오슬러에게 진찰을 받지 못하고 죽거나 충수절제술을 받는 것은 유행에 뒤쳐진 것이라는 농담을 했다. 그렇지만 오슬러는 부자들의 신경쇠약을 치료해서 큰 재산을 모은 와이어 미첼Weir Mitchell처럼 상류층 전속 의사가 되려고 하지 않았다. 오슬러는 친구나 친척 등 정확성을 요구하는 전문가들을 만족시키기 위해서 치료를 했던 것이고, 그 외의 환자들은 주로 자신의 흥미 때문에 진료를 했다. 메릴랜드 주의 존스 홉킨스에서 약 60km 떨어진 곳에서 개원했던 한 의사는 "오슬러는 거액의 보수를 제시해도 가끔 올까 말까 하는데 부검을 할 수 있다고 하면 어떤 초대일지라도 반드시 응한다"며 불평을 한적이 있다.[3]

20세기 들어 50대가 된 오슬러는 너무나도 시간이 부족하다고 느끼게 되었다. 개인진료도 홉킨스에서의 일도 줄일 수가 없었고, 줄이고 싶지도 않았다. 그는 자신의 건강을 염려하기 시작했다. 50세 생일이 지나자 그는 서적이나 의학사와 자서전, 최선의 삶의 방법과 죽음의 의미를 둘러싼 철학적인 고찰에 대해서 눈에 띄게 관심을 기울였다. 동료 중에는 오슬러가 의학의 최전선에서 멀어지고 있으며 힘에 부치는 것이 아닌가, 생각하는 사람도 있었다. 좀 더 조용히 살 수 있는 직업을 찾고 자신의 문명적 뿌리로 돌아가 마음 맞는 사람들과 함께하기 위해, 그리고 아들의 장래를 생각해 오슬러는 영국에서 많은 시간을 보내게 되었다. 그는 미국을 대표하는 위대한 의사가 되었지만 친구들에게 종종 자기가 생각하는 이상적인 삶은 대영박물관에서 1시간 정도 떨어진 곳에서 살며 아침식사 시간에 타임지를 읽는 것이라고 말하고는 했다.[4]

오슬러는 오전 중에 일반 병동의 회진을 끝내고 나서 개인 부담 환자를 수용하고 있는 소규모 병동으로 향해 그곳에서도 진찰을 했다. 오후 2시, 2시 30분~4시 30분까지는 자택의 개인 진료소에서 환자를 진료했다. 그가 이 시간대에 진찰할 수 있는 환자는 보통 5명이었다. 조수나 그에게 대진을 부탁하러 온 의사가 먼저 환자의 병력을 조사한 경우에는 2, 3명 더 진찰할 수 있었다. 그가 개인 진료에 대해 이야기한 경우는 거의 없었지만 1895년에 "조수가 먼저 병력 조사를 하지 않으면 30분 내로는 충분한 진찰을 할 수가 없다"고 기술한 바 있다.

"병에 걸린 사람은 의사가 자신에게 많은 시간을 할애하기를 바란다. 10분이나 12분 정도의 짧은 진찰로는 그들은 결코 만족하지 못한다." 현재까지 남아있는 오슬러의 증례 메모 중 대다수의 것들이 오슬러 자신이 쓴 것이다. 그러나 1890년대까지 그는 주로 구술필기를 했는데 환자에게 보이지 않게 칸막이 뒤에 속기사를 둔 적도 있었다. "그 환자가 두 번 다시 오지 않는다면 메모는 쓸모 없게 될 지도 모른다. 그러나 환자가 다음에 왔을 때 의사가 그 이름과 얼굴, 병명을 잊어버리는 것만큼 답답한 상황이 있을까?" 1895년에 오슬러는 12년 전부터 알고 지내던 환자를 진찰했는데에서 환자와 주치 의사 양쪽의 기억이 달랐던 것을 밝혀낸 적도 있다고 한다. 또한 다음해에는 진찰한 적이 없던 한 남자가 호흡소리가 이상하게 크다며 그를 찾아온 적이 있었다. 그때 그는 몇 년 전 전철에서 이 사람과 마주쳤었는데 당시 그를 관찰하고 메모를 해둔 것을 기억해냈다. 그의 차트에는 상호 참조가 많이 포함되어 있어서 많은 출판물의 기초가 되었다오슬러의 동료 대부분은 차트에 기록하지 않았던 듯하다. 미국에서 가장 유명한 결핵 전문의인 에드워드 리빙스턴 트루도(Edward Livingstone Trudeau)조차 오슬러의 조언으로 1902년부터 작성하기 시작했다.[5]

오슬러는 단순한 감기부터 매우 드문 질환까지 다양한 병을 진찰했다. 그리고 건강한 사람부터 죽음이 가까워진 사람까지 모든 상태의 사람들을 진찰했다건강검진은 이 시대에 시작되었다. 그는 이를 "1년에 한번 있는 오버 홀(over-hauling)"이라고 불렀다. 그는 자문의사로서 가장 힘든 일 중 한 가지를 다음과 같이 기술했다.

> 그것은 마을에서 마을로 의사를 찾아 헤매는, 치유의 기미는 보이지 않는 불행한 환자들, 암이나 운동 실조증, 마비환자 등을 판단하는 것이다. 더욱 더 참을 수 없는 것은 회복할 기미가 없는 친구를 위해 교수단 전원이 모일 때이다. 환자의 병실에

4, 5명의 의사가 우르르 들어오는 것만큼 우울한 광경이 있을까? 매튜 아놀드Mathew Arnold; 영국의 시인, 문예 평론가; 1822~1888의 소원이 있는 것일까?-

삶을 마치려는 나를 위해
의사를 데려오는 것도 그만 두어라.
경구警句와 명성으로 부풀려진 의사는
자신이 고치지 못한 병에 이름을 적는다.

오슬러는 의사들이 "할 만큼 했다"는 티를 내려고 자신을 이용한다는 것을 알고 있었다. 그런 일들이 지금에서야 생겨난 건 아니다. 고대 로마의 풍자 작가 페트로니우스Petronius도 사티리콘(Satyricon)는 "의사들은 자신이 적절하게 대처했다는 기분을 내기 위해서만 노력한다"고 하지 않았던가?

1895년에 1년간의 일을 되돌아 본 오슬러는 환자를 안심시키기 위한 것 외에 4가지 의미에서 환자에게 도움이 되었다고 느꼈다. 우선 소수의 첫 번째 그룹 환자들에게는 매우 중요한 일을 할 수 있었다. "대부분은 진단에 관한 것인데, 점액수종이나 악성빈혈 등의 진단을 내린 뒤 진단에 근거해 적절한 치료를 할 수 있었다." 더 많은 수의 두 번째 그룹 환자들에게는 예후와 관리에 관한 중대한 시사를 할 수 있었다. 3번째 그룹 환자들에게는 다른 의사들처럼 손 쓸 방법은 없지만 오슬러에게는 환자에게 치료 방법을 잘 모르겠다고 고백할 수 있는 정도의 지혜는 있었다. 4번째 그룹의 환자에 대해서는 자문의사로서 환자에게 심각한 문제는 없다고 확신해서 생활과 식사에 상식적인 조언을 할 수 있었다. 콜리지Coleridge Thomas가 말했던 것처럼 어딘지 컨디션이 좋지 않을 때에는 자신이 어떻게 몸 상태가 안 좋은지를 의사에게 설명하는 것이 더 낫다고 한다. 이것은 사실이다. 전문가 조언의 중요한 역할은 환자를 안심시키고 위로 하는 것이다.[6]

한 가지 더, "잘되는 일이 있으면 그렇지 않은 일도 있다"라는 카테고리를 추가했어도 좋았을 것이다. 대부분의 의사가 경험하는 것처럼 오슬러에게도 어떤 환자에게는 효과가 있었던 조언이 다른 환자에게는 아무런 도움도 되지 못했던 적이 있었기 때문이다. 그는 1896년에 2명의 전신성 땀 악취증 즉, 심한 체취로 고민하던 환자를 진찰했다고 기록하고 있다. 캐나다 브리티시 주의 한 남자가 자신에게서 말 발굽 뒤 각질 부분이 떨어져 나갔을 때와 비슷한 냄새가 난다. 퀴퀴한 곰팡내가 난다고 했다. 그에게 필로카르핀pilocarpine; 발한, 동공 수축-이뇨제이라고 하는 알칼로이드 사용을 권했더니 그 환자의 문제가 해결되었다. 또한 오슬러는 자기 자신을 최악의 스위스 치즈처럼 냄새가 난다고 표현하던 볼티모어의 여자에게도 같은 처방을 내렸다. 얼마 후 노면전차에 탄 오슬러는 차량의 맨 끝에 앉은 여자를 알아보기도 전에 치료가 실패했다는 것을 냄새로 알아차렸다. 그녀는 결국 자살했다. "나는 놀라지 않았다. 모든 치료법을 시도해도 모든 결과가 실패로 끝난 그녀는 구원받을 수 없는 절망 속에 빠져 있었기 때문이다."[7]

오슬러가 필라델피아에 있던 시기에 펜실베이니아 대학교 졸업생들에게 작별의 인사로 "Aequanimitas평정심"을 가질 것을 추천한 것은 이미 말하였다. 평정이라는 단어를 들으면 무표정, 수동적, 냉정함, 무슨 생각을 하는지 도무지 알 수 없는 태도 들이 연상되겠지만 사실 그가 환자에게 그러한 태도를 보인 적은 거의 없었다. 연설에서 조심성 없는 말을 한 것은 제쳐두고 오슬러는 실제로 의사가 환자에게 곤혹스러운 표정을 짓거나, 무관심한 태도를 보이는 것을 문제로 삼아왔다. 그리고 무한한 인내와 세심한 배려를 반영한 온화한 침착함을 보이라고 조언했다. 그는 말년의 수필에서 음침하고 신랄한 성향을 가진 사람들의 대부분은 매일의 삶이 매우 고통스럽기 때문에 기분이 좋아지기 어렵다고 기술하고 있다. 이어 "그렇지만 시무룩한 얼굴로 환자의 곁에서 서성이는 행위는 더욱 용납되기 어려운 과오"라고 했다. 오슬러는 항상 기분이 좋았다.[8]

병원에서 개인 부담 환자와 함께 있는 것을 본 동료는 그 매력적인 웃음을 퍼뜨리는 활발한 그의 회진을 기억하고 있다:

어떤 방에서는 몇 달 전부터 관절염을 앓고 있던 가엾은 D노인이 매번 그의 유머 한 마디에 크게 웃다가 생각지도 못하게 몸을 움직이는 바람에 아파서 비명을 질렀다. 매력적이고 수다스러운 한 간호사는 뼈가 약해서 갈비뼈와 팔 다리가 몇 번이나 골절된 적이 있었기 때문에 항상 "턱 뼈는 안 부서졌어요?"라고 인사를 받았다. 슬픈 얼굴을 한 심기증의 남자 환자는 질문을 잔뜩 준비해서 회진을 기다렸는데 매우 놀란 것 같은 그의 인사를 받자 끙끙 계속 고민하던 것들을 모두 날려버렸다. 불안감을 겪고 있던 한 신경쇠약환자는 나이트가운 리본색깔에 대한 별 볼일 없는 논쟁에 열중하다 자신이 몇 시간을 잤는지, 자지 못했는지를 잊어버렸다. 정신을 차리고 보면 오슬러는 이미 없었다. 어떻게 사라진 거지? 어디로 가버린 거지? 아무도 몰랐다.[9]

죽은 환자나 의사에게 불만을 가진 환자의 목소리를 우리들이 귀담아 듣는 경우는 거의 없었다. 오슬러의 환자 중에 그런 생각을 가장 명확하게 밝혔던 필라델피아의 시인 월트 휘트먼은 1892년에 사망했다. 오슬러의 환자들 대부분은 학생과 마찬가지로 그를 우상시했다. 오슬러는 이웃이며 홉킨스 동료인 해리 리드 가족의 주치의사 이기도 했다. 그 부인인 작가 이디스 리드는 해리가 장티푸스에 걸렸을 때 오슬러를 자세히 관찰 할 수 있었다. 이때는 마침 리드의 아이들도 그녀 자신도 병에 걸렸었다:

윌리엄 오슬러의 환자가 되면 의사에 대해 가지기 힘든 관념을 가지게 된다. 그는 그 장소의 분위기를 읽을 필요가 없다. 분위기를 만드는 것은 항상 그 자신이기 때문이다. 불안한 기운이 감도는 방에 들어선 그는 환자가 가장 필요로 하는 것만을 살핀다. 그러자마자 실내의 공기는 따뜻한 생명력으로 넘쳐흐른다. 그곳에 있는 모두가 모든 것이 순조롭다고 느끼며 집중한다. 돌려서 말하지도 않고 쓸데없는 말을 하지도 않는다. 윌리엄 오슬러가 당신에게 할애하는 시간은 당신만의 시간이다. 그것은 찰나에 불과하지만 기묘하며 시작에도 끝에도 갑작스런 일은 없다. 위대한 화가가 거침없이 붓질을 해나가듯이 진찰은 당신이 필요하다고 여기는 것에서 비롯되며 당신이 필요로 하는 것에서 끝난다. 귀중한 순간은 당신만의 것이 되고 당신의 삶 속으로 녹아들게 된다.……

윌리엄 오슬러는 환자에 관해서라면 환자 본인이나 오슬러 자신이 우려하는 점이나 특징을 즉시 알아차렸다. 그 외의 것들은 취향에 맞지 않는 것이나, 보기 싫은 점이 있다고 해도 그러한 점을 마음속에서 지워버리고 말로 내뱉지 않았다. 그러한 척을 하며 본질적인 것이 아닌 것에 대해 심각하게 이야기 하는 것을 그는 견딜 수 없어했다. 또한 매우 가난한 사람들이나 정말로 힘들어 하는 사람들을 위해서라면 지루함을 참는 것도 마다하지 않았다. 윌리엄 오슬러는 사람들로부터 매우 사랑 받고 신뢰받고 있었기 때문에 마음대로 행동해도 반감을 사지 않았다. 나는 평생 단 3번 그가 합동 진찰을 할 때 담당 주치의의 판단을 뒤엎고 병실을 휘젓는 광경을 목격한 적이 있다. 그런데도 얼마 후 그가 병실을 나갈 때쯤에는 진단을 바꾸도록 한 의사의 목에 팔을 두르며 양쪽 모두 정말로 즐겁다는 얼굴을 하고 있는 것이다. 이유는 명확했다. 어떠한 의사라도 윌리엄 오슬러의 품 안에서 안심하는 것이다. 그는 윌리엄 오슬러 이상으로 좋은 친구가 될 의사는 없다는 사실을 잘 알고 있었다. 그리고 또 자신이 쌓아 올린 카드로 만든 집을 윌리엄 경이 천진난만한 얼굴로 부셔버린다고 해도 기초는 튼튼하게 남을 수 있도록 배려해준다는 것도 알고 있었다.[10]

오슬러는 낙관주의, 유머, 쾌활함으로 무장한 채 사람들의 마음을 얻었기 때문에 그가 가끔 "기운을 북돋아주기 위한 일반적인 처방" 혹은 의사에 의한 "건강 주입"이라고 하면 상당히 큰 효과를 거둘 수 있었다. 오슬러의 지인으로 지그문트 프로이트Simund Freud의 최초의 전기를 쓴 것으로 잘 알려진 정신 분석 학자 어니스트 존스Ernest Jones는 1928년 오슬러에게는 정신 심리학의 특별한 지식이 전혀 필요 없었다고 말했다. 그가 그의 성품으로 인해 정신병 환자들을 교묘하게 구할 수 있었기 때문이다. 또한 쿠싱Cushing에 따르면 오슬러는 정신분석의 억지를 경멸했지만 실제로는 그 자신이 정신 치료법 의사 같았다고 한다. 그리고 오슬러의 제자로 캐나다를 대표하는 정신과 의사가 된 클라렌스 파러Clarence B. Farrer는 "오슬러의 존재, 그 자체가 치유를 가져온다. 그것은 직접적이고 즉흥적인 치료법이었다. 그의 목소리에는 치유의 힘이 있다"고 했다.[11]

회복 될 기미가 보이지 않을 것 같을 때에는 오슬러는 보통 환자의 충격을 덜어주려고 했다. 특히 말년에는 그런 성향이 더 현저하게 드러났다고 한다. 그는 라블레Rabelais; 프랑스의 풍자작가; 1483~1553풍의 야비하고 익살맞은 웃음에 대해 고찰하며 "주의 깊은 의사의 고찰은 한가지 밖에 없다. 그것은 어떠한 의미로도 환자를 낙담시키지 않는 것이다"라고 설명했다. 그는 학생들에게 환자가 무엇인가를 물을 때에는 그들을 불안하게 하는 말을 하지 말라고 가르쳤다.[12] 또한 가슴 통증을 호소하는 환자에게 협심증이라고 말하면 그 공포로 인해 증상이 악화할 수 있다고 생각해 "미주신경의 신경통"이라고 설명한 적도 있다. 한편 결핵 환자에게는 그 증상을 즉시 있는 그대로 설명하게 했다. 그는 "환자에게 희망이 완전히 사라졌다는 사실을 알리는 것이 필요한 경우는 거의 없다. 왜냐하면 자연은 딱 적당한 시기에 생을 거두기 때문이다"라고 말하는 한편 "지성을 갖춘 남자에게 적절한 방법으로 치료에 대한 솔직한 의견을 털어놓는 것이 반드시 잔인하다고만 보기는 힘들다"라고도 덧붙였다.[13]

자문의사로서 그는 좋은 소식이나 나쁜 소식을 주치 의사에게 전달하는 경우가 종종 있었다. 그러나 대부분의 경우 사태를 수습하기가 쉽지 않았다. 한 간호사는 오슬러와 회복의 기미가 전혀 없던 환자가 서로 주고받았던 비극적인 이야기들을 회상했다. 환자는 원래 홉킨스의 학생으로 오슬러 박사에게 진찰만 받을 수 있게 된다면 다른 의사들이 제시했던 절망적인 완화 치료, 즉 모르핀 투여 보다 더 나은 치료를 받을 수 있을 것이라고 기대에 부풀어 있었다:

오슬러 박사께서 오셨습니다. 온화하고 상냥한 분으로 긴 가죽 코트를 입고 있었습니다. 키가 6피트약 183cm이상도 넘는 스완Swan 박사 옆에 앉았습니다. 오슬러 박사는 잔병 치레를 하는 아들 때문에 마음이 아픈 다정한 어머니처럼 스완 박사에게 말을 걸었습니다. 그리고 그의 어깨를 감싸며 이렇게 말했습니다.

"스완 군, 자네가 편히 잠들 수 있게 오늘밤에는 여기 있는 착한 여자에게 모르핀 한방을 맞도록 하지. 자네에게 필요한 건 이거야. 한때 자네의 교수였고 또 친구인 나를 위해 제발 그렇게 해주게."

저는 결코 그 장면을 잊지 못할 것입니다. 당시의 스완 박사의 표정도 말이죠. 그곳에는 그 어디에도 없는 비극이 있었습니다. 고통은 있었지만 분노는 없었습니다. 자신을 살려줄 것이라고 기대했던 바로 그 사람으로부터 판결은 내려졌습니다.

오슬러 박사는 다시 말을 이어갔습니다.

"간호사가 근육 주사 준비를 해주면 내가 있을 때 함께 주사를 맞는 게 어떤가. 아마 내일이면 더 건강해져 있을 걸세. 날이 밝으면 여러 이야기를 하세나" 스완 박사는 동의를 했습니다. 스완박사가 긴장을 풀고 옆으로 누워 주사를 맞을 수 있게 한 유일한 인물. 지금까지 그 어떤 의사들의 치료 권유도 완강하게 거부했던 바로 그것, 모르핀 주사를 말합니다. 나는 그에게 모르핀주사를 놓았습니다. 얼마 후 오슬러 박사는 돌아갔습니다. 스완 박사는 그날 밤은 푹 잠들었고 다음날은 건강해 보였고 기분도 나아진 것 같았지만 얼마 지나지 않아 돌아가셨습니다.

마찬가지로 죽음의 문턱에 서있던 다른 의사는 오슬러를 불러달라고 말했다. 그리고 모르핀주사를 맞자 미소를 지으며 이렇게 말했다. "아, 오슬러가 왔구나."[14]

오슬러는 "의사가 치료하는 것은 질병이 아니라 바로 환자다."라는 것을 기치로 내걸었지만 누군가가 내 이야기를 좀 들어줬으면 하고 바라는 사람들과 참을성 있게 사귀는 타입은 아니었다. 그러한 역할은 정신분석 의사가 담당하기 시작했다. 오슬러는 대개 대화를 이끌고 간략하게 끝냈기 때문에 환자그리고, 동료가 불만스러워 하는 경우도 있었다. 진단 의사로서 그는 아마 검사와 의료기기가 대부분의 일을 하는 오늘날의 의사만큼은 환자가 말하는 내용에 주의를 기울이지 않았을 것이다. 그는 약간의 기지와 동정을 이용해 고민에 휩싸인 영혼을 안심시키고 왕진 시간의 대부분을 진찰에 할애해 신체의 기질성 질환 징후가 있는지 없는지를 조사했다. 일반적으로는 시진, 촉진, 청진을 했다. 그는 청진기에서 들리는 소리를 해석, 촉진으로 환자의 신체발가락까지도가 말하고 있는 것, 등은 긴 문장으로 남겼다. 오슬러의 임상에서 일화는 그의 눈썰미에 관한 것이 많다.

잠깐 화제가 바뀌는데 미국의 세균학자 웰치는 "그의 눈은 우리가 지나친 것을 얼마나 많이 찾아내는지 몰라!"라고 한 때가 있었다. 오슬러는 우선 환자의 눈을 살펴보고 그 뒤 환자의 몸 구석구석을 관찰한다. 어른이나 아이나 오슬러가 자신의 몸 안은 물론 뒤쪽까지 다 살펴보는 것 같았던 것 같다고 증언했다:

한 젊은 의사는 오슬러는 우리가 24시간 걸려 찾아내는 것보다 더 많은 것을 단 5분만에 찾아낸다고 회상한다. 데이어는 "오슬러는 우선 환자의 몸 전체를 대충 훑어본 뒤 의자를 가져오게 해 의자에 앉힌다. 그의 흉부나 복부를 관찰한다. 그때 환자의 앉은키와 자신의 앉은키를 맞춘다. 그렇게 관찰하면 폐의 하측, 흉부의 수축과 맥박, 위나 장의 연동운동, 촉진으로는 거의 알 수 없는 담낭 밑의 담석들이 호흡할 때마다 위아래로 움직이는 모습 등 눈과 귀, 손을 이용하는 것 외의 진찰법으로는 보이지 않는 많은 것들이 보인다고 했다."[15]

학생과 함께 있는 경우에는 더 기본적인 진찰을 했다.

"자 흉부의 시진이 끝났습니다. 그 다음은?"

학생이 대답한다.

"촉진입니다."

"등을 시진하는 것은 어때요?"

오슬러가 말한다.

> 몇 년 전에 필라델피아의 지라드 호텔에서 이 점의 가치와 중요성을 나타낼 특별한 증례를 보았다. 환자는 가슴 하부의 앞, 넓은 부위에 맥박이 있었다. 그 범위는 한쪽 유두에서 다른 유두에까지 걸쳐있었고 매우 눈에 띄었다. 심장 저부에 이중 잡음이 있었기 때문에 환자는 대동맥 판 폐쇄성 부전증이라고 생각되었다. 그것은 사실이었다. 이 환자에게는 극심한 고통과 서서 하는 호흡에 의한 발작 등, 특이한 점들이 있었기 때문에 필라델피아의 유명한 의사들을 당황케 했다.
> 앞쪽의 시진을 끝낸 나는 환자를 뒤로 돌아 앉게 해서 빛이 잘 비치도록 했다. 그러자 마자 진단이 내려졌다. 어깨뼈 사이의 왼쪽 맥박에 동맥 류가 있었던 것이다. 통증이 전혀 없었기 때문에 어떤 의사도 알아차리지 못했던 것이다.

또 다른 환자의 경우에 다른 의사들처럼 셔츠를 걷어 올리게 하는 것뿐 아니라 완전히 벗기도록 지시하자 한눈에 동맥류를 발견할 수 있었다. 또 주로 팔 다리에 통증을 호소하던 성직자의 경우 다음과 같이 진찰했다.

> 환자는 몸집이 크고 체격이 좋았다. 나는 그에게 잠옷을 벗게 하고 침대 끝에 서서 전신을 관찰했다. 나는 곧 우측 흉부에 주목했다. 그쪽이 현저하게 돌출되어 있었다. 그 자신도 다른 의사 누구도 그것을 알아차리지 못했다. 통증이 없었기 때문에 주의를 끌지 못했던 것이다. 진찰 결과 딱딱한 종양이 있었다. 경성 암이 틀림없었다. 흉부 종양이 발견되었기 때문에 척수 문제의 원인을 의심할 여지가 없었다. 그 후 그 환자가 어떻게 되었는지는 듣지 못했다.[16]

이런 일련의 일들로 인해 병동입구에서 보는 것만으로도 거기 있는 환자 한 명, 한 명 어디가 아픈지를 알아서 맞추는 명의사의 전설이 생기게 되었다. 그 유명한 한센병 일화도 그 중 하나다. 영국의 유명한 병원의 엘리트 임상의사 들에게도 마찬가지 일화가 있다. 오슬러는 평소에 어려운 기술을 가지고 있는 것은 아니라고 학생들에게 말했었다. 애매한 증례를 많이 볼 필요는 없다. 항상 최신 문헌만 읽으면 그것으로도 족하다고 했다:

> 문헌을 거의 읽지 않는 의사가 의료에 종사하고 있다는 것에 나는 놀랐다. 그러나 그런 의사들의 실력이 아무리 형편없다고 해도 나는 놀라지 않는다. 겨우 3개월 전에도 군 의사 총독국 도서관Surgeon-General's Library까지 1시간도 안 되는 거리에 사는 의사가 나에게 12살 딸을 데리고 온 적이 있었다. 나는 한번 흘깃 보고는 소아 점액수종이라는 진단을 내렸다. 그 의사는 '슬리피 할로우Sleepy-Hollow; 뉴욕 주 남동부의 계곡에 있는 조용한 촌'에서 따스한 만족을 느끼며 20년이나 개업을 했다. 그리고 자신의 혈육인 딸이 병에 걸렸을 때에도 립 반 윙클Rip Van Winkle이 잠들었던 것처럼 무관심하게 눈을 감을 수가 없었던 것이다.
>
> 나의 질문에 대해 그는 이렇게 대답했다.
>
> "아니요, 학술지에서 갑상샘에 관한 문헌을 한 번도 읽은 적이 없습니다."
>
> "크레틴증이나 점액수종 사진을 본적은 없습니다."
>
> 실제로 그는 이러한 질환에 대해 정말로 아무것도 몰랐다.
>
> "나는 책을 읽지 않습니다."
>
> 그는 말했다.
>
> "시간에 쫓기는 현실적인 인간입니다."

1901년에는 한 의사의 부인이 홉킨스를 찾아왔다. 그녀의 증상은 국내 각지 의사들도 해결하지 못했는데, 오슬러는 보자마자 간농양이라고 진단 하였다. 할스테드가 고름을 뽑아내자 그녀는 완전히 회복되었다. 오슬러는 병원의학협회에서 간장에 관한 최근 연구지식이 있으면 누구라도 쉽게 진단할 수 있을 것이라고 했다.

"실제로 내가 유학하던 중에 젊은 의사들이 말하는 증례 메모를 필기하던 내 비서도 그 내용을 듣고 진단을 내릴 수 있었기 때문이다." 오슬러가 살린 가엾은 여자 환자는 다른 의사를 찾아갔을 때에는 진단을 요구했지만 치료만 권했다고 했다. 홉킨스에서 연구를 하던 도로시 리드의 회상에 따르면 병원에서 가장 우수한 의사 중 한 명이 오진을 해 큰 일이 생길 수 있던 것을 오슬러가 몬트리올에서의 경험을 살려 궁지에서 구해낸 적이 있다고 한다:

> 나는 어느 날 체격이 크고 완고한 성격의 흑인 남자의 몸에 하루 밤 만에 발진이 엄청나게 생긴 것을 발견했다. 검은 피부 밑에는 탄약 가루처럼 볼록하게 튀어나온 덩어리가 있었다. 레지던트인 팟쳐 박사는 이내 그것을 수두chicken pox라고 진단했고 그 증례를 4학년 학생에게 보여주니 오슬러 박사가 매우 좋아할 것 같다고 말했다. 그래서 우리는 회진 준비를 했다. 드디어 오슬러 박사가 3~40명의 학생과 의사들을 이끌고 병동에 들어왔다. 전원이 그 환자 주변으로 모여들자 팟쳐 박사는 그 환자가 덮고 있던 시트를 들어내며 전신이 보이게 했다. 밝은 표정으로 웃음기를 띠고 있던 오슬러 박사의 얼굴이 순간 일그러졌다. "뭐 하는 짓이야? 팟쳐! 너는 두창small pox을 보고도 모르는 거냐?"
> 순식간에 난리가 났다. 환자는 격리 되었고, 병동에서 환자와 접촉했던 간호사, 의사, 학생은 모두 백신 접종을 해야만 했다. 병동은 6주간 격리되었고 감염 된 환자가 2, 3명 더 나왔다. 즉, 귀찮은 상황이 벌어진 것이다. 나는 흑인 두창 환자의 병상과 발진에 관한 모든 것을 배울 수 있었지만 그 이후 한 번도 두창을 본 적이 없었기 때문에 그 지식은 전혀 이용할 수가 없었다.……
> 악의는 없었다고 하지만 대부분의 4학년 학생들과 그 외의 많은 사람들을 두창 환자와 접촉하게 만들어버린 팟쳐 박사의 소동은 안타까운 일 일 수밖에 없었다.[17]

오슬러는 자신에게 상담하러 온 주치의들의 무지와 과실에 대해서도 지나치게 관대했다고 알려져 있다. 그는 블로클리에서 제 2기 매독과 두창을 착각했던 창피한 경험을 털어놓으며 불쌍한 팟쳐를 위로했을지도 모른다. 볼테르Voltaire; 프랑스의 철학자, 문학자; 1694~1778의 소설에 등장하는 자딕Zadig처럼 위대한 진단의사도 3학년의 관찰 수업에서 어이없는 실수를 한 적이 있다. 한 학생이 환자를 관찰하며 문제가 있다고 생각되는 점을 모두 열거했다고 생각했는데 오슬러가 큰 목소리로 이렇게 말한 것이다.

"자네, 환자의 눈을 살펴보게. 여기서도 보여"

"네, 한쪽 동공이 다른 쪽 보다 큽니다."

"교수님 이쪽으로 와보세요."

환자가 속삭였지만 그의 목소리는 잘 들렸다. "이거 의안유리 눈이에요."

그런 오슬러가 개인적으로 때로는 공공장소에서 매우 어려운 판단을 내리는 일이 있었다. 점액수종에 걸렸던 소녀의 아버지는 자신의 일이 글로 씌여진 것을 알고 있었을 것이다. 이하의 문장에 등장하는 의사들도 자신의 이야기라는 것을 눈치 챘을 것이다.

> 바로 몇 주일 전의 일인데 나에게 한 환자가 찾아왔다. 장티푸스를 앓은 뒤 열이 계속 내려가지 않는다는 것이었다. 그녀의 아버지는 의사로 남편도 의사였다. 그런데도 그 가엾은 여자가 결핵이 꽤 진행되었다는 사실을 아무도 몰랐다는 것이 믿기 어려웠다. 환자는 이미 가슴 한쪽이 위축되는 단계까지 이르러, 시진만으로도 진찰 할 수가 있었다. 몇 년 전에는 매우 우수하고 신중한 의사가 만성 말라리아가 틀림없다며 혈액검사를 해 달라고 자신의 딸을 데려온 적도 있었다. 기침은 거의 없었지만 오후가 되면 체온이 올라갔기 때문에 흔히 있는 증상이라고 생각했다. 틀림없는 좌측 폐첨에 생긴 국소 질환결핵이었다.

오슬러는 학생들에게 제대로 일을 처리하지 않으면 천국에 갔을 때 많은 어린이들이 자네 들을 맞이해 줄 것이라고 말했다. 어린이들은 자네들을 가리키며 "당신들이 우리를 여기에 보낸 거야! 라고 비난할걸?"[18]

오슬러식 의술은 풍부한 정보와 최신 과학적 지식이 뒷받침 되어 있었다. 그가 진단에 대해 말할 때에는 직관력에 의존하는 것이 아니라 모든 과학적 수단을 동원했다. 그는 보통 소변검사, 혈액검사, 세균검사를 옹호했고, 적어도 혈액과 소변을 현미경으로 관찰하지 않으면 검사가 끝났다고 할 수 없다고 생각했다. 1896년에 존스 홉킨스 병원에 최초의 방사선기계를 구입하도록 권유한 것이 오슬러였다. 1902년에는 방사선 장치 없이는 찾아낼 수 없었던 흉부 동맥류의 증례에 대해 기록한 것이 있다. 단 평소의 균형 감각을 발휘해 바로 이어, 대부분의 동맥류는 빛을 제대로 비추어 좋은 시력으로 살펴보면 알몸의 흉부를 보기만해도 발견할 수 있다고 강조했다. 오슬러는 때로 검사에 의존하는 것을 비난하는 것처럼 보이기도 했다. 그의 1901년 논문에서는 환자의 전신 상태에 근거한 판단은 소변검사에 근거해 판단하는 것보다 중요하다는 것을 강조하고 있다. 그는 그 예로 자신이 돌보던 개인 부담 환자 중에서도 특별히 걸출한 인물 중 한 사람후에 찰스 투퍼 라는 것이 밝혀졌다.이 소변 중에 소량의 알부민과 콩팥에서 나온 찌꺼기가 발견되어 은퇴해야만 하는 상황이었는데 그 후에 20년이나 열정적으로 활동을 계속 할 수 있었던 사례를 밝히며 이것이 바로 소변은 깡패 아니면 거짓말쟁이 라는 격언을 실현한 것이라고 했다.

그리고 오해가 없도록 말해두지만, 이라며 주의 사항을 덧붙였다.

"소변검사는 잠재적인 문제를 미리 알 수 있게 해 준다. 검사결과를 보고 문제의 심각성과 치료 가능성을 판단하는 것은 의사의 일이다. 소변검사가 아무 쓸모가 없는 것은 아니다"라고 말을 맺었다.[19]

오슬러는 이 논문을 쓴 다음해에는 장티푸스환자와 폐렴환자 혈액에 관한 선구적인 연구를 했다. 연구에는 생리학교수 하우엘과 그 학생들이 개발한 장치혈압계가 사용되었다. 이 장치는 쿠싱이 유럽에서 들여온 초기의 혈압계를 개량한 것이었다 혈압과 수술에 관한 쿠싱의 연구는 매우 중요하다. 홉킨스의 간호사들은 새로운 기술에 익숙해지기까지 매우 고생했다. 적어도 덜렁대는 견습 간호사들이 그랬다. 그녀는 수술 중에 쿠싱이 혈압계의 눈금을 읽어달라고 하자 그의 다리에 혈압계를 감으려고 했다.[20]

찰스 터퍼 경Sir Charles Tupper을 비롯해 오슬러가 개인 진료소에서 진료하던 환자들의 질환은 그가 병원에서 진찰하던 환자들의 병과는 달랐다. 병원에 오는 환자의 대부분은 가난한 육체노동자들로 기질성 질환을 앓고 있었다. 그는 현대의 내과의와 비교하면 훨씬 광범위한 증례를 진찰했다. 광범위한 종양, 폐쇄되고 팽창된 장기그가 "풍선 남"이라고 불렀던 한 환자의 징그럽게 부풀어 오른 거대 결장은 오늘날에도 필라델피아에 전시되어있다., 감염되어 부패된 신체 등 괴기할 만큼 병이 진행된 경우도 적지 않았다. 모두 의사를 쉽게 찾을 수 있고, 조기진단이 가능하며 강력한 치료법이 있는 오늘날의 북미에서는 볼 수도 없는 증상들이다. 그들은 여러 가지 의미에서 19세기의 빈곤을 몸소 체험했다. 이에 비해 오슬러의 개인 진료소를 찾는 환자의 대부분은 부유층들이었다. 질환이나 신체 이상은 빈부 격차 없이 누구에게나 찾아오는 것이지만 오슬러의 환자 대부분은 병원에서 치료를 필요로 하지 않거나 그에 적합하지 않은 병을 앓는 사람들이었다. 예를 들면 신경쇠약 증상은 기질적인 원인이 아니어서 치료 가능한 신체 증상이 없는 경우가 대부분이었다. 반면, 위독한 흉통 발작 즉, 협심증의 경우 환자는 입원하기보다 돌연사하는 경우가 많았다. 오슬러는 몬트리올의 병원에서 근무했을 때 협심증을 한 번도 진단한 적이 없었고, 필라델피아 대학병원에서는 두 번, 블로클리에서는 한번, 홉킨스에서도 처음 7년간 4번 밖에 본적이 없었다. 그러나 볼티모어의 개인 진료에서는 많은 환자를 진단했기 때문에 1896년에는 60여회의 증상에 근거해서 중요한 연속 강의록을 출판할 수 있었다.[21] 그는 자기 혼자서 볼티모어의 모든 병원을 합한 것보다 많은 협심증 환자를 진찰했다고 생각했다.

오슬러는 심장판과 심내막 질환에 대해서는 많은 임상연구와 병리연구를 실시했었는데, 협심증에 대해서는 달랐다. 협심증은 당시의 의사들에게는 치료하기 힘든 질환이었다. 그는 이에 대해 질환이 아니라 특정 병인학적 혹은 해부학적 기초를 가지지 않는 증후군이며 심장과 대동맥 기질성 혹은 기능성 질환과 연관이 있다고 했다.

"우리들은 이 용어를 총칭해서 쓰고 있으며, 각각의 종류와 진성, 위성가짜, 히스테리성, 혈관운동성 등의 이름으로 부르고 있다." 병원에 오는 환자와 병리자료가 부족한 것도 한 이유로 오슬러는 아직 심근경색과 그에 관련한 질환의 이해를 모색하고 있었다.[22] 발작을 관찰 할 기회는 거의 없었다며 담담하게 쓰고 있다.

"발작이 일어날 때에는 환자의 상태가 매우 나빠진다. 우리들은 환자의 목숨을 구하기 위해 필사적이고 증상을 연구하고 있을 때가 아니다."

그래도 동물을 사용한 연구결과에 근거해서 1896년에는 심장발작의 개념을 확립하기까지 얼마 남지 않게 되었다.

오슬러는 협심증 발작을 일으키는 것은 거의 남자들로 사회적으로 성공한 사람이 많고 특히 의사가 특별히 많다고 생각했다. 이것은 그가 개인적으로 진찰하는 환자가 어떤 계층의 사람들이었는지를 생각하면 쉽게 도출할 수 있는 결과였다. 많은 환자가 극심한 불안을 경험한 것은 그에게 강한 인상을 남겼다. 그 불안감은 그 자체가 새로운 생명을 책임지는 것만큼 압도적인 정신적 고통이며 걱정과 스트레스에서 생긴다. 이로 인해 건강이 악화되어 각종 증후군을 일으킨다. 협심증 환자 중에는 종종 동맥경화가 발견되었는데 그 전체상을 보면 폭식, 폭음, 과로, 지나친 걱정 등 보다 전반적이고 만성적인 좋지 않은 섭생이 증상을 악화시키는 것처럼 보였다. 공중위생 대책에 따라 감염증을 견딜 수 있다는 가정 하에 협심증의 발작을 피하거나 최소한으로 줄이려면 생활습관을 고치는 것이 필요하다고 생각했다. 오슬러는 평소에 그다운 은유를 사용해 비너스, 바커스, 불카누스Vulcanus; 다리가 불편한 불과 대장장이의 신의 신전에서 기도를 올리면 안 된다는 청년들에게 충고하고 있었는데 이윽고 신체라는 기계를 혹사시켜서는 안 된다는 은유법을 개발해냈다. 20세기

초에 그는 사람의 몸을 기계에 비유했다. 오슬러나 그의 부유한 환자들은 종종 휴가나 안정을 취하기 위해 증기선을 타고 대서양을 횡단했는데, 인간의 신체도 이런 증기선과 마찬가지로 연료를 너무 많이 쓰거나 오랜 시간 전력 질주를 하게 되거나 보수를 소홀히 하면 파손되기 마련이다. 컨디션이 악화되었을 때에는 원래 상태로 되돌리기 위해 온 힘을 쏟아야 한다. 그러나 협심증에서 신경쇠약까지 심신의 혹사로 인한 건강이상에 대해서는 푹 쉬는 것이 치료가 된다. 오슬러는 어떤 환자일지라도왜냐하면 협심증 상담은 계속 증가하고 있었기 때문이다. 폭식이나 폭음을 지양하고 흡연을 줄이고 과로하지 말 것을 조언했다.

"기계의 상태에 신경을 써야 합니다. 배에 비유하자면 25노트의 맹렬한 스피드로 달리고 있었다면 15노트 정도로 가는 거죠. 느긋하게 살고 자신의 일을 소중히 여기세요. 경건하게 살며 자신이 가져야 할 것을 더 많이 갖기 위해 싸우는 것을 피하세요. 키니네가 큰 영향을 끼치고 있다고는 생각하지 않아요."[23]

오슬러의 이런 조언은 일반적으로 양생법이 되었다. 그는 원래 불필요한 약의 사용을 싫어했고 절제된 생활을 하고 있었는데 새로운 양생법이라는 것이 이런 그의 삶의 자세와 잘 맞았기 때문에 이를 강조했다. 그는 1900년에 존스 홉킨스 대학교를 졸업하는 학생들에 대한 인사와 그 다음 해 의학사 클럽에서 19세기 의학 진보가 "의학에서 큰 학파"를 낳았다고 말하고 있다. 이 학파의 기초에는 환자의 치료와 예방 양면에서 자연스러운 방법으로 회귀해야 한다는 것이 있었다. 병 치료에는 수水치료법과 마사지가 중요한 역할을 했다. 그는 약간 과장된 것처럼 열의를 보이며 질환 예방에는 식사와 운동이 중요하다고 주장했다:

> 자기가 국가를 만들 수 있다면 누가 법률을 만들던지 상관없다는 사람이 있다. 나는 이 말을 자신이 요리사를 훈련시킬 수 있다면 누가 의사가 되든 상관없다는 것으로 바꿔 말할 수 있다. 의학이 필요로 하는 큰 개혁 중 하나는 부엌에서 부터 시작되어야 한다. 이 나라의 사람들을 계속 힘들게 만드는 질환은 소화불량이다. 의사 수

입의 약 절반과 약국의 수입 2/3 이상이 여기서 나오는 것이다. 현재 이 나라의 여자들은 절제와 참정권과 포교와 부인 모자 점에 열성을 쏟고 있지만 그녀들이 딱 1년만 그런 관심을 거두고 주방 일에 열정을 쏟는다면 무엇인가가 일어날지도 모른다.……
알코올 도수가 낮은 맥주가 유통되기 시작해 폭음을 하는 사람이 줄었을 뿐 아니라 알코올로 인한 심장, 간, 위의 심각한 기질성 질환과 전신성 조기 변성도 감소했다. 이전과 비교해 알코올 성 간경변 환자가 크게 감소한 것이다. 폭식에 대해서도 같은 일이 일어났다고 하면 얼마나 좋을까. 우리 의사들은 지금까지 조기변성, 특히 동맥과 콩팥은 알코올이 주요 원인이라고 생각했는데 최근에는 폭식이 원인이라고 생각하고 있다.
클린커 벽돌은 죽음을 가져온다. 우리는 모두 몸이라고 하는 기계를 채우는 클린커 벽돌이나 재를 적으로 가지고 있고 이것들이 작업장을 막히게 하고 베어링을 녹슬게 해서 조기 변성을 일으키는 것이다.……
야외에서 건강하게 운동하는 방법이 많이 생겨나고 있는 것은 미국의 주방이 가진 다양한 재앙에 대항할 수 있게 해준다. 골프와 자동차는 최근 몇 년간 이 나라의 의사가 40세 미만의 사람들로 부터 얻는 평균 수입을 크게 줄인 반면 그 이상의 연령의 사람들에서 얻는 수입을 일시적으로 늘렸다. 젊고 튼튼한 동맥을 가진 사람들만이 안전하게 즐길 수 있는 스포츠로 인해 많은 사람들이 부상을 겪고 있기 때문이다.[24]

다른 강연에서는 오슬러는 때로 지나친 흡연에 대해 경고했는데, 그의 새로운 엄격주의 속에서는 크게 눈에 띄지 않았다. 1896년에는 담배가 폭넓게 애호를 받고 있음에도 불구 하고 거의 악영향을 미치지 않는다고 말했다. 그는 담배를 원인으로 하는 혹은 담배의 독성으로 인해 일어나는 일종의 협심증, '담배 심장'−tobacco heart−은 담배를 원인으로 생기는 혀의 이상 담배 혀이 온다고 생각했다. 그 외의 점에서는 이 귀중한 잎 애호가들 편에 서서 종이로 만 담배를 피우는 것을 비난한 『영국의학협회지』의 집필자에게 정면으로 반박했다.

“24시간 동안 종이 담배를 피우는 나는 반론을 하고 싶다. 종이 담배물론 최상품의 것를 피우는 것은 제일 좋은 형태로 담배를 피우는 것이다. 그리고 적당한 흡연은 육체적인 흥분을 진정시키고 정신적 윤리적인 사팔눈사시을 교정시킨다.”

오슬러는 젊은이들에게는 모든 종류의 담배를 금지시켰다. 톰 컬렌의 회상에 따르면 그는 어느 날 흡연의 악습을 그만두도록 한 청년을 설득했다고 한다. 청년은 그 말에 따라 종이로 말은 담배 상자를 밖으로 던져버렸다. 그러자 “오슬러 박사가 계단을 내려가 잔디밭에 떨어진 담배 상자를 주웠다. 그리고 안에서 담배 한 개비를 꺼내 불을 붙이며 그 상자를 자신의 주머니에 넣고 사라졌다고 한다.” 또 회복기에 접어든 고령의 환자가 이제 담배를 피워도 되느냐고 묻자 오슬러박사는 괜찮다고 말하며 고급 잎담배 한 개비를 건넸다고 한다.[25] 그 자신은 하루에 2, 3개비 정도 종이로 만든 담배를 피웠다. 매우 중독성이 강한 물질을 장기간에 걸쳐 자제력을 가지고 사용할 수 있는 능력은 오슬러의 자제력이 얼마나 강한지를 잘 알려주는 예일 것이다. 이에 비해 쿠싱은 골초로 지금도 예일 대학교에 남겨진 그 책상에는 담배로 태운 자국을 볼 수 있다.

오슬러는 술도 별로 마시지 않고 저녁시간에 한잔의 쉐리와 와인을 몇 모금 마시는 정도였다. 식사량도 적었다. 운동은 오로지 걷는 것이었다. 그는 언제나 바른 자세로 걸었다. 휴가로 해변에 갔을 때에는 열심히 헤엄쳤다. 1901년에는 골프를 시작했는데 시간 소비를 너무 걱정하며 말 그대로 구보하듯이 골프를 했다. 스포츠 관람은 즐기지 않았지만 미식축구를 알기 위해 다른 사람들과 함께 시합을 보러 간 적은 있었다. 그리고 1904년에는 존스 홉킨스 병원의 이사회를 설득해 미국의 대학은 미식축구로 인한 부상이나 사망 건수를 줄이기 위해 경기 룰을 수정해야 한다고 요청했다.[26]

이렇듯 오슬러는 온건한 건강법을 지지했다. 그가 오늘날 살아있었으면 반드시 금연을 했겠지만 사람들이 건강에 좋다고 하는 먹거리와 운동에 빠지는 것을 보았다면 분명히 눈살을 찌푸렸을 것이다. 다만 건강을 맹신하는 움직임에 대해서는 그도 동의했을 것이다. 원래 그의 직업의 기원은 의학의 신 아에스쿨라피우스Aesculapius; 의술의 신의 컬트적인 건강 숭배에 있었다. 고대 그리스에서는 건강한 몸을 가지는 것은 윤리적으로도 정신적으로도 바람직한 영향을 가져온다고 하는 사상이 깊이 배어 있었다. 그는 20세기 초반에 고대 건강 숭배의 아름다움과 권위가 현대의 신앙 치료사 루르드Lourdes; 프랑스 남서부의 작은 도시로 성모 마리아를 본 St Bernadette의 기적으로 알려짐나 그 외의 지역에 스며들어 미신으로 변질되어버린 것은 유감스럽기 짝이 없는 일이라고 기술하고 있다. 의사로서 그는 신앙뿐만 아니라 신뢰를 이용하는 방법을 잘 알고 있었다. 그는 『신뢰에 의한 치유』라고 하는 에세이 속에서 존스 홉킨스 병원의 명성과 분위기가 그것을 성지 같은 장소로 바꾸었다고 적었다.

우리들은 존스 홉킨스 병원을 "성聖 존스 홉킨스"라고 부르고 있다. 그리고 성 존스 홉킨스와 그 낙관적인 분위기나 친절한 간호사들에 대한 신뢰는 에피다우루스Epidaurus의 아이스쿨라피우스 신전과 같은 종류의 치유를 가져왔다.

오슬러는 기본적으로 환자가 의학적인 사고방식을 가지는 것을 기대하지 않고 오로지 의사를 믿고 그 지시에 따를 것만을 원했다. 그는 어느 날 사탕을 먹는 것을 금지한 여자 환자가 사탕 상자를 가지고 있는 것을 보자 그녀의 침대 위에 내용물을 다 털어버렸다고 한다. 또 결핵 치료에는 "엄격한 양생법, 규제를 따르는 생활, 의사에게는 강한 의지, 환자와 그 친구들에게는 자발적인 복종"을 요구했다. 또한 위어 미첼에 의한 신경쇠약 치료가 잘 된 이유는 "이 선생님에게는 병을 낫게 하는 힘이 있다"고 환자들이 믿게 하는 능력이 미첼에게는 있었기 때문이라고 결론을 지었다. 오슬러는 의사가 환자에게 '양식과 자신감'이라고 하는 두 가지 무기를 가진 강력한 인물 이라는 인상을 줄 수 만 있으면 기적 같은 치료효과를 낼 수 있다고 했다:

고대 그리스의 의사 갈레노스가 말한 것처럼 신뢰와 희망은 의술 이상의 능력을 지니다. -의사는 자신을 가장 잘 신뢰하는 사람을 가장 잘 낫게 한다.……

어떤 사람은 신들이나 성인에 다한 신앙심으로 인해 치유되고 또 어떤 사람들은 작은 약에 대한 신뢰감으로 치유 받는다. 암시에 의해 치유되는 사람이 있으며, 극히 평범한 의사에 대한 신뢰감으로 치유 받는 사람도 있다. 아스크레피오스의 신전에서의 치유, 성인의 기적, 이 나라의 고귀한 예수회의 수도사들이 선보이는 놀라운 치유, 루르드lourdes나 퀘백의 쌩뜨 안느 드 보프레St. Anne de Beaupre 성당에서 일어났던 현대의 기적, 그리고 예수 그리스도 성도교회가 후일 보여준 기적은 종종 실제로 일어나며 치료학의 기초를 논의할 때에는 이러한 것들을 고려해야만 한다. 우리 의사들은 매일 그들과 같은 힘을 사용하고 있다. 몸에 마비가 오고 혼자서는 용변을 볼 수가 없어서 몇 년간이나 식물 인간처럼 누워있던 불쌍한 아가씨가 심신의 에너지를 모두 소모해버리고 헌신적인 가족들의 재산도 거의 바닥이 날 무렵 나를 찾아와 2~3주 정도 나를 믿고 따라와 준다면 그 신뢰감 만으로도 자리에서 일어날 수 있을 것이다. 그 옛날의 성인 누구라도 이 이상은 해내지 못했을 것이다.

그는 이 코멘트들이 출판될 때 다시 한 번 생각해서 신뢰는 죽은 자를 되살려 내는 것도, 나쁜 일을 좋을 일로 바꾸는 것도, 암이나 폐렴을 낫게 하는 것도 뼈를 다시 맞추는 것도 할 수 없다고 덧붙였다.

"이런 제약은 있겠지만…… 신뢰는 가장 가치 있는 필수품이며 이것 없이는 우리들의 일은 성립되지 않을 것이다."[27]

오슬러라면 기술 부족이나 무관심으로 인한 실패는 없을 것이라고 확신했다. 그의 따뜻한 성품은 이런 확신과 강하게 맞물려 있었을 뿐 아니라, 용기와 희망을 잃은 환자에게 병마와 싸울 의욕을 다시 갖게했다추억은 미화되기 마련이다. 토머스 맥크레이(McCrae)가 신뢰했을지는 몰라도 홉킨스 내부의 증언에 따르면 수 치료법에 따라 냉수목욕을 해야만 했던 그는 그 다음부터 그 치료를 강하게 거부했다. 이 일이 계기가 되어 장티푸스환자의 수(水) 치료법에 스폰지를 사용하거나 물 온도를 15도 이상으로 올리게 되었다고 한다.[28]

물론 무슨 일에든 예외는 있기 마련이므로 오슬러의 신통력이 통하지 않는 환자도 있었다.

피니Finny J. M. T.는 그가 나이 많은 협심증 환자에게 왕진을 갔을 때를 관찰한 적이 있다. 환자는 볼티모어의 저명한 의사로 진찰을 끝낸 오슬러가 돌아가려고 하자 "자네는 환자를 살리기 위해 아무것도 하지 않고 있는 것은 아닌가?"라고 비난하기 시작했다. 환자는 통증이 극심해 통증을 멎게 할 약을 원했다:

> 오슬러 박사는 언제나와 마찬가지로 "정말, 의사라는 작자들은 불쌍한 환자를 못 고치네요"라며 환자들에게 지껄였다. 그렇지만 나이가 든 이 의사는 집요했다. "환자를 위해 아무것도 안할 것이면 이 나라 최고 의사라는 사람을 주치의로 하는 것이 무슨 의미가 있겠습니까?"라고 대꾸했다. "내 집에 와서 농담이나 하며 약도 처방을 하지 않고 등만 두드리고 집에 가버리는 사람이 미국 최고의 명의라면 나는 남 볼티모어의 아무 의사에게나 50센트만 주고 진찰받겠네. 이 고통을 줄여줄 수 있게 뭐라고 해달라고 말입니다."

오슬러는 환자의 집을 떠나며 약을 처방해주고 환자가 원하는 만큼 약을 주라고 간호사에게 지시했다.[29]

오슬러의 회계장부를 보면 친척이나 친구의 진찰료가 기입되어 있지 않는 것은 물론 친한 동료나 월트 휘트먼 같은 가난한 환자의 진료비도 기입되어 있지 않았다. 이런 환자들에 대한 예약 기록도 거의 없었다. 그는 또한 병원의 유료 병실에 입원한 자신의 환자들에게도 진찰료를 청구하지 않았다. 한 의사는 의사와 그 가족의 자문 의사가 되는 것에 대해 "의사의 모든 일중 가장 영예롭지만 힘들고 돈도 안 되고 시간이 많이 걸리는 것"이라고 표현하고 있다. 오슬러는 특히 바빴던 2주간의 진찰기록을 점검해 자신 일의 15~20%가 무보수라는 것을 알게 되었다.

"그렇지만 그들은 자신이 무엇인가 도움이 되는 것을 기쁘게 여기는 사람들인 것이다."

그는 토머스 브라운의 말을 인용해 이런 무료 진료를 "신에게 빚을 지게 한 것"이라고 하였다.[30]

1890년대에는 오슬러에게 직접 진찰을 받는 기본금액은 30분당 10달러1세기 후의 약 300달러에 해당하는 금액라고 정해져 있었다. 20달러 혹은 25달러를 청구하는 경우도 있었지만 그런 경우는 대부분 시간이 길어진 탓이었다. 오슬러의 회계 장부를 보면 가끔 1,000달러부터 3,000달러대의 고액 청구를 한 적이 있었다. 그러나 자세히 조사해보니 모두 며칠간의 여행에 동반했던 것으로 이동시간에 대한 청구비용이었다는 것이 밝혀졌다. 1898년에는 그는 데이어에게 자신의 24시간당 요금은 최소 500달러라고 말하고 있다그래서 그에게는 250달러부터 300달러 정도를 청구 하도록 권하고 있다. 또한 1900년에는 라플르르에게 기차로 2일간 걸리는 토론토나 몬트리올로 가는 왕진비는 1,000달러라고 말한 적이 있다. 볼티모어에서 기차로 1시간도 안 걸리는 워싱턴에는 왕진을 종종 갔는데 보통 100달러 정도였다. 기본적으로 왕진비를 지불해야 하는 환자에게는 시간 당 20달러로 계산해 청구했다. 오슬러의 친구 영국인 자문 의사는 전문의로서 최고의 수입을 얻으려면 비싼 금액으로 멀리 왕진을 가야 한다고 했다.[31]

부자들은 의사에게 쓸데없이 요금을 지불해야 할까? 데이어에 따르면 오슬러는 환자의 재산은 고려하지 않고, 자신이 결정한대로 금액을 청구했다고 한다. 홉킨스의 의사가 부자에게 거액의 진찰료를 청구했다고 하면 그것은 오슬러가 아니라 외과 의사들이었다. 그들은 환자의 자산에 따라 금액을 설정하고 있었다. 할스테드도, 켈리도 고액의 진찰료로 유명해졌다. 오슬러는 "존스 홉킨스의 알려지지 않은 역사"에서 켈리에 대해 다음과 같이 적고 있다:

미국 외과 의사 중에서 가장 돈을 많이 번 것은 아마 켈리 일 것이다. 그의 수술비는 매우 비싸고 중요한 수술의 경우 1만~1만 2,000달러나 청구한다. 그는 이 점에 대해 양심의 가책을 느끼고 있지는 않는 것 같다. 그렇지만 나는 켈리와 이야기를 나눈 사람들이 재산을 양도 하지 않고 끝나서 다행이다 라며 기뻐하는 소리를 들은 적이 있다. 켈리는 매우 통이 크고 병원에도 조수들에게도 일반 자선단체에도 거액의 돈을 나누어주고 있었다.

할스테드는 문제가 더 많았다:

그는 이사들 사이에서 평판이 별로 좋지 않았다. 그들의 귀에는 할스테드가 청구하는 고액의 수술비에 대해 많은 비판이 들려오고 있었기 때문이다. 지역 주민들은 그 금액에 놀랐다. 실제로 나도 비싸다고 생각했던 적이 있었고 할스테드 때문에 트러블에 휩싸인 적도 있었지만 할스테드를 배신하지는 않았다. 할스테드는 언젠가 내가 담당하던 여자환자의 담석 수술에 1만 500달러를 청구한 적이 있었다. 그녀는 오랜 시간 병을 앓고 있었고 매우 심각한 상태였는데 2번의 수술로 완치되었다. 그녀의 집안은 매우 부유했기 때문에 나는 할스테드의 편을 들어 그녀 가족들에게 그가 그 수술을 얼마나 성공적으로 끝냈는지를 설명했다구체적인 수술내용에 대해서는 잘 모르지만. 노인은 결과적으로 수술이 그렇게 적은 비용으로 끝났다는 것에 매우 감사해했다. 실제로 할스테드는 수술비에 관해서 그렇게 양심적이지는 않았다. 그렇지만 자신의 일의 가치에 대해서는 최고의 예술가와 같은 자부심이 있었다. 그는 통이 크고 탐욕적이라기보다는 항상 모든 목적을 위해 돈을 아끼지 않고 내놓았다.[32]

병원장인 허드는 켈리와 할스테드의 수술비가 정당한지 아닌지가 문제가 되는 것에 대해 진찰료가 싼 외과 의사들에게도 일이 많이 생길 수 있다는 장점이 있다고 생각했다. 할스테드의 출장 수술비용은 한 시간당 20~75불이었다. 그는 1만

3,825달러의 청구서를 쓴 적도 있었다. 할스테드의 수술료에 대해 빌 프랜시스가 좋은 일화를 소개하고 있다. 그에 따르면 할스테드는 움직이지 못하는 거물의 수술을 하기 위해 수술실 스태프 전원을 데리고 워싱턴으로 간 적이 있었다. 무사히 수술이 끝났기 때문에 그들이 볼티모어로 돌아가려고 하자 추가 요금을 더 낼 테니 오늘밤까지 머물러 달라고 부탁 받았다.

그는 "5,000달러를 더 주셔도 머무를 생각이 없습니다"라며 정중하게 설명했다.

"제 1조수에게 1,000달러 제 2조수에게 200달러 지불한다고 해도 그들은 여기에 머무르지 않을 것입니다. 무엇보다 제가 내일 아침 9시에 볼티모어에서 이 2명이 필요하기 때문입니다." 그때 할스테드는 방 한구석에 서있던 풋내기 인턴을 발견했다. 할스테드는 이 젊은이를 가까이 불러 소개시켰다. "그러나 여기 있는 모 박사라면 5달러에 기꺼이 머물러줄 겁니다!"[33]

오슬러의 회계부에 기입되어있는 왕진비의 최고액은 3,000달러로 몇 번인가 있다. 가장 자세하게 내역을 알 수 있는 것이 1903년 12월에 밀워키의 양조회사 팝스트의 설립자인 캡틴 프레드릭 팝스트Captain Frederick Pabst의 왕진을 위해 일요일부터 수요일까지 4일간 출장을 했던 때였다. 오슬러는 이때 과로로 힘든 상태였기 때문에 친구 의사에게 약간 신랄한 어조로 "낡은 팝스트에 마개를 따러 밀워키까지 가야 돼"라며 불만스럽게 이야기했다. 오슬러박사의 왕진 뉴스는 지역 신문에 실려 팝스트는 왕진비로 1만 달러를 청구 받았다고 씌여 있었다. 팝스트는 그 직후에 급사했지만 사인은 오슬러가 치료했던 질환과는 전혀 다른 것이었다. 왕진 1개월 후 오슬러는 오그던Ogden H. V.에게 "그때 1만 달러를 청구하지 않은 건 실패야!"라고 했다. 그는 또한 자신이 받은 보수는 팝스트 회사의 블루리본 맥주Blue Ribbon beer 1통뿐이라는 농담도 했다.[34]

그가 정식으로 보수를 받은 것은 그 뒤의 일이었다. 개인 진료소의 번성과 교과서 인세로 오슬러의 생활은 '쾌적'에서 '유복'으로 한 단계 올라섰다. 앤드류 클락의 말을 빌리자면 '버터를 바른 빵'을 위해 일하다가 '초콜릿 케익과 에일'을 위해 일하게 된 것이리라. 1893년에는 개인진료소에서 얻는 수익이 그전의 2배 이상으로 늘어난 7,560달러가 되었다. 물가가 떨어진 1897년에도 1만 2,796달러로 늘어났다. 홉킨스에서 받는 급료 5,000달러 외에도 교과서 인세 5,044달러도 있었기 때문에 그 해 연 수입은 2만 3,440달러였다. 이는 현재 70만 달러에 달하는 금액이다. 덧붙이자면 당시에는 소득세도 없었다. 의사가 되고 나서 처음 20년간은 저축은 없는 것과 마찬가지였지만 지금부터는 주머니에 돈 한 푼 없는 일도, 예금 통장 잔고가 마이너스가 되는 일도 없을 것이다.

오슬러는 금전이나 자신의 일의 가치와 사치스럽게 사는 즐거움에 대해 마음에도 없는 겸손을 떨지는 않았다. 그의 회계부의 취급 방법, 기회가 있을 때마다 그레이스에게 하던 말나중에 수입이 급격히 줄어들어 지출이 지금과 달라질까 봐 걱정스럽다 등 등을 살펴보면 그가 북 캐나다의 숲에서 살았던 때의 그의 아버지와 마찬가지로 경제 상황에 세심한 주의를 기울이고 있었다는 것을 알 수 있다. 그만큼의 수입이 있어도 거의 대부분이 인세와 부업에 의존해있었기 때문에 그는 안심 할 수가 없었다. 그러나 그가 돈에 대해 말하거나 글을 쓰거나 하는 일은 거의 없었다. 예외로, 의사가 지나치게 돈을 버는 것에 연연해하는 것에 대한 우려를 표명할 때는 있었다. 데이어는 그가 의학 상업화에 불안을 느끼고 있었다고 증언했다. 또한 도로시 리드가 뉴욕에서 레지던트가 되었을 때 그곳의 수석 의사로 부터 홉킨스는 왜 특별한 존재가 된 것인지 끈질기게 질문을 받은 적이 있었다.

"글쎄요. 선생님"

그녀는 갑자기 큰 소리로 입을 열었다.

"본질적인 차이를 지적하기는 힘들지만 제가 볼티모어에 있던 6년간 치료에 관한 이야기를 하면 금전적인 부분에 대한 이야기는 일체 나오지 않았다고 하면 이해가 되실까요? 이 병원에서는 환자의 주치의사나 다른 병원에서 온 의사를 안내할 때에 한 번 수술로 얼마를 받을 수 있다던가, 올해 수입은 작년에 비해 많았다던가,

적었다던가, 반드시 돈 얘기로 이어지더군요."[35]

오슬러는 기부를 많이 했다. 그 중 하나가 홉킨스에서 있었던 결핵 특별 연구를 지원하기 위해 매년 수백 달러를 기부하는 것이었다. 결핵은 계급이나 사회의 경계선을 수직으로 나누는 질병으로 부자나 가난한 사람 모두 감염되는 병이었다. 오슬러는 몬트리올에서 의사로서 일하기 시작했을 때부터 폐결핵에 대해서 알고 있었다. 필라델피아에서도 병원 일로 매주 진찰했었고, 볼티모어에서도 개인 부담 환자의 대부분이 결핵이었다. 그 중에서도 비참했던 것은 존스 홉킨스 의대생이나 레지던트들이 결핵에 걸렸을 때였다. 그들은 그 일의 성질상 특히 결핵에 감염되기 쉬웠는데 감염은 그들의 경력을 막아버리고 인생을 쓸모없는 것으로 만들었다. 언제라도, 누구라도, 폐결핵에 감염 될 우려가 있었다. 끈질기게 계속 나오는 심한 기침과 가벼운 열이 있는 사람 모두들 자신이 그 무서운 소모성 감염증에 걸려서 결국에는 심신이 파괴되어버리고 말지도 모른다는 두려움에 시달렸다. 17세기 영국의 작가 존 버니언John Bunyan; the Pilgrim Progress(1678)의 저자; 1628~1688은 결핵은 "죽어야만 하는 인간들의 사령관"이라고 불렀다. 오슬러는 처음에 주로 결핵의 병리학과 진단에 흥미를 가지고 있었다. 코흐에 따른 세균의 발견은 곧 특이 요법이 발견될 것이라는 희망을 사람들에게 주었으나 요란하게 등장한 투베르쿨린에 대해서는 어리둥절해했다. 다른 대부분의 의사들과 마찬가지로 오슬러는 1880년대 후반에 에드워드 투르도Trudeau가 실시한 연구에 큰 관심을 표명했다. 투르도는 뉴욕의 의사로 자신도 결핵에 걸렸지만 치료를 위해 도움이 된다고 생각했던 공기 좋은 곳을 찾아 애디론댁 산맥으로 이주했다. 그가 결핵에 걸린 토끼를 가지고 했던 실험은 눅눅하고 조금 어두운 곳에 가두어놓은 토끼가 신선한 공기 속에서 자유롭게 움직이게 한 토끼에 비해 경과가 나쁘다는 것을 증명하는 것처럼 보였다. 이 실험은 투르도가 뉴욕 주 사라나크 레이크의 애디론댁 코티지 요양소Adirondack Cottage Sanitarium at Saranac

Lake, New York를 '결핵 환자의 낙원'이라고 선전하는 것을 정당화 시켰다. 그는 미국의 결핵 요양소 보급 운동을 대표하는 존재가 되었다.

오슬러는 홉킨스의 스태프들이나 자신의 친척들을 포함해 생활에 여유가 있는 환자는 투르도의 요양소에 입원시켰다. 투베르쿨린이나 실패로 끝난 그 외의 많은 약물 보다 자연 요양 요법으로 접근하는 것이 더 좋은 결과를 도출해내는 것처럼 보인 것은 오슬러 자신이 가지게 된 치료 관에도 잘 맞아떨어졌다. 그는 1891년이라는 빠른 시기부터 결핵 치료 문제에는 사회적인 측면이 있다는 것을 간파했다. 그것은 도시에 사는 가난한 결핵 환자의 대부분이 투르도의 실험 토끼처럼 갑갑하고 공기가 나쁜 주택에 가둬진 것과 마찬가지라는 진실이었다. 오슬러는 그 교과서의 초판에서 철도 가까이에 가난한 결핵 환자를 위해 요양소를 지어주기를 바란다고 각 도시에 촉구했다. 요양소는 하루아침에 세워진 것이 아니었다.[36]

대다수의 환자는 자택에서 살 수 밖에 없었고 그 때문에 가까운 사람들에게 병을 옮기는 경우도 적지 않았다. 결핵을 치료하고 만연되는 것을 막기 위한 잠정 조치로서 무엇을 할 수 있을 것인가? 결핵의 사회적인 측면에 가진 관심을 깊이 한 오슬러는 우선 존스 홉킨스의 결핵환자의 대우를 개선하려고 결심했다. 결핵 환자의 대부분은 외래 시료원에서 치료를 받고 있었다. 1898년에 그는 자신의 자금과 한 환자의 자매로부터 기부 받은 돈으로 결핵 특별 연구 기금을 설립해 프로그램 책정을 위해 젊은 캐나다 의사들을 고용했다.

처음 실시했던 것은 시료원에서 치료를 받던 모든 결핵환자의 자택을 여자 의대생들이 방문하게 하는 것이었다. 브랜치 에프러Branche Epler, 아델레이드 더쳐Adelaide Ducher, 엘리자베스 블로벨트Elizabeth Blauvelt, 에스터 로젠크란츠Esther Rosenkrantz는 미국에서 처음으로 병원의 사회 복지 사업 종사자가 되었다. 그녀들은 환자와 그 가족에게 위생과 가래객담 치료에 대해 조언을 하고 신선한 공기를 마시고 안정을 취하며 가능한 한 많은 우유와 달걀을 사용한 식사가 필요하다고 설명했다. 그녀들은 병원에 돌아오면 자신이 본 상황에 대해 보고했다. 오슬러는 결핵 연구를 위해 병원에 라에넥 협회Laenec Society를 설립하여, 투르도를 초대해 강연을 부탁하고 결핵의 재택치료에 관한 책을 서둘러 출판했다.[37]

당시 결핵 박멸을 외치던 의학의 사회적인 운동이 서양세계 각지에서 조직되었고 오슬러는 그 최전선에 있었다. 1899년과 1901년에는 오슬러는 영국에서 열린 결핵에 관한 특별회의에 참가했다. 메릴랜드 주에서는 웰치와 함께 로비활동을 하고 이 문제에 대해 정치가들에게 도움을 요청했다. 볼티모어에서 선구적인 움직임에 종사하던 의사들은 다른 지역의 선구자들과 손을 잡았다. 그 중 한 사람인 필라델피아의 로렌스 프릭Laurnce Flick은 지역 자선가 헨리 핍스Henry Phipps로부터 거액의 자금 원조를 받았다. 오슬러가 핍스의 자녀 중 한명을 치료하자 핍스는 곧 오슬러의 신봉자가 되었으며 1903년에는 결핵 전문 시설원을 건설하기 위해 2만 달러라는 거금을 내놓아 홉킨스 프로그램을 확장시켰다. 방문간호 중이던 오슬러의 학생들은 시설원이 고용한 직업 간호사로 교대되었다. 이를 위한 자금 조달을 담당했던 것이 그레이스 오슬러로 이 방법을 참고로 북미 각지에서 비슷한 프로그램이 시작되었다. 1904년에는 미국 의학계 리더들은 의학 정치와의 갈등을 풀고 미국 결핵 연구예방협회를 설립할 수 있었다. 초대 회장은 투르도로 오슬러는 부회장으로 취임했다.[38]

20세기 들어 결핵의 이환율과 사망률이 떨어지자 치료 포기는 무용지물이 되었다. 결핵은 완전히 치료할 수 있게 되었다. 1901년 영국 결핵학술 대회에서 윌리의 열광하는 모습을 본 그레이스는 '결핵 광'이라고 그를 평가했다. 그는 죽어야만 하는 인류의 사령관이 장교에서 병사로 강등 당했고 마지막에는 연대에서 쫓겨날 것이라고 예언했다. 또한 그 해의 교과서에서는 결핵 대신에 폐렴을 "죽어야만 하는 인류의 사령관"으로 삼고 결핵은 상징적으로 강등시켰다. "내가 여자였다면 다른 어떤 직업보다 지역 결핵 전문 간호사가 되고 싶었다"라고 말한 적도 있다.[39]

오슬러는 의료문제에 관해서는 로비 활동을 펼치고 있었고 인류 전체 규범이 되어야만 하는 의사들의 국제협력주의와 형제애에 대해 막연한 꿈을 가지고 있었지만 기본적으로 정치적 사상은 가지고 있지 않았다. 그는 미국에서는 투표권을 가지고 있지 않았고 형 오슬러Osler E. B.가 보수당의 하원 의원이 된 캐나다에서도 특정 정당을 지지 하지 않았다. 영국에서도 마찬가지였다. 또한 공중위생에 관한 문제를 제외하고 진지한 사회 비판을 하는 경우도 없었다. 의료비 문제는 그를 귀찮게 하지 않았다. 여유 있는 사람은 지불 할 수 있었고 그렇지 않은 사람도 시료원 등에서 진료를 받을 수 있었기 때문이다. 가난한 사람들이나 학대당한 사람들에 게 오슬러는 현실적인 의미로 '선한 사마리아인' 즉, 고통 받는 사람들의 진정한 친구였다. 어느 날 밤 볼티모어에서 그는 병에 걸린 어린아이와 쇠약한 어머니와 우연히 마주쳤다. 그는 두 사람에게 이 아이는 오슬러 부인의 막내니까 자기가 갈 때까지 잘 보살피라는 메모를 손에 쥐어주고 존스 홉킨스 행 마차에 태웠다 그리고 어머니에게는 5달러 지폐를 건네며 아이는 이제 괜찮으니까 병원에 데려다 주고 나면 집에 돌아가서 술이라도 한잔 하라고 말했다고 한다.[40]

"자네의 이름이 없었으면 나는 인쇄소에 갈 수 없었어."
1894년 영국 전역에서 가장 유명한 의사 중 한 명인 케임브리지 대학교 의대 흠정 교수인 클리포드 올버트Clifford Allbutt는 자신이 편집한 『내과학 체계』에 대한 기고를 해달라고 오슬러에게 이렇게 부탁해왔다. 미국에 체류하며 종종 영국을 방문하고 있던 이 캐나다인 의사는 영어권에서 가장 유명한 의사 중 한 명이 되었다. 그는 캐나다뿐만이 아니라 미국에서도 영국에서도 토박이로 여겨졌다. 이 세 나라의 대학은 그를 명예 학위 유력 후보자로 생각했다. 1895년에 가장 먼저 움직인 것은 맥길 대학교였다. 1897년에는 미시간 대학과 필라델피아의 제퍼슨 의과대학이 움직이기 시작했지만 오슬러는 자신이 LL. D법학박사 호를 받을 만큼 멍청하지 않다며 거절했다. 빅토리아 여왕 즉위 60년 축전이 있고 영국인이 대영제국을 열렬히 찬미하던 1897년에 몬트리올에서 열린 영국의학협회의 자치령 회의 참가자는 거기서 가장 눈에 띄는 의사는 바로 오슬러였다고 회상하고 있다. 충분히 멍청해 졌다고 느낀 것인지 어떤 것인지, 오슬러는 1898년에 스코틀랜드의 두 개의 거대한 대학, 즉 애버딘 대학과 애든버러 대학교로부터 각각 LL. D학위를 수여 받았다. 그는 이 일에 대해 이름에 맥을 붙이는 것을 허락 받았다는 농담을 했다. 그가 중퇴한 토론토 트리니티 대학에서는 D. C. L민법학박사 호를 받았다.[41]

1898년은 자신에게 있어서 경이로운 해였다고 오슬러는 기록하고 있다. 그 해 봄, 그는 세계에서 가장 권위 있는 과학 학술 단체인 영국학사원의 특별회원F.R.S에 선출되었다는 연락을 받았다. 젊은 과학자였던 시절 그는 이 명예를 꿈꾼 적이 있었는데 임상의로서 매일을 보내던 중 그 꿈을 포기하게 되었다. F. R. SFellow of the Royal Society에 대해서는 Fees Raised Since가격 인상했습니다라는 농담을 보냈다. 그는 그 해 여름 런던에서 그레이스에게 썼던 편지 속에서 "2개의 LL. D와 D. C. L, F. R. S 덕분에 1898년은 당신 남편에게 매우 만족스러운 해였소"라고 하고 있다. 그리고 키프링의 말을 인용했다. "그렇지만 겸허함을 계속 지킬 것이다. 잃어버리지 않도록!"[42]

"쓰러지지 않게 휴식을 취하자"도 1898년 오슬러의 신조였을지도 모른다. 그 해 봄 그는 자신의 생활 습관에 대해 '눈코 뜰새 없이 바쁘기' 때문에 여행도 몸에 부담을 준다며 불만을 털어놓았다.[43] 그는 5월에 1년간의 수업을 끝내자 예년처럼 사교상의 모임을 가지고 저녁식사모임, 졸업식 연설, 캐나다 방문에 나섰는데 어디를 가더라도 항상 일을 가지고 다녔다그는 그 당시 교과서의 대대적인 개정을 앞두고 있었다. 그는 웰치를 대신해서 의대 학장이 되었다. 7월에는 명예학위를 받기 위해 영국에 가서, 거기서도 또 셀 수 없을 만큼 많은 저녁식사 모임과 의회에 출석해 토머스 시드넘에 관한 정보를 모아왔다. 그레이스와 리비어는 여름까지 메인 주에 남겨두고 8월에 리조트 지역으로 유명한 마운트 데저트 섬의 바 하바에서 합류했다. 마침 그때 윌리엄 페퍼가 55세로 심장 발작을 일으켜 사망했는데 그 장례식에는 참석하지 못했다. 오슬러는 감기에 걸려 드러누웠었기 때문이다. 위어 미첼이나 필라델피아의 다른 사람들은 페퍼의 후계자로서 필라델피아에 와달라고 오슬러를 설득했다. 그러나 오슬러는 데이어에게 필라델피아에서 일을 한다는 생각만으로도 불안해진다고 했다. 그 후 미국 대륙의 절반을 횡단 할 만큼의 왕진 여행이 시작되었다:

> 미네아폴리스에서 전보가 왔는데, 내 조수 데이비스Davis W. 박사가 중병을 앓고 있으니 빨리 와 달라는 내용이었다. 물론 거절할 수 없었다. 9월의 무더위로 나야말로 쓰러질것 같았다. 가엽게도 그는 사망했다. 애디슨병이었다. 집에 도착하니 형 에드먼드로부터 전보가 와 있었다. 그의 아들 잭이 중병급성 다발성 신경염이라고 했기 때문에 곧 바로 토론토로 가야만 했다. 9월 15일에 지칠 대로 지쳐 볼티모어로 돌아오자 이번에는 매사추세츠로 불려갔다. 그런데 9월 15일 돌아오는 기차 안에서 한 여자 승객이 출산이 임박해졌는데 그녀와 밤새 함께 열차 화물칸에 있다가 감기에 걸려버린 것이다. 1주일 뒤 겨우 감기에서 회복되자 30일에는 급성 기관지염과 좌폐 하엽 기관지 폐렴이 되어 완전히 쓰러져 버렸다. 타진 상 공명음은 감소했지만 열이 7일간이나 계속 되었다. 계속 열이 지속되는 날은 없었고, 아침에는 항상 보통 체온이었다. 열이 나면 기침이 사라졌다. 나는 너무 피곤하고 힘들었다.[44]

오슬러에게 있어서는 몬트리올에 있었을 때 종기로 앓았던 이후 처음으로 겪는 병다운 병으로 회복하는 데까지 한 달 이상이 걸렸다. 친구와 가족들은 결핵이라고 의심했을지도 모른다. 그는 까다롭고 비협조적인 환자로 간호받는 것을 반기지 않았다. 그는 이 병을 이유로 의대 학장을 사임했는데 실제로는 그 역할이 크게 귀찮은 일은 아니었다. 쿠싱이 말한 것처럼 의대는 이미 스스로 움직이기 시작했기 때문이다.[45]

1899년에 오슬러는 50세라는 인생의 중요한 나이가 되었다. 그는 보통은 자신의 생일을 잘 몰랐지만 이번에는 지금보다 좀 느긋하게 가던지, 아니면 적어도 연령에 맞지 않게 활발하게 일하는 것은 좀 그만두어야겠다는 결심을 했다. 예를 들면 어느 날 골프 코스에 나간 그는 작은 강과 마주쳤다. 강의 폭은 90cm가 채 되지 않았기 때문에 그는 강을 뛰어 넘으려고 하다가 잠시 생각한 뒤 조금 떨어진 곳의 다리를 찾아 건넜다. 그리고 동행자에게 "이제 50살이니까 개울을 건너는 것은 그만두는 게 낫겠네"라고 설명했다고 한다.

그는 이 해 여름에 다시 영국에 가서 서 런던 내과외과학회에서 '뇌척수막염의 병인학과 진단'이라고 하는 연제로 캐빈디쉬 강의를 열어이에 대한 감사하는 마음 가운데 그는 현대의 히포크라테스로 불렸다.[46] 영국의학협회BMA 회의에 출석해 여느 때와 같이 오랜 벗과 점심식사 모임과 저녁식사 모임에 참가했다. 해외 출장은 토론토 대학의 LL. D 수여식에 출석할 좋은 변명이 되었다. 그레이스와 리비어도 함께 영국에 가서 리스터 경과 클리포드 올버트의 조언에 따라 도셋 연안부의 스와니지라고 하는 아름다운 마을에서 별장을 빌렸다. 그들은 거기서 수영을 하고 골프를 치고 벼랑을 산책하며 역사적인 장소를 견학하고 비교적 새로운 흥미인 희귀한 책을 찾거나 2개월간 전원생활을 즐겼다. 오슬러는 영국에서는 거의 환자를 진찰하지 않고 즐거운 나날을 보냈다. 그것은 미국에서의 정신없는 생활과는 대조적인 시간들이었다. 빅토리아 여왕의 대영제국은 번영을 거듭했고 태양이 질 기미는 없었다. 런던은 세계의 수도로 상류층 사람들은 유례없는 질 높은 생활을 누렸다. 남 아프리카에서는 보어인과의 사이에서 작은 언쟁들이 계속되었지만 이것이 정리되는 것도 시간 문제였다. 오슬러의 '뼛속까지 영국인'이라고 하는 의식은 강했다. 좋아하는 곳에서 살 수 있으면 영국 이외에 어디에서 살고 싶다고 생각할 수 있을까? 그와 그레이스는 앞으로 8년 혹은 10년 후에 은퇴하고 영국에서 살자고 이야기 했다.

오슬러의 오랜 친구인 에드워드 셰퍼는 에든버러 대학교의 생리학 교수가 되었다. 1900년 봄, 동 대학 내과 교수직이 공석이 되자 셰퍼와 다른 친구들은 오슬러에게 대영제국 내과학 교수직 중에서 가장 중요한 이 교수직에 응모하라고 강하게 권유했다. 오슬러가 맥길 대학교에서 받은 교육은 원래는 에든버러 대학교에서 유래된 것이었고 오슬러 자신도 이 내과학 교수직을 영어권에서 가장 중요한 위치라고 생각하고 있었다. 그렇지만 그는 교수직에 응모해 누군가에게 추천장을 써달라고 부탁하는 것이 그렇게 마음에 들지 않았다. 그는 속물이 아니었지만 자신을 비하하지도 않았다. 그는 의학계에서 자신의 위치를 생각하면 추천장 등은 필요 없다고 생각했을 것이다. 실제로 누군가가 그가 솔깃할 만한 이야기를 하며당신이라면 리스터가 외과학을 위해 이룬 일을 내과학을 위해 이루어낼 것입니다.,[47] 응모만 하면 거의 자동적으로 그 지위를 얻을 수 있을 것이라고 이야기했다. 그러나 스코틀랜드인들은 형식을 따라야만 한다고 주장했다. 오슬러는 그 무렵에 일과 여행으로 피로가 겹쳐 다시 컨디션이 난조였지만 드디어 에든버러 대학교 교수직에 응시하기로 했다.

당시 상황을 아는 쿠싱은 그러자마자 볼티모어는 벌집을 쑤신 것처럼 되었다고 회상하고 있다.

"그들이 그것을 개인적인 문제로 치부할 것이라고는 생각지도 못했다"고 오슬러는 회상하였다.

의대 안에서 특히 관계가 깊었던 동료나 조수의 동요는 컸고 내 마음이 아플 지경이었다. 어떻게 하면 좋을지 전혀 몰랐다. 그들은 의대 조직을 만들어 병원을 운영하기 위해서 10년에 걸쳐 나를 지지해주었던 것이다.

다른 한편, "부인은 그쪽에 가고 싶어 했다. 캐나다에 있는 친구들도 모두 기뻐하고 있었다"라고도 쓰고 있다. 결정적이었던 것은 처음으로 인플루엔자에 걸렸던 일이었던 것 같다. 컨디션이 안 좋고 기분이 침울해 있을 때 그레이스를 제외한 모두로부터 다시 생각해주기 바란다는 압력을 받은 그는 자신의 몸은 추위가 심하고 항상 흐리고 눅눅한 날씨의 에든버러를 견디지 못해내는 것이 아닐까라고 불안해져서그의 야윈 몸에는 몬트리올의 겨울보다 볼티모어의 더위가 더 견딜만했다. 자기가 정말로 교사로서 처음부터 다시 시작하고 싶은 것인지 자문자답하기 시작했다.

"나는 50세가 넘었고, 변화에 대한 불안도 안고 있다. 10년 전에는 그렇지 않았는데 말이야." 1주일도 안 되어서 그는 생각을 바꿔 응시했던 것을 취소해달라고 했다. 그는 빌 프랜시스에게 사퇴 전보를 넣어 "에든버러에서는 2,000명이나 되는 의대생을 가르쳐야 하고 겨울에는 오후 3시만 되면 전등을 켜야 하잖나"라고 했다고 한다. 그는 후에 "에든버러에 갔으면 어떻게 되었을까? 위스키? 존녹스? 나는 스코틀랜드인도 스카치도 좋아하니까 잘 해냈을지도 모르지."[48]

"그가 가버렸으면 우리들은 비탄해 했을 것이다. 그리고 그가 채우고 있던 자리는 결코 다시 채워지지 않았을 것이다" 웰치는 이렇게 기록하고 있다.

영국에서는 그를 응원했던 셰퍼를 비롯한 저명한 의사들이 완전히 당황해, 약간은 화를 내기도 했다. 그러나 다음해 여름에 오슬러가 런던 회의에 나타나 스와니지에서 휴가를 지냈을 때 모든 것이 용서되었다. 여기에도 함께 했던 쿠싱은 오슬러의 인기에 혀를 내둘렀다.

"여기에서는 그의 이름만 대면 어디든 길이 열린다. 그의 명함을 가지고 돌고 있으면 주목의 대상이 된다."[49]

1900년 여름 오슬러는 중병에 걸린 형 브리튼 버스를 진찰하기 위해 영국에서 다시 불려왔다. B. B. 오슬러B. B. Osler는 캐나다에서 가장 유명한 법정 변호사가 되었지만 1901년 2월에 심장병으로 사망했다. 61세였다. 그레이스는 "남편은 형의 죽음에 큰 충격을 받았습니다"라고 전하고 있다. 2년 후에는 누나인 넬리가 암으로 62세에 사망했다. 엘렌 오슬러는 1900년에 95세가 되었지만 토론토에서 건강하게 살고 있었다. 시력과 청력은 좋지 않았지만 쾌활하고 밝은 점은 바뀌지 않았다고 윌리는 적고 있다.[50] 그녀는 항상 즐거워 보였고 모든 일에 흥미를 가지고 있었다. 95세의 엘렌은 그때까지 항상 그래왔던 것처럼 자신의 육체의 죽음은 사랑하는 사람들과 함께 살아가는 영원의 삶으로의 통과 점에 지나지 않는다고 굳게 믿으며 살아왔다.

그렇다면 존스 홉킨스 병원의 환자들은 어떻게 죽음을 맞이했던 것일까? 그들 가운데에는 조용히 죽음을 맞이하는 사람도 있었고 고통스러워하면서 죽음을 맞는 사람도 있었고 약에 취해 잠이 든 채로 죽음을 맞이하는 사람도 있었다. 1900

년 3월부터 1902년에 걸쳐 존스 홉킨스 병원에서 환자가 사망한 경우에는 오슬러에게 정보를 제공하기 위해 간호사나 인턴들은 아래와 같은 질문 표에 기입을 해야만 했다:

죽음의 과정:
돌연사일 경우
호흡은 맥박보다 먼저 정지 되었는가? 얼마나 오래?
죽기 전에 혼수상태 또는 의식불명 상태였는가? 얼마나 오래?
공포나 불안상태였었나? 어떠한 성질의 것이었나?
육체적인 것, 고통 등
정신적인 것
영적인 것-회환, 등

주: 이 조사의 목적은 1) 죽음이 돌연사일 경우, 2) 혼수상태 또는 의식불명이 동반된 경우, 3) 고통, 공포, 불안을 동반하는 경우의 상대적인 비율을 확인하는 것에 있습니다. 오슬러 교수는 의사와 간호사의 이해와 협력을 원하고 있습니다. 이 외에도 죽음의 과정과 관계가 있는 특별한 상황이 있으면 상세하게 기술해 주십시오.

의사인 오슬러의 생활은 죽음에 영향을 받고 있었다. 그는 수천 명의 환자를 돌보고 사체 안치소에서는 총 수천 시간에 달하는 부검과 연구를 실시해, 과학의 실패로 인한 죽음 또는 통증에서 해방된 죽음에 대해 고찰하고 비탄해 하는 유족을 몇 번이나 찾아가 위로했다. 원래 그는 죽음으로 인해 모든 것이 끝나는 것은 아니라고 굳게 믿는 부모님 밑에서 자랐다. 페더스톤과 엘렌의 삶의 지침이 되었던 복음서는 죽음 후 삶에 대한 희망과 약속을 고하고 있었다.

"아담에 의해 모든 사람이 죽게 되었듯이 그리스도에 의해 모든 사람이 살아갈 수 있게 되었다."

오슬러가 항상 쓰고 있던 따뜻한 평정의 가면은 그의 마음 깊은 곳에 있는 감정이나 종교적인 믿음을 감추고 있었다. 그를 잘 아는 사람들 사이에서조차 영혼은 불멸한다는 것을 포함한 기독교의 기본적인 교의를 그가 계속 믿었는지 아닌지 의견의 일치를 보지 못하고 있다. 일부 사람들은 그의 밝은 성격을 그 속에 있는 울적한 영혼을 감추는 얇은 막처럼 느끼고 있었다. 친척이나 친구, 앞길이 유망한 홉킨스 학생을 잃었을 때, 구할 수 있을 것이라고 생각했던 환자를 구하지 못했을 때, 오슬러 박사의 슬픔이 얼마나 절실했던 것인지 아무도 의심하지 않았다. 가끔 그는 트리스텀 샌디Tristam Shandy; Laurence Sterne; 1759~1767의 글 가운데 이름뿐인 주인공인 토비 아저씨(Uncle Toby)처럼 울지 않기 위해 피리를 불기도 한다고 인정했다.

결혼식에 출석할 때 그는 때때로 교회에 갔는데, 종교적인 생각에 대해 말하는 경우는 결코 없었다. 그의 사상은 책에서 인용했다고 하는 대화의 인용에 숨어 있었다:

"선생님은 어떤 신앙을 가지고 있습니까?"

"내가 믿는 것은 모든 분별 있는 사람들이 믿는 종교입니다."

"그럼, 기도는 무엇입니까?"

"모든 분별 있는 사람들 종교를 자기들만의 비밀로 하기 위한 것입니다."[51]

오슬러와 5분만 이야기하고 있으면 대개의 경우 성서의 말과 은유, 기독교적인 표현이 나오기 때문에 그가 종교적인 정신을 가지고 있다는 것을 곧 알 수 있었다. 그러나 그가 모든 교리에서 거리를 둔 것도 명백한 사실이었다. 나는 그가 종교에 관해서 진심을 가장 명확하게 토로하고 있는 것은 신뢰로 인한 치료 속에서 앨저런 스윈번Algeron Charles Swinburne; 영국의 시인, 평론가; 1837~1909의 "정의의 제단–The Altar of Righteousness"을 훌륭한 시라고 인용하는 구절에 있다:

천둥소리가 나는 가운데, 신은 신의 곁을 순식간에 지나치고,
영광을 그늘의 모습으로 바꾸는 신은
신에 대해 그 복음이 타올랐다가 꺼지는 경이로움을 본다.
이들 각각의 신은 그들의 종인 인간보다 우월한 존재로 보였지만 신들의 모임은 그렇지만은 않았다.
죽음을 견뎌낸 지금, 살아남은 것은 꿈속에서 그들을 만들었던 인간뿐이다.[52]

오슬러가 믿었던 것은 위대한 문학, 그리스 로마 문화, 동서고금의 위대한 의사들, 그리고 의술이었다. 오슬러는 의사로서 환자와 만나는 과정에서, 그리고 가정생활과 개인생활 속에서 나이를 한 살 더 먹는 과정에서, 정신적 · 육체적인 힘의 쇠퇴, 나이가 듦에 따라 도움이 되지 않는 사람이 되는 것, 벗어날 수 없는 노쇠의 시작그는 나이를 먹는 것과 노쇠를 동의어로 사용하고 있다., 그리고 물론 죽음의 필연성에 대해서도 크게 의식하게 되었다. 그는 40세의 위기에 해당하던 1880년대 후반에 윌리엄 멍크William Munk의 『안락사, 편한 죽음을 위한 의료』를 읽고 죽음은 고통도 없고 편안하게 찾아오는 것이 일반적이며 의사는 냉정하게 어디까지나 소극적으로 그 변화를 가져와야 한다는 멍크Willam Munk의 주장을 지지했다.

오슬러는 1898년에 출판된 『원칙과 실천』 제 3판에서 폐렴의 병인론에 관한 기술을 아주 많이 바꾸었다. 숙고한 끝에 바꾼 것임에 틀림없을 것이다. 그는 여기에서 과거의 '노인의 주적'이라고 불렀던 폐렴에 대해 "폐렴은 노인의 친구라고 불러도 좋을 것이다. 급성, 단기간, 고통을 동반하지 않는 경우도 많은 이 질병으로 인해 노인들은 자기 자신에게도 친구들에게도 고뇌의 씨앗이 된–서서히 진행되고 있는 냉정한 부식–에서 벗어날 수 있기 때문이다"라고 말하고 있다.[53] 오슬러는 역사상의 위업을 생각할 때 대부분의 인간에게 죽음이라는 것은 잊게 되는 것, 즉, '단조로운 망각'으로 서서히 혹은 돌연히 떨어져버리는 것이라고 생각했다. 그는 '알라바마의 학도'에 대한 논고를 매시 아놀드Mathew Arnold가, '럭비 채플Rugby Chapel'

에서 이용하여 묶었다.

> 아무도 묻지 않는다.
> 우리들이 누구이며 어떤 인물인지를
> 달빛 아래 평온한 넓은 바다 한가운데에
> 천천히 올라와 잠깐 동안 거품이 일고,
> 사라진 것이 어떤 파도였던가를
> 누구도 묻지 않는다.

죽음에 관해 볼 수 있는 작은 것 가운데 하나는 죽음을 앞에 둔 사람들의 모습이다.

그들은 죽음을 무서워하고 있을까? 두려워하며 죽어가는 것일까? 고통을 느낄까? 죽음의 순간에 의식은 있을까? 오슬러가 홉킨스에서 실시한 죽음에 관한 조사에서는 대부분의 죽음이 평온하게 찾아온다고 하는 멍크Munk의 결론 검증되었다. 오슬러는 이 조사 결과를 출판하지는 않았지만 그의 노트를 살펴보면 죽음에 관한 책을 집필할 생각이 있었던 것을 알 수 있다. 책의 제목은 『불가피한 순간: 죽음과 죽음의 과정에 관한 논고』였다. 그는 또한 죽음과 죽음 후의 삶에 관한 책을 다수 가지게 되었다.[54]

하버드 대학교는 1년에 한 번 불사不死에 관한 강의를 하기 위해 기금을 내고 있었다. 총장인 찰스 엘리엇에게 잉어솔 강의Ingersoll Lecture를 의뢰 받았을 때 오슬러는 웰치와 마찬가지로 그것을 거절했다웰치는 엘리엇에게 자신이 아는 한 과학은 불사와는 아무런 관계가 없다고 말하며 거절했다. 엘리엇이 그 일에 대해 이야기 해달라고 끈질기게 부탁하여 웰치는 1시간이나 말 할 것이 없다고 대답했다고 한다. 몇 번이나 강의를 의뢰 받은 오슬러는 의뢰를 받아들이지 않는 것은 예의에 어긋나는 일이고 비겁하게 보일지도 모른다고 생각하게 되었다. 그가 1904년 5월에 하버드 대학교에서 발표한 『과학과 불사』

라는 논문은 그의 에세이에서 가장 뜻이 깊으며 준비한 것 중 하나로 널리 읽혀지게 되었다.[55]

그는 강의의 대부분을 죽음 후의 삶을 믿는 일의 무의미함을 논증하는 것에 초점을 맞추었다. 현실 세계에서는 대부분의 사람이 이 문제에 아무런 관심도 가지지 않고 있다고 그는 말했다. 세계의 큰 움직임 속에서는 불사의 문제나 그것이 의미하는 모든 것은 이미 중요성을 잃어버렸다. 죽음 후의 삶에 대한 신앙은 현대인이 직면한 사회적 · 국가적으로 중대한 문제의 해결에 조금도 영향을 미치지 않는다. 불사는 우리들의 아버지의 머리 위에서 태양과 같이 빛나고 있다; 우리들은 의식적으로 그것을 생활에서 몰아냈다. 우리들의 생활은 해야만 하는 일로 가득 차있으며 죽은 자와의 사이에서 영속적인 계약을 맺을 여유가 없기 때문이다.
기본적으로 과학은 단단했다. 인간을 우주의 중심으로 두기 위한 전쟁은 승리로 끝났다. 과거 40년에 걸친 '정신의 대 변동'의 사이에 "신앙이 불신으로 인해 다양화되었을 시대부터 불신이 신앙으로 인해서 다양화되는 현대로 혁명이 일어났다." 심리학은 영혼을 불필요한 것으로 만들었다. 영혼의 과학적 탐구는 실패로 끝났다.

오슬러는 여기에서 삶과 죽음의 경계에서 일하는 의사로서 홉킨스에서 실시한 죽음의 관찰 결과를 소개하고 있다. 죽어가는 환자들은 변화를 두려워했던 것일까?

> 죽음에 대해 일반적으로 생각하고 있는 사실은 틀렸다. 보통대로 인간은 지금까지 살아온 것처럼 죽음을 맞이하며 죽음 후의 삶에 관한 사상의 영향을 받는 경우는 없다. 우리들은 약 500명의 환자가 죽음을 맞이했을 때의 모습을 주의 깊게 관찰했다. 그 중 90명에게 신체의 고통이나 어떠한 고통을, 11명에게 불안을, 2명에게는 강한 공포를, 1명에게는 정신적인 고양을, 또 다른 1명에게는 쓰라린 가책을 엿볼 수 있었다. 그 외의 대부분에서는 어떠한 감정도 엿볼 수 없었다. 그들의 죽음은 탄생과 마찬가지로 수면과 망각의 과정이었다. 설교자가 옳았다. 죽음에 관해서는 사람이 동

물보다 뛰어난 점은 아무것도 없다.- "사람은 모두 똑같이 죽는 것이다."

그로부터 오슬러의 고찰은 자유롭게 날개를 펼쳤다. 그는 과학과는 섞일 수도 없고, 섞이게 할 수도 없는 신앙의 영역에 대해 고찰했다. 그것은 신비주의자나 이상주의자, 마더 테레사St. Theresa나 우리들의 가까이에 있는 훌륭한 여성의 아름다운 인생물론 그의 어머니는 그러한 여성 중 한 명이었다에 대한 신앙의 영역이다. 그는 청중에게 과학에 종사하는 남성은 한탄스러운 딜레마에 빠져 불신이라고 하는 이름의 포도압착기를 발로 밟는 고독한 작업에 세월을 보내고 있다고 말했다. 마지막 강의는 자전적이 되었으며 토머스 브라운 경과 같은 분위기를 풍겼지만 역시 그 의미를 파악하기 어려웠다:

> 우리들 눈앞에 있고 아득히 저편까지 넓게 이어지고 있는 그 물음을 쫓아, 그대들의 마음은 헤매고 있을 것이다. 젊은 시절은 아침, 저녁으로 반복되는 기운들이 인간에게는 더욱 큰 희망이 있을 것이라고 그 영혼에 노래를 할 것이다. 어떤 사람의 경우에는 지금부터의 세월이 가져다 줄 변화와 기회가 그 희망은 영원의 연속성이라고 하는 막연한 감각으로 변해 갈 것이다. 월터 페이터Walter Pater가 말한 것처럼 우리들은 그것은 완전히 놓을 수는 없을 것이다. ……또 어떤 사람은 모든 입장을 다 헤맨 결과 죽음 후의 삶을 완전히 부정하는 사람들에게는 플라톤의 이론이라고 오해를 받고 있는 키케로의 입장에 다다를 것이다. 이것은 나 자신의 신앙고백이다.

오슬러는 개인적인 신앙을 가지고 있어도 그것이 과학자 또는 시민으로서의 생활에 영향을 끼치는 일은 거의 없다고 말하고 있는 듯하다. 또한 그가 권위적으로 열거하고 있는 것을 보아도 그가 기독교 신자가 아니며 플라톤 주의자라고 말하고 있다. 그리고 무엇보다 이러한 큰 문제에 대답하는 것은 불가능하다고 말하고 있다. 이런 문제에 관심을 기울이는 것은 부모님의 인생에서 매우 중요한 일이었지만 자신에게는 그렇지 않다고 생각했기 때문이다.

“분별있는 대부분의 인간은 이 문제의 중요성과 인간의 나약함에 압도당할 것이다. 나 또한 이런 생각과 함께 이번 논고를 끝마치려고 한다.”

오슬러는 후에 자신의 부인과 장모가 관중 속에 있으면 불사에 대해서 이야기할 수 없다는 농담을 했다. 그리고 이 강의록 일부 중에 죽음을 향하고 있는 주교가 사제의 위로의 말에 조바심을 내며 “무슨 바보 같은 말을 해! 흡입관이나 이쪽으로 건네!”라고 불만을 터뜨렸다는 일화를 덧붙이고 있다. 이러한 얼버무림도 있었지만 ‘과학과 불사’는 오슬러가 부모님과 자기 자신의 신앙의 핵심에 가장 가까이 다가간 논거가 되었다. 지적 측면에서는 그는 영혼 불사에 대한 신앙을 버렸다. 현재야말로 유일한 삶 이라는 생각은 그의 일하는 모습이나 시간의 사용방법, 역사관이나 의무감에 깊이 침투해 있었다.[56]

엘리엇 총장은 오슬러의 잉어솔 강의를 의학이 아닌 문학적인 발표로 보고 실망했다. 그것은 올바른 견해는 아니지만 엘리엇은 그 외의 많은 관중과 마찬가지로 오슬러가 인용하는 문학 작품 수가 너무 많다는 것에 질색했던 것일지도 모른다. 오슬러는 앞부분부터 5개의 문장을 인용하고 있다. 플라톤에서 2개, 오말 하이얌Omar Khayyam의 ‘르바이여드Rubaiyat of Omar Khayyam’, 존 워드Reverend John Ward의 일기, 그리고 테니슨Alfred Tennyson: 영국의 계관시인; 1809~1892에서 1문장씩을 사용했다. 덧붙여 그의 교과서의 처음 4개의 패러 그래프에는 욥기Job, 스위프트Jonathan Swift; 영국의 풍자작가 Gulliver's Travels 작자, 1667~1745, 바이런, 브라운, 플라톤, 올리버 웬델, 홈즈, 아리스토텔레스, 셰익스피어가 등장한다. 오슬러의 잉어솔 강의는 후에 출판되었는데, 8쪽에 걸친 주역과 참고 문헌이 추가되었다. 그가 이 강의로 받은 보수를 도서관에 기부한 것은 별로 놀랍지도 않았다.[57]

오슬러는 60대에 들어설 무렵 눈에 띄게 책을 좋아하게 되었다. 그리고 역사적인 기록을 조사해서 유럽과 미국의 위대한 의사들에 관한 전기적인 에세이를 집필하는데 많은 시간을 보내게 되었다. 그가 이렇게 소개한 인물 중에는 생리학자 윌리엄 보몬트William Beaumont, 로드 아일랜드 주의 엘리사 바트레트Elisa Bartlett, 의사이며 철학자이기도 한 존 로크John Locke, 토머스 브라운 경, 그리고 새롭게 발견한 『우울 해부Anatomy of Melancholy』의 저자인 로버트 버튼Robert Burton; 잉글랜드 신학자, 저술가; 1577~1640 등이 있다오슬러는 버튼의 우울에 대한 설명을 높이 평가했는데, 자신이 그러한 상태가 되는 경우는 없었다. 그는 종종 aequus animus(균형 잡힌 영혼)를 기르는 것의 중요함을 기록하기 위해 버튼의 "불행하다면 희망을 가져라, 행복하다면 경계해라"라고 하는 말을 인용했다.[58]

도서관이나 사서들과의 우정을 깊이 쌓은 오슬러는 1898년에는 의학 사서 협회의 설립 멤버가 되어 1901~1902년까지 초대 회장을 역임했다. 1901년에는 보스턴 의학 도서관에서 '글쓰기와 인간'이라는 강의를 펼쳐, 글쓰기와 의학의 관계에 대해 "지난 30년간 책은 나의 기쁨이었으며 나는 책에서 셀 수 없을 만큼의 많은 혜택을 입었다. 책 없이 병의 증상을 조사하는 것은 항해지도도 없이 바다를 건너는 것과 마찬가지이며 환자 없이 책을 공부하는 것은 바다에 나가지 않고 항해 지도를 바라보기만 하는 것과 마찬가지다"라고 했던 말은 매우 유명하다. 그는 잉어솔 강의로 자신의 종교적인 신조를 명시하는 일은 없었지만 한 가지 독서 계획을 추천했다. "과학에 종사하는 현대인이 부드러운 마음을 계속 가지기 위해서는 성서와 플라톤, 호메로스, 셰익스피어, 밀턴을 많이 읽어야만 한다. 인간은 글의 기억으로 계속 살아가게 되며 어떤 종류의 불사를 얻는 것이"라는 것이 그의 지론이었다. 우리들은 독서를 통해 착한 사람들과 마음을 나누고 존경하며 숭배할 수 있다. 오슬러는 모든 의학 도서관에 특별한 숭배를 받는 가치 있는 불멸의 사람들이 쓴 고전적인 유명한 저서 들을 모아 명언의 작은 방을 설치해야만 한다고 생각했다.[59]

표본이나 증상의 수집과 분류에 열정을 쏟아온 오슬러의 수집 대상은 지금은 한 가지 더 늘어났다. 그는 옛날부터 책을 자주 샀었는데, 새로운 연구의 대부분은 논문의 형태로 발표되었기 때문에 보통 책보다 의학 전문지 쪽이 더 많았다제

니퍼 코너에 따르면 그는 처음에 연구실을 이용하는 것처럼 도서관을 이용했다고 한다.[60] 그가 몬트리올을 떠날 때에는 맥길 대학교에, 필라델피아를 떠날 때에는 펜실베이니아 대학교에 의학 전문지 수집물의 대부분을 기증했다. 그는 그 뒤 오래된 의학서에 흥미를 가지게 되어 희귀한 책이나 특별한 책을 사 모으게 되었는데 장서가라고 할 정도는 아니었다. 그가 장서가가 된 것은 금전적으로 여유가 생긴 1890년대 중반 무렵이었다.

의학서 그 자체를 흥미의 대상으로 하는 의학 서지학과 의학서 수집은 옛날부터 엘리트 의사의 취미로 여겨졌다.[61] 미국 군의 총감국 도서관의 컬렉션을 만들고, 그 의학 문헌 색인집을 발행한 존 쇼 빌링스John Shaw Billings의 업적은 말할 수 없이 큰 것으로 오슬러는 1880년대 초반부터 그것을 높이 평가했다. 위어 미첼, 킨Keen W. W., 그 외의 필라델피아의 의사들도 열정적인 애서가들이었다. 존스 홉킨스에서도 웰치가 오래되고 아름다운 책을 애호했고 오슬러보다 전부터 대규모의 개인 수집품을 가지고 있었던 하워드 켈리가 특히 큰 영향을 끼쳤다고 말할 수 있을 것이다. 오슬러의 영국인 친구 중에서도 특히 오래된 1870년대 학생 시절부터 알고 지내던 조셉 프랭크 페인Joseph Frank Paine은 영국을 대표하는 의학자이며 동시에 장서가였다.

오슬러의 수집은 취미에 몰두할 만큼의 수입이 생겼을 때인 1890년대 후반부터 본격화되었다:

> 나는 미국 의학에 관한 오래된 책과 팸플릿을 모으는 것 부터 시작했다. 다음으로 과학과 의학의 위대한 저술가의 초판본을 모으고, 그 뒤 토머스 브라운, 밀턴, 셸리, 키츠 등 일반적인 작가의 작품을 모았다. 나의 아침식사 테이블 위에는 항상 독일어, 프랑스어, 영어 카탈로그가 놓여 있었고 철도로 이동하는 시간에 읽기 위해 구두 안에도 넣어 두었다. 영국과 유럽 대륙에서의 여름 여행은 독서를 위한 시간을 마련해 주었다. 그리고 철학의 역사와 위대한 의사의 생애에 대한 나의 취미는 점점 깊

어져 갔다.

빌링스나 웰치와의 만남은 좋은 자극제가 되었고 존스 홉킨스 병원의 의학사 클럽도 나의 열정을 더 끓어오르게 했다. 교실에서는 문제의 역사적인 측면을 중시하게 되었고 토요일 저녁 무렵의 만남에서는 그 주에 일어난 문제에 대해 이야기를 나눈 뒤, 고전적인 명저를 앞에 두고 그에 대해 이야기를 나누었다. 나는 마음에 든 영어나 외국어 책을 닥치는 대로 구입해 40종류 이상의 학술지를 구독하고 있었기 때문에 집은 곧 책으로 넘쳐나게 되었다. 나는 정말로 무엇보다 글을 좋아했던 것이다.[62]

오슬러가 처음으로 부린 사치 중 하나는 1899년부터 브라운의 『의사의 신앙』의 모든 판본을 모으기 시작한 것이다브라운의 두개골이 지식이라며 아무런 보관함도 없이 그대로 전시되어있는 것에 큰 충격을 받은 그는 두개골을 전시하기 위한 유리 상자를 구입해 기증했다.

그는 또한 최고의 의학서를 100권 모으겠다고 결심해 1901년에는 입수 가능한 고전 의학서를 모두 갖추었다. 오슬러는 그 해에 그레이스와 친구 조지 도그와 함께 네덜란드에 단기간 여행을 했는데 도그가 말하는 '믿을 수 없을 정도의 이득이었지만 자신에게는 엄두도 안 나는 비싼 책'들을 사 모았다. 그레이스는 윌리가 아트 갤러리에서 그림은 딱 한 점 만 보고 고 서적을 파는 서점으로 달려가는 것을 재미있어했다. "영국에서의 진료비는 많은 무분별을 메꾸어 줄 거에요"라고 그녀는 느긋하게 말했다.

볼티모어로 돌아가서 하비 쿠싱이나 오슬러 가의 여벌의 열쇠를 가지고 있는 다른 의사들을 초대해 새로운 보물을 검증했다. 쿠싱은 아버지에게 "저는 저런 사람은 본적이 없습니다"라고 열띤 어조로 보고했다.

"O박사는 오래된 책을 어마어마하게 가져왔습니다. 그 대부분이 매우 진귀한 것으로 또한 상당히 정교하게 만들어져 있습니다. 늙은 토머스 리너커Thomas Linacre, 잉글랜드의 의학자, 인문학자; 1460~1524나 하비의 오래된 저작물 외에 로크의 저작도 많이 있었습니다."

아버지와 마찬가지로 문학에 대한 조예가 깊었던 것뿐만 아니라 틈만 나면 글 쓰기를 취미로 삼던 쿠싱은 자신도 장서가가 되리라고 결심했다. 그가 16세기의 위대한 해부학자인 베살리우스의 저작물에도 흥미를 가지게 된 데에는 오슬러의 영향이 컸다.[63]

어떤 밤에, 서 프랭클린로 1번지에서 열린 존스 홉킨스 의학사 클럽에서 오슬러, 켈리, 쿠싱이 가지고 있는 베사리우스의 인체의 구조, 5권이 동시에 진열되었다. 오슬러가 쿠싱에게 보낸 편지에는 미국 같은 나라에는 이 책은 몇 권이나 있어도 부족하고 이것이 없으면 도서관은 완성되지 않는다고 씌어있다. 미국에서 성공을 거둔 부유한 의사들은 구 세계의 의학 보물을 모으기 시작했다. 그들은 또 자신들의 유산을 다시 사 모으는 데에도 열중했다. 어느 날 아침 오슬러가 에든버러에서 온 카탈로그를 열자 1760~1813년 까지 애든버러에서 공부했던 미국 학생들이 쓴 의학 논문 컬렉션이 매물로 나와 있었다. 그는 망설이지 않고 논문 126편을 사겠다고 전보를 치고업자에게서는 "모두 다 사신다는 겁니까?"라는 답문이 왔다. 간발의 차이로 군의 총감국 도서관, 필라델피아 내과 의사회, 뉴욕 의학 아카데미, 윌리엄 페퍼 보다 먼저 구매가 가능했다. 그는 이 논문의 모든 것을 메릴랜드 내과-외과학회의 플릭Frick 도서관에 기증했다.[64]

오슬러는 이렇듯 책들을 구입해 많은 단체에 기부하고 빈곤한 친척을 원조하고 서 프랭클린로 1번지의 사용인에게 급료를 지불하고, 해외에서 긴 휴가를 즐기고 있었지만 수입은 충분했다. 그는 그 무렵 매년 자신의 인생의 충실함을 검증하려고 했다. 예를 들면 1901년에는 신규 환자 780명을 진찰했는데 그 중 402명이 볼티모어의 환자로 나머지 환자들은 미국의 31개 주와 워싱턴 D. C., 캐나다의 3개 행정구, 멕시코, 서 인도제도에서 온 사람들이었다.

수도에 사는 환자가 꽤 늘어난 이유는 백악관에서 했던 두 번의 진찰과 몇 몇 각료의 진찰을 했기 때문이다.

그의 총 수입은 1900년에는 3만 달러, 1901년에는 4만 달러를 넘었고 그 중 2만 8천 달러가 진찰료로 벌어들인 것이었다. 그 해 예일 대학교의 설립 200주년 축하식에서 전 세계 60명의 명사에게 명예 학위가 수여되었는데 오슬러는 루즈벨트 대통령, 프린스턴 대학교의 재능 있는 정치학자 우드로 윌슨 교수, 홉킨스의 3명의 교수와 함께 이 학위를 받았다. 이 해 10월 오슬러가 프랭크 셰퍼드에게 쓴 편지에는 "진찰 때문에 죽을 만큼 힘들다"고 적혀 있다. 한계를 넘어서지 않도록 진료 시간을 조절해서 교육과 자신의 연구를 위해 시간을 만드는 것은 매우 어려운 일이다.[65]

그는 1902년에도 4만 달러를 벌어들였지만 일의 중압감에 대한 불만을 말하는 횟수는 더욱 늘어났다. 그는 그 해 기관지와 부비강의 감염으로 몇 번이나 병상에 눕게 되었고 그레이스와 리비어는 오슬러보다 더 많이 자리에 눕게 되었다. 그는 또한 큰 문제를 안고 있을 때에는 고혈압을 경고하는 흉골 아래의 긴장감을 느낀다고도 적고 있다. 이 해에는 글을 쓰는 업무도 많았기 때문에 영국에서의 휴가는 취소해야만 했다. 애플턴 출판사가 『원칙과 실천』 제 4판의 영국에서의 판권을 얻지 못하자 해적판이 정규 판의 판매고를 위협하고 있었기 때문에 제 5판의 집필을 서두를 필요가 있었다. 오슬러는 그 해 여름 퀘백 주 말레만의 쾌적한 환경에 몸을 맡기고 집필 일에 전념했다. 그곳에서는 많은 오랜 벗들을 위로하는 일도 할 수 있었고, 윌리엄 하워드 태프트William Howard Taft; 미국 제 27대 대통령; 1857~1930 일가와도 친교를 가지게 되었다. 그는 태프트에게 캐나다는 최고의 미국인미국 독립 전쟁 후에 북쪽으로 넘어간 왕당파 사람들들에 의해 건설되었다며 농담을 건넸다. 그레이스는 윌리에게 머리 만marray Bay에서는 절대로 진찰을 하지 않겠다는 약속을 받고 그 약속은 대체로 지켜졌다.[66]

어디를 가도 오슬러는 홉킨스의 상황을 잘 파악하고 있었다. 1901~1902년에는 젊은 쿠싱이 외과 부하나 동료 일부에 대해 공공연하게 비판하고 있다는 것을 알게 되어 쿠싱에게 편지를 하여 홉킨스에서 성공하려고 생각한다면 그런 태도를 취하는 것은 완전히 치명적일 것이라고 경고했다. "병원 스태프 배치는 매우 특수한 것으로 어떤 작은 점에 대해서도 서로 존중해야만 하네. 자네라면 기분 상하지 않고 내 말을 들어줄 것이라고 믿고 있네."

오슬러가 1902년 가을부터 홉킨스에서 회진을 주 3회에서 주 2회로 줄이고, 관찰 수업을 주 2회에서 주 1회로 줄인 것은 많은 사람들을 실망시켰다.[67]

인생에서 가장 바빴던 시기에 오슬러는 의사라고 하는 직업에 관한 최고의 에세이를 몇 편인가를 썼다. 1902년 9월에 캐나다의학협회에서 발표한 『의학에서 애국주의Chauvinism in Medicine』는 의사에 대한 오슬러의 찬가였다. 그는 여기에서 의사라고 하는 직업 집단은 가톨릭교회 보다 보편적이라고 하는 단어에 적합하다고 서술하고 있다:

> 여기서 말하는 '보편적'이라는 것은 모든 토지에 병이 있어서 그것을 치료하는 특수한 사람들이 있다는 의미가 아니라 문명화된 세계에서 우리들은 모두 같은 야심을 가지고 같은 방법을 사용해 같은 일을 하고 있다는 의미이다. 우리들의 야심이라는 것은 모든 시대의 철학자를 고민하게 했던 자연의 비밀을 밝히고 병의 원인을 규명해 방대하게 축적해 온 지식을 상호 관련 지어 질병예방과 치료에 조속히 이용하게 하는 것이다. 우리들의 방법이라는 것은 정상이든 정상이 아니든 생명현상의 모든 측면을 신중하게 관찰하고 모든 기술 중에서 가장 어려운 관찰 방법을 완성시킴으로써 실험과학의 도움을 빌려 추리력을 기르고, 올바른 일과 그렇지 않은 것을 구분할 수 있게 하는 것이다. 우리들의 일이라는 것은 질병을 예방하고 고통을 경감시키고, 병에 걸린 사람을 낫게 하는 것이다. 의사라고 하는 직업은 어떤 종류의 동업이나 형제관계를 형성하고 있어서 그 구성원은 세계 어디서나 일을 하고 언어나 방법을 함께 하는 사람들이나 목표나 그것을 달성하기 위해 수단을 같이 하는 사람들과 형제가 될 수 있다.

오슬러는 군이나 주, 국가 간에 장벽을 두는 배타적 정신을 비난했다.

"인류에게 있어서 국가주의는 큰 재앙의 근원이었다. 무지라고 하는 악마가 이만큼 커다란 모습이 되는 일은 달리 없고 우리들에게 이만큼 사로잡히기 쉬운 망상도 이외에는 없다." 북미에서는 향당 의식이 만연해 국가나 주의 의사위원회는 의사의 이동에 대해 악의에 가득 찬 장애를 만들고 있다고 그는 경고했다. 향당 의식은 배타적인 의대나 부외자를 쫓아내는 연구실을 만들어냈다.

배타주의에 대한 특효약은 편견이 없는 마음, 여행, 자유로운 문화, 국제적인 동료의식이다. 광범위한 배려와 높은 이상을 가진 의사들은 이른바 세계문화를 육성하는 것으로 내셔널리즘이라고 하는 악에 물드는 일 없이 살아갈 수 있게 될지도 모른다. 불 관용정신에 의해 어떠한 위협을 당해도 의학의 공헌은 로마 쥬피터처럼 당당하며 기독교의 신처럼 신성하고, 그리스 신화 프로메테우스처럼 대담무쌍했다:

> 인류가 지금까지 이루어 온 위업을 모든 글에서 찾아보아도 마취, 공중위생의 개념과 그에 관련된 모든 것, 무균 법 도입이 가져온 혜택에 필적할만한 것은 찾을 수 없을 것이다. 겨우 반세기 간의 공헌이 영원히 해결 할 수 없을 것이라고 생각되어 온 인간의 고통 문제를 사실상 해결해 버렸다. ……과학적 의학의 가능성에는 한계가 없는 것처럼 보인다. 그리고 자선가들이 이것을 인류의 희망으로서 보고 있는 것에 대해 아득한 미래에 눈길을 보내는 철학자들은 구약성서 시라크Sirach 자손의 건강은 주님으로부터 모든 땅의 사람들에게 주어진 것 이라고 하는 예언을 성취시키는 과학으로 보고 있다. 의학의 전망이 이만큼 밝은 것은 과거에는 없었다.
>
> 어떤 장소에서도, 의사들은 25년 전과 비교해서 수련을 잘 받고 좋은 장비를 가지고 있다. 질환은 보다 깊이 이해되고 보다 신중하게 조사되며 보다 정교하게 치료되고 있다. 인간이 겪고 있는 고통의 감소 양상은 천사도 놀랄 지경이다. 우리들의 아버지와 할아버지에게 친숙했던 그 질병들은 그 자취를 감추고 그 이외의 질환에 의한 사

망률도 제로에 가까운 수준까지 떨어지고 있다. 그리고 공중위생설비는 수백만 명의 슬픔을 경감시키고 그 삶을 밝히고 있다.

오슬러의 이 에세이는 문학작품에서 인용이 비교적 적지만 브라운의 작품에서 캐나다 출신 자신의 이야기를 말 하고 있는 것 같은 한 구절은 인용하고 있다. "나는 정원 외에서는 번성할 수 없는 식물이 아니다. 모든 장소, 모든 공기가 나에게 있어서는 하나의 나라를 이루고 있다. 어디에 있든 어느 경선meridian 아래에 있든 나는 잉글랜드에 있는 것이다."[68]

그 무렵 오슬러의 고향인 캐나다의 온타리오 주에서도 의학의 당파주의에 대해 강렬한 일격이 가해졌다. 트리니티 대학과 그 의대가 1903년에 토론토 대학교와 합병한 것이다. 몸집이 커진 의대를 위한 최신 건물이 건설되었다. 오슬러는 물론 그 축하식의 연설을 의뢰 받았다. 그는 이 스피치를 자신의 학생시절과 당시의 교사에 대해 따뜻한 회상에서 시작해 토론토 대학이 킹스턴이나 런던의 라이벌 대학을 흡수해 세계의 일류 대학이 될 것이라는 희망을 이야기 하고 나서 의대생들의 생활에 대해 이야기했다. 그는 의대생의 생활에 대해 많은 방면에서 이야기를 했는데 이것은 그 중 최고의 것이었다.

"의학에서 말하는 마법이라는 것"에 대한 한 구절은 그의 언어 중에서 가장 많이 인용되는 예 중의 하나이다:

> 마법의 말은 짧지만 그 의미는 짐작할 수 없을 만큼 크다. 그것은 모든 입구를 여는 주문이며 세계에 큰 균형을 가져오고 실존하는 현자의 돌로 인간은 비금속에서 금으로 바꾸는 힘을 지니고 있다. 그것은 우둔한 인간을 현명하게 만들고 현명한 인간에게 비범한 능력을 부여하며, 비범한 능력을 가진 인간을 안정적으로 만든다. 마음에 마법의 말을 가진 인간에게는 모든 것이 가능하며 그것을 가지지 못한 인간에게는 모든 공부가 가치 없고 지루한 것이 된다. 마법의 말은 기적을 일으키고 눈이 보이지

않는 자는 물체를 만지는 것으로 이것이 보이게 되며 귀가 들리지 않는 사람은 눈으로 소리를 들을 수 있게 되고, 말을 하지 못하는 자는 손을 사용해서 말할 수 있게 된다. 그것은 젊은이에게는 희망을, 중년들에게는 자신을, 노인들에게는 안정을 준다. 그것은 마음의 상처를 치유하고 슬퍼하는 사람의 마음을 밝게 하고 위로한다. 그것은 과거 2,500년간의 의학의 진보를 가져 왔다. 이 말을 자신의 것으로 한 히포크라테스는 관찰과 과학을 의술의 날실과 씨실이라고 했다. 갈레노스에 따른 해석은 사람들에게 이후 1,500년간에 걸쳐 생각하는 것을 그만두게 했다. 그들의 눈을 뜨게 한 것은 마법의 말을 구체화 했다고 할 수 있는 베살리우스의 '인체의 구조'였다. 거기서 자극을 받은 하비는 자신이 알고 있던 것 보다 큰 순환 논리에 나섰고, 우리들은 오늘도 그 추리력을 느끼고 있다. 인체의 모든 부위에 그것을 떠본 헌터는 마법의 말의 미덕을 체험한 위대한 인물 중 한 명으로 우리들의 역사 안에서 찬연하게 빛나고 있다. 피르호우가 이 말과 함께 암석을 강타하자 진보의 물이 뿜어 나오기 시작했다. 파스퇴르의 손안에서는 그것은 부적이 되어 내과의 새로운 하늘을 열고 외과의 새로운 땅을 열었다. 여러분 앞에 있는 사람들 중 마법의 말의 힘을 빌리지 않고 이 지위에 도달한 자는 없다. 내가 지금 이 자리에서 여러분에게 이런 말을 하는 명예를 얻을 수 있었던 것도 여러분과 비슷한 나이에 이 말을 마음에 새겼기 때문이다. 마법의 말은 노력이다. 앞에서 말했던 것처럼 이것은 짧은 말이지만 여러분의 마음속에 신념으로 이것을 깊이 새기면 상당한 성과를 거두게 될 것이다.[69]

1903년의 오슬러 자신의 노력은 그의 기준으로 보아도 경이로운 것이었다. 그는 지금까지보다 더 많은 환자를 진찰하고 지금 보다 더 많은 수입을 올렸으며합계 4만 7,280달러, 예년과 비슷한 수십 편의 임상 논문을 발표했다. 97세로 큰 병을 계속 앓고 있던 어머니를 치료하고 백일해 발작으로 힘들어하던 리비어를 간병하고이에 관해서는 그는 아들의 기침소리가 들리는 것을 참을 수 없었다고 하기 때문에 주로 그레이스가 간호를 했을지도 모른다., 초상화나 기념 액자의 모델이 되고 파리에 3주일간 머무르며 병원을 시찰하고 강의에 출석하며 책을 사고 그레이스와 리비어와 함께 영국의 간디 섬에서 2개월간 휴가를 보내며 자선활동가 피브스를 방문해서 스코틀랜드의 성에 수 일간 머무르기도 했다. 오슬러 가족은 1903년에는 수입 중 약 1만 9,000달러를 쓰고 2만 달러를 저금했으며 9,000달러를 기부했다. 그는 11월에 일에 대해서는 나는 한계에 달했다며 불평했지만 그 후 얼마 지나지 않아 양조가인 팝스트를 진료하기 위해 밀워키 급행에 몸을 실었다. 하비 쿠싱은 약혼자에게 쓴 편지 속에서 오슬러가 자문의사로서 바쁜 나날에 대해 "그는 그것을 즐기지 않는 척한다"고 썼다. 1903년 5월에 쿠싱은 메릴랜드 클럽에서 오슬러를 위한 만찬회를 기획했다. 홉킨스의 병동 의사들은 막 완성된 63권으로 이루어진 『옥스퍼드 영국 인명사전』을 그에게 보냈다. 거기에는 에거튼 요릭 데이비스 주니어Ergerton Yorrick Davis. Jr.도 있다며 말하고 있다.[70] 보스턴 내과-외과 저널 2월 14일호에 필라델피아의 외과의사 친구 윌리엄 화이트의 이름으로 페이로니 병Peyronie병; 음경이 구부러짐에 대해 증상을 보고한 것은 데이비스의 정신, 즉 오슬러의 유머 센스의 하반신 이었다. 화이트는 그 보복으로 E. Y. D Jr의 이름으로 그 증상을 관찰한 것은 볼티모어의 클리닉에서 "스카치와 소다수 하이볼을 마시면서 진찰을 하고 있던"의사라고 넌지시 비추었다.[71] 덧붙여 오늘날에는 30대 이후의 남자에게는 음경이 구부러지는 것이 비교적 자주 나타난다고 알려져 있다. 폴라 존스Paula Jones에 따르면 미합중국 제 42대 대통령 클린턴Clinton Willam. G.대통령에게도 그런 특징이 보였다고 한다.

홉킨스에서 발표된 증상 연구 양은 여전히 많았다. 그 중에는 오슬러가 1903년에 미국내과의사회에서 발표한 『적혈구 증가와 비장종대를 동반하는 만성 청색증: 새로운 질환 단위』라고 하는 논문처럼 새로운 분야를 선보이는 것도 있었다. 적혈구의 과잉 생산, 비장 종대, 검붉은 얼굴색에 대해 그가 묘사한 10일 후 『메디컬 뉴스』가 그것을 오슬러 병이라고 이름 붙였다. 이는 의학사상 가장 빨리 발견자의 이름이 질환 명이 된 예의 하나가 되었다. 실제로 그것은 너무 빨랐다. 바케즈Vaquez H.가 오슬러보다 빠른 1892년에 이 질환에 대해 시술 한 적이 있었기 때문이다. 오슬러는 그것을 알고 있었고 바케즈에게 우선권이 있다는 것을 인정했기 때문에 이 질환은 바케즈-오슬러 병, 또는 오슬러-바케즈 병이라고 알려지게 되었다.[72]

오슬러가 기재했던 서맥, 빈번한 현기증과 실신, 일시적인 흉통을 특징으로 하고 때로는 돌연사 하는 경우도 있는 증후군에 대해서도 윌리엄 스톡스William Stokes와 로버트 아담스Robert Adams가 먼저 기재했다. 오슬러는 협심증에 관한 초기의 연구에서 프랑스인이 'la maladie Stokes Adams스톡스 아담스 병'이라고 부르는 질환에 주목했다. 그리고 1903년에 란셋Lancet에 발표했던 『소위 스톡스-아담스 병실신, 발작 등을 동반하는 서맥에 대해』라는 논문을 통해 이 테마를 다시 거론하며 13개의 증상에 대해 신중한 증상 연구를 실시했다. 그는 증상의 발현의 다양성과 불규칙성, 그 가족성을 강조하고 환자는 장수할 가능성도 있지만 "이 질환은 오늘날의 의학 범위 내에 있다고는 말하기 힘들다"라고 했기 때문에 종합적으로 예후는 불량하다고 하고 있다.

이 논문은 드물고 대부분의 연구되고 있는 질환에 관한 지식을 가져온 점에서 중요한 의미가 있다. 그러나 발표 당시는 물론 그 후에도 계속 누구도 눈치 채지 못한 사실 하나가 있다. 그것은 그 논문의 '증례 4'의 상세한 병력이 그의 형 브리튼 바스를 죽음에 이르게 한 것과 정확하게 논박할 수 없을 만큼 일치해 있었기 때문이다. 다른 문서에서는 그가 오슬러 가의 사람들은 맥박수가 적다고 생각했다는 것을 알 수 있었다. 또한 보통의 사람들은 담배를 지나치게 피우면 맥박수가 증가하는데, 자신의 경우는 오히려 줄어든다고 말했던 것도 알고 있었다. 그가 1903년에 발표한 논문에는 "내가 알고 있는 한 일가는 그 대부분이 맥박수가 60정도 이다. 아들 중 1명은 스톡스-아담스 병으로 사망했다. 나머지 한 명은 미안하리만큼 건강했는데 때로는 맥박수가 48밖에 되지 않는 경우가 있었다"고 씌어있다. 이것은 명백하게 자신의 가족과 자기 자신에 대해 기술한 것이다.

오슬러는 그때까지 확실히 건강 했던 것일까? 그는 형이 사망한 그 다음해인 1902년에 흉골 하부의 압박감에 대해 기록하고 있다. B. B.의 운명에 자극을 받은 것이든 그렇지 않든 스톡스-아담스 증후군에 관한 그의 연구는 그것에 유전적 요소가 있을 가능성을 암시하고 있었다. 그는 자신이 오늘날의 의학의 범위 내에 있다고 말하기는 힘들다고 한 질병에 걸리는 것이 아닌지 생각해 보았을 것이다. 1903년 시점에서 그가 스톡스-아담스 증후군의 환자에게 처방할 수 있었던 것은 "감정이 난폭해지거나 과로하지 않도록 주의를 하고 조용하고 규칙적인 생활을 보내는 것"뿐이었다.[73]

오슬러가 조용하고 규칙적인 생활에 관심을 가지고 있다는 사실을 알고 있던 사람은 없었다. 홉킨스에서의 일은 약간 줄었지만 병원에서는 정력적으로 활동하고 있었고 지금까지와 다름없이 사교적이며 친해지기 쉬웠기 때문이다. 그의 교과서가 시대에 뒤쳐지는 일은 없었고, 학회에 참석하고 발표 기록을 남기는 것도 언제나 마찬가지로 모범적이었다. 서 프랭클린 가로 1번지에서의 대우에도 변함이 없었고 리비어가 원하면 베개싸움을 하며 놀아주었다.

그런데도 볼티모어에서는 오슬러에 대한 비판 기류가 형성되고 있었다. 그는 정말로 우수한 걸까? 이전과 마찬가지로 우수한 걸까? 그가 성자의 예가 되고 있다는 것은 누구도 눈치 채지 못했다. 홉킨스에서 가장 수완이 좋은 의학 삽화가였던 맥스 브레델Max Broedel의 훌륭한 만화에서 오슬러는 장티푸스균 이외의 세균이 피해 다니는 성자로 그려지고 있다. 현실적인 젊은이들이 잘 팔리는 교과서의 집필자로 개인 진료에서도 큰 성공을 거두고 있는 성자의 반열에 오른 위인에 대해 알아내기 위해 이런 질문을 하는 것은 매우 자연스러운 일이었다. 그는 정점을 넘어선 것일까? 50대가 된 그는 이전의 솜씨를 잃어버리게 된 것일까? 인간은 40세를 넘어서면 계속 쇠퇴해간다고 끊임없이 이야기해 온 사람이 바로 그 오슬러였지 않은가?

홉킨스의 기초학자들 가운데 일부는 오슬러가 자신들의 분야의 최첨단에서 후퇴하고 있다는 것을 알고 있었다. 병리학은 병변 그 자체에 대한 연구에서 병변을 일으키는 과정에 대한 연구로 발전해 나가고 있는데 비해, 오슬러는 아직까지 주로 전자의 연구를 하고 있었다. 세균학자들은 그가 어느정도 커다란 기생충의 연구에서 실제로는 진보하지 못하고 있고 최신 염색과 배양 기술을 가지고 있지 않다는 것도 알고 있었다. 1890년대 후반 오슬러는 그들의 새로운 발견, 예를 들어 다른 타입의 장티푸스를 일으키는 제 2의 세균이 존재하고 있을 가능성이나 폐렴구균과 수막염 균의 차이 등을 받아들이는 데에 시간이 걸리게 되었다. 그는 과거 임상 의학의 검사 도입에 중심적인 역할을 했지만 20세기에 접어들 무렵에는 연구실에서 소변과 혈액, 가래 조사만을 하는 그의 방식은 시대에 뒤떨어지게 되었다. 이 무렵에는 임상 의과학의 미래는 적극적인 실험에 있다고 생각했던 것에 비해 오슬러는 자신의 임상 검사실에서 이러한 연구를 하는 것에는 흥미를 보이지 않았다.

오슬러는 기본적으로 질환을 관찰하고 분류하는 사람으로 위대한 19세기의 박물학자였다. 20세기 초반에 그의 곁에서 레지던트를 했던 루퍼스 콜은 당시 새로운 접근의 필요성에 대해 많은 논의가 있었던 것을 기억하고 있었다. 콜은 후에 "임상이나 원시적인 임상 검사실에서 할 수 있는 검사로는 답이 될 수 없고 더 근본적인 연구를 필요로 하는 의문이 끊임없이 생긴다"고 쓰고 있다.

"자연에서 일어나는 현상을 조사하는 것 만으로는 충분하지 않다. 자연은 사슬로 연결되어야만 하고 현상은 관리 된 조건하에서 조사해야만 한다. 대학교의 의대가 존속하기 위해서는 의학은 다른 과학 분야처럼 실험적이 되어야만 한다고 많은 사람들이 생각하게 되었다."[74]

해부학 교수인 프랭클린 몰Franklin P. Mall은 오슬러의 동료 중에서 가장 큰 불만을 품고 있었다. 몰은 독일의 연구 과학의 아들이며 20세기 초반에는 미국 엘리트 의학교들은 대학에 기반을 둔 연구소로 바뀌어나가야 한다는 것을 어느 정도는 공공연하게 주장하게 되었다. 그는 임상의를 포함한 모든 교수는 정규 교수로 급료만 수입으로 해야 한다고 생각했다. 교수는 돈 버는데 급급하거나 과중한 교육 의무로 방해 받지 않게 과학에 몰두해야만 한다. 그들의 중요한 일유일한 일이라고 해도 좋을 것이다은 연구를 조직하고 과학 논문을 발표하는 것이다. 존스 홉킨스 대학교는 미국의 기초 의학 연구의 선두를 달려야만 한다. 몰은 동료 앞에서 불평을 하거나 개혁을 부르짖거나 하는 것을 극히 꺼려했으며 오슬러와 정면으로 충돌 하지 않게 신경을 썼다. 그렇지만 일부 학생에게는 홉킨스의 발전을 저해하고 있다고 생각하는 인물의 이름을 밝히기도 했다. 몰은 1902년에 과거의 제자로 시카고 대학교의 해부학 교수가 된 르웰리스 바커에게 "실무에 관계한 지위에는 지금과는 완전히 다른 타입의 사람들이 와줬으면 좋겠다고 생각한다"고 쓰고 있다. 켈리, 오슬러, 할스테드는 개인 진료소가 번창하고 있다는 이유로 존스 홉킨스에 초빙된 인물이다. 그들은 여기에서도 개인 진료를 계속 하고 있으며 교육이나 병원 일에 도움이 되기는커녕 오히려 저해하고 있다.

몰은 홉킨스의 매우 보수적인 교수단에 불만이 많았는데 오슬러 측이 특히 현실 감각이 없다고 생각했다. 그는 1905년에 "우리들이 원하는 대학 교수는 증상 보고만 하는 인물이 아니라 연구실에서의 실험에 따른 의학 연구를 하는 인물이다"고 전하고 있다.[75] 또한 "대학 교수는 대학에서 연구와 강력한 스태프를 육성하는 것을 주요 관심사로 여겨야 한다. 지금까지의 교수들은 그렇게는 생각하지 않았다. 그들은 증상 보고만 하고 있으며 현실의 문제는 무엇 하나 해결하지 못하고 있다."

내과의나 외과의가 개인진료로 거액의 수입을 얻는 것에 대해 화를 내는 스태프도 적지 않았다. 유명한 의사들이 개인진료를 위해 왕진에 나서는 일은 병원 내에서의 책임을 방치하고 있는 일이 되지 않는가? 또한 그 나름의 진료비를 지불하고 병원에 오고 있는 개인부담 환자에게 개인적으로 고액의 진료비를 받는 것은 병원을 부당하게 이용하는 것이라고 말할 수 있는 것이 아닌가? 존스 홉킨스 병원은 이상주의와 사심 없는 의료 활동을 중시하지 않았던가? 그 정신은 배금주의로 잠식 당해버린 것인가?

실제로 홉킨스의 일부 사람들은 오슬러가 지나치게 바쁘다고 생각했다. 그와 둘이서만 이야기를 하고 싶지만 시간을 낼 수 없다는 말이나 그의 결정을 기다리고 있는데 벌써 결정했다던가, 혹은 결정한 것을 기억하지 못하는 것인지 모르겠다는 의견이 많았던 것은 사실이다.[76] 그러나 이 이외에는 불만의 목소리는 들리지 않았다. 우리들은 오슬러가 매우 바쁜 일을 거듭해 왔던 몇 년간에 그의 수입과 개인 진료나 회의 활동에 대해 비판 했던 사람이 있었는지 없었는지 조사해 보았더니 오슬러 자신을 빼면 그 누구도 없었다오슬러는 먼 곳으로의 왕진에 대해 당시에도 그 후에도 그렇게까지 할 필요가 있는지 의문스럽게 생각했다. 웰치는 오슬러가 자신의 책무를 게을리 하는 경우는 결코 없었다고 했다. 또한 병원의 개인 부담 환자에게 개인적으로 진료비를 받는다는 비판도 없었다. 실제로 그는 병원의 환자에게는 요금을 받지 않았기 때문이다. 그렇게 생각하면 급료 외에 수입을 얻을 기회는 거의 없고 오슬러의 성공을 질투하고 화가 나서 참을 수 없던 몰이 악의를 가지고 그를 중상 모략한 것이 아닌가하는 생각도 든다. 그러나 그것을 뒷받침 할 객관적인 증거는 없다. 당시의 홉킨스의 양상에 대해서 거의 모든 것을 알고 있던 하비 쿠싱은 몰과 오슬러의 차이는 철학적인 것으로 서로 이해할 수 있는 것이며 둘 사이에서 불꽃이 튀기는 것 같은 일은 없었다고 증언하고 있다.[77]

한편 홉킨스의 하급 스태프 중에는 병원의 개인 부담 환자의 진찰에 상급 스태프가 모습을 보이지 않는 것에 대해 분개하는 사람도 있었다.[78] 대부분의 스태프가 "그래도 된다"라고 생각했던 것은 상급 스태프가 없으면 자신들에게 기회가 돌아올 것이라고 생각했기 때문일 것이다. 당연한 일이지만 헨리 허드Henry Hurd와 병원의 이사회가 가장 관심을 기울였던 것은 병원의 이익이었다. 할스테드의 특수한 문제를 제외하면 중요한 문제는 외과의들이 환자에게 청구하는 고액의 수술료와 그들이 폭넓게 실시하고 있는 개인 진료였던 것이다. 그들 때문에 병원은 본래 얻을 수 있는 수입을 잃고 있는 것은 아닌지? 켈리나 할스테드가 고액의 수술비로 유명해진 것은 병원 전체에 악영향을 미치는 것은 아닌가? 그 중에서도 켈리가 1896년에 한 환자에게 청구한 막대한 수술비에 대해 허드는 매우 화를 내고 있었고 결코 용서하지 않았다.[79] 병원이 그 스태프에게 결정한 연봉을 지불하고 내과나 외과의 요금을 설정하고 징수해 병원의 것으로 하는 것은 불가능한 일인가?

이사회에게는 진료비는 항상 골치 아픈 문제였다. 그들은 대부분의 레지던트와 인턴이 돈을 받는 것을 단계적으로 금지해 나갔고 개인적으로 고용한 간호사를 병원 내에서 활용하는 것도 금지했다. 또한 상급 스태프가 환자에게 청구하는 진료비에 상한선을 마련하는 것도 진지하게 검토했지만 그런 일을 하면 상급 스태프와 환자 양쪽을 볼티모어 외의 병원에 뺏길 뿐 만이라고 하는 것을 알고 있었다. 실제로 하워드 켈리는 이미 개인 병원을 가지고 있었고 자신의 환자를 좋아하는 대로 이동시킬 수 있었다. 그를 심하게 힐책하면 홉킨스는 미국에서 최고의 외과의 한명을 잃게 된다. 무엇보다 병원의 개인 부담 환자 대부분이 의사에게 직접 그리고 개인적으로 요금을 지불하면 의사와 좋은 관계를 가질 수 있었기 때문에 더 좋은 진료를 받을 수 있다고 생각했다.[80]

그 무렵의 오슬러는 이러한 문제에 대해 발언 하는 일은 거의 없었지만 병원내의 분위기나 의사들의 동향은 항상 파악하고 있었다. 의학의 최첨단은 연구에 있다는 그의 사상은 더 깊어졌다. 오슬러가 존 록펠러의 주위 사람들에게 끼친 자극은 록펠러 의학 연구소 설립이라는 결실을 맺었다. 웰치와 몰의 형제인 사이먼 플렉스너가 그 초대 소장으로 취임했다. 1902년에는 시카고에서 열린 홉킨스의 동창회에서 르웰리스 바커Barker Lewellys가 '의학과 대학'이라고 하는 강연을 열어 호평을 받았는데 그 내용은 "임상 의사는 풀 타임 연구자가 되는 것이 바람직하다"고 하는 몰의 사상에서 큰 영향을 받은 것이었다. 오슬러가 베이커에게 보낸 편지에는 그의 논문은 문제를 잘 전달하고 있다고 적고 있다.

"의대교수가 '완전무결하고 부정이 없는 인간'으로 머무를 수 있는지는 의문입니다. 왜냐하면 사회를 위해 일하면서 학교에 이익을 가져다주는 것은 어렵기 때문입니다."[81]

사회와 병원을 위해 오슬러는 전력을 다했다. 오전 중에는 병원에서 일하고 오후에는 개인진료 환자를 돌보고 저녁에는 사교, 독서, 집필 이라고 하는 하루를 1주일간 6번, 내지는 7번 반복했던 것이다. 그는 종종 "매우 피곤"하다고 이런 날들이 앞으로 얼마나 지속될 수 있을런지 불안하다고 했다.[82] 오슬러는 의학계의 슈퍼스타로 미국에서 가장 유명한 의사였다. 그리고 얼마 지나지 않아 『평정심Aequanimus』이라고 하는 에세이를 출판해 더 유명해지게 된다. 그는 틀림없이 해외에서도 가장 유명한 미국의 의사였다.

한편 존스 홉킨스 병원과 의대는 명백하게 해외에서 가장 잘 알려진 미국의 의료 기관이었다. 20세기에 들어설 무렵에는 미국의 의학이 유럽의 의학을 추월하려고 한다는 것을 실감 할 수 있을 정도가 되었다. 오슬러는 얼마 후 "우리들은 드디어 대서양 저편에서도 좋은 일을 한다고 독일인에게 인정받을 수 있게 되었다고 생각한다"고 적고 있다. 의학계는 홉킨스에서 무엇이 일어나고 있는지를 보고 싶어 했다. 하비 쿠싱이 1904년에 말한 것처럼 홉킨스의 모두가 외국의 방문객을 대접했다.[83] 손님들은 오슬러 박사가 어떻게 환자를 진찰하는지 보고 싶어 했다.

오슬러는 변함없이 회진 때에 자신의 뒤를 따라오고 있는 집단을 놀렸다. 어느 날 환자의 베갯머리에서 이런 말을 주고 받았다고 한다.

"이 환자를 담당하는 건 누구죠?"

"접니다."

"잘됐군, 플리먼 군. 이 환자를 진찰 할 때 가장 먼저 무엇을 해야 하죠?"

"병력을 물었습니다."

"아니에요. 그건 이미 끝났어요. 그 뒤에는?"

"시진을 합니다."

"아직이요. 그 전에 하는 것은?"

학생은 모르겠다고 대답했다.

“자네가 제일 먼저 해야 할 일은 빛을 막고 있는 램버트 선생에게 거기서 좀 비켜달라고 부탁하는 거야.”

그러나 이것은 심각한 문제였다. 1902년에 한 대학원생이 오슬러박사의 회진에는 놀랄 정도로 많은 사람들이 따라다닌다고 했다.

“월요일에는 48명 이었다. 인턴, 스태프, 간호사는 포함지도 않았다. 이 회진은 4학년들의 교육을 위해 실시되고 있는데 4학년들은 그 중 16명 밖에 되지 않는다. 진찰 모습이 어느 정도로 보이는지는 아마 쉽게 상상할 수 있을 것이다. 나는 이 집단에서 벗어나기 위해 맥크레이 박사 뒤를 따라 다니기로 했다. 아주 잘 볼 수 있었다.”[84]

제 8 장

미국을 떠나다.

1904년 2월 7일 볼티모어의 상업 지역에서 화재가 났다. 불길이 거세게 타올라서 잡기 힘든 상태였다. 강하게 부는 남풍은 오슬러가 살고 있는 말끔한 주택가 쪽으로 불꽃을 몰고 왔다. 오슬러 집의 식당쪽 창문에서는 저녁 하늘이 화염으로 붉게 물든 것이 보였다. '평정심'을 가질 수 없게 된 오슬러는 평상때보다 많은 담배를 피며 괘종시계의 바늘을 신경질적으로 만지고 있었다. 그리고 서 프랭클린로 3번지로 가서, 하비 쿠싱의 젊은 아내 케이트와 아기를 데리고 왔다. 쿠싱과 오슬러가의 여분의 열쇠를 가지고 있는 다른 사람들은 마을 외곽에 있었는데 할스테드가 찾아왔다. 경관이 집으로 와 "불길을 막기 위해 근처에 있는 구획을 폭파하기로 했습니다. 피난 준비를 서둘러주십시오"라고 말했다. 그레이스는 짐마차를 빌려 대기시키고 특히 귀중한 책, 은식기, 의류, 리넨 제품, 도자기 등을 꾸릴 것을 지시했다. 근처 집들의 지붕에 불씨가 내려앉기 시작했을 무렵, 하인들은 마지막으로 가벼운 저녁식사로 굴 요리를 내놓았다. 리비어도 깨워서 옷을 입혔다.

그때 갑자기 바람 방향이 바뀌어서 프랭클린로 1번지에 대한 위협이 사라져버렸다. 화염은 그들의 집까지 약 2구획 밖에 남지 않았었는데 더 다가오는 것을 멈추었던 것이다. 화재는 다음날에는 완전히 진화되었지만 볼티모어의 상업 지역을 모두 태워버렸고 약 70개 구획의 건물들이 파괴되었다. 그 중 대부분은 존스 홉킨스 병원이 기본 재산으로 소유하고 있던 것들이었다. 그레이스는 "가엾은 볼티모어는 파멸되었고 우리들은 모두 지쳐버렸어요"라고 적고 있다. 존스 홉킨스 병원은 설립 이래 최대 위기에 직면했다. 이사들은 긴축계획을 실시했고 병원 수입을 늘리기 위해 개인 부담 환자를 수용할 것을 의사들에게 촉구했다.

오슬러는 몇 통의 편지 속에서 이 화재에 대해 언급하고 있는데, 참으로 그답게 피닉스Phoenix; 이집트 신화의 불사조, 500년, 또는 600년에 한 번씩 스스로 타 죽고, 다시 태어난다는 영적인 새의 전설이나 역경을 기회로 바꿀 아이디어를 내놓으며 이 비참함을 줄이려고 애썼다. 그는 병원의 정기 간행물을 존속시키기 위해 이후 10년간 자신의 급여 중 5,000달러를 병원에 기부할 것을 약속했다.[1]

의사들의 공헌은 거기서 그치지 않았다. 오슬러와 웰치는 본인들의 업적들로 존 록펠러 주위의 사람들에게 경의를 얻고 있던 것을 최대한 활용했던 것이다. 오슬러는 자신의 교과서를 읽고 감명 받았다고 한 프레데릭 게이츠록펠러의 자선사업 상담역에게 편지를 보내, 홉킨스가 입은 손실을 만회하기 위해 도와주기를 간청했다. 또한 록펠러 의학 연구소와 과학 연구소의 과학 이사장이었던 웰치는 록펠러 주니어 쪽을 움직이기 위해 노력했다. 노력이 결실을 맺어 4월에는 볼티모어 대 화재로 인한 존스 홉킨스 병원의 수입과 자산의 손실을 메우기 위해 존 록펠러는 존스 홉킨스에 50만 달러를 기부할 것이라는 발표가 있었다. 이와 동시에 메릴랜드 주 의회로부터도 4만 달러의 기부금을 받았는데 너그러운 록펠러 집안은 기부 금액을 줄이는 행동은 하지 않았다. 이것이야말로 역경을 찬스로 바꾸는 것이다. 존스 홉킨스는 1904년 볼티모어 큰 화재 후에 이전보다 더 넉넉해졌다.[2]

대서양 저편에서는 또 반 다윈주의자anti-Darwinismian나 의대가 졸업생과의 충돌에 따라 궁지에 몰리게 되었다. 역사 깊은 옥스퍼드 대학교에서는 몇 세기 전부터 의학 학위를 취득할 수 있었다. 1546년에는 헨리 8세가 옥스퍼드 대학교에 흠정 교수Regius Professor; 欽定敎授직을 마련해 17세기에는 전 세계 실험과학을 선도하는 존재가 되었다. 그러나 의대의 이런 번영은 오래가지 못했고 그로부터 약 200년에 걸쳐 옥스퍼드의 다른 대학들과 마찬가지로 매우 침체되어 버린 상태였다. 19세기에 들어설 무렵 영국 의학 교육이 대학이 아니라 런던의 큰 병원들을 중심으로 이루어진 것은 윌리엄 오슬러의 백부인 에드워드가 받았던 의학교육에 관해 말한 그대로라고 보면 될 것이다. 옥스퍼드 대학교 학생들은 아직 의학사 학위를 취득할 수 없었는데, 이를 취득하기 위해서는 런던에서 충분히 실습을 하고 난 뒤 옥스퍼드에서 흠정 교수의 시험을 통과해야만 했다. 또한 이 시험은 흠정 교수의 유일한 업무였다. 런던에 나오기 전에 옥스퍼드에서 받을 수 있는 예비 수업은 너무나도 구식이었으며 비과학적인 것도 있었기 때문에 19세기 초반에는 이러한 과정을 거쳐 의학도의 길에 입문하는 학생은 매우 적어서 매년 1명 정도였다.

19세기 후반이 되자 기초 의학을 포함해 옥스퍼드 대학교의 과학은 서서히 명성을 되찾기 시작했다. 1857~1895년까지 흠정 교수를 역임했던 헨리 애클랜드Henry Acland는 옥스퍼드 대학교의 생물 과학을 발전시키기 위해 고군분투해서 큰 승리를 거두었다. 그는 반 다윈주의자나 생체 해부에 반대하는 사람들, 침체의 원흉이 되던 사람들을 압도했다. 그는 또한 대학 박물관의 설립에도 힘을 쏟았다. 또 하나 눈에 띄는 진보는 1875년에 존 버던 샌더슨John Burdon Sanderson이 옥스퍼드 대학교의 최초 생리학 교수로 임명된 일이었다. 1895년에 샌더슨은 애클랜드 대신 의대 흠정 교수로 임명되었다. 해부학과 병리학등 다른 기초 의학과도 강화되었고 의대 커리큘럼과 조직은 개혁을 단행했다. 1890년대에는 옥스퍼드에서 모든 임상 의학을 공부 한 다음에 런던의 병동에서 1~2년간 수련을 거쳐 흠정 교수에게 시험을 거쳐 옥스퍼드 대학교 의대에서 학위를 취득하는 시스템이 정착되었다. 옥스퍼드 대학교의 학위는 전문적이라는 관점에서 에든버러 대학교나 런던 대학교의 학위만큼은 아니었지만 충분히 훌륭했기 때문에 보통은 교양 있는 의사라고 여겨졌다.

1903년 고령이 된 버던 샌더슨은 사직을 결심했다. 옥스퍼드 대학교 의대의 차기 흠정 교수는 누가 될 것인가? 딱 한 사람 폭넓은 지지를 얻고 있던 사람은 왕립내과의사회의 회장인 윌리엄 처치 경Sir William Church이었는데 본인이 별로 흥미를 보이지 않았다. 옥스퍼드 대학교 의대 흠정 교수직은 신학대 흠정 교수직에 이은 명예로운 지위로 의무는 거의 없었지만 연간 고정 급여는 400파운드였기 때문에 자문의사로서의 일을 더 열심히 할 수 밖에 없었다. 옥스퍼드 대학교는 처음으로 최첨단 병리학 연구소를 설립한 직후였는데 그 병리학자인 제임스 리치Games Ritche에게는 상급강사로서 고정급여를 지불하는 것이 고작이었다. 샌더슨과 동료 과학자들은 리치를 교수로 승진시켜 합당한 수입을 얻을 수 있게 흠정 교수직에 앉혀야겠다는 아이디어를 제안했다. 이 방법이라면 단 한번의 교묘한 인사이동으로 옥스퍼드 대학교의 병리학 기초를 다질 수가 있었다.

그런데 이 묘안이 바로 직전에 학교 밖으로 유출되어 런던에서 개원 중이던 옥스퍼드 대학교 의대 출신의 저명한 의사들로부터 거센 반발이 일었다. 그들의 눈에는 과학자들이 의대의 흠정 강좌를 훔치려고 하는 것처럼 보였기 때문이다. 실제로 그것은 병리학이라고 하는 과학의 한 분야가 되려고 하고 있었다. 리치는 비교적 젊고 전문 분야에서는 그렇다 쳐도 그 외의 분야에서는 무명의 존재였다. 그가 흠정 교수직에서 물러날 때쯤에는 옥스퍼드 대학교 의대는 임상 병리학 세계에서 완전히 잊혀 지게 될 것이다. 흠정 교수는 옥스퍼드 대학교 의대의 학위를 가진 자라면 개원을 할 능력이 있다는 것을 보증해주는 모든 임상 의학과의 균형을 유지해주는 중요한 역할을 하는 사람인데 말이다.

흠정 교수는 아서 발포어Arthur J. Balfour 총리가 국왕의 이름으로 임명하게 되어 있다. 옥스퍼드의 기초 의학 연구자와 런던의 임상 의사는 공적으로도 사적으로도 우아한 사람들이지만 때로는 통렬한 서한을 주고 받는 형태로 서로 논쟁을 벌였다. 런던의 임상 의사는 총리에게 영향력을 행사할 수 있었기 때문에 리치의 임명을 저지할 수 있었지만 적당한 후보를 세우지 못하고 있었다. 그들에게 있어서 옥스퍼드 대학교 의대 흠정 교수직은 의학계에서 가장 명예로운 지위 중 하나이며 그 지위에 앉는 자는 임상과 교육에 있어서 충분한 업적이 있어야 하고 의학교육의 모든 면에서 정통한 옥스퍼드 출신자, 즉 '의사들의 평' 세간의 평이 모두 좋아야 하고 대학의 체면을 훌륭하게 유지할 수 있는 인물이어야 했다. 그러나 이 지위를 원하는 사람들은 그들의 말을 빌리자면 화석과 부적격자 들 뿐이었다. 총리는 2류 인물을 임명할 생각은 없었고 임기에 맞춰 적당히 인물을 골라 앉힐 생각도 없다는 것을 명확히 했다. 과학자는 임상 의사에 대해 "그렇게까지 반대할 것이라면 그쪽에서 후보자를 내세우던가"라며 따지고 나섰다. 이 모습을 지켜보던 사람들은 과학자와 임상 의사 사이에서 이만큼 깊은 골이 생겨서는 누가 흠정 교수직에 앉는다고 해도 잘 해나갈 수 없을 것이라고 생각했을 것이다. 1904년 여름에는 옥스퍼드 대학교에서 영국의학협회BMA의 연회가 열렸는데 그들은 아마 매우 난처해하며 참가자를 맞이했을 것이다.[3]

한편 미국에서는 하버드 대학교가 존스 홉킨스 대학교의 내과학 교수에게 구애를 펼치고 있었다. 오슬러가 4월에 하버드에서 잉어솔 강의Ingersoll Lecture를 했을 때 학장은 그에게 새로 위생학 교수직을 마련했으니 1년간 이곳에 올 생각이 없는지 의견을 물었다. 오슬러는 자신의 아내가 친척과 가까이 살고 싶어 하지 않는다며 농담을 하고 곧 진지하게 홉킨스에서 임상 기회가 너무나 매력적이어서 1년이나 떨어져있고 싶지 않다고 고백했다.

카운슬먼Councilman W. T.이 엘리엇에게 오슬러라면 보스턴에서도 임상 기회는 충분히 있을것이라고 이야기했기 때문에 하버드는 오슬러에게 구애를 계속했다. 1904년 6월 말에는 그에게 꽃을 보내는 대신에 명예학위를 보냈다. 그 표창장에는 "윌리엄 오슬러 영국계 미국인, 이 대륙에서 가장 중요한 자문의사, 저술가, 교사, 연설가"라고 씌어 있었다.[4]

그 무렵 영국에서 누군가가누구였는지는 확실하지 않다. "옥스퍼드 대학교 의대 흠정 교수직에는 윌리엄 오슬러가 적임자가 아니냐"라고 했다. 오슬러는 옥스퍼드 출신은 아니지만 그 이외의 조건은 모두 만족시키고 있었고 어느 파벌의 사람도 불만을 이야기 하지 않았다. 그에게 그럴 마음이 있으면 최고의 흠정 교수가 될 수 있을 것이다. 그 제안을 들었을 때 샌더슨은 자신의 이마를 탁 치며 "과연, 그 남자야 말로 적임자다!"라고 소리쳤다고 한다. 그러나 이 일화의 출처가 좀 수상하다. 왜냐면 샌더슨은 6월 8일에 오슬러에게 편지로 제안을 했을 때 자신이 첫 번째로 추천하는 후보는 리치라고 고백했었기 때문이다. 오슬러는 차선책이라는 것인데 옥스퍼드에 갈 마음이 생길까?[5]

그레이스는 매사추세츠 주의 친척을 방문하고 있었다. 그녀의 생일인 6월 19일 돌연 윌리가 마을에 나타났다. 역에서 머무르는 곳까지 가는 마차 안에서 그는 조용이 영국에서 온 편지를 그녀에게 보여주었다. "편지를 읽으면서 나는 내 어깨를 짓누르던 어마어마한 중압감이 사라지는 것을 느꼈습니다. 볼티모어에서 윌리엄은 너무 바빴어요. 최근 몇 년처럼 계속 일하면 위험해질 거라고 나는 계속 생각했거든요" 아내는 남편에게 이 이야기를 받아들일 거면 바로 전보를 치라고 했다. 그러자 그는 부인에게 당신은 그렇게 미국을 벗어나고 싶은 것이냐며 놀렸다. 그는 샌더슨에게 그 건에 대해서는 영국의학협회에서 그쪽에 갔을 때 다시 이야기 하고 싶다고 전보를 쳤다. 6월 21일 편지에서는 그는 제안을 받아들일지 어쩔지 저울질을 하고 있었다:

> 많은 의미에서 나를 후보자로 임명해주셨으면 합니다. 나는 여기서 매우 행복하게 살고 있습니다. 이곳의 시설은 아마도 영어권에서 최고일 것입니다. 그렇지만 나는 과로로 사회에 공헌하거나 교육을 계속 하는 것이 점차 어려워지고 있습니다. 나는 30년간 전력을 다해 이 일에 종사해왔지만 지금의 이런 몇몇의 부담감에서 벗어날 때를 기다리고 있었습니다. 나는 인세를 얻고 있어서 쾌적하게 살 수 있습니다. 어떻게 보면 독립한 거라고도 말할 수 있겠지요.
>
> 유일한 의문은 이 지위에 걸맞은 의무에 관한 것입니다. 나는 임상교육에 관심이 있고 또한 좋아합니다. 임상 기술도 어느 정도 있으며 그러한 점에서 의사로서의 가치를 평가받고 있습니다. 학생과 일상적으로 만나는 기회가 없어진다면 매우 안타까워

질 것 입니다. …… 한편으로는……[6]

그레이스는 그 해 여름은 미국에 머무르기로 했다. 윌리는 하버드 대학교에서 명예학위를 받고 머리 만에서 가족과 함께 단기 휴가를 즐기며 7월 16일에 캠패니아 호로 출항했다. 여행에는 쿠싱과 맥크레이가 동행했고 선실을 함께 썼다. 오슬러는 오전 중에는 침대에서 오랜 시간 책을 읽거나 글을 쓰며 조용히 시간을 보냈고 그리고 나서 사교를 즐겼다. 이 배에는 상주 의사 외에도 필라델피아의 제임스 타이슨과 토론토의 젊은 하버트 프레이스 등의 의사들도 타고 있어서 오슬러는 그들과의 교류를 매우 즐거워했다. 그들은 그 장소에서 '북대서양의학협회'를 만들고 오슬러는 해상에서 수면과 비만에 대한 논문을 쓰자고 제안했다.

샌더슨의 이야기를 들어보면 오슬러는 처음부터 흠정 교수직은 매우 한가한 직무라고 생각했던 것 같다. 런던에 도착해서 2일 째 저녁식사 자리에서 그는 영국의 유명한 의사에게 태연하게 이렇게 물었다. "내가 옥스퍼드의 흠정 교수가 될 만큼 늙었나요?" 같은 날 그는 쿠싱에게 그러한 견해를 털어놓았다. 놀란 쿠싱은 곧바로 아내에게 편지를 썼다:

> 우리끼리 이야기지만 O박사에게 옥스퍼드의 흠정 교수직 제의가 있었다는군. 그는 아마 수락할지도 몰라. O부인이 통통하게 살찐 귀부인이 되기에는 좋은 장소고 자신에게도 그렇게 나쁘지 않다고 말하더군. 흠정 교수직은 일을 하지 않고 높은 급여를 받을 수 있는 한직이야. 1년에 한번 강의를 하고 나머지는 포트와인을 마시면서 지내면 돼. 의학사 책이라도 쓰면서 말이야.[7]

영국의학협회의 멤버가 해마다의 모임을 위해 옥스퍼드에 모두 모였을 때 오슬러가 그 흠정 교수직의 후보가 되었다는 소문들이 난무했던 것이 틀림없다. 그를 평가하려는 사람들의 눈에 그는 매우 좋은 인상을 남겼다. 영국의학협회 회장의 감사한 결정에 고마움을 말하기 위해 오슬러는 옥스퍼드의 전통과 이상을 능수능란하게 이야기 했을 뿐 아니라 회장이 열거했던 옥스퍼드의 위대한 의사 리스트에서 존 로크가 빠졌다며 지적했다. 옥스퍼드 출신의 의사들은 자신들이 역사를 잘 모른다는 사실에 대해 겸연쩍어 한 것이 아니면 오슬러의 발언에 큰 영향을 받은 것 같았다. 한편 영국의학협회는 옥스퍼드 대학교에서 명예학위로 LL. DLegum Doctor, 법학박사를 수여 받을 6명의 뛰어난 의사들 중 한 명으로 오슬러의 이름을 올렸다. 쉘도니언 대강당에서의 집회는 매우 화려했으며 오슬러가 좋아하는 전통적인 분위기가 가득했다. 이 캐나다인이 받은 갈채는 예상 보다 더 컸으며 오랜 시간 계속 되어 그의 약간 검은 피부조차 붉어지는 것을 숨기지 못했다고 쿠싱은 말하고 있다.[8]

오슬러는 옥스퍼드에서 1주일 동안 사교를 하고 협의를 하며 미래에 대한 생각을 하면서 보냈다. 영국인들은 역시 그를 원했다. 영국 의학계에서 지도적인 위치에 있으며 옥스퍼드와는 관계가 없는 사람들도 오슬러가 왜 홉킨스라고 하는 세계 최고의 의료기관에서 일하는 것을 포기하려고 하는지 이해하기 힘들었지만 옥스퍼드는 최고로 훌륭한 흠정 교수를 얻게 되는 것이라며 옥스퍼드 관계자들을 격려했다. 오슬러는 이번에는 추천장을 제출할 필요가 없었지만 그래도 마음속에서 갈등이 있었다. 남편이 동요하고 있다는 것을 눈치 챈 그레이스는 "꾸물대지 말고 얼른 승낙해요"라고 전보를 쳤다. 오슬러가 후에 말한 것을 살펴보면 이 전보에는 "관에 들어가서 가는 것 보다는 배를 타고 가는 편이 나을 거에요"라는 문장이 더 적혀있었다고 한다.[9] 오슬러는 쿠싱과 맥크레이McCrae에게 전보의 다른 부분을 숨기고 '꾸물대지 말고' 부분만 보여주었다. 발포아 총리도 결심을 굳히고 국왕의 승인을 얻어, 오슬러가 미국으로 돌아가려고 하던 바로 그 때 정식으로 옥스퍼드 대학교 의대 흠정 교수직을 제의했다. 오슬러는 꾸물대지 않고, 곧바로 수락했다.

오슬러는 귀국 선박여행의 대부분의 시간을 친척과 동료, 많은 오랜 벗들에게 편지를 쓰는 데에 보냈으며 "자신이 할 수 있는 최고의 일을 끝낸 지금 조용하고 마음을 편하게 해 주는 항구로 들어가기로 했다"며 경위를 설명했다. 편지를 쓴 것이 배 위라서 그랬는지, 그가 해군사관학교 출신의 아들이어서 그랬는지, 아니면 그의 인생이 여행의 연속이어서 그랬는지는 모르겠지만 오슬러는 이 편지들에서 항해의 이미지를 많이 이용하고 있다. "나는 항상 항로를 바람이 불어오는 곳에 맞춰놓고 항해를 해왔기 때문에 볼티모어에서는 돛을 접어서 넣어둘 수가 없었습니다. 그런데 옥스퍼드는 아담한 항구여서 개장을 위해서 몇 년 정도 입항하기에 적합한 것 같습니다"

교사로서 그리고 개원의로서 30년간 열정적으로 일한 그는 이곳에서 은퇴하려고 했다. 이런 상태로 미국에서 계속 일한다면 건강을 해치고 말 것이라고 우려하고 있었기 때문이다. 그는 어떤 편지에서는 "나는 계속 무리한 삶을 살아왔습니다" 라고 적고 또 다른 편지에서는 "쫓기는 것 같은 삶은 정말 진절머리가 납니다"라고 했다. 또한 어떤 편지에는 "나는 현재의 어수선한 삶에 완전히 졌습니다. 육체적으로도 정신적으로도 사양길에 접어들었습니다"라고 적었다. 그는 옛날부터 60세 정도가 되면 은퇴하려고 생각하고 있었다. 그리고 56세라고 하는 연령은 60세에 매우 가까웠다그는 1904~1905년 동안 홉킨스에 머무르기로 했다. 영국에 강한 애착을 가지고 있었다고는 해도 세계 최고의 의료기관에서 일을 그만두는 것과 미국 친구들과 헤어지는 것들이 그에게는 아마 힘들었을 것이다. 그리고 캐나다에는 98세가 되는 어머니가 있었다. 어머니에게 보내는 편지에는 "그 아이리비어에게는 영국에 있는 편이 훨씬 더 도움이 되기 때문입니다"라고 덧붙이고 있다. 그는 어머니에게 매년 만나러 가겠다고 약속했다. "지금 보다 더 자주 만 날수 있을 것입니다."[10]

윌리에게는 결심하라고 말했지만 그레이스는 내심 고민하는 부분이 많았다. 친구, 아름다운 집, 나이 드신 친정 부모님과 헤어지는 것은 그녀를 힘들게 했다. 그녀는 영국의 습하고 한랭한 날씨도 싫었다. 최근에는 영국을 방문할 때마다 호흡기 병도 겪었기 때문이다. 그렇지만 그녀는 영국으로 옮기는 것에는 계속 찬성하는 입장이었다. 남편이 현재의 공사다망 한 생활에서 벗어나기 위해서는 미국을 떠나는 것밖에 없다는 것을 잘 알고 있었기 때문이다. 그녀가 의사 친구에게 쓴 편지에는 "오슬러 박사에게 정말로 좋다고 생각되는 일을 시키기 위해 내가 얼마나 갈등을 겪었는지, 얼마나 노력을 했는지 당신은 상상도 못할 것입니다"라고 적었다. 또한 자신의 자매들에게는 "내가 무엇을 할 수 있을까요?"라고 묻고 있다. "반대로 생각해보면 미국의 전통을 배우고 자란 미국인이 미국에 돌아가고 싶어 하는 것이 당연한 일이잖아요?"[11]

아무런 예고도 없이 날아온 뉴스는 존스 홉킨스의 모든 사람을 실망시켰다. 플로렌스 세빙은 친구에게 쓴 편지에서 "오슬러 박사를 잃고 모든 이가 슬픔에 젖어 있다"고 전하고 있다. "이사 중 한 명은 그를 잃는 것은 화재보다 더 큰 손실이라고 말하고 있습니다……. 허드 박사는 완전히 낙담하고 있고요." 웰치는 오슬러에게 편지를 썼다. "당신의 편지는 나를 깊은 슬픔의 나락으로 빠지게 만들었습니다. 당신이 사라진다면 나는 매우 외로워질 겁니다. 우리들은 모두 말로는 표현할 수 없을 정도로 외로워하고 있습니다. 나는 생각조차 하기 싫습니다." 허드는 오슬러에게 자신도 은퇴를 고려하고 있었다고 말하며 정중하게 감사의 뜻을 전했다:

> 나는 오래 전부터 당신이 지나치게 일을 많이 한다고 생각했고, 일을 줄일 방법을 찾지 못하면 언젠가 반드시 건강을 해칠 것이라고 염려하고 있었습니다. 재능과 자기희생, 의학에 대한 공헌 등에 합당한 보수라는 것이 있다면 당신은 분명히 이번 영전을 누릴만합니다. 우리 병원과 의대가 이만큼 성공을 거둘 수 있었던 것은 당신의 업적이 컸다고 생각합니다. 당신은 서로 다른 대학을 집대성해 높은 수준의 의료를 제공할 수 있도록 가장 큰 공헌을 해줬습니다. 실제로 당신의 공평무사한 의견이 없었더라면 우리 존스 홉킨스의 현재의 명성은 결코 얻을 수 없었을 것입니다.

위어 미첼은 마침 일을 좀 줄이는 게 어떠냐는 편지를 오슬러에게 쓰려는 참이었다. 슬픔을 숨기기 위해 그는 오슬러의 앞으로의 일들을 놀림거리로 삼았다.

"자네는 곧 'really정말로'라는 단어를 '리어리'가 아닌 '레이리'라고 발음하게 될 거야. H발음이 나오면 탈락시켜버리겠지. 'God신'이라는 단어를 '갓'이 아니라 '고오드'라고 발음하게 될 거야. 단어에 모쪼록 신경을 좀 써주게."

존스 홉킨스에 관해서는 이라며 그는 덧붙였다.

"아마 자네는 잘 몰랐겠지만 존스 홉킨스의 의대는 실제로는 윌리엄 오슬러의 의대였네."

데이어는 글을 쓰기 위해 워싱턴 호텔에 처박혀 있었기 때문에 영국행을 설명하는 오슬러의 편지를 받지 못했다. 그는 신문을 통해 이 사실을 알게 되었다. "나는 완전히 당황했다. 다른 생각은 아무것도 할 수 없었고 정신을 차리자 침대 위에 엎드려 어린아이처럼 엉엉 울고 있었다."[12]

멘켄Mencken H. L.은 미국 의사들 때문에 오슬러가 도망치는 것이라고 생각했다. 왜냐하면, 볼티모어에 도착하는 모든 열차에 오슬러에게 진찰 받으려고 찾아오는 병에 걸린 의사들이 반드시 타고 있었기 때문이다. 쿠싱은 오슬러가 옥스퍼드 행을 검토한 장소가 볼티모어였다면 에든버러에서 보낸 제안을 거절했던 것처럼 모두가 그에게 압력을 행사해 못 가게 할 수 있었을지도 모른다고 생각했다. 그러나 이번에는 오슬러의 결심이 흔들리지 않았다.[13]

물론 홉킨스의 생활은 앞으로도 계속 흘러가고, 오슬러도 향후 8~9개월은 미국에 머무를 것이다. 작별의 인사를 하고 후계자에게 자리를 물려주고 필라델피아의 출판사를 위해 편집을 맡았던 새로운 '내과학 체계'의 일을 마무리 짓고 많은 미국인 학자를 위해 마지막 진찰을 할 시간은 충분히 있었다. 영국에서 돌아온 오슬러는 캐나다의 퀘백 주의 포완트픽에서 여름휴가의 마지막 몇 주를 보냈다. 여름휴가라는 것은 이름뿐이며 그는 하루에 3~40통의 축하 편지에 대한 답장을 쓰고 있었다. 그렇지만 모든 편지에 답장을 다 쓰는 것은 불가능했다. 볼티모어로 돌아가는 도중 일가는 캐나다의 친척집을 방문했다. 그레이스는 곧바로 "대학 의대 흠정교수와 그 가족들의 개선 행진에 진절머리가 나요"라고 외쳤다.

오슬러는 어머니로부터 균형 감각을 가지라는 조언을 얻었다. "영국에서도 미국에서도 셔터는 똑같은 소리를 내면서 닫힌다는 사실을 잊어서는 안 된다."[14]

홉킨스의 스태프 중에서도 프랭클린 몰은 오슬러의 영국행을 기뻐했을 가능성이 있다. 그는 연구의 수호자를 자임하고 있었는데 그 '연구'는 특정 종류에 제한되어 있었다. 질환과는 인연이 없었던 그가 오슬러의 연구실에서 이루어진 말라리아나 장티푸스의 임상 연구를 정말로 이해했는지 아닌지 명확하지 않다. 몰은 오슬러가 홉킨스에서 사라지는 것을 고목이 썩어서 사라진 것처럼 생각했다. 몰은 오슬러의 후임 내과학 교수는 존스 홉킨스를 보다 더 높은 수준, 유럽의 주요 연구실에 필적할만한 장소로 끌어 올릴 만한 사람이 아니면 안 된다고 생각했다. 그러나 몰 이외의 대부분의 사람들은 오슬러의 후임으로서 그에게 필적할 만큼 일을 할 수 있는 인물은 어디에도 없다고 생각했다.[15]

윌리엄 웰치는 어땠을까? 그는 특히 연구자에 대해서는 관대한 후견인이었고 오슬러와 비슷하게 높은 위치에 있는 사람이었다. 벌써 오랜 옛날 이야기 이지만 의학 학위도 취득했다. 실제로 홉킨스의 스태프 중에는 오슬러의 후임 내과학 교수와 내과 과장이 될 만한 인물로 가장 먼저 웰치의 얼굴을 떠올리는 사람들도 있었다. 이는 어떻게 생각해 보아도 재미있는 인사 안이었는데, 위대한 히포크라테스식의 예의로 한때 진지하게 검토되었다.

내과학 교수는 의대의 정점에 서며 다른 모든 분야의 스태프들은 그 아래에서 일하게 된다. 웰치 자신의 태도는 애매했다. 다만 쿠싱의 회상에 따르면 어느 날 몰에게 현대의 히포크라테스라며 놀림을 받자 이 제안을 완전히 무시하게 되었다고 한다. 오슬러의 조수이며 홉킨스에서 가장 친한 제자인 데이어를 승진시키면 어떨까? 오슬러 자신도 처음에는 자신의 후임자로 데이어 이외에는 없다고 생각했다.[16]

"어째서 데이어를 배신할 수 있는 걸까?" 뉴잉글랜드 출신 지식인으로 뼛속부터 임상가이며 세련되고 문학에 조예가 깊은 데이어는 오슬러와 매우 닮아있었기 때문에 그 전부터 다양한 방면에서 오슬러의 대역을 맡아왔다. 바로 그 이유 때문에 몰이나 다른 많은 과학자들은 데이어를 지지하지 않았다. 데이어는 기본적으로는 진단의사 이며 약간 덜렁대는 면이 있고 꿈을 좇으며 과학자들이 말하는 의미의 연구는 하지 않았다. 데이어가 후임으로 선출되면 오슬러의 시대와 아무런 변화가 없게 된다. 그리고 교수직이 공석이 되면 제 1조수가 자동으로 승진한다는 나쁜 선례를 홉킨스에 남기게 될 우려가 있었다.[17]

오슬러의 후임을 찾고 있다는 광고를 낼 필요도 정식으로 모집 공고를 낼 필요도 없었다. 모두가 서로의 일을 다 알고 있었기 때문이다. 홉킨스의 외부 후보 중에는 미시건 대학 내과학 교수 조지 도크와 해부학 교수 르웰리스 바커 두 명이 유력했다. 도크는 오슬러가 필라델피아에 있었을 때 그의 밑에서 일을 하였었다. 한편 바커는 홉킨스에서 오슬러의 밑에서 일을 한 적이 있으며 그와 같은 캐나다인으로 오슬러 집의 여벌의 열쇠를 가장 먼저 이어받은 인물로 그의 친구이기도 했다. 바커가 진료를 한일이 없는 것에 비해 도크는 임상 경험이 풍부했지만 냉담한 과학자로 환자에 대한 태도가 문제가 되었다. 바커는 총명하고 매우 붙임성이 좋았고그를 싫어했던 도로시 리드에게는 '실없는 캐나다인'이라고 불렸다. 야심가이며 매우 노력가이기도 했기 때문에 제 1급 과학자 일 뿐 아니라 위대한 임상가가 될 가능성이 있었다. 의대의 장로의회에서는 웰치, 할스테드, 몰이 그를 지지했다. 몰은 특히 열심이었다.[18]

오슬러는 관심은 컸지만 절제하며 후임 인사를 지켜보고 있었다. 자신이 영향력을 발휘해 생각하는 대로 후임을 결정할 수 있었지만 그다지 필요성을 느끼지 못하면 참견을 하면 안 된다는 것을 잘 알고 있었기 때문이다. 그는 자신의 조수들 중에서 후계자가 될 만한 사람을 몇 명 떠올려 보았다가 결국 아무도 추천하지 않기로 했다. 누구를 후임에 앉히더라도 자신이 홉킨스를 떠나지 못하게 될 것이라고 생각했기 때문이다. 다만 아벨, 하우엘, 하드가 지지했던 도크보다도 바커쪽을 좋아했고 데이어에 대해서도 어떻게든 승진을 시키고 싶다는 의사를 표명했을 가능성은 있다. 몇 번의 회의 끝에 1905년 초반에 37세의 르웰리스 바커가 오슬러의 후임으로 결정되었다. 데이어는 새로 창설된 조금 낮은 자리인 임상 의학교수로 승진했다. 오슬러는 마지막 회의에는 참석하지 않았다.[19]

바커는 자신이 데이어보다도 과학적 흥미가 다양하며 연구경험이 풍부했다는 점이 결정적인 것이었다는 것을 알고 있었다. 특단의 것은 없었지만 몰도 웰치도 바커가 개인진료에 열중하는 것을 원치 않았다. 바커는 자신이 몇 년 전에 제안했던 대로 자금이 확보되면 바로 정규 교수로 의대에서 받는 급료만을 수입원으로 생활할 것이라고 기대되었다. 몰은 바커에게 고상한 연구를 계속 하도록 조언했다. "당신이 연구실에서 해온 일들은 그대로 클리닉에도 가져와 주세요. 우리들은 모두 당신에게 그것을 기대하고 있습니다. 진정한 연구자를 고용하세요. 탁상공론 같은 교육 프로그램은 만들면 안 됩니다. 문제의 규명을 위해 계속 정진하세요. 증례보고는 해부학적 변이를 보고하는 것처럼 아무런 의미가 없습니다. 미터법을 사용하세요."[20]

영국행이 결정되고 나서 오슬러는 어떻게 생활했을까? 쿠싱이 가족들에게 보낸 편지에서는 "미국 전역의 환자들이 그가 없어지기 전에 진찰을 받으려고 하고 있습니다"라고 썼다. 오슬러는 다음해 봄에 열릴 일련의 작별 식전에 대비해 체력을 기르기 위해 1904~1905년 겨울에는 가능한 한 개인 진료를 줄이고 장거리 출장은 대부분 거절했다. 그런데도 작별 인사를 위한 준비가 시작되자 그 마음고생이 오슬러의 심신을 소진시켰다. "여기 저기 대학들과 협회들을 위해 며칠마다 한 번씩 그의 초상화가 그려지고 있습니다"라고 쿠싱은 전했다. "그는 여러 곳에서 인사를 해야 했고 그를 위한 원고를 써야만 했습니다. 누구나가 그를 위해 저녁식사를 마련하고 싶어 했습니다. 그의 자택은 언제나와 마찬가지로 돌려보낼 수 없는 친구들과 환자들로 가득 차 있었습니다." 1904년 11월 5일 오슬러 집은 예년과 마찬가지고 기묘한 어떤 소리와 수상한 움직임에 잔뜩 취해있었다. 지하실에서는 화약 음모사건이 발각되었고 하비 쿠싱과 똑같이 생긴 가이 폭스가 난로 위에 숨어있는 것이 발각 되었다.[21]

12월 하순의 어느날 밤, 내과–외과학회 도서관에서 논문을 읽고 있던 오슬러는 갑자기 허리 왼쪽 아래에 통증으로 시달렸다. 이는 화약 크기 정도의 콩팥 돌 때문일 가능성이 컸다. 집에 돌아갈 무렵에는 의식을 잃을 것 같아 몸을 뉘일 수 밖에 없었다. 통증은 1~2시간 정도 후에 멈췄다. 다음날 토머스 펏쳐가 2가지의 소변 검사를 통해 콩팥 결석이 소변을 통해 나왔다고 추정되는 5덩어리가 발견되었지만 그는 곧바로 오슬러가 집 앞에서 주워온 돌멩이를 섞어 놓았다는 것을 알아차렸다.[22]

오슬러는 영국에 가서도 종종 볼티모어를 방문할 것이라고 이야기했지만 그 자신도 많은 동료들도 그가 두 번 다시 돌아오지 않을 것이라는 것을 알고 마지막 인사를 했다. 오슬러는 미국을 떠난 것뿐만이 아니라 사실상 은퇴하려는 것처럼 보였다. 그는 정식으로 작별인사를 3통 썼다. 그 편지들이 그의 신념을 정리한 결과물들이었다. 그 중 가장 짧은 것이 나중에 귀찮은 일을 초래하게 되었다.

가장 길었던 것은 맥길 대학교와 필라델피아의 학생들에게 보낸 인사로 후에 『학자의 생활The Student Life』이라는 제목으로 출판되었다. 그 실제 내용은 학생이 아니라 교수들의 생활이었다. 오슬러는 교수들에게 영원한 학생으로 진실한 탐구자로 살아가라고 역설하며 언제나 편견에서 자유로워지기를 원했다. 학생도 개업의사도, 현학적이 되거나 전공에 심취하거나, 고집불통이 되거나 편협해져서는 안된다고 했다. 항상 배우고, 손을 내밀고, 인생에 시를 느껴야만 한다. 그가 생각한 이상적인 의사는 교양 있는 일반 개원의였다. 그가 그 예로 들고 있는 것은 시간만 있으면 그리스 시대의 의학 문헌을 번역한 스코틀랜드의 한 시골 의사였다. 이 이야기는 신세기를 맞이한 북미 학생들에게는 아마 비현실적으로 느껴졌을 것이다.

좀 더 현실적인 조언으로는 "노트, 도서관, 5년에 한번 뇌를 청소할 것"이라고 하는 공부의 3점 세트와 의사의 자택에는 훌륭한 서재, 실험실, 아이 방이 있어야 한다즉, 책, 저울과 아이를 많이 가져야 한다.는 이야기가 있다.

시골 의사의 조용한 삶은 더할 나위 없이 충실한 삶이 될 수 있다. 오슬러는 학생들에게 큰 의료기관으로 옮기고 싶다는 유혹도 뿌리칠 것을 권했다.

"풍족한 농촌이나 작은 마을의 의사들은 어떤 남성이라도 자부심을 가질 수 있는 사회적 지위를 얻을 수 있다. 내 친구 중에도 시골에서 개원을 한 의사들이 몇 명 있는데, 내가 만약 나의 자리를 바꾼다면 다른 누구보다 그들과 자리를 바꾸고 싶다."

한편, 그는 항상 다 방면에서 관점을 가졌다. 그는 옛부터 의사가 배타주의에 빠져서는 안 된다는 신념을 가지고 있었다. 그는 청중에게 빨리 국적에서 자유로워지라고 말했다. "진정한 학생은 세계인이며 그 마음에서 나오는 헌신은 한 국가에 한정시키기에는 너무나 귀중한 것이다. 위대한 정신과 위대한 일은 시간이나 언어, 인종의 제약을 초월한다. 학자는 세계주의적인 시점에서 인생의 여러 가지 문제에 접근하지 못하면 선택 받은 사람들과 함께 어울릴 수 없다."[23]

오슬러는 메릴랜드 내과–외과학회에서도 '단결, 평화, 조화'–라는 타이틀로 작별 인사를 하고 의학을 칭송하는 아름다운 찬가 도중에 감정이 북받쳐 올라 말을 잇지 못했다. 이 타이틀은 영국 국교회 기도서의 "모든 국가의 단결, 평화, 조화를 이루어 당신을 기쁘게 만들 수 있게"라는 부분에서 빌린 것으로 떠나는 오슬러는 의사들에게 그런 미래가 찾아오기를 바라고 있었다. 교회의 위대함에 대해 그가 이때만큼 거창한 연설을 한 적은 없었다:

> 의업은 전 세계의 유일한 공통 직업이며 의사는 전 세계 어디에서도 같은 방법을 따르고, 같은 꿈을 좇으며, 같은 목표를 세운다. 이런 동질성은 의사들의 최대의 특징이며 법률가나 기독교의 성직자들조차 이 정도로 동질성은 보이지 않는다. 어떤 나

라에서도 어떤 장소에서도 여러 명의 의사가 모이는 곳에서는 놀랄 만큼 연대감이 형성되지만 의사에 필적할 만큼 오랜 역사를 가진 법률가들 사이에서는 이런 연대감은 없다. 또한 기독교는 그 목적의 숭고함과 그 직업에 종사하는 사람들의 헌신 그리고 창시자의 인도적인 정신이 널리 퍼져있다는 점에서 의사 단체와 많이 닮아있지만 -urbi et orbi- 도시와 세계에라고 하는 말과는 반대로 지구상의 모든 국가에서, 같은 환경에서 같은 의술을 펼치는 의사와 같은 진정한 의미의 보편성은 마련되지 않았다. …… 겨우 1세기 정도 사이에 의사들은 단결하고, 많은 땅에서 인류를 위해 누구보다 많은 일을 이루어왔다.

이런 은혜는 너무나도 크기 때문에 우리들은 감사의 마음을 거의 잃어버렸다. 예방접종, 공중위생, 마취, 외과 소독법, 새로운 세균학, 새로운 치료법은 인류의 문명에 혁명을 일으켰다. …… 그 혁명은 병을 앓는 가엾은 인류에게 불필요한 죽음도, 비탄에 잠긴 비명도, 고통에서도 벗어날 수 있는 날이 온다는 것을 역사상 처음으로 약속 한 것이다.

마지막 축복을 내리는 그의 모습은 마치 성직자 같았다:

형제여! 우리들은 당신들에게 말한다. -여기서 나의 이야기를 듣고 있는 사람들에게 어딘가에서 글로 된 이야기를 읽는 사람들에게-도시나 농촌에서 적은 보수로 몸이 부서져라 위대한 일을 해내고 있는 사람들에게-좋은 환경에서 전문분야의 연구를 하는 사람들에게 - 교사와 교수들에게, 과학자들에게. 한 사람 한 사람 모든 사람들에게, 이 지구상 모든 곳에 있는 사람들에게-떠나는 내가 계율 한마디를 남긴다 …… 그것은 '박애'이다.

그는 여기서 평정심을 잃은 것을 부끄럽게 생각하고 있지만 쿠싱에 따르면 그 자리에 있던 모든 사람들이 눈물을 흘리며 이야기를 듣고 있었다고 한다.[24]

1905년 2월 22일에 존스 홉킨스 대학 기념식전에서 가득 찬 청중들에게 작별 인사를 했을 때에 오슬러는 눈물보다는 많은 웃음을 이끌어 내려고 노력했다. 연설의 절반은 존스 홉킨스 대학교 의대의 업적을 진지하게 총괄하는 것이었다:

> 개인적으로는 존스 홉킨스 병원의 내과 진료소의 조직에 몸담을 수 있었던 것과 의학교육에 옛날 그대로의 병원 실습제도를 도입 할 수 있었던 것이 내 인생에 있어서 그 무엇보다 자랑스러운 일이다. 내 묘비명은 병동에서 의대생을 가르쳤다고만 써주었으면 한다. 서두를 필요는 없겠지만, …… 미국의 과학적 의학은 세계 의학 연구에서 그에 적합한 지위를 차지하고 있다. …… 그러나 이는 아직 시작에 불과하다는 것을 알아두기를 바란다.

오슬러는 이 연설 중에 가장 많은 부분을 할애해 자신이 미국을 떠나려고 결심했던 이유를 홀가분한 마음으로 설명했다. 그는 자신이 없어지는 것은 존스 홉킨스에 나쁜 일은 아니라고 주장했다. 이끼벌레 무리나 벌집처럼 조직은 항상 개체가 부족해도 존속하기 마련이다. 변화는 자연의 섭리이며 교수진은 더 자주 바뀌어야만 한다:

> 말하기 힘들지만, 우수한 사람들 중 일부는 다른 점에서는 사랑할만한 공정한 인물임에도 불구하고 25년간이나 같은 자리를 지키고 있으려는 뻔뻔함이 있다! 활동적인 정신력의 남성이 한 대학에 그렇게나 길게 머무르고 있으면 독선적이 되고, 시야가 좁아지고, 편협한 사고방식을 가지게 되고, 빨리 늙게 된다.
>
> 존스 홉킨스 대학교 의대의 눈부신 성공 요인은 '경기병' 타입의 지식인이 집결했다는 점에 있다. 그들은 지역에 속박당하지 않고 종횡 무진하게 활동 할 수 있는 사람들이었다. 그 충성심은 꼭 국가를 위한 것은 아니었지만 어떤 활동 분야에 있어서도 헌신적으로 일했다. 신중한 의사는 실로 이런 자세를 관철해야만 한다. 이방인에게

기독교를 전파한 성 바울St. Paul은 전도사로는 얽매이지 않는 사람을 골랐다고 한다. 고등교육을 위한다고 생각한다면 대학 학장은 교수단이 유목민 정신을 잃지 않도록 신경을 써야 한다.

오슬러는 대학교수가 걸리기 쉬운 두 가지 병에 대해 경고했다. 하나는 지적 소아증으로 주로 부모와 떨어져서 성장할 수 없는 정신이 일으키는 질병이다. 또 다른 것은 청년성 노쇠, 즉 조로증으로 근친 교배된 다양성이 결핍된 교수진 사이에서 감염되는 듯하다.

"사람들은 자신의 육체 연령에 맞는 정신생활을 보낼 수 있게 신경을 써야만 한다."

당시에는 미국 대학교수의 대부분은 종신 고용 형태였다. 오슬러는 교수는 기한을 정해두고 고용해야 한다고 생각했다. 그렇게 하면 도움이 되지 못할 때 대학에서 나가게 할 수 있기 때문이다. "우리들의 젊은 대학 교수들이 모두 함께 나이가 드는 것은 매우 중요한 문제이다. 장소에 따라서는 역병이나 시간제한, 연령 제한만이 살길이라는 상황이 생길 수 있다."

그는 그로부터 잠시 뒤 약간 경솔한 말로 지론을 펼쳤다:

친구들은 내가 두 가지 고정 관념에 사로 잡혀 있다는 것을 잘 알고 있다. 모두 죄가 없는 신념 같은 것으로 때로 친구들을 짜증나게 만드는 것이다. 그렇지만 이것들은 지금 이야기한 중요한 문제에 직접 관계되는 것이다. 첫 번째 고정 관념은 40세 이상의 남자는 별로 도움이 되지 못한다는 점이다. 이는 충격적으로 들릴지도 모르지만 세계의 역사가 이것을 증명하고 있다. 인류의 업적을 그 행위나 과학, 예술, 문학 분야에서 통계를 내야 한다. 거기서 40세 이상의 사람들이 세운 업적만 빼보자. 위대한 보물, 어쩌면 가격을 매길 수 없을 만큼 귀중한 보물조차 빼야 할지도 모르지만 인류는 지금과 거의 변함없는 삶을 살아왔을 것이다. 세계적으로 큰 영향을 끼친 감동적이며 활력을 주는 일은 25~40세까지 모두 이루어 졌다. 이 15년간의 황금기는 풍요롭고 충실하며 건설적인 시기로 정신의 예금 잔고는 충분하며 신용도는 매우 높다. 과학이나 의술에서도 일류 업적을 이룬것은 젊은이들이나 비교적 젊은 사람들이었다. 우리들은 무든 기회에 젊은이를 격려하고, 그 안에 숨어있는 것을 표명할 기회를 주어야만 한다.……

두 번째 고정 관념은 60세 이상의 남성은 전혀 도움이 되지 않는 다는 것이다. 사람들이 이 나이에 일을 그만두게 되면 장사를 하는 사람도, 정치가도, 전문가들도 셀 수 없을 만큼의 많은 혜택을 받게 될 것이다. 존 던John Donne; 잉글랜드의 형이상학파, 시인; St. Paul 성당의 대주교; 1572~1631의 '자살론Biathanatos'에서는 한 현명한 나라에서는 60세가 된 사람들은 다리에서 뛰어내려야 한다는 법이 있다고 적혀있다. – 앤서니 트롤로프Anthony Trollope는 그 매력적인 소설 '정년 제도Fixed Period'에서 이 고대의 습관으로 회귀하는 것이 현대 생활에 가져다 줄 실제적인 이점에 대해 논하고 있다. 소설의 줄거리에서 60세가 된 사람들은 모두 일을 그만두고 1년간의 묵상을 거쳐 클로로포름으로 편안하게 이 세상을 하직한다고 하는 어느 대학의 훌륭한 체제를 둘러싸고 전개된다. 나처럼 자신이 이런 제한 연령에 이르렀고, 60대와 70대의 사람들이 밟아 온 비참한 운명에 대해 진지하게 연구해 온 사람들에게는 이런 제도가 더할 나위 없이 큰 혜택을 주는 것이 확실하다. 그들이 무의식중에 그리고 벌을 받지 않으면서 저지르는 많은 해악에 대해 곰곰이 고찰해보면 더욱 더 타당해진다. 세계의 역사는 큰 진보의 모든 것이 40세 미만 남성이 이루어 낸 것이라는 주장을 뒷받침 하는 한편 해악의 압도적인 대부분이 60세 이상의 남성이 저지른 것이라는 것 또한 증명하고 있다. 정치적 및 사회적인 대 실패의 대부분, 모든 최악의 시, 형편없는 그림의 대부분, 별 볼일 없는 소설의 대부분, 너절한 설교나 연설의 적지 않은 부분은 그 노인들에 의해 만들어졌다. 키케로Cicero가 말했듯이 60세가 되어도 약해지는 육체의 영향을 받지 않는 정신을 가진 사람이 있다는 것을 부정할 수는 없다. 그것은 젊은 사람들과 함께 살고 세계의 새로운 문제에 대해 신선한 전망을 사진 사람들에게만 적용되는 것이다. 교사의 인생에는 3개의 시기가 있다. 25세까지의 공부 시기, 40세까지의 연구 시기, 60세까지의 직업 시기이다. 나는 교사가 60세가 되면 2배의 수당을 지불하고 은퇴시키는 것을 제안하고 싶다. 대학과 클로로포름에 관한 앤서니 트롤로프의 정년 제도를 실시 할 지의 여부에 대해서는 고민해볼 여지가 있다고 생각하게 되었다. 왜냐하면 나 자신이 그 연령에 가까워졌기 때문이다.

오슬러는 이 제안에서 여자들을 제외시켰다. 왜냐하면 그는 60세 이상의 여성이 동성에게 미치는 영향은 매우 바람직한 것이며 챙 없는 모자나 숄처럼 매력적인 장신구의 힘이 더해지면 특히 더 유용하다고 생각했기 때문이다.[25]

이 연설은 대성공을 거두어 그 전후에는 사람들은 오슬러 박사에게 마음속에서부터 경의를 표했다. 존스 홉킨스 대학교는 그 해 유일한 명예 학위를 오슬러에게 수여했다. 토털로프의 불온한 소설에 대해 그가 잘못 기억하고 있다는 사실에 눈치챈 사람이 있었다고 해도안락사 방법은 클로로포름이 아니라 정맥 절개였고 그 연령은 61세가 아니라 68세였다 대부분 신경 쓰지 않았을 것이다.

항상 재미있는 이야깃거리를 찾는 기자들은 오슬러의 연설의 센세이션 한 부분에 몰려들었다. 40세 이상의 남자는 쓸모가 없다! 60세 이상의 남자는 클로로포름을 맡게 해야 한다! 어디 싸구려 가짜 의사가 하는 말이 아니다. 미국이 자랑하는 위대한 의사 윌리엄 오슬러가 말한 것이다. 40세나 60세의 사람들은 이 발언에 대해 어떻게 생각할까?

신문은 대대적으로 기분 전환을 할 수 있었다. "40세는 무용지물 …… 60세가 되면 모두 클로로포름으로 안락사 시켜야한다고 오슬러 박사가 주장…… 노인은 무통증 도살실로……"

뉴욕 데일리 뉴스 지는 『60대들 패닉』이라는 제목을 달아 존 록펠러나 앤드류 카네기등 클로로포름으로 안락사 시킬 나이가 된 저명한 뉴요커들의 이름을 거론했다. 홉킨스의 고전학자인 73세의 바질 길더슬리브Basil Gildersleeve는 한 저널리스트에게 “13년 전에 나에게 클로로포름을 맡게 할 사람이 없었다는 것이 정말 고맙다”고 비꼬며 상원 의원인 촌시 데퓨Chauncey Depew는 자신이 70세 때 얼마나 열정적으로 선거운동을 했는지 역설했다. 판사, 의원, 성직자의 대부분은 안락사 시켜야 하는 나이였다. −더 나쁘게는−혹은 더 재미있게는−40세 이상의 사람이 ‘별로 도움이 되지 않는 경우’라면 해고해야만 한다. 그러나 ‘별로 도움이 되지 않는 연령’인데 위대한 일을 한 사람의 이름은 셀 수가 없다. 데모스테네스, 아리스토텔레스, 플라톤, 스피노자, 세르반테스, 크롬웰, 레오나르도 다빈치, 존 헌터, 파스퇴르, 무함마드, 조지 워싱턴오슬러가 이 연설을 한 날은 워싱턴의 생일이었다., 에이브라함 링컨 외에 오슬러 박사 자신도 그렇지 않은가? 덧붙여 말하면 몇 년 후에는 보스턴 아메리칸즈후의 레드 삭스의 사이 영Cy Young투수가 40세로 무안타 시합을 이룩했다. 워싱턴 타임스 지는 “오슬러 박사는 남성은 40세면 늙어빠지고, 60세가 되면 아무런 도움도 안 된다고 판정했다”고 전하고 있다. “분명히 어떤 연령이 되면 인간은 어리석고 꽉 막힌 사람이 된다. 그런데 오슬러 박사는 몇 살 이었더라?” 그레이스는 그를 ‘박살난 우상’이라며 놀렸다.[26]

유머감각이 있는 사람들은 염색 약, 가발, 틀니가 유행할것이라고 예측했다. 이것을 마시면 40세 미만으로 머물 수 있다고 하는 ‘오슬러 칵테일’을 만들어서 팔면 어떨까? 미국의 위대한 상징인 엉클 샘도 은퇴해야만 하나?

형제여. 나는 61세요.
지상에서의 일은 모두 끝났소,
폭풍 뒤에는 적막함을
클로로포름을 나에게 주게.

노인들에게 클로로포름을 맡게 해서 안락사 시키는 것을 그 제안자의 이름을 따서 오슬러리제이션oslerization; 오슬러 화(化)이라고 부르면 어떨까? 농담을 좋아하는 사람들은 『오슬러리제이션의 권유』를 발행했다. 이 말은 언젠가 사전에 게재될지도 모르는 제임스 조이스James Joyce; 아일랜드의 소설가 Ulysses발표, 시인; 1882~1941는 말년에 피네건스 웨이크Finnegans Wake의 한 절로 "The ogry Osler will oxmaul us all 이 무서운 오슬러 선생이 우리들을 모두 소와 똑같은 꼴처럼 당하게 할 것이요.라고"하고 있다.

심각한 이야기로는 오슬러 박사의 코멘트를 읽고 자살했다고 여겨지는 60세 이상의 남성이 몇 명인가 있었다고 신문에 보도된 것이다.[27]

이런 일화가 얼마나 진실을 전하고 있는 것인지는 잘 모르지만 오슬러는 사람들의 극심한 분노로 인해 사태의 심각성을 깨닮았다. 그리고 인터뷰를 하거나 편집자들에게 편지를 보내 노인들을 클로로포름으로 안락사 시켜야 한다고 하는 이야기는 농담이었으며 그것을 추천한 것은 아니라고 설명했다. 그렇다고는 해도 자기 나름대로 숙고를 거듭한 후의 견해를 철회할 생각은 전혀 없었다. 그는 세계에서 최고의 일은 40세 미만의 사람들이 이루었으며 사람은 60세 전후에 은퇴해야만 한다고 역설했다. 60세를 넘어 더 열정적으로 활동하는 사람들이 훌륭한 일을 한 적이 있다고 해도 그 기회를 젊은 사람들에게 주었으면 더 훌륭한 일을 할 수 있었을 것이다. "안타깝게도!" 오슬러 가의 옆에 살고 있던 쿠싱은 아버지에게 보내는 편지에 이렇게 썼다. "그는 자기가 어떤 폭탄을 던지려고 하는지 별로 생각하지 않았던 것 같아요.…… 그의 곁에는 그를 매도하고 협박하는 내용의 익명의 편지가 대량으로 배달되고 있어요. 자택에는 기자들이 가득 모여 있습니다. 전국의 신문들은 그의 견해를 좀 더 상세하게 설명을 듣고 싶다는 전보가 계속 오고 있어요. 지역 신문들도 이 이야기로 넘쳐나고 장난 반 기사도 있고 심각한 기사도 있습니다. 우리들은 오늘밤 서 프랭클린로 1번지에서 말도 안 되는 편지 몇 통을 읽고 있습니다.…… 사람들의 오해는 우리들의 이해를 넘어서고 있습니다."[28]

그러나 오슬러와 쿠싱의 오해도 상당했다. 정년 제도의 연설이 이렇게까지 큰 파문을 불러일으킨 것은 뉴스가 전달되는 속도가 늦었던 시대라는 점, 의학계의 대가를 꼼짝 못하게 하는 것에 통쾌함을 느끼는 기자들이 있었다는 점, 미국 기자들이 블랙 유머 센스를 가졌다는 점혹은 가지고 있지 않았다., 1905년 당시 조차 정치적으로 부적절한 발언을 하는 것은 위험했다는 점 등 많은 이유가 있었던 것이다. 오슬러는 실제로 사회에서 청년, 중년, 노인의 상대적인 가치에 대해 시대를 앞서 명확한 그 생각은 가지고 완고하게 그것을 믿었다. 그렇지만 그 아이디어는 젊은 사람을 제외한 모든 사람들에게 있어서는 매우 불쾌한 것이었다.

오슬러의 연설은 현역의 중년 남자들을 모두 불안하게 만들었던 것이다. 그들은 힘을 잃고 별 도움이 안 되는 존재가 된다는 사실을 두려워했다. 오슬러에게는 경애하는 노인이 몇 명 있었고 정말 친한 친구 중에는 노인도 있었는데 나이가 드는 것에 대해서는 매우 가차 없는 견해를 견지했다. 그가 위대한 노 의사의 추도 기사를 쓸 때에는 고인이 얼마나 예외적인 노인이었는지를 나타내는 일화를 많이 소개했었다. 대개 노인은 판단을 맡길 존재도 지혜의 샘이라서 상담을 받을만한 존재도 아니라는 것이 오슬러의 지론이었다. 존경할만한 노인은 거의 없다. 노화라는 것은 병에 걸린 상태이다. 기본적으로 노인은 거의 도움이 되지 않는다. 옆으로 비켜나 있어야 하는 존재들이었다.

미국 고령자와 퇴직 제도의 역사를 연구하고 있는 사람들은 오슬러가 1905년에 일으키고 그 후 몇 개월에 걸쳐 잡지를 시끄럽게 했던 이 논쟁에 큰 의의를 인정했다. 그가 연설에서 정말로 말하고 싶었던 것은 노령의 교수를 강제적으로 은퇴시켜 젊은 세대들에게 길을 열어주는 제도를 만들어야 한다는 것이었다. 오슬러의 이 발언을 계기로 많은 산업 분야에서 고령이 되면 생산성이 낮아진 노동자는 강제적으로 퇴직해야 한다는 의식이 높아지게 되었다. 이 소동은 야심가이자 노력가인 효율을 중시하는 세대가 의학의 진보와 공중위생의 향상 덕분에 늘어난 세대의 사람들을 밀어내려고 하는 움직임의 하나였다고 말해도 괜찮을까?[29] 이것은 참으로 노인의 경계에 들어선 앤서니 트롤로프가 소설 정년제도에서 비판하려고 했던 근대 영국의 상황이었다. 그것은 또한 1895년 미국의학협회 회의에서 오슬러가 일으킨 악명 높은 사건, 즉 63세가 된 비서의 일 효율이 떨어진다며 바꾸어 달라고 목소리를 높이며 주장하던 "슈!"라고 하는 비난의 목소리를 퍼붓던 때와 똑같은 자세였다.[30] 그나마 도움이 되는 것은 그가 노인 교수들의 연금으로 2배의 수당을 지불할 것을 제안한 일이었다.

그 해 자선가인 앤드류 카네기는 카네기 교육 연금 기금을 설립해 은퇴할 대학 교수의 기초연금을 마련하기 위해 1,000만 달러를 기부했는데 오슬러의 연설은 그 결정에 영향을 끼쳤을 가능성이 있다. 은퇴할 교수들 중 옥스퍼드 대학교 흠정 교수직만큼 만족할만한 장소가 마련되는 사람은 별로 없기 때문이다.

슬프게도 당시의 오슬러의 시야는 상당히 좁아져 있었다. 마치 자신의 주장을 실증하듯 56세의 그는 병리학자로서도 임상가로서도 자기 자신의 선입견에 사로잡혀있었다. 대부분의 과학 분야와 마찬가지로 과학적 의학은 주로 젊은 사람들의 영역이었다. 헉슬리Huxley T. H.도 60세가 된 과학자들은 모두 목 졸라 죽여야 한다고 제안한 적이 있다. 오슬러는 항상 의학의 진보를 말하고 믿어왔는데 나이가 듦에 따라 심신이 노쇠해지는 것을 완화시키기 위한 방법에 대해서는 미래의 가능성을 떠올리는 것이 힘들었다. 그는 죽음의 과정에 대해서는 깊이 고찰하고 많은 문헌을 읽었지만 노화에 대해 특별한 의학적 지식을 얻는 것에는 별로 흥미가 없어 보였다. 예를 들면 이 시대에는 노년 의학의 발달의 기초를 이룰 연구가 몇 개 진행되고 있었는데 그는 이 연구에 대해 언급하지 않았다.

오슬러가 적극적 안락사euthanasia를 지지한다는 기록은 없지만 사람들이 편안하게 죽었으면 한다는 그의 바람은 생명의 빛을 아름답게 끄고 싶다는 오늘날의 의사들의 바람과 일맥상통하는 것이다. 그는 존 던의 '자살 론'에 관한 각서로 "분별 있는 인간은 현대사회에서 늘어나고 있는 자살을 이기적이고 겁쟁이 같은 행동으로 비난 받아야 마땅하다"고 쓰고 있는데 자신이 보아온 많은 자살 중에는 개인적으로 비난할 수 없었던 것과 칭찬 할 수밖에 없었던, 이해가 되는 것조차 있었다고 덧붙이고 있다. 그는 많은 사람들에게 죽음이 모든 것의 끝에 지나지 않는 이 시대에, 셰익스피어의 브루터스Brutus처럼 "구멍에 가장자리까지 내몰렸을 때 누군가가 밀어 넣기 전까지 가장자리에 머무르는 것보다 스스로 구멍에 뛰어들려고 하는 것이 가치가 있다고 생각되는 사람들"이 있다는 것을 의외라고 생각했다.[31]

나 자신은 오슬러의 비관론에는 한 가지 더 이유가 있었다고 생각한다. 그것은 그가 "늙는다는 것은 육체에서 해방되어 천국으로 다가가는 고마운 과정이다"라고 하는 신앙은 완전히 잃어버렸다는 것이다. 그에게 있어서 늙는다는 것은 육체와 정신이 쇠퇴하는 것이며 그 끝에는 허무함 밖에 없다. 즉 모든 것의 끝이 죽음인 셈이었다. 임상가로서의 그는 노화 현상과 노인은 시야에 넣지 않으려고 하면 된다고 지적했다. 이러한 자세에는 후에 '에이지즘agism; 노인차별'이라고 하는 노골적인 호칭이 붙게 되었다. 개인적으로는 자신의 한계를 받아들이고 보통보다 빠른 시기에 은퇴하려고 하는 그는 자신의 노년기에 완만한 쇠약과 죽음, 허무 이외의 것을 기대할 수는 없었다. 그런 그가 생일을 축하하려고 하지 않았던 것은 매우 자연스러운 일이었다. 의학의 진보를 예언하고 과학과 불사不死에 관한 잉어솔 강의를 했던 그는 영혼의 불사를 믿지 않는 자신들의 세대의 수명이 그것을 마음속에서 굳게 믿었던 부모님의 세대에 비해 무한하게 짧다는 것을 알고 있었다.

오슬러는 몇 개의 송별회에 참석하는 한편 교과서 개정을 단행해 새로운 『내과학 체계』 시리즈의 작업을 추진했고 꼼꼼하게 회진을 하고 병에 걸린 의사들이나 그 친척들을 진찰했다. 쿠싱은 많은 일을 척척 해내는 그의 평정심에 감탄했다. 오슬러는 그 해 봄, 쿠싱의 아이디어를 빌려 새로운 조직까지 만들었다. 젊은 외과 의사들은 동료가 논문을 읽는 것을 듣는 것보다는 수술을 견학하는 것을 원했다. 거기에 착안한 쿠싱은 1903년에 미국 임상외과의사협회를 설립해 제 1회 회의를 홉킨스에서 개최했다. 오슬러는 일례에 따라 그 멤버 전원을 식사에 초대했다. 그리고 1905년 봄에 보스턴, 뉴욕, 필라델피아, 볼티모어의 젊은 인재를 몇 명 초청해서 서로 일하는 모습을 연구하는 것을 주목적으로 하는 도시 사이의 임상클럽을 설립했다. 제 1회 회의는 4월 28~29일에 홉킨스에서 열렸다. 그 중요한 부분은 물론 '젊은 인재'들그 대부분은 오슬러의 과거 학생들이었다이 미국을 떠나려고 하는 '치프'가 병동에서 실시하는 회진이나 계단교실에서 여는 클리닉을 관찰하는 것이었다. 도시 사이imterurban의 임상클럽은 서서히 미국 전역으로 확대되어 곧 설립 100주년을 맞이하게 된다.

5월 2일에는 북미 의학계를 대표하는 600명의 엘리트들이 오슬러에게 작별인사를 하기 위해 뉴욕의 월도프 아스토리아Waldorf-Astoria 호텔에 모였다. 오슬러가 이름을 아는 유명인들은 모두 모인 것 같은데 그 중에는 미국대륙을 횡단해서 온 사람도 몇 명 있었다. 요리는 베네치아 풍의 햄 무스, 페르젠 풍의 농어, 대공 풍의 닭고기의 슈프레임, 어린 양의 등고기, 봄의 색시 닭, 구즈베리 쥬레, 쉐프가 만든 아이스크림의 코스로 음료는 와인, 3종류의 샴페인, 양주들이 나왔다. 그 모임의 사회를 맡은 것은 미국 의학사상 빛나는 업적을 세운 필라델피아의 제임스 타이슨James Tyson이었다. 당시의 양식에 따라 아름답게 옷을 차려 입은 부인들은 발코니에서 그것을 지켜보며 적어도 연설을 듣는 것은 가능했다. 그레이스와 그녀의 어머니와 리비어는 특별한 좌석에 있었다. 프랜시스 셰퍼드가 몬트리올 시대의 이야기를 하며 오슬러가 결혼식 날에 만났던 친구 윌슨은 필라델피아 시대를 이야기하며 웰치가 홉킨스 시대를 담당했다. 웰치의 연설 후 성 존스 홉킨스의 사중창단이 선창을 하며 전원이 미국의 애국가 '우리 조국'을 바꾼 노래 '우리들이 흠정 교수'를 불렀다. 멜로디는 영국의 국가 '여왕 폐하 만세' 같았다.

"치프"여, 우리들이 의지할 곳이여,
바다에서 바다까지
친애하는 당신을 위해
우리들은 노래한다.
우리들은 사랑해, 당신의 그 밝음을

그 재치를, 재미있던 장난들을
비할 데 없이 빛나는 검은 눈동자를
그리고 당신께 감사를 드린다.

(합창)
신이여, 위대한 "치프"를 지켜주소서,
우리들은 슬퍼하며 이별을 고하노니,
신이여, 우리들의 "치프"를 지켜주소서.
신이여, 우리들의 흠정 교수를 지켜주소서,
우리들은 그를 위해 모자를 집네
신이여, 우리들의 흠정 교수를 지켜주소서,
신이여. 우리들의 교수를 지켜주소서.

그가 그 땅에서 통풍 결절을 찾을 수 있기를
바돌프 처럼 진귀한 코를
진단할 수 없는 것들을
그의 눈이 언제나 예리할 수 있기를
그의 손이 비장을 만질 수 있기를
여왕 청진을 위하여, 우리들은 건배를 한다.

미국을 대표하는 위대한 의사 중 한 사람으로 소아과의 아버지로 알려진 에이브러함 자코비Abraham Jacobi는 이상적인 의사의 모습을 생생한 말로 표현하고 있는데 그것은 오슬러를 말하고 있는 것이라고 밖에 생각할 수 없었다. 미국의 의학계를 대표하는 또 한 사람의 인물인 위어 미첼은 벤자민 프랭클린이 출판한 키케로의 『노년기De senectute』의 1744년 판을 오슬러에게 증정하며 이렇게 말했다.

"연령 이외의 점에서 당신이 늙지 않기를 바랍니다. 친구여 나는 노년기가 행복하며 생산적인 시기라는 것을 알고 있습니다. 아득히 멀리 떨어진 가을이 당신을 방문할 때에는 당신도 그렇게 생각하게 될 것이라고 믿습니다."

오슬러는 이에 답하며 친구, 의사 동료들, 환자나 학생과 함께 있을 때 그리고 무엇보다 가족과 함께 있을 때 자신이 얼마나 행복했는지를 강조했다. 그리고 체리파이에 들어간 체리를 숨기는 것을 미첼에게 인정받아 미국에 오게 된 경위에 대해 설명하고 동료와 전 미국 일반 개원의사와 '나의 인생의 반짝임'인 학생들에게 감사했다:

> 나는 일에 관해 딱 두 가지의 야심을 가지고 있었다. 한 가지는 좋은 임상가가 되는 것이었다. 또 하나는 독일의 과학적 의학을 세계의 최첨단으로 끌어올린 것과 마찬가지로 독일식의 위대한 클리닉을 이 나라에 만드는 것이었다.
>
> 개인적으로는 3개의 이상을 가지고 있었다. 첫 번째는 그 날의 일을 잘 해내어 다음 날의 일을 고민하지 않는 것. 두 번째로는 의사동료나 자신이 담당하는 환자에 대해 "자신이 다른 사람에게 받고 싶다고 생각하는 것을 자신이 그 사람들에게 해줄 것"이라고 하는 기독교의 황금률을 속세인 나름대로 실천하는 것이었다.
>
> 세 번째는 평정심을 길러 성공해도 겸허하고 친구의 사랑을 받아도 거만해지지 않고 큰 슬픔의 나날들을 남자답게 받아들이는 것이었다.

박수와 기쁨과 보통 계속되는 모든 연설의 말이 있었다. 또한, 청중들은 자코비의 논평에도 갈채를 보냈다.; "나는 이분을 우리들 미국인의 한 사람으로 생각하고 있습니다."[32]

오슬러는 가구, 서적, 잡지, 도자기와 그 외의 기념물을 여벌로 문 열쇠를 가지고 있는 사람들과 친구들에게 주었다. 홉킨스에서 마지막으로 있었던 회진에 대한 이야기도 전해지고 있었다.

오슬러는 토머스 복스Thomas Boggs에게 그의 청진기를 주면서 말했다, "자 나의 일을 맡아주게" 또 다른 이야기는 역시 출처가 확실하지 않으나, 그는 마지막으로 참석한 교수회의에서 몰Mall에게 "나는 가네, 자네도 자네가 가고 싶은 길을 가시게"라고 말했다고 한다. 윌리는 5월 16일에 볼티모어를 떠났고 그레이스는 마지막으로 짐을 싸는 것을 감독하였다. 윌리의 좌우명은 '평정한 마음을 유지하는 것'이었다. 그레이스는 쿠싱에게 말하기를, "오슬러는 지금까지 해 온 것처럼 항상 그렇게 지낼 것"이라고 했다. 그들이 살던 집은 그 동안에 그레이스가 한 개의 흠도 없이 닦고 꾸려 왔었으나 오슬러가 떠나게 되자 재개발 때문에 곧 헐리게 되었다. 그녀는 그들의 이름이 있는 문패를 하비 쿠싱에게 주었다.[33]

오슬러는 16일과 17일에 워싱턴에서 매년 열리는 미국내과의사협회 회의에 참석하였다. 그리고 동시에 17일에는 『원칙과 실천』 제 6판에 서문을 썼다. 그 책은 여러 가지 면에서 새로운 교과서로 주목을 받았다. 18일에는 미국결핵연구예방협회에서 시민을 위한 교육의 필요성을 말하였다. 그리고 5월 19일에 그는 그레이스와 리비어와 함께 쎄드릭 선박을 타고 뉴욕을 떠나서 옛날의 세계로 향하였다. 페더스론 오슬러의 자식들 가운데 한 사람으로 고향으로 간 것이다. 윌리는 그의 일기수첩에 "이제 거의 죽은 것이나 같지 않은가!"라고 감탄하여 썼다.

제 9 장

즐거운 곳에서, 즐거운 삶을

영국 옥스퍼드, 1905년 5월 27일 토요일, 대서양을 횡단하는 선박여행으로 걸리는 시간은 기후에 따라 바뀌었다. 이번에는 양호했기 때문에 오슬러 가족은 예정보다 하루 빨리 도착했다. 그들은 전보로 도착을 알리고 나서 철도와 마차를 이용했다. 그날 오후 오슬러 박사, 오슬러 부인, 아들 리비어, 여기에 비서 겸 유모인 여자는 노람 가든즈 7번지에 도착했다. 그것은 벽돌로 만든 큰 집으로 비교적 새로운 구획의 깔끔한 거리에 있었다. 이 집은 산스크리트Sanscrit어 전문가 맥스 뮬러Max Muller의 미망인으로 부터 빌린 것이었다. 뮬러는 영국에 독일 식 언어학 장학금Teutonic philological scholarship을 가지고 왔으며 모든 신화에는 공통적인 기원이 있다고 주장한 것으로 잘 알려져 있다.

집세에는 사용인의 급료도 포함되어 있었다. 현관에서는 윌리엄이라고 하는 집사가 미국인 일가를 맞이하며 하인들이 홀에 늘어서서 기다리고 있었다. 침실은 제대로 정리되어 있었다. 주방장은 맛있는 식사를 만들고 있었다. 시작은 순조로웠다.

오슬러 일가는 일요일 아침에 크라이스트 처치 대성당Christ Church Cathedral에 미사를 드리러 갔다. 그전부터 알고 지내던 몇 사람이 말을 걸어 왔지만 그 뿐이었다. 5월의 옥스퍼드의 아름다운 정원에서 새의 지저귐 소리를 들으며 윌리, 그레이스, 리비어는 그 조용한 가운데에서 숨이 막힐 것 같았다. 후에 오슬러는 "나는 처음 며칠간은 침울했고, 나중에는 심한 우울 증세에 시달렸다"고 회상했다. 밖에 나가서 소리라도 좀 지르고 오자고 리비어가 제안했다. 오슬러는 미국으로 편지를 써 "이곳에 익숙해져서 느긋해지려면 몇 개월이나 걸릴 것 같네"라고 했다. "나는 조용한 대학에서 삶에 자신을 맞출 필요가 있습니다. 그러는 사이에 이러한 생활을 즐길 수 있게 되겠지요."[1]

런던의 만찬회에 나가고, 처음으로 개인진료를 하거나 리비어와 함께 아이시스 강에서 낚시나 뱃놀이를 하며 옥스퍼드의 사교생활에 참여 하는 사이에 오슬러의 극심한 우울상태는 서서히 회복되었다. 9살이었던 리비어에게도 꽤 좋은 가정교사를 찾아줄 수 있었다. 리비어는 볼티모어의 생활보다 영국의 생활이 훨씬 더 잘 맞는 것 같았다. 그레이스는 친정어머니에게 편지로 "리비어가 섬세하고 세련된 감각의 소유자로 자라지 못한다면 그건 9살까지의 환경 때문일 거에요!"라고 전했다. 그레이스는 곧 옥스퍼드의 꽃들과 정원, 대학, 의식, 사람들의 아름다움이 마음에 들었다. 다만 영국 여성들, 특히 대학교수의 부인들은 정장을 소화하는 법이나 자신을 매력적으로 보이게 하는 방법은 전혀 모르는 것 같다고 결론을 내렸다.

"저렇게 센스 없는 여자들을 나는 지금까지 본적이 없어요. 특히 과학자의 부인들은 정말로 수수하다니까요."

블레넘 궁전Blenheim Palace의 훌륭한 여름 야유회에서는 주최자인 말버러 공작Duke of Marlborough이 그 대부분의 시간을 그레이스와 오슬러 집의 첫 투숙객인 젊은 마조리 하워드와 함께 보냈다. 말버러 공이 자신들을 마음에 들어 한 것은 자신들이 옥스퍼드의 일반적인 여자들과 달리 치열이 고르기 때문이라고 생각했다. "여기 사람들은 모두 이가 비뚤 삐뚤 하거든요."[2]

여름의 햇빛 아래에서 대영제국의 한가운데에 위치한 평화로운 학원 도시는 의례적인 방문, 환영회, 오찬회, 만찬회 등의 형태로 그 새로운 '레지Reggie'와 '레지 부인'을 환영했다. 그들은 매일 밤, 대학의 고위 관계자들과 함께 훌륭한 은 식기그레이스는 유명한 은세공사였던 증조부 폴 리비어에게도 이 정도의 작품은 없었다고 인정했다.가 놓여 있는 테이블에 앉아 식사를 했다. 그녀는 이런 장소에서 정말로 박식한 사람들 사이에 앉아 있다는 사실에 조금은 기가 죽었지만 그 때는 러일전쟁이라는 국제 이야기에 걸맞은 화제가 있었고 옥스퍼드에서는 날씨와 정원 이야기를 하면 틀림없었다. 어느 쪽이든 옥스퍼드의 사교에서는 만찬회가 단 시간 내에 끝났고 모든 사람들이 10시 전에 집에 돌아갈 수 있었다. 다음 시즌에는 답례로서 오슬러가 손님을 맞이하게 되었다. 그 여름에 의례적인 방문을 보답하기 위해 그레이스는 전력투구했다. 7월말까지 그녀는 113개의 주소를 방문하거나 명함을 두고 왔는데 그래도 리스트의 2/3밖에 소화하지 못했다. 그레이스의 눈에는 영국 여자들은 여전히 머뭇거리는 것으로 보였으며 그녀들을 겁에 질리게 하지 않는지 말을 거는 것을 조심스러워 할 지경이었다.[3]

윌리는 흠정 교수로 대학 박물관과 크라이스트 처치 대학에도 방을 가지고 있었다. 크라이스트 처치 대학에 그의 공식적인 신분은 Student특별 연구원이었다. 그는 존 로크John Locke; 영국의 청학자; 1632~1704와 로버트 버튼Robert Burton; 잉글랜드의 신학자, 저술가; Anatomy of Melanchology; 1577~1640도 이런 방을 사용했을 것이라고 상상하며 즐거워했다. 그리고 옥스퍼드의 도서관을 돌아보며 보들리Bodelian; 1602년 영국의 외교관, 애서가인 Thomas Bodley(1545~1613)가 부흥시켜 다시 설립하였음. 도서관의 관장으로 최초의 회의에도 출석했다. 그는 옥스퍼드의 래드클리프 진료소에서 잠시 동안 임상 일을 할 수 있게 준비해 거기서 사실상 치프가 되었다. 그레이스는 쿠싱의 집으로 편지를 보내 "우리들의 레지 오슬러를 보고 있으면 눈이 어질어질 해져요"라고 썼다. "그는 새 가운을 두벌 만들었습니다. 한 벌은 진홍색의 긴 가운이고 나머지 한 벌은 의식용 검은 가운 위에 덧댄 진홍색 짧은 가운입니다. 일요일에 크라이스트 처치에서 입을 멋진 서플리스surplices; 의식때 성직자나 성가대원이 입는 작은 백색 옷도 만들었습니다."[4]

그는 런던에서 이 가운을 입었다. 홉킨스 동료였던 웰치, 할스테드, 켈리도 함께였다. 과거 존스 홉킨스 대학교 의대를 위해 부인 자금 조달 위원회를 조직해 주었던 메어리 가렛에게 의뢰를 받아 '4명의 의사들'이라고 하는 그림의 모델이 되기 위해서였다. 그림을 그리는 것은 존 싱어 사젠트John Singer Sargent라고 하는 유명한

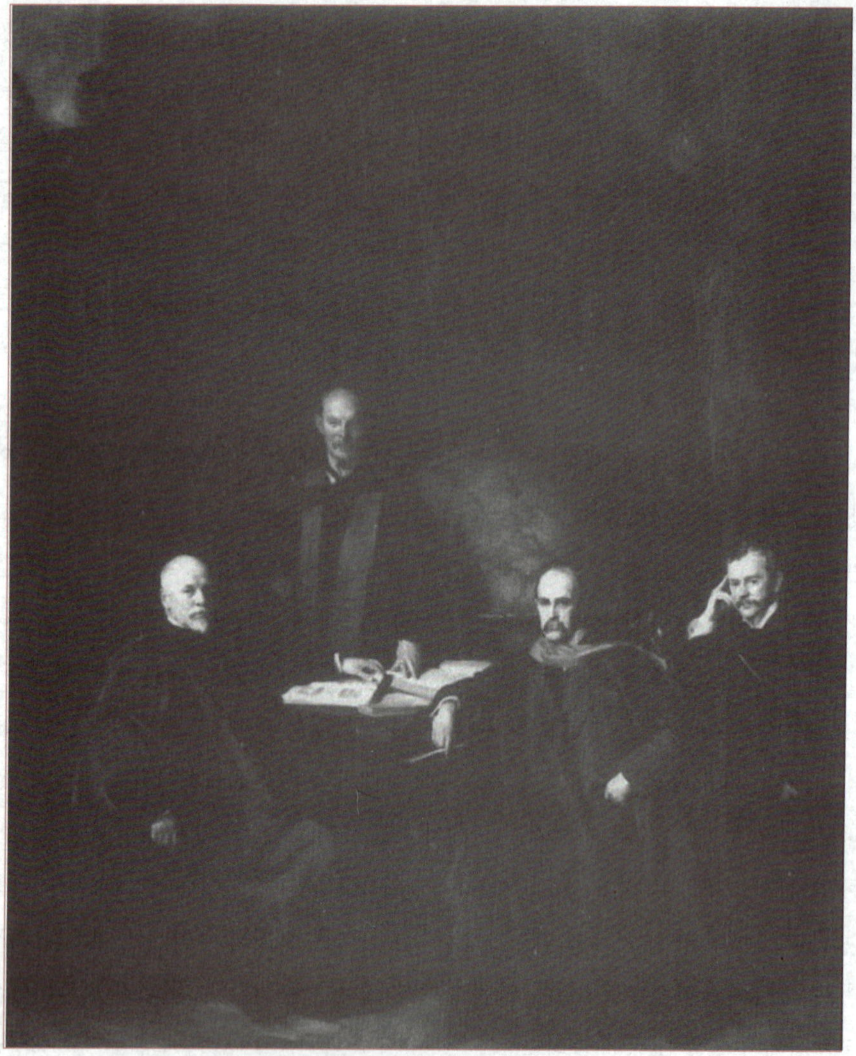

존스 홉킨스의 4명의 유명한 거물급 의사; 웰치, 할스테드, 오슬러, 켈리(왼쪽부터)
존 싱어 사젠트가 그렸음.

초상화가였다. 사젠트는 영국에 사는 미국인으로 그 아버지는 의사였다. 그가 존스 홉킨스 대학교 의대의 창립 멤버를 불멸의 존재로 만들기 위해 붓을 쥔 사이에 모델들은 초상화가의 특징 묘사에 대해 제멋대로 코멘트를 하며 지루함을 달래고 있었다. 사젠트는 켈리를 그림의 끝 쪽으로 내몰고, 할스테드는 뒤쪽의 약간 어두운 곳에 세웠다. 오슬러는 가장 앞에 깃털 펜을 쥔 오른손이 그림의 중심에 오게 되었다. 의료기기나 환자는 그려지지 않고 책상 위에 책이 놓여있을 뿐이었다. 배경에는 엘 그레코El Greco의 '거지에게 망토를 나눠준 토우르의 성 마르티누스'의 그림의 존재가 어렴풋이 시사되고 있다. 의사들은 지구본 앞에 서 있다. 왜냐하면 그들은 존스 홉킨스가 아닌 세계에 속해있기 때문이다. 틀림없이 후세의 전기 작가를 생각하면 사젠트는 다른 누구보다도 오슬러를 그리는 데에 공을 들였다. 그의 피부는 매일 색이 바뀔 정도였다. 오슬러는 "그는 내가 심기가 불편할 때의 눈빛과 황토색 얼굴색을 그렸다"고 말했다.[5]

오슬러 일가는 옥스퍼드에 이사 온 지 겨우 몇 주 만에 사람들이 세계 각지에서 이 집을 방문하려고 찾아오게 되었다. 홉킨스의 동료, 과거의 학생, 캐나다의 친척, 로즈 장학생, 옛 환자, 새로운 환자, 홉킨스의 간호사 등이 차 마시기, 이야기, 조언, 건강문제 등으로 노람 가든즈 7번지를 찾아왔다. 오슬러 가에 친지들이 있을 것이라고 생각하지 않았던 하인들은 놀라 예상외의 일에 꽤 당황했다. 그레이스의 편지에는 "집사인 윌리엄은 우리들이 상식을 벗어났다고 생각하는 것이 틀림없어요"라고 적혀있었다. "나는 하인 모두에게 할증 급여를 주어야만 했구요." 9월이 되자 2층을 담당하는 메이드가 그녀에게 말했다. "사모님, 이 집의 침대는 전부 언제든지 쓸 수 있는 상태로 정리해 두는 게 좋을 것 같아요." 오슬러 가의 사람들은 영국에 이사 오고 나서 아직 2개월도 채 되지 않았었는데 그들은 이미 사교에 지쳤다고 푸념을 하며 도망갈 곳을 찾으려고 했다.[6]

도망갈 곳은 많았다. 세계의 수도인 런던에는 철도로 1시간이면 갈 수 있었다. 오슬러 가의 사람들은 일, 쇼핑, 사교를 위해 빈번하게 런던에 갔기 때문에 그레이스에게도 클럽이 필요할 정도였다. 윌리의 클럽은 '아시니엄Athenaeum'이고 그레이스의 클럽은 '엠프레스Empress'였다. 정말로 조용한 장소에 가고 싶으면, 옥스퍼드에서 약 20km 떨어진 곳에 '유엘름Ewelme'이라는 아름다운 마을이 있었다. 유엘름에는 15세기에 세워진 교회와 죠프리 초서Geoffrey Chaucer; 영국의 시인; 칸터베리 이야기 저자; 1342?~1400의 손녀딸이 세운 구빈원이 있다. 17세기 초반부터 옥스퍼드 대학교 의대 흠정 교수는 유엘름 구빈원의 원장이기도 했다. 오슬러 가는 신대륙 발견 보다도 더 전의 시대의 역사적인 장소를 관광하거나 수백 년 전의 서류가 꽉 들어차 있는 금고를 열어보며 즐거운 시간을 보냈다. 그들은 유엘름의 원장실을 현대풍으로 바꾸어 쓰기로 결정했다. 가장 처음 방문했을 때 그들은 구빈원의 사람들을 위해 담배와 신문을 가지고 갔다. 그레이스는 "윌리는 그들을 위해 열심히 일하고 그들 모두에게 사랑을 받게 되겠지요"라고 쓰고 있다. 일가는 앞으로 관광에는 자동차를 쓰기로 이야기했다.[7]

옥스퍼드와 나란히 학원 도시에 있는 케임브리지를 오슬러가 처음 방문 했을 때에는 그 의대 흠정 교수인 클리포드 올버트Clifford Allbutt의 집에 머물렀다. 올버트는 체온계를 발명한 사람으로 조지 엘리엇의 소설 미들마치Middlemarch에 등장하는 터티어스 리드게이트tertius Lydgate 박사처럼 외향적이지는 않았지만 걸출한 임상의사, 학자, 휴머니스트, 등산가였다. 오슬러 일가는 8월 초순에는 와이트 섬의 가우즈라고 하는 항구마을에서 열린 유명한 요트경기를 보기 위해 한 증기 선박의 선주에게 초대되어 그 요트를 타게 되었다. 경기용의 가볍고 좁은 거룻배로 선단의 주위를 왔다 갔다 하는 에드워드 7세 왕은 "밝고 건강해"보였다고 그레이스가 보고했다. 그 후 오슬러 일가는 스코틀랜드의 하이랜드를 방문해 미국인 대 부호이며 자선가인 헨리 피프스가 빌린 성에서 1주일을 보냈다. 그들은 낚시나 사냥, 홈 파티를 마음껏 즐겼다. 그레이스가 어머니에게 보낸 편지에는 "영국의 소설에서 읽었던 일들을 그대로 해보는 것은 언제라도 즐거운 일이에요"라고 쓰고 있다. 아름다운 풍경에 넋을 잃을 정도였다. "이렇게 훌륭한 것이 있다니 상상해 본적도 없어요."[8]

그들은 가족끼리만 스카이 섬에서 1주일을 보낸 뒤 캐나다인 대 부호이며 자선가로 영국의 고등 변무관이기도 한 스트라스코나 경-과거에는 그저 도널드 스미스로 불렸던 인물–로부터 핍스보다 더 극진한 환대를 받았다. 스트라스코나 경은 이너 헤브리디즈 제도의 콜론세이 섬이라고 하는 섬을 모두 소유하고 있었으며 그곳에서 오슬러 일가를 대접한 것이다.

오슬러 일가의 긴 여름의 발목을 잡은 것은 결핵학회를 위한 1주일간의 파리체류였다. 파리는 미국인으로 가득 차 있었으며 볼티모어의 사람들도 많았다. 그레이스는 과거에는 유행을 따른 봉 마르세유에서의 쇼핑이 지루하다고 생각했고, 미국인의 생활수준이 많이 향상되었다는 것을 실감했다. 그리고 프랑스 요리는 최고였다. 윌리는 미국인 의사들을 초대해서 위대한 임상의사이며 의학통계의 개척자이기도 한 피에르 루이Pierre Louis의 묘를 찾았다. 몽파루나스Montparnasse묘지에서 루이의 사당을 찾아낸 오슬러는 그 계단 위에 마른 낙엽으로 만든 리스를 놓고 짧은 감사의 말을 전했다. 그들은 그리고 나서 사진촬영을 했다. 참가자의 대부분은 의학의 아버지를 숭배하는 상징적 행위에 깊은 감동을 느꼈다.[9] 옥스퍼드에 돌아가자 오슬러는 『의학의 원칙과 실천』의 10만권 째 책을 받았다. 책은 이 무렵 제 6판째였다. 그는 자신의 상속인인 리비어에게 10만 번째 책을 물려주었다. 1905년은 또한 명의 의학의 아버지이자 그의 영웅인 토머스 브라운 경Sir Thomas Browne; 잉글랜드의 의사, 작가; Religio Medici–의사의 종교를 저술; 1605~1682의 탄생 300주년인 해로 오슬러는 몇몇 기념식전에 참석했다. 브라운의 생애야말로 "매우 단순하고 조용한 방법으로 완벽한 인생을 보낼 수 있었던"실례라고 그는 말했다.[10]

오슬러는 자신이 다른 일중독에 걸린 중년 남자들에게 해준 조언 그대로 옥스퍼드에 오고 나서는 실제로 일의 양을 줄였다. 그것은 25노트에서 15노트로라기 보다는 40노트에서 25노트라고 하는 느낌의 감속이었다. 그는 흠정 교수로서 의무는 성실히 해냈다. 그 의무는 비교적 가벼웠지만 그는 굳이 그것을 늘리려 하지 않았다. 런던의 큰 병원에서 임상 일과 교육에는 종사하지 않고 자문 의사로서 일도 급격히 줄였다. 그만큼 수입도 줄어들었다. 그는 래드클리프의 클리닉은 1주일에 1–2번 정도로 개인진료소의 환자는 1주일에 5–6명주로 망연자실한 미국인과 식민지인으로 제한했다.[11] 독서 습관이나 의사동료와의 전문적인 이야기는 지금까지처럼 계속 이어 나갔다. 옥스퍼드에 와서 글쓰기를 약간 게을리 했지만 몇 개월 후, 겨우 펜을 잡고 자신이 본 흥미로운 증상들에 대해 기술하거나 정식 강의준비를 하거나 했다. 흠정 교수는 시상식에서 조금 훈시를 하거나 지방의 의사회를 장려하거나 하는 것이 특기로 오슬러 가를 방문하는 사람들은 항상 환영을 받았다. 60세 생일을 맞았을 무렵 오슬러는 유럽 대륙에서 안식년 휴가를 보냈다. 그것은 특히 좋은 기분전환이 되어 그의 최고의 작품 몇 편이 이 휴가 바로 뒤에 만들어졌다.

1905년 어느 날 오슬러 부부는 코퍼스 크리스티 칼리지Corpus Christi College에서 저녁식사를 하고 달이 밝고 안개가 낀 거리를 걸어서 돌아왔다. 그레이스는 이 로맨틱한 산책 후에 어머니에게 편지를 보내 "윌리가 대학생활에서 느끼고 있는 즐거움을 보고 있으면 너무 기뻐집니다"고 보고했다. 오슬러는 영국에 와서 몇 년이 지나도 어떤 편지에서도 그곳에서의 삶이 얼마나 행복한지를 말하고 있었다. 1910년 어느 날 밤, 크라이스트 처치에서 돌아온 그는 감격한 모습으로 그레이스에게 "이것이야말로 즐거운 삶이고 여기야말로 즐거운 장소야"라고 말했다.[12] 그는 지금도 기관지 감염과 그 외의 가벼운 병에 잘 걸렸는데 심장이나 맥박이 느린 것에 대한 불안은 사라진 것 같았다. 옥스퍼드라고 하는 장소도 그곳에서의 삶도 우아하게 나이가 들어 오랜 시간 서재에서 시간을 보내며 리비어와 가끔 놀러 오는 아이들, 훌륭한 지도자와 인생의 모범을 구하는 옥스퍼드 학생들의 아버지로서 살아가기 위해 걸맞은 곳이었다.

영국인 친구들은 오슬러 일가는 미국에서 주말을 보내는 것을 좋아한다는 농담을 했다. 1905년 12월에 옥스퍼드에서 최초의 학기가 끝나자 일가는 곧바로 캐나다로 향했고 거기서 크리스마스 휴가를 보낸 뒤, 친지들의 집을 방문하거나 여행을 하거나 하며 바쁜 몇 주를 보냈다. 그레이스와 리비어는 1월에 영국으로 돌아갔지만 윌리는 귀국을 1개월 연장해서 여행을 하거나, 홉킨스에서 회진을 하거나 옛 환자를 진찰하거나, '내과학 체계' 시리즈에 대해 톰 맥크레이와 상담하거나 했다. 그는 녹초가 되어 지쳐갔는데 귀국하자마자 호흡기 감염에 걸렸다는 것을 알게 되었다. "미국에서 분주하게 움직였더니 완전히 지쳐버렸습니다. 아무래도 나는 초로기 쇠퇴 단계에 다다른 것 같습니다."[13] 그레이스는 지금부터는 절대로 그를 겨울에 미국에서 혼자 남게 하지 않겠다고 마음속으로 맹세했다.

쿠싱의 추측에 따르면 다음해 겨울의 여행은 한층 더 지치게 될 만한 것이었다. 그 하이라이트는 1906년 12월 14일에 토론토에서 열린 어머니인 엘렌 오슬러의 생일 파티였다. 그녀의 100세 생일을 축하하기 위해 살아있는 6명의 자녀들과 26명의 손자들, 21명의 증손자 대부분이 이 파티에 참석했다. 100개의 양초를 세운 5단 케이크를 옮기는 데에는 2명의 남자가 필요했다. 케이크의 층수는 그녀가 살아있는 100년간 영국을 다르셨던 국왕의 숫자와 같았다. 그때의 자손 모두에게 보냈던 특별 주문 접시와 스푼은 가족의 기념품으로 소중하게 간직되었다. 엘렌의 시력은 나빠졌지만 아직 성서를 읽고, 기도를 외우고, 우편엽서에 사인을 할 수 있었다.

"그녀는 몸과 마음 모두가 매우 건강하며 누구보다 이 축하연을 즐기고 있었다"고 윌리는 기록하고 있다. 그녀는 자신이 지금처럼 장수할 수 있었던 것은 검소하게 살았기 때문이라고 말하며 기자들에게는 늙는다는 것에 대한 윌리의 발언은 단순한 농담이었다고 말했다.[14]

토론토 당국은 오슬러 박사가 영원히 캐나다 땅에 머물러 줄 것을 원했다. 토론토 대학교는 대대적인 근대화를 단행하고 있었고 거기에는 의대의 개혁도 포함되어있었다. 대학에 부속된 토론토 종합병원은 세계에 통용될 교육 연구 병원으로서 탈바꿈하는 중이었다. 토론토 대학교의 개혁 계획의 대부분은 존스 홉킨스 대학교의 경험과 세계적으로 명망이 높은 캐나다 토박이 즉 윌리엄 오슬러의 견해를 참고로 한 것이었다. 이 개혁에 앞장섰던 실업가와 자선가들은 오슬러 가와 가족 모두와 접촉하고 있었다. 토론토 대학교의 깐깐한 학장이 구식 체제와 함께 대학을 떠날 결심했을 때 차기 학장의 유력후보는 한 명밖에 없다고 생각했다. 1906년 여름 오슬러는 온타리오 주지사로부터 토론토 대학교의 학장이 될 마음이 없느냐는 질문을 받았다.

순간적으로 나온 대답은 소극적인 것이었다. "저는 대학 학장이 될 그릇은 아닙니다. 관리직에도 맞지 않고 그 직무를 맡기에는 15살이나 더 되었습니다. 그렇지만 제가 태어난 온타리오 주의 여러분들이 저를 떠올려준 것은 정말 영광스러운 일입니다." 그러나 그의 마음은 흔들리고 있었기 때문에 결정적인 대답은 하지 않았다. 그 해 말 토론토를 다시 방문했을 때 그는 정식 답변을 요청 받아 대학과 병원의 현 상황에 대해 철저히 이야기를 나누고 세계 유수의 조직이 될 가능성이 있는 대학과 의학교를 이끈다는 좀처럼 찾기 힘든 기회그것은 그가 4반세기 전에 꿈꿨던 "오트노로트(Otnorot)-토론토를 거꾸로 쓴 글자를 실현할 기회였다"에 대해 신중하게 생각하고 자신의 원점에 대해 생각해보기로 했다.

그러나 그는 학장이 되기 위한 훈련은 받지 않았고, 성격적으로도 그런 직무에는 맞지 않았다. 그래서 그는 정식 제의를 거절했다.[15]

몇 개월 후, 어머니인 엘렌 오슬러가 조용히 이 세상을 떠났다. 윌리는 토론토에 달려갈 수 없었는데 차티와 제넷이 그녀를 돌보았다. 엘렌의 의식은 마지막까지 또렷했다. 이 이상 즐거운 노년기는 상상할 수 없다고 윌리는 결론을 지었다.[16]

엘렌은 페더스톤, B. B. 넬리, 작은 엠마와 재회 할 것이라 믿으며 세상을 떠났다. 미국의 한 신문은 악의적인 사망기사를 게재했다. 그녀가 100살까지 장수했던 것은 60세에 아들이 클로로포름을 맡게 하지 않아서라고 썼던 것이다. 오슬러의 정년제도의 연설은 그가 미국을 방문할 때마다 가스 냄새처럼 그의 주위를 떠돌았다.

1906년, 오슬러 일가는 지금까지 빌렸던 집과 똑같은 노람 가든즈 13번지에 있는 집을 샀다. 그 집은 빅토리아 고딕 양식의 붉은 벽돌로 만들어진 대 저택으로 그들은 수개월간 몇 천 파운드를 들여 30년 된 집을 개조하고, 미국식 중앙난방식과 3개의 새로운 욕실을 설치했다. 상점에 도자기로 된 욕조를 보러 간 그레이스가 그 크기를 확인하기 위해 안에 들어간 일은 옥스퍼드의 전설로 남아있다. 지역 사람들은 미국인들은 목욕과 난방에 사로잡혀있다고 생각했을 것이다. 그렇지만 그들이 무엇인가에 사로잡혀 있다고 한다면 그것은 속도였다. 그들은 영국의 인부들이 일을 느리게 하기 때문에 도중에 몇 번이나 참을성이 바닥날 것 같았다. 그럼에도 불구하고, 혹은 그렇기 때문에 개조가 다 되었을 때에는 100명 이상의 인부들을 초대해 정원에서 파티를 열었다. 밖에서 보면 노람 가든즈 13번지에는 건축학적으로 눈에 띌만한 점은 없었다. 현재도 마찬가지다.

오슬러 가 사람들이 마음에 들어 한 것은 그 크기와 테라스, 테니스 코트, 유니버시티 파크와 마주보고 있는 정원 등이었다. 옥스퍼드 대학교와 병원에 편하게 걸어 다닐 수 있는 거리에 위치한 노람 가든즈는 지금도 영국식 컨트리 하우스가 늘어서 있는 조용한 거리 그대로이다.

오슬러에게 있어서 가족의 범위는 매우 넓었다. 그의 형제자매도, 그 배우자도, 아이들도, 손자도, 옥스퍼드에서는 항상 환영을 받았다. 좀 더 먼 친척도 마찬가지였다. 프랜시스 가의 아이들은 변함없이 특별하게 좋아하는 존재들이었다. 그들은 이미 성인으로 북미와 유럽에 나가 있었는데 윌리는 항상 그웬 , 비, 빌의 대부이며 친구이며 통이 큰 지원자였다. 그는 여자아이들의 결혼 소식에 대해 매우 기뻐하거나 걱정하거나 했다. 빌에 대해서는 도움의 손길을 내밀듯 몬트리올의 친구들에게 조용히 부탁을 하기도 했다. 빌은 홉킨스를 졸업한 뒤 병리학 연구를 하며 몬트리올에서 개업하려고 하고 있었기 때문이다. 프랜시스 가의 아이들 중에서 편안한 삶을 살고 있는 아이나, 불평불만 없이 성공을 거둔 아이는 한 명도 없었다. 그 대부분이 옛날부터 알고 있던 '품격 있는 가난'에 빠지기 직전의 삶을 살고 있었다. 예를 들면 빌은 의사에 적합하지는 않았다. 그는 오슬러 가와 프랜시스 가의 할아버지들과 비슷해 편집을 하거나 텍스트를 검수하거나 시를 만들거나 하는 등, 꼼꼼한 글쓰기를 좋아했다. 윌리는 자신의 교과서 개정을 할 때 그에게 도와달라고 부탁한 적도 있었다. 빌은 약간 경솔한 독신생활을 보내고 있었으며 여기저기서 싸움을 하고 시간관념이 부족했으며 윌리 삼촌의 정말 보기 드문 비판적인 코멘트에 따르면 "삼류 연예인과 비슷하다"고 여겨져 왔다. 빌이 늦잠을 자고 아침식사에 늦으면 오슬러는 그에게 "신경 쓰지 마라…… 애 낳을 때는 맞추어오겠지"라고 말했다고 한다. 1911년, 빌은 결핵으로 쓰러져 그의 미래는 더욱 어두워졌다.[17]

오슬러는 대부를 필요로 하는 젊은이가 있으면 기쁘게 그 역할을 받아들였다. 은사인 파머 하워드의 재혼 후에 생긴 아이들을 특히 친부모처럼 돌보았다. 양친의 사후, 마조리Majorie와 캠프벨 하워드에게는 '도치 오Doccie O'와 '그레이스 숙모'라는 애정 넘치는 대부모가 생겼다. 오슬러는 1897년에 자신이 이름을 지어준 캠프벨Campbell에게 편지를 보내 "나는 너희들의 아버지가 나를 지지해준 것과 마찬가지로 너희들을 지해주고 싶다"라고 썼다. 그는 캠프벨을 위해 매길 대학교 의대를 안내해주고 졸업 후에는 홉킨스의 레지던트를 시켜 논문 발표와 출판에 대해 조언하고 맥길 대학교에 돌아온다고 하는 그의 결의를 열렬하게 지지했다. 마조리 하워드는 학교에 다니기 위해 오슬러 일가와 함께 영국으로 왔다. 그녀는 옥스퍼드의 오슬러 가에 처음으로 묵은 손님이며 가장 자주 이곳을 방문했다. 실은 오슬러 가족이 1905년에 스토라스코나 경의 콜론세이 섬을 방문했을 때에는 스트라스코나 경의 사위가 된 제러드 하워드캠프벨과 마조리의 이복형제와의 관계를 회복시키기 위한 목적도 있었다. 제러드 하워드Jared Howard의 가족과 젊은 하워드 오누이와 그 대부모인 오슬러 가와의 사이에는 몇 년 전부터 균열이 생기기 시작했다. 그러나 이 균열은 이 방문으로 인해 회복되었다.[18]

그레이스는 윌리에게 지지 않을 정도로 가족을 사랑했다. 여동생인 수잔 체이핀과 그 가족을 포함해 리비어 가의 사람들은 항상 옥스퍼드에서 환영을 받았다. '그레이스 숙모'는 오슬러 가, 하워드 가, 쿠싱 가, 및 그 외의 젊은 남녀를 헌신적으로 돌보았다. 그녀는 로즈 장학생의 어머니도 자임했다. 윌리와 그레이스는 당시의 중년들이 종종 그랬듯–우드하우스 경Sir P. G. Wodehouse; 영국태생의 미국 작가; 1881~1975의 소설은 그 좋은 예이다. 젊은이들의 결혼에 대해 압력을 행사하지 않는 정도로 주의 깊게 관찰했다. 부부는 적령기의 남녀를 짝 지우는 것에 행복을 느꼈다. 그리고 마음에 든 젊은이가 매력적인 결혼상대를 발견하는 것에 힘이 되었을 때에는 자신의 일처럼 기뻐했다. 윌리도 그레이스도 젊은 사람들의 '마음'의 내과의사, 조산사, 때로는 외과의사가 되는 것을 즐겼다.

자신들에게 맡겨준다면 의사들과, 자신의 조카들과 그 외에 마음에 든 젊은이들을 훌륭하게 짝지어 결혼하게 하고 재능이 있는 청년 전원에게 몬트리올이나 볼티모어 일을 추천해주고 싶어 했다.

그들이 볼티모어에 있었을 무렵에는 해외에 공부하러 간 미국인 젊은이들이 '속이 검은 여자들'에게 눈을 빼앗기지 않도록 결혼반지로 보이는 심플한 금반지를 선물한 적도 있었다. 마조리 하워드가 독일에서 구혼을 받았을 때에, 윌리는 'W. 레지 디비즈'의 이름으로 편지를 써서 "나는 영국인이나 미국인 여자가 독일인 남편을 가지는 것을 좋아하지 않다"라고 경고했다. 그는 거기서 노람 가든즈를 빈번하게 방문했던 젊은이들은 모두 그녀를 만나고 싶어서 온 것이라고 주장했다. "멋진 맨지는 너무 매력적이에요. 당신이 5월에 그와 결혼 한다면 정말 기쁠 것 같아요. 그러면 당신을 그에게 보내줘야겠네요." 최종적으로는 부부가 원하던 결과 그 이상이었다. 볼티모어 시대의 오슬러의 레지던트로 이웃이기도 했던 토머스 펏처가 옥스퍼드를 방문했을 때 마조리에게 반한 것이다. 그는 오슬러 부부의 후견을 받아 콜론세이 섬까지 그녀를 쫓아가 프러포즈를 했다.

"다행이야. 다행," 오슬러는 마조리에게 소리쳤다:

> 모든 것이 제대로 흘러갈 것이라는 것을 알고 있었어. 너는 매우 좋은 남자를 발견했지, 나만큼은 아니지만 말이야. 가능성은 있는 남자니까 네가 잘 이끌어주렴. 너는 그에게 딱 맞는 여자야. 우리들은 매우 잘 해냈어. 친애하는 AG는 자신이 너희들을 짝 지어 주었다고 말하지만 우리는 사실을 알고 있지. 그녀는 너무 기뻐하고 있어……

> 너의 아버지도 이 이야기를 들으면 분명히 기뻐하실 거다! …… 문제를 처리 할 때에는 여러 가지 걱정이 있겠지만 너희를 위해 평정심을 처방할 것이다…… 너는 볼티모어에서 잘 해낼 거다. 너를 위해 가정과, 사교와, 자선 계획을 만들어 줄게.
> 사랑과 축복을 담아서.[19]

윌리는 새로운 집에 '오픈 암즈Open Arms; 환영관'라는 애칭을 붙여 그레이스의 천직은 여름 호텔의 경영자인데 그렇게 되지 못한 것이 안타깝다는 농담을 했다. 손님용 침실 중 하나는 볼티모어, 또 하나는 필라델피아라고 이름을 붙였다. 위대한 식민지 개척자인 세실 로즈Cecil Rhodes가 1902년에 서거하자 그 유언에 따라 독일과 앵글로-색슨 제국의 엘리트 학생들에게 장학금을 지급 하는 제도가 설립되었다. 로즈 장학제도이다. 오슬러 일가가 옥스퍼드에 이사한 1905년에는 150명 가까운 로즈 장학생이 있었다. 오슬러의 친지인 캐나다인 조지 파킨George Parkin은 로즈 트러스트 사무국장이었기 때문에 노람 가든즈 13번지는 특히 일요일에는 로즈 장학생을 위한 사교장처럼 변했다. 그레이스에 따르면 그가 이사 온 지 얼마 지나지 않아 일요일의 조용한 점심식사 후 이런 일이 있었다고 한다:

> 오후에 W.O.는 새롭게 도착한 로즈 장학생을 만나기 위해 서둘러 외출을 했고 두 사람을 저녁식사에 데려왔습니다. 한 명은 프린스 에드워드 섬에서 온 학생으로 겉모습만 보아도 총명해 보이는 청년입니다. 또 한 명은 뉴욕 주 워터타운 에서 온 학생으로 누가 보아도 시골청년입니다. 그는 "여기 와서 거의 밖을 나다닌 적이 없습니다"라고 말했습니다.…… 그리고 나서 에이미에게 가서, "그윈 양은 여기서 지식의 늪에 푹 빠지겠네요"라고 말한 것입니다. 이런 청년이 미국의 신사라고 여겨지다니 매우 유감스러운 일이 아닌가요?

그때는 질녀인 에이미 그윈이 오슬러 저택에 머무르고 있었다. "그녀는 매우

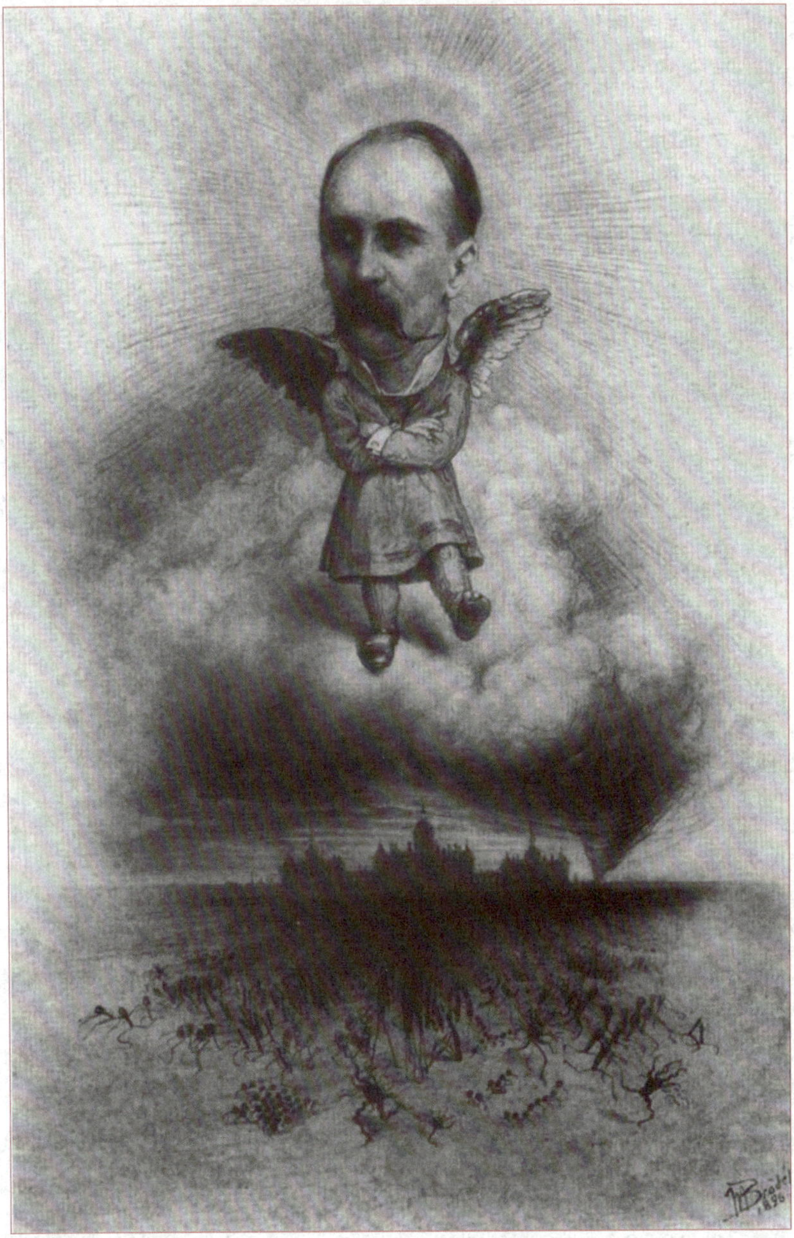

그의 생애에서 성인(聖人)으로 추앙됨, 발아래에 세균들이 도망치고 있음.
막스 브로텔이 그림(1896년)

미인이었기 때문에 어떤 청년이라도 그녀에게 사랑을 느끼게 됩니다." 그레이스는 에이미가 떠난 다음 일요일의 모습도 보고하고 있다. "일요일 오후에는 대학생이 30명이나 왔습니다. 그때에는 빌리프랜시스가 있어서 멋진 음악을 들었습니다. 그 집을 청년들에게 매력적인 장소로 만들어주기 위해 항상 여자 아이를 집에 머무르게 해야겠다고 생각했습니다."[20]

실제로 노람 가든즈에 머무르던 젊은 여자들을 '오슬러 부인의 새'라고 부르는 사람도 있었다. 1905년 추수 감사절에서는 옥스퍼드의 로즈 장학생들이 미국식 파티를 열어메뉴는 칠면조 통 구이와 산처럼 쌓은 옥수수오슬러가 건배를 선창했다.

오슬러는 위어 미첼에게 보내는 편지에 "흥미로운 인물이 오지 않는 날은 하루도 없네"라고 썼다.[21] 옥스퍼드의 비공식적인 북미대사로 오슬러 가는 항상 중요인물을 맞이했다. 1907년에는 옥스퍼드에서 개최된 장대한 역사 야외극을 관람하기 위해 미국의 주영대사와 마크 트웨인이 오슬러 가를 찾아왔다. 키플링Rudyard Kipling; 인도 태생의 영국의 시인, 소설가, 노벨문학상 수상; 1865~1936도 이 구경거리를 보러 와서 자신의 집에 머물러 달라는 오슬러의 초대를 받아들였다. 그의 부인은 그레이스의 먼 친척이었던 것이다. 71세의 마크 트웨인Mark Twain; 미국의 작가; 1835~1910; Samuel L. Clemens의 필명은 오슬러가 주최한 오찬회에서 그를 위해 그레이스가 초대한 미국인을 깔보는 예의 없는 행동을 했다. 대조적으로 키플링은 기분 좋은 손님이었다. 그는 리비어를 데리고 산책을 가고, 담배를 피우는 것을 삼가 하라는 오슬러의 충고를 귀담아 듣고, 의학사에 흥미를 보였다. 또 다른 때에는 보이 스카우트의 창설자인 베이든 파우엘Lord Baden-Powell경이 보이 스카우트 활동에 대해 강의를 하기 전에 오슬러 가에 차를 마시러 왔다. 독일 황제 빌헬름 2세가 1907년 가을에 영국을 방문했을 때에는 어떤 행동을 할지 염려되었지만 황제에게 옥스퍼드 대학교의 명예학위를 수여하기 위해 윈저 성에서 열린 특별한 행사를 포함해서 모든 것이 순조로웠다. 의식은 옥스퍼드 대학교의 명예총장chancellor이며 위대한 제국주의자인 커즌Lord Curzon 경이 주최한 것으로 오슬러도 흠정 교수로서 참석했다. 황제는 이때

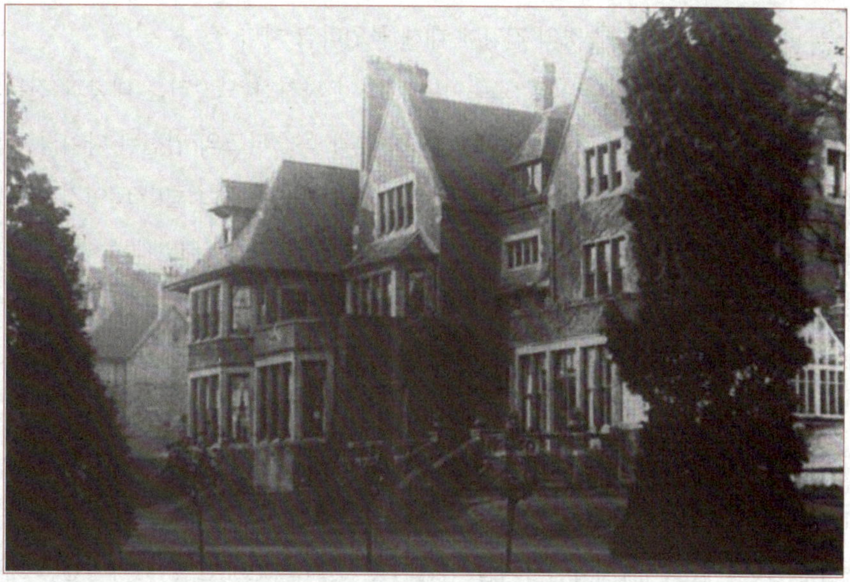

옥스퍼드 노덤 가드너즈 13 에 있는 오슬러의 저택 '오픈 암즈'

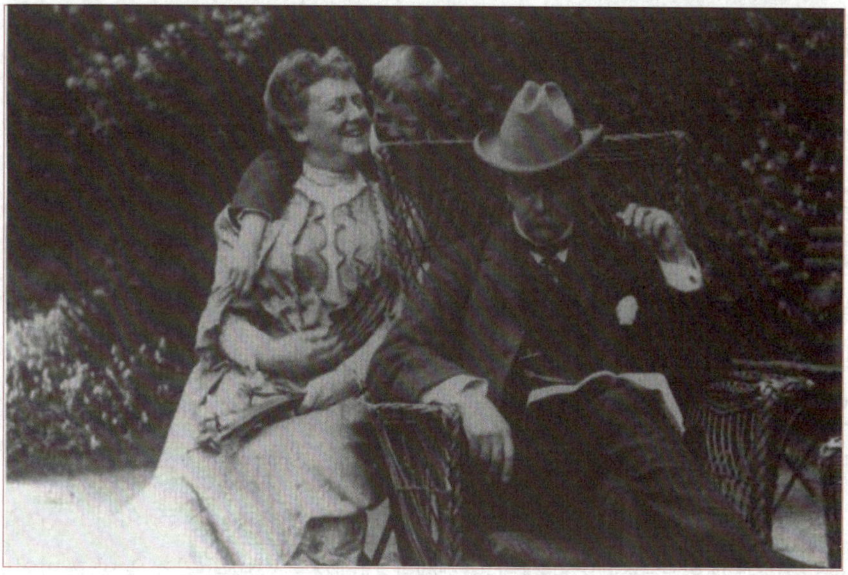

옥스퍼드에서 오슬러의 가족, 부인과 장남.

오슬러에게 리스터Sir Lister 경의 건강에 대해 물었다고 한다.[22]

옥스퍼드 대학교 의대 흠정 교수이며 명성이 자자한 오슬러는 대학과 전문가 단체의 많은 위원회에 초대받는 것 외에도 런던과 옥스퍼드의 엄선된 다이닝 클럽에도 초대를 받았다. 개별적으로 보면 어느 것도 특별히 부담스럽다고 여기지는 않았기 때문에 오슬러는 그 대부분을 받아들였다. 당연한 일이지만 그는 곧 자신이 받아들인 일이 너무 많음을 깨닫고 후회하게 되었다. 옥스퍼드에서 가장 중요했던 것은 매주 열리는 평의원회와 대학출판회의 상임위원회와 보들리 도서관의 관장으로서의 일이었다. 그 외에도 왕립내과의사회의 평의원회와 도서관위원회의 멤버가 되었고 영국의학협회의 평의원도 되었다. 1907년에 런던의 몇몇 의학협회가 합병하여 왕립의학협회가 설립되었을 때에는 그 열광적인 지지자로서 주도적인 역할을 했다. 1906년에는 미국내과의사회를 모델로 한 엘리트 단체인 영국 아일랜드 내과의사협회의 창설 멤버가 되기도 했다.

오슬러는 봄이 올 때마다 수 주일에 걸쳐 옥스퍼드의 의대생 시험을 실시해 케임브리지의 흠정 교수인 클리포드 올버트Clifford Allbutt와 왕래를 했다이 둘이 런던의 한 리셉션에 도착했을 때 레지 형제! 라고 불린 것은 유명한 일화다.

그는 강의를 하는 대신에 래드클리프 진료소에서 매주 의대생과 지역 의사를 모아 클리닉을 열어 교수의 의무를 다했다. 학기에 따라 의대생을 위해 홉킨스에서 실시했던 견습 클래스를 열기도 했다. 학기 중은 크라이스트 처치에서 정기적으로 식사를 했다. 1908년 초반, 데이어에게 편지를 보내 "초로의 대학교수의 삶에도 꽤 익숙해졌네"라고 했다. "단 포트는 참아주게! 평의원회와 위원회는 지루한 일도 많지만 교육적 견해에서는 흥미 있다고 할 수 있을 걸세. 옥스퍼드와 케임브리지를 근대화하기 위해서는 프랑스 혁명에 필적할 대 개혁이 필요할거야."[23]

전통을 사랑하는 영국인이며 스스로 전통을 만들어가는 미국인이기도 한 오슬러는 변화에 대한 옥스퍼드의 상반된 자세에 대해서는 상반된 감정을 안고 있었다. 대학에서 모든 임상 의학을 공부한 후, 런던 병원에서 실제적인 수련을 받는 옥스퍼드의 현행 의학교육 시스템에 대해서 그는 기본적으로 만족하고 있었다. 또한 고전에 흠뻑 취한 대학의 과학 수준을 끌어올리기 위해 추진되어 왔던 각종 노력들도 지지했다. 그 최초의 서고가 병리학 교수의 급여를 인상해 다른 교수와 동등하게 한 것이었다. "또한, 초대 병리학 교수이기도 한 제임스 리치는 흠정 교수로 선발되지 못했던 것에 실망한 적은 없다고 공언하고 있지만 1907년에는 옥스퍼드를 떠났다." 옥스퍼드의 약리학과가 창설된 것은 1912년의 일이었는데 오슬러는 그를 위해 전력을 다했다. 그 다음해 찰스 쉐링턴Charles Sherrington이 생리학 교수로 임명되었을 때에도 오슬러가 영향력을 미치고 있어서 쉐링턴은 훌륭한 경력을 밟을 수 있게 되었다. 래드클리프 진료소에 최초의 소규모인 임상 검사실을 만든 것도 오슬러였다. 오슬러가 옥스퍼드에 있던 시기는 의대 조직이 진화되는 과도기였다. 거트루드 스타인Gertrude Stein이라면 이 시기에 의대가 빛났던 것은 오슬러가 있었기 때문이라는 것 외에는 말하기 힘들다고 말했을지도 모른다. 오슬러는 많은 사람들로부터 의대가 없다고 생각되는 대학교의 의대 흠정 교수인 것의 아이러니함을 유쾌하게 생각했음에 틀림없다. 1906년에 영국의학협회지의 한 기사에 옥스퍼드 대학교에 의대가 있는 것을 사람들에게 떠올리게 할 만한 기사가 게재되었던 것은 오슬러의 출자금이었던 듯하다.[24]

오슬러는 옥스퍼드 대학교 대학 출판국의 감독위원회의 멤버로 세계 최대의 학술 출판 사업의 한가지에도 관여했다. "그 회의는 문학세미나로 제의받는 작품에 대한 전문가의 의견을 듣는 것은 정말로 즐겁다." 오슬러에게 있어서는 새롭고 오래된 불문학 책의 세계에 관한 모든 것이 즐거웠다. 한때, 옥스퍼드에 '도서 대학College of Books'을 창설한다고 하는 아이디어를 내놓았던 적이 있었을 정도였다. 옥스퍼드 대학교 대학 출판국이 사업을 확대해 의학 출판에 나선 것도 오슬러의 영향이었다. 그는 옥스퍼드 대학교의 『계간季刊 내과 저널Quarterly Journal of Medicine』의 창간 때에 간판 편집자였다. 옥스퍼드 대학교의 보들리 도서관은 훌륭한 도서관이었지만 모든 장서를 적절하게 관리하는 것은 힘들었다. 대학도서관으로서 세계 최대 규모를 자랑하는 이 도서관은 책을 수납하기 위한 장소를 넓히고 장서의 카탈로그를 작성하려고 고군분투했다. 오슬러는 보들리 도서관을 확장하고 근대화하기 위해 모든 시도를 지원했다. 오늘날 보들리 도서관의 일부를 이전한 험프리 공작 도서관Duke Humfrey's Library에는 보들리의 흉상이 있고, 그 밑에는 오슬러가 기증한 시계가 아직까지도 장식되어있다. 이것은 도서관에 대한 오슬러의 공헌의 크기를 상징하는 것처럼 보인다. 그는 도서관의 상임위원회의 멤버로 그 관리에 깊이 관여했다. 1906년에는 스트라스코나 경이나 그 외의 여러 명의 친구에게 부탁해서 『셰익스피어』의 2절판 초판 책을 구입하는 데에 필요한 3,000파운드를 모았다. 보들리 도서관은 과거 같은 책을 소장하고 있었는데 1660년대에 불필요한 책으로 처분해버렸던 것이다. 20세기 사서司書인 니콜슨Nicholson E. W. B.은 이 책을 구입하기 위해 막대한 기부금을 모아준 오슬러에게 감사의 눈물을 흘리며 그의 공헌은 보들리 도서관 안뜰에 동상을 세울 가치가 있다고 말했다고 한다.[25]

오슬러는 그 외의 자금 조달 활동에도 관여했다. 그 중에서도 중요한 것은 새로운 대학기금이다. 그 목적은 대학의 보들리 도서관이나 박물관 등 조직 외에 오슬러 자신이 계획하고 있던 의학 프로젝트 등을 지원하기 때문에 대학이 제공할 수 있는 범위를 넘어선 자금을 모으는 것에 있었다. 그 활동에는 잘 된 부분도, 잘 되지 않은 부분도 있었다. 오슬러는 미국인특히 헨리 핍스의 인맥을 활용해 어느 정도 자금을 조달 할 수 있었다. 그러나 그는 유능한 자금 조달자가 될 수 있을 만큼 적극적이지도, 끈기가 있지도, 아첨꾼이지도 않았다. 또한 자신이 관여한 모든 조직의 모든 활동을 지원하려고 지나치게 손을 벌렸다. 대 부호들은 홉킨스의 서적 구입을 지원해 줄 것인가? 록펠러 가의 사람들은 큰 화재를 당한 맥길 대학교의 재건을 도와줄 것인가? 카네기는 옥스퍼드의 궁핍한 상황을 구해줄 것인가? 헨리 핍스가 홉킨스의 정신의학 클리닉에 자금 제공에 동의해준 것은 얼마나 대단한 일인가! 영국인으로 부터 돈을 꺼내게 하는 것은 매우 어렵다.[26]

오슬러는 옥스퍼드를 바꾸고 싶었다. 영국에 온 처음에는 개혁파를 지지했지만 개혁파는 변화를 거절하는 모든 그룹과 항상 충돌해 꼼짝도 하지 못했다. 당시 과제로는 대학의 지배력을 강화해 대학 집합체 이상의 조직으로 만들 것, 과학과 연구에 힘을 쏟을 것, 그리스어를 필수 과목에서 뺄 것, 교수에게 연금을 지급할 것, 여성에게 학위를 수여할 것, 등 이었다. 오슬러는 원래 외부에서 옥스퍼드를 바꾸려고 하는 대대적인 개혁안을 지지했는데 후에 명예총장 커즌Lord Curzon경이 제안한 상세한 내부 개혁안을 지지하게 되었다. 그러나 개혁은 지지부진했다. 오슬러는 홉킨스의 초대 학장이었던 다니엘 코이트 길먼Daniel Coit Gilman에게 편지를 보내 "당신이 50살로 여기 학장이었다면 정말 좋았을 텐데!"라고 했다. "그러면 이 고색창연한 대학을 활기로 넘쳐흐르는 대학으로 만들 수 있었을 텐데. 여기는 큰 가능성을 숨기고 있는 훌륭한 대학입니다. 대학이 필요로 하는 변화를 시대에 뒤쳐진 조직이 방해해서는 안 됩니다." 그러나 대학 경영에 대한 오슬러의 열의는 곧 약해져서 3년 후에는 평의원회를 사임했다 오슬러가 지지했던 개혁의 대부분이 옥스퍼드에서 실현된 것은 그가 죽은 다음의 일이다.[27]

오슬러는 1908년에는 영국의 다른 대학의 정치에도 관여했다. 에든버러 대학교의 학생 그룹의 요청에 따라 그 명예 총장선거에 출마 한 것이다. 선거 운동은 모든 학생들이 책임지게 되어 오슬러가 자신의 시간을 희생할 필요는 없었다. 당시 명예 총장 후보의 대부분은 현역 정치가로 정당 조직의 지원을 받고 있었다. 오슬러는 드물게 무소속 후보로 보수당의 전 아일랜드 당상 장관 조지 윈덤Rt. Hon. George Wyndham경이나 자유당 내각의 현역 각료인 윈스턴 처칠Rt. Hon. Winston Churchill경과 경쟁하게 되었다. 선거전 사이 오슬러는 에든버러에 갈 필요는 없고 정말로 아무것도 하지 않아도 되었었는데, 학생들의 운동 비용에 보태라고 50파운드를 송금했고 형인 E. B.는 100파운드를 송금했다. 학생들의 선거전 내용은 회의를 열어 맥주를 무료로 제공하는 것과 싸움을 좋아하는 스코틀랜드 사람들답게 다른 후보를 지지하는 학생과 교전을 벌이는 것이었다. 마음이 약한 의사는 "싸움 전의 오슬러 파의 슬로건은 '상처를 입자'였습니다"라고 들려주었다. "다행스럽게 오랫동안 깊이 잠든 사람은 없었습니다. 가장 중상을 입은 학생도 10일 만에 회복되었습니다." 오슬러 파의 학생들은 모두 전투에서 이겼다고 선언했지만 선거전의 결과를 결정지은 것은 졸업생들의 투표였다. 윈덤이 826표, 처칠이 727표 오슬러는 614표였으나 정당에 소속되지 않은 후보자로는 건투였다고 여겨졌다.[28]

오슬러는 왕립 생체 해부 위원회의 회원이 되어달라는 요청을 거절했다. 그런 외부의 활동을 하면 "여러 가지 일을 하기 위해 필요한 휴가가 없어지기 때문."이라고 쿠싱에게 설명했다.[29] 영국에 온 오슬러에게는 홉킨스에서의 증례 보고를 정리해 새로운 대규모 출판 계획, 교과서 개정, 의학사에 관한 각종 연구 아이디어 등 글을 쓸 일이 많아졌다. 그에게 있어서 휴가라는 것은 글을 쓰는 시간이었던 것이다.

독일 연구자들이 매독을 일으키는 스피로헤타spirochete를 발견했다고 보고한 것은 오슬러가 영국으로 출발하기 이틀 전이었다. 오슬러가 작업량을 줄였다고는 하나 의학 지식의 증가는 멈출 줄을 몰랐다. 그 최첨단에는 유전 원리 면역 체계와 내분비 계의 해명, 대사 생화학적 연구, 신경 생리학의 발전 등이 있었다. 그는 그후의 저서에서도 이 모든 것을 집어넣으려고 했다.

오슬러가 편집자가 되어 미국의 리 브라더스 출판사가 냈던 내과학 체계는 그가 각 분야의 최고 권위를 인정하는 사람들이 쓴 논문집으로 수 권으로 나누어 출판하게 되었다. 모델로 했던 것은 1880년대에 윌리엄 페퍼가 편집한 『미국인 집필진에 따른 실천 의학체계』로 1890년대 클리포드 올버트가 편집한 『내과학 체계』이다. 임상의들은 교과서나 학술지의 내용을 보충하기 위해 이런 책을 구입하고 있었고 질이 높다는 것을 보증하기 위해 책은 편집자의 이름을 붙여 판매되었다. 출판사는 오슬러에게 영국인 집필자를 너무 많이 넣지 말 것과 저자들에게 실용성을 강조할 것을 다짐받아 달라고 의뢰했다. "학문적이라고 하는 평판은 상업적으로는 대 실패를 의미하기 때문이다."[30]

오슬러는 톰 맥크레이를 조수로 고용해 자신이 집필자를 모은 뒤의 일 대부분을 맥크레이에게 맡겼다. 1907년에는 오슬러가 개론으로 『내과학의 진화』라고 하는 논문을 집필한 제 1권이 출판되었다. 그 때 영국에서의 제목은 『내과학 체계』였는데 미국에서의 제목은 『오슬러의 현대 내과학』이었고 그 자신은 이 저속한 타이틀을 마음에 들어 하지 않았다. 1910년까지 두께 1,000쪽에 달하는 책이 6권이나 출판되었다. 집필자의 대다수는 오슬러의 옛 친구로 대부분이 각 분야의 제 1인자로서 인정을 받고 있었다. 오슬러 자신이 쓴 논문은 5편으로 심장병에 관한 것이 4편, 매독의 공동 연구에 관한 것이 1편이었다. 집필자 중에는 미국에서 활약했던 일본인 연구자 노구치 히데요Hideyo Noguchi, 맥길 대학교의 특별 연구원이었던 병리학자 모드 애버트Maude Abbott등 잘 알려지지 않은 사람도 몇몇 포함되어 있었다.

퀘벡 주의 비숍 칼리지Bishop's College of Quebec의대를 졸업한 애버트는 그때까지 여학생의 입학을 허가 하지 않던 맥길 대학교 의대에서 최초의 여성 교직원이 되었다. 그녀는 오슬러를 처음 만났을 때 부터 그를 열렬히 숭배했다. "검게 빛나는 타는듯 한 눈동자로 나를 주시하며 오래된 박물관 안을 걷는 그의 모습을 나는 평생 잊지 못할 것입니다." 맥길 대학교 의학박물관 관장으로서 그녀는 글자 그대로 그의 손발이 되어 움직였다. 『내과학 체계』를 위해 오슬러는 애버트에게 선천성 심장질환이라고 하는 그때까지 아무도 돌보지 않았던 분야의 논문을 쓰게 했다. 논문 집필에는 박물관의 수집이 매우 도움이 되었다. 오슬러는 애버트의 이 논문을 절찬하며, 영어로 쓴 논문 중 가장 훌륭하고 제 4권으로 최고의 논문이라고 평가했다. 실제로 이 논문은 그녀에게 명성을 가져다 주었다. 모드 애버트는 오슬러가 고른 104명의 집필자 중 유일한 여성이었다.[31]

오슬러는 런던의 우수한 신경외과 의사인 고든 홈즈에게 말초 신경질환 논문의 집필을 의뢰했다. 그러나 그의 논문은 완성도가 매우 떨어졌고 홈즈 정도의 인물이 어떻게 이런 논문을 썼는지 오슬러는 이해가 되지 않았다. 또한 그 논문에 대해 홈즈에게 문의를 하자 그런 논문은 모른다는 답변이 돌아와서 더 납득하기 어려운 상황이 되었다. 그러다 오슬러가 처음 썼던 의뢰 편지가 런던에 사는 같은 이름의 고든 홈즈라는 평범한 의사에게 도착했다는 것이 밝혀졌다. 그 인물은 매우 기뻐하며 얼른 논문을 쓴 것이다. 오슬러는 실수로 의뢰했던 고든 홈즈를 매수함으로써 고든 홈즈의 이중 인격 의혹을 해결했다. 원래의 고든 홈즈는 르웰리스 바커와 하비 쿠싱등의 전문가와 함께 제 7권에 등장했다. 쿠싱은 뇌종양에 관한 논문을 썼다. 오슬러가 홉킨스를 떠난 이후 쿠싱은 맹렬히 일을 하며 미국에서 가장 유명한 신경외과 의사가 됨과 동시에 존스 홉킨스에서도 가장 창조적인 교사가 되었다. 『내과학 체계』는 매우 경쟁이 심한 시장에서 그런대로 성공을 거두었다. 후에 5권의 제 2판이 나왔기 때문에 출판사에게 이익을 가져다 준 것은 확실했다.

오슬러도 이 책에서 한몫을 벌어 제 1권이 출판되었을 때 1만 달러, 마지막 권이 출판되었을 때에 또 1만 달러를 받았다. 맥크레이에게는 1권당 약 1,100달러, 집필자에게는 1페이지 당 4달러가 지불되었다.[32]

오슬러가 낡은 '질문집Quiz-compound'이라며 비웃었던 『의학의 원칙과 실천』은 교과서 시장에서 압도적인 우위를 차지했다. 이 책은 북미와 영국의 1류 의학교의 대부분과 2류의 의학교의 대부분에서 필수 교제로 사용하고 있어서 중국어를 포함한 여러 언어로 번역되었다. 오슬러는 옥스퍼드에 오기 전에 제 6판을 완성시켜 1908년에는 제 7판의 개정 의무도 다했다.

오슬러는 항상 교과서 개정에 투자해야 하는 시간이 너무 많다며 불평했고 새로운 판이 나올 때마다 그 서문에서 신판이 얼마나 크게 바뀌었는지를 강조했다. 그러나 교과서 집필은 어느 시대거나 힘들고 지루한 일로 어떤 저자라도 최신판을 팔려고 하는 것이다. 개정판이 나올 때마다 『원칙과 실천』은 좋아졌다. 그는 장chapter의 구성 방식을 바꾸거나 질환의 분류를 바꾸거나 새로운 견해특히 백신에 관한 발견과 혈청의 사용이나 그 외의 치료법에 대해를 덧붙이거나 1문장 또는 패러그래프의 문장을 새로 고치거나, 문학 작품의 인용을 일부분 삭제하거나, 보다 더 많은 인용을 추가하거나 했다. 그러나 1909년에 출판된 『원칙과 실천』 제 7판은 기본적으로는

1892년에 출판된 초판과 같은 책이었다. 즉 다른 예를 보이지 않을수록 질환의 임상병리학에 대해 상세히 설명하고 감염을 중시하고 '특효약'을 믿지 않는 의사가 행해야 하는 치료에 대해 최신 정보를 제공하는 책이었다. 그는 제 7판의 신경쇠약 치료에 관한 부문에서는 신앙 요법의 유용성에 관한 긴 단락을 하나 추가하고 있다. 한편 담낭 환자에 대해서는 "약과 탄산음료의 미비한 힘을 더한 자연의 손에 맡기기보다는 외과의사 손에 맡기는 편이 훨씬 안전"하다고 쓰게 되었다.[33]

오슬러는 매독 스피로헤타의 발견과 아우구스트 폰 바서만August von Wassermann에 따른 매독 진단법바서만 반응의 고안 등, 최신 견해도 포함시켰다. 또한 로널드 로스Ronald Ross가 말라리아의 매개자가 모기라는 것을 밝혀내자 모기장의 사용을 추천했다로스가 볼티모어의 서 프랭클린 길 1번지 오슬러 저택을 방문했을 때 부지 내에 장구벌레들이 모여 있는 것을 발견해 큰 목소리로 주의를 주었다고 한다. 그리고 신경질환 부분과 뇌하수체 부분을 개정한 배후에는 쿠싱의 전문지식이 느껴졌다. 혈압은 다양한 질환의 중요한 지표로서 인정받게 되었고 그 측정이 널리 이용되게 되었다. 존스 홉킨스에서 새 병리학적 임상 양상을 가져오게 되자 호지킨병에 관한 기술은 제 4판에서 더욱 명확해졌다. 이 연구를 실시한 것은 과거 오슬러에게 "집으로 돌아가라"는 이야기를 들었던 도로시 리드였다. 오늘날에도 호지킨병의 진단에는 소위 리드 스테른베르크 세포Reed-Sternberg cell라고 하는 세포의 존재가 필수적이다.

오슬러 자신과 마찬가지로 그 교과서에 대해서도 오랜 세월에 걸친 다양한 일화가 생겨나게 되었다. 의사들은 오슬러에게 편지를 써서 병리학과 치료학에 관한 귀한 사실부터 그리스어의 해석과 고양이와 개의 차이까지 사소한 점에 대해서 논의했다. 미국인이 유럽에 갈 때에는 함께 해줄 의사 대신에 이 책을 짐에 넣어 가져갔다. 의대생들은 『원칙과 실천』에 관한 장난스러운 시험문제를 만들고 "멍청한 사람보다 똑똑한 사람이 통풍에 잘 걸린다고 믿었던 사람은 누구인가?"…… "에리크시마쿠스(Eryximachus)는 어떻게 아리스토파네스(Aristophanes)의 딸꾹질을 멈추었는가?".... 머리가 반투명했던 사람은 누구인가?".... "신경증 의사가 외과 의사를 함정에 빠트리는 것은 어떤 경우인가?" 이상한 시를 만들어

칭송했다:

> 우리들이 사람 이름들에 질렸을 때에는
> 인명록-人銘錄은 뇌를 혼란하게 만드니까
> 당신들은 철학도 가르쳐준다.
> 케케묵은 체인Cheyne의 격언으로
> 당신들은 지리학도 가르쳐준다.
> 우리들이 당신들의 노예가 될 때까지
> 나는 솔직하게 인정하겠다. 코노쿠에넷싱Conoquenessing이 한 것을
> 지명은 들어 본적도 없다는 것을[34]

지금은 흠정 교수로서 적은 고정 급료밖에 없고 진료도 줄인 오슬러에게 있어서 인세는 중요한 수입원이었다.

옥스퍼드에서의 글쓰기 일 중에 그가 정말로 사랑했던 것은 의학사였다. 그는 쿠싱에게 흠정 교수직 지위를 이용해 의학사 책을 쓸지도 모르겠다고 이야기했다. 실제로 그는 1906~1907년에 의학사에 관한 두 개의 가장 중요한 논문을 집필해 좋은 출발을 끊었다. 그는 후에 속 편하게 자기만족에 빠진 역사 애호가로 전락해버렸다는 비난을 받았는데 논문의 내용은 그것과는 관계가 먼 것이었다.[35] 처음의 논문은 1906년 10월에 왕립내과협회에서의 하비 강의에서 발표되었다. 쿠싱이 "영국 의학계에 있어서 최고 상"이라고 칭송했던 이 강의는 1651년 하비 쿠싱 자신이 시작한 역사 있는 것으로 1년에 한번 "왕립내과협회에 기부를 한 전원의 이름을 소개해서,…… 사람들이 그를 본받을 것을 장려하고,…… 특별회원과 회원에게는 실험을 통해 자연의 비밀을 찾고 배우는 것을 장려한다"는 것이다. 당시의 강의는 라틴어로 씌어 있었는데 이 전통만은 1865년에 폐지되었다. 강의 뒤에는 호화로운 식사가 있었다.

하비 강의를 한 사람들의 대다수는 의학의 최근의 업적에 대해 이야기했다. 그리고 "과거의 위대한 정신…… 걸출한 죽은 자들"을 숭배하는 오슬러는 역사적인 이야기를 골랐다. 그것은 걸출한 고인故人들의 프로필과 의학의 발전에 대한 찬가 이상의 것이었다. 과학적 지식의 진화, 즉 그가 말하는 진실의 성장에 흥미를 가지게 된 오슬러는 널리 받아들여지고 있는 권위의 힘에 거슬러 새로운 진실을 확립하는 일이 어려움을 구체적 예로서 하비가 혈액순환의 발견에 대해 발표했던 당시의 모습을 이야기하고 있다. 그는 새로운 이론이 탄생하면 즉시 오래된 이론이 파기되어 과학이 발전 한다고 하는 소박한 생각은 가지고 있지 않았다. 그는 분명하게 우리 현대인이 과학적 사고의 기초에 있다고 생각하는 본보기의 문제와 새로운 발견과 전형 이동의 관계에 대해 이해했다:

> 모든 과학적 진실은 발표 당시의 지식의 현상에 따라 조건이 된다. 진실 된 성장은 플라톤이…… 타에테투스Thaetetus에서- 말했던 지식의 상태와 일치한다. 즉, 획득, 잠재적인 소유, 그리고 의식적인 소유이다. 진화의 과정에서 이 3가지 단계를 밟지 않은 발견은 거의 볼 수 없다. 오랜 시간에 걸친 노력이 결실을 맺어 우리들은 매독에 대해 완전한 지식을 얻었다. 반세기 동안에 얻은 지식을 하나하나 쌓아감으로써 우리들은 방대한 양의 임상과 병리학적 지식을 가지게 되었다. 19세기 말 25년간 우리들은 이 질환의 원인에 대해 잠재적인 지식을 가지고 있었다.…… 우리들은 지금 그 의식적인 소유를 갖기 시작한 것이다. 그러나 이 3가지 단계가 끝나도 일반 시민에 따른 수용이라는 최후의 싸움이 남아있다. 모든 일류 발견의 역사에는 진실이 처음으로 출현되었을 때에 우선 투표에 따른 다수의 지지를 얻는 일은 없다, 고 하는 존 로크의 말이 맞아 떨어진다. 그러나 시대는 계속 변한다. 결핵균의 발견이 냉소적으로 받아들여졌던 것과는 대조적으로 매독 균인 스피로헤타가 진심으로 환영을 받은 것을 생각하면 흥미롭다. 우리들 중에서도 이 교육이라는 것을 위한 시대를 살아온 장년층들은 새벽이 찾아왔을 무렵에 눈을 뜨고 있었던 사람만이 훌륭한 실증을

즉시 받아들일 수 있다는 것을 잘 기억하고 있을 것이다. 오늘날 우리들은 이 새로운 발견을 받아들일 수 있는 각오가 되어있는 것이다.

오슬러는 이 강의에서 하비에 의한 혈액 순환의 훌륭한 실증과 그 은사인 파브리키우스Fabricius, 영국의 케넬름 딕비Sir Kenelm Digby 경과 윌리엄 템플Sir William Temple 경, 프랑스의 기 파탱Guy Patin 및 그 외의 거의 전원이 보여준 냉담한 반응을 생생하게 묘사하고 있다. 그러한 사람들 가운데 자신에게는 신대륙의 발견 보다 혈액 순환의 발견 쪽이 더 재미있게 여겨진다고 단언한 토머스 브라운만이 찬연하게 빛났다.

당연한 일이지만 하비의 연구는 결국 새로운 시대적 모범의 기초가 되었다. "한 번 받아들여지면 사람들은 이처럼 중요한 발견이 질환에 대한 사고방식을 완전히 바꾸어버리는 것은 당연한 일이라고 생각하게 된다.…… 치료법에 대한 영향보다 중요했던 것은 히포크라테스 시대부터 믿어 온 기질과 체액과의 관계가 부정되고 질환의 개념이 변화한 것이다." 더욱 중요했던 것은 하비가 실험을 도입하게 되어 이에 따른 과학의 방법론이 크게 진보했다:

> 베이컨은 사색하고, 하비는 행동했다.…… 인류는 이미 사물을 주의 깊게 관찰하고 정확하게 기술하는 것만으로는 만족하지 못하게 되었다. 이 때 처음으로 근대적인 과학정신을 가진 인간이 실험 측면에서 생리학의 큰 문제에 도전한 것이다. 사람들이 듣는것 만으로 만족했던 "귀의 시대"는 자신의 눈으로 확인하려고 하는 "눈의 시대"에 자리를 내 주었고, 보는 것만으로는 만족하지 못한 사람들이 사고하고 연구하고 계획하는 "손의 시대"를 연 것이다. 손은 정신의 도구이다. 그날부터 실험 의학이 시작된 것이다.[36*]

오슬러는 1907년에 미국 내과 –외과 학술대회에서 '의학의 실험개념의 진화에 대해'라는 발표를 통해 이 고찰을 더욱 진화시켰다. 그는 의학사에 깊이 파고 들어

가면서 자신은 옛 시대의 인간이라고 고백했다. 그의 인생에 영감을 준 프랑스 학문과 피르호우Virchow연구는 "옛 히포크라테스 적 관찰의 최후의 반짝임"이라고 말할 수 있는 것으로 "엄밀한 귀납법"의 성과의 좋은 예였다. 19세기 후반이 되자 처음으로 의학에서 실험적 수법이 확립되어 과학의 기초로 인정받게 되었던 것이다.

그는 과거부터 현재로 이야기를 되돌려 임상의들에게 과학과 친해질 것을 조언하고 과학자에서 임상가가 된 자신과 같은 생애의 길은 최근에는 생각할 수 없는 것이 되었다고 인정했다:

> 분명한 것이 하나 있다. 우리 임상의사는 생리학자, 병리학자, 화학자를 만나러 가야 한다. 그들은 이미 떠났기 때문이다. 임상의사는 이런 과학을 영원히 잃게 되었다. 과학은 매우 복잡해졌고, 평생 헌신을 필요로 하게 되었기 때문에, 헌터, 보우만과 리스터 같은 생리학자가 외과의사가 되고, 프라우트Prout나 벤스-존스Bence-Jones같은 과학자가 임상가가 되고 무엇보다 안타까운 것은 병리학 교수직이 내과학 교수직이 되기 위한 단서가 되거나 하는 일은 없어졌다. 진보를 지속시키기 위해서는 이런 새로운 상황을 받아들여야만 한다.[37]

---

* 오슬러는 잊을 수 없는 죽은 자에 대해서 우울한 명상의 말로 연설을 끝냈다. 그가 수년 후에 양귀비와 기록부에 대한 참고가 머리를 떠나지 않은 것처럼 생각되었다: 유명한 사람을 칭송하지만……. 시라크(Sirach)의 아들이 한 말을 접하는 것이 우리를 되씹게 하는 데; 그 들이 태어나지 않았던 것처럼 사라졌다고 말하지 않았던가? 그들이 가졌던 새로운 것들은 시간을 빨아드려 버렸다: 그들에게 무의식 상태를 부정하는 행위가 그녀가 그녀의 꽃을 맹목적으로 뿌리는 것을.... 우리 대부분의 친구들의 이름이 적혀있다 …… 이름! 이름! 이름! 더 이상 없다. 호메로스의 서사시에 나오는 배의 이름처럼 무미건조한 카탈로그, 아니면 구약성경 연대기에 나오는 다비드 왕의 혈통처럼 …… 의학의 고귀한 직업의 증언은 큰 구름에 가려지는 것에 좌우된다. 조용한 땅으로 사라져 간 사람들 …… 죽어서 떠난 징표를 남기지 않고 결코 이 세상에 태어나지 않았던 것처럼, 그리고 그것은 이 운명은 비애였다. 그러나 많지는 않기 때문에 그들은 감상적이지 않았다. 떠나간 민족과 비유 하건데 진실로 슬프게도 시인들이 인간을 나무 잎에 비유한 것은 그 운명을 거슬러 올라갔다고 해서 그 비애감이 줄어드는 것은 아니다! 쥐어짜는 듯 한 고통이었다! 오슬러는 하비의 문헌을 수집하는 데 도움이 될 수 있도록 하비강의에서 받은 강연료를 기부하였다.

오슬러의 이 수필에서는 연구의 근본에 관한 논리적 문제에 관한 다음과 같은 중요한 주장을 볼 수 있다. "우리들의 동포에 대해서 허용되는 실험의 한계는 상세하고 명확하게 정의되고 있다. 내과, 외과를 불문하고 모든 새로운 치료법의 최종적인 시험은 인간에게 시행해야 하지만 그 전에 반드시 동물로 실험 해야만 한다. 피험자가 절대로 안전하고 완전히 동의하는 것이 이런 시험을 허용하기 위한 조건이 된다. 우리 의사들은 환자 본인에게 직접적인 이익이 있다고 기대되지 않는 한, 자신들에게 맡겨진 환자를 실험에 이용하는 권리를 가지지 않는다. 이 한계를 벗어나면 의사와 환자를 잇는 신성한 인연은 완전히 끊어질 것이다. 상황을 완전히 이해하고 있는 환자 본인의 동의가 있는 경우에 한해서 환자에게 위험을 끼칠 우려가 있는 실험을 할 수 있다. ……정말로 안타까운 것은 소수의 예에서 과학에 대한 열의가 넘친 나머지 이 규칙을 벗어나는 일이 있다는 것이다." 과학의 이론에 과한 오슬러의 발언은 매우 적다. 그는 평소에는 내과의 동료들과 함께 있었기 때문에 그런 문제에 대해 논의 할 필요가 없었기 때문이다. 1907년에 그가 이런 문제에 대해서 생각했던 것은 왕립 생체해부 위원회에 대해 증언을 했기 때문이다. 그는 거기서 황열병을 이겨내고 파나마 운하 건설을 가능하게 한 동물 실험의 훌륭한 성과에 대해 말했다.

오슬러는 역사에 대해 생각하면서 현대로 눈을 돌리는 것도 잊지 않았다. 청중의 대부분은 그가 현대에 머무르기를 원했다. 학교에서 표창식에서는 졸업생들에게 조언을 하고, 지방 의사회에서는 지방 의사회의 역할에 대해 이야기하고, 병원에서 행한 담화에서는 병원의 미래에 대해 이야기했다. 1907년 7월 4일에는 런던왕립 시료병원여자 의과대학 학생들에게 여의사의 미래에 대해 이야기했다. 그는 지금이야말로 돈을 버는 것 보다 훨씬 중요한 일이 있다는 것을 이해만 한다면 여성이 의학을 지향하는 것은 좋은 일이라고 생각하게 되었다. 그는 여의사가 직면할 최대의 문제는 다른 여자들로부터 신뢰받지 못하는 점이며 산부인과나 소아과에 지원하기 힘들것이라고 하였다. 그리고 개업을 생각하고 있다면 경험이 풍부한 여의사에게 조언을 구하면 좋을 것이라고 가르치며, 인도로 가는 의료 전도 단체에 합류하는 것과 연구소 직원이 되는 것 등 다른 선택의 길도 생각하라고 권유했다.

오슬러는 여학생들에게 연구실의 일이나 과학적 의학에 관한 연구에서는 여자에게도 큰 기회가 있다고 조언했다. 그 몇 개월 후에는 성 마리아 병원의 남학생에게도 의사로서의 전도 정신을 가질 것을 권했는데 그 외의 다른 점에서는 늘 하던 대로 조언을 했다. 그는 "의학교육은 경마이며 그 경기장은 넓고 탈락자는 많으며 페이스는 죽을 만큼 멀다"는 것을 명심할 필요가 있다고 했다. 훈련의 열쇠는 환자를 관리하고 병을 낫게 하는 기술을 가르치는 것에 있다. 그리고 오슬러로는 드물게 성 마리아 병원의 우수한 교수 암로스 라이트Almroth Wright가 말하는 것에 신경을 쓰라고 충고했다. 라이트는 세균학자로 백신도 제작하고 있으며 의학적 문제의 대부분은 연구실의 일과 면역화로 인해 해결할 수 있다고 말하고 있다. "켈트인의 매혹, 암로스 경의 유혹에 귀를 기울여서는 안 된다. 그는 헐리 거리harley street와 그것이 의미하는 것의 모든 것을 파괴하려고 하고 있다. 저 '길고 흉측한 도로'에는 아직 좋은 점이 있는 것이다. 나를 믿어주기를 바란다. 옛날 의술은 새로운 과학으로 바꾸어야만 하는 것이 아니라 흡수 되어야 하는 것이다."[38]

오슬러는 아직 의술과 과학 양쪽에 공헌하고 있었다. 따라서, 원저 논문의 편수는 줄어든 대신 장로답게 영국 의사회의 모임 등, 각종 회의의 임상 토론에서는 적극적으로 발언을 했다. 어떤 종류의 희귀한 임상 증상에 대해서는 특히 큰 관심을 계속 가졌다. 1907년에는 왕립의학협회에서 '청색 증을 동반하는 비장 적혈구 증다증Splenic Polycythemia with Cyanosis'이라고 하는 주제로 바케즈-오슬러 병Vaquez-Osler disease에 관한 발표를 했다. 오슬러가 1903년에 이 질환에 관한 선구적인 논문을 발표한 이후 40~50증례의 증상이 보고되었기 때문에 새로운 논문을 발표한 것이다. 또한 홉킨스에 처음으로 돌아왔을 때에는 병동에서 다발성 유전성 모세혈관 확장증Multiple Hereditary Telangiectases 질환을 발견하고 흥분했다. 그는 이전에도 이와 비슷한 증상의 환자 3명을 진찰했고 1901년에는 이 질환에 대해 짧은 논문도 집필했기 때문이다. 그는 그 다음해 다시 그 환자를 진찰했다. 그리고 1907년 10월에 스스로 편집장을 맡은 새로운 'Quarterly Journal of Medicine'에 전 증상을 정리한 '반복성 출혈을 동반한 다발성 유전성 모세혈관 확장증에'이라는 논문을 발표했다. 반복성 비코출혈을 일으키는 일이 많은 이 질환은 "오슬러-웨버-렌뒤Osler-Weber-Rendu 병"[39]으로 알려져 있다. 같은 학술지의 다음 호에서는 런던에 사는 재기 넘치는 임상의사이며 과학자인 아치발드 개로드Archibald Garrod와 공동으로 갈색증ochronosis; 연골, 섬유조직, 소변색이 짙어지는 병인 희귀한 증상을 발표하였다. 둘 모두 이전에 이 질환에 대해 발표한 적이 있었지만, 그 후에 소변의 이상에 관한 개로드의 다양한 연구는 대사 장애와 생화학적 개성과 그 개념의 선구적인 연구로서 인정을 받게 되었다.[40]

오슬러는 자신이 반 은퇴 했다고 말한 것치고는 뛰어난 임상증례를 계속 발표했다. 그는 아급성 세균성 심장 내막염에 대해 기술할 중요한 논문에 따라 4반세기에 걸친 심장내막염 연구를 완성시켰다. 그 중에서도 그의 관심을 끈 것은 환자의 손과 발에 고통을 동반한 결절이 나타나는 것으로 이것들은 오늘날에도 "오슬러 결절Osler's nodes"[41]이라고 불리고 있다. 또한 올버트Allbutt의 『내과학 체계』의 신판에서는 1903년에 이어 다시 스톡스-아담스 증후군Stokes-Adams symptoms에 대해 집필했다. 그는 논문에서 거론한 증례 수를 늘렸을 뿐만 아니라 자신의 연구를 아서 키스Arthur Keith의 훌륭한 병리 소견과 연관 지어 새로운 심전도에 따른 진찰도 이용했다. 오슬러와 키스의 연구에 따라 스톡스 아담스 증상은 처음으로 "히스 속Bundle of His"의 병변에서 유래하는 것이라는 것이 특정되었다. 오슬러는 이 논문에서 스톡스-아담스 병의 유전성에 대해 거의 언급하지 않고 자신의 가족에 관한 것도 쓰지 않았다. 오슬러는 영국에 온 후부터 몸 상태가 좋았기 때문에 자신의 맥박수가 적은 것을 걱정할 필요는 없다고 확신했을지도 모른다.[42]

옥스퍼드의 쾌적한 생활에서 그가 유일하게 안타깝게 생각했던 것은 자신의 학생이 적다는 것이었다. 존스 홉킨스에서 스스로 자라고 함께 일을 해온 수십 명의 총명한 조수들과 함께 보낸 시간만큼 그에게 있어서 즐거운 적은 없었기 때문이다. 그렇지만 옥스퍼드에도 항상 여러 학생이 있고 그 중에는 오슬러와 어울림으로써 크게 인생이 바뀐 학생도 있었다. 그 중 한 명이 오슬러가 옥스퍼드에 온지 2개월도 채 되지 않았을 때 그를 의지해온 메이벨 퓨아포아 피츠 제럴드Mabel Purefoy Fitz Gerald라고 하는 젊은 여자였다. 그녀는 옥스퍼드에서 생리학 연구를 하는 것은 인정을 받았지만 학위를 받는 것은 허용되지 못하고 있었다. 오슬러는 그녀가 실험을 위해 래드클리프 진료소를 이용하는 것을 허가하고 그녀를 격려했고, 같은 편이 되어주었으며, 그녀가 미국에서 연구를 하기 위해 록펠러 연수 여행 장학금을 받을 수 있게 준비해주었다. 옥스퍼드 대학교는 여성 과학자의 선구자중 한명을 되돌리기 위해 1972년에 겨우 100세가 된 메이벨 퓨어호아 피츠 제럴드에게 학위를 수여했다.[43]

유복한 캐나다인의 딸인 거트루드 플르머펠트Getrude Flumerfelt는 런던 여자 의과대학의 학생이었기 때문에 오슬러가 1907년에 대학에서 행한 강연을 듣고 있었던 듯하다. 오슬러에게 인정을 받아서 자주 오픈 암즈를 방문하게 된 그녀는 그의 조력으로 맨체스터 대학의 임상 연구에 참가하는 것이 허락되었다. 오슬러는 그녀를 트로툴라Trotula라고 불렀다. 그녀는 처음에 어째서 그런 애칭을 붙인 것인지 의아해 했지만 이윽고 그것이 16세기의 여자 외과 의사로 처음에는 가짜 의사라며 고발당했지만 결백하다는 것이 증명되어 후에 대성공을 거둔 인물이었다는 것을 알게 되었다. "윌리엄은 만난 그날부터 나의 의사로서의 인생의 모든 국면에서 나의 편이 되어주고 곤란한 시기에도 거침없이 지원의 손을 내밀어주었습니다."

그녀는 우수한 자문의사가 되었고 영국을 대표하는 신경외과의 제프리 제퍼슨Sir Geoffrey Jefferson 경과 결혼했다. 그녀는 남편이나 많은 친구들로부터 트로투라라고 불리었는데 현대의 트로투라가 가짜 의사라고 고발당하는 일은 없었다.[44]

1908년 11월 오슬러는 파리의 디에나d' Iena길가에 있는 미국인 친척의 아파트에서 "우리들은 매우 행복하다"고 편지를 썼다.[45] 그는 그 해 겨울 교육에 종사한 후 처음으로 안식년을 받기로 한 것이다. 아파트는 매우 호화스러웠고 아름다운 서재와 2명의 하인이 있었다. 리비어는 수업이 있었기 때문에 그레이스만 동행했다. 그들은 아침을 먹으면서 프랑스어 회화 수업을 들었다. 이 시기 옥스퍼드는 흠정 교수가 없어도 지장 없이 해나갈 수 있었고 기쁜 일로 오슬러의 주요 저서 중 하나인 『앨라배마의 학생과 그 외의 전기적 에세이』도 출판되었다. 오슬러 부부는 파리의 미국인들을 피하고 있었다. "사실은 모두를 피하고 있었다. 나는 가능한 한 혼자서 보내고 싶었고 오슬러 부인도 이 1년간 계속 바빴기 때문에 휴식을 필요로 하고 있었던 것이다." 오슬러는 파리의 병원을 방문해 오전 중에는 강의를 듣고 오후에는 도서관에서 책에 파묻혀 있었다. 그는 너무나도 전문가답게 휴가를 보내고 있었다. 즉 클리닉을 돕고 프랑스 의학교육에 대해 열심히 연구해 논문을 쓰고대부분의 병원이 빈약한 상태에 있던 것을 생각하면 여기서 일어나고 있는 일은 최고급이라고 해도 좋았다,[46] 시험 제도의 변경에 반대하는 학생과 인턴의 폭동을 목격하고 보고 했고 프랑스 동료와 교류를 잠깐 했다. 그는 '뇌 청소'를 위해 병동이나 클리닉, 의학 도서관에서 멀리 떨어진 장소에도 나갔다. 그는 라블레Francois Rabelais; 프랑스 풍자 작가; 1483?~1553에 관한 강좌를 듣고 앙리 베르그송Henri Bergson; 프랑스의 철학가, 노벨상 수상; 1859~1941에 따른 버클리에 관한 강의를 듣고 베르그송이 입수 불가능하다고 말한 오래된 조지 버클리George Berkeley; 아일랜드의 주교, 철학자; 1685~1753의 책을 발견해 구입하고 영국의 시인 중 가장 프랑스 편으로 심미적인 스윈번Swinburne, Algemon Charles; 영국의 시인, 평론가; 1837~1909에 심취하게 되었다. 매일 아침 강의와 몬트리올에서의 경험에도 불구하고 오슬러의 입에서 몇마디 이상의 프랑스어가 나오는 일은 결코 없었다. 다른 모든 외국어에 대해서도 마찬가지였다. 오슬러는 그 이유를 외국어를 습득하기 위해 가장 효과적인 것, 즉 외국어를 배우기 위해서 교제하는 외국인 여자를 사귄 적이 없었기 때문이라고 말했다.[47]

오슬러는 그 체류 중에 프랑스인이 죽은자들에게 깊은 친밀감을 느끼는 것을 알게 되었고 그것에 특별한 관심을 기울이게 되었다. 그는 그것을 11월 1일의 "모든 성인聖人의 축일"의 회상으로 기록했다. 그 자신도 3일에 걸쳐 그 날을 축하했다. 우선은 10월 31일에 몽파르나스의 묘지로 다시 가서, 묘지에 화환을 다시 하나 더 두고 왔다. 그는 묘지 입구에 있는 비탄의 문 안쪽에 서서 꽃을 들고 이곳을 방문하는 사람들의 행렬을 지켜보았다:

> 여학생 집단이 지나갔다. 한명, 한명이, 친구인지 매우 좋아했던 선생님의 묘에 바치기 위해 국화 꽃 다발을 손에 들고 있었다. 그 근처에는 "자비로운 성모 수도여자회"의 수녀가 2명 있고 이 묘지 중에서도 특히 오래된 것 같은 아치형의 건축물에 화환을 놓고 있었다. 사랑하는 동료를 위해 매년 이 의식을 행하는 것인지도 모른다. 8살 정도의 소년이 손에 진달래 꽃다발을 가지고 달려갔다. 달리는 곳을 잘 알고 있는 것 같아 보였다. 상복을 입고 아이를 안고 온 젊은 엄마, 작은 꽃 상자를 각각 한 손에 들고 빈 손으로는 팔짱을 끼고 걷는 노부부, 체구가 작은 노부인과 그 딸의 뒤에는 남자 하인이 큰 화환을 손에 들고 간다. 수수한 복장의 노동자, 군인, 선원…… 그것은 여러 사람들의 집단이고 마음을 울리는 광경이었지만 전체적으로는 슬픈 인상은 없고 즐거운 축제라는 느낌만 있었다. 눈부시게 빛나는 태양, 형형색색의 꽃들, 아이들의 즐거운 듯한 목소리가 죽은 자의 마을의 음울함을 사라지게 만들었다.

오슬러는 연이어 이튿날은 유명한 페르 라쉐즈Pere Lachaise 묘지에 꽃을 흩뿌리는 수십만 명의 파리 아이들 틈 속에서 보냈다. 그는 위대한 병리학자이자 해부학자인 비사Bichat M. F. X.의 묘를 발견한다고 하는 특별한 미션에 성공하고 그 묘가 꽃으로 장식되어있는 것을 보고 기뻐했다. 그는 그런 배려하는 마음에 경의를 표하기 위해 가지고 있던 팬지 꽃다발을 함께 두었다. 오슬러는 후에 미국인 독자들에 대해 안식일로 가장 인상에 남은 것을 하나 꼽으라면 그것은 프랑스인이 선조들에게 표하는 깊은 경외심이었다고 말했다. "파리에는 영국과 미국을 합한 것보다 많은 의사의 동상이 세워져 있다. 어떤 프랑스인에게도 숭배하는 영웅이 있고 살아있는 인물이든 이미 죽은 인물이든 마음속에서부터 경애하는 스승이 있는 것이다."

모든 성인들의 축일은 프랑스인이 가진 경외심의 훌륭한 실증이기도 하다고 생각했다. 그것은 종교적이라고도 말할 수 있는 의식이었다. 냉정한 앵글로 색슨인 눈에는 죽은 자의 축일은 뜻밖의 발견이며 마음을 뒤흔들었다. 그리고 또한 영국과 미국에서는 이러한 축일을 통해 교훈이나 지적인 영감을 받을 수 없다는 것에 유감스러웠다. 프랑스인은 한가지 노래를 부르고 있었다. 그것은 모든 근대 영국인들에게 가장 공감할 수 있는 프랑스 해석자인 스윙번이 그 유명한 '인간찬가'를 묶어 "저 높은 인간에게 영광이 있기를! 인간이야말로 만물의 주인이 될지니," 라는 노래였다.[48]

그는 파리에서 라이트Wright 형제의 비행기 실물을 본 것 외에도 시모어 토머스Seymour Thomas가 그린 초상화 모델이 되기도 했다. 토머스 서젠트와 함께 인기 있던 미국인 화가로 해외에서 활약하고 있었다. 1880년대 이후 오슬러의 초상화나 사진은 딱딱하고 무표정하며 실제보다 몸집이 크게 보이는 것이 많았다. 그 입은 콧수염으로 숨겨져 있었고 비뚤어지고 반동적인 초로의 신사라고 해도 좋을 모습이었다. 그렇지만 그것은 그를 기억하고 있는 모두가 자유롭고 활달한 인물이라고는 도저히 보이지 않았다. 그는 언제나 말쑥한 복장을 하고 있었다. 정수리부분은 거의 다 벗겨져 남은 머리와 콧수염은 회색에 가까웠다. 토머스의 초상화가 다른 초상화와 다른 점은 그의 눈이다. 전체적으로 그늘이 지고 새까맣고 맥길 대학시절의 일부 사진처럼 강한 빛을 내고 있었다. 오슬러는 사물을 잘 보기 위해 안경을 벗고 있었다. 그가 모델을 하고 있을 때 토머스는 "당신의 눈은 내 몸을 관통해 뒤에 있는 벽을 보고 있는 것 같군요"라고 했다.[49] 토머스가 그린 이 초상화는 오슬러의 마음에 들었다. 화가는 자신의 소장품으로 그 그림을 가지고 있었다.

1909년 1월 중순 오슬러 부부는 파리에서 남부로 내려가 칸Cannes; 영화제로 유명함으로 향했다. 여기서 윌리는 2주간이나 몸 상태가 좋지 않았는데 "모든 것이 마음에 든다.…… 몬테 카를로에 정착하는 것을 생각하고 있다. 카지노에서는 5분 만에 25달러를 따자마자 그만두었다.…… 여자에 대해서는 여기는 유럽의 떨이판매장이다"라고 기록 하고 있다. 2월 드디어 로마에 왔다. 그레이스의 말을 빌리자면 로마에 대한 경탄과 현대 로마에 대한 공포 때문에 그들은 긴장했다고 한다.

이태리에서 휴일에는 아스크레피오스 신전 유적을 비롯한 다양한 신전, 교회, 서점을 방문하는 것 외에 특별한 연줄 덕분에 바티칸 도서관에도 들어갈 수 있었다. 오슬러는 물론 그 귀중한 수장서의 모든 것을 즐겼지만 가장 인상에 남았던 것은 그 냄새였다. "목욕을 한적이 없는 인간이 내는 강렬할 냄새, 땀이 찌든 옷의 냄새, 오전 중에 방에 들어갔을 때부터 그 냄새는 심했는데 점심 무렵이 되자 더 심해졌다."[50]

신앙의 치료력에 대한 오슬러의 확신은 임산부를 돕는 '항구의 마리아 조각상' 앞에 놓여진 솔잎 지팡이와 각종 화장도구, 탈장대를 보고 더 강해졌다. 마리아 조각상의 왼쪽 발가락은 신자들의 접촉으로 닳아 있었다. 그는 또한 외과 수술의 수호 성인 인 쌍둥이 의사 코스마스Cosmos와 다미니아누스Daminianus의 모 교회도 순례하고 동료 외과의를 위해 작은 양초를 공양했다. 둘이 환자의 암에 걸린 다리를 절단하고 죽은 지 얼마 안 되는 건강한 사람의 다리를 이식하는 것에 사용했다고 하는 수술도구는 성자의 팔 한짝씩과 성모 마리아의 젖병과 함께 교회에 소중하게 안치되어 있었다.[51]

그들은 피렌체, 베네치아, 볼로나, 파도바, 밀라노를 방문하고 4월에 영국으로 돌아왔다. 오슬러는 이 여행 중 몇 명의 소녀와 그 인형 사이에 평생에 걸친 애정을 쌓았다. 그는 소녀들의 친구가 되었고, 함께 놀고 편지를 썼다. 또한 의뢰를 받아 몇몇 병에 걸린 미국인도 치료했다. 그는 그 한 명으로 부터 받은 보수를 '신에게 바치기' 위해 베살리우스의 『인체의 구조』의 1543년판을 3권 구입해 1번째 책은 자신을 위해, 2번째 것은 맥길 대학교에, 3번째 것은 메릴랜드 교수진의 도서관에 기증했다. 로마에서는 놀랄만한 증례도 보았다. 강건한 오스트리아인 의사가 갑자기 심각한 자반 병에 걸린 것이다. 혈관에서의 출혈보다 환자의 전신의 피부가 보라색으로 변했다. 보라색으로 변하지 않은 곳은 그가 겨자 잎을 둔 곳뿐이었다. 환자는 오슬러가 진찰하고 15분 후에 사망했다. 흠정 교수는 악성 두창이었을까 라며 고민했다. 그때 그는 35년 전에 몬트리올에서 진찰했던 불쌍한 네빌의 일을 떠올렸던 것인지도 모른다.[52]

오슬러는 이 안식년 중에 2개월에 걸쳐 미국의 친숙한 도시와 친구를 방문했다. 그 안에서 가장 중요한 일은 1909년 5월 메릴랜드 내과–외과학회의 새로운 건물의 낙성식이었다. 그 중앙 홀의 이름은 오슬러 홀로 결정되었다. 그는 여기서 스스로 식사를 연설하는 좀처럼 없을 경험을 했다. 오슬러가 과거와 현재의 관계에 대해 고찰 할 때나 모든 조직은 새로운 것과 낡은 것을 섞을 필요가 있다고 주장할 때 그 염두에는 유럽이 있었다. 그는 "우리들은 앞을 보며 살아가며 뒤를 보며 이해한다"는 윌리엄 제임스의 말을 인용해 과거에 대한 경의와 현재의 실제성과 통솔력에 대해 말하고 항상 균형을 유지했다. 식사의 마지막에는 산자와 죽은 자의 연결고리에 대해 신비적인 견해를 드러냈다:

> 이 교수단에 있는 모든 오래된 것들 중에서 가장 훌륭한 것은 옛날 사람들이 현대의 우리들에게 끼치고 있는 미묘한 힘이다. 그것은 전통이 아니다. 아버지에서 아들로, 교사에서 학생으로 이어지는 말들도 아니다. 세대에서 세대로 계속 전해지는 행동의 기록도 아니다. 그것은 형태가 없는 신비한 힘이며 정의하기는 어렵지만 높은 신분에 따르는 도덕상의 의무라고 부르는 것이 더 적합한 것이다. 그것은 어떤 종류의 방식으로 행동하는 것, 어떤 종류의 습관은 기르는 것, 어떤 종류의 관습법에 따라 살아가는 것을 의무화한다. 그 의무는 신성한 것으로 현대에서도 히포크라테스의 시대

와 마찬가지로 중요하며, 그 마법에 걸리면 새로운 것 앞에서 빛을 잃고 있는 것처럼 보이는 낡은 것도 빛을 되찾는다.[53]

오슬러는 보스턴에서 며칠을 보내고, 미래에 대해 생각했다. 보스턴에서는 의학의 역사가 반복되려고 하고 있었다. 피터 벤트 브리감Peter Bent Brigham의 유산으로 하버드 대학교 의대에 새로운 큰 병원을 건설하려고 한 것이다. 오슬러는 제 2의 존스 홉킨스라고도 말할 수 있는 이 병원의 원장으로 취임을 부탁 받았지만 거절했다. 과거 그의 학생이었던 헨리 크리스천은 하버드 대학교 의대 학장이었다. 보스턴 사람들은 이때부터 하비 쿠싱을 브리감의 외과 과장에 앉히려고 계획했다.

오슬러는 북미 체류 끝에 "언제 어디서나 이 얼마나 대단한 성장을 이루는 시대인가!"라며 감탄의 목소리를 냈다.[54] 1909년에는 이른바 근대 의학 교육의 정신이 미국과 캐나다를 석권했다. 대학과 의대는 힘을 모아 과정을 장기화하고 선고 기준을 높이고 연구소와 병원에 수백만 달러의 자금을 쏟아 부었고, 병원 실습 제도를 도입해 최고의 과학자와 임상의사를 찾아 고용하게 되었다. 맥길 대학교 의대에서는 화재의 흔적이 남아있는 곳에 훌륭한 교사가 새로 세워져 있었다. 토론토 대학교는 새로 바뀐 토론토 종합병원을 대규모 교육 연구 병원으로 만들려고 했다. 자선가들이나 재단은 미래는 신학보다도 의학에 있다며 의학의 발전을 위해 자금 제공을 시작하려고 했다. 카네기재단과 미국의학협회는 선진적인 의대를 인정하고 뒤쳐진 의대를 근절하기위해 의학 교육에 관한 특별한 연구를 위탁했다.

안식년을 끝낸 오슬러는 1909년 6월에 온타리오 주 의사회에서 '질환 치료에 대해'라는 큰 연제로 자신의 경력을 정리했다. 그는 자신의 평생 동안 질환의 개념이 어떻게 변해왔는지를 말했다. 우선 미생물의 발견에서 시작된 캠페인이 훌륭한 성과를 거둔 것. 단 그것은 질환의 치료가 아닌 예방에 대한 것이었다. 다음으로 병인의 이해를 통해 몸을 강하게 만들어 감염에 저항해 그것을 극복할 수 있다는 것을 알아낼 수 있었다는 점. 이것을 실천한 것이 결핵 치료다. 그리고 무엇보다 의사가 자신의 한계를 받아들이고 솔직하게 "치유라고 하는 가짜 의사 같은 약속"을 하지 않게 되었다는 점 등이었다. 오슬러는 대사 요법의 승리로 새로운 시대에 대한 희망이 보이기 시작했다고 생각했다. 그는 토론토의 청중에게 "췌장의 기능이나 당질대사에 대해 좀 더 정확한 지식을 얻을 수 있으면 확실한 기초를 가지고 당뇨병을 치료할 수 있게 될지도 모른다"고 말했다. 이것은 그 자신이 생각했던 것 이상으로 선견지명이 있는 추측이었다. 그는 또 잘못된 치료법과 사람들을 오해하게 만드는 치료법에 대해 경고했다. 특히 약을 쓰면 다 된다고 하는 사람들의 미신을 악용하는 판매 전략도 제약회사들의 신제품의 판매 전략과 팸플릿 배부가 그것이었다. "현재는 질환 치료의 너무나도 큰 부분이 대형 제약회사에 따라 좌우되고 있습니다. 그들은 그럴듯한 가짜 과학으로 우리들을 노예로 만들고 있습니다."

다시 또 말하지만 오슬러가 이 경고를 한 것은 1909년의 일이다. 그는 청중에게 환자의 고통을 줄이는 약에 관해 의대생이 알아야만 하는 점에 대해 상세하게 말하고 유럽의 신전이나 사원에서 보고 온 것 같은 '신앙에 의한 치유'의 이용에 대해 고찰했던 것을 이야기했다. 그는 닥치는 대로 하는 투약에 반응한 것으로 치료하는 것에 관해서는 허무주의자라고 여겨질 정도였지만 그것을 후회한 적은 없었다. "일부 사람들이 약에 의존하는 절대적인 신뢰는 인간이 가진 모든 능력 중에서 가장 위대한 것 즉, 자기기만 능력의 실례인 경우가 많다." 약을 먹으면 암이나 폐렴이 낫는다고 착각해서는 안 된다. 그런 근거 없는 기대는 의학의 눈부신 발전에 반하는 것이 아닌가?

> 당신이 말하는 과학인지 무엇인지를 우리들에게 가르치는 것은 이런 일인가?라고 말할 사람도 있을지 모르겠다. 수십 년에 걸친 치밀한 임상연구를 거쳐, 질환을 정성스럽게 연구하고 많은 약물을 성실하게 조사해온 결과가 이것인가? 이런 냉담한 허무주의 보다 우리들의 아버지가 안티몬이나 사혈에 의존했던 소박한 신뢰를 돌려주길 바란다. 아니 그럴 수는 없다. 진실을 받아들이겠다. 그것이 어떤 불쾌한 것일지

라도, 눈앞에 닥친 사망률을 확실하게 내다보고 무익한 상상으로 자신을 속이지 않도록 하겠다. 폐렴뿐 만 아니라 다른 어떤 종류의 질환치료에 대해서도 엄격한 우상파괴자 정신을 가져야한다. 그 정신은 허무주의가 아니라 능동적인 회의론을 가져다 줄 것이다. 수동적인 회의론이 절망에서 비롯되는 것이지만 능동적인 회의론은 스스로의 한계를 인정하는 지식에서 이루어진다. 이러한 자세만이 진정한 발전을 가능하게 한다. 우리들 중에는 폐렴의 진정한 치료법을 볼 때까지 오래도록 살아갈 사람도 분명히 있을 것이다.[55]

안식년을 끝마치고 의무를 다하고 친구를 만나고 미국의 청중에게 의학의 발전을 총괄한 오슬러는 엠프레스 브리튼 호를 타고 영국으로 출항했다. 대서양을 횡단하는 선박 여행 사이에 그는 브론테 자매Bronte's sisters의 전기를 다 읽었다. 1909년 6월 26일 오슬러는 옥스퍼드로 돌아가 즐거운 삶과 즐거운 장소로 되돌아갔다. 60세 생일까지는 3주가 남아 있었다.

노람 가든즈 13번지의 서재로 돌아온 오슬러는 프랑스와 이탈리아의 고물 점에서 도착한 책들, 짐을 푸는데 상당한 고생을 했을 것이다. 과거 병리학 연구 대신 그의 열정의 대상이 되었던 임상증례 연구는 지금은 책 수집과 의학서지書誌 연구에 그 자리를 내주고 말았다. 오슬러는 죽기 전까지 이 취미를 즐겼다. 그가 서적 수집에 대해 이야기 했을 때 영국의 생활에서 가장 좋은 점은 의사들이 취미를 가질 수 있는 것이라고 말한 적이 있다. "남성은 취미 없이는 진정한 의미에서 행복하고 편안해 질 수가 없네. 일을 떠나면 즐길 수 있는 것이 있어야 되고 그것에 열중할 수 있으면 어떤 것도 다 괜찮아." 안식년에서 대륙을 여행했던 것은 오슬러가 서적상이나 미술, 골동품 등의 경매장과의 만남을 깊이 하는 계기가 되었다그러나 1908년 파리에서 방문한 경매장에서는 기가 죽어, 업자와 뒤섞여 경매에 참여하는 것은 하지 못했다. 그는 거기서

의학서 중 에서도 초기 간행물…… 즉, 활판 인쇄가 시작된 지 얼마 되지 않은 15세기 후반에 제작되어 희소가치가 있는 책을 발견해 큰 흥미를 느끼게 되었던 것이다. 그의 영문학 도서수집도 더욱 더 풍부해져 갔다.

오슬러는 미국에 있었을 때와 마찬가지로 영국에서도 의사들에게 독서와 서재를 가질 것을 권유했다. 1909년 한여름에 북아일랜드의 벨파스트에서 열린 영국의학협회 회의에서는 새로 설립된 영국 의학 도서관 협회의 초대 회장에 취임해서유감스럽게도 이 협회는 단 기간에 없어졌다. 의사에게 있어서 서적과 도서관의 의의에 대해 유명한 강연을 했다. "얼마 지나지 않아 보들리에 갈수 없었던 날은 하루를 헛되이 보냈다고 느끼게 되었네. 나는 매일 아침부터 밤까지 여기에 있을 수 있는 사람들을 부럽게 생각했네."[56] 크라이스트 처치 대학에서는 수집 도서 중 로버트 버튼Robert Burton에게 기증받은 책이 제 각각 흩어진 것을 눈치 채고 그것을 한 곳에 모아 버튼의 초상화 아래에 정리했다. 1910년 1월 23일에는 케임브리지 대학교의 모들린 칼리지Magdalene College에서 새뮤얼 핍스Samuel Pepys; 잉글랜드의 해군 행정관, 궁정 생활을 극명하게 묘사한 일기로 유명함; 1633~1703를 기념해서 매년 열리던 만찬회에 초대를 받았다. 이 칼리지에는 핍스에게 기증받은 책이 매우 훌륭한 상태로 보존되어 있었다. 저녁식사에서 연설을 할 예정이었던 인물이 나타나지 않아 임시로 오슬러가 그 대역이 되었는데 그는 그것을 매우 유쾌한 경험이었다고 말했다. 이런 일을 우연히 겪을 때마다 그는 애서가의 당연한 의무라며 자신이 사랑하는 책의 운명을 걱정하게 되었다. 자신이 죽으면 이 소장된 서적은 어떻게 되는 것인가?[57]

상속인인 아들 리비어에게 책을 물려주려는 생각은 소년인 리비어가 전혀 학자타입이 아니라는 것이 분명해짐에 따라 점점 줄어들었다. 당시 그의 어떤 편지를 보아도 리비어가 그리스어와 라틴어에 고전하고 있으며 독서와 공부에는 흥미가 없는 것처럼 보였는데 영국에서 삶을 제대로 즐기고 있다는 취지라는 글이었다. 리비어가 정말로 좋아했던 일, 열정을 쏟았던 것은 낚시였다. 지금은 아버지에게 있어서 리비어의 '아이작' 또는 아이크 이라고 하는 애칭은 '나이가 들고 점지 받은 아이'이라는 의미 외에 '낚시를 좋아하는'이라는 의미도 있었다리비어에게는 하나 더 "토미"라는 애칭도 있었다. 이것은 오슬러가 경애해 마지않던 토머스 브라운, 또는 그 아들 토머스의 이름에서 따온 것인지, 그렇지 않으면 1890년대에 영국에서 토미 라고 하는 이름이 대 유행했던 것에서 유래된 것 일수도 있다. 리비어는 어릴 때부터 아이작 월턴Izaak Walton의 『고기낚시사전The Compleat Angler』을 애독했을지도 모른다. 그의 아버지는 1907년에 소더비Sotheby에서 『고기낚시사전』의 1653년 초판본이 경매에 나오는 것을 흥분을 억누르며 지켜보았고 이것을 살 수 있다면 얼마나 기쁠까라고 생각했다. 그리고 책이 이전 기록의 3배에 달하는 1,290파운드라는 고액에 낙찰되자 그 가격을 메모했다. 의학서적은 훨씬 낮았다. 오슬러는 수년 사이에 하비의 『동물의 혈액과 심장 운동에 대해』 1628년 초판 본을 여러 권 구입했는데 그 가격은 8~48파운드 사이였다. 덧붙여 20세기 말 크리스티Christie의 경매에서는 이 책의 낙찰가격은 55만 달러를 넘었다.[58]

오슬러는 종종 리비어를 낚시터에 데려갔다. 그 장소는 옥스퍼드의 주변이거나 오슬러 가족이 휴가지로 방문하는 영국의 섬들 끝 등이었다. 일과 여행에 쫓긴 오슬러에게 한산한 휴양지에서 보내는 휴가는 1년에 한 번 갖는 의식과도 같은 것이었다. 그는 거기서 수영과 다이빙, 산책 골프 낚시 등을 즐기는 것 말고도 책을 읽거나 글을 쓰며 시간을 보냈다. 1908년에는 그레이스의 취미와는 반대로 르노의 자동차를 구입해 운전기사를 고용했다. 오슬러 일가는 첫 원거리 주행으로 그레이트 노스 도로Great North Road를 북상해서 스코틀랜드를 방문하고 하이랜드 강에서 낚시를 즐겼다. 그리고 호수지방에 1주일간 머무르며 돌아오는 길에는 북 웨일즈에 들렀다. 날씨는 매우 좋았고 강은 얕았으며 물은 투명해서 낚시 바늘을 드리우자 리비어에게 송어가 윙크하고 그의 제물낚시와 함께 장난을 쳤다. 그래스미어Grasmere에서는 '워즈워스Willam Wordsworth; 영국의자연파 계관 시인; 1770~1850'의 손녀딸이 그 저택에 있는 귀중한 물건들을 보여주었다.

"우리들은 더할 나위 없이 행복한 시간을 보냈다"고 오슬러는 기록했다.

그 다음해 여름에는 오슬러 가족은 영국의 최남단까지 내려가 랜즈 엔드Land's End까지 약 2km 조금 못 되는 곳에 있는 세넨 코브Sennen Cove에서 1주일을 보냈다. 오슬러와 리비어는 바다낚시에 나갔고 둘은 뱃멀미로 힘들어했다. 바다낚시를 하려면 10년 전에 긴 휴가를 즐겼던 도셋트 주의 스와네지가 더 좋았을 것이다. 오슬러 가족은 여기서도 1주일을 보냈다. 1910년 여름휴가 때는 캐나다의 퀘백 주 포완브픽을 방문했다. 리비어는 거기서 1개월간 낚시만 하고 보냈지만 부모는 한숨 돌리고 나서 신세대 병아리들을 돌아보고 오려고, 몬트리올, 토론토, 해밀튼, 보스턴, 볼티모어, 워싱턴, 바 하버, 뉴 포트, 뉴욕을 방문하는 여행에 나섰다.[59]

60대가 된 오슬러의 건강상태는 좋았다. 그는 안식년 후에 "휴가는 매우 좋고 압박을 받을때나 걱정스러운 일이 있을 때만 이전의 흉골가슴 밑에 긴장감이 되돌아왔다"[60]고 기술했다. 그는 때때로 감기나 기관지감염으로 아팠지만 그럴 때를 이용해 집중적으로 책을 읽거나 글을 쓰거나 했다. 1910년 1월 8년 전과 같이 콩팥 결석 통증이 오슬러를 찾아왔다. 이번에는 장난 없이 의사로서 자기 자신의 그 아픔을 끝까지 관찰했다:

> 발작이 없는 상태가 2~3시간에서 8~9시간까지 지속되는데 3종류의 불쾌한 감각?, 예리하게, 잠시도 그치지도 않고, 국소적인 통증이 있다. 범위는 페니 경화로 덮을 수 있을 정도. 메스를 쥔 손으로 세게 누르거나 뼈에 손가락을 갖다 대자 특히 검상연골의 약간 위, 가슴뼈의 민감한 곳에 갖다 대자 그 통증을 정학화게 재현할 수 있었다. 통증은 몇 시간이나 지속되었고 아픈 곳도 바뀌지 않았지만 충분히 견딜 수 있었다. 통증이 없는 시간에도 때로는 순간적으로 뚜렷한 감각이 있다. 그것은 폭발적인 감각으로 불쾌한 것은 아닌데, 이와 동반해 뜨거운 느낌의 파도가 뇨관을 따라 느껴지고 배 옆부분을 통해 사라진다. 근육 속을 빠져나간 느낌이다. 그리고 돌연, 혹은 계속 되어온 통증 속에서 몸을 비틀고 갈기갈기 찢는 허리케인 같은 발작이 시작된다. 잘 알려진 방산 통이 계속 이어져 얼굴이 창백해지며, 다리가 차지고, 서맥, 발

> 한, 구토 등 혈관 미주신경성 증상이 있다. 2번째 발작 이후 최후의 반드시 불쾌하지 않은 시간이 찾아온다. 의식을 잃는 것이다. 이 무렵의 통증은 신의 약 ?모르핀–의 도움 없이는 참기 힘들 정도다.[61]

그가 친구 의사에게 쓴 편지를 보면 "콩팥 돌결석 덕분에 1주일간을 괴로워했다"고 한다. "실신과 구토까지 했던 것은 2번뿐이지만 통증은 1번에 몇 시간이나 계속되었다." 그는 이 문제의 원인은 통풍이 있다고 생각해서 지금부터는 증류수와 껍질을 다 벗겨내지 않은 곡물을 늘 먹어야겠다고 말했다. 수술을 해야 할 가능성도 있었지만 결석은 배출된 것 같았고 통증은 사라졌다. 그는 1910년 내내 바쁜 하루의 끝에는 돌멩이들이 달그락거린다, 혹은 지브롤터의 바위산이 깨진 것 같은 느낌이라고 기록했다. 1910년 미국 여행을 빨리 끝마친 것도 그 때문이었다. X선 검사에서는 큰 결석은 발견되지 않았다. 그렇지만 말년에 오슬러는 때때로 통풍으로 인한 욱신거림을 느끼게 되었다. "샴페인을 한잔 마시면 반드시 엄지발가락에서 그것을 느끼게 된다."[62]

다음해 겨울 오슬러는 형 E. B.를 비롯한 캐나다인 그룹과 함께 호화로운 이집트여행에 나섰다. 다행스럽게 이때에는 오랜 시간동안 늙은 당나귀 등에서 흔들려도 돌은 소리를 내지 않았다. 일행은 토머스 쿡 회사의 호화로운 증기선으로 1개월에 걸친 나일 강 크루즈를 즐겼다. 그들은 빈번하게 상륙해 당나귀를 타고 피라미드나 신전, 묘를 구경했다. 어느 날 밤 그들은 정장을 하고 당나귀를 타고 지역 이집트 주지사의 만찬회에 참석했다. 파샤지사의 아들 중 2명은 옥스퍼드에 유학을 했었다. 그들은 우리를 '이상한 나라의 앨리스'에 나오는 백기사와 닮았다고 했다.

그레이스는 더위와 먼지를 싫어했고, 부부 모두가 리비어와 그렇게 멀리 떨어져 있는 것은 좋지 않다고 판단해서 집으로 돌아갔다. 윌리는 그녀를 비롯한 여러 사람들에게 이집트의 풍경, 날씨, 뱃사람이나그에게는 모두 람세스 2세의 자손처럼 느껴졌다. 의학, 서지학에 관한 의견을 기록한 편지나 카드를 계속 보냈다. 카이로에 있는 이집트 병원은 그에게 필라델피아의 브룩클리 병원을 떠올리게 했다단 이쪽이 더 냄새 나고 더 불결하다. 터키인 사서는 그에게 아름다운 장식을 한 코란을 17세기 이집트에서 반출한 지금은 보드리 도서관에 있는 문서와 교환하자고 거래를 제안했다. 오슬러는 나일 강을 아스완까지 건너는 선박여행 사이에 헤로도투스Herodotus; 그리스의 역사가; 484?~420? B. C.를 읽고 역사여행의 가슴이 두근거렸다. "비록 증기기관이나 전기, 파나마 운하를 만들어 냈지만, 인간은 얼마나 하찮은 존재인가!" 현지의 이집트인의 인상은 별로 좋지 않았다. "이집트인을 위생적으로 만들 수 있으면 이 나라는 천국이 될 것이다. 그러나 이 나라는 글로는 다 할 수 없을 만큼 불결하고 눈병과 구충증 환자가 어마어마하게 많다."

오슬러는 당시 영국의 지배하에 있던 이집트의 모습을 보자 독일에 지배당하는 편이 좋은 나라가 되었을 것이라고 생각했다.[63]

오슬러는 여행에 나서자마자 캐나다인 대 부호 제임스 로스James Ross의 진찰을 해야만 했다. 그도 같은 여행을 하고 있었는데 심외막염 발작을 일으킨 것이다. 그 후의 여행 사이에 오슬러 일행의 배 안쪽 옆에는 항상 로스의 배가 있었다. 고령의 대 부호가 의사 근처에 있고 싶었던 것이다. 오슬러는 대부분 매일 그를 진찰했다. "그는 나에게 목숨을 구해주었다"고 했다. 진찰료는 그가 부담한 여행 경비를 더 넘는 것이었다. 이집트 여행 후, 로스는 그들에게 자신의 요트로 지중해 횡단 크루즈를 하고 싶다고 했다.[64]

여행 끝에 윌리가 그레이스에게 보낸 편지에는 "얼마나 멋있는 풍경을 보고 왔는지!"라고 씌어 있다. "나는 완전히 배가 부르다. 지금부터 죽을 때까지 이집트의 것만 읽겠지." 그는 또한 다음과 같은 말을 덧붙였다. "내가 집을 떠나 있어도 별로 큰 차이는 없었을 거야. 항상 많은 지출이 있어. 1달 동안 동네에 들르거나, 택시를 타거나 하니까 말이야. 그 아이를 위해 절약을 해야만 해. 우리는 지금까지처럼 그럭저럭 살아갈 수 있지만, 미래에 갑자기 수입이 크게 줄었는데 지출이 지금과 별로 다르지 않다고 생각하면, 아니면 그 아이가 사업을 시작하거나 해서 지출이 더

늘거나하면 걱정스러운 상황이 오겠지. 그렇지만 나에게 만약 무슨 일이 생겨도 당신에게는 1만 8,000파운드와 이 집이 있어. 이것만 있으면 당신의 생활과 내 가족에 대한 지원을 계속 할 수 있을 거야. 우리들은 정말 잘 살아왔어. 당신은 천사야. 지금까지 쭉 나 같은 사람을 잘 참아주었어."[65]

윌리엄이 그레이스에게 쓴 편지는 이 이집트 여행 에 보낸 것만 남아있다. 편지 안에 남편은 부인에게 허물없이 이야기를 하며 올 여름은 전 세계 사람들이 집을 찾아오겠지만 자신은 만난 사람들을 한사람 걸러 초대했다는 농담을 하고 있다.[66] 그는 또한 윈체스터 학교에서 퇴학을 당할지 말지 아슬아슬한 상황에 있던 아들 리비어를 걱정하는 부인을 모든 말로 위로하고 있었다. "걱정 말아. 그 아이는 괜찮을 거야. 건강하고, 심지가 굳건하고. 우등생 따위 집어치우라지. 그런 인종들과 섞이면 변변치 못하게 돼…… 사랑할 수밖에 없는 젊은이, 그의 과묵함은 오슬러 집안의 특징이야. 그를 잘 아는 사람들은 모두 그를 사랑하고 있잖아? 그는 지금은 잠시 쉬고 있지만 장래를 준비하고 있을지도 몰라. 희망을 잃지 마."[67] 남편은 아내에게 자신이 가지고 돌아갈 선물은 쓰레기가 아니며 1,000개의 이집트 담배는 귀중품이라는 것을 알려주었다. 그리고 그녀가 곁에 없어서 그 외로움을 농담을 섞어 고백했다. "당신이 여기에 없어서 나는 너무 화가나 안을 상대가 없어, 혈연지간에 있는 사람에게 그런 짓을 할 수도 없고, 엘시 B는 너무 말랐어." 그리고 그녀에게 "불쌍한, 인내심이 강한 그리잘 …… 내가 밖을 돌아다니고 있는 사이에 집에서 조용히 실을 짜고 있는 사람"이라고 부르며 종종 "사랑하는 에거튼이"라고 서명을 했다. 선물 중에는 낙타의 털과 실크로 만들어진 전면에 자수가 놓아져 있는 천도 있었다.[68] 리비어에게 줄 악어 박제를 가지고 돌아왔다.

리비어는 그 무렵 영국을 대표하는 공립학교 중의 하나인 윈체스터 학교의 열등생이었다. 이 이전 시기에 아버지가 아들에게 쓴 편지는 한 통도 남아있지 않지만 그 수는 매우 많았을 것이다. 편지는 틀림없이 느긋하게 애정과 농담과 허풍들로 가득 채웠을 것이다. 오슬러는 나이가 들면서 점점 더 아이들을 사랑하게 되었다.

그가 파리와 로마에서 친구가 된 2명의 소녀와 그 인형에게 쓴 편지를 소개 한다:

친애하는 스잔 님:
멋진 사진 고마워요. 당신은 정말로 다정하고 친절하군요. 받자마자 방에 걸어두었어요. 그 옆에는 당신이 비둘기에게 먹이를 주는 큰 사진이 걸려있어요. 딱 한 가지 안타까운 것은 당신이 무릎 위에 올리고 있는 것이 제가 정말 좋아하는 로잘리가 아니라 새침데기에다가 잔뜩 차려입은 못되고 못생긴 마거리트라는 거에요! 제발 로잘리의 얼굴을 닦고 깨끗한 페티코트를 입혀 새로운 장갑을 끼워주세요. 당신에게 사진을 보냅니다. 리비어는 지금 집에 있는데, 곧 학교로 되돌아갑니다.…… 여름이 되면 만나고 싶어요. 그러면 로잘리를 집에 데리고 와서 함께 살고 싶어요. 그녀에게 그렇게 전하고 키스를 전해주세요.
윌리엄 오슬러로부터.
당신에게 4번, 로잘리에게 3번 키스를 보냅니다. 마거리트에게는 없어요.

뮤리엘 마조리 모드 님!
올 봄은 로마에 가지 못 할 것 같아요. 내 아내는 봄이 되면 한해 걸러 한 번씩 기분이 안 좋아져서 그럴 때 나는 매일 집으로 돌아가야 한답니다. 로마는 멀기 때문에 하루만에는 갔다 올 수가 없어요.…… 작년 겨울에는 당신과 정말 훌륭한 친구들과 함께 차를 마셨네요. 그런 훌륭한 차는 그 후에는 마셔 본적이 없어요. 그 친구들에게도 안부를 전해주세요.
우리 아들은 매우 느낌이 안 좋아요. 완전히 윈체스터의 사람이 되어 버렸어요. 그는 지금 막 돌아왔어요. 지금부터는 손으로 직접 쓰겠습니다. 털북숭이의 타이피스트가 주먹으로 테이블을 쾅 내리치면서 자신의 일은 이런 엉뚱한 편지를 타이핑하는 것이 아니라고 말했거든요. 누구도 자신에게 엉뚱한 편지를 쓰게 할 수는 없다고 말하네요.

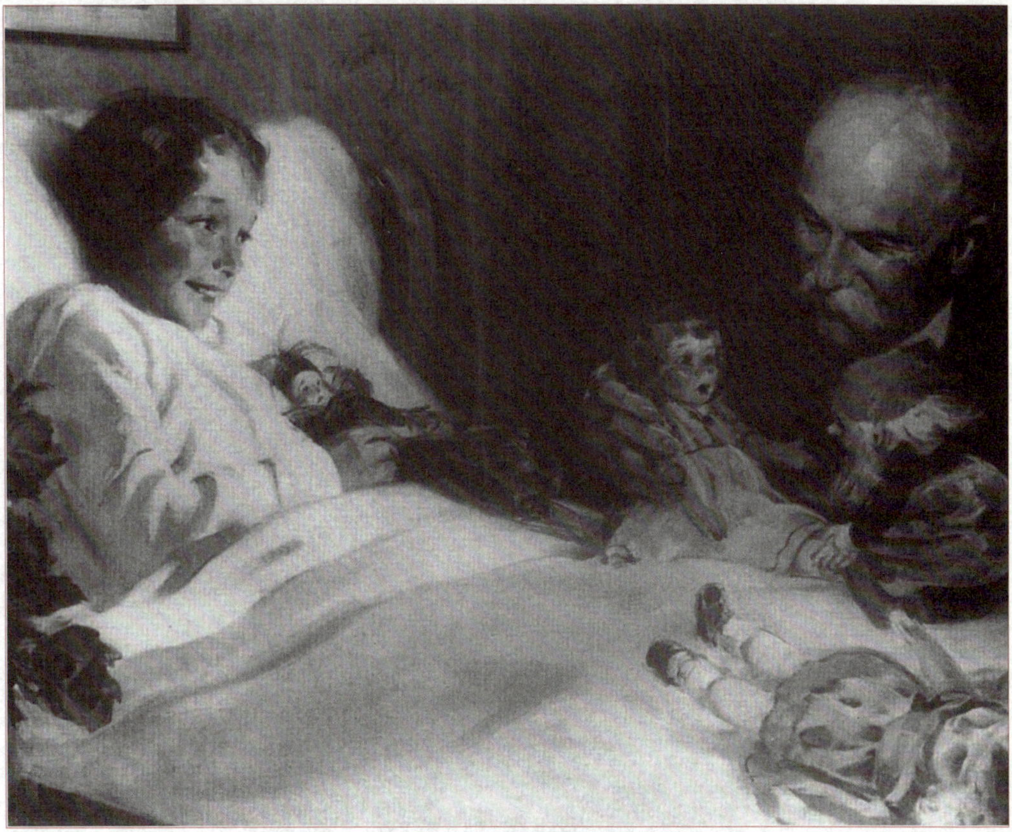

아이들의 의사. 오슬러는 어른들보다 어린이들을 더 좋아했다.

그런데 나는 뭐라고 대답했을까요? 아무 말도 하지 않고 바실리스크basillisk; 전설상의 괴상한 뱀으로 한번 노려보거나 입김을 쐬면 사람이 죽는다고 함처럼 그녀를 노려 보고 기절시켜 버렸어요. 그녀는 지금 털이 복슬복슬한 얼굴을 쓰레기통에 처박고 신음 소리를 내고 있어요. 내가 이 편지를 다 쓸 때까지 저렇게 있으면 됩니다.[69]

윌리가 이집트에 갔을 때 오슬러 앞으로 온 편지는 그레이스가 처리하고 있었다. 그녀가 이 시기에 미국의 친정에 쓴 편지에는 이집트의 더위를 피할 수 있게 된

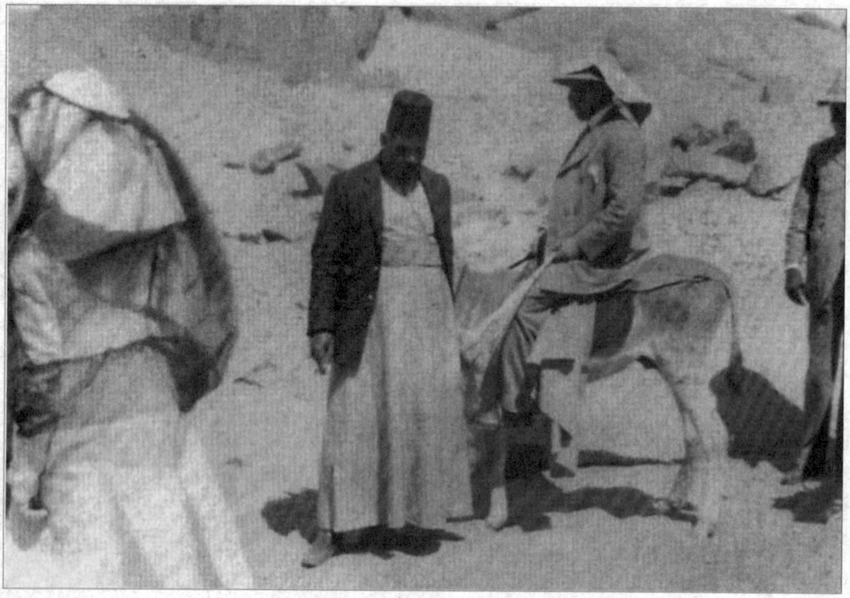

에집트에서 1911년 나귀를 타고 있음.

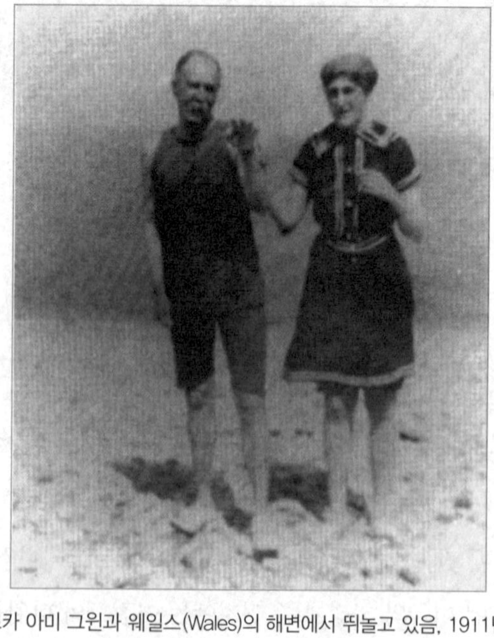

조카 아미 그윈과 웨일스(Wales)의 해변에서 뛰놀고 있음, 1911년.

것에 대한 기쁨과 함께 "또 한 가지 내가 기뻐하는 이유가 있습니다"라고 했다. "나는 그의 부재중에 집으로 오는 편지를 다 읽으라는 이야기를 들었는데, 젊은 의사, 나이든 의사, 모든 연령대의 사람들로부터 온 편지를 읽으면 오슬러 박사가 의사들에게 얼마나 훌륭한 영향을 미치고 있는지 지금보다도 더 잘 알게 됩니다. 내가 그를 얼마나 자랑스럽게 생각하는지 아마 다른 사람은 상상도 못할 것입니다."[70]

제 10 장

윌리엄 경 (Sir William)

미국의 친구 중에는 오슬러가 최종적으로 영국에서 작위를 받게 될 것이라고 야유하는 사람도 있었다. 실제로 흠정 교수Regius Professor는 작위를 받는 인물로 이상적이었으며 오슬러가 옥스퍼드에 도착한 직후 국왕의 주치의 윌리엄 브로드벤트Sir William Broadbent 경으로 부터 작위 수여를 위한 수속이 시작되고 있다는 말을 들었다. 오슬러는 그에게 수속을 멈추어 달라고 부탁했다. "나는 이방인으로 미국인이라고 생각하고 있습니다. 영국에 온지 얼마 되지도 않았는데 작위를 받게 된다면 그것은 결코 공정한 일이 아닙니다."

그는 그렇게 빨리 작위를 손에 넣으면 다른 사람들에게 좋게 보이지 않을 것이라는 것을 알고 있었다. 이윽고 브로드벤트가 죽고, 오슬러가 작위에 대해 생각할 일도 없어졌다. 그 때문에 1911년 6월에 아스키스Asquith H. H. 수상으로부터 연락이 와서 조지 5세의 즉위식 때 준 남작 작위를 수여 받을 것이라는 이야기를 듣고 깜짝 놀랐다.

"이번에는 어떤 이유로 거절 할 것인가요?"라고 그레이스가 그에게 물었다.

"작위는 받지 않는다고 예전부터 그랬잖아요."

"나는 받아야 한다고 생각해. 캐나다인들은 기뻐할거야. 캐나다인으로 준 남작은 1명 밖에 없으니까."

그가 그 해에 쓴 메모에서는 캐나다와의 연계와 가족의 유대가 강조되고 있다. "나는 캐나다의 가족을 위해 매우 기쁘게 생각해. 테컴세스의 목사관에서 영국이 준 남작 작위까지는 긴 여로였지. 유감스러운 것은 아버지와 어머니 그리고 형인 B. B.와 누나 넬리가 살아있었을 때 그걸 보여 주지 못한 거야." 누나인 차티에게는 작위를 받을 수 있을지 없을지는 물의 흐름에 따라 수영을 할 수 있을지 없을지의 문제에 지나지 않는다고 설명했다. "여기서는 작위는 매우 중요한 의미가 있어…… 나는 가족을 위해 기뻐하는 거야…… 변변치 못하던 소년이 할 마음만 생기면 주위를 놀라게 할 수 있다는 것을 증명하게 된 것은 정말 대단한 일이야."[1] 1921년에는 형 E. B. 오슬러도 기사 작위를 받았다. 오슬러 박사가 윌리엄 오슬러 경이 남작Sir William Osler, Bart이 되고 그 작위는 리비어나 그 후의 남자 상속인에게 이어지게 되었다. 이러한 사실이 알려지자 3개국에서 1,000여 통의 축하 메시지가 몰려들었다. 오슬러 가의 사람들은 시간을 들여 그 모든 메시지에 감사를 담은 회답을 보냈다. 오슬러는 많은 친구들에게 자신은 모든 것에 분수에 맞지 않을 만큼 혜택을 누리고 있기 때문에 실제로는 작위는 필요 없다고 말했다. 곤란해진 그레이스 리비어는 쿠싱 부부에게 "이것은 정말로 좋은 일처럼 보이지만, 그는 오슬러 박사 이외에는 될 수가 없습니다. 그렇지 않으면 이상합니다. 레이디 오슬러라니요!!!! 정말!!!!" 오슬러에게 당뇨병 치료를 받고 그의 엉뚱한 매력에 빠진 소녀는 이 소식을 듣고 성토했다. "아, 안타까워라. 왕이 되면 좋았을 텐데."[2]

오슬러는 즉위식에는 참석하지 않았다. 그 이유 중 한 가지는 친구이며 환자이기도 한 영국계 미국인인 저명한 화가 애비Abbey E. A.의 병 때문이었다. 필라델피아의 저명한 외과의사인 윌리엄 화이트J. William White; 그는 이전부터 애비와 오슬러 모두 알고 있었는데 아마 그 둘을 만나게 해주었을 것이다.가 태평양 저 멀리서 영국에 와서 애비에게 실험적인 수술을 했는데, 그가 할 수 있는 것은 아무것도 없었다. 얼마 지나지 않아 애비는 사망했다.

거의 글자 그대로의 의미로 오슬러의 친지 모두가 그의 환자였다. 화이트도 그 중 한 명으로 자신의 흉통에 대해 몇 번인가 상담했다. 그는 신념이 있는 사람으로 열정적인 인물이고 과격한 운동을 좋아했다. 오슬러는 그에게 거친 운동은 하지 말고 느긋하게 살아갈 것을 권했다. 그에게 진찰을 안 받는 것이 나았다며 화이트는 웃으며 불평했다. 그는 오슬러의 조언에 따라 거친 운동을 포기했지만 참기 힘들만큼 불행해졌고 그러는 사이 자신의 원래 삶대로 돌아가 버렸다. 오슬러는 그의 문제를 단순한 노이로제라고 생각하고 있었는데 일반론에 따라 조용한 삶의 이점을 역설했다. 화이트는 그의 충고 대부분을 듣지 않았는데 펜실베니아 대학교 외과교수직을 그만두라는 조언만은 귀담아 듣고 미련 없이 은퇴했다.[3]

마찬가지로 미국인인 저명한 철학자이며, 심리학자인 윌리엄 제임스는 1908년에 히버트 강의Hibbert Lecture를 하기 위해 옥스퍼드를 방문해 오슬러에게 자택 초대를 받았는데 신경 피로를 이유로 거절했다. 실제로 그는 심한 협심증으로 오슬러에게 다시 치료를 의뢰했다. 그 후 얼마 지나지 않아 오슬러는 제임스의 동생이며 소설가인 헨리로부터 편지를 받았다. 그도 심장병 증상이 있다는 것이었다. 오슬러는 헨리 제임스Henry James; 미국에서 태어나 영국에 귀화한 소설가, 윌리엄의 동생; 1843~1916를 런던의 자문의사 제임스 맥킨지에게 소개했다. 맥긴지는 제임스에게 당신은 주로 자신의 소설 『나사의 회전The Turn of the Screw』에서 아름다운 불멸의 존재로 만든 저 미지에 있는 것에 대한 공포에 사로 잡혀있는 것입니다. 라고 말했다. 윌리엄 제임스의 딸도 오슬러에게 진찰을 받으러 왔다. 위통을 충수염일지도 모른다고 생각했던 것이다. 오슬러는 신경피로라고 진단하고 안정을 취하면 통증은 사라질 것이라고 예언했다. 그대로였다.[4]

1910년 헨리 제임스는 심각한 우울증에 시달려 죽음을 예감하고 두렵지만 죽음을 원했다. 그는 한 친척에게 오슬러 박사제임스의 말에 따르면 매우 권위 있는 인물-아마 최고의 권위에게 진찰을 받고 곧 건강을 되찾았다. 1910년 3월 오슬러는 런던에서 헨리 제임스를 진찰 했다. 제임스는 이렇게 정성스러운 진찰을 받은 적이 없었다. 그는 당시 유행하던 플레처 식Fletcherizing 식사법소량의 식사를 오랜 시간에 걸쳐 꼭꼭 씹어 먹는 식사법을 실천하고 있었다. 그의 조카가 오슬러의 진찰 모습과 그 전말을 기록하

고 있다:

> 삼촌은 소화와 신경상태가 좋지 않았다. 그는 몇 년 전부터 플레처 식 식사법을 지키고 있었는데 늙고 노화했다. 오슬러는 그의 주위에서 돌아다니며 기분을 맞추다가 놀리다가 위로했다. 그리고 "당신의 유일한 문제는 자신의 배꼽만 보고 있다는 것이네요."라며 의미를 알 수 없는 말을 했는데 그가 처방한 치료법은 적절한 것이었다. 그렇지만 그는 마사지를 하기 위해 간호사에게 강요하는 과실을 저질렀다. 오슬러가 그런 잘못을 저지른 것은 보기 힘든 일이라고 생각했다. 어떤 치료법이라도 삼촌에게 그것을 계속하게 만들려면 권위 있는 인물이 끊임없이 감시하는 것이 필요한 것이다왜냐하면 삼촌은 너무나 나이가 들었고 괴팍하고 신경질적인 사람이므로 간호사는 내가 자리를 비운 지 24시간도 채 되지 않아 도망 가버렸다. 그렇지만 이 에피소드는 우리들을 안심시키고 건강하게 만들어주었다.[5]

오슬러는 윌리엄 제임스의 딸에게는 진찰료를 받지 않았지만 헨리 제임스에게는 런던에서 진찰할 때와 마찬가지인 44파운드를 청구했다 그 후 그는 소설가가 자금 난에 허덕인다는 소문을 듣고 청구서를 보낸 것을 후회했다. 그러나 그 소문은 과장된 것이었고 진찰료는 문제없이 지불되었다. 헨리 제임스는 이윽고 우울증 상태를 벗어나 1916년까지 살았다. 윌리엄 제임스는 1910년 여름에 북미에서 심부전증으로 사망했다.[6]

오슬러는 런던의 왕립내과의사회에서 3번에 걸쳐 람리 회의를 열었다. 헨리 제임스를 진찰한 것은 제 2회의 강의 전날이었다. 그는 당시 다시 협심증 연구를 하고 있었는데 1896년 강의 이후 200여 회의 증례를 보았다. 람리 강의Lumlelan Lecture에서 그는 기지가 있었고 쾌활했지만 의학적으로는 조심스러웠다. 그는 처음 60여 회의 증례를 보았을 때는 거의 예상하지 못한 일에그가 진찰했던 협심증 환자는 변함없이 걱정거리가 많은 중년 남성 의사들이 많았다. 지식이 늘어나도 반드시 자신이 생기는 것은 아니다. 알면 알수록 겁쟁이가 되는 경우도 있다는 것을 알았다. 오슬러는 중증의 협심증 환자가 몇 년이나 살고, 경증이라고 여겨졌던 환자가 돌연 사망하는 것을 너무나 많이 보았다. 또한 부검 자료에는 해석하기 힘든 모순적인 병리소견이 많았기 때문에 자신을 가지고 협심증의 예후를 말 할 수가 없었다. 협심증은 그에게 "경험은 믿을 수 없고 판단은 어렵다"라는 히포크라테스의 말을 떠올렸다.

오슬러의 협심증 판단은 그가 다른 많은 분야에서 실시했던 의학적 고찰과 마찬가지로 협심증에 대해 다른 견해를 가진 사람들 사이에 다리를 놓아주었다. 한편으로는 협심증은 측정 가능한 심혈관 병변의 반영이라고 주장하는 사람들이 있었고 다른 쪽에서는 펌프기능을 유지하는 것에만 관심이 있는 생리학자 등의 새로운 학파가 있었다. 오슬러는 많은 원인이 있을 수 있는 동통으로 협심증을 정의하는 것보다 두 모델에 다리를 놓았다. 그는 장시간에 걸친 정밀한 관찰을 통해 이 상황이나 심장 질환의 복잡함을 열거했다. 그러나 후세의 심장 전문의 들은 협심증의 개념을 동맥이 협착 되어 조직의 파괴가 일어나는 것이라는 단순한 증상으로 환원시켰기 때문에 이런 복잡함은 별로 의지가 되지 못했다.[7]

오슬러는 지금에 와서야 심장 질환의 긴급처치에 대해 상당한 경험을 쌓았지만 그리고 몇 가지의 증례에서는 니트로글리세린이나 클로로포름과 같은 극약도 사용했다. 대부분의 환자들에게는 생활습관을 바꾸라는 조언 밖에 할 수 없었다. 즉 '기계'를 혹사시키지 말고 잘 손을 보고 비관적이 되지 않는 것이다. 바뀐 것은 그가 인용하는 비유였다. 그는 이전에는 인체를 증기선에 비유하는 경우가 많았지만 자동차에 비유하는 경우가 늘어났다. 의사로서도 자동차의 소유자로서도 그는 동일하게 판매되는 기계에 개체 차이가 있다는 것을 이해하게 되었다. 그는 후에 강의 중에 아래와 같이 설명했다:

> 지금 여기에 네이피어John Napier; 스코트랜드의 수학자, log의 발견자; 1550~1617의 1911년형 자동차가 12대 있다고 하자. 모두 다 같은 가게에서 판매 된 것으로 같은 형식이

고 같은 부품으로 만들어진 것이며 같은 마력이고 같은 업체의 휘발유로 달린다. 그러나 모든 차가 같은 수명을 가지는 것은 아니며 같이 덜그럭거리는 것도 아니다. 어떤 자동차는 1갤런으로 20마일을 달리지만 다른 차는 16마일 밖에 달리지 못한다. 몇 개월마다 수리를 해야 하는 차가 있는 반면 1년이 지나도 새 차 같은 차도 있을 것이다. 그것은 운전 기사와 운전의 방법, 수리 방법 등에 문제가 있는 것은 아니다. 닮은 기계 사이에서도 그것뿐만이 아니라 완전히 동일하다고 여겨지는 기계 사이에도 이해하기 힘든 차이가 있는 것이다. 이와 똑같은 것이 인간에게도 적용된다.

이집트 여행에서 거대한 관개 시스템을 보고 돌아온 오슬러는 그 후 심장과 동맥의 움직임을 설명하는 데에 펌프, 배관 시스템, 수문, 배수로, 운하 등의 비유를 즐겨 사용하게 되었다. 그는 이런 비유를 통해 혈압의 데이터나 스트레스에 대한 생리적 반응의 연구의 시작을 수용할 수 있게 되었고 구조와 기능의 문제 양쪽을 포함하는 보다 좋은 모델을 가질 수 있게 되었다.[8]

오슬러는 자신의 개인 진료의 중심에 있는 질환의 최신 연구에 대해 3회의 장시간에 걸친 람리 강의를 끝냈지만 아직 확신을 가지지 못하고 있었다. 그는 폐렴에 대해서는 전문가로서 매우 불만스러웠고 장티푸스에 대해서는 매우 만족하고 있었다. 협심증에 대해서는 그 중간으로 작은 만족만 거두었다. 이미 알고 있던 질환 중에서 협심증 만큼 편안하게 고통 없는 죽음을 가져오는 경우는 없다. 질환에 대해서도 치료법에 대해서도 우리들의 지식은 확실히 진보하고 있다. 오슬러는 이탈리아에서 본적이 있는 증례에 근거해서 여자들 사이에서 흡연 습관이 확산됨에 따라 여자의 심장병이 늘어날 것이라는 선견지명이 있는 예상을 했다. 그 외의 점에서는 옛날부터 계속 같은 이야기를 했다.

"나는 보통 두 가지의 처방을 한다. 하나는 무리를 하지 말 것과 또 한 가지는 과식하지 말라는 것이다. 나아만Naaman이 예언자 엘리사Elisha의 처방에 따랐듯이 매우 많은 환자가 나의 이 처방을 존중해주고 있다.…… 오래 사는 것과 마찬가지로 협심증은 주로 동맥 문제이다. 장수와 소식小食이 관련이 있다는 것은 옛날부터 잘 알려져 있는 이야기이다."

1910년 무렵에는 오슬러는 자신이 "벌써 활발하게 활동하고 있지 않고 앞서 있기라기 보다는 뒤에 머무르고 있다"고 느끼게 되었다. 그 해에 그 보다도 젊은 미국인 제임스 헤릭James Herrick이 관상 동맥 혈전증과 심근 경색[9]의 개념을 설명하는 일련의 뛰어난 논문을 발표하기 시작했다. 당시의 오슬러의 진료를 보았던 영국인 동료인 클리포드, 올버트 등의 영국인 들이 그보다 뛰어난 임상기술을 가지고 있지만 오슬러는 아직 정상 수준에 있다고 생각했다. 오슬러가 풍부한 경험에 속았을 때조차 그 유례없는 성격이 그를 구했다그것은 올버트에게는 없는 것이었다. 영국인들 중에는 그는 너무 좋은 사람이어서 믿기 힘들다고 하는 사람들도 있었으나 다른 사람들은 그에게 심취되었다. 아래에서는 오슬러의 동료 아들의 회상을 소개한다. 여기서 그는 환자의 예후를 잘못 판단하면서도 훌륭하게 신용을 회복했다:

> 내 남동생이 심각한 백일해와 기관지염이었기 때문에 아무것도 먹지 못하는 상태가 된 적이 있었다. 부모님과 헌신적인 간호사가 어르고 달래도 동생은 전혀 반응하지 않았다. 임상적으로는 어려운 증례는 아니었는데 이용할 무기는 거의 없었고 회복될 기미가 거의 없었다. 부모님이 부른 흠정 교수는 지금부터 학위 수여식에 참석해야만 해서 시간에 쫓기고 있었기 때문에 도착할 때부터 행사용 가운을 입고 있었다. 소년에게 그는 별 세계에서 온 의사였다. 의사보다는 산타클로스라고 부를만한 존재였다.
>
> 이 특이한 방문자는 진료는 조금만 하고 의자에 앉아 복숭아 껍질을 벗기기 시작하더니 설탕을 뿌리고 잘게 잘랐다. 그리고 나서 한 조각씩 포크로 집어 완전히 매료된 남동생의 눈앞에 내밀고 먹으라고 했다. "이건 특별한 과일이니까 먹어도 기분이 나빠지지 않고 병도 낫게 해준단다." 그것은 진짜였다. 그러나 오슬러는 서둘러 떠날 때 그답지 않게 우리 아버지의 등을 가볍게 두드리며 심각한 어투로 이렇게 말했다.

"어니스트, 유감스럽지만 내가 저 아이를 다시 만날 일은 없을 걸세. 저런 심한 상태에서는 회복될 조짐이 없네." 다행스럽게도 그의 예상은 빗나갔다. 40일 동안 이 바쁜 인물은 매일 동생을 진찰하러 와주었다. 그리고 매번 현관에서 가운으로 갈아입고 병실로 들어갔다.

남동생은 2, 3일 후부터 눈에 띄게 회복되었다. 그는 오슬러가 손수 건네는 음식과 음료라면 입에 댔기 때문에 영양 부족에는 걸리지 않았다. 인간적인 접근. 때때로 환자의 심리에 좋은 영향을 주는 요소이 경우에는 식전용 가운를 간파하고 그것을 효과적으로 이용하는 일, 개개의 환자가 무엇을 필요로 하는지를 잘 생각해 그에 응하는 것의 중요함은 이전부터 자주 지적되었다. 여기에 그 최고의 예를 볼 수가 있다. 의술의 실례로서 이것보다도 훌륭한 예를 발견하는 것은 불가능할 것이라고 나는 생각한다.[10]

오슬러가 일에 쏟는 애정과 열정, 그가 병동을 회진하는 모습은 과거 미국의 학생들을 매료시킨 것처럼 옥스퍼드의 학생들도 사로잡았다. 그는 학생들에게 환자가 공작부인이건 요리사이건 같은 태도로 대해야 한다고 가르쳤다.[11] 한 학생은 임상 일을 하기 위해 런던의 성 토머스 병원에 갔을 때 처음으로 오슬러의 진찰이 얼마나 특이한 것인지를 이해했다. 오슬러는 필요한 때에는 권위의 가운을 두르고 마법을 쓸 수도 있었지만 런던의 의사와 비교하면 친해지기 쉬운 민주주의자였다:

런던의 이런 큰 병원에서 환자를 대하는 방법에 애정이 거의 완전히 결여된 것은 옥스퍼드에서 실천되고 교육되고 있는 의학과는 심한 대조를 이루었다.

그 중에서도 가장 달랐던 것은 교육회진의 모습이었다. 이곳의 선생님들은 프록코트를 입고 핀 스트라이프의 바지를 입고 실크 모자를 쓰고 다이아몬드의 타이 핀을 하고 괘종시계의 금 사슬을 햇빛에 비추어 반짝이게 했다. 그들은 그 사회적 지위와 풍요로움을 같은 사회에서 학대당하고 있는 가난하고 병든 사람들에게 보여주고 있다.

의사가 학생에게 애정과 호의를 보이는 일은 거의 없었고 그것들을 환자에게 보이는 것은 더 드물었다. 환자들은 인간이라면 누구라도 안고 있을 불안에 시달렸다. 환자의 문제는 전체로 취급해야 하고 질환이라고 하는 사실은 그 일부에 지나지 않았다. 그럼에도 불구하고 이런 불안이 임상 평가에 반영되는 것은 결코 없었다. 침대 곁에서는 병에 관해 대놓고 이야기하는 경우가 너무나도 많았다. 침대에 누워있는 환자가 높은 수준의 교육은 받지 못했다고 해도 필요한 만큼의 지적 능력은 갖추고 있으며 사물을 느끼는 힘이 있는 인간이라는 점 등이 거의 고려되지 못했다.

성공한 멤버의 자산과 보수에 대해 말하게 되는 경우도 많았다. 그러한 이야기는 너무 상스럽게 들렸다. 나는 윌리엄이 돈에 대해 이야기하는 것을 딱 한 번밖에 듣지 못했다. 이에 더하여 그는 "의사는 받지 못한 보수에 대해 걱정해서는 안 된다. 그것은 천국의 구좌에 적립되어 있기 때문이다"라고 말했던 것이다! 너무나도 그다운 발언이었다.

래드클리프 진료소에서의 밝은 느낌의 좋은 의학의 '가족 파티'를 떠올리자 내 마음은 그리움과 감사하는 마음으로 가득 찼다. 거기서는 윌리엄 경이 주인공이었고 환자들을 소중한 손님으로 공손 하게 맞이했다.[12]

오슬러는 래드클리프 진료소에서 일했을 뿐 아니라 옥스퍼드서 결핵예방협회를 설립해서 열심히 활동했다. 또한 래드클리프에 특별한 결핵 시료원도 설립했는데 이것은 영국 전역의 결핵 시료원의 모델이 되었다. 그는 미국에서 시작한 공중위생의 포교를 여기서도 이어나갔고 동료들에게는 가난한 사람들에게 손을 내밀라고 역설하고 부유한 친구들에게는 자금 원조를 요청해 정부에게는 더 적극적인 시책을 강구할 것을 요구하고 스스로도 환자를 진찰했다.

옥스퍼드의 저명인의 대부분이 필연적으로 오슬러의 환자가 되었다. 그는 어느 날 자신을 찾아온 빌 프랜시스에게 "저기 노기사를 보게"라고 말했다. "제임스 머리Sir James Murray경이네. 대학이 나에게 흠정 교수의 급료를 지불한 것은 사전이 완성되기까지 그를 살려두기 위해서라네." 옥스퍼드의 영어사전의 편집 주간이며 전립선에 문제가 있던 '머리'경을 위해 오슬러는 X선 치료라고 하는 모험적인 치료법까지 처방했는데 사전이 완성되기까지 그를 살려 두지는 못했다. 머리는 1915년에 78세의 나이로 사망했고, 't'항목까지만 작업할 수 있었다.[13] 보들리 도서관의 사서인 니콜슨의 치료도 그렇게 좋은 결과는 아니었다. 니콜슨은 옥스퍼드의 사서로서 오랜 시간에 걸쳐 대학 관계자와 친숙했지만 1910년에 건강문제로 고민하게 되었다. 그는 몇 번인가 직장에 복귀하려고 했지만 충분히 직무를 수행하지 못했고 경쟁상대인 사서의 악의와 음모로 인해 퇴직해서 요양치료에 전념할 것을 관장에게 권유 받았다. 니콜슨은 그때부터 완전히 무너져 오슬러의 말을 빌리자면 모자가게처럼 넋이 빠지게 되었다. 그는 자신에게 음모를 걸려고 하는 강령술사가 정령을 불러 왔다고 굳게 믿어 어느 날 밤 그들을 쫓아내기 위해 잠옷을 그대로 입고 손에 칼을 들고 길로 뛰어나갔다. 오슬러는 니콜슨을 위해 정령의 실재에 관한 논의를 하고, "그가 특별한 원조를 필요로 할 때에는 자신이 편지를 써주면 비밀 대답을 보내겠다고 약속했다. 그때 정령의 뒤를 베기 위해 사실을 썼을 때에는 봉투에 × 표시를 하고 거짓말을 적었을 때에는 ○표시를 하겠다고 정했다." 니콜슨은 그 후에도 여러 번 정령과 싸우며 1912년에 63세로 사망했다. 오슬러는 옥스퍼드의 친구들이 그의 미망인을 위해 설립한 기금에 50파운드를 기부했다.

오슬러는 후세의 사람들을 위해 자신이 소유한 맥크레이Maclay W. D.의 '보들리 도서관기' 1868년 판에 이런 일을 연대 순서에 따라 기록하고 있다. 거기에는 니콜슨이 라이벌로 여겼던 포크너 매든을 사서로 승진시키겠다는 결정에 대한 기록도 있다. 오슬러는 각 후보에 대해 논의하는 것은 삼갔지만 단 "나는 61세의 인간을 그러한 막중한 자리에 앉히는 리스크에 대해 말할 필요는 없다고 느꼈다"라고만 적고 있다.[14] 5년 후 그는 이런 글을 덧붙였다. "나는 틀렸다. 그는 늙은이가 아니라 일류 사서였다." '정년제도'에 관한 발언으로 미국에서 소동이 일어났던 적이 있는데다가 자신도 60대가 된 그는 여기 옥스퍼드에서는 늙음에 대해 거의 어떠한 말도 하지 않고 있다.

옥스퍼드 당시 유명인 중 오슬러는 동년배였던 로버트 브릿지스(Robert Bridges)와 사이가 나빴다. 브릿지스는 원래는 의사였지만 시인으로 전향해 1913년에 69세로 계관 시인이 되었다. 오슬러는 한 편지에서 브릿지스에 대해 선천적으로 내성적인 탓인지 무례한 탓인지 어느 쪽 때문인지는 모르지만 만나면 절망적인 기분을 느끼게 하는 인물 이라고 말하고 있는데, 이 기술은 후에 오슬러의 친구에 의해 삭제되었다. 그레이스는 그것은 무례함 때문이라고 생각했다. 실제로 그녀는 브릿지스의 일을 자신이 지금까지 만난 사람들 중에 가장 무례한 사람이라고 생각하고 있었고 그 일을 그에게 알렸던 것 같다. 브릿지즈도 어느 날 보들리 도서관에 오슬러가 방문객 미국인에게 셸리의 유품을 소개하며 자신을 가리키며 무어라 말하는 것을 듣고 매우 불안해졌다고 한다. 브릿지스는 영국에서 가장 기억에 남지 않은 계관시인 중 한 명이었다. 누구나가 러드야드 키플링이 그 칭호를 얻었다고 생각했다. 브릿지스가 미국을 방문했을 때의 과묵함은 "왕의 카나리아가 노래하는 것을 거부"라는 자극적인 타이틀로 보도 되었다.[15]

영국의 에드워드 황태자는 1912년 10월에 옥스퍼드 대학교 모드린 칼리지에 입학했다. 아들의 건강과 황태자에게 자취생활을 시킨다는 대담한 시도물론 그가 머무르는 방은 특별실이고 특별한 하인이 있었다를 우려한 조지 5세는 윌리엄에게 황태자의 주치의가 되어달라고 요청했다. 에드워드는 첫 겨울을 건강하게 보냈지만 봄이 되어 미국으로 간 사이에 인플루엔자에 걸렸다. 약간의 순환기 증상이 있던 황태자를 오슬러가 처음으로 진찰한 것은 1913년 5월 28일의 일이었다. 오슬러는 미래의 영국 국왕에 대해 아래와 같은 메모를 썼다.에드워드는 1936년 1월에 에드워드 8세로 즉위했지만 같은 해 12월에 퇴위하고 '윈저 공작(the Duke of Windsor)'이 되었다:

> 몸집이 작고 가냘픈 19세의 젊은이. 혈색은 좋지만 매우 말라서 체중은 7스톤 8파운드약 48Kg밖에 되지 않는다. 근육은 탄탄하고 표층 샘은 약간 크고 맥박은 48/분밖에 되지 않았지만 규칙적이었다그러나 36이었던 적도 있다. 심박은 규칙적이고 심음은 명료하다. 복부에는 문제가 없다. 폐는 깨끗하다. 혈압은 89, 혈관 운동반사는 빈혈성, 무릎반사는 파악하기 힘들다. 약간 신경질적으로 불안감이 크다. 자신이 충분한 식사

를 하지 않고 살이 찌려고 노력하지 않는다고 부모님이 생각할까 하고 걱정하고 있다. 틀림없이 그는 앞으로도 계속 몸집이 작을 것이다. 그러나 정신적으로는 성장했고 자신의 일에 흥미를 가지고 있었다. 강건하게는 보이지 않는다.

에드워드는 독일에서 즐거운 여름을 보냈지만 체중은 몇 kg밖에 늘지 않았다. 다음해 가을 국왕은 오슬러에게 다시 그를 진찰할 것을 의뢰했다. 황태자도 의사도 그럴 필요가 있다고 생각하지 않았던 것 같다:

> 부모님은 그가 마른 것에 대해 매우 심각하고 걱정스럽게 생각했지만 그런 것들이 그를 괴롭히고 있었다. 그는 이전만큼 신경질적이지 않았으며 침울하지도 않았다. 우유에 맥아를 섞어 마실 것을 약속 받았다. 그는 몸집이 작고 발육이 좋지 않은 상태였으며 다부진 체구가 되기를 기대할 수는 없다. 그는 옥스퍼드 대학교의 모드린Magdalen 칼리지에서 행복하게 생활하고 있었고 우울증 상태가 될 때까지 주위가 소란을 떨지만 않으면 평범하게 살아갈 수 있다. 가엾은 젊은이는 열등감을 느끼고 있었으며 이 감정이 그에게 악 영향을 끼치고 있다.[16]

흠정 교수와 준 남작 작위를 얻은 영국계 캐나다인에게 적합하게 오슬러는 영국의 군주제와 사회 체계를 존중하고 있었지만 계급에는 특별히 관심을 가지고 있지 않았다. 문장을 결정할 때에도 별로 흥미가 없어, 리비어가 좋아하는 물고기와 자신이 캐나다 출신이라는 것을 의미하는 비버海狸와 'Aequanimitas평정심'이라는 명을 넣어달라는 것만 주문했다. 그는 궁정 의사가 되는 것을 사퇴하고 그레이스에게는 그 이유를 "왕실의 작은 복통이 있을 때마다 불려나가야 하는 것을 참기 힘드니까"라고 설명했다. 어느 날 캔터베리 대주교가 궁정에 들어가는 것을 이유로 옥스퍼드의 회의에 결석했을 때 오슬러는 "공동 피고가 되는 건가?"라고 물었다고 한다.[17]

오슬러 박사의 환자 들 중 부유한 사람들은 옥스퍼드의 랜돌프Randolph나 킹스 암즈King's Arms에 머물렀다. 오슬러는 지역의 임상 의사인 A. G. 깁선을 고용했고 깁선은 잡다한 일도 도와주고 제자로서 환자의 혈액이나 소변 샘플을 채취하고, 혈압을 측정하여 오슬러가 안식년으로 유럽대륙에 간 사이에는 그 대리를 맡았다. 오슬러는 결핵으로 사망한 키블Keble칼리지의 의대생들로부터는 진찰료를 받지 않았던 것이 확실하다. 그러나 이상하게 악한 타입의 수음 상습범인 윌리엄즈라고 하는 웨일즈 사람에게 진찰료를 받을 생각이었는지 어쩐지는 알 수 없다. 그는 윌리엄즈와 솔직한 이야기를 해서 휴양과 운동을 처방했다. 또 친구에게 에로틱한 열정에 절망하는 덩치 큰 남학생에게 오슬러가 어떻게 조언했는지도 명확하지 않다. 어쨌든 이 학생이 애정에 난색을 표하던 상대방 학생이 오슬러의 진찰을 부탁한 듯하다.[18]

오슬러의 자문료는 미국 시대와 같은 가격으로 물가상승에 따라 1913년 5%인상되었다. 그는 유료로 진찰하는 환자를 크게 줄이고 보통 하루에 1–2명만 진찰했다. 그 때문에 진료로 얻는 수입은 2,000파운드당시 고정 환율로 1만 달러정도로까지 떨어졌다. 이는 미국에서 바쁘게 생활하던 때의 약 1/3수준으로 줄어든 것이었다. 그러나 그에게는 아직 많은 인세 수입이 있었고 미국에서 투자로 꽤 거액의 배당금을 받고 있었다또한 볼티모어의 재개발 때문에 저택을 매각했을 때 상당한 매각 이익을 얻었을 가능성이 있다. 그리고 옥스퍼드에서 받는 급료와 잡비가 매년 600파운드였다. 안식년 여행에 나갔던 해를 제외하고 그의 연간 총 수입은 6,000~7,500파운드로 볼티모어 시대와 비교하면 약 20%정도 줄었다. 이것은 충분한 '케익과 에일'이라고 말할만한 수입이었지만 샴페인에는 이르지 못했다. 오슬러가 한 번에 청구한 최고의 금액은 1910년에 맨해튼의 여자에게 청구한 4,000달러로 런던에서 1회 방문에 50파운드의 진찰을 16번 갔다. 캐나다 야당의 대표인 로버트 버든 경이 1911년 조지 5세의 대관식에 출석하기 위해 영국에 왔을 때에는 세실 호텔에서 그를 진찰했는데 요금은 청구하지 않았다. 가난한 사람이나 황태자는 무료로 진찰했다. 황태자는 그에게 받침

대가 달린 잉크병과 액자에 든 사진을 보냈다.[19]

미국의 존스 홉킨스 병원과 의대는 오슬러가 떠나고 난 뒤 급속하게 힘을 기른 것처럼 보였다. 프랭클린 몰, 윌리엄 웰치, J. J. 아벨, 등 그 외의 홉킨스의 연구자의 눈에는 오슬러를 대신해 르웰리스 바커가 내과학 교수에 취임하자 임상 연구의 신시대가 도래할 것이라고 생각했다. 오슬러가 열정을 쏟은 증례 수집 시대는 끝나고 질환을 연구하고 치료를 위한 실험의 시대가 시작되었다. 기본적으로 해부학자, 병리학자인 바커는 기대 이상의 성과를 올렸다. 그는 취임 직후에 새로운 임상 연구실을 3개나 만들어 각각 생물학, 생리학, 화학 연구를 실시했다. 어느 연구실의 대표도 풀 타임의 임상 과학자였다. 외과에서도 하비 쿠싱이 헌터 연구소Hunterian Laboratory라고 하는 실험 시설을 설립해 동물을 사용한 실험 연구와 외과 교육을 했다. 이러한 점에서는 윌리엄 오슬러가 떠난 것을 안타까워하는 사람은 없었다.

오슬러가 떠나고 난지 5년이 지난 1910년 만큼 존스 홉킨스의 명성이 높았던 적은 없었다. 그 해 카네기재단의 획기적인 보고서 '미국과 캐나다의 의학 교육'에서 존스 홉킨스의 의대는 모든 의대가 지향해야 하는 규범이라고 평가되었던 것이다. 보고서를 집필했던 에이브라험 플렉스너가 존스 홉킨스 졸업생이고, 윌리엄 웰치의 제자인 사이먼 플렉스너의 동생이라는 사실이 있다고 해도 이 평가는 타당한 것이었다. 거의 모든 사람들이 볼티모어의 자선가에 의해 설립된 이 대학과 병원은 유례없는 성공을 거두었다고 생각했다. 1910년에는 의대가 인기 때문에 위기에 빠졌다. 100명이나 입학자가 몰려들어 설비가 부족해진 것이다.

오슬러는 영국에서 홉킨스의 상황은 그만큼 낙관할만한 것이 아니라는 개인적으로 소문들을 듣고 있었다. 병리학과 해부학의 수련을 받아온 바커는 임상 경험이 거의 없는 채 미국에서아마 전 세계에서가장 권위 있는 임상의사의 지위를 얻은 것이다. 홉킨스의 학생과 위어 미첼 같은 대가 사이에서는 바커는 자신의 레지던트에게 흉부의 타진 방법을 배워야만 했고 홉킨스의 내과학은 외과학이나 과학에 밀렸다는 소문이 퍼졌다. 그렇지만 바커는 그 지위 덕에 오슬러가 개인 진료를 했던 환자의 대부분을 이어받았다. 요구가 많은 이런 환자들을 다루는 사이에 그의 실력이 늘어난 것이다. 그는 환자를 다루는 것이 능숙하고 오슬러에게 가르침을 받은 데이어를 비롯한 고참 스태프의 협력으로 진료로 얻는 수입을 크게 늘렸다단 홉킨스 학생이 병에 걸렸을 때에는 바커가 아닌 데이어에게 진찰을 받았다. 임상교사는 풀 타임 교수여야 했고, 개인진료에 힘을 쏟지 말고 의대에서 받는 급여만으로 생활해야 한다는 몰의 견해를 1902년에 확대시킨 것은 바커였다. 그렇지만 지금에 와서는 그 자신이 오슬러나 그 외의 임상가가 걸어온 길과 마찬가지의 길을 걸으려고 했다. 어떤 대책을 세워야 하는 것일까?

플렉스너의 보고서에 따르면 수준이 낮다고 비난 받은 대학교의 의대에게 있어서 이 보고서가 공표되는 것은 재난 이외에는 아무것도 아니었고 그 대부분이 얼마 지나지 않아 폐쇄되었다. 얄궂게도 가장 수준이 높다고 여겨진 홉킨스도 그 성공의 크기 때문에 심각한 문제에 직면하게 되었다. 플렉스너의 보고서에 자금을 제공한 앤드류 카네기는 이 보고서를 읽고 의학 교육 사업을 더 이상 지원할 필요는 없다고 결론지었는데 이것은 실제로는 문제가 되지 않았다. 플렉스너의 보고서는 의학 연구 분야의 지원을 시작했던 록펠러의 자선사업의 관계자에게도 읽혀져 의학 교육 분야도 지원할 가치가 있다고 그들에게 확신을 주었기 때문이다. 록펠러의 자선사업 상담역으로 오슬러의 교과서에서 큰 영향을 받은 프레데릭 게이츠Frederick W. Gates는 에이브라험 플렉스너에게 100만 달러로 의학교육을 재편하라는 이야기를 들으면 어떻게 할 것인지 물었다. 플렉스너는 자신이라면 그것을 윌리엄 웰치에게 줄 것이라고 말했다. "웰치 박사는 40만 달러의 기본 재산으로 미국의 이상이라고 해도 좋은 의대를 만들었습니다. 그에게 100만 달러를 준다면 어느 정도의 일을 해낼지 생각해보십시오." 플렉스너는 즉시 볼티모어로 향해 웰치와 그 스태프가 새로 거액의 자금을 얻을 경우에 그것을 어떻게 활용할 수 있을지 록펠러 가에게 보고하기 위해 홉킨스의 현 상황을 살폈다. 이것이 소동의 발단이 되었다.

플렉스너가 록펠러 일반 교육위원회의 게이츠 위원장에게 제출한 홉킨스에 관한 보고서는 내부용이라고는 하지만 경솔하다고 할 만큼 솔직했다. 웰치는 어떤 방법으로 그 복사본을 입수해 그것을 경솔하게 다루었기 때문에 보고서는 얼마 지나지 않아 온 병원 전체가 다 읽고 복사되고 회람되어 큰 소동이 되었다.

플렉스너는 연구실과 과학부분의 생산성에 대해서는 연구 면에서도 다른 기관의 스태프에게 배우고 있는 훈련의 면에서도 오로지 칭찬 일색이었다. 한편 병원에 대해서는 개인 병동은 "병원이나 의대와 연관이 있는 명성 있는 임상가가 유복한 개인 부담 환자를 입원시키기 위한 고급 요양소화 되고 있다"고 지적했다. 이런 임상가는 대부분 품절상태라며 플렉스너는 비난 했다:

> 연구실의 교수와는 대조적으로 임상 교수는 모두 생산성이 낮고 직무에 충실하지 않다. 매우 소수의 예외를 제외하고는 임상가는 개인 진료의 유혹에 약하고 교수로서의 직무를 소홀히 하고 있다. 개인 진료의 약속 때문에 생산적인 일이 희생되고 있을 뿐 아니라 거액의 보수가 약속되는 개인 진료 앞에서는 그들의 본래의 일인 교육이나 병원에서의 일도 잊혀져가고 있다. 수업시간에 치프가 마을로 왕진을 가버리고 하급 스태프가 수업을 하는 경우도 있다. 그들이 수업을 제치고 왕진을 나서는 것은 그것이 과학적으로 흥미로운 증례이기 때문이 아니라 금전적인 가치가 있기 때문인 것이다.……

연구실의 스태프가 빠른 속도로 교체되는 것에 비해 병원의 임사의사 멤버들은 거의 변함이 없었다. 많은 임상의사가 오랜 시간 동안 홉킨스에 머무르는 이유를 플렉스너는 아래와 같이 고찰했다.

> 왜냐하면 그들은 훨씬 옛날에 과학자로서 중요성을 잃었고 외부 조직에서 원하는 인

재가 안 되었기 때문이다. 또한 그들은 볼티모어에서 수입이 좋은 개인진료를 하고 있었기 때문에 여기에서 돈벌이를 버리고 다른 지역의 대학으로 간다는 것은 생각할 수 없는 것이다.……

존스 홉킨스 병원과 같은 조직에 부유한 내과의나 외과의를 재임시킬 것인지 나에게는 상당히 고민이 되는 부분이다. 일단 거기에 자리를 맡으면 그들은 반드시 그 명성을 금전적인 이익을 이해 이용하기 시작한다. 지역 의사들에게는 인맥을 가진 홉킨스 의사들이 자신의 지위를 이용해 거액의 진찰료를 받고 있다고 병원에 대한 불만을 말하고 있는데 그들이 그렇게 생각하는 것도 무리가 아니다. 그리고 이런 불건전한 광경은 학생들에게 보여 주어서는 안 되는 것이다.

해결책은 주요 임상 교수직은 고정급의 풀 타임 직으로 하는 것이었다. 이것은 몰이 몇 년 전부터 계속 주장해온 것으로[20] 바커가 1902년 시점에서는 지지했던 것이며 웰치와 할스테드가 현재 지지하고 있는 것으로 대부분의 민간 기업이 그 경영진에게 기대하고 있는 일이었다. 개인 진료소를 마련하거나 개인 진료로 인한 진찰료를 받는 것은 금지한다. 물론 이 변화에는 수입의 감소를 보상하기 위해 급료를 올려야만 했다. 플렉스너는 내과, 외과 및 신설 정신 의학과와 소아과 과장의 급료를 현재의 5,000달러에서 7,500달러로 인상하는 것을 제안했다. 산과와 부인과는 통합하고 이곳도 풀 타임으로 해야 한다. 플렉스너는 마지막으로 홉킨스가 미국에서 최고의 의대로 계속 머무르려면 수련 학생 수를 줄여야 한다고 주장했다. 홉킨스의 학생 수는 전체에서 250명까지 줄여야 할 것이다. 어떤 스태프에게도 교육이 많고 무거운 짐이 되는 일이 없도록 하기 위해서이다.[21]

옥스퍼드의 오슬러도 플렉스너가 작성한 홉킨스의 보고서 이야기를 듣고 있었다. 그 정보원이 된 부인과학 교수인 하워드 켈리는 자신이 주요 공격대상이 되었다고 생각했다. 그가 개인 진료로 얻은 고액의 진찰료에 대해서는 전 부터 공격을 받고 있었기 때문에 켈리는 자신의 환자의 대부분과 그 시간과 관심의 대부분을 자신의 개인 병원으로 옮겼다. 그는 큰 부자가 되어 홉킨스에서의 일이 소홀해진 것에 대해서는 인정했다. 켈리에 따르면 또 한 명의 표적은 바커라고 하는 것이었다. 바커는 1905년 이후 고정급으로는 살아가기 어려운 정도로 사치스러운 삶을 살게 되어 1902년 스스로의 발언과는 완전히 반대의 입장이 되었다.

기독교 교인 자선가 하워드 켈리는 홉킨스에서의 총수입의 약 3배의 금액을 기부하고 있었고 자신이 탐욕에 오염되었다고는 전혀 생각하지 않았다. 교수진을 개인적인 돈벌이에 몰두 하지 않게 하기 위해 플렉스너가 제안한 세계에 유례없는 무료 근무 제도에 그는 격노했다. 켈리는 홉킨스의 교수회에서 이러한 점에 대해 말하려고 했으나 오히려 그가 과거에 여러 번 청구했던 고액의 진찰료에 대해 허드 원장으로부터 심문을 받게 되었다.

홉킨스의 스태프가 고정급으로 가는 의미에 대해 생각하고 임상의사에 대한 플렉스너의 공격이 급소를 명중하고 보고서의 초고그것은 더욱 거리낌 없는 것이었다가 병원 내에서 회람됨에 따라 홉킨스의 여기저기에서 회의가 열리고 가십이 난무하고 음모가 생겨나게 되었다. 켈리는 산과와 부인과를 통합하는 계획에 뒤에는 새로운 의대 학장인 산과학 교수 위트리지 윌리엄스J. Whitridge Wiliams가 있다고 확신했다. 그 외에도 몇몇 세력이 움직이고 있다고 그는 오슬러에게 말했다:

> 의학 교육에 관한 보고서를 칭찬받은 것이 플렉스너에게 자신의 판단을 과신하게 만든것은 아닌지…… 나의 부하나 젊은 친구들 대부분은 거의 소동의 배후에는 몰이 있다고 느끼고 있지만 난 잘 모르겠네. 하우엘과 아벨이 원칙론만 내세우는 것은 모두 잘 알고 있지. 웰치는 윌리엄즈에게 조종당하고 있네… 렘센 학장은 철저한 방관자이고……
>
> 허드 박사는 안절부절 하며 분노하고 참지 못 한다네. …… 그렇다고 해도 나는 걱정만 하고 있고 불만을 말할 수가 없네. 사실 우리들은 모두 안정적이고평정심이려나? 지금보다 더 일을 하려고 하고 있네.

실제로 켈리는 침착하지 못했다. 그는 이 문제에 대해 1개월간 오슬러 앞으로 6통의 편지를 썼는데 그 6번째 편지에는 웰치와 윌리엄스가 자신들에게 거의 상담하지 않는 것실제로 플렉스너는 켈리와도 베이커와도 만나지 않았다, 플렉스너의 엄격한 판단과 그들 전원이 외부에서의 자금 원조에 의존하고 있는 상황에 대해 격심한 분노를 토로했다.

웰치 박사는 비즈니스 상 중대 문제 앞에서는 개인은 문제가 되지 않는다고 믿고 있지만 이런 생각들은 내가 멕시코의 제련소에서 만난 구겐하임Gugenheim가의 사람들을 떠올리게 하네. 나는 또 록펠러가 스탠더드 오일의 독점 체제를 확립했던 당시에 이어졌던 자살 사건도 떠올리네. 록펠러와 카네기가 원인을 만든 사망자의 무덤에 하얀 작은 돌을 놓으니 산 표면은 눈보라를 만난 것처럼 보이는 것이 아닌가. 최근 마이어가 나에게 스탠더드 오일이 우리들의 활동에 그렇게나 커다란 이권을 획득하고 있다는 것에 깜짝 놀랐다고 귀띔해주었네. 아벨도 몇 년 전에 같은 이야기를 했지 …… 웰치와 할스테드에 대해서는 자신들은 어떤 오리지널 연구를 했느냐는 강한 비판의 목소리가 계속 들려오네.[22]

오슬러는 이전부터 과학적 의학, 연구, 의무를 지지하는 발언을 반복해온 데다가 젊은 시절에는 의대 교수는 풀 타임으로 일하는 것이 바람직하다고 말해 왔기 때문에 홉킨스 교수들의 풀 타임으로 하는 논란에서는 처음 그의 발언이 양 진영에서 인용되었다. 그는 플렉스너의 보고서의 자세한 내용까지는 전혀 몰랐기 때문에 처음에는 이 계획에 대해 기본적으로는 반대하지 않았다. 그는 웰치에게 풀 타임 임상의사에게 1만 5,000~2만 달러의 급료를 기분 좋게 주고 그들의 진료를 통해 병원 자체가 큰 돈을 벌려고 하지만 않으면 "나는 그것을 강하게 지지하네"라고 했다. 한편 고정 급여를 7,500달러로 하면 병원은 우수한 인재를 확보할 수 없게 되고 힘든 상황이 된다고 했다. 오슬러는 자신이 홉킨스에서의 지위를 이용해 돈벌이를 했다고 생각되는 일에는 매우 민감했다. 그는 웰치에게 "나는 병원에 있던 16년간, 내가 환자에게 얻은 수입을 주저 없이 썼어. 물론 그 대부분이 이 병원의 합법적인 선전이 되었지. 자네들이 접대에 많은 돈을 펴 부운 것과 마찬가지네"라고 말했다.

홉킨스의 유일한 사람으로 몰 박사까지도 오슬러가 탐욕스럽고 의무를 태만히 한다고 비판한 적이 없지만 내심 그렇게 생각하는 사람이 있었을 지도 모른다. 토론토에서는 적어도 1명의 의사가 존스 홉킨스 병원을 토론토 종합병원의 모델로 삼아야 할지 말지 논의하는 자리에서 홉킨스의 시스템에 대해 심한 코멘트를 했다:

> 존스 홉킨스는 무엇을 했는가? 오슬러를 영국의 교수로 만들고 월등하게 훌륭한 지위를 주었다. 켈리 박사에게는 훌륭한 개인 병원을 주었다. 그는 거기서 거액의 진찰료를 벌었고, 얼마 전에는 철도왕의 수술로 1만 달러를 벌었다. 존스 홉킨스가 하고 있는 것은 그러한 일이다. 병원이 교수에게 주는 지위는 돈을 벌게 한다. 그렇지만 돈벌이가 되자 말자 그들의 일의 질은 떨어지고 명목상 그들의 지도를 받고 있는 조수들에게 맡겨져 버린다. 조수들은 진찰료에 대해 탐욕적이며 부자들의 테이블에서 떨어지는 콩고물을 주워 먹으려고 필사적이다.[23]

오슬러는 홉킨스 교수들의 풀 타임 화化에 대해 생각하면 생각할수록 별로 마음에 들지 않았다. "매우 흥미로운 실험이지만 시험할 것이라면 존스 홉킨스 이외의 장소에서 했으면 좋겠다. 우리들이 처음부터 그런 시스템은 채용하면 홉킨스는 다른 길을 걸었을지도 모른다."

원래 어떻게 하면 각 부문의 치프에게 개인진료를 그만두게 할 수 있는지 그에게는 전혀 대책이 없었다토론토의 비판적인 그룹도 마찬가지 결론에 이르렀다. 오슬러는 자기 자신의 경험에서 병원의 이사들이 가장 먼저 개인 진료를 바란다는 것을 알고 있었다. 1911년 5월에 그가 바커에게 쓴 편지에는 그의 초기 견해가 잘 나타나 있다.

좋은 점은 많이 있네. 개인 진료를 전혀 하지 않는 교수나 연구자가 병원에 있으면 국가적으로는 매우 바람직하지. 2명의 주인을 섬기는 것은 매우 어려운 일이기 때문이네. 한편으로는 그것은 교수와 개원 의사 사이의 연결고리를 잘라내고 모든 장소에서 모든 종류의 모든 상태의 사람들을 만난다고 하는 많은 의사들에게 있어서적어도 나에게 있어서는, 이 일로 가장 흥미로운 부분을 잃어버리게 되는 거라네. 한쪽의 계획으로는 더 좋은 의사를 키워내고, 다른 쪽의 계획은 더 강한 인간을 키워낸다고도 말할 수 있을지 모르지.

경제적인 문제도 있어. 예를 들면 켈리와 같이 돈을 쓸 줄 아는 교수가 의대에 몇 명 있으면 그것은 결코 나쁜 일은 아닐 걸세. 이번 보고서에서 제안된 것처럼 시스템을 병원 설립 때부터 채용했으면 의사라는 직업에 대해 현재와 같은 인상을 주는 일은 없었을테지만. 이사회도 아마 허드 박사도 임상가의 재산을 과대평가하고 있는 것은 아닌가? "나는 임상 진료로 얻은 수입의 전부를 미국에 남겨두고 왔어. 그것이 어디로 갔는지에 대해서는 B. O. 햄튼 양에게 물어보게. 내가 영국에 가지고 온 것은 교과서로 얻은 수입그것도 일부과 집을 팔고 얻은 돈 뿐이네." 풀 타임 교수의 고정급여로 7,500달러가 제안되고 있는 것 같은데 그런 금액에는 도저히 납득할 수가 없네. 그 2배 정도 되지 않으면 자네도 데이어도 살아갈 수 없을 걸세. 나는 또 이런 추세가 지속되면 병원이 점점 개인 부담 환자를 상대로 그들에게 거액의 진찰료를 청구하게 되지 않을지 우려하고 있어…… 12명의 충수염 환자를 진료하면 1인분의 급료를 지불한다고 하는 계산법이 나오게 되지는 않을까 걱정이네.[24]

홉킨스의 학장인 아이라 렘센Remsen Ira이 쓸데없는 짓을 하지 않았으면 오슬러는 친구들에게 비판적인 편지를 쓰는 것만으로 만족했을 것이다. 그러나 렘센은 오슬러가 이 문제에 관심을 가지고 있다고 웰치에게 듣자 그가 같은 편에 서줄 것을 원해서, 플렉스너의 보고서와 그 외의 메모를 보냈다. 이것은 역효과였다. 플렉스너의 보고서를 읽은 오슬러는 이것은 자신의 스태프와 자신의 신조, 자신의 전문

직업 의식에 대한 몰이해에 근거한 불합리한 공격이라고 받아들인 것이다. 그는 그 비판을 켈리, 쿠싱, 데이어, 피니, 블러드굿, 컬렌, 그리고 무엇보다 자신에 대한 개인적인 중상이라고 생각했다. 그리고 그 권고에 대해서는 마약 상용자인 할스테드와 편협하고 신경질적인 공론가 프랭클린 몰이 실천한 연구나 생활태도를 임상의사들에게 밀어 붙이려고 하는 것으로 밖에 보이지 않았다. 1911년 9월 1일 오슬러는 렘센, 존스 홉킨스 대학교와 병원의 이사 전원, 플렉스너, 허드, 그리고 의대 사무관과 교수 전원에게 14쪽의 인쇄된 편지를 보냈다. 그는 우선 플렉스너의 "존스 홉킨스 병원의 임상 부문 상황 파악이 매우 불충분하다"고 비난했고 "의대 평판을 확립하고 의업을 발전시키기 위해 누구보다 노력해온 사람"에 관한 부당한 기술에 대해 맹렬한 기세로 반론을 퍼부었다:

> 그들은 이 대학과 관계가 있는 어느 연구자들보다 뒤쳐지지 않는 수준의 과학적 일을 해왔다고 해도 과언이 아닙니다. 그들은 그 외에 과학을 의술로 번역하는 일도 해왔습니다. 이것은 연구에만 종사해온 연구자들에게는 불가능한 실천적으로 중요한 일입니다. 플렉스너씨는 그들이 인류와 학교의 발전을 방해하고 있다고 비판하고 있지만 그것은 사실이 아닙니다. 존스 홉킨스 의대의 평판에서 임상 부문과 그 젊은 스태프들의 공헌을 제외하면 별로 남을것이 없을 겁니다!

오슬러는 홉킨스의 기록을 보면 "연구 부문 보다 임상 부문이 더 훌륭한 업적을 많이 세웠다"는 것을 알 수 있다고 주장했다. 그리고 플렉스너는 불공평하고 무지하며 "존스 홉킨스 임상 의학교를 만들 사람들에 대한 매우 심하게 부당한 행위를 했다"고 단언했다.

오슬러는 자기 자신의 개인 진료에 대한 자세에 대해서도 오후 2시 이전에 한 적은 결코 없었다고 강하게 변호했지만 장거리 통화 때문에 병원에서의 일을 몇 번인가 중단한 잘못은 인정했다. 그는 병원과 대학은 그 부유한 외과의사 한 명에게 얼마나 많은 감사를 해야 할지 모르겠다고 말했다. "우리들의 동료 켈리가 자신의 진료실에서 보여 준 대담한 행동은 의학사상 유례가 없는 것이다."

켈리의 지도하에 이 진료실은 "전 세계 외과의사의 메카"가 되었다. 이것을 산과와 통합하라는 플렉스너의 제안은 오로지 "그의 넘쳐나는 무지"로 인한 것이다.

교수의 풀 타임화에 대해서는 연구에만 종사하는 연구자라면 그것으로도 좋을지 모르지만 대학교 총장은 오히려 병원에만 처박혀있어서는 안 된다고 하는 것이 오슬러의 생각이었다:

> 그런 시도는 실패할 것이다. 의대 교수로서 최적인 사람들 즉 더 큰 전망을 가지고 있는 사람들은 곧 반기를 들고 나올 것이다. 그 지위를 이어받는 것은 조용하고 연구에 매진하는 은둔자들이다. 내가 연구실을 이끄는 데 전혀 적합하지 않은 것과 마찬가지로 그들은 말썽 많은 삶으로 들어갈 의대생들을 훈련시키는 것에 적합하지가 않다.
>
> 개원의나 시민과의 관계를 마음속에서 즐겼던 나에게 있어서 나의 후계자가 이런 것을 모르고 성장해 나간다는 것을 참을 수가 없다. 개원의는 건강에 이르는 길을 시민들에게 전하는 전도사이다. 시민의 내면 생활을 모르는 임상교수에게 교육을 받은 전도사들에게는 큰 결함이 있을 것이다. 내가 우려하는 것은 국내의 모든 장소에서 학자인척 하는 임상의사가들에게 육성되는 것이다. 그들은 연구실이 세계의 모든 것이라고 굳게 믿으며 연구라는 관점에서만 인간에게 흥미를 가지고 임상교수가 젊은 교육자, 의업의 다채로운 활동을 하는 리더, 과학의 통역, 사람들의 공적, 사적인 문제의 상담역이라는 것, 그리고 의학교가 시민을 위해 존재 한다는 것을 잊고 있다.

오슬러는 돈을 받고 학생을 교육하는 대학과 그 교직원에 대해 환상을 품고 있지는 않았다. 그것은 과거 여학생의 입학을 허가해야 할지 말아야 할지 문제 되었던 때와 똑같았다. 그러나 플렉스너의 안건에 대해서는 다음과 같이 결론을 지었다.

우리들은 정말로 소중한 것을 희생하려고 하고 있다. 개원의나 시민과 유기적으로 연결된 위대한 임상 의학교의 존재이다. 나는 항상 홉킨스는 그런 학교여야 한다고 믿었고 그를 위해 노력해왔으며 이것을 파괴하려고 하는 계획에는 단호하게 반대한다. 임상 의학교는 마을의 가난한 병자들의 피난처이며 최고의 학생에게 최고의 지식을 교육시키는 장소이고, 새로운 사상이 연구에 의해 구체화 되는 장소이고 의학이라고 하는 과학에 의술의 기초를 두는 것을 장려하는 학교로 모든 분야의 교사가 영감을 구하기 위해 방문하는 샘이고 도움을 구하러 달려오는 모든 개원의를 따뜻하게 받아들여주는 장소이며 미국 전역에서 앓고 있는 사람들을 받아들이는 상담소이다.

그가 마지막으로 생각했던 것은 "현재의 의학교의 나쁜 분위기를 감지해 풀 타임 임상교수가 되고 싶다는 의욕에 불타는 사람들을 본래 있어야 할 연구 기관으로 옮기게 할 방법이 있을지도 모른다는 것이었다."[25]

홉킨스의 문제에 대한 오슬러의 개입은 은퇴는 했지만 아직 사람들에게 존경받는 전 정치가가 후계자의 정책을 공공연하게 비난하는 것과 닮아 있었다. 그것은 실로 당시의 미국에서 테오도어 루즈벨트Theodore roosevelt가 윌리엄 하워드 태프트William Howard Taft에 대해 한 것과 후세의 영국의 마가렛 대처Magaret Thacher나 캐나다의 피엘 엘리엇 투르도Pierre Trudeau가 한 것과 같은 것이었다. 그러나 의사들이 오슬러에게 인정했던 논리상의 권위는 정계가 이들 정치가들에게 인정했던 권위보다 훨씬 더 컸다. 오슬러의 경우에는 직접적인 후계자도 같은 편이었다. 르웰리스 바커는 개인 진료를 그만두는 것은 절대 할 수 없다며 교수가 개인 진료를 그만두어야만 한다면 누구보다도 먼저 교수직을 사직하겠다는 결심을 굳힌 것이다.

이상주의적인 생리학자인 전 의대 학장 하우엘Howell W. H.은 "기록을 보면 연구 부문의 업적에 대단한 것은 없다는 것이 밝혀졌다"는 오슬러의 말을 모욕이라고 생각해 웅변의 반론 편지를 써서 반격하려고 했다. 그렇지만 빈틈없는 정치가로 몰과 함께 플렉스너를 이용하던 웰치는 자신들이 불리해졌다는 것을 눈치챘다. 그는 오슬러에게 편지를 써서 이것이 얼마나 어려운 문제인지 잘 알고 있기 때문에 조금 더 생각해 보겠다고 변명했다. 그리고 모든 움직임이 멈추었다. 홉킨스는 록펠러에게 조성금을 바라지 않고 록펠러도 그 제안을 거두고 평소와 같은 날들로 돌아왔다. 그러나 미국의 다른 의사나 대학이 논의에 참가하게 되었다. 오슬러도 편지로 몇 가지 의견을 전했다. 그는 여기서 생리학자의 일을 연구실에 틀어박혀 있고 세상물정을 모르는 집단이라고 규정짓고 존스 홉킨스의 소동을 통렬한 말로 꾸짖었다.

"내가 겁내는 것은 개원의나 시민과 접촉하지 않고 필연적으로 그들의 마음을 모르는 임상의사가 육성되는 것이다. 이것은 재난과 마찬가지다. 은둔자 같은 삶을 사는 할스테드 처럼 과묵한 인간은 어디에나 있다. 그러나 교수가 모두 할스테드라고 하면 과학에게는 최고일지 모르지만 의업에는 최악이다."[26]

오슬러의 개입은 존스 홉킨스 교수들의 풀 타임화 계획을 좌절시켰고 현실적으로 피해가 생기기 전에 싸움에 종지부를 찍었다고 말할 수 있다.

오슬러는 의료나 의학 교육을 둘러싼 논쟁에는 두 개의 입장을 가지고 참전했다. 그의 홉킨스 친구들이 과학과 연구의 이름을 빌려 너무나도 과격한 혁명을 추진하려고 하는 것에 비해 영국 친구들은 종종 너무나도 보수적으로 그들의 눈을 뜨게 해준 20세기로 데려올 필요가 있었다. 영국 병원의 대부분은 아직 연구실 시설이 없고 지역 의사들과의 관계는 적었으며 교육의 전통도 없고 개인 부담 환자의 수용도 하지 않았다. 또한 런던의 병원 부속 의학교 대부분이 충분한 과학 교육이 되지 않았다. 그 진료 과는 너무 세분화 되어 있었고 조직화 되지 못해 대학과 제휴도 제대로 되지 못했기 때문에 일에 지장이 생겼다. 또한 영국인은 대학에서 시험을 과도하게 중시하는 경향이 있고, 오슬러는 이 점에 대해 왕립내과의사회와 왕립외과

의사회가 독재적인 지위를 차지하고 있어서 개원 의사와의 접점을 잃고 있었다. 그 결과로, 보다 더 고도의 의학교육이 저해된다는 견해를 서명으로 발표했다.[27] 그리고 오슬러가 영국의 결핵치료 현상에 대해 말할 때에는 출판된 다른 강연과 런던의 홀덴 경의 대학교육위원회에서의 증언과 마찬가지로 미국의 진보적인 개혁파로 존스 홉킨스야 말로 완벽한 모델이라고 주장했다. 그러나 홉킨스의 미국인 일부의 눈에는 풀 타임화 계획을 물고 늘어지는 오슬러는 영국의 까다로운 보수주의자처럼 보였을 것이다. 그는 홀덴 경의 위원회에 대해 독일과 미국을 배우고 주요한 교육 연구 병원에는 대학이 편성 운영할 진료 과를 설치해야 한다고 역설했다.

오슬러는 가끔 한 연설에서 영국의 복고파와 미국의 순리파의 양쪽에 얼굴을 내비쳤다. 예를 들면 1911년 11월에 글라스고 에서 있었던 강연에서는 임상의사에게 미래는 연구실에 있으며 모든 임상 의사는 유체 처리장이 알려주는 가치를 매길 수 없을 만큼 귀중한 교훈을 알 필요가 있다며 왕립 진료소의 새로운 병리학 연구실에서 지낼 것을 권했다. 그렇지만 곧바로 부검 실이나 연구실에서 너무 많은 시간을 보내지 않도록 경고했다. 그때 그가 홉킨스의 소동을 생각했던 것은 분명하다:

> 비누 거품 같은 명성을 위해 현미경과 시험관을 들여다보고 있는 사람들이 많이 있다. 젊은 사람들은 이렇게 만든 비누 거품은 학생을 능숙하게 키워나갈 교사가 크게 만들 비눗방울만큼 아름다운 무지개 색을 띠지 못하고 오랫동안 떠다니지도 못한다는 것을 기억해 두는 것이 좋을 것이다. 학생이 좋아서가 아니라 그들의 단점 때문에 힘들어 하는 것을 견디지 못하는 자들은 인생의 최대의 즐거움을 모르는 것이다. 자신의 연구라는 망토에 휩싸여 다음 세대의 밝은 정신으로부터 떨어져 살아가는 교사에게는 그 망토가 네수스Nessus; 그리스 신화에서 Hercules의 처 Delanira를 범하려다가 Hercules가 쏜 화살에 죽은 반인반마(半人半馬)인 괴물의 속옷이 될지도 모른다.[28]

(Nessus의 피가 묻은 아래옷을 입으면 그 피의 맹독으로 몸이 타는 고통으로 자살하게 된다.)

오슬러는 적극적이 되었다가 소극적이 되었다가 하면서 나이에 맞는 중도의 길을 걸으려고 했다. 그는 원로로서 건강하게 싸우면서 조금씩 뒤로 물러나며 길을 양보하려고 했다. 예를 들면 1908년에 교과서를 개정 한 뒤에 바커에게 편지를 보내 이 책의 저자의 지위를 내리고, 오슬러의 교과서에서 존스 홉킨스 대학교 의대의 교과서로 만들 계획에 대해 상담했다. 그렇지만 그 후 그의 마음은 변했다. 1912년 대 개정 때에는 맥크레이McCrae의 손을 빌려 타이틀 페이지에 그에 대한 사죄를 썼지만 거의 대부분의 작업은 자신의 손을 거쳤다. 1912년 봄에 그레이스가 쓴 편지에는 "신판新版은 매우 힘들고 레지는 열심히 노력하고 있어요"라고 적고 있다. "그는 여기서 은거하고 있는 것이 아니라는 점을 의학계에 알리려고 하는 거겠죠"라고 했다.[29] 1912~1913년에는 영국병원협회 이사장을 1기 동안 역임해 병원의 임원들에게 근대화를 촉구했다. 1913년 여름에 런던에서 개최된 제 17회 국제 의학대회에서 의학계의 스타 중 가장 눈에 띈 것은 오슬러였다. 올림픽의 의학 판이라고도 불리는 의학의 제전에는 전 세계에서 7,000명의 대표가 참가해 왕실 회원들의 개회 선언, 호화로운 리셉션, 호화로운 만찬회, 야외파티, 유람, 좌담회, 학술적인 개최에 부인 참정론자에 따른 데모라는 양념까지 더해졌다. 윌리엄과 오슬러 부인은 대회 기간 중 브라운 호텔의 전 플로어를 빌려 매일같이 손님들을 식사에 초대했다. 어느 날 밤에는 왕립 자동차 클럽자동차 운전이 엘리트의 증거였던 시대에 설립되어 회원은 엄선하는 클럽의 클럽 하우스에서 196명을 식사에 초대했다. 오슬러는 대회의 피로를 달래기 위해 방문한 스코틀랜드에서 대회는 재난이었지만 어떻게든 살아서 끝마칠 수 있었다고 적고 있다.[30]

오슬러가 의사로서 중도를 모색했던 것은 1912년에 글라스고 남부 의학협회에서 발표한 혈압에 관한 훌륭한 고찰에 자주 나타난다. 그는 여기서 사람들은 과거 소변검사의 결과를 두려워했지만 지금은 고혈압을 두려워하게 되었고 자신의 혈압

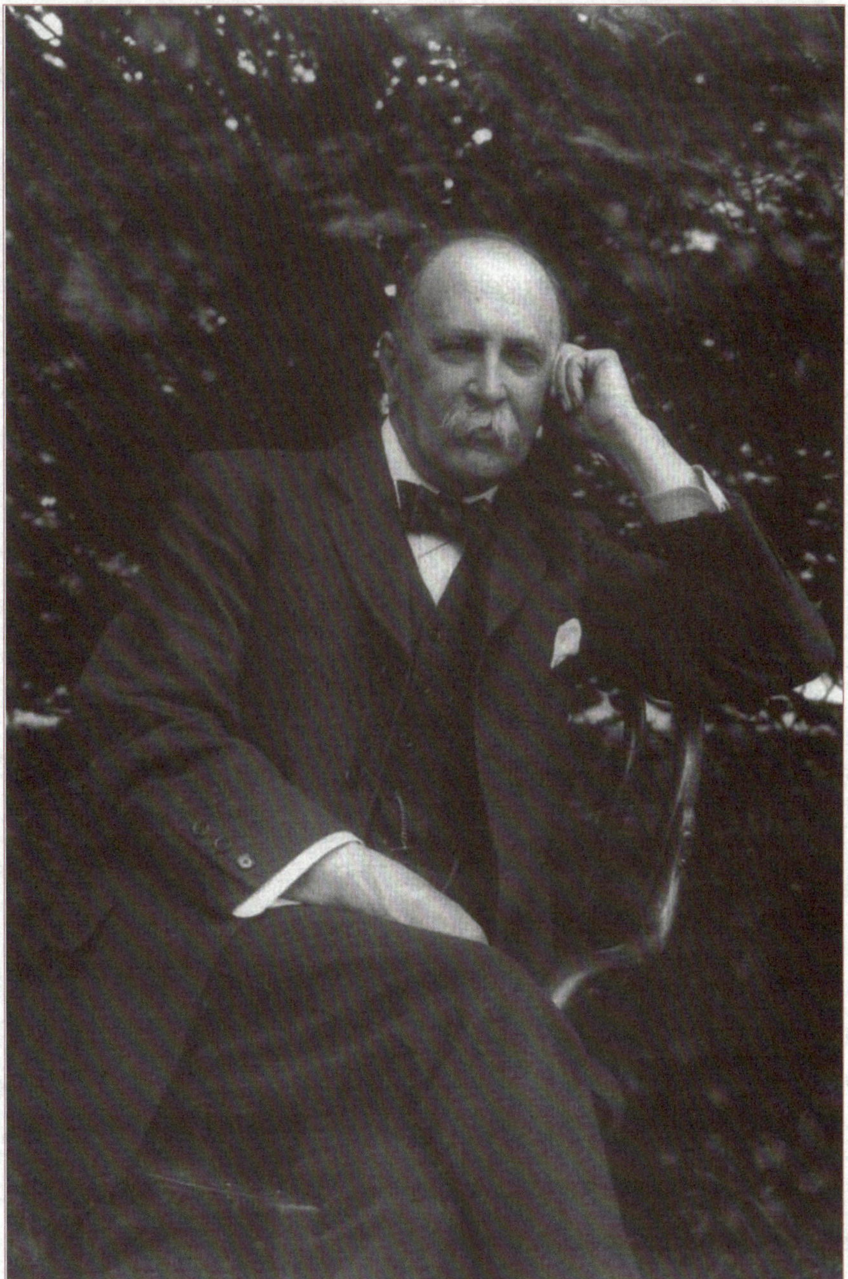

63세 때 윌리엄 오슬러 경, 1912년

에 사로잡힌 환자들은 불필요한 걱정과 우려에 시달리고 있다고 지적했다. 오슬러는 이집트의 펌프장과 관개시스템, 증기기관과 자동차를 비유하여 고혈압을 진지하게 받아들일 것을 제언하고 어떤 종류의 고혈압성 발작에 대해서는 사혈도 실시했다. 고혈압에 잘 듣는 약이 없다는 것을 알고 있던 그는 시스템을 조정하는 것, 즉 연료를 줄이고 속도를 떨어트리고 개관수로에서 쓰레기를 줍는 것이 최선의 대처 방법이라고 했다. 이에 관한 그의 문장에 새로운 비유가 나타난 것은 수염을 미는 습관이 바뀐 것을 시사한다. 질레트 안전 면도날Gillette Safety razor 한 다스의 교체날은 모두 같은 형태로 똑같이 예리하게 보이지만 실제로는 수주에서 수개월 동안 쓸 수 있는 것이 있는 반면 며칠 만에 버려야 하는 것도 있다. 인간도 마찬가지이다. 항상 개인적 요인을 고려해야만 한다.[31]

여기에 요새 사람인 오슬러의 모습이 있다. 그가 1912년에 교과서를 개정했을 때에는 『믿음요법Faith healing』이라고 하는 제목을 『정신요법Psychotherapy』이라고 변경하고 함께 뇌성마비 연구를 했던 때부터의 오랜 친구인 지그문트 프로이트Sigmund Freud와 서신을 교환하고 있다. 그들이 편지에 어떤 이야기를 썼는지는 모른다. 그러나 1910년에 오슬러가 지신의 꿈을 계통적으로 기록하기 시작한 것은 프로이트의 사상의 일부는 진지하게 받아들였기 때문일 것이다. 오슬러는 신중하고 현명했다. 자신의 꿈의 의미를 해석 하지 않고 전체적으로 시사한다고 결론을 지었다현대의 전기 작가에게 유감스럽게도 꿈은 기본적으로 데이터로 이용할 수 없고 대담한 해석을 확대할 수 도 없다. 그는 정신분석을 신앙요법 같은 것으로만 보고 있었다. 1911년에는 자신의 환자를 프로이트에게 데려가서, 프로이트의 제자에게는 그것이 경의를 표하는 것처럼 보였지만 이것은 어떤 쪽으로든 해석할 수 있다.[32] 그는 단순히 그 환자를 귀찮아했던 것 뿐 일지도 모른다. 헨리 제임스와 같이 자신이 만든 망상에 괴로워하는 귀찮은 타입의 환자를 그는 자신의 배꼽을 쳐다보며 명상했던 그리스 시대의 신비 수업자에 빗대어 배꼽파라고 불렀다.

오슬러는 수는 줄었지만 증례연구의 발표를 계속 했다. 그리고 자문 의사로서

의사들과 상담을 하는 것도 그만두지 않았다. 그렇지만 과거를 이해하기 위해 연구에 더 많은 시간을 쓰게 되어 불멸의 죽은 자들과 교우 관계를 확대해나갔다. 그는 1912년에 왕립의학협회 의학사 부문을 조직하고 그 다음 해에는 서지학 협회의 회장이 되었다. 1913년 미국 여행의 정식 이유는 예일 대학교의 실리먼 강의Silliman Lecture에서 근대 의학의 역사적 발전에 대해 말하기 위해서였다. 그의 교과서 제 8판에서 변경된 곳의 대부분은 질환의 역사에 관한 부문을 늘린 것이었다. 그의 꿈의 기록조차 프로이트의 정신의학만이 아니라 고대 아스크레피오스의 치료환자가 잠들어 있는 사이에 의사가 와서 병을 치료해 준다고 알려져 있다에 뿌리를 내리고 있을 가능성이 있다.

총명하게도, 오슬러는 19세기 후반의 고전 부흥, 특히 고대 그리스 문화에 관한 모든 것을 칭찬하는그리고 상황이 좋지 않을 때는 무시한다. 풍조에 큰 영향을 받았다. 영국에 와서부터는 옥스퍼드의 고전학자 벤자민 조웨트Benzamin Jowett가 번역하고 찬미하는 그리스 철학자에 대해 배우고, 월터 페이터Walter Pater; 영국의 수필가, 비평가, 소설가; 1839~1894의 심미적 신고전주의 소설 『향락주의자 마리우스Marius the Epicurean』를 공감하며 열심히 읽거나 하면서 점점 더 그리스를 좋아하게 되었다. 그가 1910년대 초에 했던 실리먼 강의와 그 외의 강의에서는 인간과 육체와 자연을 숭배하는 고대 그리스인이 신과 정의를 추구하는 고대 이스라엘인과 첨예하게 대조하는 존재로 낙관적으로 찬미되었다. 오슬러의 실리먼 강의는 그리스 의학에서 시작되어 19세기의 과학적 의학의 훌륭한 업적을 칭찬하는 것으로 끝나고 있다. 이런 논의에서 최초의 것은 그가 1910년에 애든버러 대학교에서 2,500명의 청중 앞에서 했던 "인간에 의한 인간구제Man's Redemption of Man's"라는 강연이었다. 현대의 기초 의학 연구자가 통증과 열과 역병에서 인류를 구제하기 위해서 할 수 있었던 것은 그리스에서 태어난 과학적 정신과 다윈Darwin의 격려가 있었기 때문이다. 다윈은 우리들에게 '실낙원Paradise Lost'에 대해 억지로 생각하는 것을 멈추게 했고, '복낙원Paradise Regained'에 대한 희망을 가지게 했다. 오슬러는 이 강의를 다음과 같은 말로 마무리 짓고 있다.

과학이라는 새로운 사회주의 덕분에 메리와 존, 제니, 톰 의 세계의 전망은 지금까지 없었을 정도로 희망에 넘치고 있다. 낙담이나 절망의 장소는 없다:

> 음침하고 신경질적인 정신과 도덕을 가지고 앉은 채로 불길한 말만 토해내는 자들을 우리의 투기장에 내려오게 하자. 그리고 그들 자신의 피와 살 때문에 더러워진 공기, 외롭게 서 있는 집, 알코올 중독이나 질병, 불필요한 아픔과 싸우게 하자. 매년, 많은 가치 있는 목숨을 잃고 있다는 현실과 싸우게 하자. 인간의 목숨이 황금보다도 귀중한 날을 위해서 싸우게 하자. 오늘 생명의 가치가 이렇게도 작은 것은 일상생활에 있어서 비극이다.[33]

오슬러는 지금까지 먼 곳까지도 진료하러 여행을 한 적이 있었다. 런던에 가려면 철도나 자동차를 이용했다. 물론 자동차를 운전하는 것은 그가 아닌 운전기사다. 다음날은 지방에서 중요한 입회 진찰이 있는 날에 자동차의 실린더 헤드에 금이 간 사실을 발견한 적이 있었다.

운전기사의 권유로 옥스퍼드의 윌리엄 모리스라고 하는 젊은 정비사를 불러서 밤을 새어 그것을 수리해서 예정대로 외출 할 수가 있었다. 모리스는 바로 오슬러가가 좋아하는 '자동차 외과의사'가 되어, 자동차가 고장날 때 마다 "윌리에게 보내라!"라고 외치는 소리가 나오게 됐다. 반대로 모리스가 신경쇠약과 궤양으로 쓰러졌을 때는 윌리엄 오슬러가 불려 갔다. 모리스는 후에 자동차 사업으로 많은 돈을 모아 너필드Lord Nuffield 경으로서 옥스퍼드의 의학을 위해 시원스럽게 후원했다. 여기에는 오슬러를 사모하는 의미도 있었다.[34]

오슬러는 노람 가든즈 13번지의 진찰실에서 개인 진료를 하고 있었다. 그의 도움을 원해 서 먼 곳에서 찾아오는 손님도 있었다. 1913년 9월 29일에는 그런 손님이 2명, 그의 집 앞에서 정면으로 만나 상대가 아는 사람인 사실에 놀랐다. 두 사람은 모두 캐나다의 마니토바 주 위니페그에 살고 있었고, 오슬러 박사의 진찰을 원해서 6,000Km의 여행을 하고 온 것이었다.

몇 주일 후, 오슬러는 런던의 성 바트롤로뮤St. Bartholomew; 예수의 12제자 중의 한사람 병원의 아바네시 협회Abernethian Society라고 하는 학생단체를 위해 강연을 실시했다. 그는 자신이 살아온 동안에 임상의학이 어떤 식으로 발전해왔는지를 주로 자전적인 입장에서 말했다. 홉킨스에서 실시해온 교육에 대해서는 특히 세세하게 이야기하고, 그곳에서 학생이 "축이 되어 기구를 운영해왔다"는 것을 강조했다.

그리고 마지막에 홉킨스에서도 보고한 것과 같이 연구를 너무 중시해서 병원이 '학자 같은 임상가들'의 모임이 되는 것에 위험성을 표명했다. "동시에 나는 자기 자신의 판단을 믿지 않았다. 왜냐하면 이것은 젊은이들의 미래의 문제이기 때문이다." 그는 학생들에게 자신의 인생은 의사 동료와의 교제로 소요했다고 말해, 강연이 끝난 다음의 시간을 그야말로 그렇게 보냈다. 수 십년 후, 윌리엄의 강연의 요지는 완전히 잊혀 졌지만 그가 학생과 함께 피아노 주위에서 노래를 부르고 학생들에게 상스러운 노래를 부르게 한 것은 제대로 기억 되고 있었다.[35]

옥스퍼드에는 의사와 인생의 입문서를 받으려고 하는 젊은이들이 계속해서 찾아 왔다. 프린스턴으로 부터 로즈 장학생 와일더 펜필드가 가지고 온 책은 오슬러의 현대 내과학 전 7권뿐이었다. 그는 금방 오슬러와 친해지게 되었다. 크라이스트처치 대학의 또 한명의 로즈 장학생은 그 때의 모습을 다음과 같이 회상하고 있다:

> 처음 학기가 시작하고 나서 수일 후, 오슬러 박사가 메도우 건물의 내방에 오셨습니다. 그는 자기소개를 하자, 자네가 무사히 새로운 생활을 시작했는지 아닌지 확인 하러왔다고 말하셨습니다. 그리고 자신의 사무실은 구 도서관에 있으니까, 자기가 할 수 있는 일이 있다면 기꺼이 힘이 되겠다고 하셨고, 이번 일요일에 예정이 없으면 자기 집에 차를 마시러 오라고 권해 주셨습니다. 생각해 보세요.
>
> 옥스퍼드 대학교의 의대 흠정 교수가 그리고 오슬러 박사 정도로 바쁘신 분이 평범

한 "신입생" 곁에 찾아와서 친절하게, 따뜻하게, 환영해 주신겁니다! 그의 집에서 일요일 오전에 열린 티 타임의 일을 나는 기쁜 마음으로 떠올립니다! 자주 오슬러 박사 자신이 출입문에 나타나 나의 등을 두드리면서 인사하고 어깨에 팔을 두르고 응접실로 안내해서. 학생이나 교수나 세계 각지에서 찾아온 유명인에게 소개해 주셨습니다.[36]

프린스턴 대학교의 또 한명의 로즈Rhodes 장학생이었던 윌버트 데이비슨이 처음으로 흠정 교수와 만난 것은 1913년 이었다. 그는 2년간의 의대 과정을 1년 만에 이수하게 해주었으면 한다고 부탁해서 오슬러 가의 현관 벨을 울렸다. 오슬러는 데이비슨에게 그것은 어리석은 생각이지만 그렇게 하고 싶다면 해보라고 말했다. 그리고 데이비슨을 실내에 들여보내 전통에 거역하려고하는 미국인 풋내기가 또 한 명 찾아왔다고 그레이스에게 말해 차를 대접했다. 오슬러는 후에 데이비슨에게 다양한 장소를 방문할 수 있도록 특히 파리의 "쏘어 번Sore bun, 아픈 엉덩이에는 반드시 가지 않으면 안 된다고 조언했다. 풋내기인 미국인은 그것을 기묘한 이름의 나이트 클럽인지, 무엇인 것이겠지 하고 생각했지만, 오슬러가 말한 건 소르본Sorbonne대학; 지금은 파리 대학 안의 문과, 이과 두 대학의 일이었다."[37]

볼티모어 시대와 같이 학생들은 오슬러 가의 가족으로서 환영을 받아 아름다운 캐나다인 여자와 서로 만나게 되어서는 마음이 산만해졌다. 매주 일요일의 애프터눈 티는 누구라도 가볍게 들를 수 있는 솔직하고 숨김없는 모임이 되어 갔지만 예전처럼 토요일의 저녁 모임도 가끔 열렸다. 예를 들면, 오슬러가 의학사의 연속 강의를 한다고 정했을 때는 9명의 학생이 신청했다:

그는 1년에 두 세 번 밖에 강의를 하지 않았다. 그러나 그것은 얼마나 놀라운 일이었는지! 우리들은 강연 테마와 그 시간을 알려졌지만, 그 때마다 저녁모임의 초대가 들어 왔다. 강의 전에 9명 전원에게 풀코스의 저녁식사가 나와서 접시가 정리되자 잎말이 담배가 돌려진다. 그리고 테이블에 있는 채로 오슬러 박사가 잡담이라도 할 것 같은 모습으로 강의를 시작한다. 그리고 옛날의 귀중한 책이나 그림이 전달된다.

자택 이외의 장소에서 학생과 만나는 일도 있었다. 옥스퍼드의 어느 학생이 박사 논문 을 제출하기 위해서 오슬러 교수에게 면회를 요청하자 런던의 왕립 자동차 클럽에서 차를 마시면서 만나는 것이 형편상 좋을것이 라는 회답이 왔다:

> 클럽에 가자, 교수는 캐나다인의 의사와 그 아내와 함께 있었다. 그는 이 부부에게 런던의 명소를 안내하고 있었던 것이다. 클럽의 객실은 아직 열리지 않았기 때문에 우리들은 세인트 제임스 큰 길에 있는 멋있는 찻집에 갔다. 찻잔의 잘그랑 거리는 소리, 가벼운 대화, 메리위도우의 왈츠의 선율을 듣는 가운데. 윌리엄은 나의 박사 논문 페이지를 넘기고 펠-엡스타인Pel-Ebstein 증후군에 대해서 토의했다. 수개월 후, 그는 나에게 학위를 주었다. 학위 취득 희망자는 2명이 있었다. 우리들은 먼저 오슬러 박사와 점심식사 후에 그의 자동차로 의식이 열리는 쉘더니안 대 강당Sheldonian Theatre에 따라 갔다. 그는 이런 식으로 해서 바쁜 시간을 학생을 위해 할애하고, 그 날을 그들의 생애에서 가장 즐겁고 잊혀지지 않도록 해주었다.[38]

오슬러 집안에서 벗어난 형 프랭크가 영국에 불쑥 나타난 것은 1913년 말의 일이었다. 프랭크는 계속 캐나다의 브리티슈 콜롬비아 주에 거주해서 형제가 만난 것은 30년 만이었다. 프랭크와 아내 벨은 크리스마스 동안 노람 가든즈에 체재했다. 프랭크는 술고래여서 허풍을 떨었지만 유머가 많아서 쾌활했다. 벨의 이야기에 참는 것은 힘들었지만 모두가 인내했다. 형제의 겉모습은 놀랄 정도로 닮아있었다.

1914년 초기에 오슬러는 오랜 친구 두 명을 잃었다. 스트라스코나 경이 런던에서, 위어 미첼이 필라델피아에서 사망한 것이다. 오슬러는 스트라스코나와 가장 친한 사람으로서 그 관의 시중을 들었다. 캐나다의 미개 삼림지에서 태어나 몬트리올을 경유해서 영국의 상류층에 들어간 점에서 스트라스코나는 오슬러의 선배였다. 또 미국의학의 대가였던 밋첼은 오슬러의 아버지를 대신한 한 사람이었다. 오슬러는 밋첼의 사망기사에 시인 월터 세비지 랜도Walter Savage Landor; 영국의 인; 1775~1864의 "나는 그 생명의 불 앞에서 양손을 따뜻하게 했다"라는 말이 그 이상으로 잘 들어맞는 인물을 나는 모른다고 기록하고 있다. 밋첼이 서거했을 때 84세가 되었지만 두뇌는 아직까지 명석해서 우리들의 대부분이 경험하지 않으면 안 되는 '서서히 진행되는 차가운 부식'을 거의 모르고 살았다.[39]

리비어는 언제나 오슬러의 인생을 비쳐주는 빛이었다. 그는 아들이 병으로 괴로워하는 것을 보지 못하고, 나쁜 짓을 할 때 혼내지도 못하고, 모든 것을 그레이스에게 맡겼었다. 나이가 든 뒤에 외아들을 가진 부모에게는 자주 있는 일이지만, 윌리와 그레이스는 리비어가 이 세상에서 외톨이의 소년인 것처럼 소중하게 키웠다. 그를 특별한 학교에 보내고 특별한 교사를 붙이고 의욕이 없는 그를 강한 말로 격려하는 일도 없었다. 1910년에는 둘은 아들의 지성에 거의 절망해서 어른이 되면 농장 경영이라도 시키려고 생각했을 정도였다. 그러나 그 무렵, 미술 공예에 흥미를 가지기 시작해서, 완벽한 매너를 몸에 익히고 낚시를 하고는 독서를 하고 독서를 하고는 낚시를 하게 되었다. 그리고 1년 간 가정교사에게 라틴어와 그리스어를 철저히 배우고 어떻게든 두 번째의 도전으로 옥스퍼드 입시에 합격해서 1914년 가을에 크라이스트 처치 대학에 입학했다.

리비어의 학생시절부터 친구인 존 슬레서그는 후에 영국 공군 원수가 되었음는 토미의 추억을 이렇게 말한다. 그는 자신이 아는 한 가장 행복한 가정에서 사는 아름다운 젊은이였다. 일가는 어느 곳보다도 행복한 마을에 살고 있었다. 빛나는 옥스퍼드. 여름에는 말이 밀짚모자를 쓰고 원숭이를 함께 데려온 이탈리아인이 풍금 연주를 바드웰 길가에서 연주해, 도로에서는 머핀을 팔았다. 청년들은 스웨터에 반바지 차림으로 목에 큰 스카프를 두르고, 걷거나 자전거로 칼리지에서 운동장으로 가, 크리켓이나 테니스를 하고 차를 마시거나 크란펫을 먹거나 해서 긴 드레스를 입은 딸들의 탄탄한 허리를 칭찬했다.[40]

리비어는 역시 과학에는 흥미를 갖지 못해서 오슬러는 자신의 사후, 그 훌륭한 의학서의 소장품을 맥길 대학교에 기증하기로 정했다. 그는 지금까지 보다도 체계적인 책을 구입하게 되어, 형인 E. B.도 인큐나뷸라요람기 책의 수집을 위해서 1,000파운드를 제공했다. 1914년의 봄과 여름 오슬러는 수집도서의 카탈로그 만들기의 규정을 정하기 시작했다.

오슬러는 4월 말에 "멋진 봄, 여러 가지 일이 크게 전진되었다"고 기록했다. 그는 책을 구입하고 아비체나Avicenna; 아라비아 최고의 의학자 무덤의 수복을 준비해, 영국 유태인 역사 협회에서 이스라엘과 의학에 대해서 강연하고 오던 참이었다. 그는 그 강연에서 과거와 현대의 유태인에 의한 의학상의 업적을 찬미하고, 친구인 유태인 의사들의 캐리어와 유태인 공동사회가 의학에 끼친 명예를 칭송했다.[41] 그 몇 주일 전에는 새로운 미국군 의무총감인 고가스Gorgas W. C. 장군의 명예를 기리기 위해 런던에서 열린 저녁 모임의 사회 역할을 맡았다. 고가스는 쿠바와 건설 중인 파나마 운하에서 황열병과 말라리아 박멸 캠페인을 지휘한 인물이다. 오슬러는 사사건건 백인, 특히 미국인이 열대지방에 진출한 일로 인종에 멋진 선물을 해, 만족스러운 결과를 가져온 것을 축복했다. 그는 물론 세계 사상 전례가 없는 대 제국의 중심지인 런던에서 열대 의학의 연구를 넓히는 일에도 열심이었다.

의학계 내부의 정치는 그가 어디로 가도 따라 다녔다. 가정용 의학 백과사전의 추진 인에게 그의 이름이 부정하게 이용된 일로 오슬러는독재적인 지위를 차지하고 있어서 개업의와의 접점을 잃었다왕립내과협회와 언쟁이 벌어졌다. 왕립내과협회가 어리석은 관료주의적인 행동을 보이자, 오슬러는 드물게 격분해서 사표를 제출했다. 흠정 교수에게 생각을 깨우치게 하려면 왕립내과협회의 상층부에 의한 정중한 교섭과 사죄가 필요했다. 그리고 왕립의학협회에 대해서는 그는 정이 많은 사무국장으로부터 "당신이 회장에게 선출된 명예를 사퇴하고, 전통에 등지는 경우 모두가 충격을 받을 것입니다"라는 편지를 받았다. "그것을 받는 것은 틀림없이 당신의 의무이며, 이것은 의무이기 때문에 당신은 사퇴를 하면 안 됩니다." 이에 대해서 오슬러는 "정말 죄송합니다만, …… 그것은 제 일이 아닙니다. 저는 도리에 맞지 않는 일을 할 필요가 없습니다. 저를 생각해 주셔서 정말 감사합니다"라고 대답을 했다.[42] 오슬러는 보수파와 자유주의파 양쪽에서 대립 후보는 서지 않았으니까 옥스퍼드 대학교를 대표해서 영국의회의 의원에게 입후보 하지 않겠냐는 권유를 받았지만, 이것도 거절했다. "저는 전혀 흥미가 없습니다. 살아있는 한 새로운 일은 하지 않겠습니다!"[43]

그 무렵 존스 홉킨스에서는 교수의 풀타임 화 문제가 다시 뜨거워지기 시작했고, 결국에는 끓어 넘쳤다. 2년에 걸친 침묵 후그 사이에도 몰, 윌리엄스, 그리고 새로운 병원 사무국장으로부터의 압력은 계속 높아져만 갔다., 웰치는 1913년 가을에 움직이기 시작했고, 록펠러 가에서 자금제공을 받아서 풀타임의 임상 교수직을 창설하는 것을 교수단에 선언했다. 사치스러운 생활에 익숙해져, 장애 아동이 있어서 돌보지 않으면 안되는 병이 있는 친족을 끌어안고 있던 바커는 급료의 총액이 1만 달러라도, 1만 5,000달러라도 풀타임의 교수가 되는 것을 거부했다. 데이어는 바커의 위치를 빼앗는 것을 거부했다.

1914년 봄, 42세의 의사 데오도어 제인웨이Theodore C. Janeway가 존 홉킨스 최초의 풀 타임 내과교수로 취임했다. 제인웨이는 뉴욕의 명문 의사 일가의 출신이었다.

오슬러는 존스 홉킨스 자신의 후계자의 처지에 깊게 분노했었다. 그는 지금까지 유례없을 정도로 강력한 말을 쓴 편지로 인해 음해한 프랭크린 몰Franklin Mall을 포함한 관계자 전원에게 그 분노를 토로했다. 그가 4월에 몰에게 쓴 편지는 "국내 최고의 임상의사에 대해서 받아들이기 힘든 조건을 붙이다니 정말 특이한 상태로군"이라고 기록되어 있다. 바커가 받은 처사는 굉장히 모욕적인 것이라고 생각하고 있다. 이 단계에서 그의 종신 재직권의 조건을 바꿀 권리는 교수단에도 이사회에도 없다. 도덕적으로도 법적으로도 없다. 나는 이번 일련의 사건을 굉장히 한탄스럽게 생각하고 있다. 몰이 이 편지에 답변을 쓴 흔적은 없다.[44]

하버드 대학교 의대에서도 같은 분쟁이 일어났지만, 그 결과는 전혀 달랐다. 그것은 학장인 크리스찬Christian과 홉킨스에서 옮겨온 하비 쿠싱을 시초로 한 스타급 의사들이 록펠러에 의한 풀 타임의 통제 경제에 저항했기 때문이다. 이 대학은 원리를 실증하기 위해서 역사적으로도 드문 용기를 가지고 고액의 기부에 등을 돌렸다. 하버드 사람들은 홉킨스의 풀 타임 화 계획은 부당할 뿐만 아니라 잘 되지 않을 것이라고 생각한 결과 의대 교수진이 병원 안에서 개인 진료를 실시하고 그 수입을 자신의 것으로 하는 것을 일정 범위 내에서 허가 한 것이다. 이 제도는 '지리적으로 풀 타임 제도'라고 불리게 되었다. 오슬러는 이렇게 하는 것이 훨씬 이치에 맞는 방법이라고 생각해, 윌리엄 페퍼William Pepper가 20년 전에 그러한 제도에 대해서 이야기 했던 것을 떠올렸다.[45]

제인웨이의 취임 후에-오슬러도 그 상황에서는 최선의 선택이었다고 생각하였다. 홉킨스의 스탭은 모두 쓴 기억을 잊고서, 새로운 실험적인 시험을 성공시키려고 노력했다. 하워드 켈리는 화가 났었지만 냉정함을 잃지는 않았다. 그것은 그가 자신의 환자의 대부분을 홉킨스에서 옮겨서 라듐radium을 이용한 암 치료에 열중하게 된 것과 무관한 것이 아니었을 것이다. 할스테드는 훨씬 전부터 자신의 개인 진료를 줄여왔지만 보수에 관해서 생각을 바꾸고 풀 타임 화의 싸움을 이용해서 보다 높은 급료와 보다 많은 지원을 손에 넣었다. 그의 아내는 수입이 줄고 경제적으로 고생한 시대의 일을 계속 분해했다. 데이어와 바커는 어느 쪽도 모호한 이상주의자여서 명성과 개인 진료가 번창하는 것에 더욱 마음을 위로할 수 있었다. 그들은 시詩에서 위로를 찾았다. 바커가 오슬러에게 쓴 편지에는 데이어와 나에 있어서 워즈워스 시의 "목이 마르지 않는 양떼를 그들이 싫어하는 냇가로 몰려고 하는 어리석은 목동이라는 1절 만이 생각나는 나날입니다"고 씌어 있었다.[46]

과거에 사로잡히지 않고 미래에 의지하지 않고, 그 날의 일에 온 힘으로 전념하는 미덕에 대해서 오슬러의 웅변보다 잘 나타낸 사람은 없었다. 그는 1913년에 예일 대학교의 학생에 대해서 '삶의 길A Way of Life'이라는 강연을 했다. 이것은 그의 설교 중에서 가장 많이 논의되고 있는 것이다. 오슬러는 여기서 '하루하루를 엄밀하게 구분'해서 산다는 철학에 대해서 이야기했다. 그것은 기선의 선체의 벽wall에 비유였다. "타이타닉 호의 비극Titanic's fate은 막을 수 없었지만, 그래도 비유로써 쓰겠다"라고 그는 말했다. 오슬러는 의학과는 관계가 없는 사항에 대해서는 일시적인 관심밖에 가지지 않는다는 방법이라도 생활과 구별했다. 그는 1914년 봄부터 여름에 걸쳐 이곳저곳 돌아다녔기 때문에 유럽 열강의 정치적 음모에 주의를 기울이지 않았다. 그가 그 해, 영국에서 깨달은 것은 북 아일랜드의 문제뿐이었다. 실제로 내전이 될 가능성도 높았다. 아일랜드의 행동에 이 이상 참을 수 있을까? "그 섬을 대서양의 한 가운데로 끌고 가 프로테스탄트와 가톨릭을 마음대로 싸우게 하면 되는 것이다."[47]

1914년 6월 9일에는 케임브리지에서 새로운 생리학 연구소의 개소를 축하하는 화려한 행사가 있어서, 오슬러는 다른 대열의 유명인과 함께 명예 학위를 받았다.

6월 16일에는 왕의 아들과 수상의 아들을 진찰했다. 5월에는 수상 아내의 진찰도 했었다 7월 8일에는 리즈Leeds에서 결핵에 관한 강연을 하여 '폐병the Angel of the White Scourge'에 대해서 경고하였다. 그는 가족끼리 1주일간의 휴가를 보내기 위해서 새 차인 르노Renault로 토머스 브라운의 노위치Norwich도 방문했다.

7월 12일 오슬러는 65세의 생일을 맞이했지만 굳이 그것을 무시했다. 7월 16일에는 옥스퍼드에서 저녁 모임, 7월 17일에는 런던의 페르시아인 협회Persian Society에서 저녁식사가 있었던 것 외에 케임브리지에서 서지학 협회의 회합 등도 있었다. "믿을 수 없을 정도로 예약이 차 있었다." 오슬러는 그레이스와 리비어에게 7월

31일 배를 타고 미국에 가도록 말했다. 리비어가 시간을 들여 오슬러 친척을 방문할 수 있도록 하기 위해서다. 리비어가 오슬러 친척과 깊이 알고 지내는 것이 리비어에게 있어서 얼마나 중요한 일인지를 그레이스는 다시 깨달았다.[48]

9월에는 존스 홉킨스 병원의 개원 25주년 기념 축전이 열리기 때문에 윌리는 그곳에서 두 사람들과 합류하기로 했다. 그 때 그는 애버딘Aberdeen 영국의사협회BMA 회장의 건강을 위해서 건배했다. 오스트리아를 대표해서 회합에 출석했던 의사들은 '본국에 소환되어'이 저녁 모임에 참석할 수 없었다. 그들이 참석치 못한 것을 알게 된 영국인들은 발칸 반도의 전쟁과 관계가 있을 것이라고 생각했다. 그들은 모두 그 주간에는 굉장히 바쁘고 신문 기사에 신경을 쓸 틈이 없었다.

7월 31일 오슬러는 스트라스코나와 하워드의 가족을 방문하기 위해서 콜론세이 섬으로 향했다. 8월 3일 월요일에는 그는 아직 그곳에 있었다. 그 날 큰 전쟁이 시작한다는 뉴스가 들어왔다.

제 11 장

나라의 모든 젊은이와 그 영광

오슬러 가의 사람들은 발칸반도에서 오스트리아 황태자 부부가 암살을 당한 사건에도 오스트리아가 셀비아에게 최후통첩을 내어 오스트리아, 러시아, 독일이 총동원령을 내리고 결국에는 선전포고에 이른 과정에도 대체로 주의를 기울이지 않았다. 영국이 참전한다는 것은 도저히 생각지도 못했기 때문이다. 그러나 독일이 중립국인 벨기에를 침입하자 믿을 수 없게도 대영제국도 참전했다. 1914년 8월 4일 화요일이었다.

그 무렵, 그레이스와 리비어는 캐나다로 향하는 캘거리 호라는 배 위에 있었다. 윌리는 스코틀랜드 서부의 코론세이 섬에 발이 묶이고 말았다. 모든 전보선線과 철도가 군에 징용됐기 때문이다. 그가 남부에 도착한 것은 그 주일의 마지막이었다. 런던에서는 전시 금융에 종사하고 있던 형 에드먼드와 딱 마주쳤다. 윌리는 8월 초 캐나다에서 제의가 있던 의료원 반의 조직을 도와주거나 앞을 다투어 대륙에서 퇴거하려고하는 친구들윌리엄 웰치도 그 중 한명이었다과 연락을 취하면서 지냈다. 그레이스의 조카는 프랑스에서 영국 해협을 통해서 영국에 밀입국 하려고 할 때에 독일 스파이로서 체포되고 말았다. 오슬러는 그의 석방도 도왔다.

대서양 반대측 에서는 그레이스와 리비어가 퀘백에 상륙하고 그들과 만나러 달려온 친척과 친구와 바쁘게 만나고 나서, 8월 13일에는 같은 캘거리 호에 타고 영국으로 돌아갔다. 배는 이제 검게 칠해져서 밤에는 불을 키지 않고 항해했다. 독일의 잠수함을 경계했기 때문이다. 전쟁이 끝날 때 까지 리비어와 그레이스만이 캐나다, 중립국 미국에 머무른다는 생각은 전혀 없었다.

그레이스와 리비어가 탄 옥스퍼드 행의 열차에는 신병도 타고 있어서 그 아내나 어머니들이 울면서 보냈다. 그러나 그들이 노람 가든즈에 돌아오자, 테라스에는 차가 준비되어 있고 정원에는 장미나 금어초가 윌리엄 오슬러 의사의 생애에 피어나 남발해 있었다. 8월 22일 이었다. "자신들이 어째서 그렇게 서둘러서 돌아온 것인가, 모르게 되었습니다"라고 그레이스는 기록했다. 그러나 그녀는 남편에게 일어난 변화를 눈치챘다. "무엇보다도 기묘하게 생각한 것은 오슬러 박사의 심각함이었습니다. 1884년에 펜실베이니어 대학교에 찾아 온 그와 처음에 만났을 때부터 이런 모습을 본 적이 없었습니다." 옥스퍼드도 바뀌고 말았다. 각 칼리지는 병사들의 숙소로 되어있었다. 학생들이 시험을 보기 위한 건물은 완전한 장비가 있는 거대 병원으로 변해 있어서 대학 진료소는 지원 의료부가 되었다. 여자들은 봉사로 적십자 활동에 종사하고 수 일후에는 그레이스도 박물관 안에 생긴 작업장의 책임자가 되었다. 여기서 병원에서 착용하기 위한 의복을 만드는 것이다. 그레이스와 리비아가 옥스퍼드에 돌아와서 첫 일요일, 가족이 옐룸Eweme의 교회에 가자 이 평온안 마을에서도 이미 30명의 남자들이 전쟁에 가 있었다. 성가대석에서는 남자의 목소리는 거의 들리지 않았다.

65세의 흠정교수에게는 측면의 지원이상의 것은 기대하지 않았다.
오슬러는 옥스퍼드샤이어Oxfordshire 국민군의 명예 중령이 되어 머지 않아 캐나다와 미국의 자선가가 설립한 몇 개의 민간 병원의 자문의사가 되었다. 그는 육군중령의 군복을 구해서 병원을 방문할 때에 착용했지만, 정식계급을 얻거나 전근 근무를 하거나 하는 일은 없었다.

8월 6일 그는 당시의 상황을 "세상은 아직 어린아이 방의 단계에 있다. 나라들은 어린애처럼 언쟁을 하고, 싸움을 하고 있다"고 기록하고, '피하기 힘든 비극'을 예상했다.

그가 군대나 전쟁에 대해서 알고 있었던 것은 부상으로 사망하는 병사와 비슷하게 많은 병사가 병으로 사망한 것과 세균은 탄환보다도 치명적이었던 것이다. 거기서 그는 시민과 당국에 예방적 공중위생의 대처의 필요성, 특히 장티푸스에 대한 새로운 백신의 사용을 호소했다. 그는 또 독일의 파울 에를리히Paul ehrlich가 만든 매독의 새로운 치료약 살바르산(Salvarsan)을 중립국인 미국에서 제조하는 것도 생각했다.[1]

18세의 리비어는 크라이스트 처치 대학에서 학생생활을 시작하려고 하고 있었다. 다음 생일인 12월 28일에는 군대에 입대할 수 있는 나이가 된다. 그는 윈체스터 교에서 기본적인 군사 교련은 받았지만 전쟁에는 관심도 열의도 가지고 있지 않았다. 그의 어머니가 8월에 옥스퍼드에서 낸 편지에는 "리비어는 굉장히 생각에 잠겨있어서 너무도 조용합니다"라고 씌어있다. 전쟁 준비에 돌진하는 대학 거리에서 할 일 없는 리비어와 잭 스렛서는 캐나디안 카누를 빌려와서 템즈 강에서 놀거나 낚시를 하거나 알몸으로 수영하거나 해서, 최후의 목가적인 청춘의 나날을 즐기고 있었다.[2]

그레이스의 8월 말 편지에는 "영국에 오고 나서 지금까지 이렇게 날씨가 좋았던 적은 없었습니다"라고 적혀있다. "완전히 개인 날이 계속되고 있습니다. 우울함이나 불안에 짓눌릴 것 같은 우리들을 비웃는 것처럼 느껴질 정도랍니다." 프랑스에서의 전투는 눈 깜짝할 사이에 격화되고 규모도 확대되어서 많은 사망자를 냈다. 9월 3일. 그레이스는 옥스퍼드의 밝은 햇살 아래에서 처음 발표된 사상자 명단을 대학의 강좌 일람표와 명사록을 견주어 봤다. "불쌍한 할리, 그녀의 로니 형제가 죽었습니다. 빅터 브룩, 남아프리카의 영웅, 아바마레 경의 아들, 아놀드 켑펠 이 분은 리비어의 키데나무에서의 지인으로 나이를 드셨지만 교장선생의 사촌이었습니다. 이렇게 바쁘지 않았다면 저는 소리를 질렀겠죠." 저는 전쟁을 멈추지 못하기 때문입니다. 이 멋진 날씨도 아름답게 남발하는 정원의 장미나 카네이션도 나를 비웃고 있는 것처럼 느껴집니다. 이곳이 참혹한 곳이었으면 좋았을텐데. 친구가 괴로워하고 있을 때 아름다운 정원을 보고 있으려니 자신이 무력함을 뼈저리게 느끼게 됩니다."[3]

월리는 희생자가 나오는 것을 각오하고 있었다. 그가 그리고 연합국의 착한 남녀 대부분이 각오하고 있지 않고 충격을 받아 등골이 오싹해진 것은 독일이 벨기의 루뱅Louvain을 고의로 파괴한 것이었다. 루뱅은 중세부터 계속되는 학원도시로 그 파괴가 시민의 저항에 대한 보복인것은 확실했다. 중세의 문헌이나 인큐나뷸라요람기 책의 콜렉션으로 유명했던 대학 도서관도 재로 되돌아갔다. 그레이스는 윌리는 건강을 잃고 말도 못합니다.
입에서 나오는 말은 "독일의 극악함을 비난하는 말 뿐입니다"라고 썼다. "루뱅의 도시와 대학이 파괴된 이래에 그는 어떤 일이 일어나도 놀라지 않게 되었습니다." 루뱅은 오슬러에게 이 전쟁은 "독일의 증오해야 할 군국주의"의 패배로 끝나지 않으면 안 된다고 확신시켜 그의 그 견해가 흔들리는 일은 없었다. 오슬러 가의 사람들은 루뱅으로부터 피난해온 교수들을 지원하고 장래, 대학과 그 도서관을 재건하기 위한 운동을 옥스퍼드에서 조직하기 시작했다.[4]

오슬러의 자유로운 낙관론도 빅토리아 시대적인 진보의 신앙도, 국제성도, 독일의 군국주의와 그 소업에 의해 무너져 흩어졌다. 그레이스는 남편의 변모를 믿지 못했다. "가련하고 사랑하는 레지는 교회에 갈 수 없습니다. 기도나 찬송가에 견딜 수 없다고 말합니다. ……WO의 상태는 현실이라고 생각할 수 없습니다. 그는 사람들이 독일인을 박해하는 것을 허용하고 스스로도 독일 황제에 대해서 적의가 있는 말을 입에 담습니다. 또, 우드로 윌슨WIlson W. 대통령 등의 저명인에게 독일의 허위를 비난하는 편지나 서적을 부지런히 보내고 있습니다. 최근 그의 말은 전혀 그 답지 않습니다. 우리 집에는 루뱅에서 피난 온 사람들이 일곱 명이 머무르고 있습니다."[5] 오슬러 부부가 개인적으로 두려워했던 것은 리비어가 전쟁에 나가는 것이었다. 리비어는 원래부터 온화한 성격으로 사람을 죽인다는 생각을 혐오했었다. 또 그는 영국이 아닌 미국 출신이었고 어머니 쪽 선조는 미국 독립 전쟁의 영웅 폴 리비어였다. 그럼에도 불구하고 그는 킷치너 경의 호출에 응해서 지원병이 된 영국인의 젊은이들과 같은 의무감에 사로잡혔다. 그는 미성년자였지만 옥스퍼드에서의 공부를 포기하고 전쟁 관계의 일을 하는 것을 생각하고 있는 것 같았다.

그레이스의 9월 중순 편지에는 "윌리는 리비어가 지금 당장 말없이 활동에 참가하는 것에 반대 했습니다"라고 씌어 있다. 거기서 그를 크라이스트 처치에 오게 하는 것으로 정했습니다. 그들은 군복을 입게 됩니다. 강의는 있습니다만 스포츠는 없고 새롭게 설립 된 장교 훈련대에 들어가 충분히 훈련을 받습니다. 아더 하워드도 동일하게 하고 있습니다.

자신들 탓으로 리비어가 바로 일을 못하게 됐다는 것은 생각하지 않도록 하고 있습니다. 리비어는 너무나도 젊고, 경험도 없습니다. 그런 그에게 일을 시키는 것은 윌리를 불필요하게 괴롭게 할 뿐입니다. 리비어의 장래에 있어서도 여기서 훈련을 받는 편이 훨씬 유익할 겁니다.[6] 10월 그레이스는 리비어가 크라이스트 처치의 방에 이사하는 것을 도왔다. 그리고 자택의 리넨과 그의 조부 페더스톤 오슬러가 케임브리지에서 사용하던 식탁용 은그릇의 일부를 가지게 되었다. 리비어는 지금 스스로 좋다고 생각한 활동을 하지 않고 있습니다만 불평은 한 번도 말하지 않습니다. 그저 "나는 아버지가 제일 좋다고 생각한 것을 할거야. 그러니까 이 학기는 여기서 훈련을 받겠어"라고 말했을 뿐입니다. 윌리는 아들이 장래 아세니엄Athenaeum 클럽의 회원이 될 수 있도록 그 대기 명단에 등록해 뒀다.

리비어의 최초 학기가 시작하고서 수일 후. 그레이스는 '다음 학기'는 있는 것인가 하고 생각했다. 크라이스트 처치는 대학생 수가 70명도 안 되었던 것이다. 그레이스는 일요일에 손님을 맞이하는 것도 견딜 수 없었다. "오늘은 블루스를 듣는 것이 벌처럼 느껴져 우리들은 이제부터 어떻게 되는 것일까 하고 생각 했습니다."[7] 미국으로 귀국한다는 제안은 논의 되지 않았다. 전쟁이 끝날 때 까지는 미국을 방문하는 것 조차 하지 않을 생각이었다. 그들의 아들은 말 그대로 그들과 아주 가까운 곳, 집 앞에 있는 공원에서 매일 군사교련을 받고 있었다. 그레이스는 이 해, 60세가 되었지만 지금까지 이상으로 일을 잘했다. 여자 친구는 여성들의 작업장을 관리하고, 벨기에서 피난 온 대학교수와 그 가족을 위한 숙박 장소와 지원을 준비했다. 그리고 미국의 연줄을 이용해서 수천 달러의 기부금을 모아서그 중에는 록펠라 재단을 포함한 주된 연구자금 제공기관의 원조도 포함되어 있었다. 루뱅의 사람들이 연구를 계속할 수 있도록 했다. 윌리는 군의 야영이나 병원을 방문하고 공중위생에 대해 강연을 하고 장티푸스 백신의 접종을 재촉하고 백신 접종에 반대하는 '타락한 천사 벨리얼Belial; 반 그리스도의 아들들'의 무지함과 싸웠다. 그는 래드클리프 진료소에서 정기적인 진료를 계속해왔고 개인 진료의 환자도 조금은 보았다. 오슬러 가의 사교생활은 없었다. 그레이스가 10월에 마조리 퍼쳐에 쓴 편지에는 "믿을 수 없는 일입니다. 잠깐의 방문도, 저녁 모임도, 연극 구경도 없습니다.…… 정말로 아무것도 없어요"라고 씌어 있다. 아버지는 어제, 전쟁이 끝날때 까지는 멋을 부리거나, 외식 하는 것은 그만둔다고 선언했습니다. 그는 일요일 밤에 칼리지에서 식사를 합니다. 리비어는 저녁 식사에여성이 아닌 남자를 데려옵니다. "나는 전쟁 이야기를 하지 않도록 조심하고 있어요.…… 이런 날이 지속되면 우리들은 어떡하면 되죠?"[8]

오슬러는 군의 병원에서 세 가지의 역할을 부담하게 되었다. 즉 숀크리프Shorncliff의 퀸즈 캐나디언 육군병원Queen's Canadian Military Hospital의 내과 과장, 미국인 여성이 페인튼에 설립한 보조병원의 자문의, 그리고 넌시와 월드 프아스터 부부가 타블러 근처, 클리브딘에 있는 대 저택의 테니스 코트에 건설 중인 캐나다 접십자 병원의 내과 과장이다.

오슬러 가의 사람들은 영국에 왔을 때부터 계속 아스터Astor가의 사람들과 가족 전체의 교제를 하고 있었다. 오슬러와 넌시Nancy Astor의 교제는 더욱 오래되었고, 처음 그녀를 진료 한 것은 낸시가 15세였던 존스 홉킨스에서 1894년의 일이었다. 그녀는 버지니아 주의 랑혼이라고 하는 부자의 딸이었다.[9] 처음에는 아스타가 병원을 영국군에게 제공하려고 했지만, 그것을 거절당해서 캐나다인에게 그것을 제공했다. 그레이스는 바로 아버지가 일에 너무 전념하는 것을 걱정하기 시작했다.

그녀는 아무리 단 시간이어도 피난자를 자택에 머물지 않도록 했다. 그것은 윌리를 너무 지치게 하기 때문입니다. 나는 여러 가지로부터 그를 보호하지 않으면 안 됩니다.

그는 두려운 이야기나 전쟁 이야기를 듣는 것 만으로도 죽을 듯한 상태가 되고, 몸 상태가 자주 안 좋아져서 고민하는 것처럼 보입니다.[10] 그는 매일 전쟁 뉴스에 고민하지 않도록 조심하고 있었지만 평소 읽고 있던 것은 나폴레옹 군의 군의장교에 관한 회상록이었다. 그 해 가을, 영국에 도착하기 시작한 부상자는 나폴레옹 군의 병사들만큼, 그리고 오슬러가 걱정했던 만큼 건강상태가 나쁘지 않았다. 그가 군대의 건강상태가 나쁠 것이라고 예상했던 것은 현대의학과 공중위생의 승리를 고려하지 않고, 과거의 문헌을 기계적으로 읽었기 때문이다. 실제로 위생학과 무균법의 실천으로 의해 군대는 이제까지 없을 정도의 건강한 상태로 전투에 임했다. 장티푸스는 백신이 개발되기 전부터 격감되었고 서부전선에서는 문제가 되지 않았다. 고속 소총 탄환에 의한 상처도 비교적 깨끗했고 오슬러는 그것 자체가 멸균소독을 하는 것과 마찬가지라고 보았다. 그는 소총 탄이 심각한 손상을 주는 일 없이 병사의 머리나 흉부나 복부를 관통하는 것에 놀랐다. 그러나 유산 탄은 라이플 탄과는 전혀 달랐다:

> 이것은 포술의 싸움이다. 작렬하는 유산 탄이 병사를 살상한다. 그것은 살을 찢고 뼈를 부수고 모양이 일정하지 않은 창상을 만든다. 그곳에 커다란 비극이 찾아온다. 어디를 보아도 패혈증 환자 뿐이다! 패혈증을 막을 수가 없다! …… 상처로부터 12~24시간 이내에 입은 옷이나 흙으로 너덜너덜한 상처에 세균이 침입해서 감염증을 일으킨다. 외과의들은 리스터Lister 이전의 시대에 돌려보내지고 병동은 곪은 상처로 가득 찼다. 나는 이 광경에 몬트리올 종합병원의 학창시절을 떠올렸다. 당시에는 복잡 골절은 반드시 곪아버리고 우리들 수술지원 일은 말 그대로 붕대를 감는 일이었고 포탄이나 유산 탄에 의한 부상은 무섭게도 감염증을 피할 수 없었다.

그레이스가 미국에서 쓴 편지에는 부상자의 수가 인종의 손실로써 나열되어 있다. "매일 아침, 신문을 읽을 때마다, 친구가 죽었다는 뉴스가 나옵니다. 그 친구들은 이 나라의 젊은이나 유명한 사람 이외에 이쪽에서 알게 된 청년들도 포함되어 있습니다. 단 한명의 아들은 집 바로 근처에서 군사훈련을 받고 있습니다. 그러나 저는 볼 수가 없습니다. 일하는 것만이 나를 구하는 유일한 길입니다."[11]

리비어는 자택에서는 군복을 입지 않았다. 아버지가 군복을 입고 있는 모습을 처음 봤을 때, 그는 분명히 놀랐다. 그레이스는 동생 수잔 체이핀에게 긴 편지로 자신의 연령에 대해서, 자신이 여자라는 것에 대해, 그리고 전쟁에 사로잡혀있다는 것에 대해서 초조함을 토해내고 있다:

> 나는 어디론가 가버리고 싶다. 욕설을 퍼붓고 싶다. 비난하고 싶다. 단단한 것을 깨부수고 싶다. 아아, 전쟁 중에 예의좋게 행동하기 위해서는 내가 가지고 있는 이상의 평정함이 필요해요.…… 나는 아마도 의료 종사자가 아닌 자로서는 상처나 병원에 혐오감이 없는 편이라고 생각합니다만, 병원의 관리 책임자가 죽을 정도로 무서워서 다가오지 않도록 하고 있어요. 남자에게 말을 걸거나, 그들의 이야기를 듣거나 하면 지쳐버리는 일이 많아서 되도록 대화를 하지 않으려고 해요. 나는 한결같이 견디고 더욱 좋지 않은 날이 올 것을 각오하고 있어요. 윌리는 매일 밤, "최악의 사태는 이제부터다"라고 하지만, 내 마음이 약해져있다는 것을 그에게 들키지 않게끔 하고 있어요.

윌리는 매일 아침 옛날 골프 재킷을 입고 편지를 썼다.—미국의 친구나 캐나다의 친척이나 친구에게 보내는 편지 외에 육군성에 친척이나 친구에게의 지원을 요청하는 편지 등도 써야 하기 때문에 아무리 그라도 '편지 다발'에 비명을 질렀다. 1945~1915년 겨울에는 친구나 친척 외에 오슬러 박사에게 상담이나 경의를 표하기 위한 방문을 희망하는 모르는 사람들도 '오픈 암즈'에 찾아오게 되어서 집안은 지금보다 바빠졌다. 그 대부분은 솔즈베리 평원에서 훈련을 실시하던 캐나다 해외 파견군 3만 명의 병사 관계자였다캐나다는 대영제국의 일원으로서 자동적으로 참전하고 있었다. 벨기인 교수 아내들도 빈번하게 왔다. 그레이스가 거실을 크리스마스 선물용의 재봉실로 해서 캐나다인이나 벨기 사람 외에 선량한 부인에게 힘이 될 수 있는 모든 사람들에게 보내기 위한 의류 등을 만들었기 때문이다. 참고로 그녀는 벨기 사람의 의복에 대해 "그들은 겉으로 보이지 않는 부분에는 우리들과는 전혀 다른 복장을 하고 있어서 잘 상의하지 않으면 안 됩니다"라고 기록했다.[12]

그해 가을, 캐나다 해밀튼 출신의 오래전부터 의사 동료의 아들인 아치 말록Archie Malloch이 의대에서 공부를 끝내고 옥스퍼드에 찾아왔다. 좋은 청년인 그는 오슬러 가의 사람들과 친해, 병원 근무시간 틈에 자주 노람 가든즈 13번지를 방문했다. 그의 일기는 전시중의 오슬러 가의 생활을 전하는 귀중한 자료가 되었다. 톰 맥크레이의 동생인 의사 잭도 한동안 홉킨스에서 훈련을 받은 적이 있어서, 1899~1902년 남아전쟁에서는 캐나다군을 위해 싸웠다. 그는 그 후에, 몬트리올에서 개업하거나 교육에 종사하거나 했지만 이번 40대에는 캐나다 군에 일반 사관으로서 입대했다. 그는 자주 야영에서 오슬러 가에 찾아가서 부하를 위해 양말을 보채거나, 오슬러 가의 환영를 즐겼다. 크리스마스에는 조카 한명과 다른 조카의 아들이 찾아왔다. 캐나다의 터퍼 가의 두 명, 람제이 라이트의 가족, 토론토의 대학을 퇴직하고 옥스퍼드에 와 있던 친구들도 찾아왔다. 미국에서는 대형 화물차 여러대분의 의류가 도착하고, 캐나다에서는 여러 통의 사과가 도착했다.

1914년 크리스마스에는 병원 외과 의사들이 부상자를 위해 칠면조를 나누었다. 오슬러 가의 사람들은 오전 중에 옐룸의 교회에 가서 사설 구빈원 노인들에게 크리스마스 음식을 나눠주고 오전에는 래드클리프 진료소나 옥스퍼드 외의 병원을 방문했다. 그레이스는 325개의 선물을 나누어 주었다. 오슬러는 뉴 잉글랜드의 여자 친구에게 편지를 "뉴 잉글랜드의 여성들은 정말 믿음직스럽다"고 기록했다. 그들은 힘을 합쳐서 건강하게 겨울을 극복했다. 하지만 그는 "우리들은 너무도 많은

비극을 보아왔기 때문에 인생을 진심으로 즐길 수가 없다"라고도 기록했다.[13]

리비어의 지적인 발전은 계속되었다. 그는 문학에 좋은 취미를 보여주게 되고 아버지의 엽서벽을 이어받아, 시각예술에 강한 관심을 기울이게 되었다. 그는 스케치가 능숙해서 아버지를 크게 부러워하게 한 것임에 틀림없다. 오슬러의 당시 편지에는 반드시 리비어의 도서 애호가, 자신들의 취미나 기질이 잘 맞는 점, 함께 지내는 시간의 행복에 대해서 씌어 있었다. 1914년 크리스마스에 그는 리비어에게 아이작 월턴Izaak Walton의 『조지 허버트George Herbert의 생애』의 초판본을 보냈다. 이것은 "페이지를 찢지 않고 더러움도 없이 인쇄공의 손에서 떨어졌을 때 그대로"라는 완전한 상태의 물건이었다.[14] 리비어는 자택에서 가족과 다름 없는 사람들과 즐거운 크리스마스를 보내고 템즈 강에서 낚시를 할 수도 있었다. 윌리는 유언을 고쳐 써서 장서의 일부를 아들에게 물려주기로 정했다. 그는 청년이 생일을 맞이한 뒤에 직면한다. 그레이스가 이른바 '커다란 문제'에 대해서 어떻게 해도 생각할 마음이 들지 않았다.

장교훈련대 에서 군사교련에도 불구하고 리비어는 아직 우수한 병사라고는 할 수 없었다. 그는 사관이 되기에는 너무 젊고 미숙하다고 판단되었다. 실제로 그는 굉장히 소심하고 어머니마저 아들이 싸우게 되었으리라고는 생각하지 못했다. 그래도 리비어는 자신의 '의무'를 다하려고 해서, 다음 학기는 대학에 가지 않기로 했다. 그는 국방 의용군과 함께 인도에 가거나 의학에 관련된 일을 찾는 것도 생각했지만 최종적으로는 병사로서 대학 공립학교 연대에 들어가서 기초훈련을 받고 좀 더 좋은 연대에 사관으로서 입대하려고 했다. 그는 어머니에게 이 비밀을 털어놓았다. 그레이스 말에 의하면 "현명하게도, 너무 현명하게도 나와" 천천히 이야기 했다고 한다. 적어도 이 일에 대해서는 "그는 윌리와 이야기 하지 못하기 때문입니다".

1915년 1월 5일, 리비어는 크라이스트 처치에서 자신의 책과 조부의 식탁용 은식기를 가지고 자택에 돌아 왔다. 그레이스는 여동생한테 쓰는 편지에 "그의 방은 깨끗하게 정리 되어 버려서 원래대로 돌려놓지 않으면 안 됩니다"라고 썼다. "그때는 그가 이 방에 돌아오지 않을지도 모른다고 두려워했습니다. 운명이란 이 얼마나 신기 할까요!" 남편과 아들을 사랑하는 그레이스의 마음은 찢어졌다. 그녀는 여동생에게 "이기적인 부분은 티끌만큼도 없는 사랑해야 할 천사 같은 저 사람은 불쌍하게도 외동아들을 이 무서운 운명의 손에 맡겨야만 하는 것에 마음 아파하고 있습니다. 존경하는 당신과 나를 길러주신 모든 여자들을 본받아, 나는 한결 같이 견디고 웃음을 잃지 않도록 일하고 있습니다"라고 털어 놓았다.[15]

그레이스는 리비어가 의학에 관련된 일에 흥미를 가지고 있는 사실을 빌 프랜시스에게 털어놓았다. 빌은 우연히 맥길 대학교 의대가 프랑스에 파견하는 병원 부대의 스탭 모임에 관여되어 있어서 그 부대장인 버켓 의대 학장에게 맥길 대학교가 영국의 번잡한 수속을 지나서 계획을 진행할 수 있도록 그들에게 힘을 빌렸기 때문이다. 리비어가 드디어 일반 병사로서 대학 공립학교 연대에 입대하려고 할 때, 캐나다의 바켓으로부터 간호병으로서 그들의 부대에 들어갈 수 있느냐는 문의가 전해졌다. 이것이라면 전투에 참가하지 않고 도움이 될 수 있다. 어머니도 아버지도 아들도 이 길로 가기로 동의했다. 캐나다의 부대가 도착하기 전, 리비어는 크리브딘의 캐나다 적십자 코노트 공작부인 병원에 물자 보급계 장교 보조관으로 일하게 되었다.[16]

1915년 서부전선의 전황이 교착되었다. 움직일 수 없는 군대는 스위스 국경에서 영국 해협까지 이어지는 참호를 팠다. 병사도, 대포도, 보급품도 점점 증강되어 갔다. 황폐해진 수백 미터의 영토를 둘러싸고 치열한 전투가 벌어졌다. 희생자는 수만 명에서 수십만 명으로 급증했고 더욱 늘어갔다. 전쟁터에서는 죽음과 허무함과 높은 이상의 잔해가 일상적으로 악취를 뿜고 있었다. 고귀한 애국심은 증오와 피폐로 바뀌고 있었다. 캐나다의 로버트 보든Robert Borden 수상은 이것을 '문명의 자살'이라고 불렀다.

오슬러 가의 사람들은 영국이 쓰러지면 다음에는 미국으로 '꿈꾸는 뾰족탑의 마을'의 나무 잎이 우거진 길에서 중립국, 미국인에게 협력을 호소했다. 그들의 친구인 미국인의 대부분은 공격적인 영국 편이 되도록 설득할 필요는 거의 없었다. 예를 들면 하비 쿠싱은 자신의 기술을 이용해서 기회가 오기를 바랐다. 하버드 대학교에서는 쿠싱이 중심이 되어 병원 부대를 조직하고 1915년 봄에는 미국인이 파리에 건설해서 스탭을 보내온 야전 병원에서 활동했다. 존스 홉킨스 대학교가 이러한 병원 부대를 조직하지 않은 것에 대해서 오슬러 가의 사람들은 굉장히 실망했지만 그레이스는 "부끄러운 일"이라고 말했다, 공개적으로 소란스럽게 하지는 않았다.[17] 여기에는 아마도 볼티모어 인구에 독일인이 차지하는 비율이 비교적 높은 것과 관계 되어 있었다. 어쩌면 몰, 할스테드, 아벨 등의 독일 편 교수들의 의견도 있었을지도 모른다.

오슬러는 미국에 사는 독일인 친구, 예를 들면 장서가인 의사 아놀드 클레브스Arnold Klebs 등과 옛날처럼 교제를 이어나가려고 했다. "우리들이 전쟁을 거론할 필요는 없습니다." 그는 전쟁이 시작된 당시에는 독일의 횡포에 격노했지만 독일을 미워하지 않았다. 1914~1915년 겨울에는 독일의 잔학 행위에 관한 뉴스를 다시 조사해서 그것이 굉장히 과장되어 있다는 결론에 달했다. 그는 클레브스에게 "양자의 사이에서 진실을 찾아내려고 하는 편이 무모한 것입니다"고 말했다. "편집자 몇 명을 교수형에 처하면 좋은데" 그리고 영국과 독일 사이에 지적인 홈이 생겨서 그것을 묻을 수 없는 상황이 수세대에 걸쳐서 계속될지도 모른다고 걱정했다. 그가 연합국 측의 정의를 의심 한 것은 한 번도 없고, 어느 반전론자인 의사가 보낸 편지로 과거의 국제협조주의적인 사상을 철회 한 것인지 비판당하자 그 이상 서신연락을 계속하지 않았다.[18] 사회주의운동에 참가하던 사람들도 포함해서 당시의 국제협조주의자 거의 전원이 그 사상을 철회한 것처럼, 오슬러도 그것을 철회한 것이다. 그래도 그는 캐나다의 형 에드먼드 오슬러에 비하면 훨씬 너그러웠다. 에드먼드는 '마녀사냥'의 리더로서, 토론토 대학으로부터 독일인 교수를 배제한 것이다. 1916년 윌리엄은 '타임'지에 기고되어 독일에 대한 보복으로서 민간인에 대한 공습을 실행해야 한다는 여론에 반대했다. 의사로서의 그는 이 전쟁의 의학적 측면을 흥미 깊게 관찰했었다.

장티푸스의 예방운동은 잘 되어가고 있었다. 그러나 솔즈베리 평원에서 훈련을 받고 있는 캐나다군은 음울하게 비참한 겨울을 견뎌야 해서 "오슬러는 캐나다의 삼림지대에서 생활했던 소년시절 이래로 그런 진흙을 본 적이 없었다." 뇌척수막염이 유행했다. 이 질환의 세계적 권위의 한 명으로서 오슬러는 자주 상담을 받았다. 그는 다른 의사들과 똑같이 수막염의 새로운 혈청 요법이 효과가 없어 보이는 것을 걱정했다. 수막염균은 굉장히 두렵지만, 그렇게 간단하게 감염되지 않는다고 조언해서 의사들을 안심시켰다. 적절한 예방조치에 의해 환자 수를 줄일 수 있어서 그렇게 심하게 경계할 필요는 없었다. 그는 영국인 의사들에게 동상 치료법도 가르쳤다. 영국 기후로는 보통시간에 동상에 걸리는 사람은 거의 없지만 캠프나 참호 병사들 사이에서는 굉장히 많이 보였기 때문이다. 그는 또 잦은 담배와 참호생활의 스트레스가 "옛날 그대로의 심장과민증"을 많이 일으키고 있다고 생각했다. "참고로 다 코스타Da Costa 박사는 남북전쟁의 병사를 관찰해서 이 질환을 발견했다." 숀클리프 에서는 흡연의 해로움에 관한 강연도 하였지만 마지막에 담배에 불을 붙여서 병사들을 웃게 했다. 1915년 봄에 전투의 횟수가 늘자, 오슬러가 진찰하는 병사들의 상태는 점점 나빠져 갔다.[19]

이른바 '포탄쇼크'에 의해 건강을 해쳤다고 생각되는 병사들에게는 신경쇠약, 히스테리, 마비의 격렬한 증상을 보였다. 그는 『미국의학협회 저널』의 독자로서 "실제로 참호는 지옥 그 자체다"라고 가르쳤다. "그러니까 너무 많은 병사가 위독한 신경성 쇼크의 징후를 보이고 있었다고 해도 아무런 일도 아니다." 휴가로 프랑스에서 돌아온 잭 맥크레이가 노람 가든즈를 방문해서, 이펠에서의 두 번째 전투에 관해서 이야기 했을 때 그들은 전쟁터의 지옥 같은 상황에 대해서 많은 것을 배울 수 있었다. 이 전투에서 독일은 처음으로 대규모의 독가스 공격을 감행하였다. 그레이스가 여동생에게 쓴 편지에는 "나는 네가 그의 이야기를 듣지 않아서 다행이라고 생각함과 동시에 그 일을 유감스럽게 생각했다"라고 적혀있었다. 그는 말라 비틀어져, 너덜너덜하게 보였다.…… 참호 안에서 31일간 싸워서 8일만 쉬는 것이었다.…… 의복도 심각한 상태였다.…… 그가 말하는 "신경의 긴장"은 말로 설명할 수 없었다.– 감각을 초월했습니다. 명령을 기다리는 그들이 순간에 섰을 때 프랑스의 식민지인이나 벨기 시민이 달려서 가스로부터 도망치는 장면이 보였다고 했다. 그곳은 죽은 자의 나라 하디스 그 자체였다고 하였다.. 그러던 중 그들은 명령을 기다리고 직립 부동자세로 있었어야 했다고 말했다. …… 월요일 밤에 그가 돌아왔을 때 나는 견딜 수 없는 기분이었다.[20]

잭 맥크레이의 친구 대부분이 그가 두 번째의 이펠의 전투로부터 다시 일어서는 것은 절대 없으리라고 생각했다. 문학의 조예가 깊었던 그는 전쟁 도중에 시를 흘겨 쓰고 있었다. 그로부터 수개월 후 영국의 『펀치Punch; 풍자만화를 실은 영국의 주간지; 1841년 창간, 1992년 폐간』에 그의 시가 연재되었다. 이 '플랑드르의 전투에서'라는 시는 제 1차 세계대전에 관한 시 중에서 가장 유명해졌고, 동시에 의사가 쓴 여러 가지 시 가운데 가장 유명했다. 맥크레이는 그 후, 맥길 대학교의 병원부대인 맥길 제 3캐나다 종합병원으로 옮겼다. 이 부대는 봄의 마지막에 영국에 도착하고 바로 프랑스로 건너갔다. 스탭은 300명 이상의 의사와 간호사와 학생부터 빌 프랜시스, 캠프벨 하워드 그리고 물론 리비어도 포함되어 있었다. 그때까지 크리브딘의 물자 보급계 장교의 사무실에서 간단한 일을 하거나 아스터 박사의 가족들과 점심식사를 하거나 하면서 지내던 리비어는 초조하고 양심의 가책을 느끼고 있었지만, 그제야 진정한 임무를 할 수 있었다.

어느 나이가 많은 맥길 대학 출신인 사람은 부대의 출발을 배웅하지 못했다. 오슬러의 토론토 시대의 동급생이며 맥길 대학 시절의 조수이고 그 후임으로 병리학 교수가 된 웨즐리 밀스T. Wesley Mills는 퇴직하고 아내와 런던에서 살았다. 오슬러는 그가 연금을 받을 수 있도록 도와주었다. 2월 13일 밀즈 부인이 아침식사를 하면서 남편에게 농담을 했을 때 그는 심부전증을 일으켜 그대로 사망했다. 밀즈는 오슬러를 유언 집행자로 지정했었기 때문에 부인이 도움을 요청해서 옥스퍼드에 전화했다. 그때 오슬러는 부재중이어서 그레이스가 대신해서 런던으로 달려가서 밀즈의 화장 수속을 도와주었다. 윌리는 『캐나다 의학협회 저널』에 배려가 있는 사망기사를 썼다. 그는 밀즈에게 "행복해지는 능력이 신기할 정도로 결여되어 있었다." 라든지 성공을 원해서 진지하게 노력하던 그의 실망에 대해 고찰했다. 그리고 "세계로부터 어떻게 생각되어지고 있는가를 생각하지 않고 느긋하게 일을 해서, 받아야 할 이상의 것을 받고 있는 자는 경솔한 범죄이다"라고 썼을 당시, 그는 아마도 자기 자신을 생각했을 것이다. 오슬러는 밀즈 미망인이 맥길 대학교 로부터 특별한 도움을 받을 수 있도록 하였다.[21]

1915년 봄까지는 많은 부상자가 영국에 송환 오게 되어 새로운 병원도 완전히 가동하기 시작했기 때문에 오슬러의 일은 이제까지 없을 정도로 바빠졌다. 그는 매주 월요일에 클리브딘 병원에 10일 마다 숀클리프에, 2주일 마다 페인턴에 갔었다. 그 사이에 개인진료를 하는 것 외에 "전쟁이 시작한 당시 그의 총 수입은 거의 바뀌지 않았다." 옥스퍼드 대학의 일이나 다른 병원의 방문이나 전쟁관련 일이나 가족을 위한 일도 있었다. 1915년 4월 29일~5월 8일까지의 일기에는 "인생에서 가장 바쁜 10일간"이라고 씌어 있었다.

> 29일은 하로게이트에서 만성 황달이 있는 흥미가 있는 환자를 진료하였다. 금요일은 리즈와 테일을 진료하고 병원에도 다녀왔다. 저녁에 귀가, 토요일은 캐나다의학대표단의 존스 장군이 여기서 하루를 보내고 병원 조사를 실시하였다.…… 일요일은 체르테담에서 혈뇨증 증상을 진료하였다. 월요일 아침에 골절에서 패혈증성 폐염인 윌

크스 청년에게 왕진하러 갈 수 있도록 저녁부터 런던으로 간다. 월요일 윌크스 왕진 중에 런던의 번즈 부인으로부터 왕진을 요청하는 전보가 도착하였다. 오후에 그녀를 진찰. 화요일 오전 중에 다시 한 번 진찰, 오후는 클리브딘에게 가서 캐나다 적십자 병원의 내과환자를 진찰하였다. 수요일 다시 한 번 런던으로 갔다. 목요일 런던, 금요일 런던버진 부인에게 왕진 오후는 차탐에서 1,500명의 병사를 앞에 두고 강연, 수비대의 군의들과 저녁식사, 토요일 오전에는 홋핏 병원에서 진찰, 젊은 의사들과 함께 회진, 오후에는 브롬리로 가서 새로운 캐나다 병사들의 휴양병원을 시찰하였다.

총 이동거리는 1,260마일2,027Km로 과거 미국의 나날을 떠올렸다.
수입은 519파운드.[22]

여기에는 씌어져 있지 않지만, 5월 6일 목요일에는 하비 쿠싱이 그의 집에 들렀었다. 오슬러는 그날 밤, 동료의 아들의 죽음을 알리기 위해 외출해야만 했었다. 그가 외출해 있는 동안 쿠싱과 그레이스와 수잔 체이핀은 오슬러가 있는 곳에서는 말할 수 없는 전쟁 소문이야기를 해서 깨어 있었다. 왜냐하면 윌리는 그러한 이야기는 대낮에만 참을 수 있기 때문이었다. 5월 8일 토요일 그들은 모두가 영국의 루시타니아 호가 어뢰공격을 받아, 다수의 민간인이 희생당했다는 뉴스를 들었다. 그 다음날, 쿠싱은 귀국길에 도착했지만 그 항로에는 시체와 배의 잔해가 보였다.[23]

그레이스는 항상 윌리의 건강을 걱정했으나 그는 매우 건강했다. 그는 환자에게는 나이를 생각해서 무리를 하지 않도록 조언하는 일이 많았지만, 자신의 나이에는 신경을 쓰지 않도록 했다. 이 방침은 1913년에 정했다. "사람이 60세가 되어 늙어서 손을 놓았을 때 일어나는 일은 두 가지의 가능성이 있다. 한 가지는 이 악당이 모든 일에 말참견하는 것을 허가하고, 몸과 마음을 지배 하는 것이다. 다른 하나는 이 악당을 발견했을 때 목덜미를 잡고 찍소리도 못하게 한 다음 자신에게 복종시키는 것이다." 오슬러의 행동을 따라가는 것은 젊은 의사들도 고생이었다. 아치 말록도 런던에서 오슬러와 지내는 날은 언제나 기진맥진하여 지쳐버렸다. 오슬러는 이동 중에도 의학 잡지를 읽고 보통사람이 논문을 하나 읽고 있는 사이에 1다스doz나 읽어버렸다. 계단은 2단씩 뛰어 올라갔다보드리 도서관에 갈 때는 이것이 3단씩 되었다. 말록이 그와 함께 런던으로 갈 때는 패딩턴 역에서 가이 병원으로, 그 다음에 대영박물관까지, 다음에 서적상인이 있는 쿼릭츄, 그리고 서지학협회를 방문한 다음에, 패딩턴 역에 돌아와서 옥스퍼드 행 열차를 탔다. 차안에서 말록이 잠들지 않도록 애를 쓰는 사이에, 오슬러는 다시 독서를 시작했다.[24]

런던에서는 환자의 자택이나 호텔로 왕진을 가는 일도 있었다. 예를 들면, 4월 27일에는 3명의 환자를 진료하지만 그 중 1명은 외무대신인 에드워드 그레이 경이었다. 망막색소 변성증 때문에 실명의 위기에 놓여있던 그레이 경은 밝은 전망을 바래서 많은 의사에게 진찰을 받고 있었다. 오슬러의 진찰을 받은 것은 수상으로부터 소문을 들었기 때문이었다. 진찰 후, 오슬러는 일지에 '예후불량'이라고 써서 다른 의사들과 똑같이 눈을 쉬게 하지 않으면 안 된다고 그레이 경에게 경고했음에 틀림없다. 그레이 경은 제 1차 세계대전 밤에 중얼거렸다던 "유럽 전국에서 불빛이 사라지려고 하고 있다"라는 말로 유명하다. 그가 실제로 그렇게 말했는지는 불명이었지만 자기 자신에 대해서는 문자 그대로의 일이 일어나고 있었다. 그는 의사들의 충고를 무시하고 선글라스를 쓰고 집무를 계속했다.[25]

1915년 5월 28일 오슬러가가 영국에 이사 오고 나서 꼭 10년이 되었다. 윌리는 일지에 "믿을 수 없을 정도로 행복한 날이었다"고 썼다.

누구나가 이 이상 기대하지 못할 정도로 상냥하고 친절하게 대해주었다:

> 그레이스는 행복했고 리비어도 훌륭하게 성장했다.…… 이 10년간 여가는 훨씬 늘었는데 이전의 10년간하고 비교해서 문서의 양이 격감한 것은 이상하다. 개인진찰은 줄였지만 이 10년간의 비축은 그 이전의 40년간의 비축보다도 많았다. 미국에서 나왔을 때, 투자에서의 수입은 약 3,600달러였지만 지금은 1만달러 이상이 되었다. 나

는 많은 교육을 받은 모교인 맥길 대학교에 기증하기 위한 책을 수집하고, 훌륭한 콜렉션을 만들었다. 여기서는 의사로서 대단한 일은 하지 않았지만, 3가지의 유익한 일을 했다. 아니 도왔다고 말하는 편이 좋다. 그것은 1) 영국, 아일랜드 내과의협회의 설립, 2) 계간季刊 『내과학 저널the Quarterly Journal of Medicine』 창간 3) 왕립의학협회의 의학역사 부문의 설립이다.……

의사동료로 부터는 철저한 진료를 받았다. 다시 말하면 실험은 대성공이었다. 나는 극히 건강했다. 볼티모아에서 느꼈던 흉골 밑의 좋지 않은 기분 같은 것은 없었다. 12년 만에 두 번째의 콩팥결석 통증 발작이 있었다. 그런 고통 없이 살 수 있는 것은 굉장히 쾌적하다. 단 한 가지 쓸쓸하게 생각한 것은 교육 분야에 실제적으로 관여하지 않게 된 것과 학생이나 젊은 의사들과의 밀접한 관계가 없어졌다는 것이다. 나는 캐나다와 미국에서의 31년간의 격무를 생각하고 자신의 마음을 위로하고 있다.[26]

그는 이 문장을 쓴 전날에 맥길 병원부대에 합류하는 리비어를 배웅했다. 몇 주일 후, 오슬러 부부는 사우스햄턴으로 가서 프랑스로 출발하는 맥길 병원부대를 배웅했다.

그 후 잠시 동안은 특별히 아무 일도 일어나지 않았다. 1915년 여름, 영국군은 주로 독일의 동맹국인 터키와 싸웠지만 다르다넬스Dardeneless해협 작전의 실패는 확정되어가고 있었다. 그러나 전장에서 멀리 떨어진 프랑스에서는 병원 침대의 소모보다도 여분 쪽에 문제가 있었다. 스태프는 사명감에 불타올랐지만 할일은 아무것도 없었다. 맥길 병원부대는 다른 병원부대와 함께 단느에서 카미에로 걸친 해안에서 가까워서 비바람에 노출된 평원의 진료 텐트 마을에 들어가, 침대 수 1,000개의 병원을 세웠지만 그 뒤에는 한가한 시간을 주체하지 못하고 있었다. 당시의 환자 1명은 이 병원에서 받은 과잉 치료에 대해서 다음의 내용처럼 회상하고 있다. 그가 구급차에서 내리자 소령 1명이 내 손을 잡고, 3명의 중령이 맥박을 잡고, 4명의 소령이 체온을 재고, 누군지도 모르는 사람이 손목시계를 풀었다.[27] 리비어는 집에 편지를 쓰고 자신의 자전거를 보내줘서 쉬는 날에는 낚시하러 나갔다.

그레이스에게 있어서 처음으로 맞이하는 전시하의 여름은 우울하게 됐다. 대체되고 교체되는 손님이 있어, 그녀의 안색은 완전히 안 좋아졌다. 체티의 아들인 노만은 상처가 회복되어 갔지만그의 침울한 콧노래는 그녀의 신경을 거슬리게 했다. 음주문제를 떠안은 의리의 형인 프랑크 오슬러도 수분water 치료법을 받아 왔다. 스스로는 그렇게 나쁘지 않았지만 그 아내인 벨은 "구역질이 날듯 한 굼벵이"였다. 그레이스의 인척인 아델 체이핀은 차분하지 못한 사교계의 스타였다. 자신의 개인병원을 설립하고 싶다고 꿈을 꾸어왔다. 그레이스 자신도 자금 조달을 위해서 다과회와 가두에서 모금활동과 벨기사람같은 행동을 반복해왔다. 남자 하인 가운데, 건강한 사람들은 전쟁에 가버렸다. 그들을 대신할 사람들을 찾는 것은 어렵지 않았지만, 새롭게 고용된 상이군인 출신의 운전기사는 길을 자주 헤맸다. 그레이스는 자주 자신이 진짜 고난을 겪지 않는 것을 안타깝게 생각했다. "자기 자신이 거의 자유롭게 생활하고 있는 것을 생각하면 실제로 아무런 불편도 느끼지 못합니다. 참을 수 없이 부끄러워 졌습니다. 이 다부진 몸을 표적으로 내밀지도 못합니다." 선전포고 된지 1주년인 날 그레이스는 '신성한 날'로 하지 않으면 안 된다고 생각했지만 윌리는 미국대사의 월터 하인즈 페이지 딸의 결혼식에 참석해야 한다고 주장했다. 이 영국계 미국인의 결혼식은 굉장히 호화로워서 아스키스 수상, 에드워드 그레이 경몸 상태는 굉장히 좋아보였다 헨리 제임스, 존 싱어 사젠트 등도 참석했다.

전쟁 중의 희생으로써 이뤄지는 오락도 있었다: 어제 차로 크리브딘에 가서 5명의 간호사를 점심 식사에 초대했습니다. 그 중 한명은 속수무책으로 들뜬 딸들로 연애유희만을 위해서 이곳에 온 것 같았습니다. 맥길의 간호사가 리비어를 놓아두도록 기도 할 뿐입니다.

물론 그것이 인간의 일입니다만, 확실히 전쟁을 걱정하기 보다는 연애와 유희로 현실을 도피 하는 것이 좋아, 오슬러 부부가 요크 대사제와 만나기 위해 원티지

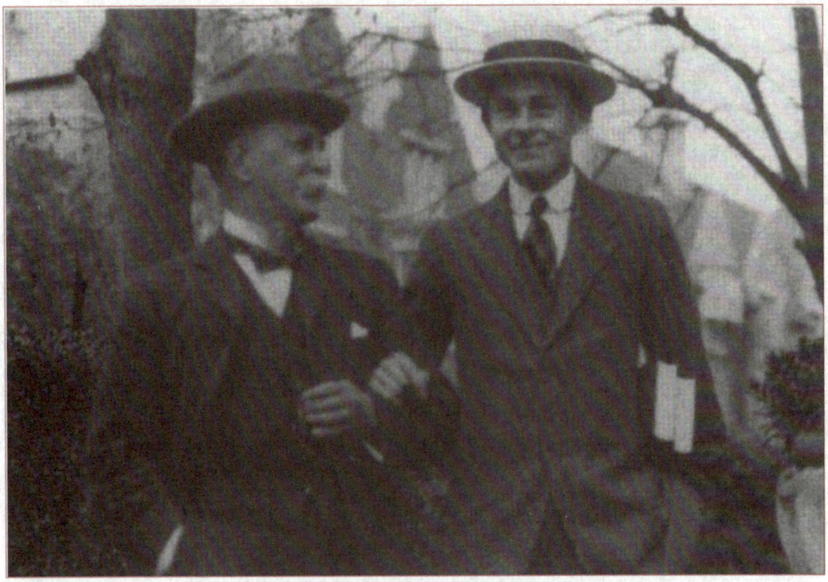

평화 시대의 아버지와 아들(리비어)

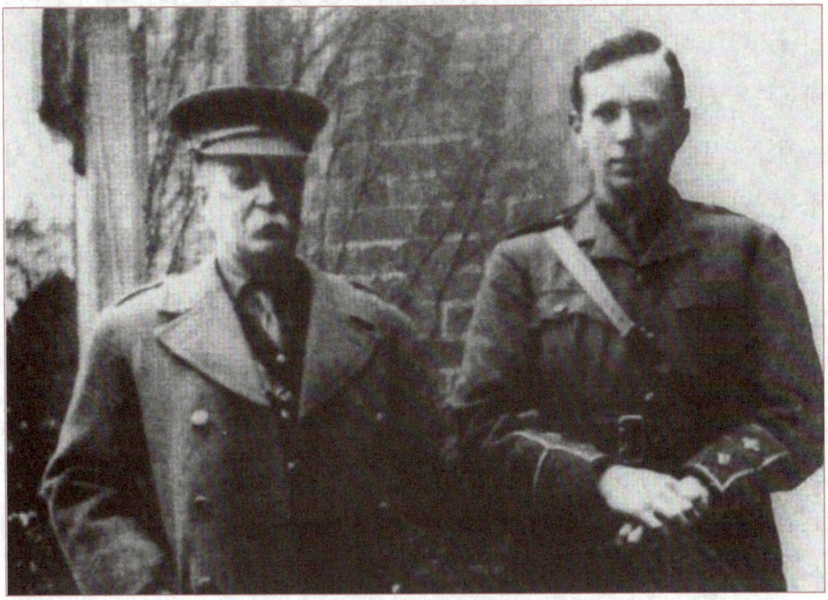

전쟁 중의 아버지와 아들(리비어)

부인의 저택에 머물렀을 때는 두 사람 모두가 짜증이 났습니다. "12명 정도의 사람이 있어서 그 들 전부가 전쟁의 공포나 잘못에 대한 이야기를 했습니다. 윌리는 유령 같은 표정이 되어 위로할 수도 없었습니다. 이제 이런 방문은 질렸어요."[28]

오슬러는 1915년 9월에 1주일간 프랑스를 방문 했다. 전시 중에 그가 도항 한 것은 이 한 번뿐이었다. 피카디 해안에는 맥길 병원부대를 포함해서 7개의 병원부대가 북적거렸다. 근처의 구역지대에서 이 장소를 바라보던 오슬러는 그 평화로움에 마을이 울렸다. 하얀 텐트가 석양에 비쳐서 어렴풋이 빛나고, 흰색과 카키색의 옷을 입은 사람들이 왕래하고, 때때로 트럭이 지나갔다. 당시의 구약성서적인 분위기 가운데, 오슬러는 문득 "이스라엘 사람들이 모아브Moab의 평야에 텐트를 치고, 모아브의 왕 발라크Balak와 예언자 발람Balaam을 잔뜩 괴롭게 한일"을 떠올렸다. 그는 모든 병원을 시찰하고 새롭게 도착한 부상자를 진찰했다. 그 중에는 유명한 정치가의 아들도 포함되어 있었지만 그는 가슴이 "관통 되어 있었다.…… 딱한 일이지만 간호사들도 의사들도 그들의 할일을 잘 알고 있는 것 같았다. 과거 볼티모어의 나날처럼 흥미 깊은 증세나 확실하지 않은 증세 전부를 그에게 보였다"고 캠프벨 하워드는 회상하고 있다. "우리들은 옛날처럼 간결하고 귀중한 조언을 받고, 환자는 쾌활한 웃음과 위로의 말을 들었다." 그는 40년 만에 텐트에서 잤다. "잠시 바람이 들어와 춥고, 좁았지만 그런대로 진정됐다. 생각에 골똘히 잠기면서," 리비어는 물자보급계 장교보조 로서 일했다. 아버지와 아들은 빌 프랜시스와 캡프벨 하워드와 같이 로렌스 스턴이 여행기 '센치멘탈 쟈니'에 첫날밤을 보냈다고 하는 몬트루이유의 낡은 숙소를 보러 가거나, 조용한 카페에서 점심식사를 하면서 관광할 수 있었다. 그는 전선을 방문하는 것이 허락 되리라고는 생각지 못했지만 후일, 특별한 배려로 잭 맥크레이가 차안에서 하루 종일 걸려 전선 바로 근처까지 데려다 주었다. 그들은 맥크레이가 시에 읊었던 "연연히 계속되는 십자가 사이에서 포피가 바람에 흔들렸다"고 한 장소도 방문했을지도 모른다:

계류기구, 비행기, 병사, 캠프 농장 안의 병사용 숙소, 행진하는 대규모의 포병대, 정말 놀라운 광경! 독일의 고사포가 비행기에 포격하는 것을 보았다.…… 구름을 배경으로 122개의 기지가 떠올랐다. 그 대부분은 굉장히 접근하고 있는 듯이 보였지만, 비행기들이 기지 사이를 거침없이 날아다니며 정찰하러 갔다. 내가 지금까지 보아온 것 중에 제일 멋진 광경이었다.

해질녘 때 출발을 기다리고 길에는 화물자동차가 몇 마일이나 줄 서있다. 군대가 주둔 하고 있어서 나라 안이 술렁거렸다. 농민들은 작물을 수확하려고 필사적으로 일했다. 작물은 참호 사이에서도 만들어졌다. 맥크레이 중령은 이 지구의 전역에서 싸워서 자신의 포병대가 있는 곳에 데려다 주었다. 이르는 곳에 커다란 묘지가 있었고, 연대 군인의 이름이 씌어 있었다.[29]

오슬러는 유년시절에 이스라엘 사람의 학살의 피비린내 나는 이야기를 들었을 때 느꼈던 공포를 다시 느꼈다. 영국에 돌아온 그는 '과학과 전쟁'이라는 유명한 강연을 예언자 예레미야가 현대에 살아있었으면 "세계는 만취하고 나라들은 미쳐 있을 것이다"고 경고의 말에서 시작하였다. 인류는 진보하지 않았다고 했다. 우리들 대부분이 소위 말하는 "어리석은 자의 낙원"에서 살고 있다.…… 이 1세기에서 겉보기에는 많은 진보가 있었다. "일부 사람들은 인간이 자연에 대해서 얻은 힘에 의해 지적으로도 사회적으로도 진보하고 집단의 도틱이나 감정을 제어할 수 있게 되고 나라들은 전쟁을 잊을지도 모른다는 무른 기대를 안고 있었다. 우리들은 그리스도교가 할 수 없었던 것을 과학이 해결해낼지 모른다고 생각할 정도로 어리석었다.…… 우리들은 문명의 표면 바로 아래에는 예전과 같은 원시적인 격정이 있어서, 언제든지 넘쳐 흐르려고 하고 있다는 현실을 간과했다."

19세기에는 과학의 발전은 너무도 중요한 일이었다. 지금 과학에 대해서 무엇을 거론할 수 있을까? 너무도 괴로운 과실! "두 가지 의미에서 과학은 전쟁에 있어서 둘도 없는 친구가 되었다. 그것은 상상을 뛰어넘는 규모의 학살을 가능하게 했다. 그리고 또 인간이 같은 인간에게 상처를 주고 불구로 만드는 능력을 높였다.…… 현대는 니스록Nisroch의 시대다.…… 인간이 인간에게 피를 흘리게 한 최초의 비극에서 지금까지 과학이 작년에 가능하게 한 듯한 살육의 카니발이 일어난 일은 없었다."

오슬러는 쿠싱으로 부터 독일군의 독가스에 의한 희생자 중에는 믿어지지 않게 괴로워 한 사람이 있다고 들었다. 독가스로 사망한 병사의 폐 일부를 조사해 보았다. 그 폐포는 그가 지금까지 본 적이 없는 붕괴상태였다. 프랑스를 방문한 시절 그는 가금 의미가 있을 법한 꿈을 꾸었다. 그는 '과학과 전쟁'에서 그 꿈에 대해서 이야기하고 있다:

> 중앙 아프리카를 탐험하고 있던 사람들이 우연히 라듐 광맥에서 상처를 입고, 맹독의 라듐이 용암처럼 천천히 누구에게도 들키지 않고 지상에 흘러갔다. 이 라듐에서 발생하는 가스를 사람이 흡입하게 되면 순식간에 죽고 만다. 가스는 지중해를 건너 유럽 전역을 덮고 결국에는 영국에 도착했다. 학장이 평의회를 소집하고 교수들은 대학의 모자와 예복을 입고 집합해서 모든 것의 끝이 오기를 기다렸다. 결국에는 도망갈 수 없는 맹독가스가 다가왔다. 교수들은 잇달아 쓰러져 가고, 내 차례가 왔다. 거기서 나는 눈을 감았다. 공기를 마시려고 신음하면서.[30]

오슬러는 청중을 절망에서 구하기 위해서 공중위생과 고도로 조직화된 치료를 통하여 의학이 얼마나 많은 병사의 목숨을 구했는지를 보고했다. 그는 또 독일인 파울 에를리히Paul Ehrlich; 독일의 세균학자, 살르바르산을 발명, 노벨 생리의학상 받음; 1854~1915를 포함해서 이 전쟁에서 목숨을 잃은 과학자들에게 조의를 표하고 "전쟁은 적어도 1세기에 걸쳐 국제적인 과학을 죽이고 만다"라는 스스로의 불길한 예감에 저항했다. 오슬러는 될 수 있는 한 낙관적으로 있으려고 했지만 맺음말까지 그것을 유지할 수 없었다. "지구의 긴 역사를 보아도 우리들이 경험한 이 1년보다 심한 해는 드물다. 사람들의 심장은 공포로 약해졌다.…… 절망하지 않도록 하자." 프랑스를 시찰하고 온 그는 마음속으로 이 전쟁이 끝날 수 있는 것인지 생각했다.[31]

리비어에게 전쟁은 아직 만족하지 못했다. 맥길 병원에서도 할 일은 별로 없었다. 병원 부대는 9월부터 10월에 걸쳐서 루스의 전투Battle of Loose에서 부상자를 받아들인 다음에 능력을 주체하지 못했다. 인도에서 보내온 아름다운 거대한 천막은 거센 비가 내리면- 비가 새고, 면 밧줄이 줄어들어서 말뚝이 빠져, 가을 강풍에 견디지 못하고 부서지고 말았다.- 10월 말에는 맥길 병원의 스탭은 진흙 바닥에서 떨고 있었다. 그곳은 질척해서 춥고 환자도 없었다. 리비어는 다시 양심의 가책을 책망하며 더욱 활동적인 일, 예를 들면 야전병원 부대로 이동하는 일을 하게 되었다. 친구 중에는 이미 전장에서 쓰러진 자도 있었을 것이다. 전쟁이 끝났을 때 자신이 전선에 나가는 일 없이, 가족의 인맥으로 편한 일을 했던 것을 모두에게 알려지면 어쩌지? 하고 생각한 것이 틀림없다. 그레이스는 여동생에게 보내는 편지에 "그 아이의 양심이 편안해지는 방법을 가르쳐준다면, 나는 무엇이든지 희생 하겠어"라고 썼다. "밤에 침대에 들어간 후에도 그 아이의 고민이 신경이 쓰여서 잘 수 없어요. 정말 지쳤어요.…… 불쌍한 윌리는 이 일에 대해서 이야기 하려고 하지 않아요. 말하지 못합니다. 나도 다른 사람에게 말하지 못해요."[32]

11월 중순이 되자 맥길 병원의 텐트는 환자를 받아들일 수 없는 상태가 되었다. 병원은 폐쇄되어, 일부 스탭은 다른 장소로 옮겼지만, 리비어를 포함한 남은 스탭은 전쟁중의 혼란에 당국에서 무시된 상태가 되었다. 청년은 편지로 "제 3병원은 이제 한 달 가까이 전부터 병원의 가치를 포기해, 불안과 불만으로 가득찬 혼란의 진흙 구덩이처럼 되었습니다. 그래도 나는 아직 그들과 함께 여기에 있겠습니다"라고 호소했다. 그 문장에는 군인 같은 과격한 마음이 실려 있었다:

참모장교는 우리들을 잊고 있는 것이 틀림없어요.…… 30명의 장교, 250명의 병사와 70명의 간호사는 벌써 5주간이나 추워서 외풍이 들어오는 텐트 안에 앉아있어요. 바닥에서는 진흙이 스며들고 천장에서는 비가 방울져 떨어집니다. 할 일은 아무것도 없고, 그저 한결같이 비바람과 싸워 악취를 발생시키는 화로를 볼 뿐입니다.…… 적어도 내 눈에는 모든 것들 위에 앞이 보이지 않는 우울한 안개가 자욱하게 낀 것처럼 보입니다.…… 우리들은 매일 기름통 주위에 앉아 있습니다. 때때로 누군가가 외출하거나 편지를 쓰거나 합니다만 평소에는 2~3명씩 동전더미를 앞에 두고 트럼프를 치고 있습니다.[33]

영국에서 돌아온 오슬러에게 있어서 맥길 병원을 역경에서 구해주도록 육군성에 교섭하는 것은 수 많은 일중 하나에 지나지 않았다. 그는 그 무렵 1주일에 3일이나 4일은 외출했었다. 과거 캐나다 수상으로, 옛날부터 오랜 환자인 찰스 터퍼Sir Charles Tupper경에 대해서는 1915년에 94세에 사망 할 때까지 15번이나 왕진을 했다. 오슬러의 여행과 시찰과 진료의 나날에 친구가 아들 중 한 명, 어떤 때는 두 명을 잃었다는 소식이 전해지는 횟수가 늘어났다. "가족을 잃은 친구의 대부분은 충격적이다. 셰퍼, 무어, 롤스톤, 개로드, 핸드포드, 헤린검 이들은 아들을 잃었다." 러디야드 키플링의 아들은 아직 19세도 되지 않았지만, 전투 중에 행방불명이 되었다. 하비 쿠싱은 후에, 오슬러가 당시에, 동료 안에서 위로하는 역할을 수행했다고 써져있지만 실제로 의연한 부모들은 표면적으로는 놀랄 정도로 침착했다. 그러나 대영 제국의 수상마저 그의 5명의 아들 중 4명이 군복을 입고 있었다.

전쟁과 악화하는 정치 정세의 중압에 굴복할 것 같은 상황이었다. 심각한 피로에 괴로워하던 아스키스Asquith H. H.는 그의 아내와 함께 10월말에 오슬러의 진찰을 받았다. "A도 B부인도 완전히 지쳐있었다. 그가 통솔하는 팀은 그가 하는 말을 들으려고 하지 않는다."[34] 결국 이 팀은 아스키스를 버리고 대신에 데이비드 로이드 조지David Lloyd george를 수상으로 삼았다.

그레이스가 리비어를 걱정해서 잠 못 드는 밤을 보내지 않을 때는 윌리를 걱정했다. "누구나가 WO는 건강하다고 말합니다만 그가 왜 과로로 쓰러지지 않는지 나는 의아하게 생각합니다." 여러 방면으로 편지를 쓰는 부담만으로도 힘든 일이었다. 우편비가 1페니여서 1파운드가 240펜스였던 이 시대에 오슬러 집안에서는 한 번에 5파운드의 우표를 구입했었다:

> 대화를 하지 않으면 안 된다는 중압감 때문에 나는 몹시 맥이 빠졌습니다. "그도 마찬가지 입니다만, 절대로 그렇게 말 안합니다." 이 몇 주간, 매일같이 가족이외의 사람과 함께 점심식사를 하고 있습니다. 모두 무엇인가를 바라고 있는 사람들입니다. 오늘은 보스턴에서 여자 의사가 왔습니다. 취리히에서 일을 하기 위해 스위스인 의사에게 편지를 써줬으면 좋겠다고 말하는 겁니다. 어제는 일을 원하는 캐나다인의 간호사였습니다. 내일은 프랑스에 가고 싶어 하는 목사님입니다. 금요일에는 하워드 병원부대의 전원을 초대한 점심 식사 모임이 크라이스트 처치 홀에서 열려서 4시 30분부터는 이곳에서 티 타임이 있습니다. 그에게 무엇인가를 원하는 사람들이 쉴 틈 없이 찾아옵니다.[35]

오슬러의 마음을 치유 한 것은 자기만의 장서와 그 장대한 카탈로그 만들기의 계획이었다. 노람 가든즈는 여러 장소에 책이 넘쳐흘렀다. 의학에 관한 서적과 원고가 7,000편 이상 있었던 것 외에, 그의 기본적인 소장품에는 속하지 않는 그 외의 분야 책도 수천 편이 있었다. 그는 자신이 죽은 후에 장서가 경매에 오르거나 해서 흩어진다면 그것은 비극이라고 생각했다. 그래서 이 책은 유언에 의해 맥길 대학교에 기증하기로 되어 있었다. 기부처가 존스 홉킨스 대학교로 선발되지 않은 것은 바로 근처의 워싱턴에 군 의무감 도서관Surgeon-General's Library이 있었기 때문이다. 1914년까지 오슬러는 여가의 대부분을 수집 도서의 분류와 주석으로 소비하고 있었다.

사서인 친구들과 상담한 다음 그는 자신의 수집 도서를 8개의 부문으로 해서 카탈로그를 만들기로 했지만 그 분류는 조금 변해있었다.

제 1그룹: 의학을 포함한 과학의 발전에 관한 전기적 문헌학적인 작품

제 2그룹: 같은 주제의 보조적인 작품

문학: 의사가 쓴, 또는 의사에 관한 문학 작품

역사: 의학사에 관한 책

전기: 인생

인커나뷸러초기 간행본: 활판 인쇄가 시작한지 얼마 안 된 시기의 책

자필 원고

결정해야 하는 것은 무수하게 많았다. 어떤 책을, 어떤 섹션에 넣을까?
책장의 '죽음, 천국, 지옥'의 섹션이 여기저기 흩어지는 것은 아무리 생각해도 유감이다. 장서 카탈로그 '비브리오테카 오스레리나Bibliotheca Osleriana, 오슬러 문고'는 숙고를 거듭해서 책의 내용을 잘 알도록 하지 않으면 안 된다. 저자 한명 한명에 대해서는 무슨 말을 해야 할까? 작품의 유래에 대해서는? 그 공헌에 대해서는? 그 후의 관련사항에 대해서는? 어떻게 해서 판을 거듭해 왔는가? 수집에 빠져있는 부분은 없는가? 어떻게 하면 그것을 채울 수 있는 것인가? 오슬러는 자신의 책을 분류해서 카탈로그를 만들 뿐이고, 서점, 경매, 카탈로그 통판에서의 책 구입을 연달아, 친구의 책을 양도받은 일도 있었다. "스코틀랜드에서는 의사의 생애에 대해서 씌어있는 좋은 소설이 있을까? 스코틀랜드 인의 친구에게 물어봤으면 좋겠다." "시간이 있을 때만이라도 좋으니, 대 논쟁을 일으킨 제임스 그레고리의 팸플릿을, 아무거나 상관없으니까 찾아봤으면 좋겠다." 그는 밤중에 문득 눈이 떠졌을 때 머리 속에서 카탈로그의 각 섹션 서론의 초벌 원고를 생각했다고 한다.[36]

오슬러는 책과 저자에 대해서 메모를, 문헌 색인 카드와 책 자체에 기입했다.

그는 굉장히 바빠서 수집의 극히 일부에 관한 것 밖에 일을 할 수 없었다. 그래도 그는 아래의 것을 남겼다.

• **저자에 관한 코멘트**: "식물학자로서의 테오프라스투스Theophrastus; 그리스의 철학자; 아리스토텔레스의 제자; Lycem학교 학장; 372?~287? B.C.는 오늘도 여전히 살아있다." "나는 아베로에스Averroes in Bibliotheca Prima를 제 1그룹에 넣을지 말지, 상당히 망설였다." 맬서스Thomas Robert Malthus's Essay의 인구론은 '명저'이고 많은 것이 씌어 있다. 이렇게 잔혹하고 부당한 평가를 받은 책이 있었는가!

• **변한 일화**: "힐Hill; 유명한 의사에 대해서는 개릭David Garrick; 영국의 배우, 극작가; 셰익스피어 비극의 혁신적 연기를 연출함; 1717~1779에 의한 유명한 풍자시가 있다." "그한테는 의학과 익살 연극의 양쪽이 부족하다. 그의 익살 연극은 의학이고 그의 의학은 익살 연극이다."

• **도서 경매에서 모험**: 오슬러는 깜빡하고 2인의 매매업자 에게 같은 갈레노스 전집을 입수할 수 있도록 의뢰해서 자신 대 자신으로 경쟁을 하고 말았다.

• **코페르니쿠스**Nicolaus Copernicus; 지동설을 제창한 폴랜드의 천문가; 1473~1543의 책에는 스코틀랜드의 마리살Marischal 대학의 장서 인장이 찍혀 있어서 그는 이 일에 양심의 가책을 느꼈다.

• **개인적인 추억**: "나는 다윈Darwin을 단 한 번 만난 일이 있다."

• **충고**: "글래스고Glasgow 대학교 의대는 가장 우수한 졸업생의 기념품을 적절하게 취급할 수 있게 되는 것이 늦었다. 나머지는 의무를 충실하게 행할 뿐이다."

• **기이한 사건**: 오슬러가 요크셔Yorkshire에서 진료한 환자는 17세기의 '소변-예언자'의 흐름을 잇는 "오줌 의사환자의 오줌 색을 보고 약초로 치료하였음"에게 진찰을 받은 적이 있다고 했다.

• **문학에 등장하는 의사에 관한 감상**: "리드게이트Lydgate; 엘리엇의 Middlemarch에 나오는 인

물 같은 의사는 픽션에서만 존재하기를 아이의 행복에 관한 손Thorne ;Anthony Trollope의 Thorne 박사의 등장인물박사의 이론은 멋지다. 그는 부모가 아이에 대해서 짊어지는 주요한 의무는 아이를 행복하게 하는 것이라고 설명했다. 현자다!"[37]

오슬러가 이 메모를 다 쓸 때 까지 길게 살았다면 그의 장서 카탈로그는 그의 교과서와 같을 정도로 읽을 만한 가치가 있고, 좀 더 매력적인 인물이 되었을 런지도 모른다. 그러나 그는 진정한 수집가여서 그가 살아있는 한 도서관도 카탈로그도 완성될 일은 없었을런지도 모른다. 그는 자신의 장서표를 디자인 하려고 생각한적 조차 없었다. 그리고 매년 장서의 '분류'를 실시했다. 그런 때에 그의 집에 불려 온 학생들은 남은 책을 받을 수 있었고 믿을 수 없는 행운에 감사했다.

오슬러 문고는 노람 가든즈 13번지에 난방 화로를 설치한 영국인 숙련공들 때문에 자칫하면 큰 일이 생길 수 있었다. 1915년 11월 11일 새벽 3시 반에 연기 냄새에 눈을 뜬 그레이스는 아래층에 가서 식당이 불타고 있는 것을 발견했다. 하인들이 우왕좌왕하는 사이에 윌리와 휴가로 집에 돌아온 리비어는 물에 적신 수건을 입에 대고 식당 맨 위의 연기가 꽉 찬 방에서 귀중한 사전 원고를 건져냈다.

옥스퍼드의 소방수는 통보한지 23분 후에 도착했다.

그들은 문 앞에서 "굿 모닝, 화재입니까?"라고 질문했다고 한다. 불은 조금만 더 있었으면 집 밖으로 빠져나갈뻔 했지만, 바로 꺼버렸다. 손상이 심한 책은 한 권 뿐이었다. 그것은 식사 중에 참조하기 위해 식당에 올려놓은 사전이었다. 소란이 진정되자 윌리는 침대로 돌아갔다.

그레이스는 그로부터 몇 주일에 걸쳐서 청소와 원상 복귀를 감독했다.[38]

1915년의 크리스마스, 오슬러는 평소의 호흡기 감염증그레이스가 말하는 '인플루엔자 같은 감기'으로 누워있었다. 그녀는 윌리를 침대에서 재워, 목에 증기를 대고 강장제를 먹였다. 캐나다 친구로 부터는 옥스퍼드 사람들에게 나누어 주기 위한 사과가 98통이나 도착했다. 크리스마스 당일 그레이스는 어느 병원에서 칠면조 조리를 돕고 있었다. 서양자두 푸딩에 불을 붙이려고 할 때 마침 부상자를 태운 군용차대가 도착했다. 병원은 이들을 받아들여 그레이스도 병사에게 식사할 수 있도록 도왔다. "진정한 의미의 도움이 될 수 있어서 정말 기뻤습니다." 1915년 말, 1년을 되돌아 본 오슬러는 "불안과 비탄뿐인 참혹한 해"라고 요약하고 아들을 잃은 친구의 명단을 부쳤다. 그래도 그는 전의를 잃지 않았다. "이 나라는 강해지고 있다. '평화' 따위라고 지껄이는 녀석들은 머리를 쳐라!"[39]

오슬러는 2월에 "옥스퍼드는 한산하다. 로즈 장학생과 부상당한 병사뿐이다."라고 씌어져 있다. 봄에는 아무도 예상하지 못한 수준까지 병력이 증강되어 있는 사실이 밝혀졌다. 대학에 숙소를 운영하는 부대 수가 증가해 3월에는 신학대에 본부를 두는 제 30 퓨지리아 연대가 매일 아침 음악대가 연주하는 음악에 맞춰서 노람 가든즈를 행진하고 공원으로 훈련하러 향하게 되었다. 야간에는 독일 비행선에 의한 폭격을 두려워해서 마을 빛을 끄게 되었다."이쪽의 세계는 암흑에 갇혀지려고 합니다"라고 그레이스는 썼다.[40]

옥스퍼드의 병원에는 비어있는 침대가 많이 있었지만 침대 수는 늘어만 갔다. 오슬러 가는 회복하고 있는 1명의 환자를 돌보았다. 일가와 친한 로즈 장학생의 와일더 펜필드이다. 펜필드는 프랑스에서 적십자 활동을 하기 위해서 배에 탔지만 그 배가 어뢰공격을 받아 다리가 골절 되어 버린 것이다. 도버Dover에 상륙했을 때 펜펠드에 꽃이 도착해 있었다. 그의 일기에는 다음과 같이 씌어 있다. "꽃을 받은 것은 태어나서 처음이다. 오슬러 부인께서 어째서 이렇게 친절하게 대해 주시는 건지 전혀 모르겠다. 펜필드는 오슬러 가 에서 회복 하게 되었다"라고 표현했다. 그는 그 무렵에 일어난 작은 사건을 기록했다: "전날 2명의 아이가 윌리엄 경, 그들은 윌리엄을 이렇게 불렀다"을 만나러 왔다. 그는 아이들을 즐겁게 해주기 위해 정원을 내려다 볼 수 있는 2층 현관입구에 데려갔다. 그곳에 라이틀과 데이비슨이 나의 병문

안을 오자 그들의 머리 위에서 물주전자의 물을 조금 따랐다. 우연히 근처에 여성의 우산이 놓여있었는데 라이틀이 이것을 쓰자 윌리엄 경은 이번에 쏴하고 물을 뿌렸다. 아이들은 즐거워서 비명을 질렀다.[41]

이 해의 2월, 펜필드는 오슬러가 옥스퍼드의 미국인 클럽에서 자신의 인생에 대해 강연하는 것을 듣고 자신은 '롤모델'을 찾아냈다고 확신했었다. "그는 마지막에 자신은 모든 사람을 좋아하게 되어 호의를 갖는 것을 원칙으로 삼고 있었다고 했다. 나는 그것이 그의 신조라고 생각한다. 그는 내가 지금까지 보와오던 것 중 감상적인 부분이 가장 적고, 가장 유능한 인물, 그리고 가장 사랑해야 할 인물이다. 그가 내게 자극을 주어 내 기초가 되었다고 해도 모두가 믿어주겠지. 내가 이렇게나 무능하지 않았다면 그와 같은 길을 걷고 싶다고 꿈꿨을지도 모른다." 이 젊은 미국인은 정말로 그것을 향해서 처음으로 부검을 실시하고 그것에 실패했다. 이 일은 그의 마음에 많은 상처를 주었음에 틀림없다. 그 때 오슬러는 "잘했다! 잘했어!"고 외쳤다 "무엇을 한다고 해도 처음에는 틀리는 편이 좋아"[42]

병사들은 곧 옥스퍼드를 떠나, 프랑스로 향했다. 1916년 4월 중순에 전 장교의 휴가가 취소되었다. 그레이스가 여동생에게 보내는 편지에는 "작년 같은 무서운 전투가 반복 될 것이라고 생각하니 오싹하다"라고 씌어 있었다. "나는 전날 병원에서 계속해서 3명의 남자와 만났지만 합쳐서 6개여야 할 다리가 하나도 없었습니다." 이어서 그녀는 런던 버스의 여자 차장, 브라운즈 호텔의 여자 시중인, 크리브딘사나 브레남 영전의 여자 정원사, 본드 마을에서 발견한 다리나 팔이 없는 남자에 대해서 거론하고 있다.[43] 그 무렵 대영제국의 전역에서 병사의 모집이 있어, 애국심에 불타는 남자들이 잇달아 의용병에 응모했다. 캐나다에서 온 의용병에게는 오슬러 가의 남자가 수십 명 이나 포함되어 있었다. 또 프랜시스 가와 바스 가의 사람들 대부분은 영국인이어서 윌리의 친척으로부터는 50명 가까이 출정했다는 계산이 된다.

리비어는 이 이상 병원부대에 있는 것에 참을 수 없게 되었다. 그는 야전병원

부대에 옮기려고 했지만 그 수속이 복잡했기 때문에 전투원이 되어 포병대에 참가하기로 했다. 아버지는 잭 맥크레이와의 긴 교제가 그를 조금 피에 굶주린 인간으로 만든 것 같다"고 썼다. 리비어가 맥길 부대에서 빠져나와서 영국군으로 돌아가려면 수개월에 달하는 뒷 공작이 필요했다. 그는 그사이 연 몇 주간이나 노람 가든즈에서 지낼 수 있었다. 그는 문학을 좋아하는 청년으로 성장을 해서 아버지의 멋진 친구가 되었다. 그리고 미국인 학우 보브 에몬즈와의 정렬적인 우정은 동성애적인 느낌으로 되어갔다. 리비어의 휴가가 끝날 때 쯤 3명의 상태를 어머니는 다음과 같이 관찰했다. "그가 이곳에 있는 동안은 언제나 아버지와 함께 옛날 책에 열중하고 있습니다. 그들은 매일 밤 서로 책을 읽어주고 있습니다. 보브도 함께입니다. 보브는 리비어의 의자 팔걸이에 앉아 그에게 팔을 둘렀습니다. 마치 여자아이와 연애를 하고 있는 청년 같아요. 리비어는 보브 보다 몇 살이나 연상인 것처럼 보입니다." 리비어의 부대를 태운 열차가 옥스퍼드에서 출발할 때 그는 바지 주머니에서 키츠Keats의 시집을 꺼내서 크게 휘둘러, 승강장에 배웅하러 나온 사랑하는 아버지에게 신호를 보냈다. 리비아가 전투훈련을 받고 있는 동안, 보브 에몬즈는 구급차의 운전기사로서 프랑스로 출발했다.[44]

"그레이스 아주머니, 그는 나보다 후에 났으니까 될 수 있는 한 오래 동안 리비어를 붙들고 있어 주세요"라고 오슬러 조카의 캠프벨 그윈이 그녀에게 말했다. 그윈은 그의 연대 중에서 전사하는 것도 부상을 입는 일도 없이 산 에로와의 싸움에서 생환할 수 있었다. 겨우 2명의 장교 중 1명이었다. 그레이스는 미국으로 보내는 편지에서 그윈으로 부터 이 무서운 말을 들은 날의 일을 다음과 같이 기록했다. 그것은 5월의 아름다운 날로 그녀는 윌리와 스토우 온더 우올드Stow-on-the Wold로 나가 있었다. 그가 환자를 진료하는 동안 그녀는 들판을 산책했다:

> 나는 들판의 산사나무의 하얀 꽃 아래에서 잠들고 말았습니다. 주위에는 데이지, 미나리 아재비, 클로버, 물망초 등의 꽃들이 만발했습니다. 코츠윌즈를 바라보고 머나

먼 당신에게 킹햄과 치핑 노턴을 바라보는 풍경은 너무도 아름답습니다.…… 너무나도 완벽한 하루였습니다. 내 마음이 이상한 상태인거겠죠. 해협 저편의 공포와 이르는 곳에 있는 슬픔을 생각하니, 전원 풍경의 맑은 아름다움과 푸른 하늘에 화가 날 뻔 했습니다.

잿빛의 구름이 낮게 깔려 비가 오는 편이 마음이 편안해질 거라고 생각합니다.……

캠프벨한테서 들은 말에 의하면 그가 있던 참호에서 앞 3마일은 1cm의 틈새도 없이 폭탄 파편에 완전히 묻혀 있을 것이라는 이야기였습니다.…… 지뢰가 묻혀있는 겁니다.

캠프벨에 의하면 대형 대포가 잇달아 오고 있다고 전해지고 있습니다만, 아직 사용되지 않았다고 합니다. 장래에 준비 한다던가 장래에 대해서 이야기한다니 끔찍하지 않나요?

어느 날 오후, 그레이스는 1시간 만에 옥스퍼드의 친지 7명을 방문했다. 그들의 아들 중 두 명이 사망하고, 두 명이 부상을 입고 한 명이 포로가 되어 아직 7명이 프랑스에서 종군하고 있었다. "나는 비틀거리면서 귀가하고 오슬러 가에 어떤 운명이 기다리고 있는 것인지 생각했습니다."[45]

그로부터 3주일도 안 되어 운명이 움직이기 시작했다. 대규모 솜므Somme의 전투 전, 양동 작전과 작은 충돌이 잦았을 때의 일이었다. 프랑크와 벨의 외동아들인 랄프 오슬러가 이펠 근처에서 부상을 입고 수술을 받았지만 복막염으로 사망한 것이다. 그의 아버지에게 어떤 결점이 있었건 없었건, 모두가 랄프를 사랑하고 있었다. 특히 에드먼드는 그를 아들처럼 귀여워했다. "물론 이것은 시작에 불과합니다. 모두에게 자기 차례가 다가옵니다"라고 그레이스는 기록했다, 캐나다의 오랜 친구인 존지 론즈는 솜므 전투가 시작되었다고 하는 7월 1일의 전투에서 아들을 잃었다. 영국군은 이 날, 6만 명의 희생자를 냈다.

옥스퍼드에서는 젊은 남자의 모습이 전혀 보이지 않게 되었다. 7월 4일까지 옥스퍼드의 병원은 가득 찼다. 그래도 잠시 동안, 영국군은 전진할 수 있었다. 신문은 물론, 승리에 이은 승리를 선전하고 있었다. “모두가 희망을 가지고 있습니다”라고, 그레이스는 썼다. “하지만 그것에 동반하는 비극이 너무나도 커서 단순하게 기뻐할 수 없습니다.” 솜므 전투조차도 그녀는 일요일을 우울하게 느꼈다.- “죽은 사람들이나 상처를 입은 사람들이 티타임에 온 행복한 날 밖에 생각하지 못하기 때문입니다.”[46]

윌리는 그 봄과 가을, 개인진찰, 병원 일, 보드리 도서관에서의 셰익스피어전의 기획그는 그 개회식에서 매력적인 인사를 했다. 전쟁 후에 개최하는 과학사의 여름학교 계획 등으로 바쁘게 보내고, 끊임없이 책을 옮기고 있었다. 4월에는 웰즈의 대학교육을 조사하는 왕립 위원회의 일을 이어받아, 자주 웰즈를 방문하게 되었다. 그레이스는 윌리의 여행과 건강을 걱정한 것 외에, 그가 걱정하는 것이나 걱정하지 않는 것도 걱정했다. 그녀의 보고에 의하면 옥스퍼드에 비행선이 날아와서 소란이 났을 때 그는 “조용히 바닥에 앉아 있었습니다. 책을 싸거나, 무엇인가를 하는 것은 완강하게 거부했습니다. 나는 그를 도망치게 하고 싶었습니다만, 그는 악성 감기에 걸려서 굉장히 상태가 나빠 보였습니다.”[47]

랄프 오슬러의 사망 후, 그레이스는 노람 가든즈 에서 프랑크와 벨을 위로하고 싶다고 생각했지만 그런 일을 하면 윌리의 신경을 거슬리게 해서 생각을 고쳤다. 그녀는 빌 프랜시스에게 “그녀가 있으면 윌리 아저씨가 안절부절 못해요. 재앙이 집에 다가옴에 따라 그의 걱정과 괴로움은 커지고 있습니다”라고 설명했다. 리비어의 훈련은 매일, 매일이 그를 사지에 끌어 옵니다. 아아 한 번 더, 행복한 시대로 돌아갔으면!!!, 그들이 뉴캐슬 근교에서 훈련을 받고 있는 리비어를 방문하자 그는 어머니에게 병사를 보여주려고 하지 않고 동료인 의용병들에게는 “이상도 공감도 없다”고 털어왔다. 그레이스는 아들이 전쟁이라는 악에 대해서 완전히 병적인 생각을 하고 있는 것을 알았다. 양친과 아들은 더람 대 성당Duram Cathedral을 방문했다. 그곳에는 멋진 도서관이 있었지만 공습을 두려워해서 많은 책이 옮겨졌다. 윌리는 리비어에 대해서 “그는 이 불길한 일을 끝까지 해내서 기회를 잡으려고 결심하고 있습니다”라고 썼다. “전쟁은 많은 섬세한 젊은이에게 큰 정신적 쇼크를 주었습니다. 전쟁은 나같이 머리가 완고한 늙은 죄인에게 있어서도 힘든 것입니다.”[48]

아직 훈련을 받을 필요가 있었던 적이 1916년 피투성이인 여름에서 리비어를 구했다. 병원을 시찰해서, 죽음의 바닥에서 죽음의 바닥까지 뛰어다녀 옛 친구의 사망기사를 쓰고 아들을 잃은 친구에게 조위의 편지를 쓰는 윌리가 “분노에 불타서, 질주하고”있을 뿐으로, 그레이스의 절망은 거의 한계에 달해 있었다. “희생자 명단은 너무 무섭고 신문을 읽고 있으면 기분이 나빠집니다. 어느 쪽을 향해도 괴로워하는 친구가 있습니다.…… 훌륭한 사람들이 많이 죽었습니다.…… 너무나도 심술궂고 무익합니다.” 9월에는 아스키스 수상의 총명한 아들 레이먼드 아스키스가 솜므에서 사망했다. 미국 소설가 에디스 워튼Edith Wharton은 제 1차 세계대전을 제재한 소설 “전선의 아들”로 다음과 같이 말하고 있다. “젊은이들은 죽어 있었다. 캠프턴이 어딜 가도 만나는 것은 늙은 얼굴뿐이었다. 알고 있는 얼굴도 모르는 얼굴도 슬픔 때문에 일그러지고, 체념 때문에 작아졌다. 그래도 아무런 성과도 없이 세월만이 흘러갔다.”[49]

1916년 여름, 오슬러는 캐나다 인 끼리의 다툼에 휘말렸다. 이 다툼에는 익살스런 부분이 있어서 많은 사람의 경력이나 명예, 그리고 간접적이긴 하지만 병사의 목숨이 걸려 있지 않았다면 웃음꺼리가 될 뻔했다. 제 1차 세계대전 중, 캐나다군은 영국군의 일부로써 영국의 지휘 하에 싸웠다. 영국에서는 영국계 캐나다인들이 캐나다군의 병사, 훈련, 병원, 의료에 관한 복잡한 준비를 하고 있었다. 그것을 때때로 휘젓고 있었던 것은 오타와의 캐나다 국민군 방위 대신인 샘 휴즈Sir Sam Hghes경 이었다. 그의 유능함에 관해서 의문이 있던 그는 이상할 정도로 공격적이고 캐나다인 병사에 관한 것은 전부 자기 혼자서 책임을 지고 있는 것처럼 행동했다.

육군 병원이나 의용군 병원을 포함해서 캐나다의 병원부대는 전부 캐나다 육군 의무 군단에 의해 관리되고 있었다. 캐나다 육군 의무군대는 영국 육군 의무부와 캐나다 국민군 의무부의 쌍방의 관할 하에 있었다. 오슬러를 비롯해서 영국계 캐나다 인의 활약에 의해 캐나다와 영국의 의무부는 개전 초기부터 잘 정리되어 있었다. 영국의 캐나다계 병원은 부상당한 병사를 국적을 불문하고 치료했다. 또 부상당한 캐나다인은 가장 설비가 좋은 병원에서 치료를 받을 수 있었다. 이 시스템은 효력이 좋아서 특히 마찰도 없이 기능했다. 다만, 발칸반도의 상륙 거점이 된 살로니카에서 영국군과 함께 인기 없는 병원의 스탭이 된 불운한 캐나다인들에게 있어서는 그렇지 않았을 런지도 모른다. 캐나다의 의무감인 존즈 소장은 전의 자유당 정권에서 정치적으로 임명된 인물이며 감성적인 보수당원의 샘 휴즈와 사이가 나쁘다고 알려져 있었다.

1916년 여름, 휴즈는 토론토의 외과의사 하버트 브루스Herbett bruce에게 영국의 캐나다 계 병원에 대해서 특별한 시찰을 실행하는 권한을 주었다. 블루스는 군대의 경험이 거의 없었지만, 야심가여서 자만심이 있는 사람이었다. 그는 의사의 자격이 있는지 없는지 수상한 동료들과 같이 영국을 돌아다니고 현장 불만의 목소리를 모았다. 그 목적이 존스를 물러나게 하는 것이 분명했다.[50] 이러한 시찰은 완전히 이례적이고 영국의 군법에도 습관에도 어길 수 없어서 영국 군의 군의무감의 말을 빌리면 "제대로 된 인간이 가지는 여러 가지 감정에 반해서" 상급 의사들은 깜짝 놀랐다. 그 상황을 알게 된 오슬러는 대서양을 횡단하는 배 위에서 의기투합해서 아는 사이인 브루스에 대해서 존스 자신이 법에 의해 정해진 적정 수속을 본받아서 보호받는 것을 요청하는 편지를 썼다. 그러나 브루스가 보낸 답장은 무례하고 뻔뻔했다. 격노한 오슬러는 일련의 사건에 항의하기 위해서 캐나다의 자문 의사를 사임하려고 했지만 존스는 일을 어수선하게 하는 것을 싫어해, 오슬러를 설득해서 사임을 단념시켰다.

브루스가 9월에 보고서를 제출하고 그것이 매스컴에 누설되자 혼란은 악화됐다. 보고서는 영국의 캐나다 계 병원이 캐나다인 병사의 치료를 하지 않는다는 것, 회복기의 캐나다인 병사를 충분한 설비가 없는 영국의 의용군 병원으로 쫓아낸 것, 병원 스탭 중에 많은 비율로 술독에 빠져 있는 자, 마약 중독자, 무자격자가 포함되어 있다는 것 등을 왈가왈부하는 것으로, 움직이지 않는 고발처럼 보였다. 이것을 받고 휴즈는 존스를 해임하고 하버트 브루스를 그 후임으로 하였다. 오슬러는 후에 "의학계에서 이것보다 심한 연극이 개최된 적은 없다"라고 썼다. "어느 인물보다 뒤떨어진 자가, 그 일을 평가하고 그를 쫓아내서 후임으로 앉으려고 하는 것이다." 그는 어떻게 해서든 존스의 해임을 저지하려고 캐나다의 수상 로버트 보든Sir Robett Borden 경에게 전보를 보내서 존스를 해임한다면 자신은 자문 의사를 사직하고 이 문제를 공표할 생각이라고 하였다.

존스가 의무감직에서 물러나자보든 에게는 의사들의 말씽보다도 신경 쓰이는 것이 많이 있었다. 오슬러도 자문의사를 사직했지만, 존스의 부탁으로 이 다툼의 상세한 내용을 공표하지 않았다.

브루스는 어쩔 도리 없이 무능하고 캐나다 의학계의 대가로 부터는 나쁜 평을 받고 있었다. 그러나 오슬러는 브루스를 비판할 수 없는 사정이 있어서, 이것이 그를 매우 괴롭게 했다. 브루스에 의한 조사 결과 오슬러가 가장 깊게 관여하고 있던 병원에서 악질적인 횡령이 이루어지고 있던 사실이 판명된 것이다. 횡령의 무대가 된 것은 타프로우의 아스터 가의 땅에 설립된 캐나다 적십자 병원이었다. 오슬러는 그 관리 책임자인 고렐이라고 하는 남자의 상스러움에 눈살을 찌푸렸지만, 능력은 높았다. 그러나 이 고렐이 적십자에서 받은 지급품을 암시장에 팔아치운 것이다. 그러한 물건들이 캐나다로 건너가 양말을 구입한 시민이 그 발가락에 들어있는 편지를 발견했다. 그것은 양말을 뜬 여성이 병사 앞으로 쓴 애국심이 넘치는 편지였다. 사무실에 특별한 금고를 놓은 고렐은 브루스에 의해 저지되었다.

크리브딘 주위에서는 고렐이 간호부장인 이디스 캠프벨Edith Campbell과 관계를 가지고 있다는 소문도 그럴듯하게 퍼져 있었다. 그녀의 조부는 과거 맥길 대학교에서 오슬러를 가르친 인물이다. 혐의가 걸린 캠프벨은 다른 병원으로 이동되었다. 그러나 완전히 결백했던 그녀는 분노하고 자신은 음주에 대해서 보고한 일부의 스탭과 누구든 상관없이 무엇이든지 방해하고 싶어 하는 심술궂은 넌시 아스터에게 속은 것이라고 주장했다. 오슬러는 이디스를 옹호하고 그녀의 오명을 씻고 원래 직장으로 복귀 시키려고 했다.

이디스 캠프벨은 오슬러에게 "최악의 전쟁 전부가 참호에서 일어나고 있는 것이 아니에요!"라고 말했다. 동료의 보고에 의하면 섬 휴즈는 "불길하게 윌리엄 경을 나서게 할 것인가?"[51]라고 소리쳤다고 한다. 이 무렵의 하버트 브루스로부터 오슬러에게 보내는 편지에는 처음에 자신이 오슬러와 어울려 왔던 것 자체가 "완전히 불필요하고 부적절한 것 이었다"고 씌여 있었다. 이것은 현존하는 그의 편지 중에서 제일 예의를 결여한 것이다. 그레이스는 빌 프랜시스에게 "윌리 아저씨는 캐나다 육군 의무 군단 일을 화제로 띄우는 것을 허락하지 않습니다"라고 털어놨다. "내가 들은 한, 캐나다 육군 의무 군단에 대한 의견은 하나 밖에 없고, 모두가 격노하고 있습니다. 윌리 아저씨는 모든 캐나다 계 병원의 고문직을 사임했습니다." 브루스는 "오슬러, 그는 유능한 사람이다"라고 말하는 것 같습니다. 마치 윌트 휘트먼Walt Whitman같은 입버릇입니다.[52]

그리스 혼란이 정점에 달했을 때, 갑자기 캐나다 수상 로버트 보든이 나타나서 사태를 수습하지 않았더라면 더 많은 사람이 사임하거나 대영 제국 정부에 탄원을 실행했을 것이다.

수상은 11월 초순에 샘 휴즈를 캐나다 국민군 방위대신에서 물러나게 했다. 의사들은 캐나다 육군 의무 군단에서의 말썽과 자신들의 항의가 그 계기가 되었다고 생각했지만, 실제로는 휴즈는 개전 당시부터 불상사에 이은 불상사로 신뢰를 잃고 보든의 고민에 발단이 된 것이어서 아마도 브루스가 불러 일으킨 혼란이 아니더라도 교체되었을 것이다.

휴즈는 오슬러나 보든을 포함하는 많은 사람으로부터 기분이 변하기 쉽고 정신적으로 불안정하다고 생각되어 졌지만 마지막에는 구약성서의 하먼Haman처럼 목을 매고 자살했다.

오슬러는 편지에서 휴즈를 "호언장담의 나대는 남자, 말을 끊는 줏대 없는 남자" 등과 같이 비평하고 그의 이상한 행동은 매독의 최종단계로 보이는 진행마비와 관계가 있는 것이 아닐까하고 지켜보고 있다.[53] 새롭게 임명된 조사 팀은 "오슬러는 그 리더가 되는 것을 사퇴했다." 블루스의 보고서의 대부분을 부정했다. 존즈는 의무감으로 복귀하고 캠프벨 부장의 명예는 회복되어, 고렐은 재판을 받기 전에 자살했다.

전성기에도 여러 가지 종류의 분쟁을 싫어하던 오슬러에게 있어서 캐나다의 의학계를 흔들리게 한 이번 소란은 커다란 손해였다. 그레이스는 그가 이 정도로 마음을 흐트러지는 것을 본 적이 없었다. "그는 캐나다 육군의무군단의 사건으로 받은 수치와 분노에 죽을 지경이었습니다." 오슬러의 체중은 감소하고 그런 그의 상태를 본 쿠싱은 우울증 일보직전 까지 와 있는 것 같다고 생각했다.[54] 휴즈와 브루스의 보고서에는 "캐나다계 병원은 캐나다인 만을 치료해야 한다"라고 하는 노골적인 배외주의가 표명되어 있었다. 1916년 당시, 그것은 바보 같을 정도로 불합리하고 비용이 들고 불필요해서 누구에게도 원하지 않을뿐더러 오슬러가 생애를 걸고 싸워온 의료 국수주의의 재연이기도 했다. 그럼에도 불구하고 그는 이 점에 대해서 논평 할 기력도 없었다. 그리고 항의 때문에 자문직을 물러나 있던 몇 개월간은 매주 방문했던 크리브딘에도 가지 않았다.

많은 병사가 죽고, 부상을 입었다. 부모들은 비탄에 잠겼다. 방문객과 탄원자는 끊이질 않았다. 그레이스는 여동생에게 보내는 편지에 "전 세계가 뒤집어진 듯합니다"라고 썼다. "전쟁에 대해서 제가 무엇을 쓸 수 있을까요? 전쟁에 대해서 들으면 들을수록 상황은 안 좋게 생각됩니다. 불쌍한 사람들을 보면 볼수록, 내 자신이 비참해 집니다. 1년 후에 어떻게 되어 있을지 저는 상상조차 안갑니다." 윌리가 외출한 동안 그녀는 프랑크 오슬러와 그 아내 벨을 집에 초대했다. 벨은 죽은 아들의 추억을 끝없이 이어서 말했다. 10월 드디어 리비어가 전선에 나갈 때가 왔다. 그녀가 빌 프랜시스에게 보내는 편지에는 "아! 빌 우리들이 이런 불행을 당하다니, 누가 생각했을까요? 그를 포기하지 않으면 안 되는 걸까요? 저 자신은 정신을 똑바로 차려야 한다고 생각합니다만 세상을 위해 사람을 위해 그렇게 진력을 다한 윌리의 기분을 생각하니 너무나도 잔혹합니다"라고 씌여 있었다. 그러나 윌리는 냉담해 보일 정도로 침착했다. 이 무렵의 그의 편지에는 "물론, 그의 일은 정말로 걱정됩니다. 하지만 대의는 여러 희생을 할 가치가 있습니다"라고 적혀 있었다.[55]

리비어는 전쟁을 혐오하고 있었음에도 불구하고 겨우 전선에 올 수 있어서 안도했다. 21세 생일 2개월 전의 일이었다. 그는 부모에게 보내는 편지에 "드디어 이곳에 도달한 것을 신께 감사하고 있습니다"라고 적혀 있다. 그는 왕립 야전 포병대 제 59여단 포병대 A의 중위로써 프랑스에서 본 풍경을 부모에게 보고했지만 그 내용은 부모를 안심시키는 내용이 아니었다:

> 이 부근은 수 마일에 걸쳐서 포탄으로 파괴되어, 낡은 참호가 세로 가로로 뻗어있습니다. 나는 이제 몇 주일 이나 산에 나무나 초록색 풀을 보지 못했습니다. 어디나 할 것 없이 진흙투성이어서 포탄으로 생긴 구멍에는 물이 차고 갈색 흙이 악취를 풍기고 있습니다. 빈 참호에는 전투로 부숴진 것, 낡은 소총, 폭탄, 각종 장비, 투구, 매장되지 않은 무수한 시체가 들어있습니다. 시체는 쓰러졌을 때 당시 그대로, 어떤 것은 홀로, 또 다른 것은 일렬로 드러누워져 돌격 할 때에 탄막이나 기관총에 당한 것임을 알 수 있습니다. 시체를 매장하려고 하는 사람은 거의 없는 것 같아서 일부 시체는 뼈로 변해가고 있습니다. 캐나다 인의 어느 보병 연대 장교 시체는 닳아진 구멍 벽에 머리를 기대어져 쓰러져 있습니다. 그 손은 자연스러운 느낌으로 몸 옆에 놓여져 있고 머리는 조금 아래를 향하고 있어서 잠든 것처럼 보입니다.

내 표정은 부드럽고 주위 소동에 신경 쓰지 않고 쉬고 있습니다. 우리들은 그를 부러워하지 않고는 배길 수 없습니다. 다른 시체를 보면서 별로 유쾌한 일이 아닙니다. 그래도 이런 이야기를 하는 것은 그만두죠. 즐거운 화제가 아니니까요.[56]

리비어가 보고 있던 것은 전투가 시작되고 나서 4개월 후 솜므의 전쟁터였다. 이 전투에서는 양쪽 군이 100만 명 이상 희생이 됐지만, 연합군은 대부분 전진 할 수 없었다. 캐나다인의 시체는 거의 매장되었지만, 독일인의 시체는 방치되어, 쥐에게 파해쳐져 뼈만 남았다. 리비어가 부모에게 쓴 편지보다도 현실 쪽이 절망적이었다. 그래도 그는 전우를 사랑하고, 자신의 포병대는 분위기가 좋다고 생각했다. 그는 가족에게 독서하는 시간이 없으니 책은 보내지 말아달라고 부탁했다.

오슬러 부부는 노람 가든즈에 전보가 전해질 때 마다, 벌벌 떨면서 개봉하게 되었다. 윌리는 빈번하게 웰즈로 나가서 현지의 의학교육의 미래에 관한 증언을 듣고, 웰즈인의 자존심을 자극하는 의견을 말하고는 자신이 제안하는 방향으로 유도하려고 했다. 그가 지향하는 것은 웰즈인 만을 모은 지방대학을 몇 개나 설립 하는 것이 아니라, 국립의 웰즈 대학을 카디프Cardiff에 설립하는 것이었다. 오슬러는 웰즈의 청중에 대해서 대학은 그들이 찾아 낼 수 있는 최고의 두뇌를 모으지 않으면 안 된다. "왜냐하면 이 나라에서 최고의 두뇌도 웰즈에서는 아주 조금 부족하기 때문이다." 전문가로서 그는 아직 전쟁에 관한 일을 흥미 깊게 느끼고 있었다. 그곳에는 매일 새로운 발견이 있었다. "단, 부상자와 패혈증에는 짜증이 납니다." 다른 사람에게 보내는 편지에는 "이 2년간이 1년처럼 느껴집니다"라고 적혀있다. "끝은 전혀 보이지 않습니다. 오싹할 정도로 많은 사람들이 심신을 많이 다쳐서 치료를 필요로 합니다. 큰 전투가 없을 때도 부상자는 끊임없이 실려 옵니다. 이곳의 침대 수는 1,500개 입니다만 언제나 만석입니다." 그는 이후에 부상당한 병사를 볼 때마다 아들이 떠오른다고 썼다.[57]

오슬러는 매년 12월에 감기에 걸렸지만, 1916년에는 덧나서 기관지 폐렴에 걸려버려, 꼬박 2주간 발열과 심한 마른 기침에 괴로워했다. 이렇게까지 악화된 것은 15년 만이었다. 그의 일지에는 이 기침에 대해서 "헤로인을 써서 조금 억눌렀다"고 기록되어 있다. 노람 가든즈 13번지의 또 한사람의 윌리엄, 즉 오슬러가가 마음에 들어 하는 집사도 폐렴에 걸렸다. 그는 군대에 들어갔지만 그 달에 육군병원에서 사망했다.[58]

그레이스는 편지에 "모두가 낙심하고 울적해 있어서 눈물이 멈추지 않습니다"라고 적혀있다. 그녀는 남편의 병이 악화 된 것은 캐나다 육군 의무 군단의 일 때문이라고 생각했다. "내가 브루스 박사 일을 어떻게 생각하고 있는지, 한 번 마주보고 말해주면 시원할 텐데요." 오슬러는 1916년의 크리스마스에도 "우리들은 모두 윌슨 대통령에게 붙은 평화의 비둘기 목을 조르는데 정성을 쏟고 있습니다"라고 위세가 좋은 편지를 썼다. 그는 크리스마스 날에는 어떻게든 정장을 입고 손님 앞에 얼굴을 내밀 수 있었다. 평소처럼 오슬러 가에는 많은 손님이 와 있었다. "그러나 물론, 리비어가 없는 지금, 우리들 마음은 허전합니다." 전쟁터의 리비어는 크리스마스 이브에 아침부터 밤까지 포탄을 쏘고 있었다. 그들 부대에는 상급 조장이 독일군의 포탄으로 전사했다. 12월 25일에는 진짜 잔과 진짜 테이블 포를 써서 호화로운 저녁식사가 열렸다. 노람 가든즈에서 보내온 서양자두 푸딩도 있었다. 크리스마스 직후 자신의 생일 직전에, 리비어는 아버지 앞으로 "나는 지금까지 가족과 옥스퍼드를 얼마나 사랑했는지 깨닫지 못했습니다"라는 편지를 썼다.

1916년 말, 윌리는 리비어의 21번째 생일에 "사랑스러운 아들아 너는 아빠가 원하는 이상의 아들이다"라고 편지를 썼다. "아버지와 아들이 그 정도로 즐겁게 지내는 것은 세계에서 좀처럼 없는 일이다." 그와 그레이스는 재산 중 약 6,500파운드를 리비어의 명의로 했다. 이만큼 있으면 전쟁이 끝나고 나서 대학으로 돌아가 졸업할 수 있다. "가능하다면 사람은 자신의 돈을 가지고 있는 편이 좋다. 이 경사스런 날이 몇 번이고 반복되는 것을 그리고 전쟁이 끝나면 우리들 너와, 나, 엄마가 함께 행복하게 살기를 기도하고 있다."[59]

1916년 말, 그레이스의 여동생 수잔 체이핀이 갑자기 영국에 찾아왔다. 그녀는 미망인이어서 노람 가든즈를 돕기로 했다. 그녀는 미국으로 보내는 편지에 "보니까 두 사람 모두 다 건강한 것 같아요"라고 보고했다. "W. O.는 이번 일이 상당히 벅찬 것 같아서-마르고-흰머리가 늘었어요.- 나는 오히려 이 정도밖에 변하지 않았다는 사실에 놀랐어요. 리비어에 대해서는 두 사람 다 표면적으로 힘차게 행동하고 있어요.…… 그레이스는 괴로운 이야기를 세세하게 이야기 하려고 하지 않고, 모두가 될 수 있는 한 다른 이야기를 하려고 하고 있습니다." 병으로 조금 기력이 약해진 윌리는, 그레이스 말에 의하면 '예의 바르게'하고 있고 멀리 나가지도 않았다. "흑맥주를 마시고 자주 잠들어 있습니다." 식료품, 특히 고기가 배급제로 된 일에는 약간 당혹했지만 영국인은 검약이 특기라는 사실이 오슬러의 지론이었다. 그렇다 해도 언제쯤이나 유복한 미국의 풍부한 자원이 전쟁에 투하되게끔 되는 걸까? 그레이스는 1917년 1월 말에 "미국이 방관자처럼 여기고 자랑스러워 하는 것에 나는 심한 분노와 굴욕을 느낍니다"라고 기록했다. 우드로 윌슨 대통령은 미국을 전쟁에 휘말리지 않게 한 일로 재선되어, 지금은 '승리없는 평화'를 받아들일 수 있도록 각국에 호소했다. 그레이스는 미국의 정책에 관한 대화에는 끼어들지 않으려고 하고 영국을 비판한 미국인 친구와의 연락을 그만두었다. 그는 "난 무력한 미국인이야"라고 농담을 했다.[60]

오슬러는 이 무렵 몇 개의 중요한 강연을 하기 위해서 논문을 썼을 뿐이고, 전쟁의학에 대한 논문은 별로 쓰지 않았다. 한 편으로는 프랑스 남부에서 옥스퍼드에 도착한 책 안에서 아노비움 히르툼Anobium hirtum이라는 별난 곤충이 있는 것을 발견했을 때는 이것을 관찰한 논문을 발표하고, 대영 박물관의 화가에게 도해까지 만들게 했다. 그가 살아있는 이 벌레를 본 것은 생애에서 2번째였다. 이 벌레는 책을 심하게 먹어치우는 것으로 악명 높은 보들리 박물관에는 그것으로 희생이 된 책이 많이 있었다단, 피해가 있었던 것은 최근 일이 아닌 것 같다고 오슬러는 덧붙였다. 여가에 관한 화제로써 그는 아세니엄 클럽의 회원 선거에 대해서도 기록했다. 그것은 클럽에 어울리지 않는 '좋지 않은 품행 또는 부도덕이 의심되는' 회원을 제명하기 위한 투표로, 고故 에드워드 7세의 친구 중 한 명이 제명되었다.

리비어는 전쟁에 간 사이에 젊은 아치 말록Archie Malloch이 오슬러 가의 아들 대신으로 되어 있었다. 그가 의학사에 학구적인 흥미를 기울이고 있는 것은 나이 많은 수집가를 기쁘게 했다. 말록의 아버지나 다른 몇 명의 캐나다인 덕분에 오슬러 가의 식탁에는 배급되는 과자 대신인 배급설탕이 풍부하게 있었다. 오슬러는 매일 아침, 오트밀 죽에 배급설탕을 뿌려서 먹었다. 영국의 관청은 사탕이라고 표시된 짐은 통과시켜 주지 않았지만 배급설탕이면 통과시켜 준 것이다.[61]

그들은 언제나 리비어의 일을 걱정했다. 그가 소속된 포병대는 그 겨울 계속 작전에 참가했기 때문이다. 드디어 불안에 고민하는 일이 보통 상태가 되어 버렸다. 전쟁이 끝나는 징후는 보이지 않았지만, 좋은 소식도 있었다. 독일이 잠수함을 투입함으로써 미국이 참전에 기울인 것이다. 윌리의 편지에 의하면 4월 초순 드디어 미국이 참전한다고 오슬러 가의 사람들은 "미친 듯이 기뻐했다"고 한다. 그가 런던에서 돌아오자 "현관 앞에 유니온 잭과 성조기가 장식되어 있어서 리비어와 친한 딸들이 춤추면서 기뻐했습니다." 그리고 나서 불안으로 가득찬 일주일이 찾아왔다. 다시금 큰 전투가 있어, 그 사이 리비어로부터 편지가 오지 않은 것이다. "불행한 부활절은 태어나서 처음입니다." 부활절이 끝날 때 쯤, 캐나다 군은 그 젊은 역사 안에서 최대의 승리를 손에 넣었다. 비미의 능선Vimy Ridge의 전투였다. 수일 후, 오슬러가의 사람들은 윌리의 누나 샤롯트의 아들 캠프벨 그윈이 이 공격 중에 사망했다는 사실을 알았다:

> 사랑하는 형수님, 이 충격은 견디기 힘든 일입니다. 당신의 첫 아이가 죽은 거니까요.…… 캠프벨처럼 좋은 청년을 잃다니 마음이 찢어질 것 같습니다.…… 그는 훌륭

한 장교였습니다. 태어날 때부터 군인이고 자신의 일을 잘 이해했습니다.…… 우리들도 이제부터 받을지도 모르는 충격에 대해서 각오를 다졌습니다. 리비어의 포병대도 이 전투의 한가운데 있습니다.…… 마음을 강하게 가지세요.…… 그는 대의를 위해 목숨을 걸었으니까요.

실제로, 그레이스는 두 번 다시 리비어와 만날 수 없다고 각오하고 있었다. 그녀는 캠프벨 그윈의 비보를 들었을 때 "기도도, 거의 그만두었습니다"라고 기록했다. "기도 따위는 도움이 되지 않는다고 생각됩니다."[62]

평시의 질환 가운데 제 1차 세계대전 중에 군 전체에 맹위를 떨친 것은 임질과 매독 두 가지였다. 오슬러는 '반 성병 캠페인'을 조직하고 5월 중순의 런던의학협회에서 강의 주제로 했다. 그는 이전, 바니안Bunyan이 결핵에 붙혀 준 "죽어야 할 인간의 사령관Captain of the Men of Death"이라는 칭호를 폐렴에 주었지만 이번에는 그것을 매독에 부여했다. 통계 데이터는 캐나다군과 영국군의 성병의 이환율이 굉장히 높다는 것을 가리켰다. 오슬러는 스피로헤타의 교활함이것은 그야말로 프로이트의 말을 빌리면 "멸종할 리 없는 벌레"다. 라고 환자를 다른 원인에 의해서 사망하게하고, 그 흔적을 숨기는 능력에 대해 너무 잘 알고 있었다. 그는 성병에 관해 진실을 거론하고 시민을 교육하고 오점을 없애기 위한 운동에 자신의 권위 전부를 빌려주고, 최종적으로 양식이 "인류에게 있어서 가장 무서운 적, 가장 강한 정렬과 가장 깊은 편견의 배후에 있는 것"에 승리하기를 바랐다. 그는 청중에게 온타리오 주 웨스튼의 성경의 계시록 신자인 존슨Johnson W. A.의 서재 벽로 위에 걸려있던 그림에 대해서 이야기 했다. 그것은 영국이 "당신들 중에서 죄를 지은 적이 없는 자가 먼저 이 여자에게 돌을 던지시오"라는 장면요한 복음서 8:7을 그린 것이다. 성병에 대해 솔직해지는 일은 설령 죄인이라 해도 적어도 그리스도교 적인 치료는 받을 수 있다는 것

을 의미했다.[63]

부모의 불길한 예감에 반해서, 리비어는 6개월의 전투 동안, 상처하나 입지 않았다. 그저 편지의 배달이 가끔 늦어서 서부 전선에서 싸우는 군인이 서적상인의 카탈로그에서 좋은 책을 입수 하는 것을 한층 더 어렵게 했을 뿐이었다. 5월에 그가 첫 휴가로 집에 돌아왔을 때, 아버지는 아들이 완전히 어른이 된 것에 놀랐다. "당신도 이렇게나 듬직한 젊은이를 본 적은 없겠지요. 몸은 한층 더 커지고 근육과 골격이 튼튼합니다. 손은 육체 노동자 같고 비바람에 노출 된 얼굴의 피부는 가죽 같습니다. 그는 10월부터 계속 말 그대로 야외에 있었습니다만, 이것이 몸에는 너무 좋았던 것 같습니다. 활기 넘치고 멋진 경험을 하고 왔습니다. 그의 부대는 아라스 Arras 저편까지 뻗은 참호를 최초로 건넜습니다. 그것은 너무도 가혹한 경험인 듯해서 대담한 그도 별로 많은 것을 말하려고 하지 않습니다." 리비어 콧수염을 자라게 하려고 했지만 그것은 잘 어울렸다. 그레이스의 관찰에 의하면 리비아의 콧수염은 "오슬러 풍으로 밑으로 늘어지지"는 않았다. "그를 보고 있으면 가슴이 무너질 것 같습니다. 두 번 다시 만나지 못할지도 모른다는 생각을 하게 됩니다. 단 한 발의 총탄으로 모든 것이 끝날지도 모르니까요." 리비어는 10일간의 휴가 중 낚시나 독서나 부모와의 시간을 즐겼다. 그 사이 부모는 비밀스런 슬픔을 견뎠다. 휴가 마지막 날, 그들은 아들에게 친구인 빌리 라이트가 전사했다는 사실을 알렸다.[64]

노람 가든즈의 수 체이핀으로터 케이트 쿠싱에게 보내는 편지에는 "이쪽 사람들은 이제 이 전쟁에 로맨틱한 것을 느끼지 않습니다"라고 씌어 있다. 그 무렵 미국군은 전장을 향하고 있었다. 7월 초순의 그레이스로부터 하비 쿠싱에게 보내는 편지에는 "이렇게 많은 미국인 청년이 죽고, 상처입기 위해서 찾아온다고 생각하니 마음이 아픕니다"라고 씌어 있다. 쿠싱은 미국의 병원 부대의 제 1진영과 행동을 같이하고 있어서, 다시 프랑스에서 일하고 있었다. 8월 초순 그레이스와 수는 미국인 병사의 큰 행진을 보기 위해서 런던으로 갔다. 둘은 미국 대사관 건너편 모퉁이에 서서 심하게 울었다.[65]

윌리는 옥스퍼드에서 예년과 같이 시험을 시행하고, 그 여름에 제출하는 웰즈의 의학교육에 관한 왕립위원회의 보고서 작성을 도와 그들의 일은 후에 왕립 웰즈 의과대학의 설립으로 이어졌다. 오슬러는 이 대학에 강좌를 기부하기 위한 모금에도 힘을 빌려주었다.[66] 그레이스와 함께 스와네지에 가서, 옛날 어린 리비어를 데리고 즐거운 여름을 보낸 장소에서 1주일간 체재했다. 그는 또 도서관에 관한 강연 준비를 해서, 도서관 직원의 미래와 언젠가 대학에 '서적연구 교수Professor of Books' 라는 직함을 만들고 싶다는 희망에 대해 고찰했다.

리비어는 다시 전장으로 돌아갔다. 처음에는 벨기의 메시누의 능선 전투였다. 이 전투에서는 영국군은 독일군 근거지의 지하에 터널을 파서 대량의 지뢰를 설치해 그 폭파의 충격으로 수 km 사방의 대지가 흔들렸다고 들었다. 마찬가지로 벨기에서 여름에 시작된 팟센데일Passchendaele의 전투에서는 대규모의 준비 포격에 참가했다. 그 소리는 영국까지 들렸다고 한다. 비가 계속 내린 적도 있고 이 공격의 희생자는 익사한 자도 많았다. 리비어는 솜므 분쟁 때로 돌아간 것 같다고 기록했다. "황폐한 토지, 닳아진 구멍, 오물, 온갖 종류의 쓰레기가 몇 마일이나 이어져있습니다. 둥글게 막고 있는 참호는 전혀 없고, 거의 모든 대피소가 날아갔습니다.…… 우리들은 그런 장소에서 쾌활하게 앉아 있습니다. 윌리엄즈는 기타를 키고, 헌트 대위는 노래를 부르고, 엘데스트은 독서를 하고 나는 편지를 쓰고 있습니다. 우리는 대단한 야만인입니다! 모두를 실망시키기 전에 이 쯤에서 그만 쓰겠습니다."

"가엽게도 W. O.는 대부분 뼈와 가죽이 되어 쉴 틈도 없이 활동하고 있습니다" 라고 그레이스는 기록했다. "그래도 잠들지 못할 때가 있어서, 그런 때는 불안에 짓눌릴 것 같습니다."[67] 오슬러는 이만큼의 고생에 괴로워하고 몹시 지쳐서, 전쟁을 미워하고 있음에도 불구하고 대의를 위한 헌신이나 그것에 동반하는 희생을 부정하는 일은 결코 하지 않았다. 1917년의 크리스마스에는 '시간, 습관, 안락, 친구 그리고 목숨보다도 소중한 것을 묵묵히 희생할 필요성'에 대해서 짧은 글을 발표했다.[68] 이것은 심히 엄한 감정으로 이제는 그레이스의 신념이라고 양립할 수 있는 것 이 아니었다. 그레이스는 한 번 부상자들에게 베를린으로 가는 행진에 참가하지 않도록 회복했으면 좋겠네요 라고 말해, 그들을 웃긴 일이 있었다.– 될 수 있는 한 길게 전장에서 떨어질 수 있게끔 상처를 입는 것이 병사에게 있어서는 행운이었다. 그것을 알고 나서 그녀는 자신이 사랑하는 사람들도 이런 고마운 상처가 생길 수 있도록 바라게 되었다. 다른 대부분의 병사와 마찬가지로 리비어도 영국으로 귀국할 수 있는 상처를 입고 싶다고 바라게 되었다:

> 사랑하는 아버님께: 8월 5일
> …… 저는 '원인 불명열'로 병원으로 보내지려고 정했습니다. 그러나 곤란하게도 이 4주야 홀딱 젖어있는데도 어느 쪽이냐고 물으신다면 평소보다 상태가 좋을 뿐이고, 병에 걸릴 기색은 전혀 없습니다.
> 8월 6일, 드디어 비가 그쳤습니다. 햇살을 받은 대지에서는 밝은 기색이 자욱하게 떠오르고 있습니다.…… 여기서는 해야 할 일이 너무 많습니다. 선임 부사관Sgt. Major이 휴가를 받는 일도 있어, 작은 걱정거리나 문제가 많이 있습니다. 덕분에 나는 적어도 표면적으로는 '평정한 마음'을 유지하고 싶다고 생각하면서, 속으로 불안에 고민하고 있습니다. 우리들은 포병대에 탄약을 보급하는 작업에 고전하고 있습니다.…… 상처를 입어서 작전에 쓸 수 없게 된 말이 25마리나 있습니다. 상처 부위는 여러 군데 입니다만, 그 대부분은 가시 철사와 양철 파편에 의한 것입니다. 이러한 것은 흙속에 묻혀있어서 겉으로는 보이지 않습니다.
> 내일 새벽에는 50상자의 짐을 옮기지 않으면 안 됩니다. 불쌍한 말 몇 마리가 죽을지도 모릅니다. 안녕히 주무세요.

8월 23일에 리비어가 부모에게 쓴 편지에는 독가스를 조금 마시고 말아, 어수선해진 곳에서 2~3일 잤지만 귀국 할 수 있을 정도는 아니었다고 기록되어 있다. 8월 28일 어머니가 말록에게 쓴 편지에는 "조금 더 나빴으면 좋았을 텐데"라고 씌어져 있다. 그 2일전에 그녀는 캐나다의 친척에게 편지를 쓰고 "걱정이 되어서 못 견디겠습니다. 무엇인가를 생각 할 틈이 없도록 항상 바쁘게 살지 않으면 머리가 이상해질 것 같아요"라고 털어놨다. 3주 후에 리비어는 휴가에 들어갈 예정이었다. 일가는 스와네지의 해변에서 전원생활을 하려고 계획하고 있었다. 그레이스는 그 무렵 하비 쿠싱에게 리비어의 소재를 알려서 두사람을 만나게 하려고 했다. 29일 아침, 그녀는 쿠싱에게 전보를 보냈다. 그녀는 이전, 쿠싱에게 보내는 편지에서 "그 아이가 머리에 심한 상처를 입은 것을 보거나 한다면 상당히 기분이 나쁘겠죠"라고 말했었다.[69]

리비어의 부대는 벨기의 이펠Ypres에서 그렇게 멀지 않은 곳에 있다. 8월 29일 수요일, 그들은 능선으로 대포를 옮기려고 했다. 조용한 오후였다. 4시 30분 포탄에 의한 구덩이에 다리를 놓으려고 했을 때, 갑자기 독일의 4.2인치 박격포탄이 5미터 정도 떨어진 곳에 작렬했다. 9명의 병사가 사상했다. 리비어는 흉부와 복부와 대퇴에 파편을 맞았다. 그리고 많은 포탄이 비처럼 내리던 중, 전우들은 그를 가까운 엄호 시설로 들어가게 했다. 그들은 그 곳에서 리비어에게 응급처치를 하고 들것에 태워, 산기슭의 전선 구호소까지 약 3km의 거리를 걸어서 옮겼다. 리비어는 대량의 모르핀을 맞고, 탄약운반용의 협궤에 옮겨 겨우 엔진이 달린 야전 구급차에 실렸다. 구급차가 치료 후송소에 도착한 것은 8시 30분경이었다. "고맙다. 이것으로 집으로 돌아갈 수 있어"라고 그는 동반자 한 명에게 말했다. 그는 의식이 있었지만 쇼크 상태로 내 출혈을 일으키고 있었다.

우연히 도진겜Dosinghem 제 47치료 후송소로 간 미국인 외과 의사들은 근처의 기지병원에 있던 하비 쿠싱에게 연락했다. 쿠싱은 억센 비와 암흑 속을 구급차로 도진겜으로 달려갔다. 리비아는 거의 맥이 없어서 아마도 희망도 없었지만, 아직 쿠싱에게 인사말을 할 정도는 되었다. 크라일Crile G. W.이라고 하는 미국인의 우수한 외과의사도 원시적인 수혈 장비를 가지고 왔다. 그들은 리비어에게 수혈을 하고 한 밤중에 뉴욕에서 온 윌리엄 다라William Darrach와 조지 브루어George Brewer라고 하는 두 명의 외과의사가 수술을 했다. 그들은 리비어의 대장에 빈 두 구멍을 막고 어떻게든 출혈을 막았다. 크라일은 우연히 경증이었던 리비어의 전우로부터 채혈을 하고 한 번 더 수혈을 했다. 혈액형 검사가 보급되기 전의 일이어서 아마도 수혈은 좋은 영향을 끼치지 않았을 것이다. 쿠싱이 그 다음날에 수잔 채핀Susan Chapin에게 쓴 편지에는, "그는 건강을 되찾은 것처럼 보여, 맥박도 회복되었습니다. 5시간 정도는 정말 좋았습니다. -대부분의 시간은 잠들었습니다만"이다. "임종은 갑작스러워서, 괴로워하는 모습은 없었습니다. 나는 수술 전후에 몇 번 그와 만나, 전해줬으면 하는 것은 없냐고 물었습니다. 불안해하는 기미는 없었고, 그저 수술이 빨리 끝나기만을 원했습니다."

그들은 바로 리비어를 매장했다. 특별한 의식은 없었다. 쿠싱이 청년의 상의에서 단추를 하나 떼었을 뿐이고, 키츠John Keats; 영국의 시인; 1705~1821의 시집과 함께 매장되는 일도 없었다. 뜨거운 햇빛 아래서 매장은 그렇게 하고 싶지 않았다"라고 쿠싱은 아내에게 말했다. 그는 그 장면을 다음과 같이 묘사했다.

축축한 플랑드르의 평야, 떡갈나무 나무 숲 옆에 도진겜 치료 후송소 뒤, 구름이 끼고 강한 바람이 불고 있다. 가을날 간소한 나무 십자가의 긴 열-생철의 헬멧을 쓴 중국인 쿨리들이 판 새로운 도랑에는 절반이 물에 채워져 있다. 4명의 들것 병사가 군용 모포에 몸을 싸서, 색이 바랜 영국 국기가 씌워진 그 아이의 다리를 미끄러지게 해서 둘러멨다. 기묘한 광경이었다.

폴 리비어의 증 증손자가 영국 국기 아래에 매장되어 6~8명의 미국인이 참석하였다. 의사들은 그의 아버지를 생각해 슬퍼했다.

종군 사제가 정해진 의식을 했다. 마지막에 나팔 병이 나팔을 불어 군 장례는 끝났다. 우리들은 각자의 일로 돌아갔다. 묘지의 위치는 제 4구획의 F열.[70]

이 무렵, 옥스퍼드의 윌리엄과 그레이스는 불안으로 가슴이 짓눌리는 심정으로 있으면서 편지를 써서 방문자를 대접하는 평소의 하루를 시작하고 있었다. 그들의 '이삭Isaac'은 희생되었다. 그러나 그 소식은 아직 전해지지 않았다.

제 12 장

목발을 짚지 말 것

1917년 8월 30일 목요일, 오슬러는 3명의 환자를 진료하고, 몇 통의 편지를 썼다. 오후 4시 15분 천식에 관한 논문을 읽고, 교과서의 다음 판에 대해서 생각하고 있는 도중에 쿠싱으로부터 전보가 도착했다. 리비어가 중상을 입었지만 절망적인 상태는 아니라는 것이었다. 그레이스는 친지의 집을 방문하고 있어서 부재중이였기 때문에 그는 베닝한테 차로 마중하러 가도록 했다. 그녀는 바로 마중의 의미를 깨달았다. 그는 육군성에 전화를 걸어서 프랑스로 갈 허가를 얻으려고 했지만, 속보를 기다리도록 조언을 받았다.

오후 8시 30분 윌리엄이 여행 준비를 끝내고 출발을 기다릴 때, 리비어가 사망했다는 소식이 전해졌다.[1]

그들이 할 수 있는 일은 아무것도 없었다. 외국 전장에서 사망한 병사의 유체를 본국에 보내는 것은 미국이 1960년대에 베트남에서 시작한 일로 그보다 전 시대에는 병사의 유체를 조국에 보내지 못했다. 리비어의 매장은 끝나있었다. 추도식을 거행할 수도 없었다. 이미 너무나도 많은 병사가 사망했고, 매일 새로 사망하는 자가 있었기 때문이다. 상복을 입을 수도 없었다. 검은 옷을 입고, 세상을 피해 집에 틀어박혀, 검은 테의 편지지를 쓰는 복상의 습관은 1917년에 대체로 없어졌기 때문이다. 오슬러가 친지의 거의 대부분은 아들을 잃거나 전선에 있는 아들을 걱정했다. 여기서 리비어의 수명이 다해, 오슬러가 아들을 잃는 차례가 됐다고 해도 평범하게 살아가지 않으면 안되었다. 부모는 아들의 방을 꽃으로 장식했다. 금요일, 이 소식을 듣지 못했던 스위스인 의사 동료가 노람 가든즈의 점식식사에 찾아왔다.

그들은 오로지 프랑스의 클레망소Clemenceau와 에제니Egenie 황후에 대해서 이야기를 해서 손님이 리비어의 죽음에 대해서 안 것은 역으로 향할 때였다. 9월 3일 월요일에는 오슬러는 주 1회의 회진을 위해서 클리브딘으로 출근했다. 그는 회진을 무사하게 끝낼 수 있었지만, 넌시 아스터와 점심식사를 하였을 때 결국에는 참지 못하게 되어 오열했다고 한다.[2]

오슬러가 아버지 대신이었던 마조리 하워드 펏쳐Marjorie Howard Futcher, – "그는 자신을 '아버지'라고 부르게 했다." 그는 이때의 윌리엄과 그레이스의 상태를 전하는 2통의 편지를 받았다. 이 2통을 같이 읽고 나서 그들이 인생 최대의 비극을 어떤 식으로 받아 들였는가를 잘 안다. 최초의 편지는 프랑스에서 달려온 빌 프랜시스가 9월 1일에 쓴 것이다:

> 나는 그들이 초췌해졌다고 생각했습니다. 그러나 그런 일은 전혀 없었습니다. 처음에 서로 안았을 때야말로 심하게 울고 있었습니다만, 후에는 때때로 뚝뚝 눈물을 흘리는 일은 있어도 취침시간까지 목소리를 내서 울지는 않았습니다. 딱한 아버지는 한 번, 한 손을 벽난로에 올리고 가만히 고개를 떨어트리고 있었습니다.
>
> 그 밤을 제외하고는 그들은 표면적으로 평소대로 살고 있었습니다.
>
> 식사 중에는 두 사람 모두 온갖 사건이나 여러 사람의 동정에 강한 흥미를 나타내고 아버지는 평소대로 쾌활하게 행동해서 마음속에 어떤 아픔을 견디고 있는지를 알리게 하는 일은 없습니다. 집에는 쉴 새 없이 전보가 도착해서 그들은 그것을 개봉하고. 읽어서, 코멘트로 "베이트맨, 이 아이들한테 지불할 페니 화폐는 충분히 있니?" 라는 가벼운 농담을 하고 있었습니다.

그들은 지극히 자연스럽게 웃기까지 합니다. 그러나 리비의 이름을 회피하지 못하고 그가 부상당한 경위나 쿠싱의 기지병원 바로 근처의 제 47치료 후송소에 운반된 우연에 대해서 생각하지 않을 수 없었습니다. ……저녁식사 후에는 우편물의 집배시간 가까스로 까지 셀 수 없을 정도의 편지에 답장을 쓰고 있었습니다. 그 후, 아버지는 평소처럼 의자에 앉아 새로운 책 페이지를 정해놓고 읽기 시작해, 완전히 이해한 기색으로 그 내용에 대해 나에게 의견을 서술했습니다. 그가 다 읽은 책을 받고, 그 책이 독일어로 씌어져 있어서 놀랐습니다.

그로부터 우리는 2층에 올라갔습니다. 당신이 쓰고 있던 방입니다.

어머니가 리비어로부터 받은 편지 중에서 특히 재미있는 것을 몇 통인가 가지고 와서 읽게 해줬습니다. 그의 가볍고 우아한 유머에 그녀는 소리를 내서 웃었습니다만, 다 읽은 편지를 접고 가죽 제품의 손궤에 넣고, 그것을 살짝 문지를 때 표정이 흐려져, 눈에 눈물이 흘러 넘쳤습니다. 그들은 전쟁에 반대하는 말을 한 마디도 하지 않았습니다. 전쟁의 잔학성이나 희생의 한도 없는 슬픔에 대해서 불평을 한 적도 없었습니다. ……아아 이 얼마나 숭고한 용기일까요. 그들은 눈물을 밤을 위해서 아껴두고, 얼빠진 세계에 의연하게 맞서고 있었습니다.

또 한통의 편지는 그레이스가 9월 2일에 쓴 것으로 마조리에게 심정을 토로했다:

> 오-, 마조리, 마조리, 그 아이가 세상을 떠나버렸어. 죽어버렸어.
>
> 차갑고 눅눅한 벨기의 흙에 묻혀져 버렸어. 우리는 이제 이 세상에서 그 아이의 얼굴을 보지도 목소리를 듣지도 못합니다. 나 스스로는 각오가 되어있다고 생각했습니다. 11개월 동안, 이때가 오는 것을 기다리고 있었다고도 말할 수 있어요. 하지만 나는 이른바 "그리스도 교도로서의 참고 따르는 것" 따위는 불가능합니다. 이런 시대에 신이 할 수 있는 일 따위 별 볼이 없는 듯한 느낌이 듭니다. "신은 좋은 목적을 위해서 젊은이 들의 목숨을 필요로 하신거다."라고 말하는 사람도 있습니다만, 나는 아무 말도 할수 없습니다. 내가 믿는 신이 그런 수단을 쓸 리가 없기 때문입니다. 이것이 나만의 시련이라면, 얼마든지 참았겠죠. 나 같이 보잘 것 없는 인간이니까요. 그러나 생애의 전부를 바쳐왔던, 천사 같은 그 사람이 그 기쁨과 긍지를 잃는 것, 마음

의 벗인 사랑스런 아들을 잃는 것은 견딜 수 없습니다. 그가 몇 시간이나 흐느껴 울고 있다고 들으면, 가슴이 찢어질 것 같습니다. 그는 이제 두 번 다시, 그 아이를 볼 수 없습니다. 우리들은 무서운 밤을 세 번 보냈습니다. 사랑스런, 사랑스런, "도치오"는 대낮에 아무 일도 없는 듯한 얼굴을 하고, 친구들을 만나러 외출하거나 합니다. 그러나 아아, 밤이 되자 사랑하는 그 아이를 생각하니 벨기에서 잠들어 있는 그 아이를 생각하니 벨기는 너무나도 멉니다.[3]

실제로 그들은 너무나도 오랜 시간 리비어의 부보를 두려워 해서, 그것이 드디어 전해진 것으로, 다른 의미로 해방됐다고 마저 말했다. 그레이스는 이것을 "긴장으로 부터의 잔혹한 해방"이라고 불렀다. 오슬러는 그녀의 여동생 수에게, 자신은 전쟁이 시작될 때부터 이 시간이 오는 것을 알고 있었다고 말했다. 그레이스는 9년전 부터 매주 토요일 밤에 리비어에게 편지를 썼다. 지금은 이제 그것도 할 수 없다. 그녀가 쿠싱의 아내에게 쓴 편지는 "아아, 케이트, 사랑하는 케이트"라는 말로 시작된다. 나의 귀여운 금발의 그 아이가, 세상을 떠났습니다. 그 눅눅하고 추운 벨기에 누워 있는 겁니다. 그러나 두 가지 일로 신께 감사드리지 않으면 안 됩니다. 하나는 당신의 하비가 그 아이와 같이 있었다는 것, 또 하나는 그 아이가 드디어 편안한 장소로 갈 수 있었다는 것입니다. 저에게는 확신이 있습니다. 우리들 부부는 이제 나이가 있어서, 머지않아 그 아이가 있는 곳으로 갈 수 있을지도 모릅니다. 그렇게 바라고 있습니다. ……당신의 자제님은 어려서 다행이었습니다. 죽게 될 것이라고 알고 있었으면서 아들이 전쟁에 가는 것을 배웅하지 않으면 안 되는 일 만큼 괴로운 일은 없습니다. 멋진 젊은이들은 대부분 모두 세상을 떠났습니다. 오는 날도 그 다음 날도 같은 소식이 전해집니다.

그쪽에서도 이쪽에서도 친구들이 아드님을 가끔은 2명도 3명도 잃었습니다[4] 9년 후 케이트 쿠싱과 그 장남 리비어는 자동차 사고로 코네티컷 주에서 사망했다. 쿠싱은 어려운 수술이 예정되어있던 날 아침에 그 소식을 들었다. 그는 예정대로 수술을 하고, 그 후, 스탭에게 자신의 아내와 아이가 사망했다는 사실을 전했다.

리비어의 상세한 죽음이 전선에서 보고되고, 쿠싱이 마침 주위에 있어서 그를 간호했다고 하는 기적적인 우연은 오슬러 부부를 많이 위로했다. 그들은 적어도 아들이 사망에 이르른 경위와 그 목숨을 구하기 위해 될 수 있는 한, 모든 수단이 동원 되었다는 것, 그리고 그 유체가 제대로 매장 되었다는 것을 알 수 있었다. 그들의 아들은 작전 중에 행방불명이 된 것도, 위험지대의 구덩이에서 썩고 있는 것도, 산산조각으로 날아가 버린 것도 아니었다. 포병대 A의 장교가 보낸 편지도 구원이 되었다. 그 편지에는 리비어가 쾌활하고 근면한 군인으로 "굉장히 매력적인 예의 바른 신사"이고, 아무리 불쾌한 것이라 해도 언제나 자신의 임무를 수행하고, 전공십자 훈장을 추천받은 적도 있다고 씌어 있다. "수다가 심하다고 생각하지 말아주세요"라고 그의 지휘관은 썼다.

"내가 죽으면 어머니는 아들의 작은 장점에 대해서도 이야기를 듣고 싶어 할 것이라고 생각하기 때문입니다."[5]

윌리와 그레이스는 리비어와 함께 가려고 했던 스와네지 에서의 휴가에 예정대로 외출하기로 했다. 그레이스의 말을 빌리면, "빛이 사라진 인생에 맞서기 전에" 기분전환을 할 필요가 있다고 생각한 것이다. 스와네지 여행 전에도, 여행 중에도, 여행 후에도, 수백 통의 편지와 조위의 말이 전해져 그들은 그것에 답장을 했다. 오슬러의 답장은 아들의 부보를 받은 밤에 쓴 편지와 같은 취지의 것이었다.

"우리는 이 비극을 각오하고 있었습니다. 나는 운명이 아들을 통해서 나에게 타격을 준것이라고 생각하고 있습니다. 나는 지금까지 큰 슬픔을 맛 본적도 없이, 분에 맞지 않을 정도로 풍족한 인생을 보내왔기 때문에 이 비극을 떨칠 수 없다고 느끼고 있습니다. 나 정도로 자신과 마음이 맞는 아들을 가진 아버지는 없었습니다. 그를 꾸짖을 필요도 없었습니다. 불쌍한 그레이스! 그녀는 망연자실하고 있습니다. 그러나 우리는 마음을 강하게 가지고 남겨진 나날을 살아가고 싶다고 생각합니다. 그 아이가 아직 살아있는 것처럼."[6]

윌리로부터 할스테드에게 보내는 편지에는 자신들 부부보다 더 괴로워하는 사람이 있다고 씌어져 있었다. 그리고 그도 그레이스도 앞을 향해서 일과 봉사에 전념해서 아픔을 잊고 싶다고 씌어 있었다. 그들은 스와네지에 수 체이핀과 맥스 뮬러 가의 두 명의 소년을 데리고 갔다. 오슬러는 편지를 쓰고 있지 않을 때는, 물가 부근에서 아이들과 놀았다. 수는 의형의 괴로움에 마음을 아파하면서 부부의 훌륭한 마음가짐에 감탄했다. 그녀로부터 쿠싱에게 보내는 편지에는 "윌리엄은 세상을 피하고 있는 것처럼 보입니다"라고 씌어 있다. "조만간 건강해질 것이라고 믿고 있습니다."

실제로 그는 서서히 회복해 가고, 잠도 잘 자게 되었다. 그러나 아직 갑자기 오열할 때가 있어서 그레이스를 걱정시켰다. 그녀가 스와네지에서 쓴 편지에는 "슬픔이 그의 생명력을 빨아드린 것처럼 보입니다"라고 씌여 있다.[7] 그들은 집에 돌아가는 도중에 병원에 들러 리비어와 같은 포병대에 소속되어 있었고 그날 포격에서 생환 할 수 있었던 병사를 위문했다.

옥스퍼드로 돌아가자 평소대로의 생활이 시작되었다. 당시의 말을 사용한다면 그들은 깃발을 계속 흔들었다. 윌리는 다시 공무, 개인 진료, 오슬러 문고의 작업, 교과서의 개정과 바쁜 나날을 보내기 시작했다. "우리는 슬픔에 효과가 있는 유일한 약을 먹고 있습니다. 시간과 일입니다." 오슬러는 가끔 괴로운 밤을 지냈지만, 비탄과 낙담에도 일하는 손을 쉬게 하는 일은 없었다. 여전히 비쩍 말랐지만 잠을 잘자게 되고 식욕도 왕성했다. 노람 가든즈는 이전처럼 손님을 맞이하게 되고 미국인의 비율이 높아졌다. 수 체이핀은 미국 적십자사의 활동을 위해서 런던으로 이사 갔지만 대체로 주말에는 옥스퍼드에 돌아왔다. 그레이스는 아치 말록에게 "나는 이제까지 이상으로 일이 늘어있는데 어리석게도 모든 조위편지에 개인적인 답장을 쓰려고 했어"라고 털어 놓았다. "지금까지 1,500통은 썼어" 하지만 그녀가 동정의 편지에 위로받은 적은 거의 없었다. 최악인 것은 종교적인 주장을 장황하게 늘어놓는 사람들 이었다. "나는 별난 사람일지도 모릅니다. 인간은 적어도 나는 그런 목적을 위해서 내 아이를 잃은 것을 긍지로 생각하는 것 따위는 불가능합니다." 오슬러는 런던으로 갈 때 어시니엄 클럽을 방문해서, 그 대기 명단의 리비어 이름 옆에 사망이라고 기록하고 왔다.[8]

가족 중에서 불행이 있고 나서 최초의 크리스마스는 보통 가장 괴로운 것이다. 그레이스는 부부끼리 여행하려고 생각했지만 그들의 집은 겨울에도 탁 트이고 따뜻하고 쾌적해서 행선지를 생각할 수 없었다. "어디서든 크리스마스는 해마다 슬퍼집니다. 비탄이나 낙담에 휩싸이지 않은 집은 거의 없습니다." 크리스마스 날, 그들은 조카를 한 명, 부상당한 친구를 두 명, 톰 펏쳐, 동생 수, 거기에 14명의 미국인 의사를 저녁식사에 초대해서 노람 가든즈 13번지를 가득 채웠다. 그레이스는 치킨 샐러드와 진짜 애플파이와 치즈를 대접했다. "우리들은 무사히 극복했습니다"라고 그녀는 썼다.

"단지 그 사람이 죽은 사람 같은 얼굴을 하고 있어서 저녁식사 중에 기절하는 것은 아닌가 하고 조마조마 했습니다." 리비어가 22번째의 생일을 축하했을 날의 전날, 프랑스에서 그의 사물이 도착했다. 그레이스는 그것을 열 수 없었다. "모든 것이 끝나 버릴 듯한 기분이 들어서 견딜 수 없었다."[9]

어디를 보아도 죽음이 있었다. 어느 미국인 의사의 아들은 비행사가 되기 위한 훈련을 받고 있었지만 노람 가든즈에서 즐거운 일요일을 지내고 나서 1주일도 되지 않아서 비행기 사고로 사망했다. 그의 친구는 오슬러 가에 머물면서 같이 그 죽음을 애도했지만, 프랑스에 파견되어서 두 번 다시 돌아오지 않았다. 그 시대의 동료였던 제임스 타이슨이나 홉킨스의 프랭클린 몰 등오슬러는 그것을 심대한 손실이라고 했다 미국의 옛 친구도 잇달아 세상을 떠나갔다. 볼티모어로 부터는 좀 더 안 좋은 소식이 전해졌다. 바커를 대신해 홉킨스에서 첫 풀 타임의 내과학 교수로 취임해, 오슬러를 풀 타임제의 단호한 반대자로 만들어서 그 건강을 잃게 하는 원흉이 된 데오도어 제인웨이가 45세의 젊은 나이로 사망한 것이다. 프랑스에서는 의사이면서 병사이고 시인이기도 했던 잭 맥크레이가 이펠의 전투 후유증에서 회복하지 못하고 1918년 2월에 폐렴과 수막염으로 사망했다. 병원 부대의 멤버는 맥크레이의 묘지 위에 뿌리기 위한 양귀비의 꽃을 찾아서 겨울의 전원지대를 뛰어다녔다. 전쟁과 늙은이가 무겁게 덮친 이 시절, 오슬러의 문서 중에서 사망기사가 차지하는 비율이 높아졌다. 그레이스는 이렇게 썼다:

> 마조리, 나는 가끔 이 원망스러운 전쟁과 그것이 가져온 황폐함에 대해서 욕지거리를 던지고, 발을 동동 굴리고 싶어집니다. 그 사람이 밤에 흐느껴 울어, 한 숨을 쉬고 있는 것을 들으면 당신도 슬퍼서 가슴이 찢어 질 테죠.
> 내가 그에게 굿 나잇 키스를 할 때 그는 내 손을 잡고 자신의 마른 얼굴에 대며 "나는 완전히 쇠약해졌다. 마지막까지 지켜보아 주지 못 할 것 같은 기분이 듭니다"고 말하게 되었습니다. 그럴 때 나는 평정을 잃게 됩니다.
> 나는 건강에 잘 주의하고 있습니다만, 그가 폐렴에 걸리지 않을까 걱정됩니다. 따뜻해지면 그를 콘월로 가게 해주고 싶어…… 우리들은 비참한, 상처받은 부부 입니다.[10]

피를 나눈 외동 아들을 잃은 그레이스와 윌리는 그가 말한 "그 외에 사랑하는 아이들"에게 위로를 받게 되었다.[11] 그것은 빌 프랜시스, 아치 말록, 파머 하워드의 아이들과 손자들, 그리고 그들과 관련된 모든 젊은이들이다. 1918년에는 2명의 캐나다인 소녀가 그의 특별한 친구가 되었다. 한 명은 8살의 네이딘 하티이고, 또 한 명은 그의 동생 5살 엘리자베스 하티였다. 그녀들의 어머니는 오슬러의 먼 친척으로, 남편이 전쟁에 나간 동안, 옥스퍼드에서 살았다. 당시의 리비어와 그레이스의 편지에는 하티 자매의 사랑스러움과 그가 그녀들과 지내는 시간의 즐거움에 대해서 많이 언급되어 있다. 베티는 그때부터 약 80년 후에,나에게 윌리엄 오슬러의 추억 이야기를 해 주었다. 그녀는 이 책에 등장하는 모든 사람들 중에서 오슬러를 직접 알고 있는 마지막 생존자이며, 그 최초의 결혼상대는 오슬러 일가의 남성이었다.

엘리자베스 하티 오슬러 넬즈는 나에게, 1918년에 윌리엄 경과 크라이스트 처치 메도우에서 산책하고 꽃이나 풀이나 나무에 대해서 가르침 받았을 때의 일을 이야기 해주었다. 그녀도 그에게 아이다운 수다를 들었다고 한다. 천진난만해서 리비어의 죽음에 대해서 아무것도 모르는 5살의 소녀는 오슬러의 마음을 한층 누그러지게 한 것이 틀림없다. 그녀가 그의 서적의 선반 아래에 기어들어가자, 그는 춥다고 해서 그녀를 자신의 무릎에 앉혀서, 둘이서 몸을 녹였다고 한다. 또 어느 때는 베티가 정원에 구멍을 파고 있는 것을 발견한 그는 중국까지 닿는 깊은 구멍을 파주겠다고 그 작업을 돕기 시작했다. 그 구멍이 꽤 깊어졌을 쯤에 그는 중국에 가려면 전쟁이 끝나기를 기다리고 비행기로 가는 것이 가장 좋을 거라고 말했다고 한다. 아이들이 팬터마임을 보고 싶다고 하자, 오슬러는 그녀들과 함께 기우제의 노래를 부르고 춤을 췄었다고 한다. 그 다음은 반드시 비가 왔었던 것 같다고 그녀는 기억하고 있다.

미국에서 케익이 도착하자 오슬러는 소녀들에게 케이크를 먹기 전에 가운데를 네모지게 자르고 흑마술을 풀지 않으면 안 된다고 가르쳤다. 어른들에게 "음식으로 놀면 안 된다"고 혼나면 어떻게 할것이냐고 아이들이 걱정하자, 오슬러는 "어른이 말하는 것 따위 아무래도 상관없잖아?"라고 말했다고 한다. 베티는 아직 마법이나 요정을 믿고 있었기 때문에 오슬러의 이야기도 완전히 믿고 있었다. 언니인 네이딘은 여동생보다 회의적이었지만, 이쪽도 완전히 그의 마법에 걸려있었다. 네이딘은 베티에게 "그에게는 우리들 머릿속이 보이는 거라고 생각해"라고 말했다고 한다.

그 무렵 영국에서는 한 명의 어린소녀가 행방불명이 되어 소란이 났었다. 이것에 힌트를 얻은 오슬러는 홉킨스 집의 유괴된 여자 아이의 이야기를 창작했다. 그것은 광대한 대영제국의 멀리 떨어진 곳에서 이 아이가 목격 되었다는 이야기로,

하티 자매를 수일에 걸쳐 매료했다. 그는 지인인 여자와 그 아이에게 부탁해서 하티 자매의 눈앞에서 홉킨스 모자의 재회를 연기하게 하고 대단원 전에 이야기를 끝나게 해, 아이들을 기쁘게 했다. 그는 자매에게 유령 이야기를 하고, 트럼프 마술을 보여주고, 단풍설탕을 먹이며 여자아이도 노력하면 의사가 될 수 있다고 설명하고, 베티에게는 영국에서 돌아왔을 때 켄진튼 가든의 피터 팬 동상의 토끼를 준다고 약속했다. 아이들은 그를 동류라고 생각해서 어른이라고 생각하지 않았다. 한편 오슬러는 어른에 대해서는 빈틈없이 처신하고 동료 대학교수에 대해서 어린이들은 "동료 대학교수를 제외하고는 인생에 있어서 이야기 할 가치가 있는 유일한 존재"라고 말했다.[12]

1918년 3월 초순, 쿠싱은 휴가에서 옥스퍼드를 방문할 수 있었다. 그가 본 '오픈 암즈'는 잡다한 체재 객이나 내방자로 붐비고 있었다:

> 윌리엄 경은 몹시 초라하게 변해가고 있었지만, 자신을 방해하러 온 사람들을 기다린 사람이 겨우 와주었다는 듯이 환영해주었다. 책상 위에는 뜯지 않은 편지나 답장을 쓰지 않은 편지가 산더미로 쌓여 있었다. ……여기저기에 책이나 서류가 널려 있었다. 우리는 6시에 객실을 빠져나왔다. 그는 아이가 있는 손님 방을 순서대로 돌아보았다.
>
> 그가 사랑하는 아이들은 그의 주머니 안을 뒤지거나 안기거나 했다. 그는 침대에 들어 간 어린이들에게 동화 이야기의 속편을 들려주었다. 아이들은 10분이 지나자 잠들어 버리고, 그는 다음 방으로 간다. 거기서는 베개 던지는 소리가 어마어마하게 나고 계단 위에서 환성이 들려온다.

그레이스는 쿠싱과 리비어에 대한 소식을 기다리는 공포의 몇 개월 동안에 대해서 서로 이야기했다. 그녀는 후에, "윌리엄 경은 말하는 것이 불가능했다고 생각합니다"고 말했다.

"그는 자신의 말을 믿지 못했습니다." 오슬러는 조용히 자신의 사랑하는 제자인 외과의사에게 리비어가 입수한 책의 명단을 보여줬다.[13]

그 안에는 그가 참호에서 주문한 것도 포함되어 있었다. 비탄과 불안은 빨리 사라지지 않았다. 그레이스의 편지에 의하면 봄에 독일이 대규모로 반격에 나온 것은 "그를 심히 침울해하게 했다"라고 한다. 1918년 만우절 날, 그녀는 빌 프랜시스에게 모든 것이 나쁜 농담이었으면 좋았을 것이라고 말했다. 우리들은 아직 그 한가운데 있습니다. 모두가 진실입니다. 다양한 장소에서 사람들의 마음이나 가정이 버려지고, 두려움에 벌벌 떨어, 불안을 안고 있습니다. 모든 것이 절망적이고 무익하게 보입니다. 세계가 이러한 비난을 받지 않으면 안 될 정도로 타락했었다고는 생각할 수 없습니다. 저는 그런 일은 믿을 수 없습니다. W. O.와 같이 한 없이 성인에 가까운 사람이 타격을 받고 상처받은 것을 보고, 밤마다 한 숨을 쉬고, 오열하는 것을 들으면 난 반항적인 느낌이 생겨서 이런 전쟁을 절대로 용서할 수 없다고 생각해 버립니다.[14]

1918년 오슬러의 여행, 진료, 수입, 집필 량은 줄어서 일반적으로 바쁜 자문의사 처럼 되었다. 그는 아직, 국립 의학교의 설립 계획을 진행하기 위해 웰즈에 가야하기 때문에, 조언을 구하려고 옥스퍼드에 찾아오는 웰즈에서 오는 손님들을 맞이하지 않으면 안 되었다.

이 해에 그에게, 왕립의학협회의 회장의 취임을 재차 타진되었지만 거절하고, 런던의학협회의 회장으로 부터의 취임도 거절했다. 그러나 고전 협회의 회장직은 수락했다. 고전 협회는 1년 간격으로 고전 학자 이외의 저명인사를 회장으로 선출하고 있어서 오슬러는 의사로서 처음으로 이 위치에 섰다. 오슬러는 항상 진료하지 않으면 안 되는 환자가 있었다.

1918년 3월말은 특히 자문의 로서 일이 많았다. 보수가 느는 것은 대환영이었다. 늘어나는 전쟁 비용를 마련하기 위해 영국의 세금은 점점 높아졌기 때문이다. 오슬러는 1917년부터 심장병 연구를 위한 전문병원에도 회진을 하게 되었다. 이 병원은 처음에 햄스테드에 있었지만 후에 콜체스터로 옮겨 온 것으로, 그는 그 자문의의 한 명이 되었다. 오슬러는 논문을 거의 발표하지 않게 되었지만, 의학의 강한 흥미는 전혀 쇠퇴하지 않았다. 이 병원에서는 미국과 영국의 선구적인 심장 전문의를 모아서 오슬러가 과거 '심장 과민증Irritable heart'으로써 기술한 기능성 심장 질환의 특별연구를 실시했다. 전쟁 중, 이 질환은 기능장해, 신경쇠약, 혹은 '포탄쇼크shell-shocked' 환자와의 관련으로 크게 주목받고 있던 것이다.[15] 오슬러는 젊은이의 동료가 실행한 각종 뇌염수면증의 초기 연구에도 강한 흥미를 가지고 있어서, '원인 불명열' 즉, 참호 열trench fever의 연구를 주의 깊게 하고 있었다. 의사들은 드디어, 이lice가 병원를 매개하고 있었다는 것을 밝혀냈다. 기능성 장해에 관한 그의 연구에 중심이 된 것은, 크리브딘의 공병工兵 'C'의 증세였다. 이 병사는 1916년에 장티푸스에 걸려, 그 후의 '티푸스성 척추염'에 의해 완전히 움직이지 못하게 되었다. 그는 기질적인 문제는 아무것도 발견되지 않았음에도 불구하고오슬러는 엑스선 검사를 몇 번이고 실행했다., 살짝 닿은 것만으로도 격통을 호소했다. 이 모습을 본 사람 대부분은, 그가 완전히 마비되어 있어서 회복의 전망은 없다고 확신했었다. 오슬러는 회복이 가능하다고 단언했지만, 치료 개시에서 8개월이 지나도 아무런 진전도 보이지 않았다. 레지던트인 죠나산 미킨스는 이 환자가 꾀병malingering을 부리고 있다고 확신해서, 런던의 퀸 스퀘어에 있는 왕립병원으로 환자를 옮기도록 오슬러를 설득했다. 그 병원에서는 신경 질환에 관해서 온갖 새로운 치료법을 사용하고 있었다.

오전 6시, 공병 'C'는 구급차에 실려져서 런던으로 향했다. 그날 밤 10시에 미킨즈 한테서 오슬러에게 전화가 왔다. 오슬러는 런던에서 "저 녀석이 걷고 있어."라는 전보를 받은 것이다. 캐나다인 의사 이랜드Yealland L. R.의 보고에 의하면 그것은 흥미 깊은 증세로, 치료에 필요한 시간은 불과 10분이었다고 한다. 오슬러는 이것을 "틀림없는 루르드의 기적Lourdes miracle; 프랑스 남서부의 작은 도시로 성모 마리아를 본

St. Bernadette의 기적으로 알려짐"이라고 평가하고, 티푸스성 척추염증후군에 고민한 장년의 경험에 대해서 임상 강의를 열어 출판했다. 이것은 그의 임상 강의 중에서 최만년인 것이었다. 이랜드의 마술은 다음과 같은 것이었다. 그는 환자에게 "당신의 증세는 단순한 것이니까 전기 자극을 실행하면 바로 회복됩니다."라고 말해, 뒤이어 전기 자극을 주고 "자 일어나서 걸어보세요"라고 말한 것이다.[16] 그것은 의학의 신앙치료이며, "성 존스 홉킨스"로의 신뢰가 가져오는 치유를 방불케 하는 것이었다.

1918년 봄, 오슬러는 캠프벨 하워드에게 "다행히, 우리들은 걱정거리를 생각할 시간이 별로 없다"고 말했다. 그는 편지 중에서도 공적 생활에 있어서도 전쟁에 대해서 거론하는 일은 없었다. 예외는 1918년 4월에 타임 지에 씌어 진 편지였다. 그는 여기서 아일랜드가 참전하지 않으면 이 후에 계속 "메로즈Meroz; 구약성경, 사사기 5;23를 저주, 주민을 격분시킨 저주처럼 저주받게 된다."고 협박했다. 미국의 아일랜드 계 가톨릭교도는 조국사람들을 제 정신으로 되돌려 놓을 수 있을까?[17]

의학계의 미래에 대한 관심도 아직 강했다. 같은 해 5월에는 왕립외과의사회의 회장에 대해서 회원 심판의 불 합격률이 이상하게 높은 것은 회원자격 심사시험 시스템의 부패라고 판단하는 편지를 발표했다. 그는 그 과정을 "교사에게 있어서도 심사위원 에게 있어서도 수치이고 무엇보다 학생의 가치관을 잔인하게 뒤틀리게 하는 일탈이다"[18]라고 단정했다. 그는 전투 후 런던에서 졸업 후에 연수의 개혁 계획에도 관여하기 시작했다.

이 전쟁이 끝날 때 미국인 학생은 이제 독일에서 공부에 집착하지 않게 될 것이다. 런던을 그러한 미국인 학생의 메카로 하는 것이다. 그는 의학계 분야에서 영국의 존재감을 늘리기 위해서 전력을 다했다. 다른 한편으로는 1911년에 영국에서 국민건강보건제도가 도입 되었을 때는 거의 의견을 말하지 않고그는 의료비 지불 문제에 직접 관여하지 않았다., 의학교육이나 의학연구를 나라가 지원하는 것에 대해서도 불안을 느끼지 않았다. 전쟁 때문에 영국 정부는 거의 모든 영토에 있어서 국민생활에 단계적으로 관여를 강화했다. 오슬러는 1918년에 거행한 '연구와 국가'라는 강연에서 "국가의 지원을 마구잡이로 적대시" 하는 것은 "아카데믹한 강박관념이고 기묘한 섬나라 국민의 근성이며, 영국 국교회적이다"라고 비판했다. 그는 전쟁이 끝나면 의사가 단결해서 보건성을 받쳐주는 것으로, 영국의 의대가 재건되어, 교과과정이 재편성되고 런던 병원에서 수련이 다시 체계화 되는 것을 기대하고 있었다.[19]

1918년 9월, 오슬러는 캐나다 육군 의무 군단에서 강연을 했다. 그는 캐나다 의료의 장기적 전망에 대해서 고찰하고, 북미의 개인주의를 강조했다. 영국이라면 국가 의료의 제도를 도입해도 잘 될지도 모른다. 그러나 "개인적으로는 사회 전체의 건강과 질환에 대해서 책임을 지는 기관을 조직하고, 인간의 건강과 질환에 관련한 서비스를 회사가 제공해 나가는 것은 캐나다로써는 불가능 한 것이 아닐까." 그는 장래에는 예방의학과 공중위생 쪽이 훨씬 중요해 진다고 믿고 있었다. 그리고 이동 클리닉이나 순회 간호사가 커버하는 범위를 넓히고 산부인과를 개선하므로써, 캐나다의 많은 의료가 충실해질 것을 기대했었다:

> 이러한 대처는 개업의사의 독립성에 간섭하는 것도, 개개인 의사의 성장을 저해하는 것도 없이 실현 시킬 수 있다. 개인적으로는 일반 개업 의사가 공무원이 되었을 때, 아무리 호감이 가는 환경에 있어도, 아무리 신중하게 서비스해도, 경쟁심과 독립심의 결여를 일으키는 것이 아닐까 걱정하고 있다.
>
> 집중적으로 생각하면, 그것이야 말로 전문적인 개성에 있어서 가장 중요한 요소가 되는 것인데……
>
> 나는 캐나다의 어느 주도, 의사를 완전히 관리할 수 있을 것이라고 생각하지 않는다. 그것이 의사나 국민에게 있어서 좋을 것이 라고도 생각하지 않는다. 의업은 의사의 하나하나의 업무상으로 이루어지지 않으면 안 된다.…… 나는 지금까지 많은 마을의사, 그들은 인간의 전문가이자 내가 아는 한 최고의 개업의이고 훈련이 아닌 한명 한명에게 자연스럽게 갖추는 능력에 의해 기능의 전부를 몸에 익혀온 사람들이었다.[20]

오슬러는 이러한 강연이나 식탁에서 보통 노인처럼 여러 차례 캐나다 시대의 추억을 이야기했다. 그의 말을 빌리면, 죽을 때를 대비해서 "여행 가방에 짐을 채우기 시작했다."[21] 리비어를 위해 상복을 입은 후, 그는 조끔씩 아들 책을 정리하고, 재산을 나누어, 존스 홉킨스에게 보내는 기념 선물을 계획하기 시작했다. 그는 어릴 때부터 귀여워하고 그 생활을 떠받쳐준 프랜시스 가의 비, 그웬, 빌을 위해서 정리된 액수의 신탁 재산을 준비했다. 오슬러 문고의 카탈로그 만들기, 주석, 정리, 추가는 계속해 갔다.

그는 오슬러 문고의 탄생에 대해서 자서전이나 회상록은 쓰지 않았다.
이것은 아주 그 다운 자세였다. 오슬러는 그만큼이나 많은 문서를 쓰고 역사 감각을 가지고 있던 인물치고는 드물게그는 이무렵 프랑크 쉐퍼드에게 자서전을 쓰도록 권유했다. 자신에 대해서 앞만 보고 살아왔다. 단지 칼라일의 격언에 따라 하루하루 일에 최선을 다하는 것을 다짐한 그는 매일의 생활을 간단하게 기록했다. 예를 들면 1918년 8월 1일은 다음과 같이 지냈다:

> 미국 육군 스트롱 소령과 아침식사. 그는 옥스퍼드 대학 출판국에서 참호 열에 관한 보고서를 출판하기 위해서 우리 집에 체재하고 있다.
>
> 오전 9시 차로 역으로 향한다. 브록 부인과 뮤리엘옥스퍼드로 온 참이 있는 곳에 꽃을 놓고 왔다. 파딘튼 역에서 M박사의 차로 마중 나오게 하다. 처음에 마일 엔드 로드 44번지에서 비장 종대와 괴로운 증상을 나타내는 환자를 진료하다. 이어서 B부인이 있는 곳으로. 적혈구 증가증과 본 적이 없는 정도로 이상한 비장…… 그녀는 24년 전에도 진찰한 적이 있었다.
>
> 그리고 나서 호지킨병에 걸린 D부인 곁으로, 몸의 표면이나 심부 림프 절이 부어서 현재는 기관지도 압박 되었다.
>
> 지하철로 피커딜리 서커스에서, 칼튼의 이블린 하티와 아이들과 만나다. 캐나다인 클럽으로 로버트 보든 경을 위한 점심식사 모임. 굿윈 장군과 아더미 교수 사이에 앉다.

오후 3시 미국 대사와 만나, 그의 계획에 대해서 상의했다그날 밤 월터 하인즈 페이지는 건강문제를 이유로 사표를 썼다.

4시에 재봉사, 도중에 친구에게 담배 한 갑과 전장에서 일하는 두 명의 여자아이에게 '짐'과자을 보내다. 이어서 계간 내과 저널의 편집회의.

5시 45분, 미국여성의 야전병원에서 두 명의 환자를 진료하다. 한 명은 불분명한 부종과 삼출물을 동반한 흉막염으로 또 한 명은 내장의 전이 이동.

6시 50분 열차, 8시 30분에 저녁식사, 9시에 프랑스에서 막 데리고 온 드문 회색질 뇌염환자를 진료했다.[22]

오슬러가 이 날 보낸 담배는 맥그레거McGregor W. J.를 위한 것 이었을지도 모른다. 그는 미국 의사로, 영국군에 배속 되어있었지만, 런던 병원에서 양쪽 다리 절단수술을 받고 요양하고 있었다. 오슬러는 맥그레거를 자주 방문해서, 친밀하게 이야기를 했지만 리비어에 관해서는 말하지 않았다. 오슬러는 이 환자의 후일에 대해서 잊기 어려운 조언을 해주었다.

"맥그레거군, 목발을 사용하면 안 돼."[23]

실제로 오슬러는 자주 그레이스를 목발처럼 의지하고 있었다. 자신이 이 일을 자각했는지 아닌지는 불명이다. 노람 가든즈의 생활을 보낸 것은 그녀의 가사능력과 의지였다. 시중인도 맛있는 음식도 부족한데다가 하루하루의 슬픔에도 견디지 않으면 안 되어서 그레이스의 부담은 굉장히 컸다. 그레이스의 일지는 남아있지 않지만 그녀가 1918년 6월 11일에 아치 말록에게 쓴 편지에서 당시의 일상 모습을 알 수 있다:

이쪽에 오는 미국인은 당시에는 작은 흐름에 지나지 않았습니다만, 지금은 폭이 넓은 강 인것 같습니다. 특히 토요일 오후 3시 3분과 6시의 열차에서 우르르 도착합니다. 그녀들도 옵니다. 노만그윈이 있는 곳에 친척이 와 있어서 마을로 안내하지 않으면 안 됩니다. 나는 지금까지 이상으로 가사에 쫒기고 있습니다. 음식에 대해서는 저 자신이 담당하지 않으면 안 되어서 윌리엄 경은 "아아, 전혀 문제없어"라고 말합니다만, 저에게 있어서는 큰 문제입니다. 이 상황을 극복할 수는 있겠지요. 하지만 가끔 마음의 빈 구멍에서 용기가 모두 빠져나가 생명력이 약해지는 듯한 느낌이 들 때가 있습니다. 그럴 때에는 누군가가 괜찮다고 말해줬으면 좋겠습니다.

그리고 한 달 후에는 캐나다에 있는 말록의 아버지 앞으로 다음과 같은 편지를 썼다:

메이플 시럽은 무사히 도착했습니다. 정말로 도움이 되었습니다. 푸딩에 메이플 시럽을 뿌릴 수 있다는 것이 얼마나 고마운지, 여러분은 상상도 안가겠지요. 크림 없이 사탕도 별로 쓰지 않아서 푸딩을 만들어도 너무 단조롭게 되어 버려서 이런 것을 뿌리지 않으면 먹지 못하게 됩니다. 윌리엄 경은 굉장히 말랐습니다. 나는 요리에 될 수 있는 만큼 많은 설탕을 쓰도록 하고 있습니다. 그는 식욕이 있지만, 체중이 늘지 않습니다. 본인은 실의 때문이라고 말합니다. 저는 어떻게 할 수가 없습니다. 그는 몇 주일 마다 낙담과 과로에 괴로워합니다만, 바로 정신을 차리고 일을 합니다. 그는 너무나도 깊게 일에 집중하고 있어서 멈추는 것은 거의 불가능 합니다.

많은 미국인이 영국에 찾아오게 되어, 우리들 책임도 늘고 있습니다.

나는 지금도 링컨에 가기 위해서 여행 가방에 짐을 다 채운 참입니다. 하워드 켈리의 아들이 공군 캠프에서 부상당했다고 들어서 그가 원한다면 가 줄 생각입니다. 나는 몸이 튼튼해서 모든 친구에게 영국에 와있는 아들이 입원했을 때는 필요하다면 내가 가서 돌보아 준다고 말해 두었습니다.[24]

리버풀에서 영국으로 입국한 미국인 부대는 열차로 사우샘프턴을 나와서 프랑스에 건너가기로 되어 있었다. 도중에 열차는 옥스퍼드에서 정차했다. 오슬러 부부는 이런 열차에 타고 있는 병사와 만나기 위해 자주 역에 갔었다. 쿠싱도 "그들은 오랜 미국 친구의 젊은 아들이 병사가 됐다고 들으면 닥치는 대로 아버지나 어머니를 대신해서 돌보았다"고 기록했다. 그레이스는 자신들이 마음에 드는 청년은 모두 죽어버린다고 생각했다. 그리고 리비어에 대해서는 이제 걱정하지 않아도 된다고 해서 마음 아픈 위로를 느꼈다. 그레이스는 자주 혼자 있고 싶어서 견디지 못하게 되었다.[25]

1918년 여름에는 윌리엄과 함께 리조트 호텔에 가기보다도 자기 혼자라던가 여동생과 함께 스코틀랜드의 하이랜드로 도망가고 싶다고 생각했다. 리조트 호텔에서는 쉴 새 없이 아는 사람들과 대화를 해야 해서, 혼자 있는 시간을 갖지 못해서이다. "나는 초원이나 황야에서 드러눕거나, 엎드려 있거나 해서 마음껏 자거나 울 수 있는 장소에 갈 필요가 있습니다." 하지만 최종적으로는 윌리엄의 건강이 불안정하고, 리비어의 1주기도 가까워지는 것도 있어 그를 혼자 둘 수 없다고 마음을 고쳐 잡았다. 거기서 그녀는 윌리와 함께 라임리지스의 레드 라이언 여관으로 갔다. 토론토의 조카와 그 두 명의 아이들도, 하티 자매와 그 어머니, 라이트의 3명의 딸과 그 어머니, 오글비 부부와 그 두 명의 아이들도, 보스턴의 전쟁미망인과 그 두 살 아이도 함께였다. 그레이스는 소란스러움 때문에 머리가 이상해질 뻔 했다. "모두가 시끄럽게 외치고 있습니다." 그 때문에 일주일간의 체재예정을 빨리 끝내기로 했다. 시원하고 조용한 옥스퍼드로 돌아오자, 그들은 마음속 깊이 안심했다. "나는 마음껏 비참한 기분에 잠길 수 있어서 얼버무리려고 하지도 않았습니다." 그만큼 사랑한 책마저 오슬러를 위로할 수 없게 되었다. "도키오의 상태는 당신을 슬프게 하겠지요. 그의 장서나 문고에 대해서 이야기 하려고 하자 느닷없이 방에서 나가거나 식탁에서 거리를 두게 되었습니다. 지금으로써는 아무런 도움도 안 되는 것 같습니다."[26]

늦여름에는 서부전선의 독일군이 드디어 약해지기 시작했지만 오슬러와 그 의사동료들은 악성 인플루엔자의 유행과 싸워야만 했다. 그것은 "인플루엔자"라고도 불려, 오슬러가 아이에게 이야기를 할 때는 "풀루그립"이라고 불렀다. 오슬러 자신은 감염되지 않았지만, 영국 전토에서 수백만 명이 감염됐다. 의사들은 아직 인플루엔자가 세균에 의해 일어나는 것인지, 미지의 병원체에 의해서 일어나는 것인지 알지 못했다. 그렇다 해도 그것은 큰 문제가 아니었다. 당시는 백신도 치료법도 없었기 때문이다. 오슬러는 회합에서 이 문제에 대해 의견을 말하길 바란다는 의뢰를 거절했다. 그는 진료에 무척 바빴고, "그 대부분은 의사들의 가족이었다." 특별히 말해야 하는 것도 아니었기 때문이다. 그는 이 인플루엔자의 유행에 대해서 "나는 지독한 비극을 보고 있습니다"라고 기록했다.[27] 당시의 오슬러 진찰 상태를 어느 소녀의 엄마가 기록했다. 이것은 오슬러의 진찰 상태를 전하는 마지막 기록이다:

> 그는 언제나 작은 악귀가 되어 병실에 들어왔습니다. ……그러자 곧 병실이 동화 나라로 변하는 겁니다. 그는 요정의 말로 인형이나, 꽃이나, 새나, 날씨 변화에 대해서 얘기했습니다. ……추위가 뼛속까지 스며들 듯한 11월의 어느 아침, 잊기 힘든 순간이 찾아왔습니다. 그는 코트 안쪽에서 정중히 종이에 감싼 아름다운 빨간 장미꽃을 한 송이 꺼냈습니다. 그는 작은 자넷에게 말을 걸었습니다. 정원에 핀 이 아쉬운 장미를 자신이 어떤 식으로 바라 보았는지를, 그리고 오늘 이 장미 근처를 지나갔을 때, 작은 여자아이가 있는 곳에 자신도 데려가 달라고 부탁받은 것을…… 그 날 오전 중, 우리들은 모두 요정의 다과회를 했습니다. ……윌리엄 경은 장미와 여자아이와 그 어머니에게 똑같이 말을 걸었습니다. 그리고 아주 우아하게, 기분 좋게, 방에서 빠져 나갔습니다. 들어갈 때와 같이 신비한 모습으로 작게 웅크리면서.[28]

자넷 맥도걸은 11월 14일에 사거했다. 제 1차 세계대전의 종결에서 3일 후의 일이었다. 오슬러 친구 중에 이 전쟁으로 인해 마지막으로 아들을 잃은 것은 과거 동급생이자 막길 대학교 시대의 동료였던 프랑크 셰퍼드였다. 10월 11일 오슬러는 셰퍼드에게 위로의 편지를 써서 이 전쟁에 의한 희생에 대해서 거론했다. "런던의 칼리지 클럽 회원 20명 중 15명이 아들을 잃었다. 딱한 개로드Avchibald Garrod 처럼 2명의 아들을 잃은 자도 있다. 어떤 친구는 3명의 아들을 전부 잃었다. 인생을 끝내려고 할 때가 되어서 이런 비극을 받는 것은 너무도 괴로운 것이다. 다른 점으로는 운명은 우리들에게 굉장히 친밀했는데." 전쟁이 끝나기 직전에 영국은 베를린을 폭격할 준비를 하고 있었다. 오슬러는 1916년에는 그런 행위를 비난했지만 박수갈채를 하고 싶은 기분이었다. 그는 후에 "2년의 세월이 나를 보통사람과 같은 야만인으로 만들었다"라고 회상했다.[29]

그와 그레이스의 편지에는 1918년 11월 11일의 휴전협정에 대한 기술은 없다. 그는 아마도 부상병과 인플루엔자 환자를 진찰해서 그 날을 지냈을 것이다. 전쟁 중의 긴장은 그의 건강을 해쳤다. 11월 14일 그는 새로운 일을 받았으면 한다고 의뢰 받았지만 "제 힘은 전부 다 썼습니다"라고 거절했다.

11월 16일 워필드 롱스코프Warfield Longscope가 옥스퍼드에 찾아왔다그는 그 수년 후, 홉킨스의 내과학 교수로 취임하게 된다. 마을은 아주 조용해져서 노람 가든즈 13번지는 굉장히 추웠다. 석탄이 배급제가 되었기 때문에 난로를 사용하지 못하고 대부분의 방이 폐쇄되었다. 1층 방에서 사용 된 것은 서재의 식당뿐이었다. "윌리엄 경은 서재의 맨틀피스 앞에 서있었다. 화격자 안에서 훨훨 타는 불에 등을 지고 손을 따뜻하게 하려고 했다. 쾌활함도 명랑함도 보는 사람도 매료시키는 팔랑거리는 손의 움직임도 사라졌다. 과거에 위대한 '치프'는 작고 연약한 늙은 신사가 되었다."[30]

그레이스는 이전부터 전쟁이 끝났을 때인 편이 아들을 잃은 슬픔을 참는 것이 어려워 질것이라고 생각했다. 12월, 그녀는 미국의 오랜 친구에게 보내는 편지로 이 몇 주간의 감정을 썼다:

이제까지의 세계도 지금의 세계도 너무도 슬픈 장소입니다. 환희의 눈물을 흘리고 있는 사이에도 자신이 그렇게 하고 있다는 것이 신기해서 견딜 수 없습니다. 병사들이 쾌활해 보이는 것은 말하기 어렵고 귀향하는 사람들은 너무 지쳐서 비틀거리며 걷고 있습니다. ……여기는 정말로 기묘합니다. 공원에서는 훈련을 하지 않고 무엇인가 머리 위를 날아가지도 않습니다. 소란스럽던 4년후에 찾아온 정적은 너무 답답하게 느껴집니다. 전선이 어떤 식으로 되어 있는지, 상상할 수도 없습니다. 오늘은 병원에 다녀왔습니다만, 자신이 본 광경에 울 뻔했습니다. 중상을 입고 대퇴골이 골절된 사람들입니다. 어느 미국인 젊은이는 양 다리와 한쪽 팔이 절단 되어 있었습니다. 이 불쌍한 청년은 전선에 20분 밖에 있지 않았다고 합니다. 불평은 하지 않고, 한결같이 밝은 모습을 보이고 있었습니다. 놀란 것은 절단된 다리 끝머리에 종이뭉치의 의족을 차고 있었다는 겁니다. 끄트머리와 의족 사이에는 부드러운 패드를 끼웠습니다. 상처가 아물면 진짜 의족을 차는 겁니다. 그들은 새로운 모자 이야기를 하듯이 새로운 다리 이야기를 하고 있었습니다.

우리들은 인플루엔자에 걸리지 않았습니다. 현재까지 윌리엄 경은 천사처럼 건강에 주의하고 있습니다. 우리들한테는 매서운 날이 계속되고 있습니다. 그러나, 돌아오는 젊은이들을 환영하고 다시 집에 보물을 맞이할 수 있는 부모님과 함께 기뻐하지 않으면 안 됩니다.……

내년 여름쯤 무참하게 파괴된 프랑스와 오슬러 가를 보러 와주세요.[31]

사람들은 고향으로 돌아가고, 병원은 점차로 폐쇄되었다. 모두가 이별의 인사를 하기 위해서 옥스퍼드에 찾아왔다. "캐나다군과 미국군의 일부 부대는 해산한 것이나 다름없었습니다"라고 그레이스는 기록했다. 오슬러는 한번 감기에 걸려서, 크리스마스 시즌 초에는 나았지만 그레이스는 그의 기운이 없는 것을 걱정하고 있다. "수 개월마다 우울해하고 너무 무거운 부담에 견디지 못하게 되는 것 같습니다." 빌 프랜시스의 회상에 의하면 프랑크 오슬러가 취해서 기분 좋았던 것이 외로

운 크리스마스의 유일한 구원이었다고 한다.[32]

1919년 오슬러 부부는 전쟁과 리비어의 죽음과 노령을 극복해서 예전과 같은 옥스퍼드 생활을 시작했다. 1월, 이별의 인사로 그들이 있는 곳을 방문한 하비 쿠싱은 모든 것이 "옛날 그대로"라고 느꼈다. "윌리엄 경은 예전 모습을 되찾고, 감소했던 체중도 회복했다. 그는 책에 둘러싸여 있어서 집에는 쉴 새 없이 드나드는 손님이 와서 있었다.…… 오슬러 부부는 정말로 경이롭다." 쿠싱은 크라이스트 처치 칼리지의 주빈 식탁에서 오슬러와 저녁식사를 했다. 3년 동안의 중단을 지나서 칼리지에서의 정식적인 만찬이 개최 된 것이다. "정말로 전쟁은 끝난 것이다." 그러나 전통이 하나 변경되어 있었다. 담화 실에서 담배를 피우는 사람들이 나타난 것이다. 일부 사람들은 농담 반으로 이 변화를 오슬러 탓으로 돌렸다.[33]

그 겨울 사이에 전 세계가 오픈 암즈를 통과한 것처럼 보였다고 쿠싱은 말한다. 옥스퍼드의 새들까지 티 타임의 케익 조각을 마련하기 위해서 날아왔다. 예고 없이 비행선이 옥스퍼드에 착륙한 날에 대해서 누군가가 농담을 했다. 쿠싱의 하바드 병원부대의 전원이 오슬러 가의 식사나 다과회에 초대되어 휴가 날에는 래드클리프 진료소를 방문해 오슬러가 병동에서 개최하고 있는 '일요 학교'를 견학했다. 오후의 '오픈 암즈'에는 군인, 로즈 장학생, 간호사, 갈 곳 없는 미국인, 친척 외에 셰링턴Sherrington C. S.이나, 암로스 라이트 경 등의 유명한 과학자가 모였다. 라이트는 조지 버나드 쇼의 희곡 '의사의 딜레마'로 주요한 조소의 대상이 되었다. "라이트와 오슬러 이상으로 대조적인 둘이 있을까?"라고 쿠싱은 말했다. "씨름판 프로의 냉소주의자로, 씨름판 프로의 낙천가다."[34]

그 낙천가는 어떤 때에 내성적인 남동생을 티 타임에 데리고 오지 않은 로즈장학생에 대해서 이 집은 "내성적인 인간을 위한 학교"라고 해서 꾸짖었다. 당시 자주 이곳을 방문하던 로즈 존슨에 의하면 오슬러는 "모르는 사람이 많이 있는 방에서 가장 내성적이고 굳어져서 수줍어하고 있는 독신남자를 붙잡고는 상상속의 정사의 일로 놀렸다. 그러나 그 일을 불쾌하게 생각하는 사람은 누구 하나 없었다. 오슬러 이외의 인간이 그런 짓을 하면 사람들에게 외면당했겠지만." 어느 날 그런 그녀가 오슬러의 장난 표적이 되었다. 페티코트가 찢어져서 방구석에서 몰래 벗어 핸드백에 집어넣은 모습을 그에게 들킨 것이다. 오슬러는 기쁜 나머지 이상한 소리를 지르고 한 손으로 내 손을 잡아 다른 쪽 손으로 당치도 않는 깃발을 휘둘러서 손님들 사이를 돌아다녔다고 한다.[35]

오슬러는 그 무렵 우수한 비서를 새롭게 고용하고, 의학서의 인큐나뷸라의 수집에 대해서 대영박물관으로 부터 특별한 지원을 받아그는 대영제국에서 최고의 콜렉션을 만들어냈다고 자부했었다. 리비어를 기념해서 존스 홉킨스 대학교에 기증할 책을 정했다. 이 책들은 오슬러 부부가 리비어에게 증여하기 위해서 따로 보관한 3만 5,000달러와 같이 의대생의 튜더 앤드 스튜아트 클럽예일 대학교의 사교클럽으로 어느 엘리자베스 클럽을 본뜬것의 도서관에 기증되기로 했다. 기증되는 책 중에는 밀턴, 셸리, 키츠, 존단, 스위프트의 걸리버 여행기의 초판본, 아이잭 월튼 관련의 책이 다수, 그리고 영국인의 휘트먼 애호가로부터 양도받은 월트 휘트먼 관련의 잡지, 논문 등도 포함되어 있었다. 오슬러는 집에 놀러온 쿠싱 에게도 취침 전에 휘트먼의 '남북전쟁중의 각서'를 읽게끔 권유했다.[36]

1919년 초 오슬러는 장서로 파스퇴르의 원본 논문과 기원전 700년경의 아시리아의 설형문자가 새겨진 몇 장의 점토판을 수집품에 추가했다. 점토판은 의학 교과서의 단편으로, 독일인이 아수르에서 발굴한 것을 약탈해온 것 같았다. "흥!"하고 그레이스는 말했다. "스코틀랜드의 비스킷 같네." 오슬러는 이미 카탈로그로 사용할 예정이었던 카테고리에 책을 재편성하고 인덱스 만들기도 어느정도 진행되었다. 그러나 필딩 개리슨에게는 주석을 끝내기 전까지는 적어도 5년은 걸리기 때문에 카탈로그와 창백한 죽음과의 전쟁이 될 것이라고 말했다. 또 빌 프랜시스에게는 콜렉션을 완성시키고 카탈로그를 완성시키기 위해서 앞으로 10년은 노망이 들 수는 없다고 말했다. 프랜시스는 정기적으로 옥스퍼드를 방문하고 있어서 후년, 오슬러는 아들의 죽음을 계기로 부쩍 늙었다는 관점이 넓어지면 강한 말로 반론했다. 윌리엄 경과 오슬러 여사는 그때까지와 마찬가지로 앞을 보고 나아갔다.[37]

그들만큼 용감하게 그 커다란 상처를 극복한 사람들은 없었다. 옛날 영혼은 잃어버리지 않았다. 이런 말을 하는 자는 오슬러 부부에 대해서 굉장히 부당한 처사를 받았다. 1919년 1월 말, 오슬러는 래드클리프 진료소의 병동 의사가 없을 때 시체 임시보관소로 가서 척수막염이 합병된 인플루엔자 폐렴으로 사망한 43세 남자의 부검을 실행해 '랜싯'지에서 발표하기 위한 증례보고를 열거했다. 그것은 그의 과거와 미래를 상징하는 사건이었다. 그는 그 해 겨울 '영국의사학회지'에서 임산부의 위독한 빈혈에 관한 논문을 발표했다. 같은 학술지에서는 무거운 대동맥판막 폐쇄부전증이라고 진단받고 나서 4분의 1세기나 건강하게 산 70대 의사의 증상에 대해서도 보고했다. 열광적인 자전거 애호가로 모르핀 중독이기도 했던 사실이 이 남자를 계속 살려냈다. 증례보고의 맺음과 아마도 이 증상은 내 친구인 엘크튼의 엘리스 박사위어 미첼은 그를 시골의 히포크라테스라고 불렀다의 아편만이 만성질환의 경과를 늦출 수 있다. 라고 하는 격언이 올바르다는 것을 나타내고 있다고 서술하는 것은 과연 오슬러답다. 자연요법을 깊게 믿고 있었던 오슬러는 자전거를 타는 것이 아편 제를 섭취하는 것 보다 훨씬 도움이 되었다니, 생각지도 못했던 것이다.[38]

오슬러는 고전협회의 회장으로써 그 해 봄에 열리는 회의에서 연설을 하게 되고 가을에는 옛날 환자였던 월트 휘트먼에 대해서 강연을 하기로 정해졌다. 그리고 대학교를 졸업한 미국인이 런던에서 의학연구를 하도록 촉진하기 위해서 두 개 조직의 리더 같은 역할도 수행했다. 그는 서적학협회의 회장을 몇 회나 역임하고 찰즈 싱어와 그 아내와 함께 옥스퍼드의 의학사와 과학의 연구를 장려하고 여름학교를 계획했다. 그리고 옥스퍼드 대학교를 대표해서 영국의회의 의원으로 입후보하지 않겠느냐고 재차 권유받았지만 이번에도 거절했다. 그러나 클럽의 멤버로 선출된것은 기뻐했다. 이것은 1764년에 문학자인 사무엘 존슨과 화가인 죠슈아 레놀즈에 의해서 설립된 영국에서 가장 폐쇄적인 다이닝 클럽이며 그 30명의 엄선된 회원은 2주일에 한 번 런던에 모여서 교류했다. 영국의사회의 봄 회합에서는 어느 토의에서 성병에 대한 강력한 예방조치에 대해서 사실대로 털어놓고 말해서, 다른 섹션에서는 생체해부 금지의 법제화에 반대하는 사람들을 옹호했다. 자신도 개를 정말 좋아하지만, 인간은 더 좋아한다는 것이 그의 의견이었다. 그는 아직 매일 한 명, 혹은 두 명의 환자를 진찰했다. 그리고 전선에 계획했던 아비센나 '이븐 시나' 묘의 원상복귀에도 나서려고 했다.

그레이스는 윌리가 여러 가지 계획에 깊이 파고 들어서 과로가 되어버리는 평소의 패턴에 빠져가는 것을 걱정했다. 그것과 동시에 시간을 잘 맞춰서 생산적인 일을 하는 그의 능력이 쇠퇴한다고 느끼기 시작한 것 같다. 그가 칸느에서 열리는 적십자 대회에 출석한다고 했을 때, 그녀는 무심코 말려야한다고 결심했다. 그녀는 윌리에게 최근 일을 너무 늘리는 것이 아니냐고 지적하고 추최자의 한 명에게 다음과 같은 편지를 썼다:

> 이 겨울 이쪽의 상태는 당신은 상상도 못하겠죠. 런던이나 그 근교에서 해산된 미국과 캐나다의 병원부대의 스탭이 모두 밀어닥쳤어요. 그것은 무엇보다도 기쁜 일이었습니다. 그러나 그 상황에서 평소대로 일을 하는 것은 불가능했어요.…… 당신이라면 이해해주시겠죠. 나는 윌리엄 경이 지치지 않도록 세심한 주의를 기울이고 있습니다. 4년간의 긴장과 그 비극적인 마지막과 슬픔은 그에게 큰 충격을 주었습니다. 조심해서 살면 그는 좀 더 오래 살 수 있을 겁니다. 인류를 위해서 나는 그에게 필요 이상의 일을 시키고 싶지 않습니다.

1919년 초, 오슬러의 친구이며 동료이기도 한 아치볼드 개로드의 셋째 아들이 전쟁 중에 입은 부상으로 사망했다. 영국에서는 전쟁 후에 명예롭게 죽은 사람을 위해서 기념비를 건설하자는 움직임이 왕성했지만 오슬러는 거의 흥미를 보이지 않았다. 또 플랑드르의 평원에 묻힌 아들의 영혼과 교신하고 싶다는 안쓰러운 부모 마음에서 강령술도 유행했지만 오슬러는 이러한 것에는 더욱 흥미를 보이지 않고 오히려 경멸했을 정도였다. 한편 그레이스는 리비어 묘의 관리상황을 걱정해서 후년, 몇 번이나 방문했다. 오슬러는 리비어를 기념해서 홉킨스에게 개인적인 기부를 한 다음에 시간이 상처를 치유하기 시작한 이유도 있어서, 편지로 아들에 대해서 쓸 때도 절박한 모습을 보이거나, 슬픔이 배게 하는 것도 없어졌다. 그는 항상 의학계의 훌륭한 죽은자에 대해서는 이것을 기념하고 불멸의 존재로 만들어야한다고 믿었지만 적어도 어느 시기에는 전사자를 애도하기 보다도 세계가 미래를 향해서 전진하는 편이 중요하다고 생각했다. 옥스퍼드 사람들이 전사자 기념비의 설립을 검토하고 있을 때, 오슬러는 그들에게 "가난한 사람들이 나름의 주택에서 살게 하도록 하기위해 반 페니 동전를 모아서 기부하라"고 말했다.[39]

1919년 5월, 그레이스는 "옥스퍼드가 지금보다 멋이 있었던 적은 결코 없었습니다"라고 기록했다. 온갖 것이 생기 있게 빛나고 있었다. "거리나 강은 물론이고, 도로나 공원까지 자연이 환희하는 나머지 이상해져 버린 것 같습니다." 이 무렵 옥스퍼드에서 열리는 고전협회를 위해서 대영제국의 각지에서 고전학의 교수나 교사가 찾아왔다.

회장인 오슬러의 연설에서 시작됐다. 그는 심홍색의 가운을 몸에 두르고 신학교 검정색 참나무로 된 설교단 위에서 말을 하였다. 중세처럼 멋지다고 그레이스는 생각했다. 주제는 '낡은 인문과학과 새로운 자연과학"이었다. 시작은 가벼운 상태였지만 연설의 내용은 무겁고 전쟁 낙관론의 어리석음이나 "우리는 이 얼마나 교만했는가!" 전쟁 중에 그들 모두가 굴복한 야만성이나 고전학도 자연과학도 세계에서 가장 높은 교양을 갖춘 국가들과 독일의 비극에 대해서 거론했다. 연설의 핵심이 된 것은 인문과학과 자연과학 사이의 간격을 채우는 것, 고전학생이 고전과학도 배우는 것, 과학자가 위험한 세분화와 싸우는 것이었다. “마크 트웨인이 그리스도교 과학에 대해서한 말을 조금 바꿔서 인용한다면 “소위 말하는 인문 과학자에게는 충분한 과학이 없고 자연과학에는 슬프게도 인간미가 없다”라는 뜻이 된다. 오슬러는 인간미가 있는 새로운 과학철학에 대해서 거론하는 것은 어렵다고 털어놨다. 사무엘 존슨 박사의 친구인 올리버 에드워즈처럼 나는 언제나 명랑함에 방해를 받아서 무심코 철학을 이해하는 것이 불가능했기 때문이다. 연설의 맺음은 낙관적이고, 전쟁후의 사회를 감염증과 싸워서 강해진 몸에 비유했다. 그리고 히포크라테스의 말을 인용해서 인류를 사랑하고 기술을 사랑할 것을 호소했다.

오슬러는 자연과학과 인문과학의 재결합을 최초로 불러들인 인물도, 마지막으로 불러들인 인물도 아니다. 이것은 그의 최고 연설도 아니었지만 틀린 것이 하나도 없다. 어쨌든 스노우Snow S. P.의 유명한 에세이 『두개의 문화와 과학혁명』에 의해서 두 개의 문화에 다리를 놓으려고 하는 호소가 문화적 상투적인 구어가 되는 1세대 이전의 이야기다. 오슬러는 그런 시대에 같은 취지의 연설을 하고 무슨 일이 있을 때 마다 양쪽의 문화에 관한 백과사전적인 지식을 발표할 수 있었던 굉장히 드문 의사이다. 윌리엄 오슬러가 이 시대에 이 테마로 연설을 했다는 사실 그 자체가 대성공이었다. 윌리엄 웰치는 마지막 방문 때 “오슬러는 전성기에 있다”고 말했지만, 달리 뭐라고 말할 수 있었을까? 고전학자들은 이 연설의 전후에, 오슬러가 특별히 준비한 고대의 과학적 장치나 서적 전시를 볼 수 있었다. 이러한 발표형식은 맥길 대학교에서 박사논문을 발표할 때부터 오슬러의 자랑이라고 할 생각이었다.

그레이스는 약 200명의 고전 학자를 노람 가든즈 13번지의 티 타임에 초대했다. 제아무리 대담한 그녀도 스스로 대접하는 것은 단념하고 음식점의 지배인을 고용했다. “눈이 터질듯 한 녹색의 옷을 입고 모자도 쓰지 않은 웨이트레서 이상은 모든 것이 굉장히 잘 되었습니다. 멋지고 기분 좋은 오후에 모두가 정원에 나왔습니다.” 다음날 그녀는 아슈몰 박물관에서 환영회에 좋은 일이 겹치는 것만으로 스스

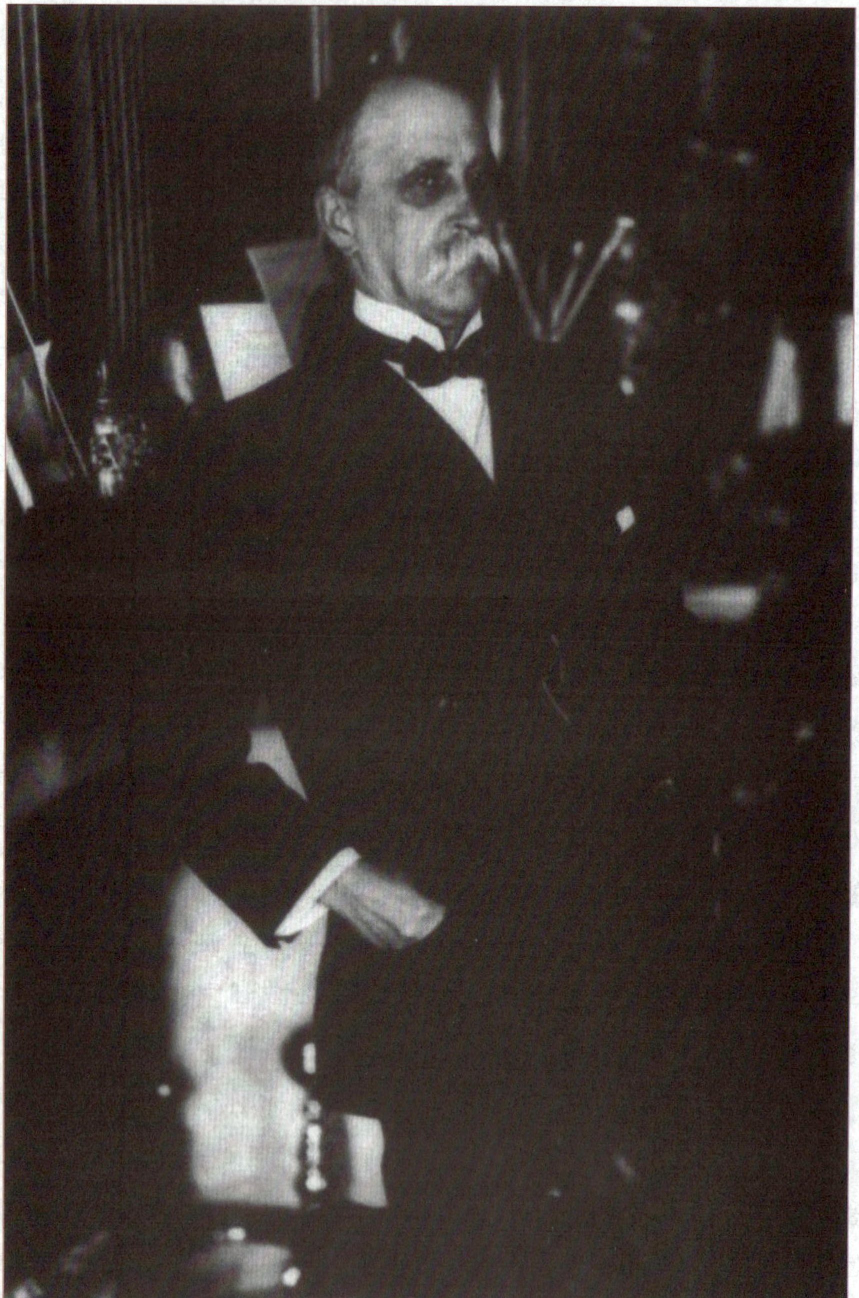

오슬러의 마지막 사진, 1919년

로 천천히 차를 마시면서 여러가지 일에 대해서 생각할 수 있었다. 모두가 그녀 남편의 풍부한 지식을 칭찬했고, 그의 연설은 그녀와 수가 1917년 이래에 품고 있던 그의 능력이 점점 쇠퇴하고 있는 것이 아닌가에 관한 염려에 대한 반증이여야 한다고 생각되었다. "나는 그렇게 현명한 남자가 아내에 대해서는 그 지혜를 보이지지 않고 이런 멍청이를 선택한 것을 유감스럽게 생각했습니다. 그러나 지적이고 예술적이고 한심한 여자를 아내로 선택했다면 대접을 좋아하는 그가 기대할 만큼, 손님이 기분 좋게 지내게 할 수 있는 집을 가지는 것은 불가능 했을지도 모릅니다. 그렇게 생각하는 것이 나한테 있어서 위로가 됩니다."[40]

그로부터 한 달이 지난 어느 날, 옥스퍼드는 쌀쌀했다. 이 명랑한 여자는 이번엔 미국 육군의 조지 퍼싱George Pershing 장군과 전쟁으로 파괴된 유럽을 지원하기 위해서 설립된 미국 후원국의 허버트 후버Herbert Hoover 국장을 접대했다. 그들은 옥스퍼드 대학교의 창립기념제에서 명예학위를 받기로 되어 있었다. 창립기념제는 전쟁 때 중단되었지만 재개하면서 연합국의 위대한 군인에게 경의를 표하기로 한 것이다. 손님들은 미국 육군의 대형차로 측근과 함께 도착했다. 그레이스는 객실을 따뜻하게 하고 샌드위치, 커피, 마실 것을 준비하고 맞이했다. 의식에 앞서 넌시 아스터가 찾아와서 조지 퍼싱에게 키스를 하고 댄스를 신청했다. "우리들은 명예학위를 받은 분들에게 벨벳의 모자와 심홍색의 가운을 입히고 모두가 차에 탔습니다." 행렬과 쉘드니안 대 강당에서의 행사는 물론 훌륭했지만 처음부터 마지막까지 라틴어가 사용된 것은 많은 미국인을 어리둥절하게 했다. 그 후, 올 소울즈All Souls 칼리지에서의 점심식사 모임이 있어서, 그레이스는 이것을 마음껏 즐겼다." 내가 얼마나 놀랐는지 상상해 보세요.

그레이스는 더글라스 헤이그 경Sir Douglas Haig의 에스코트를 받아서 그 옆에 앉았습니다. 오른쪽에는 비티 제독Admiral Beatty이 앉아 있었습니다. 맞은편에는 조프르Joffre 장군과 퍼싱 장군이 앉아있었습니다. 이렇게 정중하게 보호를 받고 있다니, 나는 영국 제도인 것인가 하고 생각했습니다. 그레이스는 더글라스 헤이그 경에게 점심식사 모임에서 와인담당을 하고 있던 젊은 친구의 군인시대 용기에 대해서 이야기했다. 헤이그가 청년에게 말을 걸자, 그는 너무 감격해서 울상이 되고, 그레이스도 많은 추억이 되살아나서 눈물을 흘렸다. 이 행사는 하비 쿠싱이 최초로 출판한 오슬러의 전기에서도 거론되고 있지만, 그레이스의 신랄한 말을 몇 가지 할애한다는 배려를 볼 수 있다. 그 하나는, 옥스퍼드 대학교의 발리올 학교 기숙사 사감이 넌시 아스터를 아스퀴스 부인과 착각한 것과 또 하나는 명예총장의 아내에 대한 그레이스의 비판이다. 옥스퍼드 대학교의 명예 총장인 조지 커존의 아내는 굉장히 젊고 현대적인 미국인으로 사교계의 스타였다. "나를 레이디 커존으로부터 지켜주세요. 그녀는 정말로 천했습니다. 가슴팍이 크게 열리고 소매가 짧은 검은 비단 슈미즈드레스를 입고 있었습니다. 허리에는 벨트도 장식 끈도 없습니다. 큼직한 2줄의 진주 목걸이를 매달고 있었습니다. 모자 가장자리에는 새털장식을 눈앞까지 늘어뜨리고, 그 아래에 있는 얼굴에는 끈끈하게 짙은 화장을 하고 있었습니다. 우리들은 모두 곤란해 했습니다." 오후에는 퍼싱 장군과 그 측근을 오픈 암즈로 맞이해서 점심식사 후의 휴식을 취하게 했다. 저녁에 남자들은 모두가 크라이스트 처치에서 식사를 하고, 그러고 나서 차를 타고 런던으로 갔다. "이것으로 끝, 정말로 큰일 이었습니다."[41]

70세의 생일을 앞에 두고, 오슬러는 자신하고 상반되는 의견을 가진 사람들하고도 접촉하게 되어, 그 관심은 캐나다에서 오스트리아로 확대되었다. 존스 홉킨스 대학교에서 교수의 풀타임화의 시도는 아직까지 여러 가지 문제를 일으키고 있었다. 그런 문제는 차례로 오슬러의 귀로 들어와서 그는 아직 이 시도에 반대했었다. 그러나 같은 시도는 캐나다 자선가의 자금으로 토론토 대학교에서도 시작되었었다. 오슬러는 대영제국에서 최초의 풀타임 내과학교수인 토론토 대학교의 던칸 그레이엄Duncan Graham을 위해서 잉글랜드의 내과학교수의 전원을 초대해서 특별한 점심식사 모임을 개최한다는 대인의 면모를 보였다.

나라에서 지원을 받아서 풀타임으로 연구하는 독일의 기초의학 연구자들이 세계 사람들로부터 존경을 받고, 젊은 오슬러에게 강한 인상을 주었던 것은 먼 옛날 일이었다. 지금은 그들의 제국은 황폐하고 패전 후의 첫 겨울은 혼란의 최고조였고 일부 사람들은 굶주렸다. 오슬러는 유럽 대륙에 있는 친구에게 편지를 써서 오스트리아의 상태를 물어보았다. 그리고 그들이 직면하고 있는 상황의 심각함을 알자, 연합국에 의한 구원 활동을 빠른 시기부터 지지하게 되고 그 후에도 계속 지원을 해나갔다. 허버트 후버는 6월에 옥스퍼드를 방문했을 때, 유럽의 상황에 깊은 우려를 느꼈다. 같은 무렵 오슬러의 옛날 학생이었던 앨리스 해밀턴이 퀘이커 교도의 독일인 구원 미션을 위한 소개장을 원해서 노람 가든즈에 찾아왔다. 그녀는 오슬러가 아들을 죽인 독일인을 아직 미워하는 것이 아닌가 하고 불안해 했지만 그는 독일의 아이들에게 굉장히 신경을 쓰고 있어서 기꺼이 소개장을 써 주었다.[42] 오슬러는 벨기의 루뱅 대학교 도서관에 다시 책을 모으기 위한 위원회의 일도 했었다.

오슬러의 70세의 생일이 다가오자, 미국의 숭배자들도 영국 친구들도 훌륭한 기념품을 준비하기 시작했다. 가장 많이 생각한 것은 150명 이상이 기고하는 2권 묶음의 에세이집으로, 독일인이 『기념 논문집』이라고 부르는 것이었다. 그것은 너무도 큰 규모의 계획이고 준비위원회가 웰치인 점도 있어서 1919년 7월 12일에 완성 시키지 못했다. 웰치를 제외한 존스 홉킨스 그룹은 홉킨스가 설립된 당시의 오슬러에 관한 논문이나 시詩 20편과 그의 730편에 가까운 저작목록을 게재한 『존스 홉킨스 병원 개요』 특별호를 냈다. 다른 학술지도 오슬러의 생일을 기념해서 특별한 기사와 사설을 게재했다. 케이시 우드Casey A. Wood와 필딩 개리슨Fielding Garrison은 그의 저서 『의사를 위한 영미 명시선』도 오슬러에게 바쳤다. 노람 가든즈에는 전보와 편지와 선물이 홍수처럼 몰려왔다. 오슬러는 이러한 물건들 모두에서 죽음의 그림자를 보았다. 그는 메이벨 퓨아포아 피츠 제럴드에게 "그들은 70세가 되는 내가 슬슬 죽는다고 해서 향유가 아닌 마가린을 쏟고 있어! 라고 했다. 『존스 홉킨스 병원 개요』를 보았습니까? 아직 죽지 않은 사실이 죄송해질 정도로 멋진 추도 특집호가 되고 있어."[43]

85세의 클리포드 올버트Sir Clifford Allbutt 경이 주최하는 런던에서의 소규모인 만찬회로, 오슬러 친구들은 그에게 기념논문집의 견본을 보내고, 어떻게든 형식을 정리할 수가 있었다. 오슬러는 사전에 준비해둔 스피치를 읽었지만 평정심을 유지하는데 고생했다. 그 스피치는 주로 자신이 얼마만큼 행운에 겨워 했는가를 거론해서, 그레이스에게 감사하는 내용이었다. "우리들의 직업을 사랑하고 그 미래를 열렬하게 믿는 자로서, 나는 이 일에 종사하고 그를 위해서 살 수 있는 것에 진심으로 만족하고 있습니다." 기념 논문집 기고자의 명단은 그에게 '떠돌이로서의 생애'를 뒤돌아보게 했다. "많은 도시를 방문하고 많은 사람들과 만났습니다. 지금의 자신은 지금까지 만난 것의 모든 선물인 것이다. 라는 율리시스Ulysses의 말은 진실로 나에게 적합하다고 말할 수 있을지도 모릅니다."[44]

70세 생일의 만찬회에서 오슬러는 기침을 하기 시작했다. 옥스퍼드로 돌아오는 열차 안에서 그레이스는 그가 또 기관지 감염증에 걸리기 직전이라는 것을 눈치 챘다. 그는 그것을 "생일 기관지 아나필락시 쇼크"라고 불렀다. 발작은 심했지만 길게 지속되지는 않았다. 그는 1주일간 잠자리에 들어 어느 날 티 타임에는 그레이스와 말록에게 "열과 폐렴구균에게 데려가 달라고 하면 얼마나 안성맞춤일까"라고 말했다. '그렇게 되면 존스 홉킨스 병원 개요'에 내 사망기사를 쓴 젊은이에게 극적인 사건이 되어서 홀가분해 질텐데.[45]

그는 빠른 속도로 발작에서 회복되고 생일 사례 편지의 발송에 착수하는 것 외에 '타임'지 에도 미국에서 금주법 실험은 영국에 이익을 가져오지 못한다고 시사하는 편지를 썼다. 자기 자신이나 성공한 다른 남자의 장수에 대해서는 '좋은 기간'이었다고 평가하는 것을 좋아하게 되었다. 어떤 사람과 홉킨스 시대의 추억을 말했을 때는, "그 시절엔 기계를 과도하게 썼을 테니" 이정도로 길게 살아온 것을 의외로 느끼고 있다고 밝혔다. "그러나 나는 술고래도 아니었고 스피로헤타도 안

가지고 있으니까" 7월말에 그와 만난 사람들은 상당히 상태가 좋아 보인다고 하는 인상을 받았다. 말록이 본 그는 "오트밀 죽을 가득 담은 스푼을 손에 쥐고 빨간 골프 재킷을 걸친 오슬러가 아침식사 테이블에서 일어나면 꺄아 하고 기뻐하는 2명의 작은 남자 아이들 뒤를 따라 밖으로 뛰쳐나갔다. 그리고 골프 재킷을 펄럭이면서 소년들을 쫓아서 테니스 코트를 뛰어다니고, 오트밀 죽을 내던졌다. 하지만 표적은 빗나가서 군복을 입고 서 있던 조카의 바지에 맞았다." 어느 미국인 의사는 오슬러가 장기간의 여름휴가를 얻은 전날 티 타임에 방문했다. 그는 개전이래에 오슬러 집에서 차를 마신 1,600명의 미국인 방문객중 마지막 사람이었다.

그는 다음과 같이 회상하고 있다. "오슬러한테는 나이도 손짐작도 늘린 것 같다. ……검은 콧수염은 회색으로 변해갔지만, 그 이외에는 15년 세월의 경과를 짐작케 하는 변화는 아무것도 없었다. 눈빛도, 매력적인 미소도, 소년처럼 가벼운 동작도, 미국의 친구가 아는 오슬러 박사 그대로였다."[46]

저지 섬에서 6주일은 불만이 없는 훌륭한 여름휴가가 되었다. 마침 시계 바늘이 되감겨져, 전쟁 전의 즐거운 해변의 시간이 돌아온 것 같았다. 유일한 차이는 리비어가 없는 것이었다. 그레이스가 프라이버시를 지니고 있는 것처럼 그들은 핑크 색의 별장을 빌렸다. 별장에서는 센트 브리레이드 만과 아름다운 모래사장을 내다볼 수 있었다. 감격한 오슬러는 보스턴 친구에게[47] "여기는 멋진 장소입니다. 아름다운 바위와 바다는 바 하버Bar Harbor보다 멋지고 우리들 말고는 아무도 없습니다!" 라고 편지를 썼다. 그레이스의 걱정과는 반대로 오슬러의 상태는 양호하고 1주일 후에는 마음먹고 바다로 들어가 보았다. 두 사람은 곧, 매일 정오에 해수욕을 하게 되었다. 오슬러는 스타우트를 마시고 로브스터를 먹고 체중이 늘어 "콘월 사람의 한계까지 선탠"을 하고 모래사장에 인체도를 그리고 아기 강아지와 장난치고 놀며 물속에서 물구나무를 섰다. "그레이스가 비틀비틀 뛰어다니는 모습을 꼭 보아야 합니다" 체재 중 그는 프랑스 소녀와 친해져, 같이 산책을 했다. 또 고고학 발굴조사에 와있던 옥스퍼드 학생 곁을 방문해서 그들을 "크로마뇽 소녀들Cro-Magnon girls"이라고 불렀다. "이렇게 게으르게 지내는 것은 태어나서 처음입니다"라고 그레이스는 기록했다.[48]

저녁에는 과거의 환자였던 시인 월트 휘트먼의 시를 읽고 가을에 있을 강연을 준비했다. 오슬러는 휘트먼 시의 노예가 되기 시작했다. 그는 휘트먼의 섹슈얼리티에 관한 문제를 어떻게 다루어야 하는지 정하지 못했다. 휘트먼을 숭배하는 제자 버크Bucke R. M 박사는 은사가 동성애자가 아니었냐고 지적받을 때마다 격노했었고 여러 사람이 들으러 오는 강연에서 거론해야 할 문제도 아니라고 생각했기 때문이다. 개인적으로는 휘트먼에게는 "남성에 대한 경멸하지 않는, 즉, 육체적이 아닌 열정"이 인정을 받을 것이라고 생각했다. 아직 저지 섬에서 휘트먼에게 몰두하고 있던 그의 곁으로 전쟁 중에 절교했던 반전론자의 워든Warden A. A.으로부터 편지가 전해져 휘트먼의 시구에 그의 '평정의 마음'에 닮은 개념이 있다고 배우게 되는 우연한 일도 있었다:

> 나, 움직이지 않는다, 자연 속에서 유연하게 서서,
> 만물의 지배자, 또는 여왕– 부조리한 것에 둘러싸이면서 침착한.……
> 어디서 살던 간에, 오오 어떤 우연한 일에도 태연하게 있고 싶다.!
> 밤에도, 폭풍에도, 굶주림에도, 비웃음에도, 좌절에도, 수목이나 동물처럼 맞서고[49]

이 휴가의 전과 후에도, 휴가 중에도 오슬러는 창립 100주년을 맞이하려고 하는 맥길 대학교 의대를 위해 행동했다. 당시에 맥길 대학교와 몬트리올 종합병원과 왕립 빅토리아 병원의 관계가 진척되지 않은 것도 있어서 맥길 대학교의 내과 클리닉과 외과 클리닉은 존스 홉킨스 대학교나 토론토 대학교에 크게 뒤쳐졌었다. 오슬러는 버케트 의대 학장에게 맥길 대학교 의대에 새로운 정신과 새로운 조직을 끌고 갈 여러가지 방법을 제안했다. 그 내용에는 내과학과 외과학의 교수를 "풀타임에…… 아니면 그것과 가까운 것으로 할 것"이라는 것이었다. 홉킨스 내과학 교수

의 풀타임 화化를 둘러싼 소동을 생각하면 그 자리는 빈자리인 채로 데이어Thayer가 임시로 직무를 수행하고 있었다. 이것은 기묘한 변심으로 보인다. 그러나 오슬러는 몬트리올의 임상지도를 근대화하고, 맥길 대학교의 연구생활을 촉진시키려면, 풀타임으로 직무를 할 만한 교수가 필요하다고 생각했는지도 모른다. 그리고 그는 맥길 대학교에 록펠러 재단의 연구비를 신청하도록 권장했지만 풀타임의 교수가 없으면 그 막대한 연구비를 받지 못했을지도 모른다. 오슬러는 웰치와 존 록펠러 주니어 양측에게 편지를 쓰고 큰 지원을 미국 국외에도 확장시켜서 자신의 모교를 도와주도록 호소했다. 또한 몬트리올의 주요 인물에게 잇달아 편지를 보내서 병원은 이후에 "연구와 질환의 예방에 적합한 대규모 시설로 변모하고, 사회복지 사업의 실험실로 되어 가는 것"이라고 설명해서, 맥길 대학교의 개혁에 대한 지원을 호소했다. 그는 몬트리올 사람들에 대해서 "여기서 무엇인가 생겨나면 좋을 테지만"이라고 기록했다. 그들을 조금 자극해 줄 필요가 있다.[50]

8월 마지막 무렵의 그레이스로부터 여동생에게 보내는 편지에는 "윌리의 상태는 이전보다 훨씬 만족하고 있습니다"라고 기록했다. "이 후에는 그가 부담이 될 것 같은 일은 절대로 시키지 않을 것입니다." 물론 방문 손님 수도 제한 할 생각입니다. 전쟁 중에 10kg 가깝게 줄어든 윌리의 체중은 이 휴가가 끝날 때쯤엔 원래 무게인 70kg으로 돌아와 있었다. 그는 근년에 없을 정도로 상태가 좋았다. 그리고 다시 "마구를 갖추자" "말이나 마차와 함께 자란 남자는 이러한 말의 표현을 좋아했다." 글래스고에서 부탁한 대진의뢰에 응했다. 아마도 휴가 비용을 되찾고 싶다고 생각했을 것이다. 9월 23일 그는 3명의 의사와 같이 플런 마틴 부인을 진찰했다. 그녀에 관해서는 "현저한 홍반증온갖 종류의 피부 병변과 3개월에 다다르는 양쪽 하엽의 단속적인 경화"라고 기록되어 있다. 오슬러가 무엇을 말하고 무엇을 처방했는지는 모른다. 단지 그가 청구한 왕진료는 525파운드였다. 이것은 아마도 당시의 영국 자문의사가 왕진료를 계산하는데 자주 쓰인 1마일에 1기니 21실링이라는 계산식에 의거해서 산출했을 것이다. 마틴 부인은 그것을 지불했다.[51]

오슬러는 거기서 에든버러로 향해, 옛 친구와 만나고 이제부터 시작할 연구조성금 제도에 대해서 의학 관계자와 상의하고, 정부 최초의 선정위원회에 참가한다는 것에 동의했다. 그를 자택에 초대한 러벨 걸랜드Lovell Gulland박사는 "겉으로 보기에 전쟁도, 아들의 죽음도, 그를 거의 변하게 하지 않은 것"에 놀랐다. "그는 변함없이 쾌활하고 명랑하고 여러 가지 일에 열심이었다." 유일한 문제점은 그가 어느 의사보다도 걸랜드의 4살 손자에게 흥미를 가지고 있는 것처럼 보였다는 것이었다. 소년은 그를 "윌리 모슬러"라고 불렀다. 어느 날 오후, 걸랜드의 아내는 오슬러와 소년이 애들 방에서 눈이 퀭해지도록 놀고 있는 것을 보았다. "둘 중에 어느 쪽이 활발하고 어리게 보였는지 말하자면 단연코 오슬러 쪽 이었습니다!"[52]

에든버러에서 옥스퍼드 까지는 열차로 하룻밤 여행이 된다. 오슬러가 여정에 올랐을 때, 당장이라도 철도의 동맹파업이 시작할 것 같은 기색이 있었기 때문에 걸랜드는 그에게 귀가를 연기하라고 충고했다. 그러나 오슬러는 지금까지의 여행에서 몇 번이고 낭패를 보았기 때문에과거 아버지가 캐나다의 숲을 뒤지면서 여행을 한 것처럼! 이번에도 어떻게든 될 것이라고 생각해서 예정대로 금요일 저녁에 에든버러를 출발했다. 그러나 토요일 아침에 눈을 뜨자, 뉴캐슬로 발이 묶여져 있었다. 집까지는 아직 400km나 남았었다. 친구 의사가 그를 위해서 차와 운전기사를 구해 주었다. 오슬러는 자신의 몸을 지치게 해서는 안 된다는 것을 알고 있었지만, 날씨는 좋았고 몸을 감싸는 모포도 충분하게 있어서 여행을 계속하기로 했다. 도중에 한 번, 낡은 숙소에 들러서 몇 시간 침대에서 잘 수도 있었다. 9월 29일 일요일 힘든 2일간의 여행을 끝내고 귀가한 오슬러는 다시 기침을 했다.[53]

그것은 천천히 시작되었다. 월요일, 화요일에 남편 딸이라고 하는 의사 딸을 진찰한 일 이외에는 대부분의 시간을 침대에서 잠들었다. 감기 아니면 인플루엔자 같았지만 둘 중에 어느 것이었는지는 지금에 와서는 알 도리가 없다. 그는 그 후의 예정을 취소했다. 휘트먼에 관한 강연이 가능할 것이라고는 생각하지 않았다. 해본다 한들 마지막까지 체력이 버티지 못한다. 그가 10월 6일에 쓴 편지에는 기관지염 때문에 기관이 심히 민감해졌다고 씌어져 있다. 또 다른 사람한테 쓴 편지에는 자신은 이전부터 폐렴구균을 가지고 있었다고 썼다. "나는 저항력을 높이지 않으면 안 됩니다." 10월 7일 그레이스가 아치 말록에게 쓴 편지에는 "이번에는 7월 때만큼 심하지 않아요"라고 적혀있다. 하지만 정말로 걱정되고, 유감입니다. 그렇게 상태가 좋았었는데.[54]

오슬러는 때때로 침대에서 나와 양지에 앉아서, 기침을 하고는 침대로 돌아가는 일을 반복했다. 12일, 그레이스는 그가 자신을 한심하다고 생각하고 낙심해 한다는 것을 깨달았다. 그는 아내에게 자신은 만성 기관지염의 노인이라고 말했다. 그레이스는 더욱이 "이번에는 곧 좋아질 것이라고 믿고 있어요"라고 썼다. 옥스퍼드에서는 인플루엔자의 대 유행이 드디어 수습되려고 했지만 아직 많은 환자가 있어서 대학에서는 학기를 연기하는 것 마저 검토되었다. 그레이스는 전쟁 후 최초의 로즈 장학생이 아내와 아기를 데리고 왔다고 보고했다. "모두가 기관지염에 걸리겠죠." 그레이스와 노람 가든즈의 하인 모두가 감기에 걸렸다. 그녀는 자신의 감기가 나은 것은 아스피린 덕분이라고 생각했다.[55]

10월 13일, 오슬러의 체온은 39도를 넘어, 그로부터 5일간 그는 비참한 상태에서 몸부림치고, 기침 발작에 괴로워하면서, 침대에서 나가지도 못하고 잇달아 악몽을 꿨다. 악몽 중 하나는 볼셰비키한테 붙잡혀서 재판을 받은 것이었다. 깁선이 주치의가 되어, 윌리엄 콜리어가 그것을 보조했다. 그레이스는 런던에서 말록을 불르고, 그를 위해서 정규 간호사를 고용했다. 습포제를 포함해서 온갖 종류의 치료가 시도됐지만 그를 편하게 할 수 있었던 것은 아편과 모르핀 뿐 이었다. 14일, 완전히 심약해진 오슬러는 그레이스에게 가망이 없을지도 모른다고 했다. 그로부터 그는 회복하고 10월 19일에는 미국으로 돌아온 의리의 여동생 수 체이핀에게:

살려줘! 살려줘! 내 여동생 수! 바다 저편에서 울려오는 내 마음의 외침을 당신은 몇 번이나 들었던 것이 확실해. 나는 어째서 70세가 될 때까지 내 개인용 콘센트 변기에 대해서 실제적인 지식을 가지지 못했을까요?
나는 정말로 아무것도 몰랐어, 그 다양성과 사용법에 관한 강의를 받은 적도 없었다고. 하버드에는 특별한 과정이 있는 걸까요? 미국에서는 개인용 철도열차를 가지도록 개인용 콘센트 변기를 가질 수 있는 건가요? 콘센트 변기에는 요람과 배양기의 모든 장소를 합친듯한 다양성이 있는 것인가요?
들은 바에 의하면 콘센트 변기의 사용에 대해서는 마을마다 다른 규정이 있고, 브리검 병원 같은 곳은 규정이라기 보다도 의식 같은 것이 있는 것 같애!
난방 기구라고 불리는 물건에 대해서도 같아요. 누구도 나에게 이 고도의 장식적인 예술 작품의 이용법을 가르쳐주지 않았어요. 나의 70세 축하 위원회는 난방 기구에 관한 논문이 기념논문집에 포함되지 않은 것을 사죄하는 편지를 발송했어요. 요즘, 나는 지독한 꼴을 당하고 있어요.…… 기침의 종류와 그 변덕스러운 변화에 대해서 내가 모르는 것이 없어요. 죽음은 너무도 먼 곳에 있고. 아편 이외의 약은 어디론가 내쳐버리라지. 효과가 있는 것은 아편 뿐 인데. 정말로 아편 만이 구원입니다! 불쌍한 그레이스! 그녀는 물론 죽을 정도로 걱정하고 있어요. 이틀간 나는 발작 때문에 상태가 굉장히 나쁘고 기진맥진 해졌어요.[56]

오슬러의 열은 내렸지만 기침은 진정되지 않았다. 체력도 떨어지고 하루에 몇 시간 밖에 몸을 일으키지 못하게 되었다. 아편을 복용하지 않을 때는 한 밤중에 눈이 떠져서, 몇 시간이나 심하게 기침했다. 그 발작은 백일해를 연상시켰다. 그는 아마도 인플루엔자에 감염된 것이겠지만, 아직 바이러스를 특정할 수 있는 시대가 아니었다. 처음부터 폐에 2차적인 세균감염이 있었는지도 모른다. 그는 홉킨스 시대의 친구에게 '폐렴구균과 카타르구균'이 관여되어 있다고 배웠지만, 이것이 단순한 추측인 것인지, 조사를 받은 결과인지는 불명이다. 다른 편지 상대에게는 "인플루엔자 후에 굉장히 잘 발견할 수 있는 하부 기관지 폐렴에 괴로워 하고 있다"고 말했다. 말록이 10월 말에 쿠싱에게 쓴 편지에는 오슬러는 상당히 고생을 했습니다만, 위험하지 않습니다. ……다시 쾌활해졌고, 독서를 많이 하고 있습니다. 식욕도 왕성합니다. ……이제 괜찮아요"라고 되어있다. 오슬러 자신도 메모나 편지를 계속해서 쓰고는 보내기 시작했다. "이런 식으로 녹아웃 되는 것은 심히 불쾌 하지만, 내 이닝을 생각하면 그 정도였는지도 모릅니다!"[57]

11월 7일 오후 11시경, 오슬러는 갑자기 몸 오른쪽에 "찌르는 듯한 아픔과 불꽃이 폭발한 듯한 감각이 있어서, 기침을 하거나 깊게 호흡을 하면 아팠다." 급성 흉막염 이었다. 감염은 흉벽 안쪽과 폐의 표면을 이중으로 덮는 장막으로 퍼져, 염증과 유착을 일으켰다. 12시간 후, "발작이 일어나 흉막의 부착부분 전부가 찢어져서, 통증을 일으켰다." 그는 굉장히 비관적으로 변했다. 7일 그레이스가 리비에라 에서 요양할 것을 제안하자, 그는 자택 침대에서 천국으로 가는 편이 낫다고 했다. "그가 그 만큼 지식이 없었으면 좋았을텐데"라고 그녀는 말록에게 말했다. 다음날에는 더욱 악화되어 있었다. 오슬러는 그레이스에게 자신은 골더즈 그린Golders Green행이라고 얘기했다. 골더즈 그린은 런던의 화장터가 있는 지역이다. "아치, 너무나도 비극적입니다. 그가 처음에 말했던 일이 일어나려고 하고 있습니다. 그가 무슨 말을 해도 모두 실현되고 맙니다. 그의 예상은 죽음입니다. 나는 어떻게 하면 다른 결말을 기대할 수 있을까요?"[58]

오슬러는 감염을 일으킨 흉막이 스치는 것을 느끼게 되었고 그 소리도 들을 수 있었다. 깁선은 그의 가래 안에 파이펠 균Pfeiffer's bacillus, 인플루엔자 균을 발견했다. 이것은 인플루엔자에 자주 동반되어 발견되는 세균으로, 당시에는 아직 인플루엔자의 원인균이라고 생각되었다. 빌 프랜시스의 권유로 오슬러의 옛 친구인 윌리엄 헤일-화이트Sir William Hale-White 경이 런던에서 찾아와서 그를 진찰하고 낙관적인 전망을 고했다. 오슬러는 기운을 차리게 되었고, 몸 상태도 좋아지고 그대로 병이 나아질 것처럼 보였다. 그는 항상 독서를 하고 있었다. "찰즈 램Charles Lamb 영국의 수필가, 비평가; 1775~1834[59]과 함께 취할 수 있었다면, 얼마나 즐거웠을까?" 빅터 호슬리Victor Horsley가 쓴 전기의 비평에도 썼다. 11월 11일의 '침묵의 날'–제 1차 대전 휴전 협정이 발효된 날–에는 그레이스와 함께 영국 전체가 아주 조용해지는 2분간을 관찰했다. 빌 프랜시스로부터 마조리 퍼쳐에게 쓴 편지에는 "나는 그레이스 숙모님한테 병실로 불려가서 셋이서 11시의 시보를 기다렸습니다"라고 적혀있다. "그 순간이 오자 그레이스 숙모님은 침대 맞은편에 꿇어앉고 조용히 울었습니다. 아버지는 침대에 누운 채로 눈을 감고, 그녀의 머리에 손을 얹었습니다. 오슬러는 의사들에게 농담을 할 때가 있었다. 깁선에게는 자신의 유일한 문제는 욕창이라고 말했다. 그리고 존 맥카리스터Sir John MacAlister 경에게 쓴 편지에는 자신이 "침대 한 편에서 다른 한편으로 유쾌한 여행을 하고. 인생을 많이 즐기고 있다"고 보고하고, "두 번 다시 일어나는 것은 불가능하겠죠!"라고 썼다. 런던에서 이것을 읽은 맥카리스터 경은 오슬러가 죽어가고 있다고 확신하고, 다른 것은 모두 제쳐두고 역으로 향해, 제일 빠른 열차를 타고 옥스퍼드로 달려갔다. 오슬러가 말록을 불러들이는 편지에도 "균만 이라도 보러와, 생동감이 있는 가래니까"라고 씌어 있었다.[60]

오슬러가 몸져눕고 나서 약 2개월이 경과했다. 11월말이 되자, 현저하게 쇠약해졌다. 11월 22일 그는 아직까지 프랑크 세퍼드 등에게 시간이 낫게 해준다고 말했다. 리비어 도서관의 마무리를 이 눈으로 확인하고 자신의 카탈로그를 완성시켜서 인쇄하기 전까지 마중 나오거나 한다면 나는 분노하겠지. 그렇다고는 해도 이 정도로 좋은 기회를 경험 할 수 있었다고 생각하니 이 이상 바라는 것은 욕심쟁이 일지도 모른다. 그레이스는 남편이 테니슨Tennyson의 "티토너스Tithonus"를 암송하는 것을 들었다. 이것은 불사를 부여받은 전사가 주름투성이의 노인이 되어도 살아갈 수 밖에 없다는 사실을 한탄하는 시다. 그는 70세의 노인이 인플루엔자 후에 폐렴이 되면 회복되지 않는 경우가 많다는 것, 원래 보통은 회복되지 않는다는 것을 알고 있었다. 그는 "버터와 벌꿀 밖에 못 먹는다는 것"이외에는 불평을 하지 않았다.[61]

11월의 마지막 주, 오슬러는 계속 카드나 메모를 썼다. 낙관적인 것이 있는가 하면, 이별을 암시하는 것도 있었다. 어떤 편지에는 그가 멍하니 영원을 보고 있었다. 그는 메이벨 블스터에게 쓴 편지에 "불길한 상태가 안 좋은 느낌으로 계속되고 있습니다"라고 썼다. "인생도 71년째가 되어, 항구에서 그렇게 멀지 않은 곳까지 찾아왔습니다. 너무도 행복한 항해였습니다! 그 동안 계속 너무 훌륭한 동료들과 만났습니다!" 앞일은 걱정하고 있지 않습니다. 사랑스러운 아이잭이 친구인 아이잭 월튼과 같이 있는데 만나거나 하면 필시 기쁘겠지요." 어느 날 그는 제대로 옷을 입고 난로 앞에서 사진을 찍게 되었다. 그의 회복을 두려워한 누군가가 이 사이에 사진을 찍어두고 싶었는지도 모른다. 사진을 찍은 그는, 유령처럼 보였다. 눈의 오목한 부위는 시체처럼 움푹 들어가고 색이 변했다. 그러나 그 눈은 아직 불타오르고 있었다. 아마도 그것은 생명력의 빛인가, 아니면 열 때문인 것인가.

시간은 오슬러를 치료하지 못했다. 그의 몸에는 이제 감염증에서 회복 할 힘이 없었다. 의사들은 낙관적이었지만, 그레이스는 그들을 믿지 않았다. 그녀는 11월 27일 편지에 "선생님들은 나쁜 쪽으로 가고 있지 않다고 생각하고 있습니다"라고 적혀있다. 오늘밤은 모르핀을 제치고, 아트로핀을 주고 있습니다. 내일은 그가 의자에 앉을 수 있으면 좋겠는데, 선생님은 "매우 느리지만 착실하게 회복되고 있다고 말씀하십니다. 그들도 알고 있겠지만, 그이가 더 잘 알고 있습니다."[62]

노람 가든즈 13번지는 야간 간호를 위해서 두 번째 간호사를 고용했다. 산소 흡입기도 가져가게 했다. 오슬러를 입원시킨다는 말은 없었다. 당시 영국에서는 병원에 가는 것은 가난뱅이 뿐이었기 때문이다. 그의 감염증이 점점 퍼져가는 사실은 모두가 알고 있었다. 흉막강에 고름이 쌓여서 농흉이 될지도 모른다. 폐에 고름이 생길 가능성도 있었다. 오슬러의 증상을 파악하는데, 의사의 손과 귀와 청진기에 의지하기 보다도 흉부X선 검사를 실시하는 편이 나은 것이 아니냐는 제안을 하는 사람은 없었던 듯하다. 오슬러 자신도 그것을 요구하지 않았다. 그의 『원칙과 실천』 1916년판에서는 흉막염의 진단에 있어서 X선 검사의 유용성에 관한 코멘트를 했었지만, 그렇다고는 해도 그는 자신의 감염증이 퍼져가서 아마도 흉막강에 고름이 차게 된 것이 틀림없다고 생각했다. 세균을 죽이지는 못해도, '바늘을 사용해서' 고름을 배출하는 것은 가능하고 그것이 바람직했다. 아치 말록은 오슬러가 천자를 바란다고 생각해서, 다른 의사들에게 그것을 의뢰했다. 헬 화이트가 다시 런던에서 찾아와서 깁선과 콜리어가 협의했다. 오슬러의 백혈구의 수치는 굉장히 높고, 그들이 생각하는 것 이상으로 중증이라는 것을 암시했다. 의사들은 흉강천자를 시험해 보기로 했다. 말록은 런던에서 주사기와 바늘을 가지고 왔다. 왕실의 주치의사도 겸하고 있는 마지막 부탁의 밧줄인 우수한 자문의사, 토머스 호더 경도 찾아왔다. 그들이 오슬러에게 흉강천자를 시험하고 싶다고 말하자 환자는 "언젠가 아침식사 전에 간호사와 내가 해 볼 생각이었다"고 농담을 했다.[63]

12월 5일 오슬러에게 국소마취약이 투여되었다. 그로부터 호더 박사가 오른쪽에서 흉막강 내에 바늘을 삽입하고 약 400ml의 노랗고 탁한 액체를 빼냈다. 깁선은 그 액체 중에 인플루엔자 균을 발견했다. 오슬러는 그 후 말록에게 "이렇게 고통 없이 시험천자를 받은 것만으로도 70세까지 산 보람이 있었다"고 말했다. 그는 또 "당신들이 내 등에 바늘방석을 만들기 시작했다는 것은 내가 곧 죽는 것이로군." 이라고도 말했지만 말록에게는 그것이 단순한 농담이라고는 생각하지 못했다. 다음날, 말록이 위로의 말을 하자, 오슬러는 이렇게 답했다고 한다. "아치, 정신이 이상해진 것이 아닌가? 난 이 증세를 2개월이나 관찰했다. 스스로 부검을 볼 수 없다는 것이 유감이야."

오슬러는 편지를 읽거나 쓰거나하는 체력도 없어졌지만 유언서를 구술하고, 자신의 책이나 유체의 부검이나 뇌의 처분에 대해서 지시를 했다. 어떤 때는 기면상태가 되거나, 방향장애를 보이기도 했다. 맥박도 증가해서 스스로도 기침의 발작을 일으킬 때 심장이 멈추는것이 아닌지 걱정했다. 대량의 모르핀, 또는 아편과 같이 디기탈리스도 처방을 받았다. 간호사 중 한 명인 이디스 에드워즈는 그가 모범적인 환자이고 절대로 불평을 하지 않고 언제나 그레이스를 걱정하고 있었다고 증언했다. 그레이스 일행은 교대로 그에게 책을 읽어주었다. 가장 많이들은 것은 월터 페이터Walter Pater; 영국의 수필가, 소설가; 1839~1894의 '향락주의자 마리우스'였다. 넌시 아스터, 보브 에몬즈, 빌 프랜시스, 그리고 미국에서 온 수 체이핀 등 일부의 특별한 문병 객 만이 병실에 들어오는 것을 허락했다. 오슬러의 병이 위중하다는 것은 널리 알려졌다. 에드워즈 간호사에 의하면 그가 반대했던 유일한 치료법은 다양한 약을 섞어서 쓰는 것이었다. 그는 그녀에게 "아편 같은 멋진 약을 뒤떨어지는 약과 섞어서 그 효과를 헛되게 할 필요가 있을까?"라고 말했다.

오슬러는 매일 아침, 침대 옆에 두었던 어린 뮤리엘 하워드의 초상화에 말을 걸었다. 저녁에 피하주사, 다음에는 포Edgar Allan Poe; 미국의 시인, 소설가; 1809~1849의 『애니를 위하여For Annie』를, 때로는 간호사의 도움을 빌려서 암송하는 것을 즐겼다.

> 지금 나는 침대에서
> 아주 느긋하게 쉬고 있다.
> 그 모습에 사람들은
> 내가 죽었다고 생각하고,
> 그런 눈으로 보기 시작하기도 한다.

에드워즈 간호사의 회상에 의하면 그의 곁에는 언제나 레몬 슬라이스를 놓은 접시가 놓여져 있었다고 한다. "상태가 나빠서 움직일 수 없을 때는, 조용히 손을 뻗어서 한 조각 잡아 레이디 아스터Lady Astor나 내 머리 위에 뚝 떨어뜨렸습니다."[64]

오슬러는 의사로서 여러 가지 폐렴을 진단해 왔지만 언제나 만족하지 못한 결과로 끝났다. 그러니까 자신의 폐렴에 대해서 비관적이고 "결말은 언제나 하나다"라고 그레이스에게 말한 것도 당연한 일이었다. 그러나 그것은 죽고 싶다는 바람과는 다른 것이었다. 오슬러가 병과 사투를 벼렸다던가, 죽고 싶어 했다고 암시한 사람은 한 명도 없다. 모르핀의 "자비 깊은 대량 투여" 같은 지시도 없었다. 아들을 잃은 실의가 죽음을 초래했다고 생각하는 증거도 없다. 12월 8일, 오슬러는 혹시 회복하는 일이 있다면 환자의 관점에서 병세보고를 하고 싶다고 중얼거렸다. 11일에는 그의 장서 수집에 마취에 관한 오리지널 논문집이 추가되었다. 이것을 기뻐한 그는, 말록에게 부탁해서 그 책에 "끈기가 있게 기다리면 항해하기 좋은 날이 온다고 하지만, 이번에는 아슬아슬했다!"고 쓰게 했다.

12월 14일, 호더는 다시 흉강천자를 실시해서 약 600ml의 맑은 체액을 빼냈다. 호더는 낙관적이었지만, 오슬러의 백혈구 수치는 더욱 높아져서 말록은 좀 더 조사하고 싶었다. 17일, 그레이스는 캐나다의 조카딸에게 다음과 같이 편지를 썼다:

> 내 자신의 의견은 없습니다. 나는 윌리 아저씨가 언제나 했던 말이나, 병이 심해지고 나서 말한 것에 완전히 영향을 받았기 때문입니다. 감염증은 기세가 강할 때와 약할 때가 있고, 악화할 때마다 그의 체력을 많이 빼앗아 갑니다. 런던의 토머스 호더 경에게 두 번 오게 해서 그때마다 가슴에 쌓인 체액을 빼내가게 했습니다. 기침은 줄었습니다만, 맥박이 너무나 불규칙합니다. 그의 멋진 생명력이 이 잔혹한 적을 쫓아내는데 충분하다고 기대하고 기도 할 뿐입니다. 의사들도 그렇게 생각하고 있습니다만 그들은 그 사람만큼 알고 있지 않습니다.[65]

12월 21일, 호더는 특별히 긴 바늘로 오슬러의 몸속을 살피고, 폐에 바늘을 찔러서 악취가 나는 피가 섞인 고름을 빼냈다. 오슬러는 호더에게 "자네, 잘 하네"라고 말했다고 하지만, 우리들 현대인이 보면 그 악취는 혐기성 세균이 폐에 침입한 증거이다.[66] 오슬러의 폐에 농양이 형성되는 것은 분명하고, 의사들은 다음날, 외과적 수법으로 철저하게 고름을 빼기로 했다. 오슬러는 거의 포기한 상태였지만, 그 때, 마지막 인용을 하지 않을 수 없었다. "프랭클린이 나는 이 강을 꽤나 건너와 버렸다. 지금부터 되돌아가서 처음부터 다시 시작할 수 없다고 말할 때와 같은 기분이다.” 그리고 그레이스는 “70세가 되어서 농흉 수술을 받는다니”라고 속삭였다.

22일 아침, 런던의 성 바트톨로뮤St. Bartholomew Hospital 병원에서 가장 뛰어난 외과의사인 찰즈 고든-왓슨Sir Charles Gordon-Watson 경이 동료와 마취과 의사를 데리고 찾아왔다. 수술은 노람 가든즈 13번지의 오슬러 침실에서 거행됐다. 고든-왓슨 경은 오슬러의 왼쪽 제 9늑골을 10cm 절단하여[67] 흉막강을 절개하고, 280~340ml의 피가 섞인 악취 나는 체액을 빼냈다. 고름을 배출시키기 위해서 상처에는 파이프와 붕대지를 끼워 넣었다. 오슬러는 수술을 잘 견뎌서, 의사들은 수술은 성공했다고 판단했다.

이 배액 튜브는 다음날 어떤 이유로 빠졌지만 다시 삽입하지는 않았다. 아마도 튜브가 없어도 고름이 배출되었을 것이다. 오슬러는 회복되지 않았다. 고였던 체액의 양은 줄었지만, 백혈구 수는 급속하게 올라갔다. 크리스마스 이브에 그는 밀턴의 『그리스도 탄신찬가』를 읽어달라고 했다. 이것은 그가 언제나 리비어에게 읽어 주었던 시였지만, 이번에는 마지막까지 듣지 못했다. 27일, 그는 말록에게 말했다. “성공한 수술로 완전히 깨끗하게 되지 않은 것을 알게 되었다는 것은 나는 아직 그 정도로 멀리 가지 않았다는 것이다. 아마도 체내의 어딘가 어쩌면 폐 속에 농양이 있을 것이다.”

후에, 그의 추측이 맞았다는 것이 밝혀졌다. 그의 오른쪽 폐에는 작은 농양이 몇 개가 있었다. X선의 가이드 아래에서 더 능숙하게 천자나 배농을 실행했다고 해도 장기간으로는 큰 차이가 생겼을지도 모른다. 오슬러가 마지막 병으로 받은 의료의 질에 대해서는 의논의 여지가 있을지도 모른다. 그러나 그것은 아마도 무익할 것이다. 오슬러의 몸에는 폐 속에서 증식하고 아마도 훨씬 전부터 혈류에 실려서 전신에 퍼져갔던 여러 종류의 세균을 격퇴할 수가 없었다. 또 당시의 약에는 세균을 죽이는 힘이 없었다. 11월 15일, 오슬러는 기계에 정통한 친구에 대해서 약은 도움이 안 되니까 들숨과 날숨에 의한 자동적인 움직임, 상피 섬모의 나선형 운동에

의해 보조되는 기관지 기관의 청소기계를 개발하도록 권했다.[68]

의사들이 좀 더 적절하게 치료했으면, 즉 몇 주일 전에 X선 검사를 실시하고 좀 더 빠른 단계에서 흉강천자를 실시하고, 병원에서 수술을 해서, 24시간 체제로 치료를 하고, 수술 후에 충분한 수액요법을 했으면 조금은 가망성이 있었을 런지도 모른다. 1919년 당시에도 심전계와 혈압계의 데이터에서 그의 상태에 대해서 충분하지 않았어도, 보다 정확한 정보를 얻었을 것이다. 12월 27일 노람 가든즈에 오슬러의 생일 기념논문집 제 1의 인쇄물이 도착했다. 그 제목은『의학 및 생물학적 연구 기념 논문집』, 1919년 7월 12일 이었고, 윌리엄 오슬러 경의 70세 생일을 축하해서 제자와 동료가 이것을 헌정하였다. 이 날, 그의 상태는 매우 나빠서 감사하게 받을 상황이 아니었다. 이 논문집에 담겨진 논문 중 2개는 폐에 이상을 발견하기 위한 X선 검사를 받을 것을 추천했다. 미국인 저자 중 한명은, 뾰족한 기구로 체내의 농양을 탐색 하는 것은 너무 위험하다고 덧붙였다.[69] 오슬러가 1919년에 아직 볼티모어에서 살았다면 병의 초기 단계에서 존스 홉킨스 병원에 입원했을 것이다. 그리고 보다 고도로 근대적인 치료를 받았을 것이다. 그렇게 하였으면 2~3주간은 더 살았을 런지도 모른다.

12월 28일, 오슬러의 상태는 몹시 좋았다. 29일 아침에는 생각보다 예후는 좋을지도 모른다고 중얼거렸다. 호더가 진찰하러 왔다. 좀 더 좋게 배농할 수 있도록 하기 위해 외과조수가 상처를 다시 절단해서 씻어냈다. 호더는 오슬러의 맥박이 빠르고, 불규칙한 것을 불안하게 생각했다. 의사들은 점심식사를 하기 위해서 아래층에 갔다. 병실에는 오슬러와 에드워즈 간호사 만 남았다. 오슬러가 문득 콘센트 변기의 상태가 이상한 것 같다고 말했다. 실제로 그는 내출혈을 일으키고 있어서 곧 쇼크 상태에 빠졌다. 간호사에게 호출된 호더는 모르핀과 스트리크닌strychnine을 투여하도록 했다. 스트리크닌 주사는 그 당시에, 궁여지책의 수단으로써 쓰여 왔지만 현재는 도움이 안 된다는 것을 안다. 붕대는 피투성이였지만, 의사들은 어디서 출혈되는지 몰랐다. 오슬러는 말록에게 내 머리를 받쳐달라고 했다.

그것이 마지막 말이었다. 의사들은 의식을 잃은 오슬러에게 직장에 수액을 투여했다. 맥박이 약해졌다. 그레이스가 그에게 산소를 주었다.[70] 죽음은 편안하게 찾아왔다.

그는 항상 대부분의 사람에게 죽음은 평온하게 찾아온다고 했지만 그 말대로 되었다. 오후 4시 30분경의 일이었다. 방에는 그레이스 외에 수 체이핀, 프랜시스, 말록, 호더, 깁선과 두 명의 간호사가 있었다. 이렇게 윌리엄 오슬러의 생애는 끝났다.

제 13 장

오슬러의 죽음후의 삶

역사는 돌고 다시 돌아온다. 오슬러가 사망한 다음날, 그 유체는 죽음후의 병리해부학적 검사를 위해 자택의 테이블 위해 놓여 있었다. 의학의 전통에 따라서 그는 생전에 주치 의사에 의한 부검을 희망했었다. 그것도 그 부검을 자택에서 시행할 것을 허가, 또는 지시한 것 같다. 개인의 집에서 죽은 몸에서 고름을 빼고, 절개하고, 톱으로 잘라, 여러 액체가 스며 나오는 모습을 우리가 상상하기는 어렵다. 의사들마저, 그 일이 방을 심하게 더럽히고, 불쾌했을 것이 틀림없다고 추측하고 있다. 이러한 병세에 대해서 생애에 걸쳐 관심을 가진 오슬러는 자신이 그 장소에 나갈 수 있으면 좋을텐데, 라고 말했다.

깁선Gibson A. G.과 한 명의 조수는 불과 90분 만에 오슬러의 내장을 검사하고 뇌를 꺼냈다. 뇌는 미국에 보내게 되어 있었다. 누구나가 의심한 대로 깁선은 흉막염, 농흉, 폐의 농양을 확인했다. 직접적인 사인이 된 출혈이 어디서 생긴 것인지 결국 알 수 없었다. 아마도 수술중이나 상처를 씻어 낼 때에 잘못이 있었을 것이다. 그러나 오슬러의 오른쪽 폐 하부는 질퍽질퍽하고 세균 때문에 고름이 생겨서 이 출혈이 원인이 되었던 것이 분명했을 것이다. 출혈이 일어나지 않았어도 그는 기껏해야 앞으로 1~2주일 밖에 살지 못했을 것이다.

제러마이어 배론데스Jeremiah Barondes박사는 1919년의 의사들과 동료에게 오슬러의 사망원인은 “인플루엔자 균에 의한 농흉과 같은 세균에 의한 다발성 농양형성을 동반한 기관지 폐렴, 여러 차례의 기관지 폐렴 염증을 가졌던 나이가 많은 남자에게 동반된 바이러스성 호흡기 감염증에 속발한 것”이었다고 결론을 내렸다. 그는 또 대 유행이 끝나가고 있을 무렵에 질병이 시작된 것이…… 이 견해의 뒷받침이 된다고 말하고 있다.[1] 부검에서는 오슬러의 폐에 별다른 변화는 없고, 흡연 습관의 영향은 보이지 않았다고 했다. 그렇지만 아마, 혐기성 세균이나 그 외의 분류가 되지 않은 미생물이나 선천적인 이상도 있었을 것이다. 깁선은 오슬러의 유체에 대해 의무를 주워진 것 이외에는, 아무것도 하고 싶지 않았을 런지도 모른다. 그는 조직학적 소견을 보고하지 않고, 아마도 현미경을 쓴 관찰도 시행하지 않았던 것 같다. 부검에서는 옛날부터 기관지 감염증을 반복해서 걸렸던 오슬러가 만성 기관지 확장증에 걸린 것이 확인된 것이 아닌지 예상하고 있다. 그렇게 되면 그가 마지막으로 인플루엔자 균을 이기지 못했다는 설명이 쉬워진다.

오슬러의 좌측 관상동맥의 앞가지anterior branch는 아테로마 성 동맥경화에 의한 협착이 있고, 콩팥에도 경미하게 요산염이 있었지만, 그 외의 부위는 70세라는 연령에 비해서 양호하게 유지되어 있었다. 조금 상상해보자, 오슬러가 이 기관지 감염증을 극복할 수 있었으면, 그의 부모처럼 장수하고, 90대까지 살 수 있었을지도 모른다. 그렇게 되면, 설파제나 페니실린 및 그 외의 항생물질이 발명되어, 인류와 세균과의 역사적 싸움의 1장이 승리로 끝나는 것을 지켜볼 수 있었을 것이다. 항생물질은 감염증 치료에 자주 쓰이고 있다. 1919년에 항생물질이 있었다면 오슬러는 70세에 죽지 않았을 런지도 모른다.

생전에 갑상샘 추출물의 투여에 의한 점액수종의 극복을 의학사에 있어서 최대의 업적 중 하나로써 환영하고, 내분비 연구를 통해서 당뇨병도 같은 방법으로 극복할 수 있는 것이 아닌지 생각하고 있던 그가 앞으로 3년만 더 살았다면 또 하나의 역사 완결을 볼 수 있었을 것이다. 1922년에 췌장에서 내분비되는 물질을 분리해서 그것을 당뇨병으로 기아상태가 된 빈사의 아이에게 투여한 결과, 그 생명을 구하고, 건강을 되찾을 수 있었다는 기적 같은 보고를 오슬러가 들었다면, 기쁜 나머지 황홀해 했을지도 모른다. 그리고 캐나다의 토론토 종합병원과 토론토 대학교가 위험한 고지에서 부활했다는 소식은 그의 가슴을 설레게 했을 것이다. 거기에 토론토에서 췌장의 내분비물 연구에 몰두해서, 인슐린 발견으로 노벨상을 공동 수상한 임상의사 프레드 밴팅Fred Banting에 대해서는 아버지의 이름을 댔을지도 모른다. 밴팅의 아버지 윌리엄 밴팅William Banting은 1849년에 본드 헤드에서 페더스톤 오슬러 목사로부터 그 아들 윌리엄과 함께 세례를 받았었다. 오슬러는 분명히 그 성수聖水에는 마법의 약이 섞여 있었다고 농담을 했을 것이 틀림없다.

1923년, 레이디 오슬러는 밴팅을 노람 가든즈 13번지에 초대했다. 밴팅은 오슬러의 침대에서 잘 수 있다는 사실에 몹시 기뻐했다.

부검 후에, 오슬러의 유체는 관에 넣어져, 자기 방에 안치되었다. 관 위에는 그가 사랑한 토머스 브라운의 '의사의 신앙'이 올려졌다. 1919년 12월 31일의 한 밤중 직전, 그레이스와 아치 말록은 이 방에 들어와, 잠시 서 있었다. "내가 사랑하는 두 사람이 이 커다란 뭉치를 두고 떠나버린 것에 대해 생각하기 위해서"라고 레이디 오슬러는 말했다.[2] 장례식은 1월 1일 오후, 크라이스트 처치 대 성당에서 거행되었다. 흐릿하게 구름이 낮게 깔린 겨울다운 날이었다. 대 성당은 만원으로, 밖에 까지 조문객이 넘쳐났다. 그리고 특별하게도 여자의 비율이 높았다. 매장식의 기도문이 읊어진 다음, 조문객은 "주여, 내 구원이여"를 부르고, 그 다음에 윌리엄과 리비어가 가장 좋아했던 아벨라르Abelard; 프랑스의 철학자, 신학자; 1079~1142?의 찬송가를 라틴어로 불렀다. 멘델스존Mendelssohn의 장송 행진곡이 연주되어, 사람들은 대학의 순시자, 성가대, 목사, 참사 사제, 대 성당 주임사제, 조문객, 부학장, 학생감독, 케임브리지 대학교 의대 흠정 교수, 학회나 의료기관의 대표, 교수들이라고 하는 전통적인 순서로 대 성당에서 어두침침해진 실외로 나왔다. 그레이스는 울지 않았다. 그 몇 시간 후에 그녀는 윌리엄의 만형인 페더스톤 오슬러에게 편지를 써서 "나는 자긍심으로 가슴이 가득 찼습니다"라고 했다. "나는 그가, 그 경력으로 최고의 정신력을 갖추어, 세계 사람들로부터 사랑받고, 존경받고 있는 시기에 세상을 떠난 것을 감사하기로 하였습니다."[3]

유체는 하룻밤, 크라이스트 처치의 성모 예배당에 안치되었다. 그레이스 일행은 삭슨 시대의 성 프리데스위드St. Frydeswyde의 성묘적과 로버트 버턴Robert Burton(영국의 신학자, 저술가; 1577~1640)의 묘지와 그 조각상에 가까운 장소에서 오슬러가 쉰다는 상징적인 이유로 위로를 받았다. 그날 밤이 밝기 전에, 아치 말록은 영구차를 따라서 출발했다. 그들은 별빛에 비춰진 시골의 작은 마을을 지나고, 도중에 장엄하고 아름다운 일출을 보며 골더즈 그린Golders Green의 화장터에 도착했다. 그레이스, 수 체이핀, 한 명의 친구, 빌 프랜시스, 에드워즈 간호사도 옥스퍼드에서 도착했다. 프랑크 오슬러는 동생 화장에 입회하기 위해 런던 하숙에서 먼 길을 걸어왔다. 오슬러의 유체는 화장되었다. 프랜시스는 옥스퍼드로 재를 가져갔다. 재는 일단 도서관에 안치된 다음 금고에 보관되어, 크라이스트 처치로 옮겨져 최종적인 매장을 기다렸다.

세계 각지에서 전보가 쇄도하고, 조문객들은 의학계의 대가에 대해서 거론하기 위해 최상급의 찬사를 사용했다.[4] 어느 캐나다인 의사는 '타임' 지에– 오슬러 없이 의학은 존재하지 않았겠지–라고 말했다. 훌륭한 의사들이 앞으로 지도자 없이 헤쳐 나가지 않으면 안 된다는 생각에 눈물을 흘렸다. 영국 관료로, 역사가이며 교육자인 오슬러와 같은 다이너 클럽의 멤버였던 하버트 피셔는 그레이스의 편지에 "그 사람 정도로 사람들에게 살아가는 가치를 믿게 해주는 재능에 둘러싸인 사람은 없었습니다. ……그는, 일상적으로 교류하고 있던 우리들의 눈에도, 인간이라는 덧없는 생물 중에서, 가장 완전에 가까운 존재로 보였습니다"라고 씌어 있다. '타임' 지의 기자는, 오슬러는 "역사상 가장 위대한 의사"였다고 전했다. 오랜 세월에 걸쳐 맥길 대학교의 병리학 교수로 일하고, 최근에 리버풀 대학의 부학장에 취임한 조지 아더미George Adami는 다음과 같이 서술했다:

솔직히 말해서–하비Harvey, 베살리우스Vesalius, Andreas, 플랑드르의 해부학자; 1514~1564,

존 헌터John Hunter, 스코틀랜드의 해부학자, 외과의사; 1728~1793, 클로드 베르나르Claude Bernard; 프랑스의 생리학자, 실험의학, 일반생리학의 창시자; 1813~1878, 리스터Lister, Joseph 영국의 외과의, 살균소독법 완성; 1827~1912 등, 오슬러보다도 위대한 의사는 분명히 있었다. 그러나 완전한 의사의 요소인 삶의 방식, 진료, 교육, 저술의 면과 이들의 활동을 통해서 동료에게 미친 영향 면에서 이 위대한 의사들을 종합적으로 평가할 때, 앞에 서야 하는 것은 오슬러다.…… 생각해 보았으면 좋겠다. 존스 홉킨스 시대의 오슬러는 7,000만명이 사는 공동사회의 의학교육과 임상의학에 혁명을 일으킨 것이다. 그리고 또, 그의 교과서는 의사들에게 얼마나 큰 영향을 끼쳤던 것인가. …… 살아있을 때부터 이렇게 많은 사람들에게 이 정도로 큰 영향을 준 의사는 없었다. 과학적 의학의 실천을 위해서 이렇게 힘을 쓴 인물도 없었다. 이 정도로 넓은 범위로 의사 동료와 친교를 맺은 인물도 없었다. 그는 캐나다, 미국, 대영제국과 그 전 영토와 세계의 의학계 리더와 친했다. 다시 말하면 연구와 진료와 교육에 동일하게 힘을 쏟고, 과학과 의술을 이렇게까지 훌륭하게 짜 맞출 수 있었던 인물은 그 외에 없었던 것이다.[5]

1997년, 85세의 엘리자베스 하티 오슬러 넬스Elizabeth Harty Osler Nelles는 나에게 1919년에 오슬러의 부보를 들은 기억은 없다고 말했다. 그녀는 그 무렵, 가족과 함께 캐나다로 귀국했었다. 당시의 일을 기억하고 있는 것은 옥스퍼드에서 오슬러에게 배운 비를 내리게 하는 춤rain dance과 노래를 시험해 보았지만, 비를 내리게 하지는 못 했었다라고 했다. 어떤 사망 기사에는 생전에, 오슬러와 친했던 사람들은 "악이란 인연이 없는 존재, 초월적으로 아름다운 생명을 자신의 눈으로 보고, 손으로 닿을 수 있었던 특권을 기억하겠지"라고 썼다.[6]

생전에 오슬러는, 의학계의 영웅들이 사람들의 기억 속에 언제까지나 살아갈 수 있도록 힘을 썼다. 오슬러를 사모하는 사람들은 이것을 본받아서 그의 기억을 영원히 남기기 위해서 움직이기 시작했다. 그레이스는 노람 가든즈 13번지를 지금과 같은 장소로 만들고 싶다고 바랐다. 오슬러가 서거하고 4개월 후, 그녀는 편지에 "우리들이 가장 사랑하는 사람처럼, 죽은 후에도 여전히 살아가는 사람이 달리 있을까요?"라고 썼다. 그것은 놀라운 일입니다. 사람들은 여전히 이곳을 찾아와서 금방 돌아오는 사람의 이야기를 하듯이, 그의 이야기를 합니다. 온갖 장소에서 다양한 친구들에게서 그의 기척이 느껴집니다. 목소리를 낮추는 사람은 없습니다. 그가 말한 농담이 반복됩니다. 나는 한 명의 인간과 그 마음이 사람들에게 이 정도로 깊은 영향을 미치는 것을 본 적이 없습니다. 우리들은 이것을 유지해 가야만 합니다. 그 사명이 나를 계속 살게 합니다."[7]

톰 맥크레이가 집필을 이어받은 교과서는 오슬러와 맥크레이를 저자로하여 계속 출판되었다. 그레이스는 하비 쿠싱에게 오슬러의 전기를 써달라고 부탁했다. 쿠싱은 세계에서 가장 유명한 뇌 외과 의사가 되었다. 그가 오슬러의 부보를 들었을 때, 말록에게 이렇게 외쳤다고 한다. "아치, 이 얼마나 아름다운 인간이었나! 그런 사람이 달리 있었을까. 자네도 나도 앞으로 그 같은 사람과 만날 일은 절대 없겠지."[8] 쿠싱은 과거 오슬러에게 필적할 정도로 공적으로, 사적으로, 모두가 굉장히 바빴지만, 타고난 에너지로 자기 자신의 이상으로 삼은 인물을 기념하기 위한 일에 착수했다. 그는 전기傳記 자료로 만들기 위해 오슬러가 보낸 편지나 그 외의 기념품을 소유한 사람들에게 그것들을 빌려달라고 호소했다. 1920년 여름에는 옥스퍼드에 3명의 비서를 두고, 편지를 복사했다. 동시에 의학 역사가인 필딩 개리슨Fielding Garrison에게 의뢰하여 오슬러의 과거 실리먼 강의old Silliman Lecture를 개정해서 『근대 의학의 발전』이라고 하는 제목으로 출판했다.

쿠싱은 철저하고 면밀하게 자세한 사실을 추적했다. 끈기 있게 자료를 수집하고, 오슬러 여사에게도 비밀로 해서, 그녀가 자신의 가족에게 쓴 편지까지 모았다. "그러나 오슬러가 자신의 사후 50년간은 공개해서는 안 된다"고 명령했던 -존스홉킨스 병원의 알려지지 않은 역사-는 열지 않아서 할스테드Halsted의 약물중독에 대해서는 몰랐다. 쿠싱은 당시, 1년 만에 오슬러의 생애의 "펜으로 그린 그림pen-sketch"을 쓰려고 생각했지만, 최종적으로는 5년분의 여름휴가와 여가를 보내서 그는 아침에 집필하고, 6~8시간 수술하고, 저녁에 다시 집필하는 페이스로 일을 했다. 집필 중에는 끊임없이 담배를 피웠다. 100만어가 넘는 방대한 량의 원고를 써냈다. 옥스퍼드 대학교 출판국의 설득으로 원고는 약 60만어 까지 줄였지만, 1925년에 그 저서 『윌리엄 오슬러 경의 생애』를 1,400쪽의 분량을 2권two volumes으로 묶어서 발행하였다.

쿠싱은 세계에서 가장 겸허하지 않은 직종의 사람들 안에서도, 특히 겸허하지 않은 부류의 인간이었지만, 자신의 역작에 대해서 "나는 과장하지 않고, 보잘것 없는 외과의사입니다" 라고 말했다.[9] 그가 쓴 전기는 오슬러의 '인생과 편지'를 천천히 존경을 담아서 1년씩, 어떤 때는 1일씩 소개하는 것으로 전기 작가 리튼 스트래치Lytton Strachey가 반발한 전통적인 전기, 그 자체였다. 1918년 리튼은 그의 저서 『빅토리아 시대의 위인전』, 거기에는 가볍고 우상파괴적인 성격 묘사를 전개해서 전기의 집필법에 혁명을 일으킨 것으로 유명하다. 그레이스 오슬러의 편지와 강연을 부분적으로 편집한 것이 가득 새겨져 있었다. 살아 있는 사람들이 많았기 때문에, 그들을 불쾌하게 만들 가능성이 있는 사항은 잘 얼버무려서 다뤘다. 그레이스를 시작해서 오슬러와 친한 사람들이 원고를 읽고, 몇 가지 내용의 변경을 요구하고 또한 완벽한 작품이라고 확실한 보증을 하였다.

쿠싱의 『윌리엄 오슬러 경의 생애』는 비평가에게도 대중에게도 평판이 좋았다. 극히 일부의 비평가가 그 장대함을 지적했지만, "그것은 같은 때에 출판된 그리스도 전기의 2배, 루이 파스퇴르Louis Pasteur, 프랑스의 화학자, 세균학자; 1822-1895의 표준적인 전기의 3배나 길다." 오슬러의 친구들은 도서 평가의 대부분은 이런 사람들이 실행했다 여러가지 세세한 점을 기뻐하고, 그것을 걸작이라고 말해서, 너무 길다는 것은 생각하지도 않고, 출판과 동시에 전기의 고전이 되었다고 평가했다.

쿠싱은 여러 시대를 통해서 제일 사랑받은 의사 중 한 명의 생애를 마음에 담아 써냈지만, 그들은 쿠싱이 자신의 눈으로 본 그대로를 말하는 것으로 알고 있었다. 쿠싱은 자주 오슬러 자신의 말을 문학적으로 소개하는 것으로, 오슬러를 다시 거론하는 것에 성공했다. 볼티모어의 엄격한 비평가인 멘켄Mencken H. L.마저도 이 전기에 대해서는 "그가 조금이라도 교류한 적이 있는 사람들 모두에게 준 신기한 매력이, 모든 페이지에서 파악할 수 있다"고 했다. 쿠싱은 당시, 이 전기에 브레델Broedel이 쓴 '성인The Saint'의 그림을 사용하려고 했지만 그레이스의 지시로 그것을 삭제했다. 그러나 어떤 사람이 편지로 말했듯이, "오슬러 날개의 빛을 말로써 써낸다는 어려운 일"을 완수한 것이다.[10]

전기는 영국에서도 그럭저럭 팔렸지만, 미국에서는 굉장히 잘 팔려서, 1926년도의 퓰리처 상Pulitzer Prize을 수상했다. 당시의 퓰리처 상은 "비슷한 실례보다 사람들에게 애국심과 자기 본위가 아닌 봉사를 가르치는, 미국에서 최고의 전기"에 대해서 보내지는 것이었다. –그 해의 퓰리처 상의 픽션 부문에 선택된 것은 의학연구의 숭고함을 칭송하는 신클레어 루이스Sinclair Lewis; 노벨 문학상 작가; 1885~1951의 『애로우스미스Arrowsmith 박사의 생애』였다. 이 2권의 내용은 현저한 대조를 이루고 있고, 의학의 번영이 미국인의 생활에 미치기 시작한 영향을 상징하게 되었다. 루이스가 거만한 태도로 수상을 사퇴한 것은 쿠싱의 온건함으로 도덕적인 저작을 향한 평가를 점점 높였다. 쿠싱은 친구에게 루이스의 소설은 의학연구를 신화화해서 의료를 중상하는 것이고 자신은 그의 소설 정신에 대해서 경멸의 기분밖에 가지고 있지 않다고 했다. 쿠싱은 자신이 쓴 오슬러의 전기가, 애로우스미스적인 정신에 대한 해독제가 되기를 원했다. 쿠싱의 전기는 오슬러의 불사의 정신을 암시하는 묘사로 끝났다.[11]

쿠싱은 오슬러의 장례식이 끝나고, 사람들이 떠난 1월 1일 밤, 크라이스트 처치 대 성당의 성모 예배당에 혼자 안치된 오슬러의 유체 곁을, 많은 사람들의 영혼이 찾아온 것은 아닌지 상상했다. 아들 리비어를 선두로, 의학사에 찬연하게 빛나는 불멸의 사람들이나 오슬러와 같은 시대를 살아온 위대한 의사들 외에, 요절한 그의 학생들이나, 노람 가든즈에서 환대를 받은 적이 있는 전사한 젊은이들도 찾아왔을 것이다. 오슬러의 영혼에 대한 묘사가 없는 것은 그가 영혼의 불사를 믿지 않았다고 생각해서 일지도 모른다. 그가 죽음 후의 삶을 원한다고 하면 그것은 후세까지 남는 저작이나 다른 인물들의 기억 속에서 계속 살아간다는 형태였을 것이고, 가엾은 아서 코난 도일Arthur Conan Doyle이 만년에 그 탐색에 열중한 육체에서 떨어져 유랑하는 영혼이라고 하는 형태는 아니었을 것이다.

쿠싱의 책은 확실히 독서를 사랑하고 이제부터도 책을 읽으려고 하는 사람들의 마음에 오슬러의 기억을 남기도록 하는 데 성공하였다. 오슬러의 생애와 일을 남기는 또 하나의 방법은 누구나가 기대했던 '오슬러 도서관'이었다. 그의 장서는 유언에 의해 맥길 대학교에 기부하기로 되어 있었지만, 카탈로그는 아직 완성되지 않았다. 오슬러는 캐나다에 보내는 책의 발송에 대해서는 전부 그레이스의 재량에 맡기겠다고 지시했었다. 그는 맥길 대학교에, 이 책을 도서관의 기초로써, 학생들에게 의학과 과학의 역사를 배우게 하고, 맥길 대학교 도서관을 이 분야의 연구 중심지로 하도록 조언했다. 그는 맥길 대학교가 '좋은 사서司書'에 임명하는 것을 희망했지만 마지막에 쓴 유언장에 추기로써 빌 프랜시스를 종신, 또는 임시 사서로 임명하는 것도 제안했다.[12]

오슬러의 죽음 직후에, 프랜시스는 오슬러가 찾아 준 제네바 국제적십자사의 일에 착수하기로 정해져 있었다. 윌리엄과 그레이스는 언제나 빌Bill을 아들로 취급해왔다. 건강에 문제가 있는 빌은, 의사로써 일하는 것을 단념하고, 의학 관계의 글을 쓰거나 편집에 종사하게 되었다. 오슬러는 그런 빌에게 일을 줬으면 좋겠다고 많은 친지에게 편지를 썼다. 오슬러의 장례식 당일, 그레이스는 빌의 장래에 대한 불안함에 대해서 썼다. "그는 실의의 밑바닥에 있습니다. 달리 아버지를 몰랐으니까요." 오슬러는 유언으로 빌을 남긴 도서 관리자의 한 명으로 지정했다. 오슬러의 장서를 정리하는 작업에 상당한 시간이 걸리는 것은 분명했다. 그레이스는 빌에게 제네바에 가서 자신의 일을 성공시키도록 강하게 말했다. 책 정리는 오슬러의 생전부터 카탈로그 만들기를 도와 왔던 보들리 도서관의 전문가가 있었으면 했다. 오슬러의 남긴 도서 관리자는 또 한 명이 있었다.

빌과 똑같이 아들로서 취급받던 아치 말록Archie Malloch이다. 그도 앞으로 나아가려고 했다. 의학 공부를 끝내서 캐나다로 귀국해서 개업하려고 생각한 것이다. 말록은 오슬러의 조카딸과 결혼했지만, 1919년 가을에 그가 쿠싱에게 쓴 편지에는 한 때는 영국에 머무는 것도 생각했지만 "당연한 일이지만 윌리엄 경의 윗저고리 옷자락에 들러붙어서 살고 싶다는 생각은 안합니다"라고 썼다.[13]

맥길 대학교는 오슬러 도서관 위원회를 설립했다. 대학은 처음에, 오슬러의 이름으로 대규모의 보건학 도서관을 창설하려고 계획했지만, 그레이스는 오슬러 도서관은 그의 소장품으로 구성되어 있지 않으면 안 된다고 해서 그것을 거부했다. 캐나다인 들은 오슬러가 사서로써 프랜시스의 이름을 밝힌 것은 알고 있었지만그레이스도 많은 문제를 해결한다고 해서 그것을 지지했다. 옥스퍼드 대학교의 의학 역사학자가 찰스 싱어Charles Singer에게 취임을 타진했다. 싱어가 그것을 사퇴한 일로, 그들은 1921년 말에 프랜시스를 임명하기로 정했다.[14] 프랜시스는 1922년 초순에 노람 가든즈 13번지로 돌아왔다. 제네바에서 결혼한 아내와 그곳에서 태어난 딸도 함께였다. 그레이스는 그들에게 빌이 카탈로그를 만들고 캐나다에 책을 발송할 동안 노람 가든즈에 체재하라고 했다. 그녀는 몇 개월 있으면 늦어도 가을까지는 모든 작업이 끝날 것이라고 생각했다.

그 후의 상황은 의사의 전기라기보다, TV의 멜로드라마에 어울렸다. 오슬러를 기준으로 하니, 프랜시스의 일에 대한 진척은 혹독했다. 그는 기상 시간도 아침식사 시간도 늦고, 좀처럼 일에 착수하지 않고, 주위가 산만해지기 쉽고, 밤늦게 까지 시간을 끌며 일을 했다. 그 사이 많은 담배를 피웠다. 그레이스는 곧 그의 느린 일처리에 놀랐다. 그녀는 빌의 아내 힐다와도 좋은 사이가 되지 못했다. 힐다는 옥스퍼드 마님의 사교생활에 참가하려고 하지 않고 주방에서 시중 인들과 수다를 떠는 것을 즐기는 듯 했다.

오슬러의 책은 1922년, 1923년, 1924년이 되어도 캐나다에 발송되지 않았다. 일을 달성시키려는 관점에서는 프랜시스 이상으로 어울리지 않는 사람은 없었다. 그는 완고한 완벽주의자로, 콤마나 인용부호의 실수를 믿을 수 없을 정도로 집착하고, 효율 좋게 일을 척척 진행하는 방법도 모르고, 편두통이나 그 외의 병 때문에 정기적으로 드러누웠다. 그레이스는 직업적인 조수를 고용하자고 제안했지만, 그는 단호히 거절했다. 가끔 램지 라이트Ramsay Wright 등의 일가의 옛 친구가 찾아와서 작업을 돕거나, 보들리 도서관의 힐Hill R. H.등의 전문가가 후의로 도움을 제의했지만, 프랜시스는 작업이 느린데다가 다른 사람이 한 작업을 전부 자신이 다시 고쳤기 때문에 그를 도우려고 하는 사람은 없었다. 외부 사람들은, 오슬러 출판목록의 작성 페이스의 속도를 믿을 수 없었다.

말록을 비롯한 내부 사람들은 프랜시스에게 정성을 다해 일을 하라고 강하게 말했지만, 속도를 올릴 수 없었다. 토론토에서 조용히 살고 있던 81세의 제넷 오슬러도 그레이스의 환대를 이용하면 안 된다고 조카에게 설명했다.[15] 언제까지고 일을 끝내지 못하는 프랜시스에게 그레이스는 이성을 잃고, 양심이 털끝만큼도 없는 기생충 일가가 자신의 집에 침입하고, 자신의 돈으로 생활하고, 자신의 만년을 헛되게 하고 있다고 생각하게 되었다. 그녀가 말록이쪽 아들은 그녀가 마음에 드는 사람이다이나 다른 사람에게 쓴 편지에는 불만이나 고통이나 분노를 나오는 대로 써냈다. “지금까지 살면서 지금처럼 자신의 무력함을 느낀 적은 없었습니다.” …… “자신이 이런 곤경에 빠질 줄은 생각도 못했습니다.” …… “그녀는 내가 지금까지 만나본적 없는 부류의 여자입니다.” …… “그는 제멋대로입니다.” …… “그는 패기가 없고 섬세한 성질과 통속적인 아내를 두었습니다.” …… “저는 함정에 빠졌습니다.”…… “저는 이 함정 속에서 죽을 것이라고 생각합니다. 그것은 천천히 목숨을 앗아가는 고문입니다.”[16] 그녀와 프랜시스 부부와의 대립은 점점 심해졌다. “나는 그를 때리는 것은 아닌지 모욕을주었습니다.” …… “나는 자신의 집에서 모욕을 받는 것을 거부합니다.” …… 나는 힐다Hilda와 정면으로 말했습니다. 그녀는 나에게

"욕을 하고, 자기도 아기도 내가 제일 싫다고 말했습니다."[17] 1925년 초, 그녀는 결국에 프랜시스 일가를 자신의 집에서 내보냈다. 그녀는 그들에게 돈을 주고 집을 빌릴 수 있도록 해주었다. 그들은 그것을 받아들였고 카탈로그 만들기는 하였다.

그레이스는 경제적인 문제가 전혀 없었다. 자신의 자산 외에 남편으로부터 1만 5,865파운드 상당의 유산을 상속받았다.[18] 그녀는 여동생, 오랜 친구, 옥스퍼드 사람들과의 교제를 즐겼다단, 새로운 흠정 교수인 아치 볼드 개로드와는 별로 교류가 없었다. 그는 전쟁에서 3명의 아들을 잃은 슬픔 때문에 거의 사람과의 교제를 하지 않았다. 그레이스는 유명한 오슬러를 동경해서 그 정신을 이어받고 싶다고 희망하는 젊은이들에게 기꺼이 힘을 빌려주었다. 전쟁 중에 의대생으로서 단기간 오슬러와 교류가 있던 제프리 케인즈Geoffrey Keynes; 유명한 경제학자의 남동생는 의사로서 활약하는 한편, 서지학에도 정렬을 쏟아 부었다. 그는 토머스 브라운 경의 전기, 서지학, 연구서의 결정판이 되는 책을 집필하고 그것을 오슬러에게 증정하였다. 1922년에는 브라운의 두개골이 드디어 노릿지에 매장됐지만 그레이스와 말록은 이 식전에 참가했다. 미국의 로즈 장학생인 존 풀턴John Fulton은 오슬러와 아주 비슷한 흥미와 취미를 가진 활동적인 청년으로, 자신을 "오슬러 가의 아이"라고 말해 불과 몇 개월 만에 새로운 아들 대신으로써 일가로 받아들여졌다. 풀턴의 친구 아놀드 뮤어헤드Arnold Muirhead도 '오픈-암즈'로 환대받은 추억을 소중히 간직해서 후에 그레이스에 관한 따뜻한 전기를 썼다. 1923년, 수 체이핀이 옥스퍼드로 이사를와서 운전을 배우고 차를 샀다. 리비어 일가 2명의 여자는 하이웨이를 정체시키는 미국인 여행자에 대해서 불평을 말하면서 자신들이 "포드-광, Fordie"으로 잉글랜드 전체를 드라이브 하며 즐겼다. 그레이스는 두 번 다시 미국에 돌아가지 않았다. 프랑스와 벨기에는 몇 번가고, 리비어나 다른 젊은 친구들의 성묘를 했다.

믿을 수 없게도 프랜시스의 카탈로그 작성은 1925년, 1926년, 1927년이 되어도 끝나지 않았다. 오슬러 문고를 위해 특별한 도서실을 설계하고 완성시켰던 맥길 대학교는 초조함을 감출 수 없게 되었다. 그러나 그레이스는 어쩔 도리도 없었다. 옥스퍼드 대학교 출판국이 프랜시스와 힐과 같이 카탈로그의 출판에 착수했기 때문이다. 카탈로그가 완성되기 전에 책과 사서가 캐나다로 가버리면, 책을 출판할 수 없을지도 모른다. 건강을 잃기 시작한 그레이스는 조금이라도 빨리 카탈로그를 완성시키고 싶은 것이 틀림없겠지만, 프랜시스의 형편없는 일을 계속 시키는 수밖에 다른 방법이 없었다, 프랜시스는 평상시 자신은 지금까지의 인생에서 무엇 하나도 성취한 것이 없어서 이번에야 말로 제대로 하고 싶다고 말했다. 그러나 1928년 초순에는 결국, 아내 힐다도 인내심을 잃었다. 그녀는 그레이스에게 남편은 절대로 이 일을 끝낼 수 없고, 죽을 때까지 옥스퍼드에서 카탈로그 작성을 하지 않으면 안 될 것이라고 말했다.[19] 그레이스는 옥스퍼드 대학교 출판국 사람들에게 도움을 요청하고, 그들은 프랜시스는 학자적 겁쟁이인 면이 있어서, 영원히 일을 끝 낼 수 없다는 결론에 달했다. 그들은 프랜시스의 일을 무엇이 어찌되든 끝내려고 공모하고, 그가 콤마에 대해서 우물쭈물 고심하고 있는 동안에 최후의 인덱스 카드Index card와 교정을 채택했다.[20]

그레이스 리비어 오슬러는 프랜시스가 그의 일생을 건 일을 끝내는 것을 보지 못하고 사망했다. 그녀는 만년에 고혈압 기미로, 가벼운 뇌졸중을 몇 번 일으키고, 1928년 8월 31일에 자신의 침대에서 조용히 사망했다. 74세였다. 부검은 이루어지지 않았다. 그녀는 생전에 자주 "잘게 썰리는 것은 질색"이라고 말했기 때문이다. 그녀의 장례식도 크라이스트 처치 대 성당에서 거행되었다. 여름휴가 중이었음에도 불구하고 대 성당에는 많은 조문객이 몰려들었다. 그녀의 유체는 잘게 썰려지는 일 없이 화장되었다. 우연히 미국에서 와 있던 윌리엄 웰치도 장례식에 참가하고 옛날 추억에 빠졌다. 프랑크 오슬러도 제수에게 경의를 표하기 위해서 런던에서 찾아왔지만 그는 남동생과 외모가 비슷했기 때문에 윌리의 유령이 나타난 것처럼 보였다. 그레이스는 윌리엄이 죽은 후에도 계속해서, 프랑크와 그 아내 벨과 교류를 해왔다. 이 두 사람에게는 조심성과 자존심이 있어서 그레이스의 선의를 이용하는 일은 하지 않았다. 당시, 프랑크와 만난 사람들은 오슬러 박사가 살아 있는 듯한 그 모습에 흠칫했다.

1928년 늦가을, 램지 라이트Ramsay Wright와 힐Hill R. H.이 신경이 쇠약해져가는 프랜시스를 무시하고 카탈로그를 마무리했다.[21] 약 8,000편의 책을 86개의 상자에 채우는 작업은 수 체이핀이 감독했다. 책은 캐나다-태평양-항로를 따라 '아솔 공작부인 호'로 캐나다로 보내졌다. 오슬러의 사망 시에 2,000~3,000파운드 상당으로 평가된 이 책들은, 발송 시에 1만 파운드의 보험이 걸려 있었다. 대부분의 책이 오늘보다 훨씬 높은 가치를 가지고 있었다. 책을 발송한 후, 수잔 체이핀은 옥스퍼드의 집을 닫고, 미국으로 돌아갔다.

프랜시스는 몬트리오올의 맥길 대학교에 윌리엄과 그레이스의 재ash를 가지고 왔다. 두 사람이 언제까지라도 사랑하는 책에 둘러싸여 잠들 수 있도록 유골은 의대의 오슬러 도서관에 안치되었다. 1929년 5월 29일, 오슬러 도서관이 정식으로 개원했다. 옥스퍼드 대학교 출판국The Clarendon Press은 786쪽이 되는 비브리오테카 오스레리아나Bibliotheca Osleriana: 윌리엄 오슬러 남작에 의한 수집, 분류, 주석을 받아, 맥길 대학교에 양도된 의학사와 과학사의 예증이 되는 서적의 카탈로그를 출판했다. 데이어Thayer는 '도서관의 심장'이라는 기조연설을 하던 중에 그들의 유골이 도서관 책에 생명을 부여한다고 해서 고귀한 인물로부터의 유익한 영향이 세대에서 세대로 계승받아, 불사성不死性을 얻는다는 것에 대해서 이야기 했다. 행사에는 쿠싱도 참가했다. 그는 이번에도 영적인 인상을 받은듯해서 메이벨 핏츠제랄드에게 쓴 편지에는 "오슬러 도서관은 아름답고 W. O.와 그레이스 아주머니의 애정 넘치는 영혼이, 그 주위에 감돌고 있는 것이 틀림없습니다"라고 썼다.[22]

오슬러는 그 외에도 많은 형태로 기념되었다. 기념 액자, 오슬러 룸, 오슬러 홀, 오슬러 강좌, 오슬러 에세이, 콘테스트, 비석, 흉상, 메달 등이 만들어진 것 외에 리버티 배에 까지 그의 이름이 새겨졌다. 그 대부분은 오슬러가 생전에 연관된 단체에 의한 것이었다. 오슬러를 기념하는 빌딩을 세우려고 하는 운동도 있어서, 첫 번째는 그가 살아있을 때인 볼티모어에서, 두 번째는 그가 죽은 후에 옥스퍼드에서 전개 되었지만, 어느 쪽도 잘 되지 않았다. -쿠싱의 견해에 의하면 그것은 그의 이름을 이용해서 대규모의 자금 조달을 하고 싶다는 속셈이 훤히 보였기 때문이다. 지방에서 윌리엄 웰치는 그레이스에게 록펠러가 1919년 12월에 캐나다의 의료기관을 지원하기 위해서 500만 달러를 제공하겠다고 발표 한 것은 오슬러가 죽기 몇 개월 전에 펼쳐진 캠페인의 영향이 컸다고 말했다.[23] 1924년에 록펠러 단체는 맥길 대학교에 50만 달러를 제공하고, 왕립 빅토리아 병원 내에 대학 클리닉을 설립할 수 있도록 했다. 그쪽 소장으로 취임한 것은 풀 타임의 내과학 교수였다.

1920년대 이후, 오슬러의 친지 대부분이 그와의 추억이나 그를 향한 찬사를 기념한 문장을 발표했다. 그 대부분은 맥길 대학교의 모드 애보트Maude Abbott가 촉구해서 집필된 것이었다. 국제 의학 박물관 협회 개요의 편집장이었던 그녀는 1926년에 그 제 9호를 63쪽이나 되는 윌리엄 오슬러 경 기념호로써 출판했다. 애버트는 오슬러의 저작 목록을 더듬어, 그에 관한 논문을 집필하는 일에 남은 인생을 바쳤다. 그녀의 자서전적인 논문은 오슬러에게 향한 감사의 말로 매듭지어졌다. 그가 내 연구에 강한 흥미를 나타내고, 인간적인 공감을 기울이고 있는 것은 내성적인 나를 북돋아주고, 지성을 각성시켜서 열심히 노력하도록 하였다.[24]

오슬러가 쓴 책 중에 학구생활 『삶의 방식, 평정의 마음』, 앨라배마Alabama의 학생 등이 읽기 쉬운 것은 많은 출판이 거듭되어 왔다. 맥길 대학교 같은 곳은 의대의 신입생이나 졸업생에게 오슬러의 책을 보내는 것이 일반적으로 되어, 그 습관은 북미 전체에 퍼져갔다. 몬트리올에서 오슬러 최초의 병원 실습생이 되어, 대서양을 횡단하는 선박 여행을 하는 동안 오슬러의 영향으로 서적 수집에 눈을 뜬 안과 의사 케이시 우드는 은퇴 후에 전 세계에서 모은 인도 의학과 아라비아 의학과 안과학의 서적이나 원고를 기증하기 위해 오슬러 도서관과 편지를 주고 받으면서 보냈다. 하비 쿠싱은 오슬러 전기를 집필하기 위해서 수집한 자료를 맥길 대학교에 기증하고 다른 사람들에게도 기증을 권유했다. 이것들은 장래에 누군가가 나 보다 능숙하게, 간결하고 정확한 전기를 쓰는 데 도움이 되겠지."[25] 1931년, 오슬러의 옛 이웃 사람이고 환자이기도 했던 에디스 기팅스 레이드Edith Gittings Reid가 『위대한 의사』라는 300쪽의 전기를 출판했다. 그것은 쿠싱의 전기에 과장된 찬사를 덧붙인 것 일 뿐이었지만, 5개월간에 4번 증판 인쇄되었다.

1920~1930년대를 걸쳐서 오슬러의 옛 동료 대부분이 은퇴했다. 할스테드는 오슬러의 죽음에 큰 쇼크를 받았었지만, 1922년에 쓸개 수술을 받은 후 합병증으로 사망했다. 하워드 켈리는 1919년에 홉킨스를 떠났다. 그는 라듐과 뱀과 종교에 흥미를 가져, 80대 중반까지 살고 1942년에 사망했다. 누군가가 과거에 켈리의 성질에는 비현실적인 부분이 있었다고 말했다.

이 무렵 미국 의학계의 대가라고 한다면, '폽시Popsy' 웰치를 가리켰다. 그는 은퇴해서 존스 홉킨스를 떠나기는커녕 1920년에 위생학 공중 위생학교의 초대 학장이 되었고, 1929년에는 최초의 의학 역사학 교수가 되었다. 그는 미국 의학계를 대표하는 정치가로써의 지위를 유지하고, 록펠러 재단의 자금과 직접 연결되어 미국의 주된 기초 의학 연구자의 후견인 같은 역할을 수행했다. 그는 평생 뛰어난 잎사귀 담배를 사랑하고, 매년 성대하게 생일을 축하받고, 점점 비대해져 갔다. 염소수염을 기른 그 풍모는 마침 그 무렵, 프라이드 치킨가게를 열려고 했던 켄터키Kentucky대령과 똑같았다. 1920~1930년대에 걸쳐 웰치는 유럽의 낡은 의료센터나 고급 휴양지, 미국의 낡은 유원지를 부지런히 떠돌아 다녀서그의 전기 작자들은 대담하게 낙수를 떨어트리는 82세의 낭비가를 기쁘게 했는지를 누가 알까? 라고 말했다. 마냥 좋은 시대의 분위기를 한 번 더 맛보려고 했다.[26] 그러한 분위기는 거의 없어져 버렸다. 파리, 베를린, 비엔나, 런던에서 현란한 국제 의학회가 열리는 일은 없었다. 코니 아일랜드나 아틀랜틱 시티마저 시대에 뒤쳐졌다. 웰치는 유럽에서 보내는 시간의 대부분을 록펠러의 자금으로 존스 홉킨스 대학교에 설립한 훌륭한 윌리엄 헨리 웰치 도서관을 위해 책을 구입하는데 썼다. 그는 또 홉킨스에 의학사 강좌를 두기 위한 기금도 확보했다.

교수의 풀 타임 제도에 대해서는 오슬러의 죽음 후에도 미국의 많은 의학교에서 심한 논쟁이 계속됐다. 하비 쿠싱과 웰치는 오슬러가 이 문제에 대해서 어떤 식으로 생각했느냐는 점에서 다른 견해를 가지고 있었고, 서로에게 예의를 잃지 않을 정도로 논쟁했다. 웰치는 쿠싱이 쓴 오슬러 전기를 칭찬하는 평가를 썼지만, 만년의 오슬러가 맥길 대학교에 교수의 풀 타임제의 도입을 지지하는 편지를 썼다는 사실에 연루하지 않았다는 점만을 평가했다. 록펠러 의학 연구소는 웰치의 이 평가를 다시 출판하고 몇 천부나 배포했다. 쿠싱은 이것을 민폐라고 생각했다. 그는 오슬러가 풀 타임 제도에 대해서 의견을 바꾸는 일은 절대로 없었다고 확신했다. 그저 평소의 버릇으로 반대의 의견도 말해 본 탓에, 혼돈을 일으켰을 뿐이라고 생각했다. 이것은 아마 사실이었겠지만, 1920년대 말이 되자, 어찌되었든 상관없는 문제가 되어버렸다. 두 사람의의 정열이 식어, 플렉스너Flexner가 은퇴하고 풀 타임 제도의 이상이 희미해졌기 때문이다. 대부분의 조직 운동이 진정되고, 긴 세월에 걸친 논쟁을 위해 의학 프로그램의 수행에 장해를 일으켰던 존스 홉킨스도 그제야 침착함을 다시 찾았다.

하비 쿠싱은 1920년대를 통해서 자주 홉킨스에게 비평적인 태도를 취했다. 그가 하버드 대학교를 은퇴했을 때 일시적으로 웰치의 뒤를 잇고 홉킨스의 의학사 교수로 취임할 때도 생각했지만, 최종적으로 선택한 것은 예일 대학교였다. 웰치가 1934년에 사망하자, 쿠싱은 그의 전기 집필을 타진 받았지만 이것을 거절했다. 그리고 사이먼 플렉스너가 집필자로 선택받자, 웰치에 관한 자료를 기꺼이 그에게 양도했다. 그러나 웰치와 그 동료인 연구자 들이 미국 의학의 황금시대를 꾸렸다고 한 애로우스미스Arrowsmith의 해석에는 눈살을 찌푸린 것이 틀림없다. 1930년대까지의 20세기 미국의 의학계에서 가장 재능이 있고 창조적으로 비범한 인물이었던 쿠싱은 1939년에 오슬러와 같은 70세에 사망했다. 1941년, 사이먼과 제임스 토머스 플렉스너는 『윌리엄 헨리 웰치와 미국 의학의 영웅시대』를 출판했다. 존스 홉킨스의 황금시대와 미국 의학의 발전으로 이끈 오슬러의 공헌을 경시하는 이 책에 항의해야 할 인물은 오슬러 도서관의 사서인 빌 프랜시스 밖에 남지 않았다.[27]

그러나 맥길 대학교 오슬러 도서관의 사서 윌리엄 프랜시스가 말하는 것을 누가 진지하게 귀를 기울여줄까? 프랜시스는 스스로를 오슬러의 사서라고 부르는 것을 좋아했다. 위인의 신봉자는 같은 타입의 위인이나 인생에 채워야 할 빈틈 있는 인물인 일이 많다. 전자의 예가 하비 쿠싱, 와일더 펜필드Wilder Penfield, 지어프리 케인즈Geoffrey Keynes이고 후자의 예가 빌 프랜시스였다. 사실상 아버지가 없는 어린이였던 프랜시스는 윌리 아저씨를 존경하고 숭배했다. 빌 프랜시스는 오슬러를 아버지 대신으로서 의지하고, 그의 가정에 받아들여져, 그의 위광을 이용해서 살아왔다. 오슬러 장서의 참고 리스트를 만든다는 인생으로 유일한 주요과업을 몰수당한 그는 오슬러의 성당의 보호자로서 맥길 대학교에 자리를 잡았다.

실제로 오슬러 도서관은 성지였다. 건축적으로도 그것은 교회와 영묘 중간의 구조를 가지고 있었다. 프랜시스가 관리하는 오슬러 도서관은 책을 떠받들기 위한 장소라기보다는 윌리엄 오슬러를 숭배하기 위한 장소가 되었다. 그의 조각상을 전시하는 기념 액자 뒤에는 오슬러의 유골이 묻혀 있었다. 양 옆에는 제단 같은 배경 안에 그가 좋아했던 책이 꾸며져 있었다. 프랜시스에게는 콜렉션의 확충에도, 정기간행물을 구독하는 것에도 관심이 없고, 오슬러의 뜻을 이어서 이 도서관을 의학사 연구의 중심지로 하려고 하는 의욕도 없었다. 그는 사서라기보다는 신전의 대 사제이고 유적의 파수꾼이었다. 그는 방문객을 안내하고 오슬러에 대한 일화를 말하고 전기적, 서지학적인 자질구레한 질문에 답하는 것을 좋아했다. 의학사에 관해서 그의 강의는 오슬러로 시작해서 오슬러로 끝났다. 그는 당연한 듯이 오슬러 도서관을 '성당'이라고 불러, 그럴듯한 의식을 발명했다. 예를 들어 브라운의 『의사의 신앙』이 기증되었을 때는 다음과 같이 취급했다. 이 책은 성스러운 재 근처에 잠시 두고 축성하고 나서 브라운의 다른 책과 함께 선반에 담으려고 합니다. 그리고 '치프'가 스스로 감사의 마음을 표할 수 있도록 그의 만년필을 쇼 케이스에서 꺼내 이 편지에 사인을 합니다.[28]

프랜시스는 노람 가든즈 13번지에서 오슬러의 유품들을 대량으로 가져왔다. 그 일부인 오슬러의 책상 등은 오슬러 도서관에 두었지만, 그는 오슬러의 낡은 슈트, 턱시도, 모피코트에 침대까지 가져왔다. 오슬러의 윗저고리 소매에 매달려서 살기 싫다고 말한 아치 말록과는 달리 그는 결국, 영국을 떠난 후, 캐나다에서 단기간만 개업하고, 그 후, 뉴욕 의학 아카데미의 사서가 되었다. 프랜시스는 오슬러의 윗저고리를 껴입었다.[29]

프랜시스는 오슬러 도서관의 운영에 관해서 항상 예산보다 적은 금액밖에 쓰지 않았고, 예산을 늘리는 것에 흥미가 없었다. 그러나 오슬러의 소장품에는 굉장히 충실했기 때문에 이런 소극적인 운영을 하고 있어도 의학사 연구의 중심지로 오슬러 도서관의 중요성이 떨어지는 일은 없었다. 하비 쿠싱은 자신이 가지고 있던 오슬러 관련의 책은 전부 맥길 대학교에 기증했지만 장서는 예일 대학교에 기증했다. 마찬가지로 오슬러 숭배자로, 의학서적의 수집가로서도 유명한 존 풀턴John Fulton과 아놀드 클레브스Arnold Klebs도 예일 대학교에 장서를 기증했다. 예일 대학교 도서관은 세 사람으로 부터 기증받은 소장품을 기초로 해서 대규모의 의학사 도서를 수집했다 프랜시스에게 약간이라도 기업심이 있었으면 적어도 오슬러 도서관을 북미 제일의 희소 의학서의 보물로 삼으려고 노력했을 것이다.

그러나 그는, 오슬러의 유골을 관리하고 책장에서 낡은 책을 찾아오는 일에 만족하고 있었다. 한편으로 그는 수집품의 검열도 실시했다. 데이비스Davis E. Y.의 논문은 열람도 공표도 허락되지 않았다. 그리고 "나는 활동적인 생활을 그만 둘 생각이다. 옥스퍼드에 가려고 한다"라는 오슬러의 농담도 공표해서는 안 된다고 생각했다. 옥스퍼드 사람들이 불쾌하게 생각하면 안 되었기 때문이었다.[30] 프랜시스는 이 상태로 성당을 관리하고 마음에 든 순례자나 사제에게는 오슬러의 논문 발췌 인쇄물을 기념으로 보냈다. 오슬러의 친지나 쿠싱의 책을 통해서 오슬러에게 심취하게 된 사람들은 오슬러 클럽으로써 모이고, 오슬러, 의학사, 서적, 그리고 의료에 관한 휴머니즘의 필요성에 대해서 상의하게 되었다. 런던의 오슬러 클럽은 상류사회의 학식 있는 신사로서 의사의 이상을 유지하는 것에 전념했다는 점에서 다른 오슬러 클럽과는 뚜렷하게 차이를 보였다.[31] 미국과 영국의 고서 시장에서는 오슬러 관련의 서적이나 편지가 널리 다루어졌다. 열렬한 수집가가 그의 작품 여러 가지 인쇄물이나 사진을 입수하고 싶어 했기 때문이다.

수집가 가운데에서도 이상할 정도로 열정을 보인 사람은 에스터 로젠크란츠Esther Rosenkrantz 박사였다. 그녀가 존스 홉킨스의 의대생 이었던 시절, 미국에서 최초의 회사 복지사업 종사자로서 결핵 환자의 자택에서 지도를 시행한 것을 우리는 이미 알고 있다.

그녀는 그 후, 캘리포니아에서 개업하고 캘리포니아 대학교에서 교편을 잡았다. 결혼은 한 번도 하지 않았다. 그녀는 1930년대에 『오슬러 팬』이 되어서 출판되는 그의 책을 전부 수집하려하고 그 이상을 원했다. 그녀는 테컴세스Tecumseth의 낡은 목사관의 폐허에서 돌을 주워 모아 윌리 소년이 볼일을 보았을 낡은 실외의 변소 사진을 촬영하고 그가 걸었을 땅위에서 흙을 모았다. 로젠크란츠는 문학에 도통한 오슬러를 숭배했던 것일까? 물론! 그녀는 오슬러의 조카 노만 그윈에게 세계에는 3명의 위인이 있다고 말했다. 그 3명이란, 우리들에게 사랑을 준 그리스도…… 자연의 경이 라고 말할 수 있을 만큼 인간에 관한 지식을 가지고 있던 셰익스피어, 그리고 인류를 향한 사랑과 지적이고 거대한 뇌에 있어서, 이 둘이 하나가 됐던 존재라 말할 수 있는 윌리엄 오슬러라고 했다.[32]

덧붙여 노만 그윈 자신도 목사관의 폐허에서 숯덩이가 된 목재를 가지고 와서 오슬러 클럽의 의사봉을 만들었다. 오슬러 교의 대 사제와 여 사제는 빈번하게 교류하고, 서류나 유품을 교환했다. 로젠크란츠에게 있어서 프랜시스는 성 프랜시스였다. 프랜시스에게 그녀는 오슬러의 무녀였다. 프랜시스는 오슬러의 이름을 쓰거

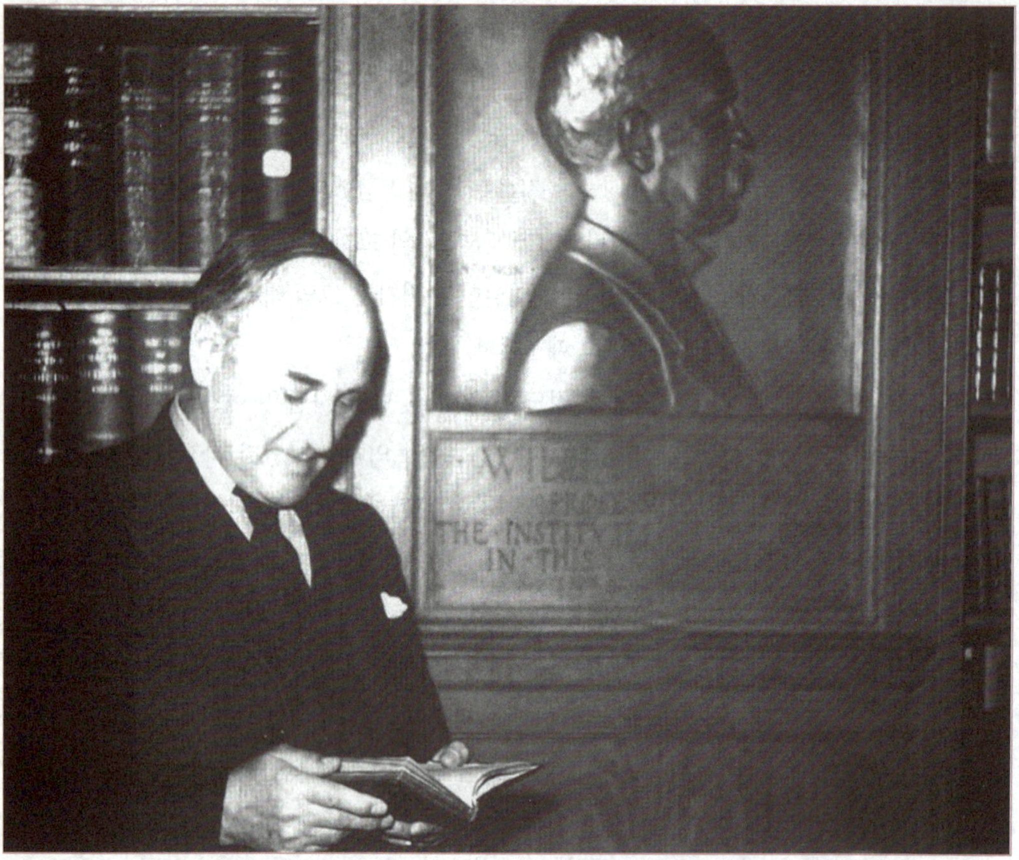

오슬러 교(敎) 오슬레오라트리의 대 사제(Priest)인 프랜시스(Francis W. W.)

나 자유 호 선박Liberty ship과 펄먼 차Pullman car는 콜렉션에 추가하지 않느냐고[33] 그녀를 놀렸고, 오슬러의 서류가방을 보내서 그녀를 기쁘게 했다. 마찬가지로 열렬한 오슬러 교도이면서 깨진 플라스크 밖에 받지 못했던 마이론 푸린츠메탈Myron Prinzmetal은 그런데 오슬러 교도의 올바른 철자는 'Osleriolater'일까, 아니면 'Oslerolater'일까? 그들 스스로도 잘 모르고 있었다. 이것을 부러워했다.

프랜시스는 오슬러 교도와 놀고 있지만은 않았다. 그의 오슬러 숭배는 예전 버크Bucke R. M. 박사가 이 월트 휘트먼 교를 일으켰을 때의 모습과 아주 닮았다. 프랜시스는 오슬러의 성격은 "그리스도의 성격에 센스 있는 유머를 더 한것"에 가장 비슷하다고 말했다. 1949년에는 오슬러의 생일 100주년 즈음에, 로젠크란츠에게 다음과 같은 편지를 썼다:

> 세계의 유년기에 우리가 '치프'는 의학의 반신이 되어, 결국에 그 친구인 임호텝Imhotep이나 아에스쿨라피우스Aesculapius같은 어엿한 신神이 되었습니다. 세계 나이를 먹어, 죽음에 임박하고 있는 것처럼 보이는 오늘, 그의 생애, 업적, 그리고 무엇보다 그의 인품아마도 이것이 그의 불멸인 부분 입니다은 희망의 빛이 되어 우리들에게 용기를 북돋아 줄 겁니다. 나에게 있어서 그는 인간이 완벽한 존재로 될 수 있는 증거 이외에 아무것도 아닙니다.[34]

오슬러와 같은 시대를 산 사람들의 기억 속에 그는 절대적인 존재였다. 윌버트 데이비슨은 1950년에 자신들 세대의 인간은 "열광적인 말을 나누는 일 없이 오슬러에 관해 쓰는 것은 불가능하다"라고 기록했다. 로즈 장학생으로서 옥스퍼드에서 오슬러와 알고 지낸 데이비슨은 듀크 대학교 의대의 초대 학장이 되었지만, 오슬러에 관한 논문을 집필할 때에 풍부한 학식에서 '일에 대한 열정'까지 그를 찬미하는 말을 261번이나 새겼다. 그러나 오슬러를 만난 적이 없는 젊은 세대의 사람들은 그에 대해서 거의 아무것도 모른다고 데이비슨은 인정했다. 그가 의대생에게 오슬러에 대해서 말할 때 그들의 얼굴에는 아무런 감정도 보이지 않았다. 19세기에 유명했던 의사라고 어렴풋이 기억 할 뿐이었다.[35]

오슬러 세대의 사람들은 잇달아 세상을 떠나갔다. 오슬러 클럽의 회원 수는 줄고, 존스 홉킨스 대학교의 튜더 앤드 스튜아트 클럽Tudor and Stuart Club은 없어지고, 그 도서관은 헐렸다. 1954년에 옥스퍼드를 순례한 사람들은 빈 집이 되고, 황폐해져, 기념액자도 없는 노람 가든즈 13번지를 발견했다. 오슬러 가의 사람들은 의대 흠정 교수의 집으로써 옥스퍼드에 이 집을 남겨왔지만, 후임 교수들은 이 집을 사용하려고 하지 않았다. 오슬러의 위대한 교과서 『의학의 원칙과 실천』은 제 16판까지 인쇄를 거듭한 후, 1947년에 절판되었다. 오슬러의 빅토리아 에드워드 시대의 의학은 핵 에너지와 냉전과 복지국가 시대의 의학은 너무나도 동떨어진 것처럼 느껴졌다.

오슬러 가의 사람들 일부와 많은 방관자들은 오슬러에게 심취하는 사람들의 과도한 찬미에 의해 그의 평가가 오히려 흠이 되는 것이 아닌지 걱정했다. 하비 쿠싱도 오슬러가 성인군자 같았던 인상을 느끼게 하지 않기 위해 전기를 집필 할 때, 간신히 발견한 작은 언쟁을 과장되게 묘사할 정도였다. 이것에 대해 빌 프랜시스는 성인 동상의 도금을 벗기려는 모든 것을 굳게 덮어서 오슬러 도서관에 보관했다. 엄밀하게 말하면 모든 것이 아니라 거의 대부분이었다. 그 이야기는 오슬러 도서관에는 존재하지 않았지만, 내부 사람들 사이에서는 긴 세월동안 유포되었었다. 그것은 1870년~1880년대에 걸쳐서 맥길 대학교의 '애송이 교수'는 금욕적인 일, 인간인 부분이 큰 죄를 범했다는 소문이다. 이 소문에 의하면 아름답고 세상물정에 익숙해진 영국인의 사촌 메리언은어쩌면 제넷도 캐나다에 도착한 그 날부터 오슬러 가의 거친 형제를 유혹하고 그 중 몇 명과 잤다고 한다. 그리고 윌리 오슬러가 몬트리올의 메리언 프랜시스의 집에 자주 드나들던 시기에 그녀가 낳은 아이 중, 한 명인가 둘, 어쩌면 세 명이 그의 아들이란 것이다. 이 소문으로 언제나 오슬러의 아들을 대신했던 빌 프랜시스로, 때때로 그윈Gwin과 비Bea의 이름도 거론되었다.[36]

윌리의 가까운 가족은 모두 사망했다. 1920년대에 형인 페더스톤과 E.B.와 누나 채티가 죽고 1932년에 프랑크가 사망하자 페더스톤과 에레슨의 아이들은 모두 사라졌다. 1938년에는 사촌인 제넷이 99세에 죽었다.

오슬러 가의 조카나 조카딸도 있었지만 프랜시스 가의 아이들이나 파머 하워드의 아이들이나 아치 말록 정도로 윌리와 친하게 지내던 사람은 없었다. 오슬러 조카딸인 앤 윌킨슨이 1954년에 『라이온즈 인 더 웨이Lions in the Way』에서 오슬러 가의 역사를 썼을 때, 그녀는 채티 아들의 한 명인 노만 그윈으로 부터 윌리와 메리언의 정보에 관한 이야기를 들었다. 윌킨슨은 신경증적인 부분이 있는 시인으로, 스스로도 1950년대에 많은 정보를 경험해서 자신이 들은 성적인 일화를 쉽게 믿었다. 그녀는 『라이온즈 인 더 웨이』에서 그 일화를 비추어메리언도 사랑을 받았다. 특히 사촌인 남자들 에게도, 자신의 일기에는 좀 더 상세하게 썼다.[37] 이 추문을 인쇄해서 공표하려고 하는 사람들은 없었지만, 소문은 널리 전해져, 빅토리아 시대의 유명인이 또 한 명의 평범한 인간이었다고 나타내는 증거가 되었다. 일부 사람들은 오슬러 후년의 고결함은 큰 슬픔에 대한 보상이고, 그의 명랑함은 그 밑바닥에 있는 우울증을 숨기기 위한 것이라고 생각해서, 오슬러가 선량한 사람으로 보인다고 한다면 그것은 그가 악인이기 때문이고, 그가 행복하게 보였다면 그건 마음속이 슬펐기 때문이라고 주장했다.

내가 본 범위 내에서는 사촌들 사이에서 성적 교제가 있었다는 소문의 진실은 전혀 포함되지 않았다고 생각된다. 나는 오슬러와 프랜시스 가의 사람들과 그 외의 친족 사이에서 주고 받은 개인적인 편지나 그들에 대해서 씌어 진 편지를, 그야말로 몇 천통이나 읽어왔지만, 메리언과 윌리와의 정사를 암시하는 기록은 무엇 하나 발견하지 못했다. 메리언과 그녀의 남편 이외의 인물과 정사를 나타내는 기록도 없었다. 이 소문은 이 책에 등장하는 사람들의 성격을 보아서는 거의 생각할 수 없는 일이다. 거기에 이정도로 많은 문서를 남겼으면서 이러한 사실을 완전히 숨겨버리다니 나는 도저히 생각할 수 없다오슬러 가의 사정을 잘 아는 자손들도 나의 이 추리를 지지해 주고 있지만 만에 하나, 내 추리가 잘못된 것이 밝혀진다면, 난 구제불능인 착한 사람이 되어버리는 것이다. 좀 더 말하면, 빌 프랜시스와 그의 자매는 육체적으로도, 지적으로도, 일 습관에도, 다부진 점에서도, 윌리엄 오슬러하고는 조금도 닮지 않은 사람들이었다. 오슬러 부부가 귀여워한 젊은이는 많이 있었지만, 친자식인 리비어처럼 맹목적으로 사랑을 받은 사람은 없었다. 그리고 리비어는 짧은 생애를 끝내기 전에, 아버지의 특징을 많이 이어받은 어른이 되려고 했다. 실제로 그레이스는, 빌 프랜시스를 그 조부 에드워드 오슬러와 똑같다고 생각했다.[38]

오슬러와 메리언과의 정사 소문은 1860년대에 메리언에게 구혼해서 거절당해, 그 후 오슬러 가의 여자와 결혼한 인물이 퍼뜨린 듯하다. 그 소문은 오슬러가 빈곤에 괴로워하는 프랜시스 가의 아이들을 생애에 걸쳐 사랑하고, 받들고, 자신이 죽은 후에도 신탁 재산이라는 형태로 그 생활을 돌보았다고 하는 사실에 의해 조장되었다. 확실히 그는, 프랜시스 가의 아이들을 자신의 아이처럼 다루었다. 그렇지만 하워드 가의 아이들이나 많은 의대생이나 그 외의 젊은이에 대해서도 많든 적든 그렇게 해 왔었다. 빌과 그의 여동생들도 자신들의 진짜 아버지는 얼굴도 기억 못하는 수상한 방랑벽이 있는 남자가 아닌, 자신들이 항상 경애 해온 세계적으로 유명한 의사라고 생각한 편이 기분 좋았을지도 모른다. 리튼 스트레이치Litton Strachey 후의 프로이트Freud와 모더니즘과 우상파괴의 시대에는, 윌리엄 시대의 사람들이 성적 억압을 승화해서 창조성으로 바꿨다고 생각하기 보다는 성적으로 방종한 사람들로서 상상하는 편이 편했다. 그리고 정신분석의 유행은 정신분석적인 전기를 유행시켰지만, 이러한 것은 방법론적으로 매우 허점이 많아서 어떤 사람이 생애에 명랑하게 지냈다고 하는 사실을 존재의 불안에 떨고 있던 증거로써 해석해 버릴 정도였다.

쿠싱은 오슬러에 관한 미발표의 고찰에 있어서, 그가 거의 우울증에 걸리는 일 없이 70년간 산 것에 경탄했다. 오슬러 부부를 잘 아는 에디스 기팅스 레이드Edith Gittings Reid도 윌리엄과 그레이스를 너무 알기 쉬운 사람들이라고 생각했다. "그들의 성격은 이해하기 쉽고, 걱정할 점이 아무것도 없다는 점에서 그야말로 심리학자를 많이 불안하게 한 것이 틀림없다."[39]

1960년대에 들어오자, 오슬러를 향한 관심이 새롭게 파동을 보이기 시작했다. 환자의 인간성을 경시하는 성향이 있는 하이테크, 높은 가격의 의료비는 여러 사람들에게 불안을 느끼게 했다. 의사의 세계도 정치적, 사회적으로 불안정 해져서, 일부 의사들은 오슬러의 황금시대에 향수적인 것에 시선을 돌리게 되었다. 또한 오슬러에게 관심이 있지만 직접 아는 것 만이 아닌, 추억에 빠지거나 일화를 듣고 즐기는 것만으로는 만족할 수 없는 새로운 세대의 사람들이 성년에 달했다. 의학사도 학문 분야로써 성숙했다. 근대 의학사에 관한 논문을 읽거나 쓰거나 하는 사람들은 여기저기서 오슬러의 이름과 맞부딪혔다. 캐나다인은 오슬러를 세상에 내보낸 것을 긍지로 생각했다단지 기초의학 연구에 사로잡힌 세대의 사람들은 아무것도 발견하지 않은 것처럼 보이는 인물이 이 정도로 추앙받는 이유를 알 수 없었다. 오슬러 도서관에서는 프랜시스의 영향력이 서서히 약해지고그는 1959년에 사망했다. 프로의식과 공개하는 것과 의학사 연구의 열의가 육성되었다.

오슬러의 부활은 국제적인 일이었다. 영국에서는 데쳔트의 월트Lord Walton of Detchant경이 선두에 서서 옥스퍼드의 노람 가든즈 13번지의 개장을 시행했다. 캐나다에서는 많은 비석이나 기념액자가 새롭게 설치되어 오슬러 도서관의 확장과 활성화도 계속되었다. 온타리오 주 해밀턴에서는 곧 있으면 맥마스터 대학교의 새로운 의대에 오슬러와 관련된 이름이 남겨질 예정이었지만 그의 이름이 너무 일반화된다는 이유로 부결됐다. 존스 홉킨스 대학교는 그 역사와 전통을 강하게 의식하게 되어, 1968년에 여러 저자들이 집필하는 환자를 중심으로 한 내과학의 교과서로써 『의학의 원칙과 실천』을 부활시켰다. 무엇보다도 중요한 것은 1970년에 북미의 의사, 의학 도서관의 사서, 의학사 연구자에 의해 미국 오슬러 협회가 설립된 것이다. 오슬러 협회는 학회의 형태를 취하는 독점적인 팬클럽으로, 오슬러의 기억을 지키고 그가 구하는 가치관을 알리는 것을 목표로 하고 있다.

오슬러를 향한 관심이 전체적으로 희미해지던 시기에도 그에 관한 서적이나 논문이 전혀 발표되지 않은 것은 아니었지만, 오늘날에는 문헌의 수가 증가로 바뀌었다.

미국 오슬러 협회뿐 만 아니라, 영국의 런던 오슬러 클럽에서도 매년, 발표회가 열리게 되었다. 옛날 의사의 말 중에서 제일 많이 인용되는 것은 오슬러의 말이었다. 특히 존스 홉킨스에서 빈번하게 인용되었다. 오슬러의 논문이나 강연은 굉장히 많아서 폭 넓은 테마로 그의 말을 인용할 수가 있었다가끔은 하나의 문제를 둘러싸고 대립하는 입장에서 그의 말이 인용된 적도 있었다. 의학의 역사를 별로 모르는 의대생에게 있어서 오슬러는 의학의 탄생에 입회한 인물이었다. 마치 오슬러 시대에 있어서 히포크라테스나 갈레노스와 같은 존재였다. 어느 환자의 근대사에 관해 논문을 쓰려고 생각한다면, 오슬러가 1890년대에 뭐라고 말했을지 알아내는 것이 최초의 작업이 될 것이다.

소설가도 후세에 오슬러의 이름을 전하는데 한몫 거들었다. 캐나다 인기소설가 로버트슨 데이비스Robertson Davies는 1994년 소설 『더 커닝 맨The Cunning Man, 교활한 남자』으로서 오슬러를 스승으로서 받들어, 전인적인 치료를 시행하는 의사를 주인공으로 삼았다. 티모시 가턴 애쉬Timothy Garton Ash는 조지 오웰George Orwell; 영국의 소설가, 수필가; 1903~1950에 관한 에세이로 작가나 사상가 중에서도 자신의 이름이 형용사와 명사가 된다고 하는 '이중의 명예double tribute'를 받고 있는 것은 오웰, 마르크스Karl Marx; 독일의 경제학자, 정치철학자, 사회주의자; 1818~1883 프로이트, 다윈, 디킨스, 톨스토이, 조이스, 제임스 등[40] 몇 명밖에 없다고 지적했다. 셰익스피어나 예수 그리스도와 마찬가지로 오슬러도 이 자격이 있다. 그렇다는 해도 그도, 안락사 시키는 것을 의미하는 '오슬러라이즈oslerize'라는 동사에 의해 더 많은 명예를 얻고 싶다는 생각을 하지 않았을 것이다.

성실한 의학사 연구자는 아직도 불안하게 생각했다. 1980~1990년대에 걸쳐서 오슬러에게 기울인 열렬한 지지는 주기적으로 몰려오는 오슬러 숭배의 파도 중, 일부에 지나지 않았던 것일까? 쿠싱의 전기가 아직도 오슬러 학Oslerotary의 세례처럼 여겨지는 것은 어째서일까? 인용과 암시가 맞물리는 오슬러의 산문 숲을 능숙하게 빠져나올 수 있는 자가 있을까? 홉킨스에서 거트루드 스타인Gertrude Stein을 몰아내고 3개의 성별남성, 여성, 여의사에 대해서 농담을 했던 오슬러는 남성우월주의 의사 중 한명에 불과했던 이것 아니었을까? 오슬러의 신봉자들은 자기선전이 특기인 시대착오의 엘리트 주의자가 아니었을까? 우상이 진짜 인간이 되는 것은 언제쯤일까?[41]

오슬러는 의학이 경이적인 진보를 완수한 시대에, 미국, 영국, 유럽의 의학계 거의 전체에 있어서 진실한 존재였다. 사람들이 오슬러에게 품은 경애심은 진심이었다. 그의 업적도 그랬다. 청년시대의 그는 의사라는 직업에 운명적인 느낌을 받았다. 그것은 월트 휘트먼이 미국에 대해 품은 것과 마찬가지로 열렬한 감정이었다. 오슬러는 평생 의사라는 일과 의사 동료를 사랑했다. 1870~1880년대에 걸쳐서는 현미경을 자유자재로 취급하는 병리학자로서 의학의 최전선에서 활약했다. 병원 임상의사로서도, 개인 개업의로서도 일류였을 뿐만 아니라 우수한 의사의 본보기라 할 수 있는 존재가 되었다. 의학교육자로서 그는 의학생에게 현장 일을 체험할 수 있는 병원 실습제도를 미국에 가져온 인물로서 한층 더 중요한 지위를 차지했다. 오슬러는 교사, 의사, 저술가, 자문의사 로서 남녀 불문하고 그를 개인적으로 알고 있던 사람들 외에 교과서를 통해서 알게 된 사람들이나, 그의 에세이에서 영감을 받은 자, 제자의 제자 등, 수천 명 학생들의 스승이 되었다. 그 대부분은 스스로가 자신의 은사에 대해서 그러했듯이 히포크라테스의 선서 "나에게 이 기술을 가르친 사람을 자신의 부모와 똑같이 공경"이라는 부분을 따랐다.

20세기라는 시대는 의학계에서도, 세대 간에서도, 전통의 권위를 존중하는 시대가 아니었다. 과거가 현재에 대한 지배력을 잃어감에 따라, 나이 든 선배가 젊은

이를 이끈다는 개념도, 부모가 아이에게 지혜를 주는 개념도 영감을 원해서 역사를 되돌아보는 개념도, 애당초 영감을 받는다는 개념도 무너져 가는 것처럼 보였다. 오슬러 시대에는 아직, 임상개업의사 끼리 세대를 넘어 환자의 징후나 증세에 대해서 상의할 수 있었다. 그러나 20세기의 연구자나 발견자는 앞만 보며 새로운 것 밖에 보지 않는다.

의사들이 역사를 되돌아보는 계기를 만든 것이 1960년대와 1970년대의 혁명적인 여의사들 이었다는 것은 짓궂어서 원망스럽다. 그녀들은 자신의 약점을 미덥지 않게 느껴, 롤 모델을 추구해, 과거 중요인물의 기억을 꺼냈다. 그 결과, 오슬러는 반세기 가깝게 남자 의사와 일부의 여자 의사에 있어서 유례가 없는 본 보기가 되었다. 지금의 의학생도 표면 밑에지금은 누구든 평정의 마음을 가지고 있는 것처럼 보일 정도다. 신뢰할 수 있는 권위나 영감이나 지혜를 갈망하는 부분이 있다. 1997년에는 찰스 브라이언Charels S. Bryan 박사가 『오슬러: 위대한 의사로부터의 영감Osler: Inspiration from a Great Physician』이라는 중요한 책을 출판했다. 그 해 9월의 어느 날, 나는 오슬러 도서관의 오슬러 책상에 앉아서 이 전기를 읽고 있었다. 그곳에 맥길 대학교의 신입생이 찾아와서 지성소에 살며시 들어와, 오슬러 기념액자 아래에 꽃다발과 카드를 올리고 있었다. 카드에는 자신의 공부를 지켜보아 달라는 기도의 말이 씌어 있었다.

윌리엄 오슬러는 죽은 후에도 저술가로서도 살아 갈 수 있다. 제인 오스틴Jane Austen; 영국의 여류 소설가; 1775~1817이나 조지 엘리엇의 책이 미국에 오기 전에, 오슬러가 사람들의 정신을 키웠듯이 휘트먼, 오웰, 다윈의 저작은 오늘도 널리 읽히고 있다. 그러나 마르크스나 프로이트, 오슬러와 같은 세대 의사들의 대부분의 저작은 널리 가까워졌다고는 말하기 힘들다. 그러면 오슬러의 저작은 어떨까? 지금부터도 읽혀지는 걸까? 우수한 의사나 의학사 연구자 일부는 오슬러의 증세 연구의 몇 개는 흉통에서 폐렴까지 폭 넓은 질환의 임상증상의 복잡함을 잘 포착하고 있다고 지적한다. 최근의 의사는 이러한 것을 단순화 시키려는 경향이 있다.[42] 그 이

외의 사람들은 오슬러의 의학 논문의 대부분을 시대에 뒤쳐졌다고, 역사적인 흥미나 극히 특수한 관점으로 밖에 안보지만, 이것은 당연한 일이다. 오슬러의 의학사에 관한 에세이나 훈화적인 에세이는 당시에 굉장히 우수한 것이었지만 현재는 그 정도의 매력은 없다. 그렇다고는 해도 인용집이나 금언집에서 오슬러의 말이 없어지는 일은 없을 것이다. 또한, 영어권 의사들 중에 그 이상으로 사람들에게 영감을 부여할 수 있는 아버지 같은 존재, 마음의 스승, 롤 모델은 이제 나타나지 않을지도 모른다.

늦어도 1960년대 부터 오슬러의 모습은 과학적 의학으로의 커다란 신앙에 제동을 걸어 의학에 휴머니즘을 되찾으려고 하는 캠페인에 사용되었다. 의사의 진단법을 대신하여 기계와 검사가 활개를 쳐서 고심하는 환자에게 임시방편의 정제나 물약을 처방하는 의료는 너무나도 인간적인 온기가 빠진 것처럼 보였다. 항생물질 혁명 후, 만성적인 건강을 해치는 생활습관 병이 문제가 되자, 오슬러 같은 전인적인 환자를 중심으로 한 의료의 필요성을 주장하게 되었다. 또 오슬러의 이상주의와 의사로서는 문화적인 신사가 아니면 안 된다는 신념은 돈과 훌륭한 차와 사치스러운 삶의 유혹에 약한 의사에게 특효약이 되는 듯이 보였다. 그러나 오슬러가 실제로 어떤 인물이었는지를 무시해서는 안 된다. 그는 과학과 과학적 수법을 굳게 믿고 있었다. 그리고 그는 환자를 다루는 것이 능숙하고 희망이나 믿음을 주는 것 등의 따뜻한 감정을 일으켰지만, 한 명, 한 명의 환자에게 나누는 시간은 매우 짧았다. 그는 비싼 진료비를 청구하고, 운전기사가 있는 훌륭한 차로 이곳저곳에 나타나고, 샴페인이 자기 체질에 맞지 않는 것을 유감스러워 했다. 긴 세월에 걸쳐 근면하게 일을 해서, 사람들을 위해 봉사 해온 의사의 테이블이 케이크와 맥주로 넘쳐나는 것에 의문을 느끼지는 않았다. 또 우수한 인간이 자신의 가치를 사람들한테 인정을 받고 싶다고 바라는 것은 당연하다고 생각했다.

『의학의 원칙과 실천』의 근대 출간 판은 오슬러 시대와 비교해서 더욱 환자를 중심으로 하고 있다. 그리고 현대의 의사들은 오슬러보다도 환자와 길게 이야기 하고 있을지도 모른다. 20세기말까지 임상진료에서 환자의 권리와 자기 결정권의 존중이나, 대학의 의학교육에 있어서 환자 중심주의는 오슬러가 알면 놀랠 정도로 발전되었다. 실제로 사람들이 현대의 오슬러를 추구하는 것은 한참 좋았던 시대처럼 의사의 권위에 따르는 것으로 치료를 받고 싶다는 바램을 반영하는것으로도 보인다. 믿어라, 그러면 낫는다는 것이다.

오슬러는 청년시대에, 인간은 과연 전통적인 종교를 통해서 구제되는 것일까? 라는 19세기 신앙의 위기를 경험했다. 목사의 아들이면서 초자연적인 세계를 거절하고 자연 세계로 들어간 그는 19세기 말의 새로운 성직의 탄생을 구현하는 존재가 되었다. 그가 시행한 진찰, 의학교육, 저술은 그리스도교적인 봉사의 개념, 그리스도교적인 이미지, 성서의 지식에 보강되었다. 오슬러는 새로운 의학의 대 사제였다. 그것도 로마 교황이라기보다는 캔터베리 대 주교였다. 의학계에 있어서 오슬러는 근본적인 영국 국교도이고 과학과 기술과 연구와 진료의 커다란 흐름이 멋지게 소통되는 장소의 상징이었다.

인류를 병이나 고통에서 구제할 수 있는 것은 종교가 아닌 의학이라고 믿은 오슬러는 단순했던 것일까? 리비어 오슬러의 목숨을 빼앗고, 그의 아버지의 세상을 무너뜨린 전쟁에서 시작된 20세기는, 많은 사람들의 진보를 향한 믿음을 잃게 했다. 역사가들의 대부분은 인류의 역사를 진보의 과정으로써 이해하는 사고방식을 불쾌하게 생각한다. 그러나 그것은 이론으로는 불쾌할 뿐인 이야기 일지도 모른다. 나는 이전에 역사상 가장 살기 쉬운 것은 어느 시대일까 라는, 역사가들의 토론회에 나간 적이 있었다. 역사가들은 모두 그것은 현대라는 의견으로 일치했다. 주된 이유는 의학의 진보로 건강하게 장수할 수 있는 가능성이 높아진 이유였다. 오슬러는 1914~1918년의 공포를 경험한 후에도 낙관주의와 희망을 완전히 버리지 않고 이 시대의 많은 사람들보다도 명료하게 사물을 보았다. 그가 죽은 직후에 인슐린이 발견된 일에서도 알 수 있듯이, 20세기 전쟁으로 파괴된 것은 인류의 윤리적 진보의 신뢰뿐이고 과학을 이용해서 인간의 상태를 개선하는 능력의 신뢰는 흠이 되지 않았다.

오슬러는 노인에 관해서는 별로 잘 내다보지 않았다. 그는 시체 안치소에서 동맥경화나 쇠약해진 장기를 조사하던 시절에 배운 체감에서 빠져나가지 못하고, 인간의 심신은 나이가 들어감에 따라 쇠약해진다는 '정년제도'의 전제가 사용되는 가능성을 생각하지 못했다. 그것이 일어난 것이 1960년대 후반으로, 80대의 고령자가 마라톤을 하게 되고, 평균수명도 급격하게 늘어났다. 거기에 20세기 말이 되자, "신新 오슬러 파a neo-Oslerian"라고도 불리는 사람들이 나타났다. 그들은 천수를 받고, 소극적 또는 적극적인 안락사에 의한 고통 없는 죽음을 수용하는 것을 호소하기 시작했다. 그 배경에는 의료비를 억제하고 싶다는 사정도 있었다.

오슬러가 항생물질의 시대까지 살아있었다면 나이가 드는 것이나 정년제도에 관한 의견을 바꾸었을지도 모른다. 옥스퍼드에 이주하고 나서 그는, 오히려 자신의 나이에 구애받지 않게 되었다. 그는 인생의 시기나 인생과 시간의 경과를 강하게 의식했었다. 그것은 그가 인생이 짧다는 것을 잘 이해했기 때문이라고 나는 생각한다. 그리스도 교도인 그의 부모에게 있어서, 삶은 영원히 계속되는 것이었다. 영혼의 불사라는 신앙을 버린 그는, 육체적 능력에 의해 정해지는 수명이 두려울 정도로 짧은 사실을 알았다. 윌리엄 제임스William James가 오슬러의 열정과 취미에 경탄했을 때 오슬러는 그에게 자신은 시간을 헛되이 보내지 않는가 하고 벌벌 떨면서 살고 있으며 자신은 하고 싶은 일이 많이 있으니, 항상 시간을 살 수 있다면 얼마나 좋을까라는 생각을 한다고 말했다고 한다.[43] 큰 성공을 거둔 오슬러의 행복한 인생에 슬픔이 있었다고 한다면, 그것은 묘와 시체안치소에 상징되는 죽음에 의한 망각에서 도망칠 수 없다는 인식이 있었기 때문이다.

오슬러는 지적인 활동을 통해 짧은 인생에서 도망칠 수 있었다. 그는 독서와 기억과 기념식전을 통해서 역사 속을 왕래하고, 죽은 사람들과 이야기 했다. 살아 있는 사람들의 세계에서는 시간을 최대한 활용했다. 그것은 시간에 쫓기는 일 중독이란 의미가 아니라 어떤 시간도 낭비하지 않고 유효하게 쓴다는 의미이다. 오슬러는 죽음을 두려워하지 않았지만, 인생이 짧다는 것과 덧없음을 이해했다. 그는 좋은 능력을 보이는 시기에 싸우려고 마음속으로 정했다. 실제로 그는 훌륭한 게임을 했다. 근처의 삼림지의 목사관으로부터 몸을 일으키고, 옛날 세계의 유산을 신세계로 가져오고, 은퇴 후에는 대영제국의 정점에 선 옥스퍼드 대학교에 광채를 얻었다. 오슬러는 어느 쪽 세계에서도 소외감을 끌어안지 않고, 마음을 느긋하게 할 수 있었다. 이것은 그가 캐나다인답게 영국의 문화와 미국의 에너지를 균형 있게 겸비했기 때문이다이것은 그의 정신을 키운 영국 국교회의 교의에 통하는 부분이 있다. 처음에 그의 고향은 의학이고 그곳에 국경은 없었다. 그는 의학과 동지애에 생애를 바쳐서, 인간은 더 길게 고통 없이 살 수 있다는 복음을 실현하는 데 힘을 쏟고, 자기의 생애에 만족하고 후세 사람들의 본보기가 되었다. 이것은 어떤 사람의 눈으로 보아도 좋은 인생이었다.

오슬러의 유체 일부는 재가 되어 도서관에 안치 되고, 일부는, 박물관의 표본이 되었다. 그의 뇌는 톰 맥크레이에 의해 필라델피아에 옮겨져, 위스타 해부학 생물학 연구소Wistar Institute os Anatomy and Biology에 안치되었다.[44] 1880년대 과학자가 처음으로 신경학에 열광할 무렵, 뇌의 형태와 지식능력은 아마도 상관이 있을 것이라고 생각되었다. 범죄자의 뇌를 조사하고 알아낸 것이 있다고 한다면, 우수한 인간의 뇌를 조사해도 무엇인가를 알 수 있을 것이다. 위스타 연구소의 설립 회원이며 당시의 흥분을 공유해온 오슬러는 자신이 죽으면 연구를 위해 뇌를 기증하기로 동의했다.

1920년대에는 이렇게 안이한 이론은 거의 신용을 받지 못하게 되어, 이 분야의 신경학 연구는 정체되었다. 쿠싱도 오슬러의 뇌에는 아무런 흥미도 나타내지 않았다. 위스타 연구소의 연구원은 오슬러와 다른 2명의 학자의 뇌를 비교 연구한 결과를 가까스로 발표했을 때는, 기증 후 9년의 세월이 흘렀을 때였다. 이 결론은 그의 뇌는 잘 발달되어 있었고 영양상태도 양호해서 기능 활성에 적합한 상태였다고 하였다. 그 이상의 것은 알지 못하였고, 오슬러의 뇌는 포르말린으로 채운 병 속에서 면에 감싸여져 필라델피아에서 긴 세월을 지내게 되었다.

1959년 몬트리올 신경학 연구소의 소장으로서 세계적으로 유명해진 와일더 펜필드Wilder Penfield는 연구를 위해서 오슬러의 뇌를 빌려준다는 권유에 응해, 위스타 연구소에서 강의를 했다. 그는 오슬러의 뇌를 몬트리올에 가지고 가서 조직학적으로 검토했지만 이번에도 특별히 중요한 정보는 얻지 못하고 뇌는 필라델피아에 되돌려졌다.

1980년대에 오슬러의 뇌 중에서 무게로 163Gm 분이 행방불명이 된 것이 알려졌다. 분실은 몬트리올에 대여해 준 사이에 일어난 것처럼 생각되었지만, 한 때, 위스타 연구소를 방문한 오슬러 팬은 기념으로 뇌를 조금 나눠 받았다는 일화도 남아 있었다. 1987년, 오슬러의 뇌는 필라델피아 내과 의사회의 무터 박물관Mutter Museum에 이송되었다. 그로부터 2년 후, 오슬러의 뇌 6개의 부분이 들어간 병이 경매에 출품되었다. 무터 박물관의 관장은 오슬러 팬과 박물관의 후원자로부터 1,000 달러의 기부금을 모아서 결함된 부분을 다시 구입하여 몇 곳인가 상처받은 본체와 일체화했다. 오슬러의 뇌 조직을 현미경으로 관찰하기 위해서 작성 된 몇 장의 현미경 표본은 어느 낡은 서적상에 의해서 구입되었다. 후두엽의 일부도 행방불명이 되었다. 몇 명의 오슬러 팬은 캘리포니아 대학교 샌프란시스코 교에 기증된 에스터 로젠크란츠의 소장품 병 안에 들어가 있는 것을 보았다고 기억했지만 그것은 부인되었다.

20세기 말, 오슬러 최고의 병리표본인 뇌는 무터 박물관에 있어서 개인의 콜렉션이 된 것은 3.6Gm 미만인 듯하다. 오슬러의 뇌는 평소에 그가 1880년대에 블록클리Blokley의 시체안치소에서 부검을 실시했을 때 사용된 테이블 위에 놓여 있었지만 얼마 지나지 않아 위스타 연구소에 반환되었다. 일부의 신경학자는 분자생물학의 진보에 의해 장기간 보존되어진 이러한 조직에서도 무엇인가 유익한 일이 밝혀

질지도 모른다고 하였다. 물론 클론clone; 복제생물을 작성할 수 있는 가능성도 없지 않다! 장래에는 오슬러의 DNA를 조사해서 그의 성격에 관한 책을 집필할 수 있을지도 모른다. 그 때, 과학적 의학의 발전은 전기의 집필방법에도 영향을 끼치게 될 것이다.

고마움의 글

내가 지금까지의 모든 일과 같이 이 책을 써낸 것이 가능했었던 것은 엘리자베스 블리스의 덕분이고, 그녀에게는 말로 다 표현하지 못할 정도로 감사하고 있다. 우리는 40년 가까이 세월을 함께 살아왔지만 클로로포름의 신세를 지고 싶다고 생각한 적은 한 번도 없다.

이 책의 대부분은 내가 캐나다 평의회의 킬람 특별연구원I. W. Killam Research Fellow으로서 학생 교육에서 해방 된 2년 사이에 집필되었다. 내가 킬럼 특별연구원으로서 연구에 전념할 수 있도록 준비 해준 토론토 대학교, 특히 나를 의학사 프로그램에 받아들여준 의대와, 전 의대 학장인 아놀드 애버맨Arnold Aberman에게 감사한다. 이번 연구에 필요한 비용의 대부분은 하나 의학사 연구소Hannah Institute for the History of Medicine의 연구조성금으로 부담되었다. 이 지원이 없었으면 프로젝트 완료까지 훨씬 긴 세월이 걸렸을 것이다.

옛날 나의 학생이었던 엘스베스 히먼Elsbeth Heaman이 성 마리아 병원St. Mary의 역사 연구를 위해 런던으로 출발하기 전에 오슬러 관련의 자료를 준비하고 파일로 작성하는 힘든 일을 해주었다. 이 프로젝트에 대한 그녀의 열의와 완성된 원고의 날카로운 논평은 나를 많이 도와주었다. 조사 일부를 담당해준 몬트리올의 에드 브느와Ed Benoit와 토론토의 셸리 맥켈러Shelley McKellar에게도 감사를 드린다.

이 책은 공식 전기도, 공인의 전기도 아니지만 내가 연락을 취한 오슬러 가족과 프랜시스 가의 사람들, 특히 이브 오슬러 햄슨Eve Osler Hampson과 마리안 프랜시스 켈런Marian Francis Kelen은 열심히 협력해 주었다. 맥길 대학교 오슬러 의학사 도서관의 관장이 감독하는 시설은 훌륭하였다. 오슬러 도서관의 준 샤흐터June Schachter, 웨인 르벨Wayne LeBel, 팸 밀러Pam Miller 및 원래 사서였던 페이스 월리스Faith Wallis 교수 등의 스태프가 나를 환영하고 지원하고 조언을 해주며, 인내 해준 것에 깊이 감사한다.

오슬러 도서관은 세계최고의 의학사 도서관의 하나로, 오슬러 도서관 후원회를 통해서 개인적인 기부를 받고 있다. 오슬러의 기억이 영원히 이어받는 것을 바라는 사람들은 오슬러 도서관에 기부를 하는 일에 좋은 공적을 올릴 수가 있다. 이번 프로젝트의 자료와 원고도 모두 오슬러 도서관에 기증된다.

나는 많은 도서관이나 문서관을 방문해서 스스로는 찾아갈 수가 없는 많은 단체에 전화나 팩스나 전자 메일로 문의를 시도했지만 어디서든지 환영을 받았다. 존스 홉킨스 의학연구소 체스니 문서관의 낸시 맥콜Nancy McCall과 그 스태프, 필라델피아 내과 의사회 도서관의 찰스 그레이펜스타인Charles Greifenstein 및 무터 박물관Mutter Museum의 그레첸 워든Gretchen Worden에게는 특히 신세를 졌다. 패서디나Pasadena의 헌팅턴 도서관Huntington Library은 놀랄 만큼 조사를 하기 쉽다. 물론 옥스퍼드의 보들리 도서관Bodelian Library도 그렇다. 런던 왕립 내과 의사회의 클럽 룸에 있는 런던 오슬러 클럽의 문서 보관소에는 독특한 매력이 있었다. 예일 대학교 도서관의 하비 쿠싱 문서는 마이크로필름으로 되어 있어서 이용하기가 쉬웠다.

그 외, 온타리오 주립 문서관, 토론토 대학교 토머스 피셔 희귀본 도서관Thomas Fisher Rare Book Library, 맥길 대학교 문서관, 스미스 칼리지 닐슨 도서관Nilsen library 소피아 스미스 소장품Sophia Smith Collection, 존스 홉킨스 대학교 아이젠하워 도서관Eisenhower Library, 메릴랜드 내과-외과학회 도서관, 예일 대학교 쿠싱-휘트니 의학사 도서관Cushing-Whitney Medical History library, 해밀턴 의학 아카데미Hamilton Academy of Medicine, 온타리오 주, 던다스 공원 도서관온타리오 주, 미국 철학협회 도서관필라델피아 필라델피아 시립 문서관, 토머스 제퍼슨 대학교 문서관, 펜실베이니아 대학교 문서관, 펜실베이니아 대학교 도서관 희귀본 부문, 하워드 대학 카운트웨이 의학 도서관, 브리티시 콜롬비아 대학 우드워드 생물의학 도서관, 캘리포니아 대학교 샌프란시스코 보건학 도서관 프레져 룸Phleger Room, 잉글랜드 왕립외과의사회 도서관, 런던 왕립내과의사회 도서관, 워싱턴 대학교 의대 버나드 베커Bernard Becker 의학 도서관, 사우스캐롤라이나 대학교 사우스캐롤라이나 도서관콜롬비아, 트리니티 대학교 도서관텍사스 주 샌안토니오, 밴더빌트 대학교 의료센터 에스킨드 생물의학 도서관Eskind Biomedical Library, 뉴욕 공원 도서관 및 트리니티 칼리지 스쿨 도서관온타리오 주 포트 호프의 스텝진의 환대, 지원 및 그 외의 여러 가지 노력에 감사한다.

토론토 대학교 출판회의 게리 헬로웰Gerry Hallowell과 옥스퍼드 대학교 출판국의 제프 하우스Jeff House는 이 프로젝트의 가능성을 이해하고, 완성으로 이끌어 주었다.

출판사의 익명의 교정자는 원고를 보다 좋은 것으로 만들기 위해, 유익한 실마리를 주었다. 찰스 브라이언Charles S. Bryan 박사와 브루스 파이W. Bruce Fye 박사는 오슬러의 마지막 병에 대해서 해설 하는 등, 특별한 원조를 해주었다. 칼로타 르뮤Carlotta Lemieux는 굉장히 우수한 원고정리 편집자이다. 텍스트에 문제가 있다고 한다면 그것은 모두 내 책임이다.

부검과 우수한 의학 교사를 관찰하는 기회를 준 아서 그리프Arthur Gryfe 박사, 앤드류 베인스Andrew Baines 박사, 린 러셀 박사, 그리고 관찰하게 해준 우수한 의학 사인 허버트 호 핑콩Herbert Ho Ping-Kong 박사와 마이클 허치언Michael Hutcheon 박사에게 고마움을 전한다.

너무 복잡한 프로젝트를 위해 조사, 지휘, 기록, 준비, 연락, 인터뷰 등을 도와준 도널드 베이츠Donald Bates 박사, 존 카슨John Carson 박사, 안드레아 클라크Andrea Clark, 짐 및 제니퍼 코너Jim and Jennifer Connor, 수 오를리 데이비스Sue O'Reilly Davis, 뮤리얼 하워드 더글러스Muriel Howard Douglas, 제인 팔라Jane Farrar 부인, 캐서린 퍼거슨Katherine I. Ferguson, 펌 퓨처Palmer H. Futcher 박사, 찰스 가드후리Charles M. Godfrey 박사, 리처드 골든Richard L. Golden 박사, 조지 하럴George T. Harrell 박사, 마리안 헵Marian Hebb, 데이비드 호건David B. Hogan 박사, 톰 호락스Tom Horrocks, 수잔 켈런Susan Kelen, 해럴드 맬킨Harrold M. Malkin 박사, 말록A. E. Malloch, 도널드 마튜Donald Matthew, 산드

라 맥크레이Sandra McRae, 빅터 맥쿠직Victor A. McKusick 박사, 조크 머리Jock Murray 박사, 알 네이선Earl F. Nation 박사, 캐롤 내쉬Carol Nash, 리처드 오클Richard T. O'Kell 박사, 마이클 오슬러Michael Osler, 바이올렛 안드라스 퍼드Violet Andras Peard, 페리시티 포프Felicity Pope, 찰스 롤런드Charles G. Roland 박사, 제시 로스Jesse Roth 박사, 알렉스 사쿨라Alex Sakula 박사, 클라크 소윈Clark Sawin 박사, 에릭 및 로이스 싱크레아Eric and Lois Sinclair, 에드워드 쇼터Edward Shorter, 마빈 스턴Marvin Stone 박사, 존 스토보John D. Stobo 박사, 필립 티건Philip Teigen, 실비아 반 커크Silvya Van Kirk, 데찬트의 (존)월튼 Lord(John) Walton of Detchant 경, 레오날드 와이스트롭Leonald Weistrop 박사, 윌리엄 웨스트폴William Westfall, 앨런 윌킨슨Alan Wilkinson, 찰즈 울리 박사Charles F. Wooley, 및 미국 오슬러 협회와 토론토 의학사 클럽, 그 외의 동료, 회원, 친구에게 감사한다. 부주의하게 내가 이곳에서 이름을 올리지 못했던 사람들에게 사죄함과 동시에 진심으로 고마움을 전한다.

주기(注記, Notes)와 출처(出處, Sources)

윌리엄 오슬러와 그 가족, 그리고 친구의 대부분은 후세 사람들이 전화나 전자메일을 이용하는 듯한 감각으로 가볍게 편지를 썼다. 오슬러가 쓴 편지나 카드나 메모 수는 매년 1,000통 이상, 생애로는 5만 통 이상이 되었다고 생각되고 있다. 그 중, 약 2만 통이 소장품으로 세계 각지에 남겨져서, 그 대부분은 북미와 영국에 있다.

1920년대 초기에 하비 쿠싱은 오슬러의 공식 전기 『윌리엄 오슬러 경의 생애』참고문헌으로는 [Cushing]이라고 표기를 집필하기 위한 준비의 일환으로써 오슬러의 편지를 대량으로 모았다. 이것은 오슬러 편지의 소장품으로써 오늘날에도 대량의 규모이다. 쿠싱은 후에, 오슬러 관련 자료의 거의 대부분을 맥길 대학교 도서관에 기증했다.

이 컬렉션은 쿠싱 문서Cushing Papers; CPOL로써 목록집으로 되어 내게는 가장 중요한 자료가 되었다. 주된 이유는 이 소장품에는 오슬러의 편지 이외에 쿠싱이 조사하기 위해 입수한 여러 가지 자료오슬러와 지인이고, 그와의 추억을 가진 사람들과 주고 받은 대량의 편지를 포함, 그의 메모, 자서전의 원고가 포함되었기 때문이다.

쿠싱 이외에도 많은 사람들이 맥길 대학교에 오슬러와 관련된 편지를 기증했다. 그러한 편지 중에는 쿠싱이 빌려서 필사한 편지의 원본도 있었고, 쿠싱이 본 적이 없는 것도 있었다. 오슬러 도서관의 오슬러 문서Osler Papers는 이러한 편지가 기초가 되어, 아치볼드 말록 문서Archbald Malloch Papers나 W. W. 프랜시스 문서W. W. Francis Papers; FPOL등의 소장품에 의해서 보완되었다. 아치볼드 말록 문서에는 오슬러 여사Lady Osler가 보낸 편지가 수백 통이 포함되어있고, FPOL을 잘 조사하면, 오슬러에 관한 흥미 깊은 정보를 많이 얻을 수 있다. 오슬러 도서관에는 오슬러의 일지, 노트, 개인진료의 진료기록, 등의 발표 주제 및 미발표의 문헌 원고, '비브리오테카 오스레리아나Bibliotheca Osleriana; BO'로써 카탈로그로 된 오슬러 장서의 대부분이 있고, 이제부터도 계속 오슬러 관련 자료의 주요한 보관소가 될 것이다. CPOL에는 쿠싱이 몰래 입수했지만 전기로는 사용하지 못했던 그레이스 리비어 오슬러의 편지 복사물이 많이 있다원본은 분실되었다. 예일 대학교 도서관의 하비 쿠싱 문헌CPY은 오슬러나 그 전기에 관한 쿠싱의 편지가 다수 포함된 것 외에 쿠싱의 일기나 존스 홉킨스 시대의 편지도 있다.

오슬러 가의 사람들이 주고 받은 편지 대부분은 온타리오 주 던다스에서 화재로 소실되어 버렸다. 그 후, 윌리엄과 페더스톤은 남겨진 가족의 일기와 수백 통의 편지를 5권 묶음의 팩에 정리했다. 이 책은 현재, 토론토에 있는 온타리오 주 공동문서관의 오슬러 가문의 문서OFPOA로써 보존되어 있다. 토론토 대학교의 토머스 피셔 희귀 책 도서관Thomas Fisher Rare Book Library, University of Toronto; OPUT의 오슬러 편지 콜렉션도 소규모 이지만 충실하게 보관되어 있다.

존스 홉킨스 의학 연구소의 체스니 문서관Chesney Archives of the Johns Hopkins Medical Institution에도 오슬러가 병원에서 진찰한 중요한 증세의 진료 기록지를 포함해서 대규모의 오슬러 문서의 컬렉션이 있다.OPJH 체스니 문서관에는 존스 홉킨스 의학연구소 자체의 기록 외에, 웰치 문서Welch Papers, 바커 문서Barker Papers, 할스테드 문서Halsted Papers, 몰 문서Mall Papers, 아벨 문서Abel Papers의 수집품도 있어서 굉장히 중요하다. 나는 이 외에도 캘리포니아의 헌팅턴 도서관, 필라델피아 내과의사회, 옥스퍼드의 보드리 도서관의 소장품 외에, 여러 사람들의 개인 소장품으로 오슬러 자신이나 오슬러와 관련된 자료를 조사하였다. 그런 자료 중에서는 정말 도움이 된 것도, 중복된 것도, 도움이 안 된 것도 있었다. 소규모의 수집품 중에서 가장 도움이 된 것은 왕립내과의사회에 보관되어 있던 런던 오슬러 클럽Osler Club of London의 문서관과 매사추세츠 주 노스햄턴Northhampton에 있는 스미스 칼리지Smith College의 도로시 리드 멘덴홀 문서Dorothy Reed Mendenhall Papers의 수집품이었다.

이러한 문서관의 자료를 인용할 경우에는 전부 주기로 명시했다.

서지학자가 작성한, 신뢰할 수 있는 오슬러의 저서 목록으로 써는 Richard L. Golden and Charles G. Roland: Sir William Osler: An Annotated Bibliography With Illustrations San Francisco: Norman Publishing, 1988 및 Richard L. Golden, Addenda to: Sir William Osler: An Annotated Bibliography With Illustration Huntington, New York: 개인 발간, 1997이 있고, 이것들에 의하면 오슬러의 간행물은 현재 1,628점이 확인되었다.

나는 더 단순하게 오슬러의 저서 중, 독자 분들이 입수하기 쉬운 것을 참고문헌으로 했다. 특히 오슬러의 수필집인 Aequanimitas, With Other Addresses to Medical Students, Nurses and Practitioners of Medicine, expanded 2nd edition Philadelphia : Blakiston's 1922, An Alabama Student and Other Biographical Essays London; Oxford University Press, 및 Selected Writings of Sir William Osler(London; Oxford University Press 1951)에서 많이 인용했다.

오슬러에 관한 서적이나 논문의 목록으로는 Earl F. Nation, Charles G. Roland, and John P. McGovern, eds. An Annotated Checklist of Osleriana Kent State University Press, 1976와 Earl F. Nation, An Up-Dated Checklist of Osleriana 개인 발간, 1988가 있고 이것들에 의하면 오슬러에 관한 저작은 현재 1,588점이 확인 되어 있다. 오슬러 연구는 계속해서 늘어나고 있고, 미국 오슬러 협회의 2권 묶음의 회보 선집 Jeremiah A. Barondess, John. P Mc Govern, and Charles G. Ronland, eds., the persisting Osler Baltimore: University Park Press, 1985 및 Barondess and Roland, eds., The Persisting Osler 2 Malabar, Florida : Krieger 1994가 있다. 초기의 추도문이나 회상기의 중요한 선집으로써는 The Sir William Osler Memorial Volume Bulletin 9 of the International Association of Medical Museums Montreal, 1926, edited by Maude Abbott가 있다.

이 책의 집필에 있어서는 이것들 외에도 방대한 양의 1차적 또는 2차적 자료를 참조했다. 유익하다고 생각될 때는 주기를 참고하였다.

약어
(Abbreviations)

Aequanimitas	William Osler, Aequanimitas, With Other Addresses to Medical Students, Nurses and Practitioners of Medicine, 2nd edn., with additional addresses(Phisladelphia: Blackiston's, 1922).
Alabama Students	William Osler, An Alabama Student and Other Biographical Essays(London: Oxford University Press, 1908)
AM	Archibald Malloch
Autobiographical Notes	'Sir William Osler's Autobiographical Notes,' edited and introduced by E.H. Bensley and Donald G. Bates, Bulletin of the History of Medicine 50(1976), 596-618; ms. in Olser Library.
BHM	Bulletin of the History of Medicine
BMJ	British Medical Journal
BO	Bibliotheca Osleriama(originally published 1929; reprint edition, Montreal: Osler Library, 1969). Italicized references(BO) are to the text of the catalogue.
Chesney, Johns Hopkins	Alan M. Chesney, The Johns Hopkins Hospital and the Johns Hopkins University School of Medicine: A chronicle, 3 vols. (Baltimore: Johns Hopkins University Press, 1943, 1958, 1963)
CMAJ	Canadian Medical Association Journal
CMAJ	Canada Medical and Surgical Journal
Continual Remembrance	Howard L. Holley, ed., A Continual Remembrance: letters from Sir William Osler to His Friend Ned Milburn, 1865-1919(Springfield, Ill.:Charles C. Thomas, 1968)
CPOL	Cushing Papers, Osler Library, McGil Uiversity
CPY	Cushing Papers, Yale University Library
Cushing	Harvey Cushing, The Life of Sir William Osler, 2 vols.(Oxford: Clarendon Press, 1925)
EO	Ellen Free Pickton Osler
FLO	Featherstone Lake Osler

FPOL	W.W. Francis Papers, Osler Library, McGill University
GRO	Grace Revere Osler
HC	Harvey Cushing
HVO	Leonard Weistrop, ed., H.V.O.: The Life and Letters of Dr. Henry Vining Ogden, 185-1931(Milwaukee: Milwaukee Academy of Medicine Press, 1986)
Inner History	William Osler, 'The Inner History of the Johns Hopskins Hospital,' edited and introduced by Donald G. Bates and E.H. Bensley, Johns Hopkins Medical Journal 125(1969), 184-94; ms in Osler Library.
JAMA	Journal of the American Medical Association
JH	Johns Hopkins Medical Instructins(Alan M. Chesney Archives)
JHM	Journal of the History of Medicine
NEIM	New England Journal of Medicine
NYPL	New York Public Library
OFPOA	Osler Family Papers, Public Archives of Ontario, Toronto
OL	Osler Library, McGill University
OPJH	Osler Papers, Chesney Archives, Johns Hopkins Medical Institutions
OPOL	Osler Papers, Olser Library, McGill
OPUT	Osler Papers, Thomas Fisher Rare Book Library, University of Toronto
Osler Memorial	Maude Abbott, ed., The Sir William Osler Memorial Volume, Bulletin 9 of the International Association of Medical Museums (Montreal, 1926)
Persisting Osler	Jeremiah A. Barondess, John P. Mcgovern, and Charles G. Roland, eds., The Persisting Osler(Baltimore: University Park Press, 1985); Barondess and Roland, eds., The Persisting Osler, 2(Malabar, Fla: Krieger, 1994)
PPM	William Osler, The Principles and Practice of Medicine(New York: D. Appleton & Co., various editions)
Records	Records of the Lives of Ellen Free Pickton and Featherstone Lake Osler(OxfordL privately printed, 1915)
Selected Writings	Selected Writings of Sir William Osler(London: Oxford University Press. 1951)
WO	William Osler
WWO	William Wiloughby Francis

참고문헌

The sources of all direct quotations and other significant facts and incidents are noted. Articles whose authorship is not given are by Osler. For manuscript sources enough detail is provided to locate material with the help of standard finding aids. Unless otherwise indicated, letters cited from the Cushing Papers at the Osler Library(CPOL) are from the chronological file corresponding to their date. References to the Cushing Papers at Yale(CPY) have either a microfilm reel and page number, or, if a single number is given, it is to a folder in the collection. Readers with queries about any notes or sources should contact the author at the University of Toronto or refer to the master manuscripts of this book deposited in the Osler Library.

Preface : On Doing an Osler Autopsy

1 Lawrence J. Rhea, 'Osler and Pathology,' Osler Memoral, 13; Welch review of Cushing's Osler, CPY, 124:39.

2 See, for example, Charles G. Roland, 'On the Need for a New Biography of Sir William Osler,' in Jeremiah A. Barondess and Charles G. Roland, eds., The Persisting Osler 2: Selected Transactions of the American Osler Society, 1981-1990 (Malabar, Fla: Krieger, 1994), 73-84. The two Persisting Osler volumes are the most useful compendiums of recent Osler scholarship and hagiography.

3 Walt Whitman, 'Preface,' Leaves of Grass.

1: English Gentlemen with American Energy

1 Hubert Cole, Things for the Surgeon: A History of the Resurrection Men (London: Heinemann, 1964), 39; Ed Osler Jr to J. Cornish, 14 June 1816, OPOL.

2 Ed Osler Jr to J. Cornish, 14 June 1816, OPOL.

3 Ed Osler Jr to J. Cornish, 8 July 1816, 28 Mar. 1817, OPOL.

4 Ed Osler Jr to J. Cornish, 6 Sept. 1816, OPOL

5 See Ruth Richardson, Death, Dessection and the Destitute (London: Routledge and Kegan Paul, 1988)

6 Ed Osler Jr to Ed Osler Sr, 26 Feb. 1818, 20 Aug. 1819, OPOL.

7 Ed Osler Sr to Fatherstone Lake Osler (FLO), 21 Sept. 1831, OFPOA.

8 Ed Osler Sr to FLO, 22 June, 17 May 1831, OFPOA.

9 Notes on Edward Osler by Jennette Osler, OL, BO7603; W.W. Francis (WWF) to L.L. Mackall, 21 Apr. 1932, FPOL, 8.

10 Capt. Powell to Ed Osler Sr, 20 Mar. 1820, OFPOA, 2.

11 Ed Osler SR to FLO, 20 July 1831, OFPOA, 2

12 'First Journal of Featherstone Osler, 1828-1830,' in Records of the Lives of Ellen Free Pickton and Featherstone Lake Osler (Oxford: Oxford University Press for private circulation, 1915).

13 FLO to Sam Osler, 5 Feb. 1828, OFPOA; Records, 45.

14 Rev. Edward Lake to 'My Dear Sir,' 18 Nov. 1829, OFPOA, 5:33.

15 Records, 22-3; FLO to Ed Osler Sr, 2 Apr. 1828, 14 June 1831, OFPOA, 2.

16 FLO to Ed Osler Sr, 19 Apr. 1831, OFPOA, 2.

17 Anne Wilkinson, Lions in the Way: A Dicursive History of the Oslers (Toronto: Macmillan, 1956), 15;

records, 23-4. The circumstantial evidence supporting Wilkinson's conclusion that the ship Osler described in his memoirs must have been the Beagle is compelling.

18 Ed Lake to Ed Osler Sr, 2 Apr. 1830, OFPOA, 5.

19 FLO to Ed Osler Sr, 15 May 1831; FLO to 'My Dear Sister,' 15 May 1829, OFPOA, 2.

20 Ed Lake to FLO, 2 Dec. 1831, OFPOA, 5:34; FLO draft letter, 1832, OFPOA, 2:64.

21 FLO to Henrietta, 10 Nov. 1832, OFPOA, 2:65.

22 FLO to his mother, 6 Feb. 1833, OFPOA, 2.

23 Records, 24.

24 'Sketch of the Early Life of Mrs. Featherstone Osler … Jotted Down by … Miss Jennette Osler,' in Records, 1-20.

25 'Early Life of Mrs. Osler';Records, 25.

26 Records, 25, 16.

27 Documents re FLO and the church, OFPOA, 3; Records, 240.

28 Records, 240.

29 Ibid., 118.

30 Ibid., 124.

31 Ibid., 250.

32 Ibid., 18, 256.

33 Penciled notes by FLO on his trip from Quebec to Toronto, OFPOQ, MU2298, 2:1:A.

34 FLO to Francis Procter, 12 July 1837, OFPOA, 2: 103.

35 FLO to his mother, 15 Jan. 1838, OFPOA, 2:77; Records 144-5.

36 Records, 191, 156; 'Notes taken by Mrs. A. E. Williamson, read …14 Dec. 1912,' CPOL, 59.

37 Records, 133-4.

38 Ibid., 133-4, 163.

39 Ibid., 170-3.

40 Ibid., 201.

41 FLO to Francis Procter, 27 July 1838, OFPOA, 2:107.

42 EO to Mrs Procter, 1 Jan. 1841; EO to FLO, 27 June 1843, OFPOA, 4.

43 Records, 32-5, but the picnic is misdated.

44 FLO to Francis Procter, 26 Oct. 1837, OFPOA, 2:104

45 Records, 41.

46 Ibid., 169.

47 William Westfall, 'The Divinity 150 Project,' unpublished manuscript in possession of the author.

48 FLO to EO, 13 May 1843, OFPOA, 2.

49 FLO to Hugh Richardson, 21 June 1854, Ontario Archives, MU2112, 'Interesting Correspondence between a Minister of the Church of England and a Layman of the Methodist Church.'

50 FLO to Edward Osler, 12 Feb. 1840, OPUT.

51 Curtis Fahey, In His Name: The Anglican Experiences in Upper Canada, 1791-1845 (Ottawa: Carleton University Press, 1991), 259; John Toronto to Septimus Ramsey, 20 April 1840, OFPOA, 3:41; W.R. Farquhar to Edward Osler, 17 March 1804, OFPOA, 3: 24.

52 Following an erre in FLO's autobiographical sketch, Cushing (1: 13) misdates this visit as 1841 and places it in Ellen's company.

53 FLO to F.Procter, 6 Feb. 1840, OFPOA, 2:112.

54 Ellen (Nellie) Osler to Jennette Osler, 12 Jan. 1868, OPUT; Flo to Edward Osler, 12 Feb. 1840, OPUT;FLO to his mother, 8 Mar. 1851, OFPOA, 2:98.

55 FLO to EO, 13 May 1843, OFPOA, 90; FLO to his mother, 8 Mar. 1851, OFPOA, 2:98.

56 FLO to 'My dear sister,' 19 Mar. 1840; Jennette Osler to her mother, Nov. 6, 1866, OPUT.

57 EO to her mother and sisters, 19 June 1843, OFPOA, 4.

58 Ms. Of 'A Way of Life,' WO penciled notes, OL, BO7654.

59 Ibid.

60 B.B. Osler to Featherston (Fen) Osler, 20 Oct. 1854, OFPOA, Loose Correspondence

61 Ms. Of 'A Way of Life,' WO penciled notes, OL, BO7654.

62 'Pathological Institute of a General Hospital,' Glasgow Medical Journal, Nov. 1911.

63 B.B.Osler to Fen Osler and EO to Fen Osler, 13 Mar. 1856, OFPOA, Loose Correspondence.

64 'The School of Physic, Dublin,' in WO, Men and Books (Durham, N.C.: Sacrum Press, 1987), 29.

65 Science and War (Oxford: Oxford University Press, 1915), 5; 'Oration on the Opening of the New Building of the Medical and Chirurgical Faculty of the State of Maryland, 13 May 1909,' Bulletin of the Medical and Chirurgical Faculty of Maryland, June 1909, 248-59; WWF note, CPOL, 42; Henry Hurd to HC, 6 May 1920, CPOL, 59.

66 Dundas True Banner, 2 June !864, CPOL, 59, and files of the Dundas, Ontario, Public Library; Wilkinson, Lions, 120.

67 Draft of and address for the Medical School branch of the YMCA, 4 Oct. 1898, anecdote in crossed out material, OL, BO7644.

68 FLO to mother, 8 Mar. 1851, OFPOA, 2:98; FLO to Fen, 28 Apr. 1857, OFPOA, Loose Correspondence.

69 WO, 'Home-Bred Malaria,' Lancet, 20 Oct. 1917, 621; EO to Fen, 1 and 20 May 1855; 24 June, 16 Nov. 1856. OFPOA, 4.

70 'Elisha Bartlett,' in Alabama Student, 108; Elizabeth Osler to Jennette Osler, 8 Dec. 1880, OPUT; WO commonplace book, OL, BO7665(iii).

71 EO to WO, Oct. [1865], OFPOA, 4; 'Intensive Work in School Science,' Nature, 13 Jan. 1916. 554.

72 Milburn to HC, 8 Apr. 1920, CPOL, 59/9; WO to Milburn, 13 July, 1 Aug., 17 Oct. 1865, in Howard L. Holley, ed., A Continual Remembrance: Letters from Sir William Osler to His Friend Ned Milburn 1865-1919 (Springfield, Ill.: Charles C. Thomas, 1968), 13-16; Canon Jarvis to Arthur Jukes Johnson, 4 Jan. 1921, CPOL, 61/32.

73 'A Way of Life,'1913, Selected Writings, 239;WO to Ned Milburn, 28 Feb., 24 Jan. 1866, Continual Remembrance, 23, 21.

74 Jennette Osler 1866 travel diary, OPUT; Jennete Osler to Charlotte and Wm Henry Osler, 18 Sept. 1866. OPUT.

75 Jennette Osler to her parents, 6 Nov. 1866, and to her mother, 4 Feb. 1867, OPUT.

76 Jennette Osler to her parents, 6 Nov. 1866, OPUT.

77 Jennete Osler to Mamma & WH, 21 May 1867. OPUT; WO to Jennette Osler, 25 May 1867, CPOL, 63/11. For discussion of the myth of the Osler cousins as bewitching sirens, see below, pp. 494-6.

2: Learning to See: Student Years

1 WO to Ned Milburn, 218 Feb. 1866, Continual Remembrance, 22-3.

2 Ibid.; EO to WO, 25 Feb. 1867, CPOL, 63/7.

3 Norman Gwyn to HC, 12 Nov. 1920, summarizing newspaper accounts, CPOL 1866.

4 EO to WO, 19 Apr. 1866, CPOL; EO to WO, 10 and 30 May 1866, OFPOA.

5 WO to Jennette Osler, 1 Jan. 1868, OPUT.

6 Nellie Osler to WO, Sept. 1866, CPOL, Letters to WO, 1940 file (following 1919 file); Rev. Canon Jarvis to Arthur Jukes Johnson, 4 Jan. 1921, CPOL 1866; Richard L. Golden, 'Sir Wiliam Osler's Angina Pectoris and Other Disorders,' American Journal of Cardiology, 60 (July 1987), 175.

7 EK. Dalton, 'The Reverend Wiliam Arthur Johnson,' Journal of the Canadian Church Historical Society, 8, no.1 (Mar. 1966), 2-15; Canadian Chruchman, 12 June 1902; Carl Berger, Science, God, and Nature in Victorian Canada (Toronto: University of Toronto Press, 1983), 9; James H. Cassedy, 'The Microscope in American Medical Science,' Isis, 1976, 76-97.

8 W.A. Johnson field book, entry 505, CPOL 1866; WO, 'The collecting of a Library,' BO, xxi

9 WO to Jennette Osler, 25 May 1867, CPOL.

10 'Intensive Work in School Science.' Nature, 13 Jan. 1916, 554.

11 Jennette Osler to Mother, 17 July 1867; Nellie Osler to Jennete, 7 Aug. 1867, OPUT; WO, 'On Canadian Fresh-Water Polyzoa,' Canadian Naturalist 10, no.7(1883), 399.

12 Jennette Osler to parents, 8 Nov. 1866, OPUT; A Continual Remembrance, ch.5; T.A. Reed, A History of Trinity College Toronto (Toronto, 1952) ch.4.

13 WO notes on ms.of 'A Way of Life,' OL, BO7654; 'Intensive Work in School Science,' Nature, 13 Jan. 1916, 554.

14 Norman B. Gwyn, 'The Early Life of Sir William Osler, His Cultural and Scientific Training, Oster Memorial, 141n.

15 WO to Jennette Osler, 1 Jan. 1868; Nellie Osler to Jennette Osler, 12 Jan., 17 June 1868, OPUT/

16 'The Collecting of a Library,' BO, xxii; The Master-Word in Medicine,' Aequanimitas, 371.

17 Religio Medici, Everyman's Library edn. (London: J.M Dent, 1906), 17, 18, 26.

18 Nellie Osler to Jennette Osler, 17 June 1868, OPUT.

19 Rev. Canon Arthur Jarvis, to HC, 18 July 1921, CPY, 5471 Jarvis to Arthur Jukes Johnson, s Jan. 1921, CPOL 1866; GRO note on WO's reminiscences, June 1919, CPOL 1868.

20 Richard H. Shryock, The Development of Modern Medicine (New York: Knopf, 1947; Facsilie, New York: Hafner, 1969), 157; Edward C. Atwater, 'Internal Medicine,' in Ronald L. Numbers, ed., The Education of American Physicians: Historical Essays (Berkeley: University of Califonia Press, 1980), 143-74; also Charles E. Rosenberg, 'The Therapeutic Revolution,' in Morris J. Vogel and Charles E. Rosenberg, eds., The Therapeutic Revolution (Philadephia: University of Pennsylvania Press, 1979), 3-25; John Harley Warner, The Therapeutic Perspective (Cambridge, Mass.: Harvard University Press, 1986; WO, The Evolution of Modern Medicine. (New Haven: Yale University Press, 1923).

21 'Currents and Counter-Currents in Medical Science,' in O.W. Holmes, Medical Essays, 1842-1882 (Boston: Houghton, Mifflin, 1883), 203.

22 Fred C. Shattuck, 'Address to the Aesculapian Society, January 1920,' Boston Medical and Surgical Journal, 28 July 1921, 105.

23 W.G. Cosbie, The Toronto General Hospial 1819-1965 (Toronto: Macmillan, 1975), 71-81.

24 J. Beattie Crozier, My Inner Life: Being a Chapter in Personal Evolution and Autobiography (London: Longmans, 1898), 225, 227.

25 WO notebook, OL, BO7666(b); 'Specialism in the General Hospital,' American Journal of Insanity 69, no. 5(1913), 847; 'The Master-Word in Medicine,' Aequanimitas, 368-9.

26 Hardwicke's Science-Gossip, 1 Feb. 1869, 44.

27 WO Notebook, 211, OL, BO7666©; 'Trichina Spiralis,' Canadian Journal of Medical Science 1(1976), 134-5, 175-6; 'Canadian Diatonaseae,' Canadian Natualist 5(June 1870), 142-51; Dr Albert Macdonald memoir of WO, CPOL 1868.

28 Dr Albert Macdonald , Dr John Standish memoirs of WO, CPOL 1868; Cushing, 1:25-6; HC corres. With Ned Milburn, CPY, 562.

29 'The Future of the Medical Profession in Canada,' 9 Sept. 1918, OL, BO7668, mss of unpublished papers; on Evans, see BO2547; Jean Ware and Hugh Hunt, The Several Lives of a Victorian Vet (London: Bachman and Turner, 1979), 99.

30 Obituary, James Graham , BMJ, 29 July 1899, 317.

31 'Master-Word in Medicine,' Aequanimitas, 371; 'The Collecting of a Library,' BO, xxii; WO draft of BO Introduction, CPOL, 35.

32 'Master-Word in Medicine,' Aequanimitas, 370; WO, 'James Bovell, M.D.,' Canadian Journal of Medical Science 5 (April 1880), 114-15; C.E. Dolman, 'The Reverend James Bovell, M.D., 1817-1880,' in G.F.G. Stanley, ed., Pioneers of Canadian Science(Toronto: University of Toronto Press, 1966).

33 'The Natural Method of Teaching the Subject of Medicine,' JAMA, 15 June 1901, 1673.

34 'Master-Word in Medicine,' Aequanimitas, 371; FLO to Lizzie, 6 Oct. 1870, OFPOA, 2:100; Mark E. Silverman, 'James Bovell: A Remarkable Nineteenth-Century Physician and the Forgotten Mentor of William Osler,' CMAJ 148(1993), 953-7.

35 Kenneth M. Ludmerer, Learning to Heal: The Development of American Medical Education(New York: Basic Books, 1985), 48; for McGill, see Joseph Hanaway and Richard Cruess, McGill Medicine, vol. 1: The First Half Century, 1829-1885 (Montreal: McGill-Queen's University Press, 1996).

36 For conditions at McGill and the MCH, see Francis J. Shepherd, Reminiscences of Student Days and Dissecting Room (Montreal: privately printed, 1919); W.B. Howell, F.J. Shepherd- Surgeon: His Life and Times (Toronto: Dent, 1934); WO on lecture notes, BO7598

37 F.J. Shepherd, Yesterday and To-Day,' and address to the undergraduates' medical society, June 1898, Montreal Medical Journal, Apr. 1899, 7: Howell, F. J. Shepherd 24.

38 WO, 'The Medical Clinic,' BMJ, 3 Jan. 1914, 10-16.

39 WO notebook, OL, BO7666d; Shepherd, Reminiscences, 12l Edward Bensley, 'Palmer Howard,' Dictionary of Canadian Biography, 11:428-9; Medico-Chirurgical Society of Montreal, Minutes, 5 Nov. 1870, OL, cited in FPOL, WWF to CD Parfitt, 28 July 1940.

40 Osler, 'The Medical Clinic,' BMJ, # Jan. 1914, 10-16.

41 Jennette Olser to EO, 16 Jan. 1871, CPOL.

42 WO, Introductory Lecture on the Opening of the Forty-Fifth Session of the Medical Faculty McGill University, Oct 1, 1877 (Montreal, 1877), 10-11; 'University of Trinity College Medical Examination, April 1871, 'Canada Lancet 3(1870-1), 374, 381.

43 ('Benj') to Charlette Osler ('Chattie'), 6 July 1871, CPOL; 'A Way of Life,' Selected Writings, 239; crossed-out materal in WO draft address for the Medicla School branch of the YMCA, 4 Oct. 1898, OL, BO7664 (I).

44 'Hospital Reports', Canada Medical Journal 8 (Sept. 1871), 107ff.

45 WO, 'The Student Life,' Aequanimitas, 441; 'The Collecting of a Library,' BO, xxii; WO obituary of Howard, Medical News 54 (1889), 383; WO memorandum book, OL, BO7665(viii), 'B.'

46 'A Way of Life,' Selected Writings, 239-40 (WO slightly misquotes Carlyle); WO, 'Samuel Wilks,' in WO, Men and Books (Durham, N.C.:Sacrum Press, 1987), 5.

47 WO to Jennette Osler, 22 Oct. 1871, CPOL; WO, "Samuel Wilks,' in WO, Men and Books, 5; Montreal Gazette, 28 Oct. 1871; Shepherd, Reminiscences, 7; WO, 'After Twenty-Five Years,' Aequanimitas, 212; Mallochh Journal notes, 15 Nov. 1914, CPOL; WO to Adam H.Wright, 19. Sept. 1911, AW note, CPOL.

48 B.N Wales, 'Recollections of Sir Wiliam Osler during His Graduation YUear at McGill,' CPY, 607; personal notes of Adam H. Wright, CPOL 1868.

49 'Collecting of a Library,' BO, xxiv; 'Osler's Autobigraphical Address to the American Club, Oxford, 12 Feb. 1916, 'OL, 8303, 1916 Folder; Cushing 1: 85; the ms., 'Case Reports and Autopsy Reports,' OL, BO7664 (I), seems to contain draft pages from the thesis and gives the autopsies as twenty.

50 'Annual Convocation of McGill University,' Canada Medical Journal 8 (1871-2), 472-3; McGill version of the Hippocratic oath in WO, 'The Lessons of Greek Medicine,' unpunished lecture, 27 May 1910, OL, BO7664(iii).

51 W.A. Johnson to James B. Johnson, 9 Dec. 1874, CPOL, 90:28; also Norman B. Gwyn, ed., 'The Letters of a

Devoted Father to an Unresponsive Son,' BHM 7(1939), 335-51.

52 Archie Malloch Journal, 23 July 1917, CPOL; WO notebook, OL, BO7666(n).

53 WO to Jennette Osler, 7 Sept. 1872, OPUT; Thomas MaCrae, 'The Influence of Pathology on the Clinical Medicine of William Osler,' Osler Memorial, 38; WO review of Supplement to the Catalogue of the Patological Museum… in American Journal of Medical Science 84(1882), 229-30.

54 Palmer Howard to WO, 25 Oct. 1872; WO draft to Howard, undated, prog. 7 Nov. 1872, CPOL.

55 Wm. Dawson to WO, 28 Nov. 1872; Geo. W. Campbell to WO, 29 Nov. 1872; Palmer Howard to WO, 6 Dec. 1872, CPOL.

56 Scrap torn from WO to Jennette Osler, c. Jan. 1873, CPOL. In Cushing, 1: 372-3, a differently worded fragment of this is misdated ten years later.

57 WO notebook, OL, BO7666(k); WO, 'The Medical Clinic,' BMJ, 3 Jan. 1914, 10-16; 'London Correspondence,' CMSJ 1 (1872-3), 548-51. Limit of surgery: 'The Growth of Truth,' Selected Writings, 208.

58 WO draft to Palmer Howard, c.7 Nov. 1872, CPOL; WO notebook, 'Short Notes on a Course of Practical Physiology by Dr. Burdon-Sanderson at University College, London, 1872-73,' OL, BO7666(i).; WO remarks on J.F. Payne, BMJ, 26 Nov. 1910, 1751: 'On the Action of Certain Reagents, Atropia, Physostigma and Curare on the Colourless Blood-Corpuscles, ' Quarterly Journal of Microscopical Science, n.s. 1873, 307-9.

59 'An Account of Certain Organisms Occurring in the Liquor Sanguinis, 'Proceedings of the Royal Society, 18 June 1874, 291-9; WO notebook, OL, BO7665(i); C. Lockard Conley, 'Osler as an Experimental Hematologist,' Persisting Osler, 169-72; Alastair H.T. Robb-Smith, 'Why the Platelets Were Discovered,' British Journal of Haematology 13(1967), 618-37; Robb-Smith, 'Osler's Influence on Haematology,' Blood Cells 7 (1981), 513-33/ Howard, in CMSJ 2 (1873-4), 208.

60 'The Library School in the College' (Aberdeen: Aberdeen University Press, 1917; reprinted from The Library Association Record, Aug.-Sept. 1917), 23.

61 'The Collecting of a Library,' BO, xxiv; John Brown, Horae Subsecivae: Locke and Sydenham with Other Occasional Papers (Edinburgh: Thomas Constable, 1858), xi; BO4396.

62 Terrie Marie Romano, 'Making Medicine Scientific: John Burdon Sanderson and the Culture of Victorian Science' (Yale University, PhD dissertation, 1993), 267. The story was told by J.J. Abel; others have told similar storied of other reserchers; WO to Jennette Osler, 16 Dec. 1872. CPOL.

63 WO to Chattie, 16 Apr. 1874, CPOL; on Darwin, Cushing 1:118, citing a note in an unidentified book in the OL; WO to Jennette Osler, 9 Nov. 1872, OPUT.

64 WO to Jennette Osler, 16 Jan. 1873. CPOL; WO, 'Sir Thomas Browne,' Alabama Student, 271.

65 WO, 'Berlin Correspondence,' CMSJ 2 (Nov. 1873), 231-3, 308-15; 'The Medical Clinic' BMJ, 3 Jan. 1914, 10-16, fragmentary notes, WO to Chattie, 23 Nov. 1873, CPOL.

66 WO, 'Correspondence.' CMSJ 2 (Mar. 1874), 451.

67 'The Making of a Library,' BO xxiv; ' Berlin Correspondence,' CMSJ 2 (1873), 311.

68 Ilza Veith, 'Sir William Osler, Acupuncturist,' Persisting Osler, 129; WO, 'Ephemerides,' Montreal Medical Journal 23 (1894-5), 879; WO to Chattie, 23 Nov. 1873, CPOL.

69 N.B. Gwyn to HC, 21 May 1920, CPOL 1874; Palmer Howard to WO, 6 July 1874, CPOL.

3: The Baby Professor

1 Dr Hiram Vineberg to HC, 17 FEB. 1926, CPY, 121:240-2; Marian Osborne, 'Recollections of Sir William Osler,' Osler Memorial, 171-4; 'Student Riminiscences: Montreal Period,' Osler Menorial, 175-84; WO, 'After Twenty-Five Years,' Aequanimitas, 201-2.

2 Ibid.; account book, OL, BO7668.

3 'Valedictory Address to the Graduates … March 31, 1875,' CMSJ 3 (1874-5), 433-8.

4 Minutes of the Medical Faculty, 5 April 1875; McGill Archives, RG38, 1; Cushing, 1:130n.

5 WO daybook, 1874, OL, BO7668 (contains both expenses and income).

6 WO, 'Haemorrhagic Small-Pox,' CMSJ 5 (1877), 289-304, reprinted in WO, Clinical Notes on Small-Pox (Montreal, 1877); 'Copy of a Letter from Dr. Osler' (to the Nevilles), CPOL 1975; 'Valedictory Address to the Graduates in Medicine and Surgery, McGill University … 31st March, 1875,' CMSJ 3(1874-5), 433-8.

7 WO, 'Haemorrhagic Small-Pox,' CMSJ 5 (1877), 304;WO, Clinical Notes on Smallpox; 'Commencement Address,' Johns Hopkins Nurses' Training School, 7 May 1913, Johns Hopkins Hospital Nurses' Alumnae Magazine 12 (1913), 73; OL, BO7665(x), notes labeled 'Relio Studentis.'

8 Jennette Osler to EO, [26] Dec. 1875, CPOL; 'Case of Scarlatina miliaris,' CMSJ 4(1875), 49-54.

9 WO to Arthur Jarvis, Jan. 1876, Cushing, 1:143. See also William B. Spaulding, 'William Osler's Experiences with Smallpox,' Persisting Osler, 2:269-79.

10 'Introductory Remarks, to, and Synopsis of, Practical Course on Institutes of Medicine, ' CMSJ 4(1875), 202-7; 'The Growth of a Profession,' CMSJ 14 (Oct. 1885), 150.

11 WO. "On the Practical Teaching of Morbid Anatomy," the Introductory Lecture of the Course in Demonstrative Pathology,' McGill, 5 Oct. [prob. 1878], OL, BO7664, unpublished papers, 1; Introductory Lecture on the Opening of the Forty-Fifth Session of the Medical Faculty, McGill University, 1 Oct. 1887 (Montreal, 1877), 14; Casey Wood Reminiscence, Osler Memorial, 178.

12 'On the Pathology of Miner's Lung,' CMSJ 4 (1875-6), 145-68; minutes of the Medico-chirurgical Society of Montreal, OL Alvin Rodin, Oslaerian Pathology: An Assessment and Annotated Atlas of Museum Specimens (Lawrence, Kans.: Coronado Press, 1981);Geo. A. Armstrong reminiscence, Osler Memorial, 176.

13 Edward J.A. Rogers to HC, 8 Dec. 1920, CPY, 592.

14 Clipping re address to Cardiff Medical Society, 20 June 1916. CPOL.

15 'Notes of the Secong Demonstration in the Morbid Anatomy Course in McGill College,' reported by J.R.B.Howard, Canadian Journal of Medical Science 6 (1881), 351-3.

16 Beth M. Belkin and Francis A. Neelon, 'The Art of Observation: William Osler and the Method of Zadig,' Archives of Internal Medicine 116 (1992), 864-6; F.J. Sladen, 'Osler as Clinician,' North Carolina Medical Journal 10 (1949), 607-10; Rufus Cole, 'Dr. Osler: Scientist and Teacher,' Archives of Internal Medicine 84 (1949), 54-63.

17 Lauder Brunton to Fielding Garrison, in Garrison, 'Physician's Letters,' in Contributions to Medical and Biological Research, Dedicated to Sir William Osler … In Honour of his Seventieth Birthday, July 12, 1919, by His Pupils and Co-workers, 2 vols. (New York: Paul Hoeber, 1919), 716; CMSJ 7 (Feb. 1879), 329-35.

18 William Boyman Howell F.J. Shepherd: Surgeon (Toronto: Dent, 1934), 79; D.J. Gibb Wishart reminiscence, Osler Memorial, 177.

19 Introductory Lecture on the Opening of the Forty-Fifth Session of the Medical Faculty McGill University, 1 Oct. 1877 (Montreal, 1877), 12.

20 'Harvarld School of Medicine,' Canadian Journal of Medical Science 2 (1877), 274-6; Joshep Hanaway and Richard Cruess, McGill Medicine, vol. 1 (Montreal: McGill-Queen's University Press, 1996); 'Brief Description of the New Physiological Labratories, McGill College,' CMSJ 9 (1880-1), 198-201.

21 Notes from Bowditch family, CPY, 80:170.

22 D.A. Murphy, quoted in Leon A. Saunders, 'From Osler to Olafson: The Evolution of Veterinary Pathology in North America, 'Persisting Osler, 2:313-54. See also P.M. Teigen, 'William Osler and Comparative Medicine,' Canadian Veterinary Journal 25(1984), 400-5.

23 Lisa Wilkinson, Animals and Disease: An Introduction to the Histroy of Comparative Medicine (Cambridge: Cambridge University Press, 1992).

24 'Verminous Bronchitis in Dogs,' Veterinarian 50 (1877), 387-97; Teigen, 'William Osler and Comparative Medicine'; Thomas W. M. Cameron, 'Sir William Osler, Parasitologist,' CMAJ 30 (1934), 553-6.

25 WO to JO, 23 Jan. 1878, OPUT and CPOL; 'On the Pathology of the So-Called Pig Typhoid,' Veterinary Journal, June 1878.

26 Introductory Lecture … Oct. 1, 1877; 'The Medical Library in Post-Graduate Work,' BMJ (1909), 925-8; Mallock Journal notes, 15 Nov. 1914, CPOL.

27 Edmund J.A. Roger, 'Personal Reminiscences of the Earlier Years of Sir William Osler,' Osler Memorial, 163-70.

28 A. H. T. Robb-Smith, 'Did Sir William Have Carcinoma of the Lung?' Chest 66 (Dec. 1974), 712-16, and 67 (Jan. 1975), 82-7.

29 Jennete Osler to EO, 26 Dec. 1875, CPOL.

30 WO to Mariam Francis. July 1877; Edith Wendell to JC, undated (1920-21), CPOL 1877; draft ms of 'Life,' CPOL (ch 8, 15), WO to Mis Greenough, 28 Aug. 1878.

31 Daybook, 1877, OL, BO7668; A.K. Haywood to HC, 12 May 1920, CPOL 1878.

32 'The Medical Clinic: A Retrospect and Forecast,' BMJ 1 (1914), 10-16; George Savage to HC, 'Obituary of Sir William Osler,' CPY, 594.

33 Cushing, 1:177; CPOL 1878; minutes of the Medico-Chirurgical Society of Montreal, 8 June 1877, OL; PPM, 1st edn, 282; 'Osler, Peter Redpath, and Acupuncture, 'OL Newsletter 16 (June 1974); Ilza Veith, 'Sir William Osler, Acupuncturist,' Persisting Osler, 125-9 (misses the Hingston reference).

34 H. E. MacCermot, A History of the Montreal General Hospital (Montreal, 1950); Anna C. Maxwell, 'Struggle of the Pioneers,' American Journal of nursing 21(1920-1), 320-9. WO. 'Commencement Address' to the nurses of the Johns Hopkins Training School, 7 May 1913, Johns Hopkins Hospital Nurses' Alumnae Magazine 12 (1913), 79.

35 BO1629; 'Internal Medicine as a Vocation,' Aequanimitas, 142.

36 Minutes of the Faculty of Medicine, 21 Apr. 1880, McGill Archives, RG38, 1.

37 Daybook, 1874, OL, BO7668; WO, 'Professor Wesley Mills,' CMAJ 5 (1915), 338-41.

38 'On the Advantages of a Trace of Albumin and a Few Tube Casts in the Urine of Certain Men abobe Fifty Years of Age,' New York Medical Journal 74 (Nov. 1901), 949-50; WO, 'The Right Hon. Sir Charles Tupper, Bart.' Lancet 2 (1915), 1049-50; T. J. Murray, 'Serving Two Masters: The Relationship between Sir Charles Tupper and Sir William Osler,' paper delivered to the American Osler Society, 1993.

39 Marian Osborne, 'Recollections of Sir William Osler,' in Osler Memorial, 171; also, Jennette Osler response to HC questionnaire, CPOL 1875.

40 Jennette Osler to JC, 26 Aug. 1921, CPY, 1092; ms of Marian Osborne's 'Recollections,' Kelen Collection, privately held.

41 Norman B. Gwyn, 'Some Details of Osler's Early Life as Collected by a Near Relation, 'North Carolina Medical Journal 10, no. 9 (Sept. 1949), 292-6.

42 Shepherd speech, Dinner to Dr. William Osler, May 2, 1905, Waldorf- Astoria, New York (privately printed, 1905); eggs and salt: cited in Esme Wingfield-Stratford, The Victorian Sunset (London: Routledge, 1932), 78; Percy Bath Francis to Marian Francis, 4 May 1882, Kelen Collection, privately held; ms of Kinghorn lecture, 'Osler,' 31 Jan. 1951, OPOL, folio box.

43 Mrs Hayter Reed to HC, 6 Oct. 1925, CPY, 121:5-9.

44 G. Cantlie to H.V. Ogden, 27 Dec. 1883; WO to Ogden, 23 Dec. 1883, in HOV: The Life & Letters of Dr. Henry Vining Ogden, 1857- 1931 (Milwaukee: Millwaukee Academy of Medicine, 1986) 53-5, 236.

45 Charles Roland, ed., 'Sir William Osler's Dreams and Nightmares, 'Persisting Osler, 58-9.

46 PPM, 1st edn, 180.

47 Joshep Pratt, A Year with Osler (Baltimore: Johns Hopkins University Press, 1949), xii.

48 Casey A. Wood reminiscence, Osler Memorial, 178.

49 WO. Summer Session Clinics. 1882, Delivered in the Montreal General Hospital (Montreal: Printed for a

Committee of the Students, 1882), 1.

50 David I. Macht, 'Osler's Prescriptions and Materia Medica, 'Transactions of the American Therapeutic Society 35 (1936), 69-85.

51 'Clinical Remarks on the Nephritis of Pregnancy,' Canadian Practitioner 8 (1883), 137; WO to Jennette Osler, Jan. 1887, CPOL..

52 Howell, F.J . Shepherd: Surgeon, 121.

53 Summer Session Clinics. 1882. 3, 4.

54 Summer Session Clinics. 1882, 2:13

55 'The Cold-bath Treatment of Typhoid Fever,' Medial News, 3 Dec. 1892, 628.

56 Summer Session Clinics. 1882, 4:34.

57 R.B. Bean, ed., Sir William Osler: Aphorism from his Bedside Teachings and Writings (New York: Schuman, 1950), 23; Sheldon Stephens to Mother, 28 Dec. 1884, McCord Museum, McGill University, G. W. Stephens Papers, box 1, 10.

58 Summer Session Clinics. 1882, 3, 4.

59 'American Association for the Advancement of Science,' CMSJ 8 (1879-80), 63-8.

60 WO and A. W. Clement, 'An Investigation into the Parasites in the Pork Supply of Montreal,' CMSJ (Jan. 1883); WO and Clement, 'Cestode Tuberculosis: A Successful Experiment in Producing it in the Calf,' American Veterinary Review, April 1882; WO, 'On Echimococcus Disease in America,' American Veterinary Review, April 1882; WO, 'On Echinococcus Disease in America,' American Jounal of Medical Science 84 (1882), 475-80; Review of Catalogue of the Pennsylvania Hospital Museum, American Journal of Medical Science 84 (1882), 229-30; 'Report on Pictou Cattle Disease Investigations,' by Professor Wm. Osler, Canada, Session Papers, 1883. no.14, part 36, 289-93; 'Official Account of the Typhoid Outbreaks at Lennoxvile,' CMSJ 9 (1880-1), 436-45.

61 'On Certain Parasites in the Blood of the Frog,' Canadian Naturalist 10 no.7 (1883), 406-10; 'The Third Corpuscle of the Blood,' Medical News, 29 Dec. 1883, 701-2.

62 'The Reserves of Life,' St Mary's Hospital Gazette, 6 Nov. 1907; WO unsigned review, CMSJ 7 (1878-9), 409.

63 Proceedings of Medico-Chirurgical Society of Montreal, 25 July 1880, CMSJ 8 (1879-80), 16-17; 'Canada Medical Association,' Canadian Medical Record 7 (1878-9), 329-36; WO, 'Catalogue of a Series of Specimens Illustrative of the Morbid Anatomy of the Brain and Spinal Cord,' exhibited at Ottawa, Sept. 1880, by William Osler, CMSJ 9 (1880-1), 106; 'Case of Medullary Neuroma of the Brain,' Journal of Anatomy and Surgery 15 (1881), 217-25. 'Three Cases of Brain Disease,' CMSJ 8 (1880), 295-304; 'Cases of Insular Sclerosis,' CMSJ 9 (1880-1), 1-11.

64 'On the Brains of Criminals,' CMSJ 10 (1881-2), 383-98; also 'Report on the Brains of Richards and O'Rourke,' CMSJ 11 (1882-3), 461-6.

65 H.V. Ogden ms, 'The Murderer's Brain,' CPOL 1881.

66 Francis J. Shepherd, Reminiscences of Student Days and Dissecting Room (Montreal, 1919); WO to Shepherd, 11 Jan. 1919, OPOL, 7; 'Clinical Remarks on a Case of Hodgkin's Disease,' CMSJ 11 (1882-3), 712-17.

67 HVO: The Life and Letters of H.V. Ogden, 17-18; WO, 'A Backwood Physiologist,' Alabama Student, 167-8.

68 WO ms., 'The Future of the Medical Proffession in Canada,' 9 Sept. 1918, OL, BO7664 (IV).

69 HVO: The Life and Letters of H.V. Ogden, 18-19.

70 Osborne, 'Recollections of Sir William Osler,' Osler Memorial, 172-3; Dr J. Herbert Darey to HC, 29 Jan. 1922, CPY, 520.

71 Osborne, 'Recollections,' Osler Memorial, 172; ms. of Marian Osborne, 'Reminiscences,' Kelen Collection, privately held; 'EYD' memo, CPOL 1884.

72 'Professional Notes …' ms OL, BO7641. See William D. Tigertt, 'An Annotated Life of Egerton Yorrick Davis, M. C., an Intimate of Sir William Osler,' JHM 38 (1983): 259-97.

73 Malloch Journal, 26 July 1919, CPOL.

74 Thomas D. Brock, Robert Koch: A Life in Medicine and Bacteriology (Science Tech/ Springer Verlag, 1988), 114; for Tupper, see note 38 above, 'On the Advantages of a Trace of Alumin.'

75 WO, 'The International Medical Congress,' CMSJ 10 (Sept. 1881), 121-5.

76 'On the University Question,' CMSJ 12 (Jan. 1884), 373-4; 'McGill University,' CMSJ 10 (May 1884), 631-4.

77 Minutes of the Faculty of Medicine, 1882-3, McGill Archives, RG38, 1; Hanaway and Cruess, McGill Medicine, 1:96-7; Shepherd, Reminiscences, 9, 10.

78 R. F. Ruttan, a. Schmidt reminiscences, Osler Memorial, 182, 183.

79 Malloch Journal, 26 July 1919, CPOL.

80 R. F. Ritz to James Tyson, 30 June 1884, CPOL.

81 Banquet report, Medical News, 18 Oct. 1884, 445; Richard L. Golden, 'Reginald H. Fitz, Appendictis, and the Osler Connection: A Discursive Review,' Surgery 118, (1995), 504-9.

82 'After Twenty-Five Years,' Aequanimitas, 203; WO to W.G. MacCallum, 24 July 1919, CPOL.

83 'After Twenty-Five Years,' Aequanimitas, 204.

84 Dr Wm M. Donald to HC, 21 July 1922, CPY, 521.

85 Cushing, 1:215-16.

4: The Best Men: Philadelphia

1 'Rudolf Virchow: The Man and the Student,' remarks at the Virchow celebration, Johns Hopkins, 13 Oct. 1891, Boston Medical and Surgical Journal 125 (1891), 425-7.

2 'Letters from Berlin' CMSJ 12 (1883-4), 721-8.

3 'Notes of a Visit to European Medical Centres,' Archives of Medicine (N.Y), 12 (1884), 170-81; 'Letter from Berlin,' CMSJ 12 (1883-4), 582-5.

4 'Rudolf Virchow: The Man and the Student,' remarks at the Virchow celebration, Johns Hopkins, 13 Oct. 1891, Boston Medical and Surgical Journal 125 (1891), 425-7.

5 'Letters from Berlin,' CMSJ 12 (1883-4), 721-8; 'Notes of a Visit to European Medical Centres,' Archives of Medicine (N.Y), 12 (1884), 170-81.

6 Cushing, 1: 199.

7 Cf. Thomas D. Brock, Robert Koch: A Life in Medicine and Bacteriology (Science Tech/ Springer- Verlag, 1988), 169.

8 'Notes of a Visit'; WO to George Ross, 10 June 1884, CPOL; WO to H.V. Ogden, 18 June 1884, CPOL.

9 'Letter from Leipzig,' CMSJ 13 (1884-5), 18-22.

10 'Note of a Visit'; WO to H.V. Ogden, 1 Aug. 1884, CPOL.

11 Ernest Earnest, S. Weir Mitchell, Novelist and Physician (Philadelphia: University of Pennsylvania Press, 1950), 211; PPM, 1st edn, 223.

12 George W. Corner, Two Centuries of Medicine: A History of the School of Medicine, University of Pennsylvania (Philadelphia: Lippincott, 1965), 168.

13 Howard Kelly, 'Osler as I knew Him in Philadelphia and in the Hopkins,' in Sir William Osler: Brief Tributes … (Baltimore, 1920; reprinted from JHH bulletin, 1919), 107.

14 'Statement Obtained from Dr Minis Hays,' CPOL 1884 (whick differs considerably from the version published in Cushing, 1: 220-1); HC note, 'In 1881 …' CPOL 1881.

15 Francis H. Shepherd, 'The Osler Oration,' CMAJ 21, no. 2, (1929), 131-7.

16 WO to H.V. Ogden, 1 Aug. 1884, HVO: the Life and Letters of Henry Vining Ogden, 58; WO to Shepherd, 19 June 1884, CPOL; 'Osler's autobiographical address to the American Club, Oxford, 12 Feb. 1916, OL, 8303; draft of WO to Tyson, 17 June 1884, OL, BO7665(ii)

17 Mitchell 1884 travel diary, College of Physicians of Philadelophia, mss 2/0241-03, Weir Mitchell Papers, 12; WO, ms obit. Of Weir Mitchell, CPOL 1914; 'L'Envoi,' Aequanimitas, 470.

18 R. H. Fitz to Tyson, 30 June 1884; Sanderson, Bastian, Flint to Tyson, Aug. 1884, CPOL; W. R. Gowers to Weir Mitchell, 14 July 1884, CPY, 121: 398.

19 S. Weir Mitchell circular letter, 17 Aug. 1884, University of Pennsylvania Arichives, U. of Penn. General Files, 1884.

20 Minutes of the Faculty of Medicine, 24 June 18844, McGill Archives, RG38, 1; Palmer Howard to WO, undated, CPY, 121-399.

21 Board of Trustees, Minutes, 7 Oct. 1884, University of Pennsylvania Archives; A. Schmidt reminiscence, Osler Memorial, 183; Montreal Gazette, 14 Nov. 1884.

22 H. A. Hare, 'William Osler as a Clinician and Teacher, ' Transactions, College of Physicians of Philadelphia, 3rd ser., 42 (1920), 131-9; WO notes and draft articles on voices and accents, commonplace book, OL, BO7665(viii); WO unpublished papers, vol. 5, OL, BO7664; Wm. T. Sharpless to Dr S.M. Hamill, 2 Nov. 1921, CPOL 1885.

23 WO ms, 'Univ. of Penn … 1885,' OL, BO7664 (II); Hare, 'Sir William Osler as a Clinician and Teacher.'

24 Thomas Hubbard to HC, 25 July 1925, CPOL, 57; Hare, 'Sir William Osler as a Clinician and Teacher.'

25 Cushing, 1:234 ; Dock, 'Dr. William Osler in Philadelphia,' Osler Memorial, 209; WO commonplace book, notes on 'Voices,' OL, BO7665(viii).

26 WO to Dr Geo Wilkins, 1 Nov. 1884, OL Newsletter 85 (June 1997).

27 Cushing, 1:284-5; HC to Alfred Stengel, 17 Apr., 26 May 1926, CPY, 84:60ff; Alfred Stengel to HC to Alfred Stengel, 17 Apr., 10 May 1926, CPY, 121-376-9; HC to A.C. Abbott, 21 May 1925, CPY, 498; A.C. Abbott to HC, 20, 22 May 1925, CPY, 120:640-8.

28 HC notes, CPOL, 188; copy of unsigned Pepper story in Maude Abbott Papers, OL, 438/30; WO, 'William Pepper,' in Alabama Student, 227.

29 Corner, Two Centuries of Medicine, esp. 161: on the campus and labs in 1884, see J.J. Abel to Mary Abel, 1, 5, 8 June 1884, JH, John J. Abel Papers, 63; Hare, 'Sir William Osler as a Clinician and Teacher'; H.C. Wood to John S. Billings, 12 Jan. 1894. NYPL, Billings Papers; WO to HP Bowditch, 20 June 1886, Harvard Medical School, Countway Library, HMS c.5.2.

30 George Dock. 'Dr. William Osler in Philadelphia' Osler Memorial, 208-11.

31 Memo of Dr Samuel McClintock Hamill, written for HC, Sept. 1921, CPOL 1886; WO, 'On the Treatment of Pleurisy with Effusion by Hay's Method,' Medical News, 11 Dec. 1886, 645-6; PPM, 1st edn, 211.

32 Richard L. Golden, 'Sir William Osler and the Anatomical Tubercle,' Journal of American Academy of Dermatology 16 (1987), 1071-4; WO, 'Clinical Memoranda,' Montreal Medical Journal, 17 (1888-9), 481-19.

33 W.G. MacCallum, 'Osler at Blockey,' BHM 10 (1941), 78; A.A. Bliss, Blockley Days: Memories and Impressions of a Resident Physician, 1883-1884 (Philadelphia, 1916), 17-18.

34 Memo of Dr Samuel McClintock Hamill, written for HC, Sept. 1921, CPOL 1886; Truman G. Schnabel, 'William Osler at the Philadelphia Hospital,' Medical Life 41(1934), 75-88; M. Howard Fussell Reminiscences, E.B. Krumbhaar file, CPY, 553.

35 Earnest, S. Weir Mitchell, 91.

36 John L. Rothrock to Marian Hague Rea, BHM 10 (1941), 94-5.

37 Randell C. Rosenberger, 'Blockley Post House,' BHM 10 (1941), 84-8.

38 W.W. Keen to WO, 12 July 1916, 27 Nov. 19100, OL, 153 (BO3106); G.E. Erikson, 'Sir William Osler and William Williams Keen,' OL Newsletter 11 (Oct. 1972).

39 WO ms, 'Walt Whitman. An Anniversary Address with Personal Reminiscences,' OL, BO7660; Philip W. Leon, Walt Whitman and Sir William Osler: A Poet and His Physician (Toronto: ECW Press, 1995). Leon also prints all of Whitman in Carmden, 7 vols. (1953-92), but misses Osler's 31 Jan. 1888 note; also Harold D.

Barnshaw, 'Walt Whitman's Physicians in Camden,' Transactions, College of Physicians of Philadelphia, 4th ser., 31 (1964), 227-30.

40 Whitman, cited in Leon, Whitman and Osler, 30; WO to H.V. Ogden, undated [misdated 1884], HVO: The Life and Letters of Henry V. Ogden, 239.

41 WO, 'Walt Whitman …' OL, BO7660.

42 Horace Traubel notes, 3 July, 5 Oct., 3 Dec. 1988, cited in Leon, Whitman and Osler, 182, 185.

43 Medico-Chirurgical Society of Montreal, Minutes, 16 Feb. 1877, OL; 'Vaginismus,' Medical News, 13 Dec. 1884, 673; 'Extrauterine Pregnancy Changed to Intrauterine Pregnancy by Electricity,' Medical News, 6 Mar. 1886, 279.

44 Francis H. Shepherd, 'The Osler Oration,' CMAJ, 21 no. 2 (1929), 131-7; 'Aequanimitas,' Aequanimitas, 11.

45 'The Goulstonian Lectures on Malignant Endocarditis,' deliverd at the Royal College of Physicians of London, March 1885 (London, 1885); Raymond D. Pruitt, 'William Osler and his Goulstonian Lectures on Malignant Endocarditis,' Mayo Clinic Proceedings 57 (Jan. 1982), 4-9.

46 'The Growth of a Profession,' CMSJ 14 (Oct. 1885), 129-55; 'The Model Hospital,' Canadian Journal of Medical Science 6 (1881), 154-6.

47 Ibid.; W.S. Middleton, 'William Osler and the Blockley Dead House,' Journal of Oklahoma State Medical Association, 69, no. 9 (Sept. 1976), 387-97.

48 WO to Geo. Wilkins, 1 Nov. 1884, OL Newsletter 85 (June 1997); Marian Francis to Jennette Osler, 'Sunday evening,' OPUT.

49 Medical News, 4 July 1885, 27 ff.; Hays, Pepper, corres., John S. Billings Papers, NYPL, reel 9; A. McGehee Harvey, The Association of American Physicians, 1886- 1986: A Century of Progress in Medical Science (Baltimore: The Association, 1986).

50 Harvey, The Association of American Physicians, 24, 26, 48, 49; William Welch to Emma Welch Walcott, 25 June 1886, Welch Papers, JH, 69; Hobart A. Hare, 'William Osler as a Teacher and Clinician in Philadelphia,' Osler Memorial, 216.

51 'Discussion,' Transactions of the Association of American Physicians, 18 June 1886, 96; WO, 'The Malarial Germ of Laveran,' Medical News, 4 Sept. 1886, 265; 'An Address on the Haemotozoa of Malaria,' BMJ, 12 Mar. 1887, 557-62.

52 PPM, 1st edn, 128; 'On Phagocytes,' Medical News, 13, 20 Apr. 1889, 393-6, 421-5.

53 'On the General Etiology and Symptoms of Phorea,' Medical News, 15, 22 Oct. 1887, 427-41, 465-70; 'Choreal' (unsigned WO editorial), Medical News, 21 Nov. 1885, 574-5; 'The Cardiac Relations of Chorea,' American Journal of Medical Science, (1887), 371-86.

54 The Cerebral Palsies of Children (Philadelphia, 1889); Freud ref. in WO to Harry Thomas, 30 May 1911, CPOL; Freud, Infantile Cerebral Paralysis (1897; translated and republished, Coral Gables, Fla.: University of Miami Press, 1968).

55 'Puerperal Anaemia, and Its Treatment with Arsenic,' Boston Medical and Surgical Journal, 18 Nov. 1888, 454-5; 'On the Use of Arsenic in Certain Forms of Anaemia,' Therapeutic Gazette, 3rd ser. (Nov. 1886), 741-6.

56 PPM, 1st edn, 113; 'Diseases of the Blood and Blood-Glandular System,' in William Pepper, ed., A System of Practical Medicine by Americal Authors (Philadelphia: Lea Bros., 1885), 3:882-950; 'Note on Nitro-Glycerine in Epilepsy,' Journal of Nervous and Mental Disease 15 (1888), 38-9; 'Antifebrin,' Therapeutic Gazette, 3rd serr. (Mar. 1887), 163-7.

57 'The Treatment of Typhoid Fever,' Medical News, 11 Dec. 1886, 1660-1; 'The Cold Bath in Typhoid Fever,' Medical News, 2 Jan. 1886, 13-14; 'Rectal Injections of Gas in the Treatment of Phthis,' Medical News, 2 Apr. 1887, 377.

58 'The Treatment of Typhoid Fever,' Medical News 24 Dec. 1887, 739-40.

59 'Rectal Injections of Gas,' Medical News, 29 Jan. 1887, 127-8; PPM, 1st edn, 118; HC draft ms. Of 'Life,'

CPOL, ch. 11, 32.

60 'Liebermeister on the Treatment of Pneumonia,' 'Typhoid Fever at the Cincinnati Hospital' Medical News, 21 April 1888, 437-9; 'The Treatment of Pneumonia,' Medical News, 11 Dec. 1886, 660.

61 'The Mortality of Pneumonia,' Lancet, 17 Nov. 1888, 983, reporting WO in University Medical Magazine, Phil., no. 2; 'The Treatment of Pneumonia,' Medical News, 11 Dec. 1886, 660.

62 'The Treatment of Pneumonia in the Philadelphia Hospitals,' Medical News, 5 Mar. 1887, 260-3; 'Treatment of Typhoid Fever in the Philadelphia Hospitals,' Medical News, 10 Dec. 1887, 676-80.

63 Richard L. Golden, 'Reginald H. Fitz, Apprendictis, and the Osler Connection: A Discursive Review,' Surgery 118 (1995), 504-9; W.R. Riddell, 'A Story about William Osler,' Medical Record 158 (1945), 22.

64 WO, 'On the Symptoms of Chronic Obstruction of the Common Bile Duct by Gallstones,' Annals of Surgery 11 (1890), 161-85; 'A Clinical Lecture on the BallValve Gall-stone in the Common Duct,' Lancet, 15 May 1897.

65 Howard Kelly, 'Osler as I Knew Him in Philadelphia,' Osler Memorial, 260.

66 'The Irritable Heart of Civil Life,' CMSJ (1887), 617-19; Charles F. Wooley, 'From Irritable Heart to Mitral Valve Prolapse: The Osler Connection,' American Journal of Cardiology, 53 (March 1984), 871-4; Charles Mercer, Clinical Notes from the University of Pennsylvana, 1887-1890, Coll. Of Phys. Of Phil., mss 2/0150-01 Acc. 1898-105-05, 71-2.

67 J.P. Croizer Griffith to HC, 8 Sept. 1921, CPY, 534.

68 'The Weir Mitchell Treatment,' Medical News, 1 May 1886, 491-2; 'Notes and Comments,' CMSJ 16 (1887-8), 447-8.

69 Commonplace book, OL, BO7665 (viii), 'W.'

70 'The Collecting of a Library, BO, xxvii.

71 Noticed by Feliz Cunha, Osler as a Gastroenterologist (San Francisco, 1948), 31.

72 George Dock, 'Doctor Osler's Use of Time,' Archives of Internal Medicine 84 (1949), 51-3.

73 WO ms, 'The Writing of a Textbook,' in WO's copy of PPM, 1st edn, OL.

74 See correspondence in OL, 153 (BO5928); affidavits, OL, 537, folio box 17; correspondence in CPOL 1886; the discovery of 'Railway Winnie' in FPOL, Minish file; C.B. Farrar, 'Osler's Story of "The Baby on the Track,"' CMAJ, 28 Mar. 1964, 781-4.

75 EO to Chattie, 28 June, 7 Apr., 15 July 1887; EO to WO, 20 Apr. 1887, 14 Sept. [no year given], OFPOA, 4.

76 EO to Chattie, 28 June 1887, 9 Nov. 1886, OFPOA, 4; Anne Wilkinson, Lions in the Way (Toronto: Macmillan, 1956), 249, 172-3.

77 WO's letters to the Francis children, more than 180, are in the Francis files, OPOL.

78 WO to Mullin, 8 Nov. 1886 (orig. in Osler-Mullin corres., Hamilton, Ont., Academy of Medicie), CPOL 1886; Minutes of the Faculty of Medicine, 11 Oct. 1886, University of Pennsylvania Archives.

79 Marian Francis to HVO, 3 Oct. 1887, HVO: The Life and Letters of H.V. Ogden, 64-5; HC note of remarks by GRO, CPOL 1888.

80 WO obit. of John S. Billing, 30 Sept. 1922, CPOL 1889.

81 'Aequanimitas,' in Aeaquanimitas, 3-11; Robert Austrian, 'Concerning Osler and Agnew: A Note on Historical Discrepancies,' Persisting Osler, 2:121-6; H.P. Bowditch to his wife, 6 May 1889, CPOL 1890.

5: Starting at Johns Hopkins

1 Johns Hopkins to Francis T. King, et al., 10 Mar. 1873, cited in Alan M. Chesney, The Johns Hopkins Hospital and the Johns Hopkins University school of Medicine: A Chronicle (Baltimore: Johns Hopkins University Press, 1943), 1:13.

2 Chesney, Hopkins, 1:30.

3 HC memo, 23 Jan. 1908, of Welch reminiscing about his youth, CPY, 123:708-10; quotation from Simon

Flexner and James Thomas Flexner, William Henry Welch and the Heroic Age of American Medicine (Baltimore: Johns Hopkins University Press,, 1941, 110).
4 Flexner and Flexner, Welch, 128, 131-3.
5 Francis T. King to J.S. Billings (JSB) 13 Feb. 1887, Billings Papers, NYPL.
6 Lauder Brunton to JSB, 24 July 1893, Billings Papers, NYPL.
7 WO to JSB, 5 July 1888, King to JSB, 5 July, Welch to JSB, 7 July, King to JSB, 25 July 1888, Billing Papers, NYPL.
8 W.H. Welch to Emma Welch Walcott, 23 Oct. 1888, JH, Welch Papers, 69.
9 Ellen Osler to WO, 4 Oct. 1888, OFPOA, 2.
10 King to JSB, 4 July 1888, Billings Papers, NYPL; Gert H. Brieger, 'The Original Plans for the Johns Hopkins Hospital and Their Historical Significance,' BHM 49(1965), 518-28.
11 Francis J. King to JSB, 17 Mar. 1889, Billings Papers, NYPL; WO, 'The Inner History of the Johns Hopkins Hospital,' Johns Hopkins Medical Journal 125 (1969), 184-94.
12 Francis J. King to JSB, 29, 31 Jan. 1889, and Gilman to Jsb, 13 Feb. 1889, Billings Papers, NYPL; WO, 'The Medical Clinic: A Retrospect and a Forecast,' BMJ, 3 Jan. 1914; WO to E. Schfer, 17 Apr. 1890, CPOL/
13 WO report to the Medical Board, 30 Jan. 1890, Medical Board minutes, JH, RG2, series c.
14 King to JSB, 29 Jan. 1889, Billings Papers, NYPL.
15 H.A. Lafleur, 'Early Days at the Johns Hopkins Hospital with Dr. Osler,' Osler Memorial, 268-72; H.L. Mencken, Happy Days, 1880-1892 (1936; reprint, Baltimore: Johns Hopkins University Press, 1996), 153-4, 284-96.
16 A.M. Harvey et al., A Model of Its Kind: A Centennial History of Medicine at Johns Hopkins (Baltimore: Johns Hopkins University Press, 1989) 1: 25; H.A. Lafleur, 'Early Days at the Johns Hopkins Hospital,' Osler Meomorial, 269; W.H. Welch to Franklin Mall, 17 Aug. 1889, Mall Papers, JH, 3.
17 W.T. Councilman, 'Osler in the Early Days at the Johns Hopkins Hospital,' Boston Medical and Surgical Journal 182 (Apr. 1920), 341-5.
18 John Fulton Diaries, 28 Au. 1927, Sterling Library, Yale.
19 H.A. Lafleur, 'Early Days at the Johns Hopkins Hospital,' Osler Memorial, 268; Councilman, 'Osler in the Early Days at the Johns Hopkins Hospital,' Boston Medical and Surgical Journal 182 (Apr. 1920), 341-5; Lewellys Barkers, Time and the Physician (New York: Putnams's, 1942), 100.
20 Francis, quoted in Cushing, 1:319-20.
21 Ramsay Wright to HC, 22 Mar. 1921, CPOL 1890; E.A. Sharpey-Schafer to HC, 8 June 1920, CPY, 48:434; WO, 'Letters to My House Physicians,' New York Medical Journal 52 (1890), 81-2, 163-4, 191-2, 274-5, 333-4.
22 T.D. Brock, Robert Koch: A Life in Medicine and Bacteriology (Madison, Wid.: Science Tech, 1988), 196; Welch to William W. Welch, 12 Aug. 1890, Welch Papers, JH, 68.
23 WO, 'On the Value of Laveran's Organisms in the Diagnosis of Malaria,' JHH Bulletin 1 (Dec. 1889), 11; 'Two Cases of Pernicious Malaria,' JHH Bulletin 18 (Dec. 1891), 161-2.
24 WO to J.H. Musser, 26 Mar. 1890, CPOL/
25 H.A. Lafluer, 'Early Days at the Johns Hopkins Hospital with Dr. Osler,' Osler Memorial, 271; WO, 'Preliminary Note on Koch's Method of Treatment of Tuberculosis,' JHH Bulletin 9 (Dec. 1890), 108; 'Report on the Koch Treatment in Tuberculosis,' JHH Bulletin 10 (Jan. 1891), 7-15; WO to JSB, 17 Dec. 1890, Billings Papers, NYPL; WO, 'Tuberculous Pleurisy,' Boston Medical and Surgical Journal 129 (1893). 53-7, 81-5, 109-14, 134-8.
26 WO to H.V. Ogden, 12 Oct. 1892, CPOL.
27 Appleton Files, OPOL, 11; WO account, BO3544.
28 WO account BO3544; Hunter Robb to HC, 29 Apr. 1920, CPY, folder 529; Cushing, 1: 358.
29 Lyman Powell, 'William Osler and Old Age,' New York Times, 4 Jan. 1920.

30 WO to Jennete Osler, undated, prob. 1891, OPUT; WO to H.V. Ogden, 2 Nov. 1891, CPOL/

31 PPM, 1st edn, 984; Welch to HC, 8 Aug. 1922, CPY, 123: 1016-23.

32 See A. McGehee Harvey and Victor A. McKusick, eds., Osler's Textbook Revisited (New York: Appleton-Century-Crofts, 1967).

33 I am not convinced by Faith Wallis's ingenious argument in 'The Literary Styles of Sir William Osler,' OL Newsletter 51 (Feb. 1986). Wallis suggests that Osler's 'paratactic' style derives from his Christian heriage and gives Principles and Practice its prophetic tone. In fact, the more deliberately priestly and prophetic Osler became, the more ornate or 'hypotactic' his prose. The voice of his text was honed, not in delivering revelations or prophecies but as a judgemental voice in the dead house, telling and totaling the ravages of disease and the condition of the decreased; Charles S. Bryan, 'Osler, Lyman, and Page: A Tale of Three Text,' Annals of Internal Medicine 116, no. 12 (June 1992), 1021-4.

34 PPM, 1st edn, 359 686, 950, 967, 337.

35 Robert J. Miciotto, 'Carl Rokitansky: A Reassessment of the Hematohumoral Theory of Disease,' BHM 52 (1978), 183-99; Steven J. Petizman, 'Osler's Treatment of Bright's Disease,' paper read to the American Osler Society, Apr. 1997.

36 PPM, 1st edn, 492, 279, 475, 421, 422.

37 Ibid., 530, 549, 882, 569, 588, 472, 495, 926, 84, 282, 820, 963.

38 David I. Macht, 'Osler's Prescriptions and Material Medica,' Transactions of the Americal Therapeutic Society 35 (1936), 69-85.

39 PPM, 1st edn, 76, 276, 320, 529, 866, 928.

40 'Recently Advances in Medicine,' Science, 27 Mar. 1891, 170-1.

41 Ibid; 'On Specialism,' Medical News, 14 May 1892, 542-5; 'Lectures on the Diagnosis of Abdominal Tumours,' New York Medical Journal, 3 Feb. 184, 129.

42 PPM, 1st edn, 473, 482, 439, 906., 2

43 Ibid., 35, 252.

44 Appleton Sales Statement, 1 Feb. 1894, OPOL, 11; note on flyleaf, WO copy of PPM, 2nd edn, OL, BO3545; Paul J. Edelson, 'Adopting Osler's Principles : Medical Textbooks in American Medical Schools, 1891-1906,' BHM 68(1994), 67-84.

45 AM to HC, 13 June 1920, CPY, 37:454 Cushing, 1:357-8.

46 Notes Written in January- March 1929 [about GRO] by Archie Malloch,' OPOL, folio box; Arnold Muirhead, Grace Revere Osler, a Brief Memoir. (Oxford: Oxford University Press, for private circulation, 1931)..

47 'Notes Concerning Lady Osler,' 2-5 Aug. 1928, Arnoldch Muirhead/Lady Osler Papers, Osler Club of London, England, Archives, vol. 3; J.C. DaCosta, 'Character Sketch of Proffesor Samuel W. Gross,' Selections from the Papers and Speeches of John Chalmers DaCosta (Philadelphia: W. B. Saunders, 1931), 220-7; John Fulton, 'Grace Revere Osler: Her Influence on Men of Medicine,' BHM 32 (1949), 341-51.

48 WO to J.C. Wilson, 'Sunday,' CPY, reel 80, folder 519, Clarendon Press file; HC note of Wilson's recollections, CPOL 1892; HC to Alfred Stengel, 28 Apr. 1926, CPY, 84:600; HC's embellishment of the story (Cushing 1: 362) cost him Wilsons's friendship.

49 EO to Chatti,e, 29 Apr. 1892, OFPOA, 4; WO to Lafleur, 24 May 1892, OPOL, 5; Welch to Emma Welch Walcott, 21 June 1892, Welch Papers, JH, 69.

50 J.J. Abel to Mary Abel, June 1892, Abel Papers, JH, 63.

51 Ramsay Wright to HC, 22 Mar. 1921, CPOL 1890; 'Letter to My House Physicians,' 21 May 1890, in Selected Writings, 162; 'Teacher and Student,' Aequanimitas, 32.

52 Carole Haber, Beyond Sixty-Five: The Dillemma of Old Age in America's Past (Cambridge: Cambridge University Press, 1983.).

53 'Teacher and Student,' Aequanimitas, 32; Richard Golden, 'Lyman Powell, William Osler, and Oliver Wendell

Holmes,' OL Newsletter 72 (Feb. 1993).
54 'Recent Advances in Medicine,' Science, 27 Mar. 1891, 170-1; 'Doctor and Nurse,' Aequanimitas, 14-20; Helen E. Marshall, Mary Adelaide Nutting: Pioneer of Modern Nursing (Baltimore: Johns Hopkins University Press, 1972), 48.
55 'Remark Advances in Medicine,' Science, 27 Mar. 1891, 170-1; 'Doctor and Nurse,' Aequanimitas, 14-20; Helen E. Marshall, Mary Adelaide Nutting: Pioneer of Modern Nursing (Baltimore: Johns Hopkins University Press, 1972, 542-4.
56 'Teacher and Student,' Aequanimitas, 42: 'Physic and Physicians as Depicted in Plato,' Aequanimitas, 49.
57 Cushing, 1:364; WO to H.A. Lafleur, 18 Feb. 1893; WO to John A. Mullin, Feb. 1893, CPOL.
58 D.C. Gilman to the Executive Committee, Johns Hopkins University Board of Trustees, 9 Nov. 1888, in Johns Hopkins University School of Medicine, Founding Documents – The Opening of the School of Medicine, the Women's Medical Fund and Related Materials, JH, RG1, series b. This discussion also draws on Chesney, Johns Hopkins, vol. 1; Mary R. Walsh, Doctors Wanted: No Women Need Apply: Sexual Barriers in the Medical Proffesion, 1835-1975 (New Haven: Yale University Press, 1977); Regina Sanchez-Moran. Sympathy and Science: Women Physicians in American Medicine (New York: Oxford University Press, 1985); Helen Lefkotwitz Horowitz, The Power and Passion of M. Carey Thomas (New York: Knopf, 1994).
59 Mary Gwinn Hodder to Lagan Pearsall Smith, early 1937, School of Medicine, Founding Documents … The Womens Medical Fund and Related Materials, JH, RG1, series b.
60 Flexner and Flexner, Welch, 217; Welch to F.P. Mall, 7 Nov. 1891, Mall Papers, JH.
61 Henry Hurd to D.C. Gilman, 15 Aug. 1890, Welch Papers, JH, Hurd file; Hurd to the Board of Trustees, 11 Mar., 11 May 1891, Johns Hopkins Hospital Board of Trustees, Supporting Documents, JH; W.T. Councilman, 'Osler in the Early Days at the Johns Hopkins Hospital,' Boston Medical and Surgical Journal 182 (Apr. 1920), 344; Hurd to the Board of Trustees, 11 Oct. 1892.
62 Lilian Welsh, Reminiscences of Forty Years in Baltimore (Baltimore: Norman Remington, 1925), 40-1.
63 WO to Lafleur, 12 Jan. 1893, CPOL; Henry M. Thomas, 'Sone Memories of the Development of the Medical School and Osler's Advent, JHH Bulletin 30 (1919), 185-9.
64 Minutes, Johns Hopkins Hospital Board of Trustees, 11 Oct. 1892, JH; King to JSB, 29 and 16 June 1891, Billings Papers, NYPL.
65 WO to Lafleur, 12 Jan. 1893, CPOL. Cushing chose, wrongly I think, to draw upon a 1921 reminiscence by Welch in attributing this quip to Osler.
66 Chesney, Johns Hopkins, 1:221.
67 Helen Lefkowitz Horowitz, The Power and Passion of M. Carey Thomas (New York: Knopf, 1994), 228-32.
68 WO to Ira Remsen, 'Whole-Time Clinical Preffessors,' 1 Sept. 1911 (privately printed, Oxford University Press), OL, BO7651.
69 Welch to F.P. Mall, 4 Mar. 1893, Mall Papers, JH; WO to J.J. Abel, 26 Mar. 1892, 2 Mar. 1893, Abel Papers, JH, 43.
70 Welch to Mall, 24 Apr. 1893, Mall Papers, JH; WO to Edward Schafer, 3 Oct. 1893, CPOL; W. Bruce Fye, 'H. Mewell Martin: A Remarkable Career Destroyed by Neurasthenia and Alcoholism,' JHM 40 no.2 (Apr. 1985), 133-66.

6: We All Worship Him

1 Percy Hookman, 'A Comparison of the Writings of Sir William Osler and His Exmplar, Sir Thomas Browne,' Bulletin of the New York Academy of Medicine 72(1995), 136-50.
2 Chesney, Johns Hopkins, 2:12-15; Florence R. Sabin, Franklin Paine Mall: The Story of a Mind (Baltimore: Johns Hopkins University Press, 1934), 123-9.

3 Sabin, Mall, 138-41, 154-6.

4 Brenda Wineapple, Sister Brother: Gertrude and Leo Stein (New York. Putnam's, 1996), 123; A.M. Harvey et al., A Model of Its Kind (Baltimore: Johns Hopkins University Press, 1989), 162; Florence Sabin interview with Wm. Welch, 9 Dec. 1933, Welch Papers, JH, 178; Mall to G. Minot, 10 Nov. 1899, Florence Sabin Papers, American Philosophical Society, Philadelphia, Mall Bio. Files, Notes on. 9.

5 Welch to Emma Welch Walcott, 18 Apr. 1895, Welch Papers, JH, 69; Fielding Garrison to HC, 29 Mar. 1920, CPY, 81:535.

6 Aloofness and student recollection: D.R. Mendenhall Memoirs, Mendenhall Papers, Sophia Smith Collection, Smith College, 3, E, 25; Simon Flexner and James Thomas Flexner, William Henry Welch and the Heroic Age of American Medicine (Baltimore: Johns Hopkins University Press, 1941), 162, 170; Osler and Pithotomists, CPOL 1896; Hugh Young, A Surgeon's Autobiography (New York: Harcourt Brace, 1940), 65.

7 Donald G. Bates and Edward H. Bensley, eds., 'The Inner History of the Johns Hopkins Hospital' (by William Osler), Johns Hopkins Medical Journal 125 (1969), 184-94.

8 Mays, in Grace Crile, ed., George Crile: An Autobiography (New York: Lippincott, 1947), 115; D. Eugene Strandness, Jr, 'Osler and His Thoughts for Us in 1991,' American Journal of Surgery 162 (Aug. 1991), 99.

9 Curt Proskauer,' JHM 13 (1958), 373-81; J.M.T. Finney to George M. Smith, 1 Dec, 1937, cited in Johns F. Fulton, Harvey Cushing (Springfield, Ill.: Thomas, 1946), 237-8.

10 Thayer, 'The Chief,' NEJM 207 (1932), 13, 563-70. On Halsted, see also Serwin B. Nuland, Doctors: The Biography of Medicine (New York: Knopf, 1988), ch. 13; W. G. MacCallum, William Stewart Halsted, Surgeon (Baltimore: Johns Hopkins University Press, 1930); Samuel James Crowe, Halsted of Johns Hopkins (Springfield, Ill.: Charles C. Thomas, 1957); Ralph Colp, Jr, 'Notes on Dr. William S. Halsted,' Bulletin of the New York Academy of Medicine, ser. 2, 60, no. 9 (Nov. 1984), 876-87.

11 Charles A. Fecher, ed., The Diary of H. L. Mencken (New York: Knopf, 1989), 10; J.M.T. Finney, A Surgeon's Life (New York: Putnam's, 1940), 102; JHH Board of Trustees, Minutes, Apr. 14 1891, JH; Finney, A Surgeon's Life, 318.

12 Finney, A Surgeon's Life, 294-5, 292.

13 Chesney, Johns Hopkins, 2:38, 81-3; JHH Board of Trustees, Minutes, 10 Dec. 1895 – 10 Mar. 1896, JH; Welch to Mall, 11 Jan. 1896, Mall Papers, JH, 3.

14 Chesney, Johns Hopkins, 2:82; Finney, A Surgeon's Life, 287-9; 'Shifting Dullness': Peter D. Olch, 'William S. Halsted: The Antithesis of William Osler,' Persisting Osler, 202; Archibald Malloch, Short Years: The Life and Letters of John Bruce MacCallum, MD, 1876-1906 (Chicago: Normandie House, 1938), 78.

15 Osler 'Inner History;' HC to Kate Crowell, 21 Aug. 1898, CPY, 17, 495; Audrey W. Davis, Dr. Kelly of Hopkins: Surgeon, Scientist, Christian. (Baltimore: Johns Hopkins University Press, 1959); Willard E. Goodwin, 'William Osler and Howard A. Kelly: "Physicians, Medical Historians, Friends,"' BHM 20 (1946), 611-52; Mendenhall Memoirs, Smith, 3, E, 55.

16 Jeannie Albert Brown, Doctor Tom Brown Memories (New York: Richard R. Smith, 1949), 171 George W. Corner, The Seven Ages of a Medical Scientists: An Autobiography (Philadelphia: University of Pennsylvania Press, 1981), 113, Fulton, Cushing, 681

17 Mendenhall Memoirs, Smith, 3, E, 25ff; Chesney, Johns Hopkins, 2: 83; Wineapple, Sister Brother: Gertrude and Leo Stein, 124, 141.

18 Dr Henry Christian to Dr E.K. Marshall, 9 July 1950, Abel Papers, JH, 131, Paul D. Lamson, 'Johns Jacob Abel: A Portrait,' JHH Bulletin 68 (1941), 155; also John Parascandola, The Development of American Pharmacology: John J. Abel and the Shaping of a Discipline (Baltimore: Johns Hopkins University Press, 1992).

19 Mall to L.F. Barker, 29 June 1897, Barker Papers, JH.

20 J.B. MacCallum to 'Home,' April 1899, quoted in Malloch, Short Years, 78.

21 'The Natural Method of Teaching the Subject of Medicine,' JAMA 26 (1901).

22 Rufus Cole, 'Dr Osler: Scientist and Teacher,' Archives of Internal Medicine 84 (1949), 54-63; W.G. MacCallum, 'A Student's Impression of Osler,' CMAJ (Osler Memorial Number), July 1920, 47-50; Joseph H. Pratt, A Year with Osler: 1896-1897 : Notes Taken at His Clinics in the Johns Hopkins Hospital (Baltimore: Johns Hopkins University Press, 1949), 2-3, 75, 102, 123, 101, 140.

23 Henry A. Christian, 'Osler: Recollections of an Undergraduate Medical Student at Johns Hopkins,' Archives of Internal Medicine 84 (1949), 77-83.

24 Finney, A Surgeon's Life, 278n; Mendenhall Momoirs, Smith, 3, E, 47.

25 Richard L. Golden, ed., Oslerian Verse (Montreal: Osler Library, McGill University, 1992), 78-9.

26 George Blumer, 'Random Recollections of Sir William Osler in the Early Nineties,' Osler Memorial, 306-8; W.T. Longcope, 'Random Recolllections of William Osler,' Archives of Internal Medicine 84 (1949), 77-83; WO, 'The Natural Method of Teaching the Subject of Medicine,' JAMA 26 (1901), 1673-9.

27 D.R. Mendenhall Memoirs, Smith, 3, F, I, 13; W.T. Longcope, 'Random Recollections of William Osler,' Archives of Internal Medicine, 84 (1949), 93-103.

28 Charles Bardeen to HC, 13 Jan. 1924, CPY, 505; J.H. Pratt, A Year with Osler, 172-3; WO, 'Leprosy in the United States, with the Report of a Case,' JHH Bull., 9 (Mar 1898), 47-9.

29 Watson S. Rankin, 'Reminiscences of Osler,' JAMA 210(1949), 2240.

30 Lawrason Brown, 'Reminiscences,' Osler Memorial, 442-3; D.R. Mendenhall Memoirs, Smith, 3, E, 54.

31 Frank J. Sladen, 'Sir William Osler: The Indispensable Man in Medicine,' Alexander Blain Hospital Bulletin 9 (1950), 172-85; matrimony, W.S. Thayer to HC, 18 Dec. 1922, CPY, 123:430-1; for the excellence of the medical services, see Walter Baumgartner to Gustav Baumgartner, 12 Jan, 1902, Baumgartner Collection, Washington University, St Louis; Pat Nixon to Olive Read, 29 Jan. 1906, Pat Nixon Papers, Trinity University, San Antonio, Texas.

32 Francis H. Shepherd, 'The Osler Oration,' CMAJ 21 (1929), 131-7.

33 Alice Hamilton, Exploring the Dangerous Trades: The Autobiography of Alice Hamilton, MD (Boston: Little Brown, 1943), 53; Edith Gittings Reid, The Great Physician (London: Oxford, 1931), 157.

34 H.A. Hare to HC, 29 June 1925, CPOL, 57; D.R. Mendenhall Memoirs, Smith, 3, E, 33; Student Records, Examination Results, 1895-1905, JH.

35 WO to H.V. Ogden, undated [c. Aug. 1893], CPOL 1893; WO, Montreal Gazette, 1 Jan. 1914, cited in Faith Wallis, 'Piety and Prejudice,' CMAJ 156 (1997), 1549-51.

36 Augusta Tucker, Miss Susie Slagle's (New York: Harper, 1939: repub. Baltimore: Johns Hopkins University Press, 1987); Johns Sedgwick Billings to Katharine Hammond, 11 Mar. 1894, 14 Nov. 1893, Hammond-Bryan-Cumming Papers, University of South Carolina.

37 See the expression of this view in Sarah Orne Jewett, A Country Doctor (Boston: Houghton Mifflin, 1884), and Osler's comment on it in BO5003.

38 D.R. Mendenhall Memoirs, Smith, 3, E, 8.

39 'Nurse and Patient,' Auquanimitas, 155-66; Hamilton, Exploring the Dangerous Trades, 52.

40 Nixon Papers, Pat Nixon to Olive Read, 29 Sept. 1906, Pat Nixon Papers, Trinity University, San Antomio, Texas; Gerald Weissman 'Against Aequanimitas,' in Weissmann, The Woods Hold Cantata: Essays in Science and Society and Society (New York: Dodd Mead, 1985), 211-22.

41 D. R. Mendenhall Memoirs, Smith, 3, E, 8ff.

42 Esther Rosencrantz to John R. Fulton, 22 Oct. 1947, Esther Rosencrantz Papers, University of California at San Francisco Health Sciences Library, 150, file 2055; Esther Rosenkrantz to WWF, 25 Not. 1941, FPOL; Wineapple, Sister Brother: Gertrude and Leo Stein, 131; Mendenhall Memoirs, Smith 3, E, 8, 51.

43 T. McCrae to HC, 4 Feb. 1901, CPY, 36:819; D.R. Mendenhall Memoirs, Smith, 3, F, I, 1-12, 18-21 and 3, E, 8.

44 Lillian Welsh, Reminiscences of Thirty Years in Baltimore (Baltimore: Norman, Remington, 1925), 44, 41.

45 Johns L. Granerm 'Osler and His Students: The "Sweet Pea" Episode,' Diabetes Care 17 (1994), 1547=8; WWF to Esther Rosenkrantz, 21 Nov. 1941, FPOL.

46 Gene Nakajima, 'Gertrude Stein's Medical Education and Her Evolving Feminism,' ms in Student Records, Stein file, JH; Advisory Board of the Medical Faculty, Minutes, 5 June 1901, JH; Office of the Registra, Record of Examinations, June-Dec. 1901, JH; aphorism cited in A.H.T. Robb-Smith, 'Osler's Influence on Haematology,' Blood Cells 7 (1981), 523; Stein's Hopkins experiences are also recounted in Wineapple, Sister Brother : Gertrude and Leo Stein; James R. Mellow, Charmed Circle: Gertrude Stein and Company (New York: Praeger, 1974); and Linda Wagner-Martin, 'Favored Strangers': Gertrude Stein and Her Family (New Brunswick, N.J.: Rutgers, 1995).

47 L.F. Barker, Time and the Physician (New York: Putnam, 1942), 97.

48 Charles Burr, Morris Lewis recollections, Osler Memorial, 225, 228; Judith Robinson, Tom Cullen of Baltimore (New York: Oxford University Press, 1949), 93-4.

49 James F. Mitchell, 'Memories of Dr Halsted,' Surgery 32 (1952), 451-60.

50 Elizabeth Thies to HC, 10 May 1920; Frieda Thies to HC, 2 Aug. 1920, CPY, 602; Jeannie Albert Brown, Doctor Tom Brown Memories (New York: Richard R. Smith, 1949), 14.

51 Mabel Southard to HC, 25 May 1920, CPY, 595; Rachel Bonner to HC, 9 Apr. 1921, CPY, 507; Elizabeth Thies to HC, 10 May 1920, CPY, 602.

52 'The Hospital as a College,' Aequanimitas, 331-2, 342.

53 Malloch, Short Years, 126.

54 Rufus Cole,' 'Perfectionism in Medicine,' JHH Bulletin 79 (1946), 190-210.

55 EO to Lizzie, 21 Feb., 7 Mar. 1895; EO to WO, 19 Jan. 1891, OFPOA, 4; Anne Wilkinson, Lions in the Way (Toronto: Macmillan, 1956), 203.

56 WO to E.Schafer, 1 Jan. 1896, CPOL; GRO to Mother, 3 Jan. 1896, CPOL, 58; HC to Father, 6 Dec. 1903, CPY, reel 16.

57 W.G. MacCallum, 'A Student's Impression of Osler,' CMAJ Osler Memorial Number), July 1920, 47-50; Jas W. Walker to HC, 7 Apr. 1920, CPY, 607.

58 GRO to H.V. Ogden, 14 June 1895, CPOL 58; WO to [?], CPOL, 1897 (Cushing, 1:463-4).

59 GRO income: 'Sir William Osler's Autobiographical Notes,' ed. E.H. Bensley and D.G. Bates, BHM 50(1976), 596-618; Arnold Multihead, Grace Revere Osler, a Brief Memoir (Oxford: Oxford University Press. 1931 for private circulation, 1931), Sue Woolley notes about Lady Osler, 24 Mar, 1929, Muirhead Papers, Osler Club, London; WWF to Seymour Thomas, 20 Dec. 1934, FPOL; 'The Student Life,' Aequanimitas, 439; 'The Linacre, Harvey, and Sydenham Triptych,' OL Newsletter 23 (Oct. 1976).

60 Gittings Reid, The Great Physician, 133.

61 Aequanimitas, 139.

62 'On the Association of Enormous Heart Hypertrophy, Chronic Proliferative Peritonitis, and Recurring Ascites, with Adherent Pericardium,' Archives of Pediatrics (NY), 13 (1896), 1-10; 'The Ball-Valve Gall Stone in the common Duct,' Lancet, 15 May 1897, 1319-23.

63 'On Sporadic Cretinism in America,' American Journal of the Medical Sciences, 106 (Nov.1893), 503-18; PPM, 2nd edn, 756; 'Sporadic Cretinism in America,' American Journal of the Medical Sciences, 114 (Oct. 1897), 378-401.

64 PPM, 2nd edn, 749; 3rd end, 842; 'Addison's Disease, Medical Bulletin (Philadelphia), 18 (1896), 81-4; 'On Six Cases of Addison's Disease,' Internal Medicine Magazine 5 (Feb. 1896), 3-11; Clark T. Sawin, 'Osler as Mirror: The Treatment of Addison's Disease with Adrenal Extract in the 1890s', paper to the American Osler Society, May 1995.

65 'The Study of the Fevers of the South,' JAMA 26 (1896), 999-1004.

66 'The Diagnosis of Malarial Fever,' Medical News 70 (Mar. 6, 1897), 289-92.

67 'Studies in Typhoid Fever, II. The Treatment of Typhoid Fever,' JHH Reports 4, (1894), 3; 'Studies in Typhiod Fever: III, Five Years' Experience with the Cold Bath Treatment,' JHH Reports 5 (1895), 325; 'The Cold-Bath Treatment of Typhoid Fever,' Medical News 61 (1892), 628-31.

68 'Notes on Arsenical Neuritis following the Use of Fowler's Solution,' Montreal Medical Journal 21 (1893), 721-4; 'The Study of the Fevers of the South,' JAMA 26 (1896), 1002.

69 The Problem of Typhoid Fever in the United States, address to the Medical Society of the States of New York, 1 Feb. 1899, pamph. (Baltimore, 1899); 'Typhoid Fever in Baltimore,' JHH Reports 4 (1894-5), 159-67.

70 'The Function of a State Medical Society,' Maryland Medical Journal 37 (1897), 73-7; 'Sporadic Cretinism in American Journal of the Medical Sciences 114 (!897), 388.

71 PPM, 2nd edn, 308, 1077, 872, 316.

72 'Teaching and Thinking,' Aequanimitas, 124; 'The Fever of the South,' JAMA 26 (1896), 1004.

73 AM to HC, 21 Aug. 1921, CPY, 37:532.

74 Baltimore American, 1 Apr. 1905, OPJH, 2.

75 Katharine Hammond to her mother, Oct. 1893. Hammond-Bryan-Cummings Papers, University of South Carolina; Sandra F. McRae, 'Leaders in American Medicine: William Osler and the "Canadian Club" in Medicine at Johns Hopkins,' unpub. Research paper, 1987; WWF to B.C. MacLean, 13 Nov. 1951, FPOL; WO to Tom Futcher, 20 July 1919, Futcher Papers, OL.

76 For insight into Hopkins's Canadian connection, see Sandra F. McRae, 'The "Scientific Spirit" in Medicine at the University of Toronto, 1880, 1910' PhD Thesis, University of Toronto, 1987), esp. ch. 5.

77 EO to Chattie, 17 July 1895, OFPOA, 4.

78 WO to Ed Schafer, 1 Jan. 1896, CPOL; WO to H.V. Ogden, 17 Jan. 1895, CPOL; WO to Ed Schafer, 6 Feb. 1900, CPOL; WO to L.F. Barker, '14th' [Aug. 1914], Barker Papers, JH, 5.

79 Halsted to HC, 7 Dec. 1895, CPY, 27: 921; Edward F. Cushing to HC, 6 July 1895, CPY, 15:243; HC to Father, 15 Oct. 1896, CPY, reel 16.

80 HC memo on Halsted, Jan. 1925, CPY, 114:676.

81 Ibid., 678; the standard biography is John F. Fulton, Harvey Cushing (Springfield, Ill.: Thomas, 1946); for the German duelist, see J.F. Mitchell, 'Memories of Dr Halsted,' Surgery 32 (1952), 451-60.

82 HC to Kate Crowell, 15 Mar. 1898, CPY, 17:343; HC to Father, Oct. 1897, CPY, reel 16; Samuel Clark Harvey, 'The Story of Harvey Cushing's Appendix,' Surgery 32 (1952), 501-14.

83 HC memo on Halsted, Jan. 1925, CPY, reel 114; shirts: Willis D. Gatch, 'My Experiences with Dr Halsted,' Surgery 32 (1952), 466-8; HC to Mother, 20 Feb. 1898, CPY, 15:3; HC to Kate Crowell, 15 Nov. 1898, CPY, 17: 630.

84 Excerpt WO to Edward Y. Cushing, 9 Feb. 1899, CPY, 89:700; T. McCrae to HC, 18 Aug. 1899, CPY, 36:797; undated Halsted notes, CPY, 114:716ff; Halsted note in HC to Kate, 29 Apr. 1899, CPY, 17:728.

85 HC to Kate Crowell, 10 July 1900, CPY, 17:838.

86 T. McCrae to HC, 4 Feb. 1901, CPY, 36:819; HC to Kate Crowell, 27 Oct. 1901, CPY, 17:994; CPY, 36:824. Thomas McCrae to HC, 11 June 1901, CPY, 36:824; HC to Father, 18 May 1902, CPY, reel 16.

87 The Nation and the Tropics, address delivered in the London School of Tropical Medicine, 26 Oct 1909(London: Oxford, 1909), 14.

88 F. T. Gates to WO, 13 Apr. 1904, OPOL, 4; also Gates to WO, 4 Mar. 1902, and Gates, Chapters in My Life (New York: Free Press, 1977), 181-2.

7: The Great American Doctor

1 Lawrence J. Rhea, 'Student Reminiscence,' Osler Memorial, 311.

2 Conversation with A.M. McGehee-Harvey, 22 Feb. 1996.

3 L.F. Barker, 'Osler at Johns Hopkins,' CMSJ, 47 (1920), 139; 'Interesting People,' by H.L. Mencken, undated clipping, CPOL 1905, June-Dec. file.

4 Cushing, 1:649.

5 'Ephemerides, 1897,' Montreal Medical Journal 25 (1896-7), 645; Lawrason Brown, 'Reminiscences,' Osler Memorial, 444.

6 'Ephemerides, 1895,' Montreal Medical Journal 23 (1894-5), 518-20.

7 'Ephemerides, 1896,' Montreal Medical Journal 24 (1895-6), 890-3.

8 'The Student Life' Aequanimitas, 424.

9 W.S. Thayer, 'Reminiscences of Osler in the Early Baltimore Days,' Califonia and Western Medicine 31 (1929), 161-8.

10 E.G. Reid, 'A Giver of Life,' in Reid to HC, 20 June 1920, CPY, 590.

11 WO to H.V. Ogden, 13 Jan. 1893, CPOL; BO5314; John Fulton, 'A Day in London,' 12 July 1928, OPOL, folio box; Cushing 1:637; C.B. Farrar, 'I Remember Osler, Psychiatrist,' American Journal of Psychiatry 121 (1965), 761-2; Farrer, 'Osler at Johns Hopkins,' University of Western Ontario Medical Journal 20 (1950), 127-35.

12 BO5314; T. McCrae, 'Osler and Patient,' JHH Bulletin 30 (1919), 201-2.

13 WO to F.L. Shepherd, 30 Jan. 1899, CPOL; Cushing, 1:685; The Treatment of Disease, the Address in Medicine before the Ontario Medical Association, Toronto, 3 June 1909 (London, 1909).

14 Undated reminiscence end. In Mabel Balew[?] to HC, 19 Jan. 1926, CPY, 121:190; E.M. Brockbank to WO, 22 Sept. 1906, CPOL.

15 W.H. Welch to HC, 26 Jan. 1909, CPY, 123-811-12; AM, 'William Osler,' address to Society of Surgeons of New Jersey, 15 May 1946, Malloch Papers, OL; W.S. Thayer, 'The Chief,' NEIM 207 (1932), 565.

16 'Notes on Aneurysm,' JAMA 38 (1902), 1483-6; 'The Medical Aspects of Carcinoma of the Breast, with a Note on the Spontaneous Disapperance of Secondary Growths,' American Medicine, 1 (1901), 17-19, 63-6.

17 'Books and Men,' Aequanimitas, 222; JHH, Medical Society meeting, 20 Jan. 1902, JHH Bulletin, 135 (1902), 147; D.R. Mendenhall Memoirs, Smith, 3, F, I, 12.

18 Truman Gross Schnabel, William Osler at the Philadelphia Hospital,' Medical Life 41 (1934), 75-88; WWF to Donald H. Williams, 31 Mar. 1959. FPOL; 'The Home in Its Relation to the Tuberculosis Problem,' Medical News 83 (1903), 1105-10; Edward B. Krumbhaar to HC, 7 May 1921, CPY, 553.

19 'Notes on Aneurysm, JAMA 28 (1902), 1483-6.

20 'On the Advantages of a Trace of Albumin and a Few Tube Casts in the Urine of Certain Men above Fifty Years of Age,' New York Medical Journal 74 (1901), 949-50; John F. Fulton, Harvey Cushing (Springfield, Ill.:Thomas, 1946), 212-16.

21 WO, 'Lectures on Angina Pectoris and Allied States,' New York Medical Journal 64 (1896), 177-83, 249-56, 345-50.

22 See W. Bruce Fye, 'The Delayed Diagnosis of Myocardial Infarction: It Took Half a Century!' Circulation 72 (1985), 262-71.

23 WO to Dr J. Herbert Darey, 2 Feb. 1905, CPOL.

24 'Draft of Address to the Graduates of the Year 1900 of Johns Hopkins University,' OL, BO7664 (I). Also 'Medicine in the Nineteenth Century,' Aequanimitas, 227-76.

25 'Ephemerides,' Montreal Medical Journal 23 (1894-5), 877-9; Tom Cullen to HC, 27 Feb. 1922, CPY, 515; Fielding H. Garrison, 'Osler's Place in the History of Medicine,' Osler Memorial, 31.

26 JHH Board of Trustees, Minutes, 1 Feb. 1904, JH.

27 'The Faith that Heals, BMJ(1910), 1470-2; 'The Home Treatment of Consumption, Maryland Medical Journal 43(1900), 8-12; 'Medicine in the Nineteenth Century,' Aequanimitas, 274; 'Draft of Address to the Graduates of the Year 1900,' OL, BO7664 (I).

28 T. McCrae, 'Osler and Patient,' JHH Bulletin 30 (1919), 201-2; Walter Baumgartner to Gustav Baumgartner, 5 Nov. 1901. Baumgartner Collection, Archives, George Washington Medical School, St Louis.
29 JMT Finney, A Surgeon's Life (New York: Putanm's 1940), 282-3.
30 C.E. Newman, 'Osler as a Physician,' Oslarian Anniversary (London: Osler Club of London, 1976), 12; 'Remarks on Organization in the profession … to the Nottingham Medical Society,' BMJ, 4 Feb. 1911, 237-9.
31 Daybooks, OL, BO7668, passim; WO to Thayer, 20 Aug. 1898, CPOL; WO to Lafleur, 28 Mar. 1900, CPOL; W.S. Greenfield to WO, 1 Mar. 1900, CPOL. George T. Harrell's failure to notice the trevel time component of Osler's charges is a major weakness in his otherwise good article, 'Osler's Practice,' Persisting Osler, 105-23.
32 Thayer, 'Reminiscences of Osler in the Early Baltimore Days,' California and Western Medicine 31 (1929), 161-8; WO, 'Inner History.'
33 JHH Board of Trustees, Minutes files, Henry Hurd to Board of Trustees, 10 Feb. 1903, JH; Peter D. Olch, 'William S. Halsted and Private Practice: A Re-examination,' Surgery 62 (!972), 804-11; WWF remarks to the Halsted Society, 24 Feb. 1955, OL, 153, BO2886; also Peter D. Olch, 'William S. Halsted: The Antithesis of William Osler,' Persisting Osler, 199-204.
34 WO to C.F. Martin, 7 Dec. 1903, CPOL; WO to H.V. Ogden, 8 Jan., 4 Jan. 1904, CPOL. Also HVO: The Life and Letters of H.V. Ogden, 103, 295-6; WWF to Wm. White, 14 Dec. 1954, FPOL.
35 WO to James B. Johnson, 18 Sept. 1901, CPOL; WO to GRO, 17 Mar. 1911, OL, 8282; Thayer, 'Reminiscences of Osler in the Early Baltimore Days,' California and Western Medicine 31 (1929), 161-8; D.R. Mendenhall Memoirs, Smith, 3, F, I, 30.
36 'The Healing of Tuberculosis,' Climatologist 2 (1892), 149-53; PPM, 1st edn, 252.
37 JHH Board of Trustees Minutes, 15 Feb. 1898, JH; Charles D. Parfitt, 'Osler's Influence in the War against Tuberculosis,' CMAJ 47 (1942), 293; Laennac Society, JHH Bulletin 11 (1900), 331; Louice Hamman, 'Osler and the Tuberculosis Work of the Hospital,' JHH Bulletin 30 (1919), 202-3; students' reports, OPJH, 17.
38 WO-Flick corres., CPOL, 14.
39 GRO to H.B. Jacobs, 17 Aug. 1901, OPJH, 1; Earl F. Nation, 'Osler and Tuberculosis,' Chest 64 (1973), 84-7; PPM, 4th edn, 108; Jessica M. Robbins, 'Class Struggles in the Tubercular World: Nurses, Patients, and Physicians, 1903-1915,' BHM 71 (1997), 412-34.
40 Edith G. Reld, The Great Physician (New York: Oxford University Press, 1931), 136-7.
41 C. Allbutt to WO, 27 Jan. 1894, OPOL, 11, 18.8: Robert Hutchison, 'William Osler,' Quarterly Journal of Medicine n.s., 18 (1949), 275-7.
42 WO to H.V. Ogden, 25 Oct. 1898, CPOL; 'Autobiographical Notes,' 1898; WO to GRO, 22 July 1898, CPOL.
43 WO to H.V. Ogden, 1 Mar. 1898, CPOL.
44 WO to W.S. Thayer, 12 Aug. 1898; WO to Lafleur, 22 Oct. 1898, CPOL; also HC to Kate Crowell, 16 Sept. 1898, CPY, 554.
45 Cushing, 1:481, 496.
46 W.S. Thayer, 'Reminiscences of Osler in the Early Baltimore Days,' California and Western Medicine, 31 (1929), 161-8.
47 W.S. Greenfield to WO, 1 Mar, 1900, CPOL.
48 Cushing, 1:518; WO to Schager, 27 Mar. 1900, CPOL; WO to H.V. Ogden, 10 June 1900, CPOL; WWF to B.H. Cleveland, 22 Jan. 1945, FPOL; BO5839.
49 Welch to D.C. Gilman, 27 Mar. 1900, cited in W. Bruce Fye, 'William Osler's Departure from America: The Price of Success,' NEJM 320 (1989), 1426 (reprinted in Persisting Osler 2); Schafer to WO, 27 Mar. 1900, W.S. Greenfield to WO, 28 Mar. 1900, CPOL; HC to Kate Crowell, 10 July 1900, CPY, 17: 838.
50 GRO to H.V. Ogden, 23 Feb. 1901, CPOL, 58; WO to L.F. Barker, 17 Nov. 1900, Barker Papers, JH.
51 OL, BO7664, ms of unpublished papers, draft of an address for the Medical school branch of the YMCA, 4 Oct. 1898, OL, BO7664 (I).

52 'The Faith that Heals' BMJ, 18 June 1910, 1470-2.

53 PPM, 2nd edn, 585; 3rd edn, 109.

54 'A Study of Dying. J.H.H.., W. Osler,' OL, BO7644; commonplace book, OL, BO7665(iii), 14.

55 HC note on Ingersoll Lectures, CPOL 1904.

56 'Science and Immortality.' The Ingersoll Lecture, 1904 (Boston: Houghton Mifflin, 1904); WWF to Wm Colgate, 5 Sept. 1940, FPOL.

57 C.W. Eliot to HC, 8 Apr. 1920, CPOL 1902; HC memo 'Ingersoll Lecture,' CPOL 1904.

58 'Robert Burton,' Selected Writings, 87-8; Felix Cunha, Osler as a Gastroenterlogist (San Francisco, 1948), 57.

59 'Books and Men,' Aequanimitas, 220, 224.

60 Jennifer connor, 'Purveyors of Medical Knowledge: Physicians, Librarianship, and the Social Transformation of the Medical Library Association,' ms history of MLA, in press.

61 See Especially Genevieve Miller, 'In Praise of Amateurs: Medical History in America before Garrison,' BHM 47 (1973), 586-615.

62 'The Collecting of a Library,' BO, xxviii.

63 WO to Kelly, undated, in Willard E. Goodwin, 'William Osler and Howard A. Kelly,' BHM 20 (1946), 624-5; GRO to H.B. Jacobs, 14 July 1901, CPO, 58; HC to Father, 29 Sept. 1901, 21 May 1903, CPOL, 52; BO2278.

64 Thomas Barnes Futcher, 'Sir William Osler, Bart,' JH Alumni Magazine 9 (1920-1); 2-8; WO to HC, 25 July 1903, CPOL, 52; BO2278.

65 'Autobiographical Notes'; WO to Shepherd, 18 Oct. 1901, CPOL.

66 'Autobiographical Notes'; Wm Howard Taft to HC, 29 Aug. 1922, CPY, 602; GRO to H.B. Jacobs, 17 June 1902, OPJH.

67 WO to HC, 3 Mar. 1902, CPY, 89:709-10; Walter to Gustav Baumgartner, 12 Oct. 1902, Baumgartner Collection, Archives, Washington University School of Medicine, St Louis.

68 'Chaunivinism in Medicine,' Aequanimitas, 277-306.

69 'The Master-Word im Medicine,' Aequanimitas, 373-4.

70 OPOL 1903 file; 'Autobiographical Notes'; WO to T. McCrae, 24 Nov. 1903, CPOL; HC to Kate Cushing, 21 July 1904, CPY, 17;1293; Fulton, Cushing, 228n.

71 'Peyronie's Disease-Strabisme du penis,' Boston Medical and Surgical Journal 143 (1903), 245, 485; M.B. Wesson, 'Peyrone's Disease,' Journal of Urology 49 (1943), 350-6; A.H.T. Robb-Smith, 'Osler's Sense of Humour,' ms in OL.

72 'Chronic Cynosis with Polycythaemia and Enlarged Spleen: A New Clinical Entity. American Journal Medical Science, n. s., 126(1903), 187-201; A.H.T. Robb-Smith, 'Osler's Influence on Haematology,' Blood Cells 7 (1981), 513-33; Maxwell M. Wintrobe, 'Osler's Chronic Cyanotic Polycythemia with Splenomegaly,' JHH Bulletin 85 (1949), 75-87.

73 'On the So-called Stoke-Adams Disease, ' Lancet(1903), 516-24; re BBO: WO to Shepherd, 11 Feb. 1901, CPOL; WO to L.F. Barker, {misdated 17 Nov, 1900}, Barker Papers, JH; Norman Gwyn to Esther Rosenkrantz, 7 July 1948, Rosencrantz Collection, University of California at San Francisco, Health Sciences Library; WO on tobacco and pulse from his 'Lectures on Angina Pectoris.' My interest in WO's work on Stokes-Adams disease was stimulated by Charles F. Wooley's 1996 paper to Sudden Death in Families.'

74 Wm G. MacCallum, 'Osler as a Pathologist,' JHH Bulletin 341 (1919), 197-8; Narman Gwyn to Bernald Cohen, 7 Apr. 1937, Archives of the Medical and Chirurgical Faculty of the States of Meryland, box 44, file 1; Rufus Cole, 'Dr Osler: Scientist and Teacher,' Archives of Internal Medicine, 84 (1949), 54-63. Also, C.H. Bunting, 'Dr Osler as Pathologist,' BHM 32 (!949), 336-40.

75 F.P. Mall to L.F. Barker, 3 Aug., 30 July 1902, 15 Feb. 1905, Barker Papers, JH; Florence R. Sabin, Franklin Mall: The Story of a Mind (Baltimore: Johns Hopkins University Press, 1934), ch. 10.

76 Commens to this effect in Walter Baumgartner's letters to his father from JH, Baumgartner Collection,

Archives, Washington University School of Medicine, St Louis; and in W.S. Thayer's articles in Osler and Other Papers (Baltimore: Johns Hopkins University Press, 1932).

77 WO to George Dock, undated [Baltimore], OPOL, 3; Florence R. Sabin notes on interview with Welch, 9 Dec. 1933, Welch Papers, JH, 178; HC to Dr W.S. McCann, 12 Nov. 1925, CPY, 560.

78 John Sedgwick Billings to Katherine Hammond, 6 Sept. 1894, Hammond-Bryan-Cumming Papers, University of South Carolina.

79 Full-time file, H.A. Kelly to WO, 3 May 1911, OL, 'Whole-Time Clinical Professors, J.H. 1911-14,'BO7651.

80 JHH Board of Trustees, Minutes, 22 Dec. 1898, 13 Mar., 19 June, 19 July 1900, 11 Mar. 1902, 10 Feb. 1903, JH.

81 WO to Barker, 23 Sept. 1906, CPOL; F.P. Mall to L.F. Barker, 30 Oct. 1901, Barker Papers, JH; HC to Kate Cushing, 30 Sept. 1904, CPY, 17:1353.

82 Cushing, 1:680:1' Walter Baumgarten to Gustav Baumgartner, 23 Apr. 1902, Baumgarten Papers, Archives, Washington University School of Medicine, St Louis.

8: Leaving Americal

1 Kate Cushing to H.K. Cushing, 11 Feb. 1904, quoted in John F. Fulton, Harvey Cushing (Springfield, Ill.: Thomas, 1946), 233; HC memo, 7 Feb. 1904, CPOL; GRO to Marjorie Howard, 11 Feb. 1904, Futcher Papers, OL; WO to T.R. Boggs, 18 Feb/ 1904, OPOL, 3; WO to Judge Harlan, 7 Mar. 1904, CPOL.

2 Chesney, Johns Hopkins, 2:376-96.

3 Correspondence re regius professorship in CPOL 1904 files, eps. E. W. A. Walker to Arthur Thomson, 6 Jan. 1904, and Arthur Thomson to W.C. Basanquet, 13 Jan. 1904.

4 Charles W. Eliot to F.C. Shattuck, 23 May 1904, CPOL; HC note on 'Intersoll Lecture' memorandum, CPOL 1904; clipping, 29 June 1904, OPOL, 12.

5 Cushing I, 643; J.B. Sanderson to WO, 8 June 1904, CPOL; also Sanderson to WO, 20 June 1904, CPOL.

6 GRO note in 19 June 1904; WO to Sanderson, 21 June 1904, CPOL.

7 H.D. Rolleston to HC, 17 Sept. 1920. CPY, 59; HC to Kate Cushing, 24 July 1904 [later misdated 21 July], CPY, reel 17.

8 H.M. Sinclair, 'Some Ups and Downs of Oxford Sciences,' in Kenneth Dewhust, ed., Oxford Medicine (London: Sandford Publications, 1970), 9; Cushing, 1:649; HC to Kate Cushing, 27 July 1904, CPY, 17:1303-4.

9 Cushing 1:649; WO, 'Autobiographical Notes,' an apparent later addition to the 1904 summary.

10 WO to George Dock, 10 Aug. 1904; WO to Mall, 8 Aug and Gilman, 8 Aug.; to Abel, 6 Aub.; to Rolleston, 8 Aug.; to James C. Wilson, 10 Aug.; to McCrae, 6 Aug.; to Thayer, 6 Aug.; to Halsted, 6 Aug., all in CPOL 1904; WO to Judge Harlan (chair, Hopkins Board of Trustees), 6 Aug. 1904, OPJH; WO to EO, 6 Aug. 1904, CPOL.

11 GRO to C.N.B. Camac, 1904.

12 F.R. Sabin to Mrs Mall, 8 Sept. 1904, Sabin Papers, JH; Welch to WO, 30 Aug. 1904, CPY, 123; 615; H.M. Hurd to WO, 14 Aug. 1904, OPOL, Misc. File; S. Weir Mitchell to WO, 14 Aug. 1904, CPY, 121-411; W.S. Thayer, 'The Chief,' NEJM 297 (1932), 563-70.

13 Undated article, 'Interesting People,' by H.L. Mencken, CPOL June-Dec. 1905 file; Cushing, 1:655.

14 GRO to HC, 23 Sept. 1904, CPOL, 52; HC to C.N.B. Camac, 2 July 1923, CPY, 516.

15 Mall to Ira Remsen, Mar. 1905, in Chesney, Johns Hopkins, 2:436; L.F. Barker, Time and the Physician (New York: Putnam's, 1942), 144.

16 HC memo, CPY, 123:620ff.

17 OPOL, 3, WO to Dock, undated from 1 W. Franklin; WO to Dock, Point-a-Pic, '14th', OPOL, 3; Rupert Norton to L.F. Barker, 2 Jan. 1905, Barker Papers, JH; Chesney, Johns Hopkins, 2:439.

18 Welch to Ira Remsen, 28 Oct. 1904, Halsted to Remsen, 1 Mar. 1905, Ira Remsen Papers, Eisenhower Library, Johns Hopkins University; Mall to Barker, 1 Jan., 15 Feb. 1905, Barker Papers, JH.
19 WO to T. McCrae, 28 Jan. 1905, CPOL; WO to L.F. Barker, 4 Mar. 1905, Barker Papers, JH; WO to George Dock, 9 June 1905, OL, 476, Dock file.
20 Barker, Time and the Physician, 150; Mall to Barker, 4 Mar. 1905, Barker Papers, JH.
21 HC to Father, 25 Oct. 1904, 6 Apr. 1905. CPY, 370; Fulton, Cushing, 239.
22 Thomas B. Futcher, 'Dr.Osler's Renal Stones,' Archives of Internal Medicine, 84 (1949), 40.
23 'The Student Life,' Aequanimitas, 2nd edn, 413-44.
24 'Unity, Peace, and Concord,' Aequanimitas, 2nd edn, 447-65; HC to Father, 29 Apr. 1905, CPY, 370.
25 'The Fixed Period,' Aequanimitas, 2nd edn, 391-411.
26 Newspaper clipping files, OPJH, 2; Cushing, 1:669.
27 Clipping, 11 July 1908, CPOL; Finnegan's Wake (London, 1939), 317; J.B. Lyons, 'Osler and Ireland,' OL Newsletter 73 (June 1993); CPY, 106:446ff, clippings; David B. Hogan, 'Sir William Osler: Fixed Terms, Fixed Ideas, and "Fixed Period,"' Annals of the Royal College of Physicians and Surgeons of Canada 28 (1995), 25-9; WO, 'Autobiographical Notes.'
28 HC to Father, 25 Feb. 1905, CPY, 370.
29 Thomas R. Cole, The Journey of Life: A Cultural History of Aging in America (Cambridge: Cambridge University Press, 1992), William Graebner, A History of Retirement: The Meaning and Function of an American Institution (New Haven: Yale University Press, 1980); W. Andrew Achenbaum, Old Age in the New Land (Baltimore: Johns Hopkins University Press, 1978); David Hackett Fischer, Growing Old in American Institution (New Haven: Yale University Press, 1980); W. Andrew Achebaum, Old Age in the New Land (Baltimore: Johns Hopkins University Press, 1978); David Hackett Fischer, Growing Old in America, expanded edn. (Oxford: Oxford University Press, 1978); Carole Haber, Beyond Sixty-Five: The Dilemma of Old Age in America's Past (Cambridge: Cambridge University Press, 1983); Gerald J. Gruman, ed., The 'Fixed Period' Controvery: Prelude to Agerism (New York: Arno Press, 1979).
30 Cushing, 1:415; Morris Fishbein, A History of the American Medical Association, 1847-1947 (Philadelphia: W.B. Saunders, 1947), 170-1.
31 BO4742.
32 Dinner to Dr William Osler, Previous to His Departure for England … May 2, 1905 (privately printed pamphlet, n.d.); Richard L. Golden, ed., Oslerian Verse (Montreal: Osler Library, 1998), 58-9; WO address, 'L'Envoi,' Aequanimitas, 2nd edn, 469-74.
33 CPY, 89:707, HC intro.

9: A Delightful Life and Place

1 WO daybooks, 1905, OL, BO7668; WO to Thayer, 30 May 1905, CPOL; WO to HC, 2 June 1905, CPOL, 52.
2 GRO to Mother, 19 June, 31 May, 8, 9, 15 June 1905, CPOL, 58.
3 GRO to Mother, 23 June, 10 July, 3 Nov., 27 July 1905, CPOL, 58; GRO to HC, 15 July 1905, CPOL, 52.
4 GRO to HC, 15 July 1905, CPOL, 52.
5 WO to W.S. Thayer, Aug. 1905, CPOL; WO to Mrs H.M. Thomas, 25 May 1906, CPOL; also, John F. Fulton, Harvey Cushing (Springfield, Ill.: Thomas, 1946), 246, quoting HC to Father, 2 Feb. 1906.
6 GRO to HC, 15 July 1905, CPOL, 52.
7 GRO to Mother, 25 June, 18 Sept. 1905, CPOL, 58.
8 Ibid., 19 June 1905.
9 Ibid., 6, 18 Aug. 1905.
10 For a historian's view of its deep significance, see John Harley Warner, Against the Spirit of System: The

French Impulse in Nineteenth-Century American Medicine (Princeton: Princeton University Press, 1998), 363-4.

11 Cushing, 2: 25.

12 WO to Weir Mitchell, 18 Nov. 1910, CPOL.

13 GRO to Mother, 10 Nov. 1905, CPOL, 58; WO to H.V. Ogden, 15 Feb. 1910, CPOL.

14 WO to HC, 23 Mar. 1906, CPOL, 52.

15 WO, 'Autobiographical Notes,' 1906; WO to A.B. MacCallum, 12 June 1906; WO to John Hoskin, 31 Dec. 1906, CPOL.

16 'Autobiographical Notes,' 1907.

17 WO to C.P. Howard, 18 Sept. 1905, CPOL; Lloyd Stevenson, 'W.W. Francis,' BHM 34 (1960), 373-8.

18 WO to Campbell Howard, 16 Sept. 1897, CPOL. For the Osler-Howard relationship, see R. Palmer Howard, The Chief: Doctor William Osler (Canton, Mass.: Science History Publicatoins, 1983), and Palmer H. Futcher, 'The Letters of William Osler to Marjorie Howard,' Transactions and Studies, College of Physicians of Philadelphia, 5th ser., 12 (1990), 413-43.

19 WO to Marjorie Howard, 29 Jan. 1907, 21 Aug. 1909, Sept. 1909, in Palmer H. Futcher, 'The Letters of William Osler to Majorie Howard,' Transactions and Studies, College of Physicians of Philadephia, 5th ser., 12 (1990), 413-43.

20 GRO to Mother, 9 Oct. 1905, 20 Nov. 1905, CPOL, 58.

21 WO to Weir Mitchell, 3 Mar. 1907, CPY, 121:430.

22 WWF ms, 'Showman's Pater,' OL, 213; Alex Sakula,' Rudyard Kipling, Sir William Osler, and the History of Medicine,' Kipling Journal, June 1983, 10-24; WO to HC, 3 Jan 1908, CPOL, 52.

23 WO to W.S. Thayer, 7 Feb. 1908, CPOL.

24 Cushing, 2:53.

25 Bodleian Library notes, CPOL, 2; BO5443.

26 WO to S. Weir Mitchell, 17 Aub. 1906, OPOL.

27 WO to D.C. Gilman, 28 Dec. 1907, CPOL; WO, Thomas Linacre (Cambridge: Cambridge University Press, 1908), 42.

28 Notes removed from BO7648, OL, 153; James Rovertson to WO, 25 Oct. 1908, CPOL.

29 WO to HC, 12 July 1906, CPOL, 52.

30 Charles M. Lea to WO, 16 Aug. 1904, OPOL, 12.

31 WO to T. McCrae, 22 Jan. 1908; WO to Maude Abbott, 23 Jan. 1908, CPOL. For Abbott's life, see Douglas Waugh, Maudie of McGill: Dr Maude Abbott and the Foundations of Heart Surgery (Toronto: Hannah Institute and Dundurn Press, 1992), and Margaret Gillett, 'The Lonely Heart: Maude E. Abbott,' in G.J. Clifford, ed., Lone Voyagers: Academic Women in Coeducational Universities, 1870-1937 (New York: Feminist Press at CUNY, NY, 1989); also Maude Abbott, 'Autobiographical Sketch,' McGill Medical Journal 28 (1959), 127-52.

32 WO to T. McCrae, 12 May 1908 (re Holmes), CPOL; Richard H. Lampert, 'Osler and His Publishers,' Transactions, College of Physicians of Philadelphia, 3rd ser., 5 (1983), 177-90.

33 PPM, 3rd edn, 569.

34 E.C. LeRoy et al., 'A Student's Ode to Osler's Text,' Persisting Osler, 2:61-71.

35 By Henry Sigerist; see, Elizabeth Fee and Thedore M. Brown, eds., Making Medical History: The Life and Times of Henry E. Sigerist (Baltimore: Johns Hopkins University Press, 1997), 73.

36 The Growth of Truth as Illustrated in the Discovery of the Circulation of the Blood, Harveian Oration, Royal College of Physicians, London, 18 Oct. 1906, pamphlet (London: H. Frowde, 1906; reprinted as 'Harvey and His Discovery,' Alabama Student, 295-334).

37 'The Evolution of the Idea of Experiment in Medicine,' Transactions of the Congress of American Physicians

and Surgeons 7 (1907), 1-8.

38 'Professor Osler on Women Doctors,' Lancet 13 July 1907, 131; 'The Reserves of Life,'St. Mary's Hospital Gazette 13 (1907), 95-8.

39 'Splenic Ploycythaemia with Cyanosis,' Proceedings, Royal Societh of Medicine, 1(a907-8), Clinical SECTION, 41-3; 'On Telangiectactasis Circumstripta Universalis,' JHH Bulletin, 18 (1907), 401-3; 'On Multiple Hereditary Telasngiectases with Recurring Haemorrhages,' Quarterly Journal of Medicine 1 (1907), 53-8.

40 'On Ochronosis,' Quarterly Journal of M EDICINE 1 (1908), 199-208; Alexander G. Bearn, Archibald Garrld and the Individuality of Man (Oxford: Clarendon Press, 1993).

4 'Chronic Infectious Endocarditis, Quarterly Journal of Medicine 2 (1908-9), 219-30; Richard L. Golden and Thomas A. Horrocks, 'William Osler's Views on Malignant Endocarditis from and "Unknown" Report,' American Jounal of Cardiology, 15 Jan. 1989, 241-3; Warfield T. Longcope, 'Sir William Osler and Bacterial Endocarditis,' JHH Bulletin 85 (1949), 1-45.

42 WO and A. Keith, 'Stokes-Adams Disease,' in C. Allbutt and H. Rolleston, eds., A System of Medicine by Many Writers (London: Macmillan, 1909), vi, 130-56; Charles F. Wooley and Michael Bliss, 'Osler: Slow Pulse, Stokes- Adams Disease and Sudden Death in Families,' unpublished ms.

43 E.H. Bensley, 'Sir William Osler and Mabel Purefoy FitzGerald,' OL Newsletter 27 (1978).

44 Gertrude Jefferson, 'Reminiscences of Sir William Osler,' CPY, 527; Peter H. Schurr, So Than Was Life: A Biography of Sir Geoffrey Jefferson (London: Royal Society of Medicine Press, 1997).

45 WO to HC, 8, 11 Feb., 1909, CPOL, 52; GRO to Kate Cushing, 11 Feb. 1909, CPOL', 58; WO note, 17 Feb. 1909, BO7665(v), 51.

46 WO to Mabel Brewster, 31 Dec. 1908, CPOL; WO to Weir Mitchell, 20 Nov. 1908, CPY, 121:454; also Charles Coury, 'Sir William Osler and French Medicine,' Medical History 11 (1967), 1-14.

47 Lawrason Brown, 'Remiscence,' Osler Memorial, 447.

48 'Impressions of Paris,' JAMA 52 (1909), 701-3, 771-4.

49 Cyril B. Courville, 'Sir Wiiliam Osler and His Portraits,' BHM 32 (1949), 353-77.

50 WO to HC, 8, 11 Feb., 1909, CPOL, 52; GRO to Kate Cushing, 11 Feb. 1909, CPOL, 58; WO note, 17 Feb. 1909, BO7665(v), 51.

51 WO note, 1 Mar. 1909, Bo7665(ix); WO to J. Wm. White, 2 Mar. 1909, CPOL.

52 'Note on the Relation of the Capillary Blood-Vessels in Purpura,' Lancet, 15 May 1909, 1385-6; WO to A.C. Gibson, undated, OPOL.

53 'Old and New: Oration on the Occasion of the Opening of the New Building … 13 May 1909,' Bulletin Medical and Chirurgical Faculty of Maryland 1 (1908-9)0, 248-59.

54 WO to H.B. Jacobs, 11 June 1909, CPOL.

55 The Treatment of Disease: The Address in Medicine before the Ontario Medical Association, 3 June 1909 (London: H. Frowde, 1909); also BMJ (1909), 185-9.

56 'Remarks on the Medical Library in Post-Graduate Work,' BMJ (1909), 925-8; 'The Collecting of a Library,' BO, xxx.

57 WO to HC, 25 Jan. 1910, CPOL, 52; Cushing, 2:211.

58 'A Record Day at Sotheby's,' BO, xxxv; WO note, BO, 692; Christie's price supplied by W. Bruce Fye.

59 WO to Mabel Brewster, 21 Aub. 1908, 16 Aug. 1910, CPOL.

60 'Autobiographical Notes,' 1908.

61 WO, The Lumleian Lectures on Angina Pectoris (London, 1910), reprinted from the Lancet, 12, 26 Mar., 9 Apr. 1910, 28.

62 WO to H.B. Jacobs, 25 Jan. 1910, CPOL; WO to HC, 25 Jan. 1910, CPOL, 52; WO to Harry Thomas, 8 Sept. 1910, CPOL; WO to Weir Mitchell, 18 Nov. 1910, CPY, 121:462; AM, 'William Osler,' address 15 May 1946 to Society of Surgeons of New Jersey, AM Papers, OL.

63 WO to GRO, 22 Feb., 13 Feb., 1911, OL, 8282; WO to HC, 22 Feb. 1911, CPOL, 52; WO to H.M. Thomas, 5 Mar. 1911, CPOL.
64 WO to GRO, 1, 16 Mar. 1911, OL, 8282.
65 WO to GRO, 17 Mar. 1911, OL, 8282.
66 WO to GRO, 10 Feb., 26 Mar. 1911, OL, 8282.
67 WO to GRO, 1, 4, 15 Mar. 1911, OL, 8282; GRO to WWF; 20 Feb. 1911, OPOL.
68 WO to GRO, 19 Mar., 15, Feb., 27 Mar. 1911, OL, 8282.
69 WO to Susan Revere baker. Early 1910, OPOL; WO to Muriel Brock, 31 Mar. 1910, enc. In Brock to HC, 2 July 1921, CPY, 508.
70 GRO to H.B. Jacobs, 27 Mar. 1911, OPJH.

10: Sir William

1 WO to WWF, '22nd,' 1911, OPOL; 'Autobiographical Notes,' 1911; HC note of comments by GRO, CPOL 1911; WO to Chattie, 21 June 1911, CPOL; WO to F.C. Shattuck, 4 Sept. 1911, CPOL.
2 GRO to HC, 4 July [1911], CPY, 42:38; HC to GRO, 22 Aug. 1922, CPY, 83, folder 577.
3 Agnes Repplier, J. William White, M. D. : A Biography (Boston: Houghton Mifflin, 1919), 132, 162.
4 Wm James to WO, 3 May 1910, OL 163, from BO3075; also published in Ludwig Edelstein, 'William Osler's Philosophy,' BHM 20 (July 1946), 26-93.
5 Henry James to Theodora Bansanquet, 2 Mar. 1910. In Leon Edel, ed., Henry James Letters (Cambridge, Mass.: Belknap Press, 1984), 548-9; Henry James (nephew) to HC, 22 Aug. 1923, CPY, 547.
6 WO to J. Wm White, 16 Sept. 1910, CPOL; HC to Henry James (nephew), 25 Aug. 1923, CPCY, 547; also Henry D. Janowitz and Adeline R. Tintner, 'An Anglo-American Consulation: Sir William Osler Refers Henry James to Sir James Mackenzie,' JHM 43 (1988), 297-308; Leon Edel, Henry James, 1901-1916: The Master (Philadelphia: Linppincott, 1972), 443-9.
7 WO, The Lumleian Lectures on Angina Pectoris (London, 1910), reprinted from the Lancet, 12, 26, Mar., 9 Apr. 1910; Christopher Lawrence, 'Moderns and Ancients: The "New Cardiology" in Britain 18800-1930,' in W.F. Bynum, C. Lawrence, and V. Nutton, eds., The Emergence of Modern Cardiology (London: Wellcome Institute, 1985), 1-33; Robert A. Aronowitz, Making Sense of Illness: Science, Society, and Disease (Cambridge: Cambridge University Press, 1994), ch. 4: 'From the Patient's Angina Pectoris to the Cardiologist's Coronary Heart Disease.'
8 'Life in the Tropics,' unpub. Lecture, c. 1911, OL, BO7664 (III); 'An Address on High Blood Pressure' BMJ (1912), 1173-7.
9 W. Bruce Fye, 'The Delayed Diagnosis of Myocardial Infarction: It Took Half a Century!' Circulation 72 (1985), 262-71.
10 WO to L.F. Barker, 25 Jan. 1910, CPOL; Robert Hutchison, 'William Osler,' Quarterly Journal of Medicine, n.s., 18 (1949), 275-7; Patrick Mallam, 'Billy "O,"' in Kenneth Dewhurst, ed., Oxford Medicine (London: Sandford Publications, 1970), 94-9.
11 A.D. Gardner, 'Sone Recollections of Sir William Osler at Oxford,' JAMA 210 (1969), 2265-7.
12 F.G. Hobson, 'Sir William Osler, Bart., ' in Dewhurst, ed., Oxford Medicine, 88-93.
13 WWF to Ralph H. Major, 13 Oct. 1949, FPOL; K.M.Elisabeth Murray, Caught in the Web of Words: James A.H. Murray and the Oxford English Dictionary (New Haven: Yale University Press, 1977), 310-12. See Also H. Rocke Robertson, 'W.O. and the O.E.D.,' OL Newsletter 68 (1991).
14 WO notes copied by HC, CPOL, 2; the originals of these notes are in WO's copy of W.D. Macray, Annals of the Bodleian Library (Oxford: Rivingston's 1868), given to the Bodleian Library on condition that it not be available for study during the twentieth century.

15 WWF to Dr E.P. Scarlett, 25 Oct 1941; WWF to AM, 28 May 1952, FPOL; John Trotter, 'Robert Bridges,' in Dewhurst, ed., Oxford Medicine, 74-83.

16 WO daybooks, 28 Mar., 22 Oct. 1913, OL, BO7668; GRO note, CPOL 1913.

17 WWF to JHM (Fulton file), 16 Aug. 1955; Tom Cullen to WWF, 21 Oct. 1949, FPOL.

18 WO undated notes, A.G. Gilbson file, OPOL; WO to W.C. Rivers, 19 Aug. 1919, Countway Library, BMS c. 92.2.

19 WO daybooks, OL, BO7668; George T. Harrell, 'Osler's Practice,' Persisting Osler, 105-23.

20 WO to Lawrason Brown, 9 Nov. 1910, CPOLl Paul W. Harrison to HC, 18 July 1926, CPY, 121:300; Weir Mitchell to Osler, 29 Nov 1911, CPY, 121:480; George W. Corner, The Seven Ages of a Medical Scientist: An Autobiography (Philadelphia: University of Pennsylvania Press, 1981), 61. Also Jonathan Meakins memoirs (1959), OL, 867/57, box 8, 44.

21 'Report on the Johns Hopkins Medical School, Submitted by Mr Abraham Flexner to Mr Fredrick T. Gated … 1911,' printed as appendix B in Chesney, Johns Hopkins, 3: 287-309.

22 Kelly to WO, 1, 3, 20, 29 May 1911, OL, BO7651.

23 WO to Wm. Welch, 23 May 1911, in Chesney, Johns Hopkins, 3:138; G.F.W. Ross, in 'Meeting of Toronto General Hospital Board on Staff Re-organization with the Permanent Members of the Medical Faculty of the University of Toronto,' 10 Oct. 1907. In J.W. Flavelle Papers, Queen's University Archives, Kingston, Ont., Toronto General Hospital files.

24 WO to H.M. Thomas, 18 Apr. 1911; WO to Barker, 18 May 1911, CPOL.

25 'Whole-Time Clinical Professors,' A Letter to President Remsen Johns Hopkins University, pamphlet (Oxford, 1911), printed in full in Chesney, Johns Hopkins. 3:176-83.

26 W.H. Howell to WO, 5 Oct. 1911; Welch to WO, 26 Oct. 1911, printed in Chesney, Johns Hopkins, 3:184-6; WO to Dock, 20 Oct. 1911, printed in Chesney, Johns Hopkins, 3:184-6; WO to Dock, 30 Oct. 1911, CPOL 1912 file.

27 'London University Reforn,' pt. 2, Quarterly Review, July 1913, 220-30 (WO scribbled on his copy that he wrote it).

28 'The Pathological Institute of a General Hospital,' address at the Royal Infirmary, 4 Oct. 1911, Glaslow Medical Journal 76 (1911), 321-33.

29 WO to L.F. Barker, draft, 25 Jan. 1910, Kelen Collection, privately held; GRO to WWF, 2 Mar. 1912, OPOL..

30 WO to L. Mackall, 20 Aug. 1913, CPOL.

31 'An Address on High Blood Pressure,' BMJ, 2 Nov. 1912, 1173-7.

32 Charles G. Roland, ed., 'Sir William Osler's Dreams and Nightmares,' Persisting Osler, 45-64; Ernest Jones to Sigmund Freud, 31 Aug. 1911, in R.A.Paskauskas, ed., The Complete Correspondence of Sigmund Freud and Ernest Jones, 1908-1939 (Cambridge, Mass.: Belknap Press, 1993), 114-15.

33 Man's Redemption of Man, pamphlet (London: Constable, 1910); WO, The Evolution of Modern Medicine (New Haven: Yale University Press, 1921); on Hellenism, see Frank M. Turner, The Greek Heritage in Victorian Britain (New Haven : Yale University Press, 1981).

34 A.D. Gardner, 'Some Recollections of Sir William Osler at Oxford,' JAMA, 22 Dec. 1969, 2265-7; David Sargant, 'William Osler and William Morris,' in Dewhurst, ed., Oxford Medicine, 142.

35 WO, 'The Medical Clinic: A Retrospect and a Forecast,' BMJ, 3 Jan. 1914, 10-16; R.E. Barnsley to F.P. Bett, 10 Sept. 1959, Osler Club of London Archive.

36 McD. McLean to HC, 5 Apr. 1920, CPOL, 29.

37 Wilburt C. Davison, 'Sir William Osler: Reminiscences,' McGill Medical Journal (1949), 157-89; also John McGovern, 'Wilburt Cornell Davison: Apostle of the Osler Tradition,' Persisting Osler, 265-76.

38 McD. McLean to HC, 5 Apr. 1920, CPOL, 29; Sir Arthur S. MacNalty, 'Osler at Oxford,' Archives of Internal Medicine 84 (1949), 135-42.

39 WO obit. of Mitchell, BMJ (1914), 120-1; WO to J.W. White, Feb. 1914, CPOL.

40 Sir John Slessor, Thsese Remain: A Personal Anthology (London: Micheal Joseph, 1969(, ch.1.

41 'Israel Medicine,' CMAJ 4 (1914), 729-33.

42 A.M. Cooke, 'William Osler and the Royal College of Physicians of London ,' in Oslerian Anniversary (London: Osler Club of London, 1976), 1-8; corres. In CPOL, 13, and at the Library of the Royal College undated reply, CPOL.

43 WO to Mabel Brewster, 10 July 1914, CPOL; WO, 'Autobiographical Notes,' 1914.

44 WO to F.P. Mall, 18 Apr. 1914, Florence Sabin Papers, American Philosophical Societym Philadelphia, Mall biography files, Notes no.9.

45 WO to Thayer, 14 Jan. 1914, CPOL.

46 Kelly to WO, 26 Nov. 1913, OL, BO7651; Caroline Halsted to Mrs Herbert M. Evans, 1 Nov. 1914, CPY, 114:821-2; L.F. Barker to WO, 8 Apr. 1914, OL, BO7651.

47 WO to HB Jacobs, 23 June 1914, CPOL.

48 'Autobiographical Notes,' 1914; daybook, 1914, OL, BO7668; Cushing, 2:419.

11: All the Youth and Glory of the Country

1 WO to Mabel Brewster, 6 Aug. 1914, CPOL' also WO to H.M. Hurd, 10 Aug. 1914, CPOL; GRO to Susan Chapin, 16, 23, 24, 27 Aug 1914, CPOL, 55; WO seriousness; GRO to Tom Futcher, 27 Aug. 1914, Futcher Papers, OL; Orville H. Bullitt (the arrested nephew) to Thomas M. Durant, 20 Nov. 1973, OPOL, folio box; WO letter to the Times, 27 Aug. 1914.

2 GRO to Susan Chapin, 24, 27, Aug. 1914, CPOL, 55; John Slessor, These Remain: A Personal Anthology (London: Michael Joseph, 1969), ch. 1. Slessor Misdates the trip.

3 GRO to Susan Chapin, 4 Sept. 1914, CPOL, 55.

4 GRO to Susan Chapin, 1 Sept. 1914, CPOL, 55; WO to Mabel Brewster, 4 Sept. 1914, CPOL.

5 GRO to Susan Chapin, 15 Sept. 1914, CPOL, 55.

6 Ibid.

7 Ibid., 9, 15 Oct. 1914.

8 GRO to Majorie Futcher ('Dear Child'), 27 Oct. 1914, Futcher Papers, OL.

9 Nancy Astor to HC, 25 Jan. 1921, CPY, 497.

10 GRO to Susan Chapin, 15 Oct. 1914, CPOL, 55.

11 WO, 'Medical Notes on England at War,' JAMA, 26 Dec. 1914, 2303-5; GRO to H.V. Ogden, 4 Nov. 1914, CPOL, 55.

12 GRO to Susan Chapin, 12 Nov. 1914, CPOL, 55; WO to Fielding Garrison, 30 Nov. 1914, CPOL; GRO to Susan Chapin, 1 Dec. 1914; CPOL, 55.

13 CPOL, 55, GRO to Susan Chapin, 25 Dec. 1914, CPOL, 55; WO to Mabel Brewster, 14 Dec. 1914, CPOL.

14 Revere Osler to H.B. Jacobs, 27 Dec. 1914, CPOL, 21.

15 GRO to Susan Chapin, 5 Jan. 195, CPOL, 55; also GRO to WWF; 15 Dec. 1914, OPOL.

16 GRO to WWF, 31 Jan 1915, OPOL; Revere Osler to HB Jacobs, 20 Mar. 1915.

17 Cushing, 2:503n; WO to S. Whitridge Williams, 16 Dec. 1915, CPOL; GRO to AM, 31 Aug. 1916, OL, 573/1/23; also GRO to Marjorie Futcher, 3 Sept. 1916, Futcher Papers, OL.

18 WO to AC Klebs, 7 Jan. 1915, WO to T. McCrae, 22 Jan. 1915; Dr A.A. Warden to Joshep Leidy, 22 Dec. 1922; Warden to HC, 30 Apr. 1923, CPY, 607.

19 'On Cerebro-Spinal Fever in Camps and Barracks,' BMJ, 30 Jan. 1915, 189-90; WO to George Dock, 15 Mar. 1915, CPOL; Donald Armour to HC, 7 Aug. 1921, CPY, 497.

20 'Medical Notes on England at War,' JAMA (1915), 679-80, 2001-2; GRO to Susan Chapin, 9 June 1915.

21 GRO note following GRO to WWf, 31 Jan. 1915, OPOL; GRO to Susan Chapin, 13 Feb. 1915, CPOL, 55; WO, 'Professor Wesley Mills,' CMAJ 5 (1915), 338-41.

22 Daybook, 8 May 1915, OL, BO7668.

23 John F. Fulton, Harvey Cushing (Springfield, Ill.: Thomas, 1946), 401-3.

24 WO obit of 'Robert Fletcher,' in Men and Books (Durham, N.C.: Sacrum Press, 1987), 45; AM, 'Sir William Osler at Oxford,' Osler Memorial, 363-77.

25 WO daybook, 27 Apr. 1915, OL, BO7668; 'Autobiographical Notes,' 1915; G.M. Trevelyan, Grey of Fallodon (Longmans: London, 1937), 271-3, 326-7; Keith Robbins, Sir Edward Grey (London: Cassell, 1971), 321.

26 Daybook, 28 May 1915, OL, BO7668.

27 R.C. Fetherstonhaugh, No. 3 Canadian General Hospital (McGill) 1914-1919 (Montreal: Gazette Printing, 1928), 22.

28 Various GRO letters, spring summer 1915, esp. GRO to Susan Chapin, 2 Mar., 6 Aug., 29 Aug. CPOL, 55.

29 Science and War: An Address at the University of Leeds Medical School, 1 Octor 1915, pamphlet (Oxford: Clarendon Press 1915), 26; A.C.P. Howard, 'Recollections of Sir William Osler's Visit to No.3 Canadian General Hospital (McGill),' Osler Memorial, 419-20; WO to Mabel Brewster, 7 Sept. (mailed latter) 1915, CPOL.

30 Science and War, pamphlet, 1915.

31 WO to Mabel Brewster, 7 Sept. 1914 (mailed latter), CPOL.

32 GRO to Susan Chapin, 9 Nov. 1915, CPOL, 55.

33 Revere Osler to Susan Chapin, 3 Dec. 1915, CPOL, 21.

34 WO to H.M. Thomas, 25 Nov. 1915, CPOL; John Buchan to HC, 8 Oct. 1923, CPY, 508; WO to J. Wm White, 4 Nov. 1915, CPOL.

35 GRO to Susan Chapin, 1 Dec. 1915, CPOL, 55.

36 WO to Mabel FitzGerald, 2 Mar., 26 June 1917, OPOL; AM diary, 18 Dec. 1915, CPOL.

37 BO 263, 494, 1296, 352, 566, 1565, 3024, 2125, 4770, 5526.

38 GRO to Susan Chapin, 13 Nov. 1915, CPOL, 55; WO daybook, 11 Nov. 1915, OL, BO7668.

39 GRO to Susan Chapin, 1, 27 Dec. 1915, CPOL, 55; 'Autobiographical Notes,' 1915; WO to Fielding Garrison, 30 Dec. 1915, CPOL.

40 WO to Leonard Mackall, 7 Feb. 1916, CPOL; GRO to Susan Chapin, 16 Feb. 1916, CPOL, 56.

41 Wilder Penfield, No Man Alone: A Neurosurgeon's Life (Boston: Little Brown, 1977), 36-8; Wilder Penfield, 'Sir William Osler,' University of Western Ontario Medical Journal 2 (1941), 79-88.

42 Jefferson Lewis, Something Hidden: A Biography of Wilder Penfield (New York: Doubleday, 1981), 53-4; Wilder Penfield, 'A Medical Student's Memories of the Regius Proffesor,' Osler Memorial, 386.

43 GRO to Susan Chapin, 16 Apr., 3, 17 May 1916, CPOL, 56.

44 WO to Marjorie Howard Futcher, undated, OL, 893, M82; GRO to Susan Chapin, 13 Mar. 1916, CPOL, 56; HC note on WO to J.W. Chrchman, 29 Feb. 1916, CPOL.

45 GRO to Susan Chapin, 26 May 1916, CPOL, 56.

46 GRO to Susan Chapin, 19 June, 23 July 1916, CPOL, 56; GRO to AM, 14 May 1916, OL, 573/1/6/3.

47 GRO to WWF, 3 Apr. 1916, OPOL.

48 OPOL, GRO to WWF, 19 June, 6 July 1916, OPOL; WO to Susan Chapin, 9 July 1916, CPOL.

49 GRO to WWF, 24 Sept. 1916, OPOL.; Edith Wharton, A Son at the Front (New York: Scribner's, 1923), 372.

50 Sir Alfred Keogh to WO, 6 Sept. 1916, CPOL, 1. For the affair, see the correspondence and memoranda contained in CPOL, folder 1, including W.G. Adami's detailed unpublished account. See also Herbert A. Bruce, Politics and the C.A.M.C. (Toronto: William Briggs, 1919); Andrew Macphail, Official History of the Canadian Forces in the Great War: The Medical Services (Ottawa: King's Printer, 1925); Robert Craig Brown, Robert Laird Borden: A Biography, vol. 2(Toronto: Macmillan, 1980).

51 Edith Campbell to WO, 30 Dec. 1916; W.G. Adami to WO, 4 Sept. 1916, CPOL, 1.

52 Herbert Bruce to WO, 19 Oct. 1916, CPOL, 1;GRO to WWF; 30 Oct. 1916, OPOL.

53 WO to T. McCrae, 25 Dec. 1916, CPOL.

54 GRO to AM, 19 Nov. 1916, OL, 573/1/26; Cushing, 2:539.

55 GRO to Susan Chapin, 3, 10 Sept. 1916, CPOL, 56; GRO to WWF, 15 Oct. 1916, OPOL; WO to Mabel Brewster, 10 Oct. 1916, CPOL.

56 GRO to WWF, 30 Oct. 1916, OPOL; Revere Osler to Susan Revere, n.d., Futcher Papers, OL. The Futcher Papers contain the best collection of Revere's letters from the front.

57 John Cule, 'Sir William Osler and his Welsh connections,' Postgraduate Medical Journal 64 (1988), 568-74; WO to W.S. Thayer, 17 Nov. 1916, CPOL; WO to J. Colins Warren, 4 Dec. 1916, CPOL; WO to Mabel Brewster, 9 Sept. 1917, CPOL.

58 Daybook, Dec. 1916, OL, BO7668; WO to H.B. Jacobs, 23 Dec. 1916, CPOL; GRO to Agnes Gollop, 23 Dec. 1916, OPOL; GRO to Tom Futcher, 10 Dec. 1916, Futcher Papers, OL.

59 WO to T.B. Futcher, 24 Dec. 1916, Futcher Papers, OL; WO to Mabel Brewster, 25 Dec. 1916, CPOL; Revere Osler to parents, 26, 27 Dec. 1916, CPOL, 21; WO to Revere, 28 Dec. 1916, CPOL.

60 Sue Chapin to Marjorie Futcher, 2 Nov. 1916, Futcher Papers, OL; GRO to WWF, 29 Jan. 1917, OPOL; GRO to Majorie Futcher, 8 July 1916, Futcher Papers, OL; GRO to AM, 3 Feb. 1917, OL, 573/3/5.

61 WO, 'Illustrations of the Bookworm,' Bodleian Quarterly Record 1 (1914-16), 355-7 (reprinted in Selected Writings, 250-3); WO memorandum, 'An Election at the Athenaeum,' 12 Mar. 1917, CPOL; Osler/Mattew Family Papers, privately held, GRO to 'AMO'(Annabel Margaret Osler), 4 Nov. 1917.

62 WO to Mabel Brewster, 3, 8 Apr. 1917, CPOL; WO to Charlotte Gwyn, 14 Apr. 1917, CPOL; GRO to Marjorie Futcher, 26 Apr. 1917, Futcher Papers, OL.

63 'The Anti-Venereal Campaign,' Transactions of the Medical Society of London 11 (1917), 296-315.

64 WO to Mabel Brewster, 15 May 1917, CPOL; HC undated note, CPOL, 21; GRO to Marjorie Futcher, 21 May 1917, Futcher Papers, OL.

65 GRO to Kate Cushing, 29 May 1917, CPOL; GRO to HC, 3 July 1917, CPOL, 52; WO to Mabel Brewster, 25 Aug. 1917, CPOL.

66 John Cule, 'Sir William Osler and His Welsh Connections,' Postgraduate Medical Journal 64 (1988), 568-74.

67 Revere to GRO, 11 June 1917, Futcher Papers, OL; GRO to HC, 19 Aug. 1917, CPOL, 52.

68 Lloyd's Weekly News, 24 Dec. 1917.

69 WO to W. Davison, 11 Aug. 1917, CPOL; Revere Osler to WO, 5 Aug. 1917, Futcher Papers, OL; GRO to AM, 28 Aug. 1917, OL, 573/3/10; Osler/Mattews family papers, privately held, GRO to 'AMO'(Annabel Margaret Osler), 26 Aug. 1917; GRO to HC, Sunday, 19 Aug. 1917, CPY, 42:40-2 (HC's published version of this letter, 2:575, is differently worded).

70 HC war diary, 30 Aug. 1917, CPY 110:1306; HC to Susan [Chapin], 30 Aug. 1917, CPY, 18:743; HC to Kate Cushing, 7 Aug. [misdated] 1917, CPY, 17:227; WO to Wm Welch, 6 Sept. 1917; CPY, 123:982. A further collection of letters describing Revere's death is now in the Futcher Papers, OL.

12: Never Use a Crutch

1 WO daybook, Aug.-Sept. 1917, OL, BO7668; WO note, 'The Last Chapter,' CPY, 760; GRO to Marjorie Futcher, 2 Sept. 1917, Futcher Papers, OL.

2 HC notes, CPOL, 1917; Nancy Astor to HC, 25 Jan. 1921, CPOL 1917.

3 WWF to Marjorie Futcher, 1 Sept. 1917, GRO to Marjorie Futcher, 2 Sept. 1917, Futcher Papers, OL.

4 AM journal, 20 Jan. 1918. CPOL, GRO to Kate Cushing, 1 Sept. 1917, CPY, 110:1639-42.

5 Major Vivian A. Batchelor to WO, 1 Sept. 1917, Futcher Papers, OL; mother ref. in WO to Mabel Brewster, 30

Aug. 1917, CPOL.

6 GRO to HC, 13 Sept. 1917, CPY, 42:87-90; WO to Mabel Brewster, 30 Aug. 1917. CPOL.

7 Sue Chapin to HC, 13 Sept. 1917, CPOL; GRO to Majorie Futcher, 9 Sept. 1917, Futcher Papers, OL.

8 WO to C.D. Parfitt, 14 Nov. 1917, CPOL; GRO to AM, 11 Dec. 1917, OL, 573/3/12; Arthur Keith to HC, 20 Oct. 1920, CPY, 522.

9 GRO to AM, 16, 27 Dec. 1917, OL, 573/3/14-15; GRO to Marjorie Futcher, 27 Dec. 1917, Futcher Papers, OL.

10 WO to Henry Hurd, 11 Jan. 1918, CPOL.; Florence R. Sabin notes on full-time, 4 Feb. 1939, Welch Papers, JH, 178; HC to Kate, 3 Feb. 1918, CPY, 18:848, GRO to Marjorie Futcher, 18 Feb. 1918, Futcher Papers, OL.

11 WO to Campbell and Ottilie Howard, 31 Aug. 1917, CPOL..

12 Interview with Elizabeth Harty Osler Nelles, 25 Feb. 1997; WO to Ernest Barker, 31 Jan. 1919, CPOL..

13 HC diary, Monday, 4 Mar. 1918, CPY, 111:869; GRO to HC, 'Thursday Eve,' CPOL. 1918; the original dairy does not contain the remark in Cushing, 2:596, 'I could hear hims sobbing as he went back up the stairs.'

14 GRO to WWF, 1 Apr. 1918, OPOL.

15 Charles F. Wooley, 'From Irritable Heart to Mitral Valve Prolapse: The Osler Connection,' American Journal of Cardiology 53 (1984), 870-4; Joel D. Howell, '"Soldier's Heart": The Redefinition of Heart Disease and Specialty Formation in Early Twentieth-Century Great Britain,' in William Bynum et al., The Emergence of Modern Cardiology (London: Wellcome Institute, 1985),

16 Jonathan C. Meakins, 'Memoirs,' OL, 867/57, box 8, 92; WO 'Typhoid Spine,' CMAJ (1918), 490-6; Cushing, 2:589; E.D. Adrian and L.R. Yealland, 'The Treatment of Some Common War Neoroses,' Lancet, 9 June 1917, 867-72; Yealland, Hysterical Disorders of Warfare (London: Macmillan, 1918), 245-6.

17 WO to CP Howard, 2 Apr. 1918, CPOL; Times, 25 Apr. 1918; Cushing, 2:509.

18 WO letter, Lancet, 9 May 1918, 715.

19 WO remarks, Lancet, 8 June 1918, 804.

20 'The Future of the Medical Profession in Canada,' unpublished address to the Medical Society of the CAMC, Shorncliffe, 9 Sept. 1918, OL, 7664 (IV).

21 AM journal, 7 Feb. 1919, CPOL..

22 WO notes, 1 Aug. 1918, 'An Interesting Day,' OL, 326/40/86.

23 Dr W.J. McGregor to HC, 7 Feb. 1929, CPY, 618.

24 GRO to AM, 11 June 1918, OL, 573/4/22; GRO to Dr Archie Malloch, Sr, 14 July 1918, OL, 573/2/8.

25 Cushing, 2:609; WO to Mabel Brester, 16 Aug. 1918, CPOL; GRO to AM, 11 July 1918, OL, 573/4/8; GRO to WWF, 'Monday' [1918], OPOL.

26 GRO to AM, 11 July, 24 Aug. 1918, OL, 573/4/8, 573/4/5; GRO to Marjorie Futcher, 6 Sept. 1917, Futcher Papers, OL.

27 WO to Babs Chapin, 3 June 1918, OL, 326/40/75; WO to AM, 14, 31 Oct. 1918, CPOL.; WO to AM, 7 Nov. 1918, BO11277; also WO to Geo. Dock, 17 Oct. 1918, Dock Papers, OL, 476.

28 Mrs Wm. MacDougall to HC, 19 Oct 1923, CPY, 560.

29 WO to F.J. Shepherd, 11 Oct. 1918, CPOL; 'The Old Hummanities and the New Science,' Selected Writings, 13.

30 WO to Sir John MacAlister, 14 Nov. 1918, CPOL.; Warfield T. Longcope, 'Random Recollections of William Osler,' Archives of Internal Medicine 84 (1949), 93-103.

31 GRO to Mary [Jacobs], 5 Dec. 1918, OPJH.

32 GRO to HC, 28 Dec. 1918, CPY, 113:139; GRO to AM, 27 Dec. 1918, OL, 573/4/1; WWF to A.W. Franklin, 27 Dec. 1932, Osler Club of London, Archives.

33 HC diary, 19 Jan. 1919, CPY, 113:88; HC to Kate, 19 Jan. 1919; CPY, 19:3-4.

34 HC diary, 2 Fev. 1919, CPY, 113-124.

35 Ibid., Rose Johnson to HC, 9 Jan. 1922, CPY, 548.

36 WO to President, Johns Hopkins University, 31 Jan. 1919, CPOL.; HC diary, 2 Feb. 1919, CPY, 113:124; George T. Harrell, 'The Osler-Endowed Tudor and Stuart Club,' Persisting Osler, 2:161-9.

37 HC diary, 24 Jan. 1919, CPY, 113:92; WO to Fielding Garrison, 18 Mar. 1919, CPOL; WO to Garrison, 18 Mar. 1919, CPOL.; WWF 'Address,' in Harvey Cushing's Seventieth Birthday Party, April 8, 1939 (Springfield, Ill.: Charles C. Thomas, 1939), 21; Francis challenge in Willard E. Goodwin, 'William Osler and Howard A. Kelly,' BHM 20 (1946), 650n.

38 'Influezal Pneumonia,' Lancet, 29 Mar. 1919, 501; 'Endurance in Aortic Insufficiency,' BMJ, 11 Jan. 1919, 55.

39 GRO to Col. C.P. Strong, 6 Mar. 1919, CPOL.; WO to Mayor of Oxford, 1 May 1919, CPOL.

40 GRO to Sue Chapin, 18 May 1919, CPOL, 41; also Welch to HC, 21 Jan. 1920, CPY, 123:969-70.

41 GRO to Sue Chapin, 24 June 1919, CPOL., 41; also GRO to AM, 26 June 1919, OL, 573/5/41; Times, 26 June 1919.

42 Alice Hamilton memorandum, CPOL. 1919.

43 WO to Mabel FitzGerald, 10 July 1919, OPOL, 3.

44 WO remarks, clipping from The Hospital, 19 July 1919, CPOL..

45 WO to J.Y.W. MacAlister, 20 July 1919, CPOL.; AM journal, 26 July 1919, CPOL..

46 WO to H.M. Thomas, 20 July 1919, CPOL.; AM, 'William Osler,' unpublished address to Society of Surgeons of New Jersey, 15 May 1946, Malloch Papers, OL; Walter L. Bierring, 'A Day with Dr. Osler in Oxford,' Archives of Internal Medicine 84 (1949), 143-8.

47 WO to G. 'Cheyne' [Shatuuck] [1919], Countway Library, BMS, misc.

48 WO to Sue Chapin, 22 Aug., 6 Sept. 1919, CPOL.; AM to HC, 7 Sept. 1919; CPY, 113:345-8; W.W. Francis memo, 1936, CPOL. 1919; GRO to AM, OL, 573/5/30.

49 WO to W.C. Rivers, 19 Aug. 1919, Countway Library, BMS, c.92.2; A.A. Warden to WO, 24 Aug. 1919, CPOL..

50 WO to Deam Birkett, 29 July 1919, Birkett file, OPOL, 3; WO to Farquhar Robertson, 12 Sept. 1919, CPOL.; WO to C.P. Howard, Aug. 1919, CPOL..

51 Fragment, GRO to Sue Chapin, c.22 Aug. 1915, CPOL., 41; WO to 'Thayer, Mac & Futcher,' 27 Oct. 1919, CPOL.; WO daybook, 1919, OL, BO7668.

52 G. Lovatt Gulland to HC, 15 Aug. 1920, CPY, 534.

53 GRO to Sue Chapin, 29 Sept. 1919, CPOL., 41; WO to 'Thayer, Mac & Futcher,' 27 Oct. 1919, CPOL..

54 WO to Sir Harry Reichel, WO to AF Hurst, 6 Oct. 1919, CPOL; GRO to AM, 7 Oct. 1919, OL, 573/5/27.

55 GRO to AM, 12 Oct. 1919, OL, 573/5/25.

56 WO to Mavel Brewster, 29 Oct. 1919, CPOL.; extracts from letters of GRO to Mrs Gwyn, CPOL.; WO to Susan Chapin, 19 Oct. 1919, CPOL, initial ms. Ch. 29, 74.

57 WO to 'Thayer, Mac& Futcher,' 27 Oct. 1919, CPOL; AM to HC, 3 Nov. 1919, CPOL; WO to Mabel Brewster, 29 Oct. 1919, CPOL.

58 WO to BO Humpton, 9 Nov. 1919, CPOL; GRO to AM, 8, 9, Nov. 1919, OL, 573/5/15, 573/5/10.

59 WO to Tom McCrae, 17 Nov. 1919, CPOL; WO to Sir Humphry Rolleston, 5 Nov. 1919, CPOL.

60 HC note, CPOL, 1919; WO to Mabel Brewster, 22 Nov. 1919, CPOL; GRO to AM, 27 Nov. 1919, OL, 573/5/5; WO to Parkes Weber, 25 Nov. 1919, CPOL.

61 WO to Mabel Brewster, 25 Nov. 1919, CPOL; GRO to AM, 27 Nov. 1919, OL, 573/5/3.

62 AM, 'A Narrative of Osler's Last Illness' (Malloch's journal notes, also in CPOL 1919), OL Newsletter 47 (Oct. 1984); unless otherwise noted, this is the source of the remaining details and quotes. The standard modern account of the illness is Jeremiah A. Barondess, 'A Case of Empyema: Notes on the Last Illness of Sir William Osler,' Persisting Osler, 69-80, which includes the autopsy; it can be supplemented with Harold N. Segall, 'A Commentary on the Last Illness of Sir William Osler,' OL Newsletter 50 (Oct. 1985). I am indebted to Dr Barondess and to Dr John Dirks for further advice on these details.

63 HC note on Poe's lines, 'For Annie,' CPY, 89, folder 708; Edith Edwards to HC, 24 Sept. 1920, CPY, 523.

64 GRO to 'AMO' (Annabel Margaret Osler), 17 Dec. 1919, Osler/Matthew family papers, privately held.

65 Horder remarks, 'Recent History of Pneumonia,' Osler Club Symposium, BMJ 19 Jan. 1952, 156; anaerobic bacteria: Dr. Chales S. Bryan to author, 1 Nov. 1998.

66 According to the autopsy; Malloch's 'Narrative' says seventh rib.

67 WO to Dear S- 15 Nov. 1919, Library of the Royal College of Surgeons of England, London.

68 Fredrick T. Lord, 'Pulmonary Abscess'; C.R. Bardeen, 'Detection of Abnormal Tissues within the Lungs,' in Contributions to Medical and Biological Research, Dedicated to Sir William Osler … In Honour of his Seventieth Birthday, July 12, 1919, by His Pupils and Co-Workers, 2 vols. (New York: Paul Hoeber, 1919), 630-9, 915-17.

69 Sue Chapin to Margaret Revere, 30 Dec. 1919, CPOL.

13: Osler's Afterlife

1 Jeremiah Barondess, 'A Case of Empyema: Notes on the Last Illness of Sir William Osler,' Persisting Osler, 79.

2 AM journal, 31 Dec. 1919, CPOL.

3 GRO to Hon. Featherston Osler, 1 Jan. 1920, CPOL, 41.

4 Herbert Fisher to GRO, 1 Jan. 1920, Osler-Matthews Papers, privately held.

5 F.R. Fremantle to the Times, 2 Jan. 1920; J.G. Adami, 'Sir William Osler: The Last Days,' Osler Memorial, 424-5.

6 Unidentified ms obituary, Los Angeles Country Medical Society Collection, Huntington Library, box 10, Correspondence (Local Historical) file.

7 GRO to Geo. Dock, 22 Mar. [1920], Marvin Stone collection, privately held.

8 HC to AM, 29 Dec. 1919, CPY, 37:415.

9 HC to Dr Joe Collins, 29 Apr. 1925. CPY, 515.

10 Cushing, 2: 685; H.L. Mencken, The American Mercury, August 1925; Arthur Keith to HC, 4 May 1920, HCY, 82, folder 552.

11 HC to Edgar H. Wells, 12 May 19266, CPY, 608.

12 WO, Memoranda relating to… Bibliotheca Osleriana, 25 Mar. 1919; WO postscript, 30 July 1919, OL, 326/11/17.

13 WWF to Marjorie Futcher, 11 Nov. 1919, Futcher Papers, OL; GRO to Dr Richard Strong. 1 Jan. 1920, CPOL, 41; AM to HC, 7 Sept. 1919, CPY, 113:345-8.

14 GRO to Maude Abbot, 5 Dec. [prob. 1920], OPOL; Osler Library Committee files, OPOL, 18.

15 AM to HC, 28 Aug. 1923, CPY, 27:632; Jennette Osler to Bill and Hilda Francis, 13 Apr. 1922, Kelen Collection, privately held.

16 GRO to AM, 4 Feb. 1923, OL, 573/9/8; GRO to AM , 25 Feb. 1923, OL, 573/9/12; GRO to AM, 24 Jan. 1924, OL, 573/10/1; GRO to AM, 27 July 1924, OL, 573/10/32; GRO to Mallochites, 30 Nov. 1924, OL, 573/10/52. See also the excerpts from these and other letters in Frederick B. Wagner, The Twilight Years of Lady Osler (Canton, Mass.: Science History Publications, 1985).

17 GRO to Kitty Mallock, 22 Feb. 1924, OL, 573/11/3; GRO to AM, 27 Jan. 11924 [1925], OL, 573/12/4' GRO to Malloch, 23 Feb. 1925, OL, 573/12/9.

18 Clipping, OPOL, 14, 326/36.

19 GRO to AM, 2, 18 Feb. 1926; OL, 573/15/5; Lloyd Stevenson, 'WWFrancis,' BHM 34 (1960), 373-8.

20 John Johnson, 'Record of Interview,' Osler Catalogue, 31 Jan. 1928, OPOL, 2, GRO Publishers file; Johns Fulton to HC, 3 July 1928, CPY, 24:90.

21 Johns Fulton to Arnold Muirhead, 24 Dec. 1928, John F.Fulton Papers, Yale University Library, 126, folder 1740.

22 'The Heart of a Library,' in W.S. Thayer, Osler and Other Papers (Baltimore: Johns Hopkins University Press, 1932), 42-50; HC to Mabel Fitzgerald, 5 Aug. 1929, CPY, 23:286.

23 W.H. Welch to GRO, 3 Feb. 1920, OPOL, 2, GRO Sympathy file.

24 Maude Abbott, 'Autobiographical Sketch,' McGill Medical Journal, 28 (1959), 127-52.

25 HC to James C. Wilson, 10 Dec. 1924, CPY, 613.

26 Simon Flexner and James Thomas Flexner, William Henry Welch and the Golden Age of American Medicine (Baltimore: Johns Hopkins University Press, 1941), 449.

27 WWF to Simon Flexner, 29 Nov. 1941, FPOL; A.C. Klebs to WWF, 13 Aug. 1942, FPOL.

28 WWF to Dr M. Pierce Rucker, 28 Mar. 1939, FPOL.

29 WWF to Dr W.C. Gibson, 31 Mar. 1955, FPOL; WWF 'At Osler's Shrine,' Bulletin of the Medical Library Association 26 (1937), 1-8; Lloyd Stevenson 'W.W. Francis,' BHM 34 (1960), 373-8. The best profile of Francis is Faith Wallis, 'W.W. Francis: Scholar and Showman of the Osler Library,' ms article 1995, of which a condenced version was published in the OL Newsletter 80 (Oct. 1995) and a longer version in Peter McNally, ed., Readings in Canadian Library History, vol. 2 (Ottawa, Canadian Library Association, 1996).

30 WWF to R.B. Bean, 7 Nov. 1931; WWF to Dr J. McKeen Cattell, 13 Mar. 1936, FPOL; also WWF to A.C. Corcoran, 17 Nov. 1942, FPOL.

31 See Joseph W. Lella, 'The Osler Club of London, 1928-38: Young Medical Gentlemen, Their Heroes, Liberal Education, Books, and Other Mattes,' Canadian Bulletin of Medical History 12 (1995), 313-38.

32 Earl F. Nation, Esther Rosenkrantz, MD, and Her Collection of Osleriana (pamphlet, n.p., n.d.); J.F.Fulton to Alfred Franlkin, 30 May 1947, Osler Club of London Archives, Muirhead Papers; Esther RosenKrantz to 'Dear Big Brother' [Norman Gwyn], 1 Dec. 1949, Rosenkrantz Collection, Health Sciences Library, University of California at San Francisco.

33 WWF to J.H. Pratt, 1 June 1951, FPOL.

34 WWF to Gilbert Highet, 26 Jan. 1953, FPOL; WWF to Esther Rosenkrantz, June 1949, FPOL.

35 Wilburt C. Davison, 'Osler's influence,' Journal of the Association of American Medical Colleges 25 (1950), 161-73.

36 In conversations and interviews with Osler and Francis descendants, as well as other Osler scholars, I regularly came across versions of this story. The Montreal cardiology Harold N. Segall remembered first hearing in from a member of the Osler family, probably Norman Gwyn, in 1929, and there may be an allusion to it in Gwen Francis Andras to HC, 10 Jan. 1922, CPY, 297; the view of the randy Osler men is spread in WWF to Anne Wilkinson, 10 June 1953, FPOL.

37 Anne Wilkinson, Lions in the Way (Toronto: Macmillan, 1956), 143; Anne Wilkinson, The Tightrope Walker: Autobiographical Writings of Anne Wilkinson (Toronto: University of Toronto Press, 1992), 81, 84-5; also various files of the Anne Wilkinson Papers, Fisher Rare Book Library, University of Toronto.

38 GRO to AM, 24 Feb. 1924, OL, 573/10/7.

39 HC to Dr Joseph Collins, 29 Apr. 1925, CPY, 515; Edith Gittings Reid, The Great Physician (New York: Oxford, 1931), 136.

40 Ash, 'Orwell in 1998,' New York Review of Books, 22 Oct. 1998.

41 The most vigorous attack was Gerald Weissmann's essay, 'Against Aequanimitas,' in his The Woods Hole Contata: Essays on Science and Society (New York: Dodd, Mead, 1985); the most thoughtfull commentator on the Osler industy was a former Osler librarian, Philip Teigen. See Teigen, 'William Osler and Comparative Medicine,' Canadian Veterinary Journal 25 (1984), 400-5; 'William Osler's Historiography: A Rhetorical Analysis,' Canadian Bulletin of the History of Medicine 3 (1986), 31-49; 'An Apology for Commentorative History: An Essay Review,' JHM 51 (1996), 79-85; see also Charles G. Roland, 'On the Need for a New

Biography of Sir William Osler,' Persisting Osler, 2:73-84.

42 See, for example, Charles F. Wooley, Elizabeth H. Sparks, Harisios Boudoulas, 'Aortic Pain,' from the Division of Cardiology, Department of Internal Medicine, Ohio State University, 563-89; Steven L. Berk, 'Bacterial Pneumonia in the Elderly: The Observations of Sir William Osler in Retrospect,' Journal of the American Geriatric Society 32 (1984), 683-5; Robert A. Aronowitz, Making Sense of Illness: Science, Society, and Disease (Cambridge: Cambridge University Press, 1994), ch. 4: 'From the Patient's Angina Pectoris to the Cardiologist's Coronary Heart Disease.'

43 Related in Felix Cunha, Osler as a Gastroenterologist (San Francisco, 1948), 53.

44 See AHT Robb-Smith, 'Osler's Brain,' OL Newsletter 60 (Feb. 89); William Feindel, 'Osler's Brain Again,' OL Newsletter 64 (June 1990); Alvin Rodin and Jack Key, 'Osler Brain Again,' OL Newsletter 64 (June 1990); Alvin Rodin and Jack Key, 'Osler's Brain and Related Mental Matters,' Persisting Osler, 303-12; correspondence in Osler Brain file, Mutter Medical Museum, College of Physicians of Philadelphia, and interview with the director of the Museum, Gretchen Worden.

찾아보기

ㄹ

ㅅ

ㅇ

ㅌ

ㅍ

INDEX

C

D

T

U

V

W

X

Y